感染症予防必携

第3版

編　集

岡　部　信　彦
岩　本　愛　吉
大　西　　　真
西　條　政　幸
谷　口　清　州
野　崎　智　義
宮　崎　義　継

日本公衆衛生協会

刊行にあたって

本書「感染症予防必携」は、1999年3月に初版発刊、2005年に第2版発刊、今回の改訂は第3版となります。初版、第2版では、山﨑修道先生（元国立感染症研究所所長）を編集委員長とし、多くの編集委員・執筆者に御尽力いただきました。初版では「伝染病予防法」が抜本的に改正され「感染症の予防及び感染症の患者に対する医療に関する法律」が施行されるに至ったことをふまえた内容となっております。第2版では、新たに出現した新興・再興感染症の流行や、平成15年の感染症法の改正等をふまえた改訂を行いました。今回の第3版では、岡部信彦先生（元国立感染症研究所感染症情報センター長・川崎市健康安全研究所所長）を編集委員長とし、多くの編集委員・執筆者に御尽力いただき、内容を見直すとともに、総論、解説を巻頭へ記載するなど、全体構成も大幅に見直しました。また、第2版ではICD-10（1990年）に対応していましたが、第3版では、修正版ICD-10（2003年）に対応しています。

本書は、すべての公衆衛生従事者にとって手近な参考書であるばかりでなく、感染症予防に関係のある臨床医をはじめ、医学生・研修医等の医療従事者並びに学校、事業所等の管理者にも十分役立つものと確信しています。また保健師、栄養士、衛生検査技師等の養成機関においても教科書あるいは参考書として、ご利用していただけると思います。

最後に、本書の編集、ご執筆に御尽力を賜った編集委員長ならびに編集委員、執筆者の諸先生方、巻末の関係法規を整理していただいた厚生労働省健康局結核感染症課正林督章課長ならびに結核感染症課各位に対して深甚の謝意を表します。

2015年6月

日本公衆衛生協会

理事長　篠　崎　英　夫

第3版　序

本書「感染症予防必携」は、伝染病予防法が廃されて感染症法（感染症の予防及び感染症の患者に対する医療に関する法律）が制定されたのを機に、山崎修道先生を編集委員長として本書の原本である「伝染病予防必携—第4版—」を全面的に改訂して1999年に初版が出版されました。感染症を巡る動きはめまぐるしく、また社会的にも大きな影響をあたえることが少なからずみられます。特に2003年のSARSの発生は衝撃的で、未知の疾患が大きく広がることが現実なった出来事でした。SARSの発生のほか、炭疽菌によるテロ事例、海外感染症の日本への影響、動物由来感染症に対する警戒の必要性などから、2003年に感染症法は大幅な改正が行われ、本書も2005年に改定第二版が発行されました。ここ10-20年の間には、インフルエンザを代表とする臨床現場における迅速診断キットの普及や遺伝子診断などの検査法の進歩、サーベイランスシステムの強化による感染症情報の速やかな収集と分析そして公開、感染症を健康危機としてとらえあらかじめ備えをするということなど、臨床医学・基礎医学・疫学等が連携した感染症対策は大きく進歩してきています。しかし盲点を突かれるかのように、医療、公衆衛生の現場では新たな戦いにも挑まれています。麻疹・風疹対策、ノロウイルスの集団感染、腸管出血性大腸菌O111の広域事例、耐性菌による院内感染事例などがあり、大規模な国際的事例として2009年のパンデミックインフルエンザは、その後の感染症対策のあり方にも大きな影響を与えました。

初版1999年、第二版2005年発行、そしてそこから5～6年を経たあたりから改訂の動きが出ていたのですが、さらに新たな感染症およびその対策が次々とあらわれ、本来それに応じた速やかな改訂をすべきところが、追い付いていけないような状態になってしまい、第三版の発刊は2015年と10年を経てしまったことを深くお詫び申し上げます。

編集委員長は山崎修道先生から岡部にバトンタッチされ、感染症に関する臨床経験・基礎研究経験・サーベイランスなどに造詣の深い中堅の方々に編集委員となっていただき、改訂作業に当たりました。そして今まで以上に多くの感染症に携わっている方々のご協力をいただき、総論・各論とも充実した改訂版が、いま出来上がりました。SFTS, MERS, H7N9, デングそしてエボラなど、新たな課題となった感染症についてもできるだけとりいれるようにいたしました。感染症に関する最新の教科書、参考書として、感染症に携わる多くの方にご利用いただけることを願っております。

最後に本書の執筆に快く応じていただいた諸先生、関係法規等の資料の整理・編纂にご協力いただいた厚生労働省結核感染症課の方々に厚く御礼を申しあげます。また本書の基礎を築いてきて下さった、伝染病必携・感染症必携旧版の編集者・執筆者の諸先輩に心からの敬意を表する次第です。

平成27年6月

感染症予防必携 第3版
編集委員長　岡　部　信　彦

第2版　序

本書「感染症予防必携」の初版は，感染症のグローバリゼーションと感染症を取り巻く社会状況の変化を踏まえて旧来の「伝染病予防法」が抜本的に改正され「感染症の予防及び感染症の患者に対する医療に関する法律」と称する感染症新法が制定された1999年に，原本「伝染病予防必携」第4版（1992年）を全面的に改定して出版された。しかしそれから数年の間に新たに出現した重症急性呼吸器症候群（SARS），ウエストナイル熱，高病原性鳥インフルエンザなどの新興再興感染症の流行及び生物兵器利用テロ発生の可能性に対応するため，厚生労働省は感染症発生動向調査対象疾病の見直しを行い，平成15年に再び感染症法の改正を行った。この改正の重点のひとつは，最近の新興感染症の多くが人獣共通感染症であるとの認識に基づいて，対象疾病及び疾病分類の見直しを行い，検疫との連携を図りつつ動物由来感染症対策を強化する体制を整備することにある。その結果，これまで1類から4類に分類されていた72疾病を見直して，SARSと痘瘡が追加され，4類にはA型，E型肝炎，オウム病，Q熱，ニパウイルス感染症，高病原性鳥インフルエンザ，レジオネラ症など動物や食物を介して感染する疾病を集めて新4類感染症とし，旧4類の残りの疾病を5類感染症として計86疾病が再分類され，それぞれの感染症のサーベイランスと情報収集システム及び医療体制が再整備された。

本書は，この新感染症法に基づいて内容を見直し，各疾病の疫学，臨床，診断，予防，治療について改正し，特に最近話題の動物由来の新興感染症についてはできるだけ新しい情報を加えるよう担当筆者にお願いした。

また巻末には，新感染症法及び予防接種法の改正の流れがわかるように，「感染症の予防及び感染症の患者に対する医療に関する法律（1998年）」，「感染症の予防の総合的な推進を図るための基本的な指針（1999年）」，「感染症法の概要（2003年）」，「感染症法における感染症の分類（2003年）」，「感染症法及び検疫法の改正に関する国会の附帯決議（2003年）」等を掲載して，この1冊で我が国の感染症対策の現状が把握できるよう読者の便を計った。感染症に関心のある関係者の最新の教科書，参考書として手元において利用していただけるものと期待している。

最後に，本書の編集，執筆にご尽力下さった諸氏，巻末の関係法規等を整理していただいた厚生労働省健康局の担当官はじめ，多数の関係各位，及び本書の原本となった「伝染病予防必携」の編集・執筆者に対して深甚の謝意を表す次第である。

2005年1月

感染症予防必携
編集委員長　山　崎　修　道

第1版　序

本書の原本である「伝染病予防必携」は1970年3月に出版されて以来，幾度か版を重ね，多くの臨床医をはじめ，感染症予防に関心を持つ公衆衛生従事者，医療従事者及び学生など幅広い層に利用されてきた。第1版から第4版（1992年5月）まで，重松逸造先生を委員長として多くの編集委員・執筆者のご努力によって改訂が行われてきたが，今般，明治30年以来100年ぶりに「伝染病予防法」が抜本的に改正され，「感染症の予防及び感染症の患者に対する医療に関する法律」と称する新法が本年4月1日より施行されるに至ったことに鑑み，「伝染病予防必携」を全面的に見直し，大幅な改定を行うと同時に，書名を「感染症予防必携」と改めて，その初版を発刊することになった。

感染症新法は，人類がもたらした地球環境の変化に基づく感染症のグロバリゼーションと感染症を取り巻く社会状況の変化を踏まえて，従来の伝染病予防法，性病予防法，エイズ予防法に規定された感染症対策の枠組みを抜本的に見直し，新しい法体系に統合されたものである。新法はその基本的視点として，個々の国民の健康と福祉，患者・感染者の人権への配慮，感染症類型の再整理と医療体制の再整備，感染症発生動向調査体制の強化等に重点を置いて作成されている。

本書は，この感染症新法に基づいて内容を整理し，特に1類から4類に再分類された72疾患については，疾患毎にその類型と届出方法を記載すると共に，最近問題となっている新興・再興感染症の代表的疾患についても新しい項目を追加した。

また巻末には感染症新法，政省令の全文と過去の伝染病予防法等に基づく統計資料等を掲載して，この一冊で我が国の感染症対策の現状が把握できるよう読者の便を計った。感染症に関心のある関係者の最新の教科書，参考書として手元において利用していただけるものと期待している。

最後に，本書の編集，執筆にご尽力下さった諸氏，巻末の関係法規を整理していただいた厚生省保健医療局の担当官はじめ多数の関係各位，及び本書の原本となった「伝染病予防必携」の編集・執筆者に対して深甚の謝意を表す次第である。

1999年3月

感染症予防必携
編集委員長　山　崎　修　道

目　次

【た】

【な】

【は】

【ま】

【や】

＜参考資料＞

利用上の手引

1. この本に掲載した疾患の配列は，五十音順とした。
   ただし，主疾患から派生する疾患がある場合は，主疾患に続けてまとめて記載した。
   例＊ウイルス性胃腸炎
   - A　流行性ウイルス胃腸炎
   - B　ロタウイルス性胃腸炎
   - C　アデノウイルス胃腸炎
2. 疾患名は，原則として法令等に記載されている名称を用い，その他の疾患については，第10回修正国際疾病，傷害および死因統計分類（ICD-10）等を参考とした。
3. 各疾患名には，ICD-10の基本分類番号を付記した。
4. 法令等に規定されている届出を要する疾患については，その疾患の横に法令の区分を略号で示した。
   ・感染症の予防及び感染症の患者に対する医療に関する法律による感染症
   一類：一類感染症7疾患
   二類：二類感染症7疾患
   三類：三類感染症5疾患
   四類：四類感染症43疾患
   五類感染症48疾患
   五類全数：全数把握感染症22疾患
   五類定点：定点把握感染症26疾患
   ・検：検疫法による感染症13疾患
   ・狂：狂犬病予防法による感染症1疾患
   ・学1：学校保健法による感染症第1種10疾患
   学2：　〃　第2種9疾患
   学3：　〃　第3種6疾患
5. 各疾患ごとの記述は原則として次の順序に従っている。
   Ⅰ　臨床的特徴
   1. 症状（含鑑別診断）
   2. 病原体
   3. 検査

   Ⅱ　疫学的特徴
   1. 発生状況
   2. 感染源（病原巣を含む）
   3. 伝播様式
   4. 潜伏期

5. 感染期間
6. ヒトの感受性

Ⅲ　予防・発生時対策

A　方針

B　防疫

C　流行時対策

D　国際的対策

E　治療方針

7. 本書の巻末には，法令等掲載URL一覧、感染症指定医療機関について、感染症法に対する主な措置等、病原体等の適正管理について、伝染病患者・死者数など関連諸統計及び資料を掲載した。

感染症予防必携　第３版　編集委員・執筆者一覧
(2015(平成27)年6月15日発行)

※ご所属は執筆時のもの

編集委員（五十音順）（○：委員長）

○岡部信彦	川崎市健康安全研究所 所長
岩本愛吉	東京大学医科学研究所 先端医療研究センター 感染症分野教授
大西真	国立感染症研究所 細菌一部部長
西條政幸	国立感染症研究所 ウイルス第一部長
谷口清州	国立病院機構 三重病院臨床研究部部長
野崎智義	国立感染症研究所 寄生動物部部長
宮﨑義継	国立感染症研究所 真菌部部長

編集協力

上田博三	上田総合コンサルタント事務所 代表
正林督章	厚生労働省健康局 結核感染症課課長
山科雄志	厚生労働省健康局 結核感染症課企画法令係長

執　筆　者（五十音順）

青才文江	千葉大学大学院医学研究院 感染生体防御学准教授
阿部仁一郎	大阪市立環境科学研究所 研究副主幹
荒川宜親	名古屋大学大学院医学研究科 分子病原細菌学・耐性菌制御学分野教授
安藤秀二	国立感染症研究所 ウイルス第1部第5室室長
池辺忠義	国立感染症研究所 細菌第一部主任研究官
石井則久	国立感染症研究所 ハンセン病研究センターセンター長
井上智	国立感染症研究所 獣医科学部室長
庵原俊昭	独立行政法人国立病院機構 三重病院院長
林昌宏	国立感染症研究所 ウイルス第一部室長
岩城正昭	国立感染症研究所 細菌第二部第三室主任研究官
牛島廣治	日本大学医学部 微生物学教授
梅山隆	国立感染症研究所 真菌部主任研究官
江崎孝行	岐阜大学大学院医学系研究科　再生分子統御学講座　病原体制御学分野教授
大久保憲	東京医療保健大学 大学院教授
大滝倫子	九段坂病院皮膚科 顧問
太田伸生	東京医科歯科大学大学院医歯学総合研究科　国際環境寄生虫病学教授
大西健児	都立墨東病院 感染症科部長
大野重昭	北海道大学大学院　医学研究科 炎症眼科学講座　名誉教授
大野秀明	国立感染症研究所 真菌部室長
岡慎一	(独)国立国際医療研究センター病院 エイズ治療・研究開発センター　センター長
岡本宗裕	京都大学霊長類研究所 人類進化モデル研究センター教授
小川基彦	国立感染症研究所 ウイルス第一部主任研究官
小川祐美	順天堂大学医学部 皮膚科　准教授
納光弘	公益財団法人 慈愛会　会長
小田紘	鹿児島大学 名誉教授
小野寺昭一	富士市立中央病院 院長
加来義浩	国立感染症研究所 獣医科学部主任研究官
加藤達夫	国立成育医療研究センター 名誉総長

加藤はる　国立感染症研究所 細菌第二部室長

金子明　大阪市立大学大学院 医学研究科教授

金子幸広　大阪市立大学大学院 医学研究科細菌学教授

亀井克彦　千葉大学　真菌医学研究センター教授

川端寛樹　国立感染症研究所 細菌一部室長

川端眞人　神戸大学大学院　研究科附属感染症センター国際感染制御学教授

岸田修二　初石病院神経内科

岸本寿男　岡山県環境保健センター所長

木村宏　名古屋大学大学院 医学系研究科教授

金城雄樹　国立感染症研究所 真菌部　第三室長

倉恒弘彦　関西福祉科学大学 健康福祉学部健康科学科教授

倉根一郎　国立感染症研究所 副所長

黒木春郎　外房こどもクリニック 院長

小泉信夫　国立感染症研究所 細菌第一部主任研究官

坂田宏　旭川厚生病院 小児科　主任部長

相楽裕子　東京都保健医療公社豊島病院 感染症内科　非常勤医

佐多徹太郎　富山県衛生研究所 所長

清水博之　国立感染症研究所 ウイルス第二部室長

下村嘉一　近畿大学医学部 眼科学教授

杉山広　国立感染症研究所 寄生動物部主任研究官

高橋弘毅　札幌医科大学医学部呼吸器・アレルギー内科学講座教授

高橋元秀　(独)医薬品医療機器総合機構 GMPエキスパート

髙山直秀　がん・感染症センター都立駒込病院　小児科非常勤医師

田代眞人　国立感染症研究所　インフルエンザウィルスセンター　センター長

立川夏夫　横浜市立市民病院 感染症内科　科長

舘田一博　東邦大学　医学部微生物・感染症学講座　教授

田辺公一　国立感染症研究所 真菌部主任研究官

多屋馨子　国立感染症研究所 感染症疫学センター　室長

堤裕幸　札幌医科大学 小児科学教授

中嶋弘　横浜市立大学大学院　医学研究科 環境免疫病態皮膚科学名誉教授

中野貴司　川崎医科大学 小児科学教授

名木稔　国立感染症研究所 真菌部研究員

信澤枝里　国立感染症研究所　インフルエンザウィルス研究センター第四室室長

濱田篤郎　東京医科大学病院 渡航者医療センター教授

比嘉太　琉球大学大学院医学研究科　感染症・呼吸器・消化器内科学講座　講師

藤田博己　医療法人　新心会 馬原アカリ医学研究所所長

星野泰隆　国立感染症研究所 真菌部第四室主任研究官

細矢光亮　福島県立医科大学 小児科学講座教授

本田まりこ　東京慈恵会医科大学 葛飾医療センター皮膚科診療部長

馬原文彦　馬原医院　院長

丸山治彦　宮崎大学医学部感染症学講座 寄生虫学分野教授

宮崎千明　福岡市立西部療育センター センター長

森亨　公益財団法人　結核予防会 結核研究所名誉所長

森内浩幸　長崎大学医学部 小児科学教室教授

森川茂　国立感染症研究所 獣医科学部部長

森島恒雄　岡山大学大学院　医歯薬学総合研究科 医学系病態機構学講座小児医科学教授

森嶋康之　国立感染症研究所 寄生動物部主任研究官

八木欣平　北海道立衛生研究所 生物科学部衛生動物科長

山　崎　　　勉　若葉こどもクリニック院長
山　田　章　雄　東京大学大学院農学生命科学研究科獣医学専攻獣医公衆衛生学研究室教授
山　本　茂　貴　東海大学海洋学部水産学科食品科学専攻教授
要　藤　裕　孝　札幌医科大学医学部小児科講師
吉　川　哲　史　藤田保健衛生大学医学部主任教授
吉　川　裕　之　筑波大学医学医療系産科婦人科学教授
吉　田　　　博　姫野病院名誉院長
吉村　堅太郎　秋田大学大学院医学系研究科医学部寄生虫学名誉教授
脇　田　隆　字　国立感染症研究所ウイルス第二部部長
渡　邊　治　雄　国立感染症研究所所長

感染症予防必携　第２版　編集委員・執筆者一覧
(2005(平成17)年1月20日発行)

編集委員（五十音順）（○：委員長）

○山崎修道	国立感染症研究所元所長 三菱化学ビーシーエル顧問
井上　榮	大妻女子大学家政学部 教授
牛尾光宏	厚生労働省健康局 結核感染症課長
岡部信彦	国立感染症研究所 感染症情報センター長
神谷　齊	独立行政法人国立病院機構 三重病院院長
倉田　毅	国立感染症研究所 所長
竹内　勤	慶應義塾大学医学部 教授
千葉峻三	済生会西小樽病院 院長
西村和子	千葉大学真菌医学研究 センター長
簑輪眞澄	国立保健医療科学院 疫学部長
雪下國雄	社団法人日本医師会 常任理事
吉川泰弘	東京大学大学院 農学生命科学研究科教授
渡邊治雄	国立感染症研究所 副所長

編集協力

石川直子	国立感染症研究所 国際協力室長
神ノ田昌博	厚生労働省健康局 結核感染症課課長補佐
前田光哉	厚生労働省健康局 結核感染症課課長補佐

執　筆　者（五十音順）

青木克己	長崎大学熱帯医学研究所 所長
浅野喜造	藤田保健衛生大学 医学部小児科学教室教授
荒川宜親	国立感染症研究所 細菌第2部長
有薗直樹	京都府立医科大学大学院 医学研究科寄生病態学教授
飯野四郎	医療法人社団静山会 清川病院院長
井関基弘	金沢大学大学院医学系研究科 寄生虫感染症制御学教授
井上　榮	大妻女子大学家政学部 教授
井上　智	国立感染症研究所 獣医科学部第２室長
庵原俊昭	独立行政法人国立病院機構 三重病院副院長
岩本愛吉	東京大学医科学研究所 先端医療研究センター教授
植田浩司	九州大学名誉教授 西南女学院大学保健福祉学科教授
牛島廣治	東京大学大学院医学系研究科 国際保健学専攻発達医科学教授
内山竹彦	東京女子医科大学 医学部微生物学免疫学教室教授
浦澤正三	藤女子大学人間生活学部 人間生活学科教授
江崎孝行	岐阜大学大学院医学研究科 病原体制御学分野教授
大國壽士	日本医科大学 微生物学・免疫学名誉教授
大滝倫子	九段坂病院皮膚科
大野重昭	北海道大学大学院医学研究科 視覚器病学分野教授
岡　慎一	国立国際医療センター エイズ治療・研究開発センター臨床研究開発部部長
岡部信彦	国立感染症研究所 感染症情報センター長
小川基彦	国立感染症研究所 ウイルス第1部主任研究官
尾﨑米厚	鳥取大学医学部 環境予防医学助教授
納　光弘	鹿児島大学大学院医歯学 総合研究科神経病学講座教授
小田　紘	鹿児島大学大学院医歯学 総合研究科感染防御学講座教授

加藤達夫　聖マリアンナ医科大学小児科学教授
神谷齊　独立行政法人国立病院機構三重病院院長
神谷正男　酪農学園大学環境システム学部客員教授
亀井克彦　千葉大学真菌医学研究センター真菌感染分野教授
狩野繁之　国立国際医療センター研究所適性技術開発・移転研究部部長
川端眞人　神戸大学医学部医学医療国際交流センター教授
岸本寿男　国立感染症研究所ウイルス第1部室長
喜田宏　北海道大学大学院獣医学研究科動物疾病制御学講座教授
木村幹男　国立感染症研究所感染症情報センター室長
田中正利　福岡大学医学部泌尿器科学教室教授
倉恒弘彦　関西福祉科学大学健康福祉学部健康科学科教授
倉根一郎　国立感染症研究所ウイルス第1部長
黒木春郎　医療法人社団永津会理事齋藤病院小児科
小林和夫　大阪市立大学大学院医学研究科感染防御学教授
小林寛伊　関東病院名誉院長
西條政幸　国立感染症研究所ウイルス第1部主任研究官
齋藤厚　琉球大学大学院医学研究科分子病態感染症学分野教授
相楽裕子　横浜市立市民病院感染症部部長
佐多徹太郎　国立感染症研究所感染病理部長
丸山務　㈳日本食品衛生協会HACCP普及推進部長
佐野文子　千葉大学真菌医学研究センター助教授
下村嘉一　近畿大学医学部眼科学教室教授
高橋弘毅　札幌医科大学医学部内科学第3講座助教授
高橋元秀　国立感染症研究所細菌第2部室長
高山直秀　都立駒込病院小児科部長
高橋優三　岐阜大学医学部大学院寄生虫学分野教授
竹内勤　慶應義塾大学医学部熱帯医学寄生虫学教授
竹田美文　実践女子大学生活科学部教授
田代眞人　国立感染症研究所ウイルス第3部長
多田功　九州大学名誉教授
立川夏夫　国立国際医療センターエイズ治療・研究開発センター医療情報室長
千葉峻三　済生会西小樽病院院長
辻守康　広島大学名誉教授
堤裕幸　札幌医科大学小児科教授
富樫武弘　市立札幌病院院長
中嶋弘　横浜市立大学名誉教授
中野貴司　独立行政法人国立病院機構三重病院国際保健医療研究室長
新村眞人　東京慈恵会医科大学名誉教授
西村和子　千葉大学真菌医学研究センター長
西本勝太郎　日本海員掖済会長崎病院医務顧問
布上董　中村学園大学栄養科学部教授
藤田博己　大原綜合病院附属大原研究所
増田剛太　都立北療育医療センター所長
馬原文彦　馬原医院
三上襄　千葉大学真菌医学研究センター高分子活性分野教授
水野文雄　東京医科大学微生物学主任教授
簑輪眞澄　国立保健医療科学院疫学部長
宮崎千明　福岡市立西部療育センター長

宮村達男	国立感染症研究所 ウイルス第２部長
森川　茂	国立感染症研究所 ウイルス第1部室長
森島恒雄	岡山大学大学院 医歯学総合研究科小児医科学教授
森　亨	結核予防会結核研究所 所長
矢野明彦	千葉大学大学院 医学研究院感染生体防御学教授
山崎　勉	埼玉医科大学 小児科学講師
山田章雄	国立感染症研究所 獣医科学部長
山根洋右	島根大学 副学長
山本茂貴	国立医薬品食品衛生研究所 食品衛生管理部長
吉川裕之	筑波大学臨床医学系 産婦人科教授
吉川泰弘	東京大学大学院 農学生命科学研究科教授
吉田　博	公立八女総合病院 院長
吉村堅太郎	秋田大学 名誉教授
渡邊治雄	国立感染症研究所 副所長

感染症予防必携　第1版　編集委員・執筆者一覧
(1999(平成11)年3月31日発行)

編集委員（五十音順）（○：委員長）

○山崎修道	国立感染症研究所 所長
井上　榮	国立感染症研究所 感染症情報センター長
大久保一郎	厚生省保健医療局 感染症情報管理官
神谷　齊	国立療養所三重病院 院長
倉田　毅	国立感染症研究所 感染病理部長
小池麒一郎	日本医師会常任理事・感染症危機管理対策室長
竹内　勤	慶應義塾大学医学部 熱帯医学寄生虫学教授
千葉峻三	札幌医科大学医学部 小児科学教授
簑輪眞澄	国立公衆衛生院 疫学部長

執筆者（五十音順）

青木克己	長崎大学熱帯医学研究所 寄生行動制御分野教授
浅野善造	藤田保健衛生大学医学部 小児科教授
荒川宜親	国立感染症研究所 細菌・血液製剤部長
飯野四郎	聖マリアンナ医科大学 内科学・臨床検査医学教授
五十嵐　章	長崎大学医学部熱帯病研究所 分子構造解析分野教授
井関基弘	大阪市立大学医学部 医動物学助教授
井上　榮	国立感染症研究所 感染症情報センター長
井上　智	国立感染症研究所 獣医科学部研究主任
庵原俊昭	国立療養所三重病院 副院長
岩本愛吉	東京大学医科学研究所 感染症研究部教授
植田浩司	西南女学院大学 保健福祉学部
牛島廣治	東京大学大学院 国際・生物医科学教授
内山竹彦	東京女子医科大学 微生物学・免疫学教授
浦澤　正	札幌医科大学医学部 衛生学教授
江崎孝行	岐阜大学医学部 微生物学教授
大國壽士	日本医科大学 老人病研究所長
大滝倫子	九段坂病院 皮膚科
大野重昭	横浜市立大学医学部 眼科学教授
岡　慎一	国立国際医療センターエイズ治療研究センター臨床研究開発部長
岡部信彦	国立感染症研究所 感染症情報室長
小熊惠二	岡山大学医学部 細菌学教授
尾崎米厚	国立公衆衛生院保健統計人口学部　主任研究官
納　光弘	鹿児島大学医学部 第3内科教授
小田　紘	鹿児島大学医学部 細菌学教室
影井　昇	元国立予防衛生研究所 寄生虫病第二室長
加藤達夫	聖マリアンナ医科大学 横浜市西部病院小児科教授

神谷　齊　国立療養所三重病院院長

亀井克彦　千葉大学真菌医学研究センター系統・化学分野助教授

狩野繁之　国立国際医療センター研究所適正技術開発・移転研究部

川端眞人　神戸大学医学部医学研究交流センター

菊地　賢　東京女子医科大学感染対策科

岸本寿男　川崎医科大学地域医療科

熊澤浄一　国立病院九州医療センター院長

倉田　毅　国立感染症研究所感染病理部長

倉恒弘彦　大阪大学医学部血液・腫瘍内科

倉根一郎　国立感染症研究所ウイルス第1部長

黒木春郎　千葉大学医学部小児科

小島荘明　東京大学医科学研究所寄生虫研究部教授

小林和夫　国立感染症研究所ハンセン病研究センター　生体防御部長

小林　譲　愛媛大学名誉教授

小林寛伊　関東逓信病院院長

齊藤　厚　琉球大学医学部内科学第1教授

相楽裕子　横浜市民病院感染症科部長

佐藤幸一郎　医療法人さとう小児科医院院長

佐藤　猛　前国府台病院長

佐藤直樹　北海道大学医学部付属病院手術部助教授

嶋田雅曉　長崎大学医学部熱帯医学研究所　教授

下村嘉一　大阪大学医学部眼科学助教授

須藤恒久　秋田大学名誉教授

高橋優三　岐阜大学医学部寄生虫学教授

高橋弘毅　札幌医科大学医学部付属病院　第3内科

高山直秀　都立駒込病院小児科

竹内　勤　慶應義塾大学医学部熱帯医学・寄生虫学教授

竹田美文　国立国際医療センター研究所　所長

竹田多恵　国立小児病院小児医療研究センター　感染症研究部長

田代眞人　国立感染症研究所ウイルス製剤部長

田中正利　九州大学医学部泌尿器科　助教授

多田　功　九州大学医学部寄生虫学教授

立川夏夫　国立国際医療センターエイズ治療・研究開発センター

千葉峻三　札幌医科大学　医学部小児科学教授

富樫武弘　市立札幌病院小児科部長

中嶋　弘　横浜市立大学付属病院皮膚科

長嶋和郎　北海道大学医学部分子細胞病理部教授

中野貴司　国立療養所三重病院小児科

新村眞人　東京慈恵医科大学皮膚科学教授

西村和子　千葉大学真菌医学研究センター系統・化学分野教授

西本勝太郎　長崎市立市民病院皮膚科

布上　董　中村学園大学教授

萩原敏且　国立感染症研究所リケッチア・クラミジア室長

藤田博己　大原綜合病院附属大原研究所

増田剛太　都立駒込病院感染症科

馬原文彦　馬原病院

三上　襄　千葉大学真菌医学研究センター高分子活性分野教授

水野文雄　東京医科大学微生物学教授

簑 輪 眞 澄	国立公衆衛生院疫学部長
宮 崎 千 明	福岡市立心身障害福祉センター
宮 治 誠	千葉大学 真菌医学研究センター長
宮 村 達 男	国立感染症研究所 ウイルス第2部長
森 亨	譜結核予防会 結核研究所長
森 島 恒 雄	名古屋大学医学部 小児科学　保健学科
矢 野 明 彦	千葉大学医学部 寄生虫学教授
山 崎 勉	埼玉医科大学小児科
山 根 洋 右	島板医科大学 環境保健医学第2教授
山 本 茂 貴	国立公衆衛生院衛生獣医学部　乳肉衛生室長
吉 川 裕 之	東京大学医学部付属病院 産科婦人科
吉 田 博	公立八女総合病院
吉 村 堅太郎	秋田大学医学部 寄生虫学教授
渡 邊 治 雄	国立感染症研究所 細菌部長

伝染病予防必携　4版補訂版　編集委員・執筆者一覧

（1995（平成7）年3月20日発行）

編集委員（○：委員長）

○重松逸造	放射線影響研究所 理事長
小張一峰	琉球大学名誉教授
金子義徳	東邦大学名誉教授
今川八束	麻布大学教授 環境保健学部
山崎修道	国立予防衛生研究所 所長
上原すず子	千葉大学教授 教育学部
竹内勤	慶応義塾大学教授 医学部熱帯医学・寄生虫学

執筆者（五十音順）

阿部正英	元国立多摩研究所 所長
石井明	国立予防衛生研究所 寄生動物部長
石井慶蔵	元北海道大学教授 医学部公衆衛生学
磯村思无	名古屋大学教授 医学部医動物学
今川八束	麻布大学教授 環境保健学部
上田雄幹	元岐阜大学教授 農学部家畜病理学
植田浩司	九州大学教授 医学部小児科学
上原すず子	千葉大学教授 教育学部
内田幸男	東京女子医科大学 名誉教授
海老沢功	元東邦大学教授 医学部公衆衛生学
大城戸宗男	東海大学教授 医学部皮膚科学
大里外誉郎	北海道大学教授 医学部癌研究施設
大友弘士	東京慈恵会医科大学教授 医学部寄生虫学
大橋誠	前東京都立衛生研究所 所長
大谷明	元国立予防衛生研究所 所長
岡崎武二郎	前東京都立台東病院 泌尿器科医長
尾崎米厚	国立公衆衛生院 疫学部研究員
納光弘	鹿児島大学教授 医学部内科学第3
河合明彦	京都大学教授 薬学部微生物薬品学
川名尚	東京大学教授 医学部産科婦人科学
川名林治	岩手医科大学名誉教授
工藤泰雄	東京都立衛生研究所 参事研究員
小林譲	愛媛大学名誉教授
小張一峰	琉球大学名誉教授
斎藤厚	琉球大学教授 医学部内科第1
佐藤幸一郎	さとう小児科院長
重松逸造	放射線影響研究所 理事長
杉浦昭	前国立予防衛生研究所 麻疹ウイルス部長
須藤恒久	秋田大学名誉教授
竹内勤	慶応義塾大学教授 医学部熱帯医学・寄生虫学
千葉峻三	札幌医科大学教授 小児科学
永井龍夫	札幌中央検査センター 顧問

新村眞人	東京慈恵会医科大学教授 皮膚科学	藤原一男	広島赤十字病院 神経内科
布上　董	九州大学医療技術短期大学部 教授	南谷幹夫	前東京都三鷹保健所 所長
橋爪　荘	日本ポリオ研究所	簑輪眞澄	国立公衆衛生院 疫学部長
平山宗宏	母子愛育会 日本総合愛育研究所長	宮村達男	国立予防衛生研究所 ウイルス第2部長
深澤義村	山梨医科大学教授 微生物学	村井貞子	東邦大学医療短期大学教授
藤田晃三	旭川医科大学助教授 小児科学	山崎修道	国立予防衛生研究所 所長

伝染病予防必携　4版　編集委員・執筆者一覧

（1992（平成4）年6月15日発行）

編集委員（○：委員長）

○重　松　逸　造	放射線影響研究所 理事長	山　崎　修　道	国立予防衛生研究所 副所長
小　張　一　峰	琉球大学名誉教授	上　原　すず子	千葉大学教授 教育学部
金　子　義　徳	東邦大学名誉教授	竹　内　　　勤	慶應義塾大学教授 医学部寄生虫学
今　川　八　束	麻布大学教授 環境保健学部		

執　筆　者（五十音順）

阿　部　正　英	元国立多摩研究所所長	尾　崎　米　厚	国立公衆衛生院 疫学部研究員
石　井　　　明	国立予防衛生研究所 寄生虫部長	納　　　光　弘	鹿児島大学教授 医学部内科学第3
石　井　慶　蔵	元北海道大学教授 医学部公衆衛生学	河　合　明　彦	京都大学教授 薬学部微生物薬品学
磯　村　思　无	名古屋大学教授 医学部医動物学	川　名　　　尚	東京大学教授 医学部産科婦人科学
今　川　八　束	麻布大学教授 環境保健学部	工　藤　泰　雄	東京都立衛生研究所 参事研究員
上　田　雄　幹	岐阜大学教授 農学部家畜病理学	川　名　林　治	岩手医科大学教授 医学部細菌学講座
植　田　浩　司	九州大学教授 医学部小児科学	小　林　　　譲	愛媛大学名誉教授
上　原　すず子	千葉大学教授 教育学部	小　張　一　峰	琉球大学名誉教授
内　田　幸　男	東京女子医科大学 附属病院長	斎　藤　　　厚	琉球大学教授 医学部内科第3
海老沢　　　功	前東邦大学教授 医学部公衆衛生学	佐　藤　幸一郎	国立岡山病院 第5小児科医長
大城戸　宗　男	東海大学教授 医学部皮膚科学	重　松　逸　造	放射線影響研究所 理事長
大　里　外誉郎	北海道大学教授 医学部癌研究施設	杉　浦　　　昭	前国立予防衛生研究所 麻疹ウイルス部長
大　友　弘　士	岐阜大学教授 医学部寄生虫学	須　藤　恒　久	秋田大学教授 医学部微生物学
大　橋　　　誠	前東京都立衛生研究所 所長	竹　内　　　勤	慶応義塾大学教授 医学部寄生虫学
大　谷　　　明	前国立予防衛生研究所 所長	千　葉　峻　三	札幌医科大学教授 小児科学
岡　崎　武二郎	東京都立台東病院 泌尿器科医長	永　井　龍　夫	札幌中央検査センター 顧問

新村眞人	東京慈恵会医科大学教授 皮膚科学
布上　董	九州大学医療技術短期大学部 教授
橋爪　壮	日本ポリオ研究所
平山宗宏	母子愛育会 日本総合愛育研究所長
深澤義村	山梨医科大学教授 微生物学
藤田晃三	旭川医科大学助教授 小児科学
藤原一男	ニューヨーク州立大学 バッファロー校神経内科 ロズウェルパーク癌研究所
南谷幹夫	前東京都三鷹保健所所長
簑輪眞澄	国立公衆衛生院 疫学部長
宮村達男	国立予防衛生研究所 肝炎ウイルス第2室長
村井貞子	東邦大学助教授 医学部公衆衛生学
山崎修道	国立予防衛生研究所 副所長

伝染病予防必携　3版　編集委員・執筆者一覧

（1985（昭和60）年3月20日発行）

編集委員（○：委員長）

○重　松　逸　造	国立公衆衛生院疫学部長	今　川　八　束	墨東病院感染症科部長
小　張　一　峰	琉球大学医学部付属病院 病院長		

執　筆　者（五十音順）

赤　間　清　人	国立予防衛生研究所 生物製剤管理部長	清　水　喜八郎	東京女子医科大学教授 内科学
芦　沢　正　見	国立公衆衛生院 疫学部室長	杉　浦　　　昭	国立予防衛生研究所 麻疹ウイルス部長
石　井　慶　蔵	前北海道大学教授 医学部公衆衛生学	須　藤　恒　久	秋田大学教授医学部 微生物学
今　泉　　　清	国立予防衛生研究所 獣疫部長	善養寺　　　浩	杏林大学教授 保健学部免疫微生物学
今　川　八　束	墨東病院感染症科部長	林　　　滋　生	国立予防衛生研究所 所長
海老沢　　　功	東邦大学教授 医学部公衆衛生学	平　山　宗　宏	東京大学教授 医学部母子保健学
大　友　弘　士	岐阜大学教授 医学部公衆衛生学	深　沢　義　村	山梨医科大学教授 医学部微生物学
大　谷　　　明	国立予防衛生研究所 ウイルスリケッチア部長	深　谷　一　太	横浜逓信病院副院長
北　村　　　敬	国立予防衛生研究所 腸内ウイルス部室長	藤　本　　　進	北里大学教授 衛生学部産業衛生学科
甲　野　礼　作	前国立予防衛生研究所 ウイルス中央検査部長	松　下　　　寛	浜松医科大学教授 公衆衛生学
小酒井　　　望	順天堂大学浦安病院 病院長	村　井　孝　子	東邦大学助教授 医学部公衆衛生学
小　張　一　峰	琉球大学医学部付属病院 病院長	村　田　良　介	元国立予防衛生研究所 所長
重　松　逸　造	放射線影響研究所 理事長	安　富　和　男	国立予防衛生研究所 衛生昆虫部室長

伝染病予防必携　2版補訂版　編集委員・執筆者一覧

（1979（昭和54）年9月30日発行）

編集委員（○：委員長）

○重　松　逸　造	国立公衆衛生院疫学部長	小　張　一　峰	浜松医療センター院長
甲　野　礼　作	国立予防衛生研究所 ウイルス中央検査部長	金　子　義　徳	東邦大学医学部教授 公衆衛生学

執筆者（五十音順）

芦　沢　正　見	国立公衆衛生院 疫学部室長	石　井　慶　蔵	北海道大学医学部教授 公衆衛生学
今　泉　　　清	国立予防衛生研究所 獣疫部長	上　田　フ　サ	厚生省統計情報部 疾病傷害死因分類調査室長
海老沢　　　功	東邦大学教授 医学部公衆衛生学	大　谷　　　明	国立予防衛生研究所 ウイルスリケッチア部長
大　友　弘　士	岐阜大学教授 医学部公衆衛生学	金　子　義　徳	東邦大学医学部教授 公衆衛生学
甲　野　礼　作	国立予防衛生研究所 ウイルス中央検査部長	小酒井　　　望	順天堂大学医学部教授 臨床病理学
小　張　一　峰	浜松医療センター院長	重　松　逸　造	国立公衆衛生院疫学部長
宍　戸　　　亮	国立予防衛生研究所 麻疹ウイルス部長	清　水　喜八郎	東京女子医科大学教授 内科学
徐　　　慶一郎	関東逓信病院 微生物学検査科部長	杉　浦　　　昭	国立公衆衛生院 衛生微生物学部長
善養寺　　　浩	杏林大学医学部客員教授 微生物学	土　屋　　　毅	順天堂大学医学部名誉教授 細菌学
林　　　滋　生	国立予防衛生研究所 寄生虫部長	平　山　宗　宏	東京大学医学部教授 母子保健学
藤　本　　　進	国立予防衛生研究所 細菌第一部室長	松　下　　　寛	浜松医科大学教授 公衆衛生学
安　富　和　男	国立予防衛生研究所 衛生昆虫部室長	山　下　　　章	東京医科大学講師 公衆衛生学

伝染病予防必携　2版　編集委員・執筆者一覧

(1977(昭和52)年9月10日発行)

編集委員（○：委員長）

- ○重松逸造　国立公衆衛生院疫学部長
- 小張一峰　浜松医療センター院長
- 甲野礼作　国立予防衛生研究所ウイルス中央検査部長
- 金子義徳　東邦大学医学部教授 公衆衛生学

執筆者（五十音順）

- 芦沢正見　国立公衆衛生院 疫学部室長
- 石井慶蔵　北海道大学医学部教授 公衆衛生学
- 今泉清　国立予防衛生研究所 獣疫部長
- 上田フサ　厚生省統計情報部 疾病傷害死因分類調査室長
- 海老沢功　東京大学医科学研究所 講師寄生虫部
- 大谷明　国立予防衛生研究所 ウイルスリケッチア部長
- 金子義徳　東邦大学医学部教授 公衆衛生学
- 甲野礼作　国立予防衛生研究所 ウイルス中央検査部長
- 小酒井望　順天堂大学医学部教授 臨床病理学
- 小張一峰　浜松医療センター院長
- 重松逸造　国立公衆衛生院 疫学部長
- 宍戸亮　国立予防衛生研究所 麻疹ウイルス部長
- 徐慶一郎　関東逓信病院微生物学 検査科部長
- 杉浦昭　国立公衆衛生院 衛生微生物学部長
- 善養寺浩　杏林大学医学部客員教授 微生物学
- 土屋毅　順天堂大学医学部名誉教授 細菌学
- 林滋生　国立予防衛生研究所 寄生虫部長
- 平山宗宏　東京大学医学部教授 母子保健学
- 藤本進　国立予防衛生研究所 細菌第一部室長
- 松下寛　浜松医科大学教授 公衆衛生学
- 山下章　東京医科大学講師 公衆衛生学

伝染病予防必携　初版　編集委員・執筆者一覧

(1970(昭和45)年3月20日発行)

編集委員（五十音順）（○：委員長）

- 金子義徳　東邦大学医学部教授
- 甲野礼作　国立予防衛生研究所 ウイルス中央検査部長
- 後藤伍郎　厚生省公衆衛生局 防疫課長
- ○重松逸造　国立公衆衛生院 疫学部長
- 土屋毅　順天堂大学医学部教授
- 林滋生　横浜市立大学医学部教授
- 林秀　神奈川県立衛生短期大学長
- 山下章　東京都日本橋保健所長

総　論

感染症の変貌とその要因

かつて「病気」といえば流行病・疫病，すなわち感染症（伝染病）が最も恐れられ，またそれが中心であった。筆者が子供の頃でも，赤痢・チフス・猩紅熱にかかり入院して隔離され，ポリオで足の麻痺を残し，結核でしばらく学校から離れ進級できなくなり，そして麻疹や肺炎，脳炎などで亡くなる友人たちが周りにいた。半世紀ほど前の出来事である。

しかし新たな病原体の発見，それに伴う検査法や診断法の進歩，抗菌薬やワクチンの開発と普及，衛生環境の向上，栄養状態の改善そして医療そのものの向上などによりかなりの感染症は激減し，死に至る感染症も少なくなった。最近のわが国での小児の主な死亡原因は，感染症に代わって不慮の事故・悪性疾患・先天異常などとなっており，成人での疾病構造は感染症から悪性新生物，心疾患，脳血管疾患などに変わった。一方感染症の脅威から逃れられるようになったのは限られた一部の国のことであり，地球上の大部分を占める発展途上国では感染症はいまだに脅威であり続けている．またわが国を含む先進国においても，感染症が二次的に発生し，死の原因となることは決してまれではない。医療の進歩は一方では免疫機能低下や生理的機能低下から感染症に対するハイリスク者の数を増やし，易感染状態に対する注意，管理は医療現場において大きな課題となっている。

これまでに，人類が自らの手によって完全に根絶することができた感染症は，天然痘ただ一つである。天然痘に次ぐ根絶の第2の標的であるポリオは，次第に多くの国々から消え去りつつあり，2012年の野生株ウイルスによるポリオは世界で223例まで減少した。しかし2013年にはシリア・ソマリアなどの紛争地帯・貧困地帯で再びポリオ患者が発生し，周辺国にウイルスの拡大傾向が見られており，2013年の患者数は同年11月22日現在347例とすでに前年を上回っている。またイスラエルでは患者発生は無いが，下水などより病原となり得る野生ポリオウイルスが検知されている。麻疹は第3の標的として排除Elimination運動が大きく世界で動き出し，我が国もEliminationに近い状態まで到達している。しかしEliminationを達成した，あるいは我が国を含むElimination

をほぼ達成した国では，いずれも流行国からの麻疹ウイルスの侵入に悩まされている。ただし，ほんの少し前まで，我が国は麻疹輸出国であると揶揄されてきた。

瞬く間に世界中に拡大したAIDS（HIV感染症），エボラ出血熱などの致死的疾患の勃発，ウシ海綿状脳症で知られるようになったプリオンとヒトへの伝播による変異型Creutzfeldt-Jacob 病などの新たな感染症の発生，拡大もある。1993年には，米国で激症肺炎の流行から新種のハンタウイルスの存在が明らかとなり（ハンタウイルス肺症候群），1997年マレーシアにおいてはコウモリからブタを経由してヒトに初めて感染が及んだNipah virusによる急性脳炎の多発，さらに2003年に中国を起源として香港からアジアおよびカナダなどで拡大したSevere Acute Respiratory Syndrome（SARS：重症急性呼吸器症候群）が世界中を震撼させたことは記憶に新しい。2004年よりアジアを中心にして鳥インフルエンザA/H5N1（高病原性鳥インフルエンザ）の家禽類を中心にした流行がヨーロッパ，アフリカまで拡大した。我が国でも2010年から2011年にかけてH5N1の養鶏場でのアウトブレイクが国内の各地で検知され，H5N1が発生した養鶏場などでは大規模な鶏の殺処分などが行われたが，感染鳥数としてはわずかに留められた。国内でヒトでの発症例は見られていない。しかし家禽類での流行が止まらない世界の各地においては，ヒトでの感染発症が進行中であり，2003－2014年10月現在，668例（うち死亡393例：致命率58.8%）が確認されている。

2009年4月には，新型と認識されたインフルエンザ（パンデミックインフルエンザH1N1 2009）が発生し，世界中に拡大したが，現在このウイルスは季節性インフルエンザとなって世界各地で見られている。そして2013年4月，鳥インフルエンザウイルスH7N9による新たなヒト感染が中国で検知され，2014年11月4日現在，中国側の発表では中国本土で441例（うち死亡161以上:致命率36.7%，中国本土以外では台湾，香港，マレーシアなどで中国本土関連の散発例）の発生となっている。

また2012年9月，ロンドンで重症呼吸器不全症患者から確認された新たなコロナウイルスは，中東を中心に増加している新たな疾患としてとらえられ，Middle East Respiratory Syndrome（MERS）と命名され，ウイルス名はMERS Corona Virusとされた。WHOのまとめでは2014年11月4日現在，確認患者数は793例（うち死亡338:致命率42.6%）となっている。

1996年夏に日本各地で集団発生し，約1万人の患者と12名の死者を出した腸管出血性大腸菌O-157の流行は「日本でも食品関連の感染症の大流行があった」ということで世界中からも注目された。それからおよそ20年近くを経た現在でも，年間3,000～4,000例の発生と，数名以上の死亡が国内で報告されている。2011年にはユッケの喫食を原因とした広域のO111感染症が発生し，ユッケなどの生肉や生レバーの提供に大きな制限が加えられた。海外でも同じ頃ドイツでは1500名を超すO104感染事例が発生し，15名の死亡を含む627例のHUSが報告されている。

すでに我々の目の前から姿を消してしまったかのように考えられていたが再び姿を現してきた感染症も少なくない。マラリア・結核・ペスト・ジフテリア・デング熱・髄膜炎菌性髄膜炎（流行性髄膜炎）・黄熱病・コレラ・ウエストナイル熱などがあげられる。わが国では，帰国者の発熱の中にはマラリア・デング熱の患者が少なからず含まれていること，海外渡航歴のないコレラ，赤痢患者発生の増加傾向がみられるようになってきたこと，海外感染例ではあるが国内での狂犬病発症例が近年みられたことなどもあげられる。

感染症が再び我々にとって身近な問題として戻って来た大きな要因として，人口の増加と都市化，集団生活機会の増加，食習慣，生活習慣の急速な変化，自然環境の破壊，人の住居地の拡大による人と野生動物の距離の接近など，多くのものが挙げられる。そして交通機関の発達による人と物の大量でしかも短時間での移動は，病原体の移動をも容易にした。

抗菌薬の進歩が，感染症による死亡数を著明に減少させた大きな要因であるが，その使用量は世界中で急速に増加し，その結果一方では弱毒菌の中で薬剤耐性菌が増加することとなり，これらの菌が世界中にはびこり，いずれの国の臨床の場でも難治性感染症の原因菌として問題を投げかけている。

また近年の社会情勢は，忘れられかけている感染症の病原体が，生物兵器として使用される可能性について危惧されるようになってきた。炭疽，天然痘，野兎病，ボツリヌスなどが再び注目を浴びるようになったのは，生物兵器としての可能性である。各地での戦争状態，我が国におけるオウム心理教によるサリン事件，ニューヨークにおけるビル爆破とそれに続いた炭疽事件など，現実は残念ながらそれへの備えも求められている。

感染症対策として基本的に必要なこと　—相手を見つける，知る—

感染症のコントロールのためには，的確な臨床診断とそれを裏付ける病原診断，これらに基づいた合理的な治療と感染制御が行われることがもっとも重要である。また感染症に罹患しないための個人的，社会的衛生，そして感受性者に免疫を与えるためのワクチン接種など，あらかじめ感染症の発生を防ぐための予防方法も日常から重要である。そしてこれら感染症の予防，診断，治療への基本的な情報を与える基本的なデータとなるものが，感染症サーベイランスである。ここから相手を見つけ，知ることができる。

感染症に対する危機管理という言葉に触れることが最近多いが，日常的疾患の動向を知ることによって初めて例外的な疾患，危機的な疾患の存在が明らかになり，その対応が可能になる。臨床現場での経験をその臨床医一人だけのものに終わらせず，地域，市区町村，都道府県そして国単位へと集積されることによって一人の臨床医の経験は広がり，その結果は国際的にも有用な情報となる。集積されたデータは当然ながら個々のデータを共有するという形で臨床現場へ反映され，最終的には一般の人々への感染症対策に利用されるものとならなければいけない。またサーベイランスによって基本的な情報（ベースライン）が得られたところで，そこからの異常発生を感知した場合には速やかに何らかの対応・干渉を行う必要がある。このベースラインを超えたかどうかの判断は，常日頃サーベイランスデーターを見ることによってそのセンスが培われる。サーベイランスは，辞書作り的な地味さと同時に，異常の検知とそれに対する対応を迅速にとれるようにしておくことが重要である。サーベイランスの最大の目的はデータづくりではなく，行動（アクション）をとり，感染症発生をできるだけ小規模に抑えるところにある。ただし，多くの人々がデータを共有するということは,個々の患者のプライバシー保護について十分留意する必要がある。

国内においては，以下に述べる「感染症の予防及び感染症の患者の医療に関する法律（感染症法)」に感染症サーベイランスの対象疾患が定められ，医師の届け出に基づく感染症に関する情報の収集および公表，感染症の発生状況および動向の把握，そしてその原因の調査などサーベイランスシステムの強化が示されている。

感染症の予防及び感染症の患者の医療に関する法律（感染症法）

我が国では，明治30年に制定された伝染病予防法が約100年間に渡り使われてきたが，感染症をとりまく環境の変化に対応するため，平成9年（1999年）新たに感染症法（感染症の予防及び感染症の患者に対する医療に関する法律：当時は感染症新法と呼ばれた）が制定され，その後も感染症の状況に応じた改訂や疾病の追加が行われている。

感染症法の中では，かつてのように発生した疾患に対応することを定めるのみではなく，感染症が発生しその拡がりの可能性に行政的に備える，ということの重要性が強調された。そのための国内でのサーベイランスの強化，すなわち感染症の発生報告，分析，情報のフィードバックと広く情報提供をすることの重要性が示されている。

感染症法の対象疾患は，感染力や罹患した場合の重篤性，公衆衛生上の重要性などから一～五類に分けられ（平成15年改訂までは一～四類），さらに新たな感染症が発生した場合の分類として新感染症，あるいは既知の感染症でも必要に応じて1年間に限定して指定する指定感染症などについても定められた。(表p. 11参照)

これらの対象疾患を受け入れる医療体制については，1）厚生省が指定する特定感染症指定医療機関（新感染症，一類，二類感染症の患者が入院)，2）都道府県が指定する第1種感染症指定医療機関（一類，二類感染症患者が入院）および第二種感染症指定医療機関（二類感染症患者が入院）が定められ，そして法律によってこれらの医療機関に入院した場合の医療費の公的負担方法などについても定められている。なお，入院の手続きについては患者の人権尊重に配慮した手続きの保障（その入院が妥当であるかどうかの検討の手続き，その入院に対する不服の申し立て方法など）なども定められている。

1．これまでの感染症法の主な改正点

(1) 平成15（2003）年の改正

法律の制定以降，2001（平成13年）年9月11日の米国同時多発テロ事件以降の炭疽，天然痘などの生物テロ対策対応の必要性，2003（平成15年）年に発生した重症急性呼吸器症候群（SARS: Severe Acute Respiratory Syndrome）などの影響を受け，2003年11月法律の一部が改正された。

1）緊急時における感染症対策の強化，ことに国の役割の強化

感染症法制定時には，地方分権化の傾向が強く，感染症対策の中心は自治体にあるという考え方が中心で国の関与は最小限に抑えられていた。しかしSARSのように新たな疾患の出現，それに対する緊急対応などの際には，従来の自治体の責任に加えて国の積極的関与の必要性が再び議論されることになり，積極的疫学調査の強化，国の指示権限の創設，などが行われた。

2）感染症法による動物由来感染症に対する対策の強化

新興感染症として新たになった感染症の病原体の多くは動物から由来したものである。代表的なものとして，エボラ出血熱，鳥インフルエンザ，ニパウイルス感染症，サル痘，ウエストナイル熱，変異型CJDなどがあり，SARSも動物由来であると考えられている。そこで平成15年の改正では，人の健康を考えた動物への対応として以下のようなことが行われた。

a．動物の輸入に係る届け出制度の創設：動物およびその死体を輸入しようとする者は，輸出する側の国による検査により，感染症に感染していない旨の証明書を添付することが義務となった。

b．動物の調査：ヒトに影響があると思われる感染症の発生状況等の調査の際に，所有者に対しての質問・調査することが可能となった。

c．獣医師等の責務規定の創設：獣医師，獣医療関係者については，国および地方公共団体が講ずる感染症対策に関する施策に協力するように努めなければならないこと，また動物取扱業者については，動物の適切な管理その他の必要な措置を講ずるよう努めなければならないこと，となった。

d．対物措置：媒介動物の輸入規制，消毒，蚊・ネズミなどの駆除が，一～三類だけではなく，四類感染症にまで対象を拡げた。

3）感染症法対象疾患および感染症分類の見直し

一類感染症に，SARSが加えられ，伝染病予防法から再登場したような形でバイオテロの危惧より痘そう（天然痘）も加えられた。媒介動物の輸入規制，消毒，蚊・ネズミなどの駆除，物件にかかわる措置を講ずることが必要なものが，四類感染症となった。そして新たに，高病原性鳥インフルエンザ（H5N1を除く），サル痘，ニパウイルス感染症，野兎病，リッサウイルス感染症，レプトスピラ症，などの動物由来感染症が四類に加えられた。

ウイルス性肝炎の一つであったA型肝炎とE型肝炎については独立したかたちとし，またそれまでは乳児ボツリヌス症と限られていたものをこれもバイオテロに関連した警戒のため年齢的な考えを排しボツリヌス症とし，四類に加えられた。

それまでの四類感染症から法改正後の新たな四類感染症に移行したものを除き，残りは新たな五類感染症（全数把握疾患と定点把握疾患）として分類された。バンコマイシン耐性黄色ブドウ球菌感染症（VRSA）が五類全数把握疾患に，RSウイルス感染症が定点把握疾患として追加された。またウエストナイル脳炎および日本脳炎を除く急性脳炎が，それまでの定点把握疾患から全数把握疾患に変更され，国内における急性

脳炎の本格的サーベイランスがスタートした。

⑵　平成19（2007）年の改正

バイオセキュリテイー対策に加えてバイオテロ対策を強化する目的で，改正が行われた。また，結核予防法を廃し，感染症法に統合することが行われた

1）病原体等の管理に関する規定の創設

病原体等については，不適正な管理と取り扱いによっては，人為的に感染症が発生するおそれがあり，さらに，その感染が波及し多数の人の生命及び身体に危害を及ぼす可能性もあり得るものである。わが国ではその管理に関しては，これまで研究者の自主的な管理に委ねられていたのが現状であり，病原診断，感染症研究等を妨げることなくかつ適正な管理体制を迅速に確立する必要があった。このため，病原体等の所持，輸入，運搬その他の取扱いについて，法令で定めることとされた。

a．病原体等の定義及び分類

感染性，重篤度等に応じた規制対応のため，一種病原体等から四種病原体等に分類され，それぞれについて所持・移動について原則禁止，許可制，届出制，基準の遵守の適用等の規制を講ずることとされた。今後に規制の必要な病原体等が確認された場合は，その感染力等より，一～四種病原体等のいずれかに位置付けられることになる。

・一種病原体等：感染すれば，生命及び身体に回復しがたい程の極めて重大な被害を及ぼすおそれがあるもので，現在国内において研究等の目的でも保有されておらず，国際的に非保有が勧告されているレベルのものまで含まれる。原則として一般の研究を認めるべきものではなく，原則所持等は禁止とし，厚生労働大臣が指定した法人に限って所持し得るとされた。罰則規定として発散罪及びその未遂罪等が併せて規定されている。

・二種病原体等：治療や検査等に用いられる社会的有用性もあるが，感染した場合，一種病原体等と同様に生命及び身体に重大な被害を及ぼすおそれがあり，さらに生物テロに使用される危険性も指摘されているもの。所持等に際して，厚生労働大臣の許可を受けた者に限り所持等を認める許可制度を設けることとされた。

・三種病原体等：所持に関して事前規制により所持者を制限するまでの必要性はないが，事後規制的には，適正な管理体制を図るとともに，所持者を把握する必要もあることから，施設基準等に従った施設における所持等を認めつつ，所持した場合の届出については義務づけるとされた。

・四種病原体等：施設基準等に従った所持等を認めるもの。

b．病原体等に関する規制等

病原体等に応じて，施設基準，保管等の基準，感染症発生予防規程の作成，病原体等取扱主任者の選任，施設に立ち入る者に対する教育訓練，使用及び滅菌等の状況の記帳の義務，病原体等が不要になった場合の処理滅菌等，事故届及び災害時の応急措

置，病原体等についての基準が遵守されていることの報告徴収及び立入検査，改善命令などの，幅広い規制が設けられた。

2）感染症法対象疾患分類の見直し

・新たに加わった感染症

一類感染症に南米出血熱が，二類感染症に結核が規定された。また，結核に感染したサルについては，人に感染させるおそれが高いことから獣医師の届出対象の動物及び感染症として規定された。

・分類の見直しが行われた感染症

SARSが 一類感染症から二類感染症に，二類感染症にあった腸管感染症（コレラ，細菌性赤痢，腸チフス及びパラチフス）が三類感染症に移行した。SARSについては，その感染力については一類感染症程ではないものの，発生時には入院の措置等は必要であるとの観点から二類感染症とされた。腸管感染症は，現在の国内の衛生水準からは，感染した患者に対して入院措置までして他者への感染を防ぐ必要性は乏しい状況となっていることから，一定の職種への就業を制限することのできる三類感染症に分類された。

⑶　平成20（2008）年の改正

東南アジアを中心に欧州からアフリカまで拡大している鳥インフルエンザウイルスA/H5N1にヒトが感染する事例が増加しつつある中，この鳥インフルエンザウイルスがヒトからヒトへ感染しやすいウイルスに変異し，ヒトにとっての新型インフルエンザとして世界的に流行する（パンデミックとなる）ことが危惧された。こうした状況を踏まえ，新型インフルエンザが発生した場合の被害を最小限にしていくために，発生前後に必要な対策を迅速かつ確実に実施するための法整備が必要となり，感染症法およびこれに関連する検疫法の改正が行われた。

1）主要な改正内容

新型インフルエンザ発生の可能性並びに新型インフルエンザウイルス感染との鑑別を迅速にし難い鳥インフルエンザ（H5N1）ウイルス感染症（あくまでヒト感染）を，それまでの指定感染症（二類疾病並み）であったものを二類感染症とし，新型インフルエンザ患者の発生に備え「新型インフルエンザ等感染症」という分類が創設された。これには，ヒトにとってまったく新しいA型インフルエンザウイルス亜型（新型インフルエンザ」及び長期間にわたって流行がなくほとんどのヒトが免疫を有していないA型インフルエンザウイルス亜型（(A/H2N2など：再興型インフルエンザ」を含むものである。

・「新型インフルエンザ等感染症」

新型インフルエンザについては，既存の感染症対策を超えた対応が必要であり，一～五類感染症までの感染症の類型のいずれかに位置づけるだけでは十分な対応が取れないことも想定しておく必要性から，新たに一つの類型が設けられた。

「新型インフルエンザ」とは，新たにヒトからヒトに感染する能力を有することとなったウイルスを病原体とするインフルエンザであって，一般に国民が免疫を獲得していないことから，当該感染症の全国的かつ急速なまん延により国民の生命及び健康に重大な影響を与えるおそれがあると認められるものであり，A/H5N1の他にH7，H9などからのヒト型への変異も想定されている。「再興型インフルエンザ」とは，アジア型インフルエンザ（A/H2N2）のように，かつて世界的規模で流行したインフルエンザであってその後流行することなく長期間が経過し多くの人々が免疫を有しないためにパンデミックの原因となるものを想定したものであって厚生労働大臣が定めるもの，とされた。また新型インフルエンザ等感染症は，やがて通常のインフルエンザ（Seasonal influenza）となるのであって，新型インフルエンザ等感染症と認められなくなった状況おいては，厚生労働大臣は速やかにその旨を公表すべきことが記されている。

2） 麻しん・風しんが全数報告に

麻しん，風しんは，それまでの小児科定点からの報告から，全医師に届け出を求める五類全数把握疾患となった（表p. 12参照）。これは，麻しんおよび先天性風しん症候群のわが国からの排除（Elimination）をめざし，両疾患の正確な把握を行うことを目的として定められたものである。

⑷ 平成21（2009）年以降，最近までの対象疾患の追加・変更

最近は，感染症法そのものの考え方に関する大きな追加・変更は行われていないが，国内外の感染症の発生状況などから，以下の疾患が追加・変更されている。

・新型インフルエンザ　2009年に流行した，パンデミックインフルエンザA/H1N1 2009（当時新型インフルエンザ）は，発生した平成21年4月29日，新型インフルエンザ等感染症に位置付けられた。そして平成23年3月31日A/H1N1 2009は新型インフルエンザではなく季節性インフルエンザとして取り扱うとの厚生労働大臣発表が行われた。
・多剤耐性アシネトバクター感染症　外来性の多剤薬剤耐性菌として注意されていたが，国内においてアシネトバクター・バウマウニによる院内感染多発事例が発生したことなどから，平成23年2月より五類基幹病院定点把握対象疾患となった。（平成26年9月，五類全数報告「薬剤耐性アシネトバクター感染症」へ。
・その発生が次第にアジアに拡大している「チクングニア熱」が，国内発生に対する警戒から平成23年2月四類感染症となった。
・中国で新たなウイルス性疾患として発表された「重症熱性血小板減少症候群（SFTS: severe febrile thronbocytopenic syndrome）は，国内発生への警戒から平成25年3月より，四類感染症となった。
・五類全数把握疾患であった髄膜炎菌性髄膜炎は，国内での集団感染事例を受けて，髄膜炎のみではなく全身性疾患としての把握が必要であるとされ，平成25年4月より対象疾患名が「侵襲性髄膜炎菌感染症」となった。また，ワクチンの導入によってその発生動向のより詳細な把握が必要なところから，それまで五類基幹病院定点把握疾患「細菌性髄膜炎」の一つとしてみなされていたインフルエンザ菌性髄膜炎，肺炎球菌性髄膜炎は，それぞれ「侵襲性インフルエンザ菌感染症」「侵襲性肺炎球菌感染症」として五類全数把握対象疾患となった。

・平成25年4月，中国より発表された鳥インフルエンザH7N9による初めてのヒト感染例は，その拡大と国内発生への警戒から平成25年4月，指定感染症となった。（平成27年1月削除，二類感染症へ）
・ワクチンが導入されることによってその発生動向の把握，特に重症例の把握が必要であるとされ，平成25年10月より「ロタウイルス胃腸炎」による入院例が，五類基幹病院定点把握対象疾患となった。
・平成26年9月より「カルバペネム耐性腸内細菌科細菌感染症」，「水痘（入院例に限る。）」及び「播種性クリプトコックス症」が五類全数把握疾患となった。五類基幹病院定点から報告されていた「アシネトバクター感染症」は「薬剤耐性アシネトバクター感染症」として五類全数報告疾患となった。
・平成27年1月より，「鳥インフルエンザ（H7N9）」及び「中東呼吸器症候群（MERS）」が二類感染症となった。これに伴って，指定感染症であった「鳥インフルエンザ（H7N9）」は削除された。

対象疾病の追加・変更，対象疾患の届け出基準などは，厚生労働省ホームページ（http://www.mhlw.go.jp/bunya/kenkou/kekkaku-kansenshou11/01.html）などからダウンロードが可能であり，これらのデーターは，国立感染症研究所ホームページ（http://www.nih.go.jp/niid/ja/from-idsc.html）などで見ることができる。

WHO（世界保健機関）における国際保健規則の改正

国際保健規則（IHR：International Health Regulations）は世界保健機関（WHO）憲章第21条に基づく国際規則である。これまでは，黄熱，コレラ，ペスト（以前は痘瘡も含まれた）の3疾患を対象としていたが，昨今のSARS，鳥インフルエンザ等の新興・再興感染症による健康危機に対応できていないこと，各国のコンプライアンスを確保する機序の欠如，WHOと各国との協力体制の欠如，現実の脅威となったテロリズムへの対策強化の必要性が指摘され，2007年6月に以下のような改訂IHRが発効した。

①　報告対象：「原因を問わず，国際的な公衆衛生上の脅威となりうる，あらゆる事象」がWHOへの報告の対象となる。

②　連絡体制：国内にIHR担当窓口（National IHR Focal Point）を設け，WHOと常時連絡体制を確保する。（国内では厚生労働省大臣官房厚生科学課が窓口）

③　加盟国のCore Capacityの規定：地域・国家レベルにおける，サーベイランス・緊急事態発生時の対応，及び空海港・陸上の国境における日常衛生管理及び緊急事態発生時の対応に関して最低限備えておくべき能力が規定された。

④　非公式情報の積極的活用：WHOは，加盟国政府から得られる公式情報以外に様々なチャネルから得られた情報に関して，当該国に照会し，検証を求めることができる。検証を求められた加盟国は，24 時間以内に初期反応を示さなければならない。加盟国が，WHO による協力依頼を受諾しない場合，公衆衛生に及ぼすリスクに鑑みそれが正当化される場合においては，WHOは知り得た情報を他の加盟国と共有することができる。

今回の新型インフルエンザ発生は，2009年4月12日メキシコで肺炎による死亡者及びインフルエンザ様疾患が増加していることについて，メキシコが国際保健規約（IHR）に基づいてWHOに報告されたこと，ついで4月15日～17日米国南カリフォルニアにおいて２名のインフルエンザの患者から分離されたウイルスが，これまでに人類が経験したことがないインフルエンザウイルスであったことから始まった。WHOは，4月24日これを国際的に重要な公衆衛生上の事例（PHEIC：Public Health Emergency of International Concern）であると宣言し，4月27日に，パンデミックフェースはそれまでの3から4になったと宣言した。

「原因を問わず，国際的な公衆衛生上の脅威となりうる，あらゆる事象」が改正IHRに基づきWHOへの報告の対象となるという点が，判断にあたって最も難しいところとなるが，「不明疾患の拡大をそのままにしない」ということが骨子であると考えられる。最近発生した鳥インフルエンザH7N9ウイルスのヒト感染やMERSは，このIHRに基づいて早期の報告，対応公表がとりおこなわれたものである。

まとめ

人類は感染症に対して，かなりの克服をしてきており，ここ10－20年の間にも大きく進歩してきたといえる。しかし，盲点を突かれるかのように，医療，公衆衛生の現場では新たな戦いにも挑まれている。これまでは「発生に対しての対応」に追われていた感もあるが，これからは，「発生に対するあらかじめの備え」も求められているところである。感染症への対応は，日常から，相手に対して熱くなりすぎず，冷めることなく継続して対策を積み重ねいく，ということが最も重要かと思われる。

表：感染症法対象疾患

一類感染症	
	エボラ出血熱 クリミア・コンゴ出血熱 痘そう 南米出血熱 ペスト マールブルグ病 ラッサ熱
二類感染症	
	急性灰白髄炎 結核 ジフテリア 重症急性呼吸器症候群（病原体がコロナウイルス属SARSコロナウイルスであるものに限る。） 中東呼吸器症候群（病原体がベータコロナウイルス属MERSコロナウイルスであるものに限る。） 鳥インフルエンザ（H5N1） 鳥インフルエンザ（H7N9）
三類感染症	
	コレラ 細菌性赤痢 腸管出血性大腸菌感染症 腸チフス パラチフス
四類感染症	
	E型肝炎 ウエストナイル熱 A型肝炎 エキノコックス症 黄熱 オウム病 オムスク出血熱 回帰熱 キャサヌル森林病 Q熱 狂犬病 コクシジオイデス症 サル痘 重症熱性血小板減少症候群（病原体がフレボウイルス属SFTSウイルスであるものに限る。） 腎症候性出血熱 西部ウマ脳炎 ダニ媒介脳炎 炭疽 チクングニア熱 つつが虫病 デング熱

	東部ウマ脳炎 鳥インフルエンザ（鳥インフルエンザ（H5N1及びH7N9）を除く。） ニパウイルス感染症 日本紅斑熱 日本脳炎 ハンタウイルス肺症候群 Ｂウイルス病 鼻疽 ブルセラ症 ベネズエラウマ脳炎 ヘンドラウイルス感染症 発しんチフス ボツリヌス症 マラリア 野兎病 ライム病 リッサウイルス感染症 リフトバレー熱 類鼻疽 レジオネラ症 レプトスピラ症 ロッキー山紅斑熱
五類感染症	
	全数把握疾患 アメーバ赤痢 ウイルス性肝炎（Ｅ型肝炎及びＡ型肝炎を除く） カルバペネム耐性腸内細菌科細菌感染症 急性脳炎（ウエストナイル脳炎，西部ウマ脳炎，ダニ媒介脳炎，東部ウマ脳炎，日本脳炎，ベネズエラウマ脳炎及びリフトバレー熱を除く。） クリプトスポリジウム症 クロイツフェルト・ヤコブ病 劇症型溶血性レンサ球菌感染症 後天性免疫不全症候群 ジアルジア症 侵襲性インフルエンザ菌感染症 侵襲性髄膜炎菌感染症 侵襲性肺炎球菌感染症 水痘（患者が入院を要すると認められるものに限る。） 先天性風しん症候群 梅毒 播種性クリプトコックス症 破傷風 バンコマイシン耐性黄色ブドウ球菌感染症 バンコマイシン耐性腸球菌感染症 風しん 麻しん 薬剤耐性アシネトバクター感染症

小児科定点把握疾患
　ＲＳウイルス感染症
　咽頭結膜熱
　Ａ群溶血性レンサ球菌咽頭炎
　感染性胃腸炎
　水痘
　手足口病
　伝染性紅斑
　突発性発しん
　百日咳
　ヘルパンギーナ
　流行性耳下腺炎

インフルエンザ定点把握疾患
　インフルエンザ（鳥インフルエンザ及び新型インフルエンザ等感染症を除く。）

眼科定点把握疾患
　急性出血性結膜炎
　流行性角結膜炎

性感染症定点把握疾患
　性器クラミジア感染症
　性器ヘルペスウイルス感染症
　尖圭コンジローマ
　淋菌感染症

基幹定点把握疾患
　感染性胃腸炎（病原体がロタウイルスであるものに限る。）
　クラミジア肺炎（オウム病を除く。）
　細菌性髄膜炎（髄膜炎菌，肺炎球菌，インフルエンザ菌を原因として同定された場合を除く。）
　マイコプラズマ肺炎
　無菌性髄膜炎
　ペニシリン耐性肺炎球菌感染症
　メチシリン耐性黄色ブドウ球菌感染症
　薬剤耐性緑膿菌感染症

疑似症定点把握疾患
　摂氏38度以上の発熱及び呼吸器症状（明らかな外傷又は器質的疾患に起因するものを除く）
　発熱及び発しん又は水疱

感染症予防に関する基礎知識

明治30年（1897年）に制定された「伝染病予防法」は，「感染症の予防及び感染症の患者に対する医療に関する法律（感染症法）」が制定・施行されたことにより，平成11年（1999年）に廃止された。この時，日本の法律から伝染病（Contagious diseases）という言葉が使われなくなり，感染症（Infectious diseases）に統一された。伝染病は人から人への伝播力が強い感染症を指し，外国においては今も使われている。

A. 感染症の発生条件

感染症の発生には病原体，宿主，感染経路の感受性の3条件が必要であり，これらを感染症発生の三大要因という。

1. 病原体

(1) 病原体の分類と特徴

人に病気を起こす病原体は，真核生物（Eukaryote），原核生物（Prokaryote），ウイルス，プリオンなどに分類される（表1）。真核生物は，それを構成する細胞が核膜により核と細胞質に仕切られている生物である。真核生物は動物界，植物界，菌界に分類されるが，動物界の病原体は寄生虫として総称され，そのうち単細胞のものが原虫である。菌類界に分類される病原体は，真菌と呼ばれる。真菌は，細胞壁を有する点で寄生虫（動物細胞）とは異なり，核膜を有する点で細菌と異なる。

原核生物は，核膜によって細胞質が仕切られていない（核を持たない）単細胞生物である。医学上重要な原核生物の多くは，19世紀にChristian Gramによって考案されたグラム染色によって，染まるか染まらないか，菌の形態が丸いか，細長いか，によりグラム陽性球菌，グラム陽性桿菌，グラム陰性球菌，グラム陰性桿菌に4分類される。グラム染色により分類可能な原核細胞は一般細菌と総称され，表1では典型的な原核生物としてまとめてある。グラム染色が，細菌分類上ですぐれている理由は，その染色性と外膜の有無とが一致することにある。グラム染色は，青紫色の色素（クリスタルバイオレットなど）で染色した後，アルコールで脱色し，赤色の色素（フクシンなど）で後染色する方法である。外膜のない細菌は細胞壁（ペプチドグリカン層）が厚く，アルコール脱色でも色素が残留し，青紫色に染まる（グラム陽性）。一方，外膜を持つ細菌はアルコールで脱色され，後染色により赤く染まる（グラム陰性）。

しかし，グラム染色によりすべての原核細胞を鮮やかに染色できるわけではない。グラム染色では良く染まらず，陽性陰性の判断が困難な抗酸菌やスピロヘータの場合，抗酸菌は外膜を持たないからグラム陽性菌，スピロヘータは外膜を持つからグラム陰性菌，と概念上分類できる。また，細胞内寄生性のクラミジアやリケッチアも外膜を持つので，概念上グラム陰性菌と考えられる。外膜を持たないマイコプラズマは，概念上グラム陽性菌となるが，細胞壁も持たず，染料が保持されないため，実際のグラム染色では染色できない。表1では，グラム染色による染色性と形態で分類可能な“典型的な原核生物（一般細菌）”と，抗酸菌，スピロヘータ，クラミジア，リケッチア，マイコプラズマなど，“あまり典型的でない原核生物”に整理できる。

真核生物も原核生物も2分裂で増殖する。また，遺伝情報として，一個の細胞の内にDNAとRNAという2種類の核酸を持つことで共通している。ウイルスは，その粒子の中にDNAか，RNA，いずれか一方しか保有しない。そのため，DNAウイルスあるいはRNAウイルスとして分類される。増殖様式の上でも，ウイルスは2分裂せず，真核生物や原核生物とは大きく異なる。プリオンは核酸を持たず，蛋白質そのものが遺伝物質と考えられている。

(2) 病原体の性質

病原性，毒力など，病原体の性質や量も感染症の発生に影響する。病原性（Pathogenicity）とは，病原体が感受性のある宿主に疾病を引き起こす能力をいう。毒力（Virulence）とは，病原体が持つ病原性の程度のことで，致命率や宿主の組織に侵入して障害を与える能力によって表される。感染性（Infectivity）という言葉も時に使われるが，これは病原体が宿主に到達して，感染を起こすための最初の足場を作る能力を

表1. 病原体の分類と特徴

病原体の分類			形状	無細胞培地での増殖	増殖様式	細胞壁の有無	核酸構成
真核生物	寄生虫		多細胞	+	2分裂	−	DNA及びRNA
			単細胞（原虫）	+	2分裂	−	DNA及びRNA
	真菌		単細胞	+	2分裂	+	DNA及びRNA
原核生物	典型的な原核生物	一般細菌	単細胞	+	2分裂	+	DNA及びRNA
	典型的でない原核生物	スピロヘータ	単細胞	+	2分裂	+	DNA及びRNA
		抗酸菌	単細胞	+	2分裂	+	DNA及びRNA
		クラミジア	単細胞	−	2分裂	+	DNA及びRNA
		リケッチア	単細胞	−	2分裂	+	DNA及びRNA
		マイコプラズマ	単細胞	+	2分裂	−	DNA及びRNA
ウイルス			粒子	−	2分裂でない	−	DNAまたはRNA
プリオン			?	−	2分裂でない	−	−

いい，毒力とは意味が異なる。

感染源としての人あるいは動物が，その保有する病原体を直接・間接にほかの人あるいは動物に伝播しうる期間を感染期間（Communicable period）という。例えば，ジフテリアやしょう紅熱では，病原体が侵入した当初から粘膜に病変ができるので，感染期間は感染源に曝露した最初の日から，粘膜よりの排菌がなくなるまでの期間，すなわち前駆期以前より保菌状態の終わるまでの期間ということになる。

結核・梅毒，淋病および一部のサルモネラ症などの感染期間は，未治癒病巣からの菌排出が行われる限り，長期にわたり，時には間欠的に継続することになるが，一方，麻疹，水痘などでは潜伏期の初めや回復後には感染を起こさない。また，マラリア，黄熱などの感染期間は，病原体が感染を受けた人の血液や組織の中に，感染型で，しかも媒介動物を感染させるのに十分な数だけ存在する期間である。節足動物の感染期間とは，病原体がその組織内に感染可能な状態で存在する期間をいう。

宿主に感染し，発症させるために必要な病原体の量は，病原体によって異なる。コレラ菌は酸に弱く，健常な胃を持っていればほとんどが胃酸によって死滅する。発症には10^6個程度の菌数が必要とされる。一方，赤痢菌や腸管出血性大腸菌では，10～100個程度の少数菌で発症しうるとされている。

2. 宿主の感染防御機構

病原体が宿主の体内に侵入しても，すべての個体に感染を起こすとは限らない。個体によって感受性に個体差があるからであるが，感受性のない状態を抵抗力（Resistance）があるという。つまり，抵抗力とは，病原体の侵入ないしは増殖あるいはその有毒産物による障害を阻止する身体機能の総和を意味している。

⑴　物理化学的・生理学的な防御機能

角化上皮と落屑による体表面の保護，胃液内の塩酸やDoderline桿菌の産生する乳酸などによる殺菌・静菌作用，繊毛運動や蠕動運動による異物の排除，咳やくしゃみなどの不随意あるいは随意運動，排尿による洗浄作用など，物理化学的・生理学的な防御機能は，微生物の生体内への侵入を食い止める上で極めて重要であり，その破綻は感染症に直結しうる。一次防御機能ともいえる体表層での防御機能は，微生物の種類を問わず非特異的である。人の体の表面や口腔・鼻腔内，腸管内などは，細菌を中心におびただしい数の微生物が生息している。このような常在細菌叢は，物理化学的・生理学的な防御機能や免疫学的な防御機能が破綻した時など，それ自身が感染症の原因ともなりうるが，栄養や定着を病原細菌と競合することによって，健常時には防御的に重要な役割を果たしている。

⑵　自然免疫による防御機能

生体内に侵入した細菌などの病原微生物は，好中球やマクロファージなどの貪食細胞によって排除される。貪食作用は生来備わった防御機能で，微生物の種類を問わず基本的に非特異的である。

⑶　獲得免疫による防御機能

世代を越えて引き継がれることはなく，感染やワクチン接種によって後天的に獲得される防御機能で，抗原特異的である。ウイルスなどの病原体に感染した細胞では，細胞表面に病原体特異的な抗原が提示される。病原体それぞれに特異的な抗原を認識する細胞はリンパ球で，Tリンパ球とBリンパ球が存在する。Tリンパ球は，T細胞受容体を使って特異抗原を認識する。なかでも，ヘルパーTリンパ球（主にCD4陽性Tリンパ球）は，抗原を認識するとサイトカインなどを放出し，他の免疫担当細胞の機能を高める。キラーT細胞（主にCD8陽性Tリンパ球）は，T細胞受容体を使って抗原を認識し，ウイルス感染細胞などを直接攻撃する。Tリンパ球による防御機能を細胞性免疫という。

Bリンパ球の表面には抗原特異的な抗体分子が存在し，抗原認識やヘルパーTリンパ球の指令に応じて増殖し，形質細胞に分化する。形質細胞は，いわば抗体産生工場に分化した細胞で，特異抗体を大量に細胞外に放出する。抗体を介した防御機能を液性免疫という。

(4) その他の宿主防御機能

宿主の防御機能は，基本的に自己と非自己を識別できる能力であり，免疫学の進歩に伴い，様々な機能分子が明らかとなっている。また，非自己（異物）への過剰な反応は，サイトカインストームなど宿主に対して攻撃的となる場合がある。

3. 感染経路

感染経路（Route of infection）とは，感染した人や環境中に存在する病原体が感受性のある人に伝播される経路をいう。病原体により，複数の感染経路を通じて感染する場合もある。一般社会や病院において集団感染が発生した場合には，感染経路を可能な限り遮断することが，対策の重要な柱となる。感染経路の分類は，必ずしもその境界が明瞭でない場合や，時代とともに感染経路の重要性が変化したり，呼称や分類に含まれる範囲が変化することもある（後述）。ここでは主要なものとして以下のものをあげておく。

(1) 接触感染（直接感染）

皮膚や粘膜の接触，または医療従事者の手や聴診器などの器具，その他手すりなど患者周囲の物体表面を介した接触で病原体が伝播する場合をいう。小児の伝染性膿痂疹（とびひ），性感染症，病院内での特に薬剤耐性菌の感染経路として重要である。

【代表的な例】

- 皮膚感染症：伝染性膿痂疹など
- 眼科感染症：流行性角結膜炎など
- 疥癬
- 性感染症：HIV感染症，単純ヘルペスウイルス感染症（HSV-1，HSV-2），梅毒，淋病，クラミジア感染症など
- 薬剤耐性菌の院内感染：MRSA，多剤耐性緑膿菌，多剤耐性アシネトバクター，カルバペネム耐性腸内細菌など

(2) 飛沫感染

咳やくしゃみ，気道吸引などによって飛散する比較的大きな粒子（飛沫）で，気道感染する病原体の感染経路のほとんどが含まれる。吸引の必要な患者では，院内感染に注意することが必要である。粒子径は5μm以上で，1m程度で落下するとされている。

【代表的な例】

・急性呼吸器感染症：インフルエンザや重症急性呼吸器症候群（SARS）などのウイルス性呼吸器感染症，肺炎球菌性肺炎などの細菌性呼吸器感染症など
・風疹，ジフテリア，発疹チフスなどの呼吸器病原体

(3) 飛沫核感染

飛沫として空中に排出された粒子から水分が蒸発して5μm以下の軽い粒子を飛沫核と呼ぶ。飛沫核となっても感染性の病原体が付着し，空気中に長時間浮遊し，1m以上の距離を置いても感染が起こる可能性のあるものをいう。ある病原体が飛沫感染するのか，飛沫核感染するのかという区別は，病院のベッド間の距離や陰圧室の必要性など，感染管理上重要な問題であるが，基本的に飛沫核感染するとしてあげられる病原体でも，実際上多くは飛沫感染により伝播すると考えて良い。距離を置いた環境で患者発生した例が知られていると，飛沫核感染する病原体として分類されることになる。いわゆる“空気感染”は，飛沫核感染と同義と考えて良い。患者自身の咳やくしゃみは，“飛沫”として排出されると考えられる。医療現場で“飛沫核”感染を生じる可能性があり，注意すべきは，加湿器のようなエアゾール（エアロゾル）発生装置の水の中で病原体が増殖した場合であろう。

【代表的な例】

・結核，水痘，麻疹など
・地球上からの自然感染は根絶されたが，天然痘も飛沫核感染しうるとされている。

(4) 経口感染（水系感染）

人の消化器感染症の病原体や動物の排泄物が，飲料水を汚染し，傾向的に感染が成立することをいう。“糞口感染”もほぼ同義と考えて良い。また，汚染された食肉や魚介類の喫食による感染もここに入る。

【代表的な例】

・赤痢，腸チフス，パラチフス，コレラ，腸炎ビブリオなどの腸管細菌感染症
・ノロウイルス，ロタウイルスなどの腸管ウイルス感染症
・腸管出血性大腸菌O157，サルモネラなどの食肉を介した細菌感染症
・A型肝炎，E型肝炎などの肝炎ウイルス感染症
・その他，ポリオ，ワイル病など

(5) ベクター媒介感染

節足動物などの動物が媒介する感染症。熱帯や亜熱帯など国際的に重要な感染症が多い。地球温暖化とともにベクターの分布域に伴って流行地域が拡大しているものがある（チクングニア熱など）。

【代表的な例】

・蚊が媒介するもの：マラリア，デング熱，日本脳炎，チクングニア熱など
・ダニが媒介するもの:リケッチア感染症，SFTS（重症熱性血小板減少症候群），回帰熱など
・ノミが媒介するもの：ペストなど
・シラミが媒介するもの：発疹チフス，回帰熱など

(6) 血液感染

流血中に病原体が存在する場合，輸血や注射などの医療行為に伴って感染する場合や，経静脈的薬物使用者が注射筒や針，薬液などを共有する場合に起こる。

【代表的な例】

・HIV感染症，B型肝炎，C型肝炎など

(7) 母子感染（垂直感染）

妊娠（胎内感染），分娩（産道感染），授乳（母乳感染），それぞれの時期に感染が起こりうる。母体の症状は軽微であるが，妊娠中の感染によって児に奇形または重篤な母子感染を起こす可能性のある感染症が，TORCH症候群としてまとめられることがある。

【代表的な例】

・胎内感染（経胎盤感染）：風疹，サイトメガロウイルス感染症，HIV感染症など
・産道感染（経膣感染）：HIV感染症，B型肝炎など
・母乳肝炎：HIV感染症，HTLV感染症など
・TORCH症候群：T（Toxoplasmosis：トキソプラズマ症），O（Others：B型肝炎，EBウイルス感染症など），R（Rubella：風疹），C（Cytomegalovirus：サイトメガロウイルス感染症），H（HSV：単純ヘルペスウイルス感染症）

(8) 性感染

性行為により感染する。

【代表的な例】

・HIV感染症，性器ヘルペスウイルス感染症，尖圭コンジローマ，B型肝炎などのウイルス感染症
・梅毒，淋病，性器クラミジア感染症などの細菌感染症
・疥癬，毛虱等の動物感染症

B. 感染症の流行を規定する因子

新たに発生した感染症が流行するには，病原体の性質，宿主の防御免疫の程度，感染経路などが関係する。Robert MayとRoy Andersonは，感染症の数理モデルの研究から，ある病原体に感染した個体が，誰も感染防御免疫を持たない人の集団において，その全感染期間において平均して再生産しうる人数を「基本再生産数（R_0）」と呼び，R_0は

「接触1回あたりの感染確率（β）」と「ある時間あたり一人が集団内で平均何人と接触するか（c）」と「感染期間（D）」の関数であるとした。

$$R_0 = \beta cD$$

R_0：基本再生産数（Basic reproductive rate）
β：接触一回あたりの感染確率（The probability of transmission in a contact between an infected individual and susceptible one）
c：ある時間あたり一人が集団内で平均何人と接触するか（Contacts）
D：感染期間（Duration）

基本再生産数（R_0）が$R_0 > 1$であれば，流行は拡大し続け，Full brown epidemicとなる。$R_0 = 1$であれば，流行は拡大も終息もせず，Endemicとなる。$R_0 < 1$であれば，流行は終息にむかう。ただし，$R_0 < 1$であっても感染症が社会に定着する可能性はある。

表2に代表的な感染症の推定基本再生産数（R_0）を示す。「接触1回あたりの感染確率（β）」は，病原体の性質や感染経路によって異なる変数である。感染予防対策として，手洗いやマスク，コンドーム等が推奨されるのは，βを下げようとする試みである。「ある時間あたり一人が集団内で平均何人と接触するか（c）」は，社会を構成する人口や集団生活のあり方によって大きく異なる変数である。古くより感染症対策として隔離政策が用いられてきたのは，cを下げようとする試みである。「感染期間（D）」は，病原体の性質によって異なる変数である。インフルエンザウイルスなどのように急性感染症を起こす病原体とHIVのように経過の長い感染症を起こす病原体では異なる。

表2. 代表的な感染症の推定基本再生産数と流行防止に必要な推定集団免疫率

感染症	基本再算数R_0	集団免疫率（%）
麻疹	16～21	90～95
百日咳	16～21	90～95
流行性耳下腺炎（ムンプス）	11～14	85～90
水痘	8～10	90
風疹	7～9	80～85
ポリオ	5～7	80～86
天然痘	5～7	80～85
インフルエンザ	2～3	50～67*

*小学生の集団
註：ビケンワクチンニュース2011年vol.12より改変
http://www.biken.or.jp/medical/news/pdf/2011/201112.pdf

C. 感染症サーベイランス

感染症の予防や制御に関する対策を立てるためには，疫学が必要である。有病率や罹患率に基づいた対策とその効果の判定が重要となる。
有病率（Prevalence）とは，ある時点の人口（例えば10万あたり）における患者数をいう。

$$\frac{\text{ある集団の特定時点における患者数}}{\text{その集団のその時点における人口}}$$

罹患率（Incidense）とは，一定期間内に単位人口あたり新たに発生した新規患者数をいう。

$$\frac{\text{ある集団における一定期間内の新発生事件数}}{\text{その集団のその期間内における平均人口}}$$

罹患率や有病率を推定するのは，実際にはそれほど簡単なことではない。全国的な調査をするためにはインフラが必要であり，無症候感染者や潜伏期中の患者もある。感染症サーベイランスは，「感染症の制御や予防対策に用いる目的で，感染症の発生状況やその推移を系統的，継続的に収集し，分析すること」とされ，我が国では平成11（1999）年4月から施行された感染症法が，法的な根拠となっている。国立感染症研究所のホームページからさまざまの情報がインターネットを通じて検索できる（http://www.nih.go.jp/niid/ja/from-idsc.html）。世界的なサーベイランス情報は，世界保健機関（WHO）のホームページ（http://www.who.int/en/）や米国疾病管理予防センター（CDC）のホームページ（http://www.cdc.gov/）やCDCの週報であるMorbidity Mortality Weekly Report（MMWR）などを参照するとよい。

D．感染症の予防

上記のように，感染症が成立するための3要素は，病原体（感染源），感染経路，宿主である。感染症の予防対策もこの3要素を考慮することになる。宿主が健常人の場合，感染症の原因は比較的病原性の高い病原体が問題となる。幼児や高齢者，免疫抑制作用のある薬剤の投与を受けている者，熱傷患者，HIV感染者，病院に入院中の患者，特に血管内留置カテーテルや尿路カテーテルを装着している者など何らかの理由で免疫防御能が低下した者（コンプロマイズド・ホスト）では，病原性の弱い病原体による感染症（日和見感染症）も考慮しなければならない。病原体はそれぞれ特有の感染経路を有しているので，感染症の予防に際しては感染経路を考慮する必要がある。重複する部分もあるが，接触感染，呼吸器感染（飛沫感染及び飛沫核感染），経口感染，ベクター媒介感染，血液感染，母子感染，性感染など，それぞれの感染経路について予防対策がありうる。病院内での感染予防については後述する。

1. ワクチン

ジェンナーによる種痘が感染症予防ワクチンの始まりであるが，種痘による天然痘対策は画期的な成果をあげ，地球上から天然痘の自然感染を消滅させることが出来た。ワクチンは宿主の獲得免疫を刺激し，それぞれのワクチンに対応した感染防御力を高めるためのものである。

ワクチンで予防可能な感染症（Vaccine-preventable infectious diseases）として，どの範囲まで包含するかについては，国の政策や経済力によっても異なるが，ポリオ，麻疹，破傷風（特に妊婦と新生児）は，ワクチンによる根絶が期待されている感染症である。その他，ジフテリア，百日咳などの細菌毒素による疾患，風疹，水痘，流行性耳下腺炎，B型肝炎，A型肝炎，インフルエンザ，黄熱，ロタウイルスなどのウイルス疾患，結核，Hib，肺炎球菌などの細菌感染症が含まれる。我が国のワクチン政策の法的根拠は，昭和23年に制定され，その後改正されてきた予防接種法である。基本骨格は，発生及び蔓延を予防することを目的として予防接種を行う疾病（A類疾病）と個人の発病又はその重症化を防止し，そのまん延の予防を目的として予防接種を行う疾病（B類疾病）に類型化されている。平成19（2007）年からは，BCGが結核予防法から予防接種法に組入れられた。

わが国の予防接種体制は極めて優れたものであったが，感染症の減少とともに後退したといわざるを得ず，麻しん・風しんワクチンの2回接種導入（2006年6月），ポリオ不活化ワクチンの導入（2012年9月），B型肝炎ワクチンの普及（H26年12月現在定期化は実施されていない）など，諸外国に後れを取ったものもあり，「日本はワクチン後進国」とありがたくない指摘をされる場面もある。

ワクチンについては，いくつか指摘しておくべきことがある。

- 小児期にはウイルス感染症が多く，ワクチン対策も小児中心に行われてきた。しかし，性感染症対策など思春期に接種されることが望ましいもの，肺炎球菌ワクチン等高齢者の感染症対策に効果を期待できるものがあり，人生の各時期に基本として推奨されるワクチンスケジュールが示されるべきである。
- 予防接種法は，国の公的補助が含まれているワクチン（定期接種と呼ばれる）について規定しており，我が国で承認されているワクチン全てを含むものでは無い。任意接種対象のワクチンは多数あるが，自己負担のため国民の中で接種者の割合が少ないことが大きな問題である。
- 特に海外旅行が増えた現在，滞在先の国で感染機会の多い感染症やその国が義務として要求しているワクチン等を旅行前に知り，適応があれば接種しておくべきである。
- 小児期にワクチンを受ければ，一生免疫がつくと思ってはいけない。必要に応じて自主的にブースター接種を受けたり，成人で破傷風の可能性がある外傷の場合など，ブースター接種を積極的に考慮すべきである。
- 法律に書いてある定期接種対象のワクチンだからといって，国民全員が接種を受けているというわけでは無い。ここの症例の診療に当たっては，詳細なワクチン既往歴の問診が重要な場合がある。

2. 海外旅行と感染予防

一般的に熱帯，亜熱帯に位置する途上国では感染症を媒介する動物も多く，感染症の頻度は高い。飲料水や食物の安全性に問題がある場合も多い。海外旅行に際しては，旅行先の地理的な位置，感染症事情，都市部だけに滞在するのか，農村や山岳地帯にも行くのか，旅行期間は短いのか長いのか，さまざまな要因を考慮する必要がある。マラリアの流行地域であっても，都市部への短期間の旅行であればマラリア予防薬を必要としないことが多い。渡航先での滞在期間が長い場合や仕事場所が医療施設から遠い場合，仕事内容で蚊に刺される可能性が高い場合などは，マラリア予防薬の副作用と有用性を勘案して予防策を決定することになる。ワクチンで予防可能な感染症（Vaccine preventable infectious diseases）に関しては，旅行先にもよるが，HAV（A型肝炎ウイルス）ワクチンや狂犬病ワクチンを考慮する。また，破傷風の予防のためのトキソイドも考慮する。ワクチンの効果は一生続くものではなく，必要に応じて追加免疫が必要である。黄熱の流行地では，入国に際してワクチンの接種証明書（イエローカード）が要求される。10年で再接種を要求される。WHOのホームページから海外旅行時の注意をまとめた冊子（International travel and health）のダウンロードが可能である（http://www.who.int/ith/en/）。

3. 病院感染対策

感染症の患者が運び込まれるのが病院であること，出血している患者の処置や観血的手術等で血液を含む体液との接触の可能性が高いこと，下痢症や排泄コントロールの不十分な患者の処置が多いこと，抗生物質が高頻度に使用され薬剤耐性菌が蔓延する可能性があること等，病院感染対策の重要性はますます高まっている。重要な点だけを以下に記述する。

(1) 感染源・感染経路対策

リネン，医療機器・材料の滅菌消毒，無菌操作の徹底，病院環境の清浄化などがあげられる。米国CDCのガイドラインでは，体液，血液，分泌物，排泄物，傷のある皮膚・粘膜等は，手袋の装着など病原体汚染があることを前提として取り扱うことを標準的予防策（Standard precautions）として推奨している。

呼吸器感染症が懸念される患者については，可能な限り個室管理，陰圧個室管理，集団隔離などの対策をとる。注射針の使用頻度が高い病院では，医療従事者の針刺し事故により，HBV，HCV，HIVなどの血液感染の可能性がある。針刺し事故は使用時はずしておいたキャップを再装着（リキャップ）する際に好発する。医療従事者へのHBVワクチン接種の徹底が望まれる。万一汚染の可能性のある針刺し事故が発生した場合には，秘密保持，労災手続きなどの受傷者保護と，必要に応じて抗HIV薬の服用，HBV感染対策，検査による経過のチェックなどを行う。

(2) 院内感染対策委員会と院内感染対策チーム

病院長直属の組織として，医師（Infection control doctor），看護師（Infection control nurse），検査技師，薬剤師，事務職員等で構成する。院内感染のサーベイランスを行い，病院における薬剤耐性菌分離頻度や院内感染の実情を把握し，対策を立て実行する。細菌検査室との連携により，院内感染の発生をできる限り早く発見することに努める。病院職員への教育，啓発を行う。必要に応じて院内環境の微生物学的検討を行う。

感染症サーベイランス

1. サーベイランスとは

サーベイランスとは，"the ongoing, systematic collection, analysis, interpretation, and dissemination of data regarding a health-related event for use in public health action to reduce morbidity and mortality and to improve health" [1, 2] と定義されている。疾患のより深い理解のために行われる種々の疾病の臨床統計学的な研究と趣を異にするのは，持続的，系統的であることと，完全性や正確性よりは，その迅速性と統一性を優先し，現実的に持続的な実行可能性を考慮して行われることであり [3]，疾病対策にかかわる行動に直結する「Information for Action」である。

2. サーベイランスの目的と戦略

サーベイランスの目的には，いろいろなものが考えられ，1）流行あるいはアウトブレイクの早期探知がもっとも一般的な目的であるが，2）毎年流行が見られる疾患については，その流行状況を監視，把握，評価すること，あるいは，3）対策のための介入施策の評価，4）目的の達成度の進捗状況の評価，5）対策プログラムの効果の評価，6）公衆衛生学的なインパクトや疾病負荷の評価，また，7）未来の流行の予測やそのインパクトを推定したりすることなども含まれる。

しかしながら，これらはすべて疾病の対策に直結することであり，すべての道は，最終的に疾患の制御に通ずる。すなわち，サーベイランスの最終的な目的は，その疾患対策のゴールに至ることにあり，まずは明確な疾病対策のゴールを設定する必要がある。そして，そのゴールに至るために，何を行うべきかを考え，そのためには，どのような情報が必要となるかを考えて，サーベイランス戦略を樹立するのである。

疾病対策を計画するためには，まず，疾患の発生数，流行状況を含むトレンドは必要であろうし，その原因となっている病原体，発症に関するリスク因子，その疾患の重症度，全体的な公衆衛生学的なインパクトも必要であろう。もちろん，アウトブレイクの早期探知とそれに引き続く迅速な対応も必要であろう。しかしながら，疾患のトレンドを把握するためのサーベイランスでもって，疾患の重症度を把握・評価することは難しいし，疾患の重症度を評価することを目的としたサーベイランスで，アウトブレイクの早期探知はできないであろう。ひとつで，すべての目的を達成できるようなサーベイランスは存在せず，ここに，明確な目的を持ったサーベイランスを複数組み合わせる，戦略的な考え方が必要になる。すなわち，全体を俯瞰し状況を把握する水平的なサーベイランスと，それぞれの細かい目的に応じた，複数の垂直的サーベイランスである。これらの戦術を横糸と縦糸のごとく組み合わせることによって，全体的なサーベイランス戦略を樹立していくのである。

すなわち，全体のトレンドの把握，早期探知による拡大の防止，効果的な患者の治療，ワクチンのための流行病原体の特徴を把握するなどの対策の柱を設定した場合に，それぞれの対策を効果的に行っていくために，どのようなデータを持続的に必要とするかということであり，その目的を達成できるようなサーベイランスを建てるということである。サーベイランスというものの最終ゴールが疾患の対策である以上は，このような対策のための戦略とそれぞれに応じた明確な目的をもったサーベイランスを稼働させることがもっとも重要であり，これらのないサーベイランスは，やがて形骸化していく運命にある。

3. サーベイランス手法

サーベイランスは，収集する項目，その対象，報告機関，代表性などによって，いろいろなタイプに分けることができる。古典的には，大きくRepresentative（Population-based）system（全数把握システム）とSentinel system（定点把握システム）の二つに分けられることが多い。前者はすべての医療機関に定義に合致するすべての症例の報告を求め，あるいは分母情報を同時に収集して人口単位での発生数を求めることができるような体制であり，後者は流行やアウトブレイクを敏感にとらえるために設定された報告機関においての発生を監視していく体制である。一般的には，Sentinel systemは少数精鋭の報告機関からの報告に基づくため，Quality controlが容易で報告に信頼がおけ，詳細な報告も可能であるが，代表性に欠けるとされている。しかしながら，Sentinel systemでも，そのSentinelの選択方法を工夫することによって，分母を把握することができ，これによって人口当たりの発生数を求めることも行われている[4, 5]。また，これらはそのデータ収集方法において，個々の症例報告を求める，Case-based reporting（症例報告）と年齢群における診断数など，個々の症例の詳細は求めず，数だけの報告を求めるAggregated-data reporting（集計データ報告）に分けられる。麻疹やポリオなどの一例一例が重要となる疾患ではCase-based reportingによるSurveillanceを行い，普遍的に発生する感染症の場合には，トレンドを把握することを目的としてAggregated-dataの報告に基づくSurveillanceが行われることが多い。例えば，麻疹はElimination（国内からの排除）がそのゴールであり，そのためにはRepresentative systemとして全数の症例報告を求めて一例一例を検査室診断と病原体を含めて吟味して，対応できるタイプのサーベイランスが必要であり，手足口病は，Sentinel systemとして，一定の定点医療機関から，年齢群別の診断患者数の報告を求めて流行状況を把握する水平サーベイランスを行うとともに，もう一つの病原体定点サーベイランスによりその起因ウイルスを監視する垂直サーベイランスの二つによって対策に必要な情報を収集しているわけである。

これらのサーベイランスはいずれも，報告データを解析して，最終的に何らかの指標（Indicator）を算出して，平常時の値（Baseline）から閾値（Threshold）を設定して，発生状況を評価することからIndicator-based surveillance（指標サーベイランス）と呼ばれている[6]。これらの指標が異常な値をとるときに迅速に公衆衛生対応をとる"Indicator-based"approachは，特に既知のリスクへの対応には非常に有効であると考えられている。麻疹などでは，そのThresholdが1例であることから，一例ごとの対応が必要なIndicatorbased surveillanceを行っているということである。

このIndicator-based surveillanceは感染症のサーベイランスにおいては古典的なものであるが，基本的に症例定義に沿って報告されるものであって，あまり知られていない新興感染症や未知の疾患など新たに出現した疾患の発生を探知することは事実上不可能である。これを克服するために，疾患を特定しない形の症候群サーベイランスと言われる，症候群定義によるIndicator-based surveillanceも行われているが，何もない平常時からサーベイランスを維持するための相応の負担が必要になる。またアウトブレイク（集団発生）などは，明らかに疑われれば，一例一例を報告するよりもアウトブレイクという事象として報告する方が早い。これらの弱点を補完するための新たなアプローチとして，なんらかの尋常ではないと考えられる事例が発生した際にそれを探知しようとするEvent-based surveillanceがある[7)]。これはなんらかの健康にかかわる事例について，報告様式を定めずに問題となっている事例を記述的な形での報告を求め，一つ一つの情報を評価することによって新たなThreatの認識と迅速な対応につなげていくものである。従来欧米で行われていたアウトブレイクサーベイランスの定義が広がったものであり，また，いわゆるRumor surveillanceやメディアサーベイランスと言われる，市中の噂情報を収集してその真偽を確認して対応するRumor verificationなどを含んでいるものであり，これまでも2003年のSARSや2009年のパンデミックA/H1N1pdm09の早期探知にも有効であったことが報告されている。当然のことながら，既知の疾患のアウトブレイクの探知に対してもこのタイプのサーベイランスは非常に有効であり，この場合にはIndicator-based surveillanceの指標とともにリスクの評価を行う必要がある。図1にこれらのサーベイランスのタイプを整理しておく。

4. サーベイランスの構造設計

サーベイランスは，図2のごとく，なんらかの疾病や健康事象についての現場（フィールド）からの報告に始まり，解析，解釈から政策転換につながり，介入を行い，そしてまたその結果としての発生状況を見ていくという，一連のサイクルをなす。

前述のごとく，ひとつのサーベイランスを設計するに当たって明確な目的を設定し，その目的を達成するためには，どのような手法をとるべきかを決定する。その後はより具体的に，その目的を達成するために，たとえば，医療機関における臨床診断例の数を監視すべきなのか，検査確定例を報告してもらえばよいのか，検査機関における病原体の分離状況を監視すべきなのか，地域での抗体保有状況を監視すべきなのか，これは全医療機関から発生数のみ報告してもらうのか，個々の症例の詳細の報告を受けるべきなのか，Sentinel surveillanceとすれば，それをどのように選定するかということを考える。ここで，具体的な調査報告をすべき場所（機関・施設），具体的な報告内容を設定する。

サーベイランスのもっとも重要な症例定義というものが，ここで考えられるべきである。感染症サーベイランスで報告されるまでには感染，発症，受診，臨床診断，検査室診断，そして報告という種々の段階があり（図3），自分たちがサーベイランスというもので，この図のうちどこを見ているかを，理解している必要があり，また目的達成のためにはどこを見なければならないのかを考える。このため，サーベイランスの症例定義というものは，明瞭で簡潔，そして安定しており，試行の結果から再確認されなければならず，本来サーベイランスの定義というものは，疾患の診断基準とは全く異なるものであることを理解する。目的に応じて，臨床的に発熱と咳のあるものとするか，それらがなくとも検査で陽性のものとするのかなどを考えなくてはならず，また検査は，臨床医が疑わない限り行われないということも斟酌しなければならない。すなわち，その早期探知の目的には，その疑いのレベルというものも考慮に入れる必要があり，疑い例について積極的に検査を推奨するためには，Suspectedの定義，Probable，Confirmedそれぞれの定義を用いてレベル別に見ていく必要のあるものもある。この時点で，個々の戦術的な面から，特異的で，測定可能で，対策に結びつき，現実的で，適時的な（SMART：Specific，Measurable，Action oriented，Realistic，Timely）サーベイランスを行うべく，Time，Place，Personの三つの要因から症例定義を設定しなければならない。

次に，目的に応じて，その報告あるいは調査の頻度を考える，即時報告か，週毎か，月毎でよいのか，一定の期間で報告例のない場合には，ゼロ報告を求めるのかということである。また，どのような指標に結びつけるかという点から，分母情報をどのようにして把握するか，あるいは報告データの項目や形式なども決定しなくてはならない。報告方法も，紙媒体か，電話か，FAXか，あるいは電子システムを介するのか，その際には，実現可能性を考えて，報告者の負担を考慮に入れることが必要であり，かつ，データの互換性（Interoperability）も考慮しなければならない。最終的に，これらは解析を経て，データからインフォメーションへと変換され，十分なフィールドへのフィードバックとともに，アウトブレイクのコントロール，患者の治療，あるいは予防戦略などの政策へと反映される。そして，またこれらの政策の評価のためにサーベイランスは継続され，このサイクルは回り続けるのである。そして，サーベイランスが当初の目的通りに稼働しているかどうかも，継続的に評価していく必要がある[8)]。

5. 日本における感染症サーベイランス

(1) 対象疾患

国内の感染症サーベイランスは，研究ネットワークによるサーベイランスや地域的なサーベイランスも行われているが，国家的には感染症の予防及び感染症の患者に対する医療に関する法律（感染症法）に基づく感染症発生動向調査として行われている。対象疾患は表のごとく類型化されている（2014年6月現在)。

一類は，感染力，罹患した場合の重篤性等に基づく総合的な観点からみた危険性が極めて高い感染症として，基本的に，致死率が高い，ヒト-ヒト感染を起こす疾患であり，1例の発生が大きな健康危機となりうる疾患である。このような疾患は1例の発生をもってアウトブレイクと定義する。

二類は，感染力，罹患した場合の重篤性等に基づく総合的な観点から見た危険性が高い感染症として，基本的に飛沫感染や飛沫核感染によってヒト-ヒト感染による流行を起こしうる疾患（Epidemic-prone diseases)である。

三類は，感染力，罹患した場合の重篤性等に基づく総合的な観点から見た危険性が高くはないが，特定の職業への就業によって感染症の集団発生を起こし得る感染症であり，主に腸管感染症を含む。

四類は，人から人への感染はほとんどないが，動物，飲食物等の物件を介して感染するため，動物や物件の消毒，廃棄などの措置が必要となる感染症で，主に人獣共通感染症と昆虫媒介感染症を整理している。

五類は，通常は流行を起こすことは少ないか，あるいは普遍的な疾患であるが，発生を監視することが必要で，国がサーベイランスを行い，その結果等に基づいて必要な情報を一般国民や医療関係者に提供・公開していくことによって，発生・拡大を防止すべき感染症とされている。

パンデミックについては新型インフルエンザ等感染症という独立した類型が与えられている。また，第12条第4項に感染症法対象疾患のうち，経過が長期（6ヶ月以上）にわたり，感染性のある期間が長く，感染力が弱くても拡大のおそれのある疾患としての，慢性感染症の概念が導入されているが，2013年時点では対象疾患はない。第14条に，疑似症という名称で，新興感染症やバイオテロなどのように，診断が難しい疾患の発生を早期に探知することを目的として，症候群サーベイランスが規定されており，定点サーベイランスとして，原因不明の急性熱性発疹性症候群と重症の急性呼吸器症候群の二つが対象となっている。平成25年5月に指定感染症として鳥インフルエンザウイルス（H7N9）感染症が規定されている。新感染症についての規定はあるが，現時点では指定されている疾患はない。

⑵　サーベイランス体制

サーベイランス体制としては，一～四類と五類全数疾患は，Representative systemでのCase-based reportingであり，五類の定点疾患はSentinel systemでのAggregated data reportingによるが，定点データより罹患率を推計できるようにされたRepresentative systemでもある。届出の時間枠は，一～四類感染症の60疾患，新型インフルエンザ等感染症，指定感染症，新感染症は診断後直ちに，五類感染症のうちの全数対象の18疾患は診断後7日以内に報告することとされており，すべての医師の義務となっている。また五類感染症のうち定点把握の26疾患および疑似症は都道府県知事により指定された医療機関（定点）から，毎週あるいは毎月報告されるものである。それぞれの疾患について，詳細な届出基準が記述されており[9]，全数把握疾患では，検査診断による確定患者を届けることが原則だが，患者数の多い日常的に流行がみられる定点把握疾患は，臨床診断のみによる年齢群別診断数の報告であり，個々の症例の詳細は報告されない。これを補完するために垂直サーベイランスとして，同様に指定されている病原体定点からの検体の提出による病原体サーベイランスが行われている。

一及び二類感染症では，それらの重篤性と感染性から，患者者（確定例）だけでなく，疑似症患者（急性灰白髄炎，ジフテリア以外）と無症状病原体保有者も，三類及

表．感染症法に基づく届出疾患（2015年1月21日一部改正）

1. 全数把握の対象

一類感染症　：診断後直ちに届出
(1)エボラ出血熱、(2)クリミア・コンゴ出血熱、(3)痘そう、(4)南米出血熱、(5)ペスト、(6)マールブルグ病、(7)ラッサ熱

二類感染症　：診断後直ちに届出
(1)急性灰白髄炎、(2)結核、(3)ジフテリア、(4)重症急性呼吸器症候群（病原体がコロナウイルス属SARSコロナウイルスであるものに限る。）、(5)中東呼吸器症候群（病原体がベータコロナウイルス属MERSコロナウイルスであるものに限る。）、(6)鳥インフルエンザ（H5N1）、(7)鳥インフルエンザ（H7N9）

三類感染症　：診断後直ちに届出
(1)コレラ、(2)細菌性赤痢、(3)腸管出血性大腸菌感染症、(4)腸チフス、(5)パラチフス

四類感染症　：診断後直ちに届出
(1)E型肝炎、(2)ウエストナイル熱、(3)A型肝炎、(4)エキノコックス症、(5)黄熱、(6)オウム病、(7)オムスク出血熱、(8)回帰熱、(9)キャサヌル森林病、(10)Q熱、(11)狂犬病、(12)コクシジオイデス症、(13)サル痘、(14)重症熱性血小板減少症候群（病原体がフレボウイルス属SFTSウイルスであるものに限る。）、(15)腎症候性出血熱、(16)西部ウマ脳炎、(17)ダニ媒介脳炎、(18)炭疽、(19)チクングニア熱、(20)つつが虫病、(21)デング熱、(22)東部ウマ脳炎、(23)鳥インフルエンザ（鳥インフルエンザ（H5N1及びH7N9）を除く）、(24)ニパウイルス感染症、(25)日本紅斑熱、(26)日本脳炎、(27)ハンタウイルス肺症候群、(28)Bウイルス病、(29)鼻疽、(30)ブルセラ症、(31)ベネズエラウマ脳炎、(32)ヘンドラウイルス感染症、(33)発しんチフス、(34)ボツリヌス症、(35)マラリア、(36)野兎病、(37)ライム病、(38)リッサウイルス感染症、(39)リフトバレー熱、(40)類鼻疽、(41)レジオネラ症、(42)レプトスピラ症、(43)ロッキー山紅斑熱

五類感染症（全数届出疾患）：診断から7日以内に届出（麻しん・風しんはできるだけ早く）
(1)アメーバ赤痢、(2)ウイルス性肝炎（E型肝炎及びA型肝炎を除く）、(3)カルバペネム耐性腸内細菌科細菌感染症、(4)急性脳炎（ウエストナイル脳炎、西部ウマ脳炎、ダニ媒介脳炎、東部ウマ脳炎、日本脳炎、ベネズエラウマ脳炎及びリフトバレー熱を除く）、(5)クリプトスポリジウム症、(6)クロイツフェルト・ヤコブ病、(7)劇症型溶血性レンサ球菌感染症、(8)後天性免疫不全症候群、(9)ジアルジア症、(10)侵襲性インフルエンザ菌感染症、(11)侵襲性髄膜炎菌感染症、(12)侵襲性肺炎球菌感染症、(13)水痘（入院例に限る。）、(14)先天性風しん症候群、(15)梅毒、(16)播種性クリプトコックス症、(17)破傷風、(18)バンコマイシン耐性黄色ブドウ球菌感染症、(19)バンコマイシン耐性腸球菌感染症、(20)風しん、(21)麻しん、(22)薬剤耐性アシネトバクター感染症

指定感染症
該当なし

2. 定点把握の対象

五類感染症（定点疾患）インフルエンザ定点、及び基幹定点（週単位届出）
(1)インフルエンザ（鳥インフルエンザ及び新型インフルエンザ等感染症を除く。）

小児科定点（週単位届出）
(1)RSウイルス感染症、(2)咽頭結膜熱、(3)A群溶血性レンサ球菌咽頭炎、(4)感染性胃腸炎、(5)水痘、(6)手足口病、(7)伝染性紅斑、(8)突発性発しん、(9)百日咳、(10)ヘルパンギーナ、(11)流行性耳下腺炎

眼科定点（週単位届出）
(1)急性出血性結膜炎、(2)流行性角結膜炎

性感染症定点（月単位届出）
(1)性器クラミジア感染症、(2)性器ヘルペスウイルス感染症、(3)尖圭コンジローマ、(4)淋菌感染症

基幹定点（週単位届出）
(1)感染性胃腸炎（病原体がロタウイルスであるものに限る。）、(2)クラミジア肺炎（オウム病を除く）、(3)細菌性髄膜炎（髄膜炎菌、肺炎球菌、インフルエンザ菌を原因として同定された場合を除く。）、(4)マイコプラズマ肺炎、(5)無菌性髄膜炎

基幹定点（月単位届出）
(1)ペニシリン耐性肺炎球菌感染症、(2)メチシリン耐性黄色ブドウ球菌感染症、(3)薬剤耐性緑膿菌感染症

疑似症定点
(1)摂氏３８度以上の発熱及び呼吸器症状（明らかな外傷又は器質的疾患に起因するものを除く）、(2)発熱及び発しん又は水疱、

(平成27年4月20日現在)
※尚、届出疾患は変更されることがあるため、最新の情報は厚生労働省ホームページ（http://www.mhlw.go.jp/stf/seisakunitsuite/bunya/kenkou_iryou/kenkou/kekkaku-kansenshou/kekkaku-kansenshou11/01.html）にて確認することが必要である。

図１　サーベイランス手法の分類

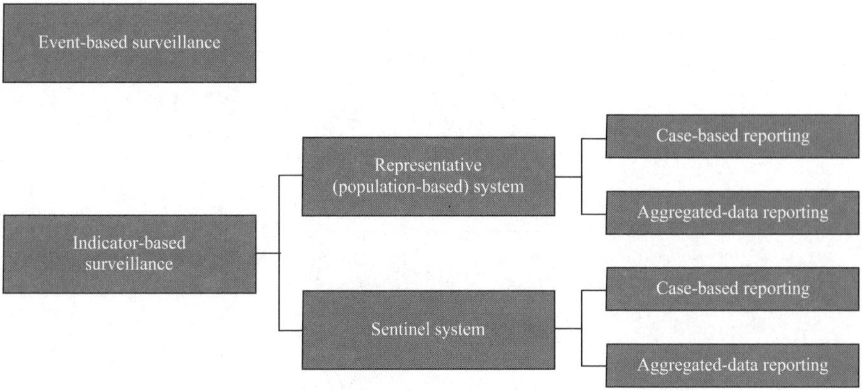

図２　サーベイランスのサイクル

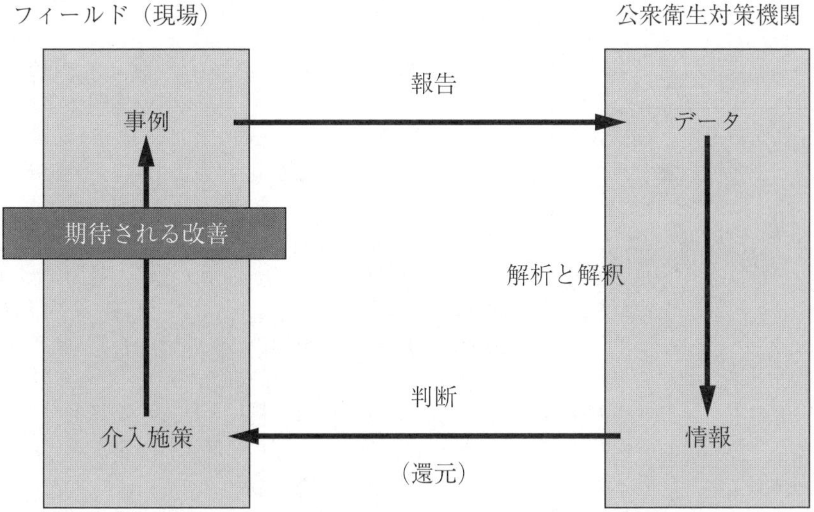

原図：WHO/CDS/CSR

図３　疾患の全体像と報告段階毎の症例数（どの部分を見ているのか）

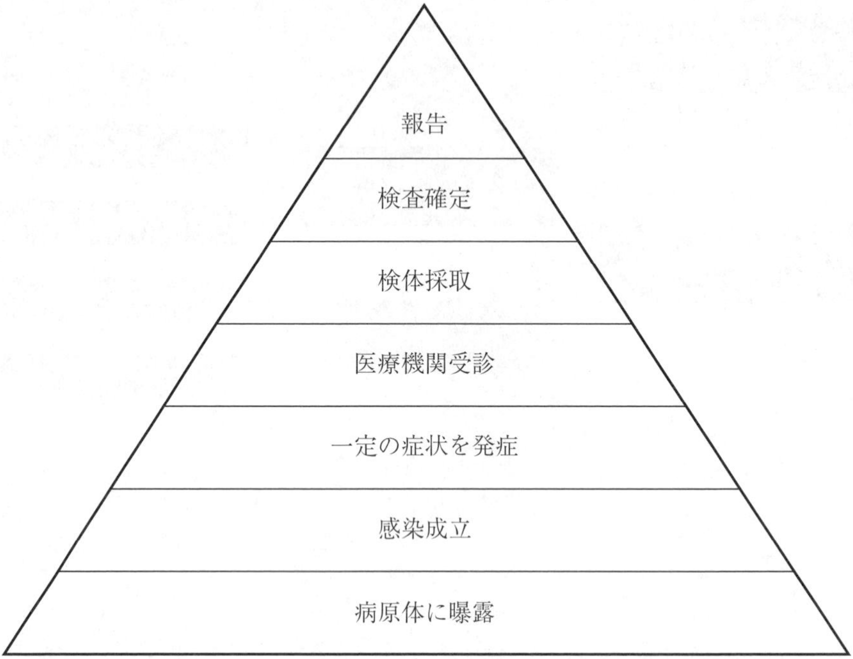

原図：WHO/CDS/CSR

び四類感染症は無症状病原体保有者も届け出ることになっており，特に一～四類感染症では，疾患に応じた適切な医療の提供（一，二類感染症は指定医療機関への入院），感染拡大防止のための感染源対策（感染源と考えられる動物や食品に対する措置），家族など患者周辺での新たな患者発生に関する調査などが個々の症例毎に必要であることから，氏名や住所も届出項目になっている。

五類定点把握疾患は，罹患患者数が比較的多い普遍的な疾患であり，流行規模には多少の差はあっても毎年流行を繰り返す疾患群であり，1週間或いは1か月間に診断した性・年齢群別患者数が，週毎或いは月毎に報告される。定点は小児科（全国約3000ヵ所），インフルエンザ（全国約5000ヵ所），眼科（全国約700ヵ所），性感染症（全国約1000ヵ所）および基幹病院（全国約500ヵ所）の5種類に分類され，それらの数は，感染症のトレンド（過去との比較，他の都道府県等と比較）を把握することを主な目的とし，さらに基幹病院以外は，全国の総患者数（全国年間罹患数）を推計することを副目的として設計されている。また，疑似症サーベイランスとして，いわゆる症候群サーベイランスが行われており，「発熱＋発疹」，「重症の肺炎症状」の2つの症候群で，全国約5000の医療機関が定点として指定されている。

これらのサーベイランスからの情報は地域あるいは国の行政部門の感染症対策部門や感染症法で規定されている感染症疫学センターにおいて，それぞれの管轄範囲のデータについて解析，評価され発信される。中央感染症情報センターからの定期的刊行物として，感染症週報（IDWR：Infectious Disease Weekly Report）と病原微生物検出情報月報（IASR：Infectious Agent Surveillance Report）の2種類があり，基本的に，迅速性のあるものをわかりやすくという情報を週報で，より詳しく専門的な情報を月報にて提供されているが，それぞれの地方自治体の地方感染症情報センターからも地域的な詳細な情報が提供されている。

文献

1）World Health Organization. Communicable disease surveillance and response systems - Guide to monitoring and evaluating, Epidemic and Pandemic Alert and Response; 2006. Report No.: WHO/CDS/EPR/LYO/2006.2.

2）German R, Lee L, Horan JM, Milstein R, Pertowski C, Waller M. Updated guidelines for evaluating public health surveillance systems: recommendations from the Guidelines Working Group. MMWR Recommendations and reports 2001. 50(13):1-35.

3）Teutsch SM, Churchill RE eds. Principles and practice of public health surveillance. Oxford UK. Oxford University Press, 1994.

4）Hashimoto S, Murakami Y, Kawado M, Ohta A, Taniguchi K and Nagai M. Annual incidence rate of infectious diseases estimated from sentinel surveillance data in Japan. J Epidemiol 13(3) : 136-141, 2004.

5）Vega Alonso AT, Zurriaga Llorens O, Galme ´ s Truyols A et al. Guide to the principles and methods of health sentinel networks in Spain. Gac Sanit 2006; 20(Suppl. 3):52-60.

6）Paquet C, Coulombier D, Kaiser R, Ciotti M. Epidemic intelligence: a new framework for strengthening disease surveillance in Europe. Euro Surveill. 2006;11(12):212-4.

7）World Health Organization. A guide to establishing event-based surveillance. http://www.wpro.who.int/emerging_diseases/documents/docs/eventbasedsurv.pdf

8）CDC. Updated Guidelines for Evaluating Public Health Surveillance Systems. Recommendations from the Guidelines Working Group. MMWR 2001, 50 (RR13) ; 1-35.

9）厚生労働省。感染症の予防及び感染症の患者に対する医療に関する法律第12条第1項及び第14条第2項に基づく届出の基準等について。available at http://www.mhlw.go.jp/bunya/kenkou/kekkaku-kansenshou11/01.html

医療関連感染（院内感染／病院感染）

1．医療関連感染とは

医療関連感染Healthcare associated infection（HAI）は，かつては院内感染または病院感染Hospital infection，Hospital acquired infection，Nosocomial infectionと呼んでいたもので，医療機関内で微生物によって惹起された感染症を意味する。これに対して，病院外で微生物によって惹起された感染症は，市井感染または市中感染（Community acquired infection）という。したがって医療関連感染とは，入院時すでに潜伏期にあった感染症は含まれず，英国では，疑わしい際には入院後72時間以上経ってから発症した感染症を医療関連感染としている。また，市井で発症しても，病院内で微生物による感染症は，医療関連感染である。入院期間が短縮してくると，退院後に診断される医療関連感染が増加する。また，医療関連感染は，患者のみならず，病院内医療従事者，訪問者にも適用する言葉である。

日本には全国規模の調査結果がいまだないが，諸外国の報告では，入院患者の数%から約10%の幅で医療関連感染が起こっているのが現状である。

2．医療関連感染の種類

医療関連感染には，感染性微生物によって起こる感染症と，平素は病原性の弱いいわゆる平素無害菌（Unusual pathogen）もしくは日和見病原体（Opportunistic pathogen）によって易感染患者に起こってくる感染症とがある。

感染性微生物には，本書に述べられているように数多くの種類があり，致命率の高い疾患も少なくなく，いずれも医療関連感染の可能性を有している。一方，最近の医療関連感染として世界的にその対策が問題となっているのは，平素無害菌による医療関連感染である。医学の進歩によって，つまり，輸液療法の進歩，免疫抑制療法の進歩，ハイリスク患者手術の安全性増大，人工臓器および移植手術の増加，長時間手術の増加，観血的ME機器使用の増加，救急救命率の向上，未熟児医療の進歩，終末期医療の進歩，重症熱傷患者の救命などの結果，救命率，延命率は向上したが，その結果として，ある時期，または，慢性的に易感染状態を招来し，通常は問題にならないような，感染性の低い細菌による医療関連感染が問題となってきた。このことによって，また，診断技術の進歩にも支えられて，平素無害菌による易感染患者への医療関連感染が世界的に増加してきている。

感染性微生物による医療関連感染は，患者に対してのみでなく，広く医療従事者に対する医療関連感染としての危険性も有しており，特に，B型肝炎，C型肝炎，エイズなどの血中ウイルスはまれではあるが，特別な対策が要求される。

3. 感染形態

医療関連感染の起こり方は，自分自身の保有している微生物によって起こる内因性感染（Endogenous（autogenous）infection）または自己感染（Self-infection）と，自分以外の交差感染（Cross infection）とがある。また，ヒトからヒトへの感染を水平感染（Horizontal infection）といい，母親から子供への経胎盤感染あるいは経産道感染，母乳を介する感染を垂直感染（Vertical infection）という。

4. 医療関連感染率低減の効果

医療関連感染率が低減されれば，感染症によって苦痛を感じる患者数が減少し，入院期間が短縮，家族の負担や不安も減り，ケアの手間も本来の業務に充当できる。この結果は，患者サービスの向上につながることになる。また，患者の経済的負担も減少し，国家的に見た余分な医療費の節減にもつながる。

5. 医療関連感染を引き起こす微生物

細菌，真菌，ウイルス，原虫・寄生虫など多種多様なすべての微生物が医療関連感染の原因となりうる。

感染性を有する微生物としては，一類感染症の原因ウイルス，サルモネラ，結核菌などの細菌，インフルエンザ，麻疹，風疹，水痘，単純ヘルペス，手足口病，ロタウイルス，B型肝炎，C型肝炎，エイズなどの原因ウイルス，特殊なものとして疥癬などのダニがある。

易感染患者にとって医療関連感染を惹起する危険性のある細菌には，メチシリン耐性黄色ブドウ球菌（MRSA），腸球菌，セラチア，緑膿菌およびその近縁菌，レジオネラ菌，などがあり，その他，真菌，原虫・寄生虫で*Pneumocystis carinii*などがある。消化管の手術に際しての内因性感染である手術部位感染（SSI）としては，腸内細菌群が最も危険性が高い。

近年，多剤耐性緑膿菌（MDRP），多剤耐性アシネトバクター・バウマニ（MDRAb）に代表される多剤耐性グラム陰性菌（Multiple drug-resistant Gram negative bacilli: MDR-GNB）などが問題となっている。

6. 感染経路[1, 2]

(1) 接触感染

最も重要かつ頻度の高い感染経路である。感染源に直接接触した手や体によって起こす直接接触感染と，汚染された媒介無生物（汚染器具，汚染リネンなど）を介して起こる間接接触感染とがある。

MRSA，コアグラーゼ陰性ブドウ球菌，腸球菌，腸管出血性大腸菌O157：H7，赤痢菌，A型肝炎ウイルス，ロタウイルス，単純ヘルペスウイルス，乳幼児におけるRSウイルス，パラインフルエンザウイルスおよび腸管ウイルス感染症，膿痂皮，しらみ，疥癬，帯状疱疹（播種性または免疫不全患者への），ウイルス性/出血性結膜炎などが接触感染である。

(2) 空気感染症（飛沫核感染）

粒径5μm以下の粒子に付着した微生物による感染で，長時間空気中に浮遊しており，空調的対策が必要となる感染である。

(3) 飛沫感染

咳，くしゃみ，会話，気管吸引，気管支鏡検査などによって生じる飛沫（粒径5μmより大）によって起こる感染で，短い距離を飛び，宿主の結膜，鼻粘膜，口腔粘膜に沈着して感染を起こす。飛沫は，空中に浮遊し続けることはないので，空調的対策は必要とせず，空気感染とは一線を画する。

インフルエンザウイルス，ジフテリア，マイコプラズマ肺炎，百日咳，肺ペスト，溶連菌性咽頭炎，しょう紅熱（乳幼児），アデノウイルス，流行性耳下腺炎，パルボウイルスB19，風疹，重症急性呼吸器症候群（SARS）などである。

7. 感染対策の組織化

医療関連感染対策の組織化には，国際的組織化，国内的組織化，地域的組織化，医

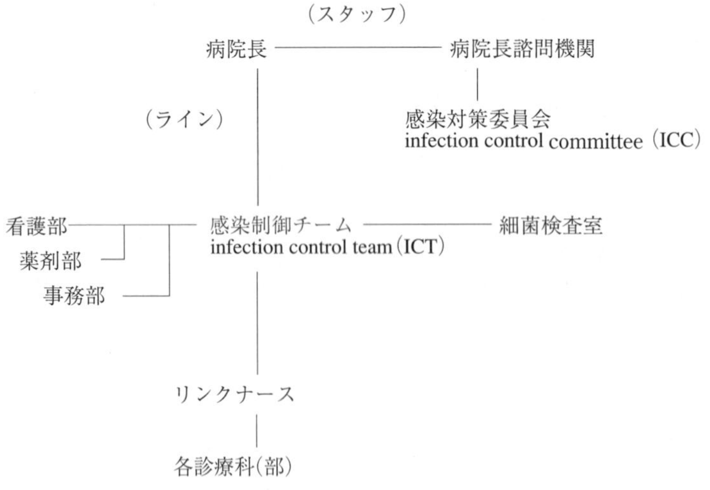

図1 医療関連感染対策の病院内組織化

療機関内組織化，を挙げることができるが，ここでは，病院内組織化について言及する。

医療関連感染対策を効果的に推進するためには，感染対策委員会が効果的に活動することが必要である。今日，感染対策委員会を持たない病院はまずないといえようが本当に効果的活動を行っている病院となると決して多くはないのが実情であろう。

院内の組織化として，1つの理想的な形態を図1に示す。感染対策委員会の任務は，病院長の諮問機関として，非定常的な問題の検討および医療関連感染に関する諸情報を受けての対策検討などある。もちろん，病院によっては，感染対策委員会のメンバーが，病院長直属の組織としての業務を行うような場合もあるが，この業務は，別組織の感染制御チーム（一部は感染対策委員が兼任）が行うことが望ましい。

1995年より英国でとり入れられたリンクナースは，現場で業務を行いながら，現場と実践チームとの繋ぎ役を行う役割を担う。リンクナースを指名，育成しておくことは，医療関連感染疫学調査および感染対策実践を円滑に進める上で大いに役立つ。リンクナースとしては，経験を積んだナースを任命するのが適切である。リンクナースは，感染対策に関する知識を十分習得しておく必要があり，時によっては，感染制御チームの一員ともなる。

8. 医療関連感染疫学調査

医療関連感染の発生状況を調査する方法としては次のようなものがある。

1）担当医申告による調査
2）細菌検査結果に基づく調査
3）細菌検査結果に基づいて電話または調査票で行う調査
4）病棟をラウンドして行う調査（ward liaison）
5）細菌検査結果に基づき病棟をラウンドして行う調査
6）診療録に基づく調査

これらの中で，4）の細菌検査結果に基づき病棟をラウンドして行う調査が，最も正確な情報を得られる。定期的には，毎週1回のラウンドが必要である。

米国CDCで行っているThe National Healthcare Safety Netwark（NHSN）[3)]は，日本語版[4)]として翻訳されており，これに基づいたJapanese Healthcare Associated Infection Surveillance（JHAIS）が，進行している。

9. 情報のフィードバック

医療関連感染疫学調査結果は，各科（部）あるいは全病院にフィードバックされることが重要で，医療職員全員が病院感染の状況を把握していることが大切である。全国規模の調査結果に関しても，各病院にフィードバックして役立てることが重要なことである。

10. マニュアルと実践手順書

医療関連感染対策マニュアルは，全病院各科共通の，または全国共通の普遍的なものであるが，これに加えて，病院内の各病棟，各中央診療部門に独特な手順書が必要な場合もある。

適正な滅菌法と消毒法，汚染物の搬送洗浄方法，清掃の手順，患者隔離手順と隔離ケア，病棟・外来での手洗い法，などのマニュアルが必要であり，さらに，MRSA感染症，血中ウイルス感染症，結核などに対する特殊な感染対策も，必要に応じてマニュアル化する。科学的論拠のない，あるいは，効果の実証されていない対策（感染制御を目的とした粘着マットあるいは消毒薬マットの使用，室内噴霧消毒，日常的床面消毒，消毒薬散布，定期的環境細菌検査，必要以上の履物交換，など）を明示することも重要である。

11. 感染対策実践時の考え方

感染対策を実践するに当たって，病院が悪い，施設や設備が悪い，というように責任を他に転嫁して，積極的に取り組もうとしないことが時として見られるが，現在治療を受けている患者を中心に考え，その時点で採りうる最も適切な対策を前向きに実行することが，そして，それを積み重ねていくことが効を奏する最大の鍵である。

各疾患別クリティカルパスによって，感染症発生時のVarianceを究明し，感染対策に役立てることも今後の課題である。

12. 経済的側面

日本版包括医療が全面的に導入されれば，当然，医療関連感染が起こることは，病院経営的側面から見てもマイナス効果となり，1983年の米国でのDRG導入時に見られたごとく，必然的に医療関連感染対策を強化することに繋がる。これは患者サービスの向上を招来する結果となる。

Greenらの調査[5]では，術後創感染による米国での入院期間延長は，虫垂切除で6.0日，胆嚢摘除術で7.1日，冠動脈バイパスで11.4日であり，創感染による1日当たりの入院費増は，それぞれ約690ドル，440ドル，2,600ドルであったと報告している。著者の1993年の調査[6,7]では，MRSA感染症によって10日間入院が伸びた場合に余分にかかる経費は494,151円である。これを全入院患者にならすと192.3円/床・日となる。

MRSA感染症の発症率を1.0%[7,8]とし，これを20%低減（つまり感染率0.8%に低減）できたとすれば，全国一般病床数1,256,467，利用率82.4%（平成10年版厚生白書）をもとに計算すると，

192.3（円）×1,256,467（床）×0.824（利用率）×0.2×365（日）

145億3千万円/年

の医療費節約となる。病院感染全体としては，少なく見積もってもこの5倍は起こっていると考えられ，全病院感染を20%低減できれば，この5倍，約726億7千万円の医療費節約が可能となる。

一方，医療関連感染対策を有効に実践していくためには，対策遂行に必要な器材，設備等に関しての適正な予算化が不可欠であり，しかしこの際，本当に感染率低減に有効なものであるか否かを判断する必要があり，専門的知識と実践的経験とを積んだインフェクション・コントロール・ドクター（ICD）またはインフェクション・コントロール・ナース（ICN）によってなされることが大切である。

終わりに

医療関連感染対策は，地道に積み重ねていくことのみが感染率低減を可能にする道であり，組織化，必要物品の予算化，などが有効になされなければならない。その結果として，医療費節減という結果がついてくるものといえよう。

文献

1) Garner JS. Guideline for isolation precautions in hospital, Infect Control Hosp Epidemiol. 1996 ; 17 : 53-80.
2) 向野賢治訳．隔離予防策のためのCDC最新ガイドライン，インフェクションコントロール1996 ; 5 Suppl.
3) CDC. The National Healthcare Safety Netwark (NHSN) Manual : CDC 2007. (Dec 2007)
4) 森兼啓太，他訳．サイベイランスのためのCDCガイドライン．インフェクションコントロール2008　改訂4版．
5) Green JW, Wenzel RP. Postoperative wound infection : A controlled study of the increased duration of hospital stay and direct cost of hospitalization. Ann Surg 1977 ;185 : 264-268.
6) 小林寛伊．経済効果．於：小林寛伊編．感染制御学．東京1996：へるす出版；259-266.
7) 小林寛伊．平成7年度厚生科学研究報告書院内感染対策体制に関する研究．東京：大矢商会1995.
8) 小林寛伊．平成7年度厚生科学研究報告書院内感染対策体制に関する研究．東京：大矢商会1996.

日和見感染

易感染性宿主（抵抗力の減弱した宿主）Compromised hostの場合，健康人では通常無害な微生物によって感染，発症などを起こす。これを日和見感染（Opportunistic infection）と呼び，今後ますます増加が予測されその対応が必要になる。

1．日和見感染とは

健康人であれば通常感染を起こさないような平素無害，また弱毒の微生物によって，易感染性宿主に感染・発症することを日和見感染という。またその微生物を日和見病原体（opportunistic pathogen）と呼んでいる。

未熟児や高齢者などのように免疫機構が未熟であったり感染防御能の低下した者，さらに白血病，種々のがん，糖尿病，AIDS，肝・腎疾患，大手術後，さらに気管切開，中心静脈カテーテル（CVC：central venous catheter）などのカテーテル留置，免疫抑制剤を使用している膠原病や臓器移植患者などでは日和見感染を起こしやすい。

日和見感染の場合，病原性は弱くてもしばしば重症となり，化学療法などに抵抗して末期感染（p. 34参照）となることが少なくない。

2．日和見病原体の種類

多くの微生物，例えば細菌のみならず，真菌，ウイルス，原虫など多種にわたっている。

日和見感染を起こす細菌としては，例えば*Staphylococcus epidermidis*，*Klebsiella*, *Escherichia coli*，*Serratia marcescens*，*Citrobacter*，*Enterobacter*，*Proteus*，*Pseudomonas aeruginosa*とその近縁菌，*Achromobacter*，*Acinetobacter baumannii*，*Bacteroides*などがある。そのほか，*Enterococcus*，*Neisseria*，*Moraxella catarrhalis*，*Legionella*，*Peptococcus*などがある。化学療法剤に耐性で難治のものが多い。

また，真菌では*Candida albicans*が最も多く見られ，そのほか*Cryptococcus neoformans*，*Aspergillus fumigatus*, *Mucor*などが見られる。*Pneumocystis carinii*も分類学上真菌に近いと考えられている。

ウイルスでは，潜伏感染しまた初感染でも問題になるヘルペス科ウイルスの単純ヘルペスウイルス，水痘・帯状疱疹ウイルス，サイトメガロウイルスなどの発症頻度が高い。同じくヘルペスウイルス科のEBウイルスによる悪性リンパ腫，カポジ肉腫関連ヘルペスウイルス（KSHV：Kaposi's sarcoma related herpes virus）あるいはヒトヘルペスウイルス8型（human herpes virus-8 : HHV8とも呼ばれる）によるカポジ肉腫などは，ウイルスによる日和見悪性腫瘍の例であり，AIDS患者でしばしば問題となる。また，進行性多巣性白質脳症（PML：progressive multifocal leukoencephalopathy）はJCウイルスによる日和見疾患である。

原虫では，*Toxoplasma gondii*による脳炎，*Cryptosporidium*による重症の下痢症が重要である。

3. 日和見感染の誘因

医療の進歩は反面，高齢化と感染，あるいは基礎疾患と感染の問題などを誘発している。

基礎疾患に対する種々の薬剤の投与や，外科療法，放射線療法などが日和見感染を招くことが少なくない。日和見感染は医療関連感染として拡大する場合もある。

慢性呼吸器感染が肺がん患者などで繰り返されるが，例えば*Haemophilus influenzae*, *Moraxella catarrhalis*, *Pseudomonas aeruginosa*などに起因することが多い。複雑性尿路感染では，例えば*Serratia marcescens*, *Pseudomonas aeruginosa*, *Escherichia coli*そのほかの複数菌感染が見られる。術後感染の場合も起因菌は多彩である。臓器移植とその後の免疫抑制剤の長期投与は日和見感染のリスクを増やす。

白血病児の水痘・帯状疱疹罹患は医療関連感染として時に見られ，致死的な場合もある。

AIDSの場合，HIV（ヒト免疫不全ウイルス）が病原ウイルスであるが，その経過中に種々の日和見感染が起こる。例えば，ニューモシスチス・カリニ肺炎，カンジダ症としてカンジダ口内炎，カンジダ食道炎，内臓カンジダ症など，クリプトコッカス症，トキソプラズマ症，単純ヘルペス，帯状疱疹，サイトメガロウイルス感染症，クリプトスポリジウム症，イソスポーラ症，ヒストプラスマ症，ノカルジア症，糞線虫症，アメーバ赤痢，進行性多巣性白質脳症，非定型抗酸菌症や結核症などが挙げられる。

4. 日和見感染の検査

例えば，血液から腸チフス菌，糞便から赤痢菌が検出されればその診断的価値は高い。しかし，日和見感染の場合は，その検出菌が病原であるか否かの判定は慎重でなければならない。口腔，咽頭，糞便，尿，皮膚など常在細菌叢との関連を考慮し，また環境からの微生物汚染も考えて検査の結果を判定する。さらに，検出された菌の量，他菌とのバランス，化学療法との関連，病態などを併せて考察する必要がある。

中心静脈カテーテルの汚染や感染はかなり頻発するもので，血液培養の結果判定も臨床症状などを併せて検討する。*Staphylococcus epidermidis*, *Candida albicans*, *Acinetobacter*属菌など血液培養で高頻度に培養される。また，日和見感染患者の場合，皮膚，口腔内汚染に起因する感染も少なくなく，真菌などを含め複数菌感染も多い。

5. 日和見感染の予防

抵抗力の増強と基礎疾患の治療が大切である。また，交差感染の予防にも配慮する。医療関連感染の予防対策を実施する。院内環境の清浄化，器材の滅菌，消毒を施行し，日和見感染発生要因を除くことである。

MRSAの感染が，基礎疾患を有する患者に重篤な病態を招くことがある。感染防止に留意し，特に医療従事者の速乾性擦式手指消毒薬による手指消毒の励行は必要である。

薬剤耐性菌とその対策

1960年代に，メチシリン耐性黄色ブドウ球菌（MRSA）やペニシリン耐性肺炎球菌（PRSP）などの薬剤耐性菌が出現し，1970年代になるとペニシリナーゼを産生するインフルエンザ菌などが出現した。引き続き，1980年代には第三世代セファロスポリンに耐性を獲得した肺炎桿菌（ESBL産生菌）や多剤耐性サルモネラDT104，バンコマイシン耐性腸球菌（VRE）などが相次いで出現し，1990年代に入ると，メタロ-β-ラクタマーゼを産生するカルバペネム耐性緑膿菌，多剤耐性結核菌（MDR-TB），2000年代に入ると，多剤耐性アシネトバクター，さらに，KPC型やNDM型，さらにOXA-48型などのカルバペネマーゼを産生する産生肺炎桿菌など，現在，臨床現場で問題となっている主たる薬剤耐性菌が出揃った。主な薬剤耐性菌の出現に関する年表を図1に示す。

1．薬剤耐性菌が医療問題，社会問題となっている背景

MRSAやVRE，PRSPなどの薬剤耐性菌が問題となる背景として，①糖尿病，がんなどの悪性消耗性疾患などを基礎疾患に持つ，感染防御能力の低下した人口の増加，②高度医療の普及に伴い臓器移植，人工透析などの治療を受ける易感染性の人口の増加，③高齢者人口の増加，④病原細菌の旺盛な増殖力と環境適応能力，⑤新規抗菌薬の開発の立ち遅れなどがある。一方，一定の水準を保った質の高い医療を提供しつつ，医療費の増加を抑制するため，DPC（診断群分類）による医療費の包括評価が導入されつつある中で，院内感染症，術後感染症など，病院施設内で発生する二次的な感染症の発生をいかに低く抑え込むことができるか否かが，医療経営上大きな問題点として浮上しつつある。

2．薬剤耐性菌とは

薬剤耐性菌は文字どおり「薬剤に耐性を獲得した細菌」である。すべての細菌は，大なり小なり何らかの抗菌薬に耐性を示すが，それらがすべて問題となっているわけはない。例えば，乳酸菌のように環境中に広く分布しヒトに積極的な感染症を引き起こすことはまれな非病原細菌は，たとえバンコマイシンに自然耐性を示す菌種が多いといえども，「バンコマイシン耐性菌」として問題となることはない。つまり，薬剤耐性菌として監視や対策が必要と考えられるのは，ヒトや家畜などに病原性を示す細菌が，それらに対し通常有効とされている抗菌薬に対し耐性を獲得した場合である。

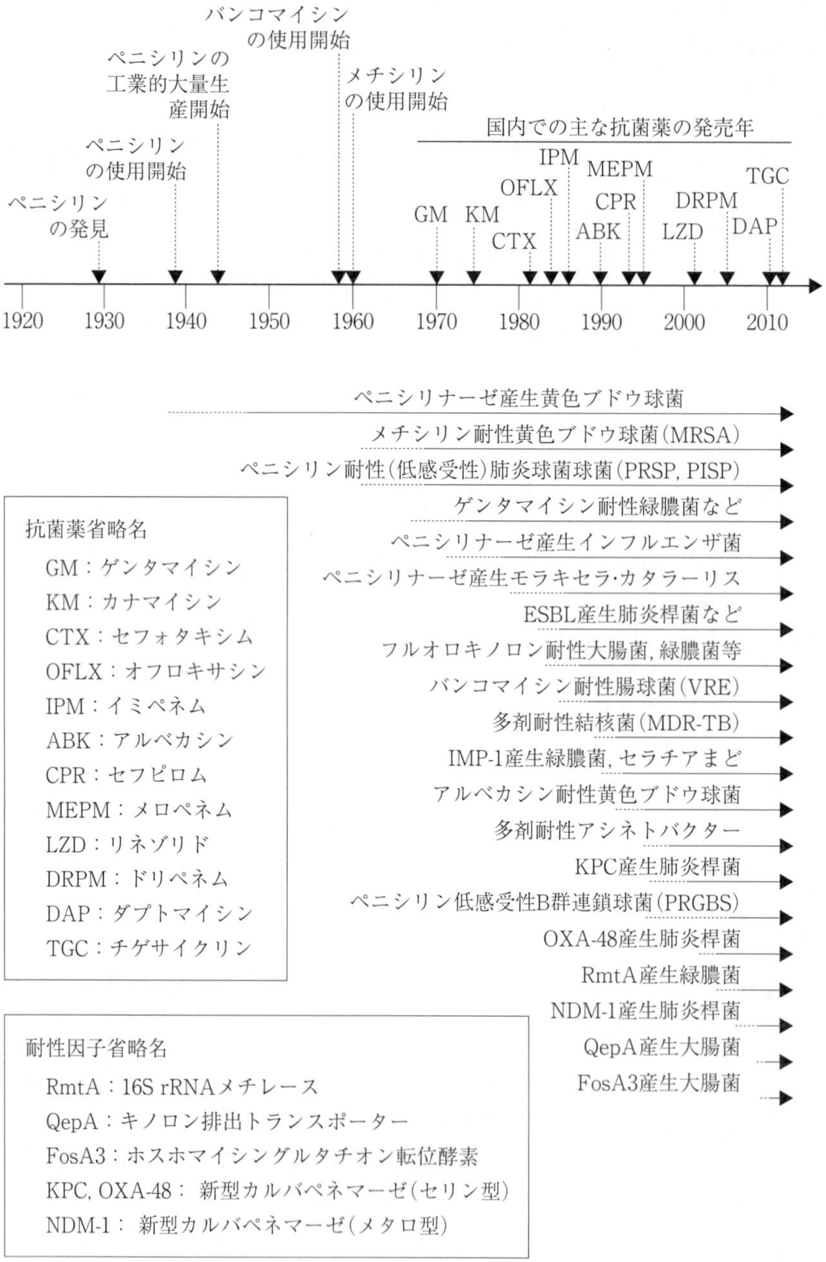

バンコマイシンの使用開始
ペニシリンの工業的大量生産開始
メチシリンの使用開始
ペニシリンの使用開始
ペニシリンの発見
国内での主な抗菌薬の発売年
GM
KM
CTX
OFLX
IPM
ABK
CPR
MEPM
LZD
DRPM
DAP
TGC
1920
1930
1940
1950
1960
1970
1980
1990
2000
2010
ペニシリナーゼ産生黄色ブドウ球菌
メチシリン耐性黄色ブドウ球菌(MRSA)
ペニシリン耐性(低感受性)肺炎球菌球菌(PRSP, PISP)
ゲンタマイシン耐性緑膿菌など
ペニシリナーゼ産生インフルエンザ菌
ペニシリナーゼ産生モラキセラ・カタラーリス
ESBL産生肺炎桿菌など
フルオロキノロン耐性大腸菌, 緑膿菌等
バンコマイシン耐性腸球菌(VRE)
多剤耐性結核菌(MDR-TB)
IMP-1産生緑膿菌, セラチアなど
アルベカシン耐性黄色ブドウ球菌
多剤耐性アシネトバクター
KPC産生肺炎桿菌
ペニシリン低感受性B群連鎖球菌(PRGBS)
OXA-48産生肺炎桿菌
RmtA産生緑膿菌
NDM-1産生肺炎桿菌
QepA産生大腸菌
FosA3産生大腸菌
抗菌薬省略名
GM：ゲンタマイシン
KM：カナマイシン
CTX：セフォタキシム
OFLX：オフロキサシン
IPM：イミペネム
ABK：アルベカシン
CPR：セフピロム
MEPM：メロペネム
LZD：リネゾリド
DRPM：ドリペネム
DAP：ダプトマイシン
TGC：チゲサイクリン
耐性因子省略名
RmtA：16S rRNAメチレース
QepA：キノロン排出トランスポーター
FosA3：ホスホマイシングルタチオン転位酵素
KPC, OXA-48： 新型カルバペネマーゼ(セリン型)
NDM-1： 新型カルバペネマーゼ(メタロ型)

図１　代表的な薬剤耐性菌の出現の年表

3. 環境への適応としての薬剤耐性菌の出現

細菌は十分な栄養と適度の水分，温度環境下で培養した場合，30分程度で二分裂し増殖するため，1個の細菌は，24時間で2^{48}個（約280兆個）にまで爆発的に増殖する潜在的能力を持っている。したがって，例えばキノロン薬の投与によりほとんどの菌が死滅しても，DNAジャイレースの点変異により，仮に1個のキノロン耐性菌が出現した場合でも，理論上は翌日にはそれが大勢を占めることになる。つまり，薬剤耐性菌の出現は，細菌の旺盛な自然環境への適応現象の結果であり，自然の摂理といえる。

したがって，人類が抗菌薬を使用する限り，薬剤耐性菌の出現を完全に防止することは不可能である。しかし，人類の叡智を結集することにより，それらの出現と蔓延をある程度，低下させたり防止することは可能と考えられ，その点において努力する余地が残されている。

4. 細菌が薬剤耐性を獲得する機構

細菌が，薬剤耐性を獲得する機構には大きく分けて以下の2つがある。

⑴ 細菌が生来保有している遺伝子の変化による耐性

⑵ 細菌が生来保有していない遺伝子を外部から獲得することによる耐性

⑴の例としては，以下が挙げられる。

1）DNAジャイレース/トポイソメラーゼIVのQRDR領域の変異
　キノロン，フルオロキノロン耐性

2）RNAポリメラーゼの変異
　リファンピシン耐性

3）16S rRNAの変異
　カナマイシン，ストレプトマイシン等アミノ配糖体耐性

4）23S rRNAの変異
　マクロライド，ストレプトグラミン，リネゾリド耐性

5）ペニシリン結合蛋白（PBPs）の変異
　*H. influenzae*などにおけるペニシリン耐性

6）薬剤排出ポンプ（MexAB-OprMなど）の機能亢進
　緑膿菌などのフルオロキノロン等多剤耐性

7）外膜蛋白D2ポーリンの減少
　緑膿菌のイミペネム耐性

8）染色体性AmpC型セファロスポリナーゼの過剰産生
　セラチアなどの第三世代セファロスポリン耐性

9）enoyl-acyl carrier protein reductase（FabI）酵素の変異，過剰産生
　黄色ブドウ球菌のトリクロサン耐性

この種の耐性菌の特徴としては，抗菌薬を使用すれば，一定の頻度で，必ず耐性菌

が自然発生的に出現するため，特定の抗菌薬の長期連用は避ける必要がある。ただし，他の菌株に耐性が伝達する頻度は非常に低い。

一方，(2)の耐性菌の例としては，以下に示す多くのプラスミド依存性の薬剤耐性が挙げられる。

1）TEM-，SHV-由来ESBL，CTX-M-型β-ラクタマーゼの遺伝子の獲得
　第三世代セファロスポリン耐性のグラム陰性桿菌
2）CMY-型β-ラクタマーゼ（セファロスポリナーゼ）の遺伝子の獲得
　セファマイシン耐性のグラム陰性桿菌
3）メタロ-β-ラクタマーゼの遺伝子の獲得
　カルバペネム耐性のグラム陰性桿菌
4）アミノ配糖体アセチル化酵素等の修飾酵素の遺伝子の獲得
　ゲンタマイシン，カナマイシン，アミカシン等耐性菌
5）テトラサイクリン排出ポンプの遺伝子の獲得
　テトラサイクリン耐性菌
6）クロラムフェニコールアセチル化酵素（CAT）の遺伝子の獲得
　クロラムフェニコール耐性菌
7）*vanA*，*vanB*遺伝子クラスターの獲得
　バンコマイシン等グリコペプタイド耐性腸球菌（VRE）
　黄色ブドウ球菌におけるバンコマイシン耐性（VRSA）
　（米国でこれまでにVRSAが10件以上確認されている。）
8）イソロイシルtRNA合成酵素遺伝子（*ileS-2*）の獲得
　ムピロシン耐性黄色ブドウ球菌

この種の耐性菌の特徴としては，試験管やシャーレなど外界から隔離，遮断された環境で抗菌薬を菌に長期間作用させても，耐性菌が自然的に発生することは決してない。そこで，耐性菌が，外部から医療施設内に持ち込まれた場合，蔓延を未然に防止するため，耐性株の早期検出とともに接触感染防止対策の徹底が重要となっている。この種の耐性菌は，いったん，医療施設内に耐性菌が侵入すると，他の菌株や遺伝的に近縁の菌種に耐性遺伝子が伝播・拡散する危険性が高いので，特段の注意が必要となっている。

5．薬剤耐性の分子機構

細菌が薬剤耐性を獲得する主たる分子機構を図2に示す。

(1) 抗菌薬の分解，修飾不活化

抗菌薬を分解する酵素としては，ペニシリンやセファロスポリンを分解するβ-ラクタマーゼ（ペニシリナーゼやセファロスポリナーゼ）や，エリスロマイシンを加水分解するエステラーゼなどがある。一方，修飾不活化する酵素としては，アミノ配糖体

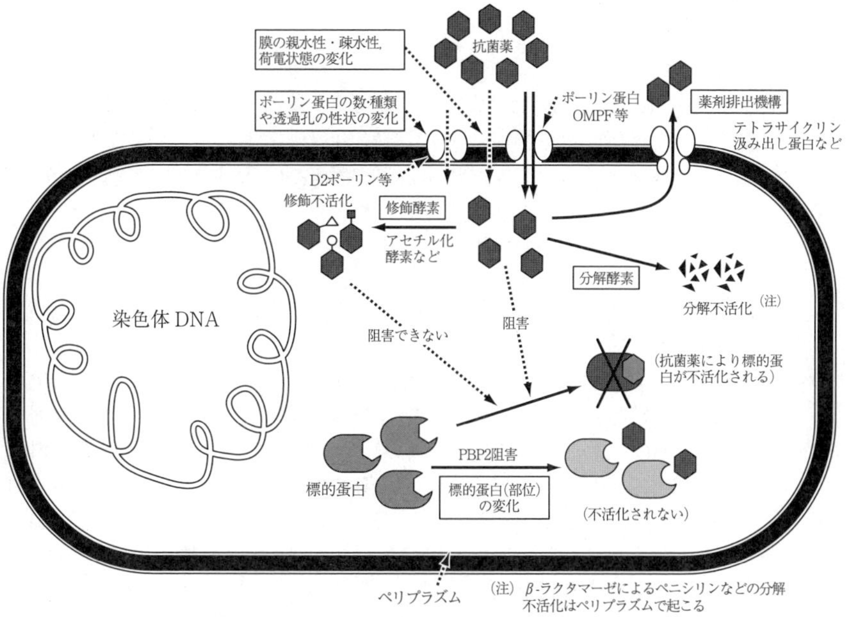

図2　主な薬剤耐性化メカニズム

アセチル化酵素（AAC）やアミノ配糖体リン酸化酵素（APH），アミノ配糖体アデニリル化酵素（AAD），さらに，クロラムフェニコールアセチル化酵素（CAT）などがあり，いずれの遺伝子も通常はプラスミドにより媒介されている。

⑵　抗菌薬の標的になっている分子の変化

キノロンやフルオロキノロンの標的分子は，DNAの複製に必須なDNAジャイレースやトポイソメラーゼIVであり，それらの蛋白のQRDR（キノロン耐性決定領域）のアミノ酸に置換が起こると，多くの菌種でキノロンやフルオロキノロン耐性を獲得するといわれている。また，肺炎球菌やインフルエンザ菌では，β-ラクタム薬の標的分子であるペニシリン結合蛋白（PBPs）の特定の個所のアミノ酸配列が変化することで，ペニシリンや経口セファロスポリン耐性を獲得する。また，16S rRNAや23S rRNAの塩基の点変異により，アミノ配糖体やマクロライド耐性を獲得する。さらに，結核菌などでは，RNAポリメラーゼの変異によりリファンピシン耐性を獲得する。

⑶　抗菌薬の膜透過性の低下

緑膿菌では，外膜蛋白の1つであるD2ポーリン蛋白の減少によりイミペネム耐性が上昇するといわれている。また，極性を持つ多糖やポリアミノ酸からなる莢膜などを細胞外に多量に産生し，バイオフィルムを形成する株では，抗菌薬の作用が減弱するとされている。

(4) 抗菌薬の汲み出し（排出ポンプ）

細菌には，不用な代謝産物や特定の分子を細胞外へ排出するさまざまな能動輸送系が存在する。NorAやAcrABなどの薬剤排出蛋白やMexAB-OprMなどの薬剤能動排出系がフルオロキノロンや消毒薬，色素系殺菌剤などの細胞外排出に関与し，それらに対する耐性を獲得する上で重要な役割を果たしている。

6. 臨床で問題となっている主な薬剤耐性菌

現在，MRSAやVREなどの院内感染症起因菌のみならず，あらゆる部類の細菌において，薬剤耐性が進行している。例えば，最も深刻な感染症の原因である結核菌では，多剤耐性結核菌（MDR-TB），超多剤耐性結核菌（XDR-TB）の出現が欧米やわが国のような医療先進国のみならず，発展途上国でも深刻な問題となっている。一方，食中毒菌であるサルモネラ属菌では，多剤耐性を獲得したサルモネラチフィムリウムDT104（*Salmonella enterica serovar typhimurium* DT104）が世界的規模で分離されている。また，フルオロキノロンに耐性を獲得したカンピロバクターや淋菌なども国内外で問題となっており，ペスト菌や赤痢菌，ジフテリア菌などにおける薬剤耐性の獲得も着実に進行しつつあり，あるものは急激に増加しつつある（表1）。

表1 臨床的に問題となっている（なりつつある）主な薬剤耐性菌

1. 抗酸菌
  a. 多剤耐性結核菌（MDR-TB）…リファンピシンとイソニアジド（INH）に耐性を示す。近年，これらの2剤に加え二次抗結核薬6種類中3剤以上にあたらに耐性を獲得した株を，広範囲薬剤耐性結核菌，あるいは超多剤耐性結核菌（XDR-TB）と呼ぶようになった。
  b. 非定型抗酸菌
  MAC（*Mycobacterium avium complex*）など…多剤耐性傾向を獲得している
2. 日和見感染症・院内感染症起因菌
  a. グラム陽性球菌
   i）メチシリン耐性黄色ブドウ球菌（MRSA）
   ii）ペニシリン耐性肺炎球菌（PRSP，PISP）
   iii）バンコマイシン耐性腸球菌（VRE）
   iv）グリコペプタイド耐性ブドウ球菌属（獲得耐性型）
  b. グラム陰性桿菌

i) IMP-1型メタロ-β-ラクタマーゼを産生するカルバペネム耐性緑膿菌や*Serratia marcescens*
ii) ESBL産生肺炎桿菌などの第三世代セフェム耐性グラム陰性桿菌
iii) 多剤耐性アシネトバクター・バウマニ（MDRA）
iv) ニューキノロン（フルオロキノロン）耐性緑膿菌，グラム陰性桿菌
v) カルバペネム耐性肺炎桿菌等の腸内細菌科菌種（CRE）
vi) 16S rRNAメチルトランスフェラーゼ産生グラム陰性桿菌

3. 感染症起因菌
a. ペニシリン耐性インフルエンザ菌（*Haemophilus influenzae*）
b. ペスト菌…8剤耐性菌（マダガスカルでの分離が1997年に報告されている）
c. マイコプラズマ・ニューモニアエ（肺炎マイコプラズマ）…エリスロマイシン耐性菌
d. 髄膜炎菌…クロラムフェニコール耐性菌
e. 赤痢菌…30年前から，クロラムフェニコール，テトラサイクリン耐性菌などが報告されている。

4. 食中毒起因菌
a. 多剤耐性サルモネラ…*Salmonella typhimurium* DT104など
b. フルオロキノロン耐性カンピロバクター

5. 性病起因菌
a. 耐性淋菌…フルオロキノロン，テトラサイクリン耐性菌
b. 耐性クラミジア…テトラサイクリン耐性菌

6. その他
Helicobacter pylori…アンピシリン，クラリスロマイシン，セフトリアキソン耐性菌
Moraxella catarrhalis…ペニシリナーゼ産生菌

院内感染症を引き起こすMRSAやVREなどの耐性菌の場合は，通常，健常者には全く無害であり，術後や重篤な基礎疾患を持つ入院患者など限られた人々がそれらの犠牲者となる。しかし，多剤耐性結核菌（MDR-TB）や多剤耐性サルモネラDT104，フルオロキノロン耐性淋菌などは，健康な成人や子供にも感染し，しばしば，致命的あるいは難治性の感染症を引き起こすため，公衆衛生的視点からは，より危険な薬剤耐性菌と考える必要がある。

上記したように，多種多様な薬剤耐性菌の世界的規模での出現と蔓延は，発展途上国，先進工業国を問わず，すべての人々にとって現実的な驚異となりつつある。

以下，代表的な薬剤耐性菌について概略を紹介する。

(1) 院内感染菌

1) グラム陽性菌

黄色ブドウ球菌や肺炎球菌，腸球菌などのグラム陽性球菌に属する菌種における薬剤耐性の獲得は，1960年代より問題となっており，それらは，院内感染症の起因菌としても1980年代より大きな社会的関心事となって来た。以下，主要なグラム陽性菌の特徴について簡単に解説する。

①MRSA

MRSAは，わが国では1980年代の後半より徐々に国内の医療施設で広がり，現時点では，国内のほぼすべての医療施設に定着し，臨床材料より分離される黄色ブドウ球菌の60%前後を占める状況となっているが，この数年その分離率には，やや低下傾向が見られる。米国CDCの調査では，MRSAの分離率は40%前後と報告されており国内とほぼ同様な状況にある。しかし，オランダやベルギー，北欧などの諸国では数%から10%程度と比較的低い値に維持されており，分離状況に大きな差が認められる。臨床現場で使用されている抗菌薬の種類や量が，分離率の差に反映しているものと考えられているが，国内では，現在の抗菌薬の使用状況が継続した場合，今後再度MRSAの分離率が上昇することが懸念されている。

MRSA感染症の治療に用いられるアルベカシンや鼻腔からの除菌に用いられるムピロシンに耐性を獲得したMRSAも，国内のいくつかの施設では数%程度分離されており，今後のそれらの動向に注意する必要がある。

②VRE

VREの分離率は欧米では概して上昇傾向にあり，特に米国ではCDCの勧告に従い対策がとられているにもかかわらず，ICUで分離される腸球菌の30%以上がVREと判定される事態となっている。しかし，幸いにもわが国におけるVREの分離状況は，感染症週報に収載されているように，多くは散発的であり，米国とはその様相を大きく異にしている。確かに，複数の患者からVREが同時多発的に分離され，院内感染症が疑われる事例も国内で報告されているが，いまだ例外的である。しかし，過去にはタイやフランスなどから輸入される鶏肉にVREが付着しているという事実が確認されており，今後も引き続き医療施設におけるVREの監視の継続に加え，万一VREが分離された場合を想定し，その伝播を阻止する対策や方法，手順を事前に策定しておくことが重要となっている。

③PRSPと多剤耐性肺炎球菌

PRSPは，ペニシリン結合蛋白の変異などにより，ペニシリンおよびセファクロルなどの経口セフェム薬などに耐性を獲得した菌であり，わが国では，低感受性菌（PISP）と併せると臨床分離される肺炎球菌の5割前後を占める状況となっている。PRSPは，上気道炎，咽頭炎，中耳炎や副鼻腔炎などの患者から分離され，小児から分離される場合も多く，もっぱら「市中感染症」の起因菌としての性格が強いが，医療施設や療養施設，介護施設などでは集団肺炎など院内感染症の起因菌となる場合もあり，特に高齢者集団では，インフルエンザの流行時などに混合感染し肺炎や死亡原因となる場合もあり，特別の注意が必要となっている。また，PRSPを含む肺炎球菌に対しかつて有効性が期待されたエリスロマイシン，アジスロマイシン，クラリスロマイシンなどのマクロライド系抗生剤に対しては，2012年の時点で，6割から9割程度の株が耐性を獲得するに至っている。さらに，マクロライド系に加えレボフロキサシンなどのフルオロキノロン（=ニューキノロン）系抗菌薬など複数の系列の抗菌薬に対し同時に耐性を獲得した「多剤耐性肺炎球菌」も内外で出現しており，それらの今後の動向に注意が必要となっている。

④バチルス属細菌

院内感染の原因菌としてバチルス属菌がしばしば問題となる。バチルス属菌は，乾燥や栄養が乏しくなるなど生育環境が悪化すると熱や乾燥，消毒薬に耐える芽胞という「胞子」のようなものに変態し休眠状態となる。この状態では，通常の煮沸消毒やアルコールなどの消毒薬に耐えるため，しばしば血流感染の原因となる。最近では，アルコール綿を入れる容器の中で*Bacillus cereus*や*B. subtilis*，*B. licheniformis*等が生育し，汚染されたアルコール綿を介して三方括栓が汚染され，その結果，輸液ラインが感染源となったと考えられる同時多発血流感染の事例が国内で報告されている。これを防ぐには，アルコール綿の容器を綿球やアルコールを随時継ぎ足しつつ連続して利用することを厳に禁止する必要がある。また，一般病棟での三方括栓の利用を慎み，やむをえず使う場合にも，三方括栓の蓋は薬剤の注入時ごとに滅菌された新しい物に交換することが推奨されている。

⑤クロストリジウム・ディフィシレ*Clostridium difficile*

国内では院内感染の原因菌としてあまり注目されていないが，海外では医療施設内で集団的に発生する腸炎の原因菌として重視されつつある。嫌気性菌であるため，特殊な培養を行わないと分離・検出が難しく，国内で報告例が少ない理由として，見落とされている可能性も指摘されている。芽胞を作るため，バチルス属菌と同様に煮沸消毒やアルコール消毒に耐えうる。細胞を殺す毒素（enterotoxin A, cytotoxin Bなど）を産生するため，特に抗菌薬の長期間投与を実施している施設などでは集団腸炎の原因として注意する必要がある。

2）グラム陰性菌

セラチア，エンテロバクター，肺炎桿菌，緑膿菌，アシネトバクターなどのグラム陰性桿菌は，エンドトキシン（=リポ多糖体）と呼ばれる強力な内毒素を産生するため，血液中に菌が侵入し菌血症や敗血症の状態になるとエンドトキシンショックから多臓器不全を誘発し，患者が死亡する危険性が高く，その意味でグラム陰性菌はVREなどのグラム陽性菌より毒性が強い菌と考える必要がある。また，医療現場では，ペニシリン系のみならずセファロスポリン系，セファマイシン系，カルバペネム系，モノバクタム系などのいわゆるβ-ラクタム系抗生剤が使用量の過半を占めているため，これらのβ-ラクタム系薬に広範な耐性を獲得したグラム陰性菌の出現は医療にとって大きな障害となりうる。例として，厚生労働省の実施する「院内感染対策サーベイランス」事業で得られた血液分離株のリストの上位には，緑膿菌や肺炎桿菌，さらに同時多発感染症の原因となったエンテロバクターやセラチアなどのグラム陰性桿菌が多数並んでいる。少なくとも，それらは日常的な監視対象として考慮する必要があろう。さらに，今後，これらのグラム陰性桿菌における薬剤耐性の進行は，21世紀の医療にとって現実的な驚異となっている。

①第三世代セファロスポリン薬耐性のグラム陰性菌

大腸菌や肺炎桿菌（*Klebsiella pneumoniae*）などの腸内細菌科に属する細菌に対しては，通常，セフォタキシム（CTX）やセフタジジム（CAZ）などのオキシイミノβ-ラクタム薬，いわゆる「第三世代セファロスポリン」が強い抗菌力を発揮する。しかし，欧米の医療施設では，1980年代よりこれらの抗生剤に耐性を獲得した大腸菌や肺炎桿菌などが増加し問題となっている。それらは，主として基質スペクトル拡張型β-ラクタマーゼ（Extended-Spectrum β-Lactamase，略してESBL）という酵素を産生することによりCTXやCAZに耐性を示す。米国ではICUの患者から分離される肺炎桿菌の２割弱が第三世代セファロスポリン系薬に耐性を獲得していると報告されているが，わが国では，そのような耐性菌の分離率は2000年以前には，平均すると2～3%前後と推定されていた。しかし，国内では，海外で多く分離されるTEM-型やSHV-型のESBLではなく，CTX-M型と分類されるCTX分解力の強いβ-ラクタマーゼを産生する株が各地から分離されており，さらに，大腸菌（*Escherichia coli*）においては，2012年の時点で，15%以上が，セフォタキシムなどの第三世代セファロスポリンに耐性を獲得するに至っている。その動向に注意する必要がある。

②セファマイシン耐性グラム陰性菌

前述したESBL産生菌は「第三世代セファロスポリン」系抗生剤に耐性を示すが，ラタモキセフやセフミノクスなどのオキサセフェムやセファマイシン（CMY）系抗生剤には通常感受性を示す。しかし，国内や海外の医療施設から，近年，CMY耐性を獲得した大腸菌や肺炎桿菌，セラチア，エンテロバクター，シトロバクター，緑膿菌などがしばしば分離されるようになった。この種の耐性菌には大きく分けて2つの耐性菌が含まれる。その1つは，これらのグラム陰性桿菌の多くがその染色体DNA上に生来保有する誘導型AmpC型セファロスポリナーゼの遺伝子が，なんらかの原因で過剰発現し，大量のAmpC型セファロスポリナーゼを産生するようになった耐性株である。もう一方は，染色体ではなく，プラスミドDNA上にMOX-型やCMY-型と分類されるセファロスポリナーゼの遺伝子を持つ耐性株である。米国などではCMY-2などをプラスミド性に産生するサルモネラやAmpCの過剰産生株などが問題となりつつあるが，欧州やアジア地域ではMOX-型やCMY-8型セファロスポリナーゼ産生株も多数分離報告されている。また，肺炎桿菌においては，プラスミド媒介性のDHA型セファロスポリナーゼを産生する株が散見される。

③カルバペネム耐性グラム陰性桿菌

上述したESBL産生菌やAmpC型β-ラクタマーゼ過剰産生菌，CMY-型β-ラクタマーゼ産生菌などであっても，イミペネムなどのカルバペネムには良好な感受性を示す場合が多い。しかし，1990年代に入ると，わが国でカルバペネムに耐性を獲得したセラチアや緑膿菌が出現した。この種の耐性株には，カルバペネムの膜透過性の低下やIMP-1と命名された特殊な金属酵素（メタロ-β-ラクタマーゼ）の産生が関与しており，しかも後者の遺伝子は菌から菌に伝達する能力を持つ巨大プラスミドにより担われているため，いまだ少数ではあるが，大腸菌，肺炎桿菌，エンテロバクターなどの腸内細菌科の菌種，さらに緑膿菌の仲間の蛍光菌*Pseudomonas fluorescens*，*P. putida*，さらに*Alcaligenes*属菌や*Acinetobacter*属菌などでもメタロ-*β*-ラクタマーゼを産生する株が分離されつつある。特に，*Acinetobacter baumannii*による人工呼吸器関連性肺炎（VAP）が欧米で問題となっている。海外では，IMP-型メタロβ-ラクタマーゼ産生菌以外にVIM-型やSPM-型メタロβ-ラクタマーゼを産生する緑膿菌や*Acinetobacter*属菌も分離されており，専門家の間でそれらの動向が警戒されている。

*A. baumannii*については，OXA-51型やOXA-23型等のカルバペネマーゼを産生する多剤耐性株が2000年以降，地球規模で急増しており，わが国でも既に幾つかの大学附属病院等でアウトブレイクが発生し，大きな関心事になっている。しかし，病院内で広がりやすい株は，特定の遺伝的背景を有する株であることが近年明らかとなってきた。つまり，細菌の染色体上の7つの遺伝子の点変異等のパターンの比較によるMLST解析により，Bartualらの方法によるclonal complex 92（CC92），あるいはパスツール研の方法でsequence type（ST2）と判定される特定の遺伝系統の株が世界的に拡散し，各国の医療機関内でアウトブレイクを引き起こしているということである。

さらに，腸内細菌科の菌種における多剤耐性菌としては，1990年代の後半に，米国東海岸地域やニューヨーク近辺の医療機関でKPC型カルバペネマーゼを産生する肺炎桿菌が分離され始め，2012年にはそれらが全米に広がり，しかも敗血症を引き起こすと半数が死亡するということで，2013年3月に，米国CDCが全米に対し，カルバペネム耐性肺炎桿菌（CRE）に対する注意喚起を行った。また，2010年にインド／パキスタン地域から英国や欧州にNDM-1型カルバペネマーゼ産生肺炎桿菌などが広がりつつあり，北米やオセアニア，アジアなどその他の地域にも拡散しつつあることから特に警戒されている。さらに，2001年頃より，トルコ地域から出現したと考えられるOXA-48と命名された新しいカルバペネマーゼを産生する肺炎桿菌が，2009年頃より欧州各国やアジア地域に急速に広がりつつあり，海外で大きな関心事となっている。

一方，生来カルバペネムに耐性を示す，*Stenotrophomonas maltophilia*（旧名：*Pseudomonas maltophilia*あるいは*Xanthomonas maltophilia*）や*Chriseobacterium meningosepticum*，*Chriseobacterium indorogenes*なども院内感染の原因菌となり得るため注意が必要である。

④多剤耐性グラム陰性桿菌

近年，CTX-M型やCMY-型β-ラクタマーゼ，さらにメタロ-β-ラクタマーゼの産生に加え，アミノ配糖体修飾酵素の産生，アミノ配糖体の標的分子である16S rRNAのメチル化酵素，DNAジャイレースやトポイソメラーゼIVの変異，薬剤排出機構の亢進など複数の耐性機序を同時に獲得することで，広域β-ラクタム薬のみならず，アミノグリコシド，ニューキノロンなどに対し多剤耐性を獲得した緑膿菌やセラチアなどがしばしば分離されるようになった。この種の多剤耐性化は，エンテロバクター，シトロバクターなどの腸内細菌科から*Acinetobacter*属菌，*Alcaligenes*属菌などのブドウ糖非発酵菌に至るまで，多くのグラム陰性桿菌でも徐々に進行しており，それらの今後の動向について特に警戒する必要がある。

⑤ヒビテンなどの消毒薬に抵抗性を獲得した菌

古くから，ヒビテン（クロルヘキシジン）に耐性を示す菌として，*Burkhorderia cepacia*（旧名：*Pseudomonas cepacia*）が知られており，しばしば，院内感染の原因として報告されている。しかし，*B. cepacia*以外にも*Alcaligenes*属菌や*Acinetobacter*属菌，*Serratia*属菌などもヒビテンに抵抗性を示す株があることに注意を要する。

また，石けんや化粧品に防腐剤として添加されるトリクロサンや塩化ベンザルコニウムに抵抗性を示す菌株も報告されている。

⑥ペニシリン耐性インフルエンザ菌（*Haemophilus influenzae*）

インフルエンザ菌は，グラム陰性桿菌に属するが，従来よりペニシリンに高い感受性を示す株が多かった。しかし，その一部にペニシリナーゼを産生しペニシリン系抗生物質に耐性を示す株が存在する。さらに，最近では，ペニシリナーゼを産生することなくペニシリンやセファクロルなどの経口セファロスポリンに耐性を獲得した株（BLNARなど）が出現し問題となっている。これらの耐性株は，ペニシリンやセファクロルなどの薬剤の標的になっているペニシリン結合蛋白（PBP）のアミノ酸配列が一部変化することにより耐性を獲得している。

また，ペニシリンや経口セファロスポリンのみならず，マクロライドやニューキノロンなどにも耐性を獲得した多剤耐性インフルエンザ菌も内外でまれではあるが分離されており，今後の動向に注意する必要がある。なお，インフルエンザ菌は，外来患者の咽頭ぬぐい液などからしばしば分離されるが，特にb型菌（Hib）は，生後4か月以降の乳幼児の髄膜炎の起因菌として高頻度に分離されるためHibにおける多剤耐性菌の増加は，特に警戒する必要がある。

また，中耳炎などからは，莢膜を持たないnon-typable型のインフルエンザ菌の分離が多く，それらにおいてもペニシリン耐性や多剤耐性の進行が警戒されている。

さらに，高齢者施設など療養型施設ではインフルエンザ菌による集団肺炎などに十分注意する必要がある。特に寒冷期にかぜやインフルエンザが流行した場合，本菌による混合感染が発生し，肺炎等で死亡する危険性が指摘されている。

(2) 食中毒菌など

①サルモネラ（*Salmonella Enteritidis*, *S. typhimurium* DT104）

アンピシリン，クロラムフェニコール，ストレプトマイシン，サルファ剤，テトラサイクリンなど各種の抗菌薬に多在耐性を獲得したサルモネラによる食中毒が，しばしば報告されている。特に，英国などでは，多在耐性セルモネラ（*S. typhimurium* DT104）による食中毒の急激な増加が，問題となっている。

②腸管出血性大腸菌O-157

ストレプトマイシンやテトラサイクリン，ニューキノロン剤などに耐性を獲得した菌が，希ではあるが過去に国内で分離されている。

③腸炎ビブリオ

クロラムフェニコール，アミノグリコシド，β-ラクタム薬などに耐性を獲得した菌が，わが国で報告されている。

④キャンピロバクター

ニューキノロ2系に耐性を獲得した株が多くなっているが，それに加えエリスロマイシンやテトラサイクリンなどに耐性を獲得した菌が，世界各地から報告されている。

(3) 感染症起因菌

①赤痢菌

テトラサイクリン，クロラムフェニコールなどに耐性を獲得した株は，30年ほど前から問題となっている。最近では，ニューキノロン薬耐性菌もインドから報告されている。

②ペスト菌

マダガスカル島では，最近8剤耐性のペスト菌が分離され報告されている。

③百日咳菌

エリスロマイシンに耐性を獲得した菌が，欧米から報告されている。

④マイコプラズマ

国内では，最近，エリスロマイシンに耐性を示す株が，各地で報告されており，注意が必要となっている。

(4) 性感染症の原因菌

①淋菌

東南〜極東アジア地域では，テトラサイクリンやニューキノロンに耐性を獲得した淋菌が増加し問題となっている。また，米国でもアジア由来と考えられる耐性淋菌が分離され，問題となっている。また，オキシイミノセファロスポリン系に属するセフトリアキソンに耐性を獲得した株も新たに出現し，国際的に注目されている。

②クラミジア

テトラサイクリンに耐性を獲得した性感染症クラミジアも，欧米やアジア地域でしばしば報告されている。しかし，いまのところ増加傾向はみられない。

(5) 多剤耐性抗酸菌

イソニアジド，リファンピシンなど複数の抗結核薬に耐性を獲得した多剤耐性結核菌（MDR-TB）が欧米やわが国のような先進国のみならず発展途上国でも問題となりつつある。リファンピシンやイソニアジドなどに単剤耐性を示す株は，国内の初回治療例でもしばしば報告される事態となっており，2剤耐性株も初回治療例で数%，既治療例では10数%となっている地域もある。さらに，ストレプトマイシンやPAS，エタンブトール，ピラジナミドなど国内で結核治療に用いることができるすべての抗結核薬に耐性を獲得した多剤耐性株による看護師や検査技師の感染死亡事例も国内で発生しており，特に医療関係者への多剤耐性株の感染防止には特別な警戒と対策が必要となっている。さらに，旧ロシア地域やアフリカなどの途上国では，2剤耐性に加え，さらに二次抗結核薬6種類の中で3剤以上に耐性を獲得した，広範囲薬剤耐性菌あるいは超多剤耐性結核菌（XDR-TB）の増加や拡大が深刻な問題となっている。

非結核性抗酸菌である*Mycobacterium avium/intracellulare*などは，生来多剤耐性を示す傾向があるが，発展途上国では*Mycobacterium leprae*における耐性株の出現も問題となりつつある。

7. 薬剤耐性菌の危険性の２面性

(1) 抗菌薬に抵抗性を示す

薬剤耐性菌が問題とされる最大の理由は，言うまでもなく，抗菌薬が無効であり，抗菌薬治療に抵抗することである。MRSAやVRE，多剤耐性緑膿菌，さらにカルバペネム耐性腸内細菌科菌種（CRE）では，効果が期待できる抗菌薬がほとんどなくなりつつあるのが現状であり，特に，がん治療などのため開腹・開胸手術を受けたり，抗がん剤や免疫抑制剤を投与されている患者，血液疾患の患者では脅威となっている。

(2) 菌交代症を引き起こす

薬剤耐性菌が恐れられるもう1つの理由は，抗菌薬投与中に，最初は少数であった耐性菌が選択的に増殖し，「菌交代症」を引き起こし，その結果，場合によっては，それが新たに重篤な感染症に発展する危険性である。例えば，肺炎桿菌による肺炎の治療のためカルバペネム薬を用いた場合，肺炎桿菌は除菌できても，少数混合感染していたメタロ-β-ラクタマーゼを産生するカルバペネム耐性緑膿菌が逆に増加し，とって代わるという事態も起こりうる。また，キノロンに耐性を獲得したサルモネラ（*S. typhimurium* DT104など）による食中毒の場合，キノロン薬が投与された結果，他の腸内の常在細菌の増殖が抑えられ，その一方で，かえってキノロンに耐性を獲得したサルモネラの増殖を促進し，重症化を招くことにもなりかねず，初期治療に用いる抗菌薬の選択を十分慎重に行う必要がある。

8. 薬剤耐性菌が医療経済に与える損失

耐性菌の出現と蔓延で，細菌感染症に対する従来の抗菌薬の効果が弱くなった結果，より新しい，高価な「新薬」の使用量が増加し，しかも，治療に要する期間も長引くため，医療費に占める薬剤費の割合や総額が増加し，それが総医療費の増大の一因となってきた。また，以前の「出来高払い」の医療保険制度の下では，「院内感染症」の患者が多数出た場合にも，医療施設にとっては少なくとも「減益」とはならず，逆に「経営に貢献」するような現象も見られた。しかし，今後DPCをベースにした新しい医療保険制度の下では，原疾患の治療に対し医療費が支払われ，続発した「院内感染症」や「術後感染症」の治療費は，「病院持ち」という事態となっている。したがって，院内感染症や術後感染症の患者を多数抱えた医療施設は病院経営上，大きな経済的デメリットを抱え込むことになり，耐性菌の蔓延を防ぐための感染制御の徹底が不可欠となっている。

9. 薬剤耐性菌を増やさないポイント

薬剤耐性菌の出現は，生物の環境への適応現象の1つであり，それを完全に防止することはできない。しかし，その蔓延を防ぐことは可能である。

(1) 薬剤感受性試験の重視

新しく開発された「新薬」には，耐性菌がまだ少ないこともあり，薬剤感受性試験の結果が軽視される傾向がある。しかし，わが国では，これまで広域抗菌スペクトルを示す「新薬」が重用される傾向があったため，それらに対し耐性を獲得した細菌が出現しつつある。例えば，カルバペネム薬，フルオロキノロン薬，アミノグリコシド薬，ニューマクロライド薬などに耐性を獲得した各種の耐性菌が出現しつつあり，固定観念に基づく経験主義的な抗菌薬の選択は危険であり避けるべき時期にきている。入院直後で感受性試験結果が得られていない段階では，広域抗菌スペクトルを示す抗菌薬による“empiric therapy”もやむをえないが，感受性試験結果が得られた段階で，抗菌活性の期待できる古い世代の抗菌薬へ切り替えるべきか否かを検討する必要があろう。しかし，カルバペネム，ニューキノロン，アミノグリコシドなど多くの抗菌薬に耐性を獲得したMRSAや緑膿菌，CREなどが増加しつつあり，多剤併用療法にも抵抗する事例も最近しばしば見受けられ，抗菌薬の選択に困る深刻な事態もすでに一部に生じている。

(2) 抗菌薬のきめ細かな使い分け

規模の小さな病院などでは，多種類の抗菌薬を常時取り揃えておくのは，経営的に損失が大きいため，広域抗菌スペクトルを有する限られた種類の抗菌薬を多量に仕入れて使う傾向が見られる。その場合，同一患者，同一病棟で，同じ抗菌薬が長期間投与される事態が生じ，そのような施設に特定の耐性菌が侵入した場合，病棟や患者さんが，「耐性菌の培養装置」になってしまう危険性がある。これを避けるため，薬剤感受性試験結果を参考に，交差耐性のない，他の系列の抗菌薬に定期的に切り替え，また，患者ごとにその病状や感染している耐性菌の種類，抗菌薬の効き目具合などをきめ細かに観察・評価しつつ，抗菌薬療法を実施することが必要となっている。

10. 薬剤耐性菌による感染症の状況を常時監視する体制の確立

(1) 細菌検査体制の充実

医療施設の中で，臨床検査部門は最もリストラの対象とされやすい。確かに，生化学検査や生理検査などは，自動分析装置や自動解析装置の進歩により大幅な合理化が可能であろう。しかし，細菌検査は，自動化が進んでいるものの，最後はやはり，経験を積んだ専門家の目と手で確認をしなければならない検査項目が多数残されており，それらを完全に自動化することは非常に困難と考えられる。院内感染症や術後感染症に対し適切に対応するためには，施設内で臨床分離される細菌の薬剤感受性の傾向を細かく把握する必要があり，起因菌の分離と同定，薬剤感受性試験，耐性菌の識別など，細菌検査の精度の向上と充実，迅速化が不可欠であり，それにかかわる人員の充実を図らねばならない。

(2) 院内サーベイランス体制の確立

薬剤耐性菌による感染症の発生を早期に把握するために，院内感染対策委員会，感染対策チーム（ICT），感染症対策の専門医療職（ICP）などの活動の強化を推進する必要がある。具体的には，どの病棟の，どの患者が，どのような感染症に罹っているか。

さらに，その病状や経過，使用されている抗菌薬の種類やその効果などを日常的に把握し評価することが可能な総合的な監視体制を確立する必要がある。

(3) 薬剤耐性菌のナショナルサーベイランス体制の確立

国内の各医療施設にどのような薬剤耐性菌が，どの程度存在し，それらがどのような感染症を引き起こし，さらにそれらの患者がどのような転帰を迎えているか，全国的な規模や視野で十分には把握されていない。MRSAやPRSPの分離率が5割を超えている医療施設が多いといわれているが，一体何人の患者がMRSAによる感染症で死亡しているかは不明である。これらの，情報は，行政が適切な医療政策を実施する上で，重要な情報となるため，厚労省の院内感染対策サーベイランス（JANIS）事業の更なる充実強化を進める必要がある。

11. 医学教育における感染症学，化学療法学の充実

現在，医師，看護婦，検査技師，薬剤師などの医療従事者の教育において，細菌感染症の治療や院内感染症の教育が十分に行われているとはいいがたい。その理由は，医学部などの医学教育機関において，感染症の専門家の数が未だに少ないことが挙げられる。高度医療や先端医療が推進される中で薬剤耐性菌による感染症が，再び大きな問題として浮上しつつあり，医学教育における感染症学，化学療法学の充実と，それを専門科目として標榜する医師や，院内感染対策専門の看護婦などの養成と各医療機関への配置が引き続き重要な課題となっている。

予防接種要領

1．はじめに

予防接種が感染症の予防に果たしてきた役割は極めて大きく，公衆衛生の向上や治療医学の進歩と相まって感染症そのものの実態も大きく変化した。例えば種痘は地球上から痘そう（天然痘）の根絶を果たし，急性灰白髄炎（ポリオ）も根絶に近づいている。わが国では公衆衛生の向上もあるが，ワクチンの接種率が上がるにつれて，その疾患の罹患数と死亡数の減少が見られている。したがって，予防接種の果たす役割や評価もまた新たな観点から見直され，予防接種法は1948年（昭和23年）に制定された後，1970年（昭和45年），1976年（昭和51年），1978年（昭和53年），1982年（昭和57年）に見直され，1994年（平成6年）に抜本的な改正が行われた。その後，1999年（平成11年），2001年（平成13年），2002年（平成14年），2006年（平成18年），2011年（平成23年）に一部見直しがなされ，2013年（平成25年）に比較的大きな改正が行われた。

予防接種の評価は，対象とする疾患の流行状況，罹患時の有効な治療法の有無，ワクチンの有効性と副反応の程度，などを考え合わせて判断することになる。

わが国での予防接種の歴史を見てみると，それぞれのワクチンの接種率の差もあるが，その効果は各ワクチンが導入された前10年と後10年の罹患数・死亡数の変化が見られる。その後接種が進み2012年（平成24年）には，ポリオの患者数0人，死者0人，麻疹の罹患者293人，死者0人，ジフテリア患者数0人，死者0人，破傷風患者数118人，死者8人となっている。一方，2013年（平成25年）に，成人男性を中心とした風疹の流行がみられた。小児の予防接種率が上昇したことにより，小児の患者数は激減したが，予防接種を受けていない成人の間で流行する疾病が見られるようになり，成人の予防接種についても考えなければならない時代に入った。したがって国民，保健・医療従事者，行政の三者が“予防は治療に勝る”ことを理解し，予防接種を積極的に行っていく必要がある。

ワクチンの副反応は，接種から副反応発生までの時間的関係や，ワクチンの成分や特性から考えられる疾患の病理や症状から因果関係を判断することになるが，実際には時間的タイミングが合ってしまうと，他の疾患を証明できる明確な検査結果が出ない限り，その疾患と予防接種との関連が否定できないとして因果関係を認めざるをえないケースが多い。実際に予防接種後にたまたま発病した他の疾患や，時にはもともとあった疾患に接種後に気づいた場合までが健康被害になってしまうこともありうる。したがって，こうした紛れ込み事故の判断を明確にできないと，予防接種の評価を不当に下げてしまうことにもなる。これは予防接種の持つ宿命であるが，発生した時点でできるだけ関連資料を集め積極的に検討する姿勢が必要である。

健康被害救済制度は，予防接種による健康被害者に医療費・医療手当や，重い後遺症に対する障害児養育年金・障害年金を給付するなどの内容であるが，同時に予防接種の当事者は市区町村長であるとして，担当医療関係者の無過失責任は問わないという約束を含んでいる。前述したような紛れ込み事故を含み，予防接種による健康被害は医学的に予測不可能であり，これを医師等の個人的な責任として問われるようでは接種の協力は得られない。つまり，国民，特に子どもたちの健康を守るために予防接種は必須である以上，救済制度は不可欠である。

2. 予防接種に関する考え方の変化

予防接種は，対象とする感染症の世界的状況の変化と，まれながら起こりうる副反応（健康被害）に対する国民の意識を反映して，平成6年の改訂に際し次のような考えで改変をすることになった。

⑴ 予防接種対象疾患の変化

重症の感染症の制圧と予防接種の充実により，予防接種の主たる対象が昔ならば子どもはすべて罹るものと考えられていた感染症で，時に重篤な合併症のある麻疹のような疾患や，妊婦の罹患により先天異常の起こりうる風疹等の疾患などの予防へと変わってきた。

⑵ 集団防衛から個人防衛へ

免疫の壁で地域を守る集団防衛の戦略から，自分自身の予防のための個人防衛のための接種へと国民の意識が変わってきた。

⑶ 義務接種から努力義務による勧奨接種へ

法律によって接種を強制するのではなく必要な予防接種を国が勧め，子どもや保護者はこれを受ける努力をするといういわゆる勧奨接種の時代になった。しかしその反面接種率の保持が重要になり，そのためには受けるように積極的に努力をするといういわゆる努力義務の時代になった。

⑷ 救済制度は存続し，被害者への対応を手厚くする

個人防衛であっても，接種率を高く保てれば集団の免疫保有率は上がるので疾患の流行は防止でき，社会防衛にもなる。健康被害救済制度は存続することになり，救済のための年金の増額，死亡一時金の増額に加え，介護手当が新設されるなどさらに手厚くなった。

⑸ 医療関係者や保護者への情報の提供

予防接種の必要性の周知，さらには副反応の症状や頻度の情報も周知（インフォームドコンセント）させる努力が必要である。

⑹ 集団接種から個別接種

事故予防にも有利であり，個人別のサービスも可能であるので，個別接種が原則となった。

こうした状況の変化のほかに，予防接種健康被害の集団訴訟の高裁判決を踏まえ，

行政的に行う予防接種の手続きにつき裁判所の考え方に対応できる体制を整える必要もあった。裁判所の考え方を要約すると，国は法律で予防接種を強制していた→しかし国民に予防接種の必要性やリスクについての情報を与えていなかったばかりでなく，医師にも副反応に関する情報を周知させていなかった→したがって十分な予診が尽くされず→禁忌該当者に接種したため重い副反応が起きた，という論理であった。

また，予防接種と発生した疾病との因果関係は，科学的に確固たる証拠がなくとも，高度の蓋然性があればよいとされる。ただし，法律家のいう高度の蓋然性とは，自然科学でいうような厳密な因果関係ではない。

最高裁判決によれば，予防接種の副反応によって後遺障害が発生した場合には，次のように判断されている.「①禁忌者を識別するために必要とされる予診が尽くされたが，禁忌者に該当すると認められる事由を発見することができなかったこと②被接種者が個人的素因を有していたこと等の特段の事情が認められない限り，被接種者が禁忌者に該当していたと推定するのが相当である。」。つまり，通常は起こらないはずの副反応が，後遺症を残したり死亡したりするほど重く起こったとすれば，禁忌に該当する者に接種をしたためと考えるのが自然である，という判断である。また問診についても，素人に分かりやすい言葉できちんと質問して禁忌に該当しないことを確かめ，予診を尽くしていない限り前記のように考える，という判断である。

このため，問診にはそれぞれの疾患に合わせた予診票に記載してもらい，その場で検温し，視診だけでなく聴診を含む診察をして，予診を尽くしたといえる体制をとることになった。

3. 予防接種法改正の要点（平成25年分）

他の先進諸外国と比較して，接種するワクチンの種類が少ない，いわゆる「ワクチン・ギャップ」が指摘されるようになり，予防接種制度に関して幅広い見直しが求められるようになった。また，総合的かつ継続的に評価・検討する仕組みがなかったことから，このような組織の構築が求められていた。

そこで，定期の予防接種対象疾病の追加，予防接種基本計画の策定，副反応報告制度の法定化，評価・検討組織（厚生科学審議会予防接種・ワクチン分科会，その下に3つの部会（予防接種基本方針部会，研究開発及び生産流通部会，副反応検討部会））の創設が行われた。

また，定期接種の費用負担が，従来は低所得者分（2～3割程度）を地方交付税で手当てし，残りを市区町村が負担し，実費徴収可能とされていたが，多くの市区町村では一類（現A類）については実費徴収をしていなかった。そこで2013年（平成25年）4月1日からは，9割を地方交付税で手当てし，残り1割は実費など，市区町村が負担することに変更された。

定期の予防接種，任意の予防接種の対象者，回数，接種間隔等については，下記の表の通りである。（予防接種に関するQ&A集2013：一般社団法人日本ワクチン産業協

予防接種スケジュール（予防接種に関するQ&A集：一般社団法人日本ワクチン産業協会から引用一部改変）
定期接種（A類疾病）：平成25（2013）年11月現在

対象疾病	（ワクチン）	対象者		標準的な接種期間[1]	回数	間隔	接種量	方法	備考
ジフテリア 百日せき 破傷風 急性灰白髄炎（ポリオ）	沈降精製DPTワクチンもしくは沈降DTトキソイド	1期初回	生後3月から生後90月に至るまでの間にある者	生後3月に達した時から生後12月に達するまでの期間	3回	20日から56日まで	各0.5mL	皮下[2]	・第1期でDTトキソイドを用いる場合は1期初回2回＋追加。 ・第1期で接種間隔があいた場合は，すべてのやり直しはせず規定の回数を接種する。
		1期追加	生後3月から生後90月に至るまでの間にある者(1期初回接種（3回）終了後，6月以上の間隔をおく）	1期初回接種（3回）終了後12月に達した時から18月に達するまでの期間	1回	初回免疫終了後6月以上	0.5mL		
	沈降DTトキソイド	2期	11歳以上13歳未満の者	11歳に達した時から12歳に至るまでの期間	1回		0.1mL		
	沈降精製DPT不活化ポリオ（セービン株）混合ワクチン	1期初回	生後3月から生後90月に至るまでの間にある者	生後3月に達した時から生後12月に達するまでの期間	3回	20日から56日まで	各0.5mL	皮下[2]	DPT-IPVワクチンは，平成24年（2012）年11月に導入された。
		1期追加	生後3月から生後90月に至るまでの間にある者（1期初回接種（3回）終了後，6月以上の間隔をおく）	1期初回接種（3回）終了後12月に達した時から18月に達するまでの期間	1回	初回免疫終了後6月以上	0.5mL		
	不活化ポリオ（ソークワクチン）	通常，生後3月から90月までの間にある者		初回免疫：標準として生後3月から12月までの期間	3回	20日以上	各0.5mL	皮下	平成24（2012）年9月1日より前にOPVを1回接種した者については，平成24（2012）年9月1日以降は，ポリオの初回免疫を1回受けたものとみなす。OPVを2回受けた者は定期接種としては受けることはできない。
				追加免疫：標準として初回免疫終了後12月から18月までの期間	1回	初回免疫終了後6月以上			
麻しん[3]	乾燥弱毒生麻しん風しん混合ワクチン（MR）又は乾燥弱毒生麻しんワクチン	1期	生後12月から生後24月に至るまでの間にある者		1回		0.5mL	皮下	・第1期はできるだけ早期に行うこと。 ・麻疹流行時には生後12月未満の者に対して任意接種として緊急避難的に麻しんワクチンの接種を行うことができる。ただし，生後6月以上とする。この場合も定期接種として第1期および第2期に接種を行う[4]。

		2期	5歳以上7歳未満の者であって，小学校就学の始期に達する日の1年前の日から当該始期に達する日の前日までの間にある者		1回		0.5mL		・同じ期内に麻しんあるいは風しんワクチンを受けた者，特に麻しん単抗原ワクチン，風しん単抗原ワクチンを希望する場合以外は，麻しん風しん混合ワクチンを接種する。
風しん[3]	乾燥弱毒生麻しん風しん混合ワクチン(MR)又は乾燥弱毒生風しんワクチン	1期	生後12月から生後24月に至るまでの間にある者		1回		0.5mL	皮下	
		2期	5歳以上7歳未満の者であって，小学校就学の始期に達する日の1年前の日から当該始期に達する日の前日までの間にある者		1回		0.5mL		
日本脳炎	乾燥細胞培養日本脳炎ワクチン	1期	初回生後6月から生後90月に至るまでの間にある者	3歳に達した時から4歳に達するまでの期間	2回	6日から28日まで	0.5mL（3歳以上）0.25mL（3歳未満）	皮下	平成25年度は，7歳又は8歳となる者（平成17年4月2日から平成19年4月1日までに生まれた者）については第1期の初回接種が，9歳又は10歳となる者（平成15年4月2日から平成17年4月1日までに生まれた者）については第1期の追加接種が十分に行われていないことから，平成25年度中に，第1期の予防接種の未接種分について積極的な勧奨を行うこととしている。また，平成25年度に18歳になる者（平成7年4月2日から平成8年4月1日までに生まれた者）については，第2期接種の積極的勧奨を行うこととしている。
		1期追加	生後6月から生後90月に至るまでの間にある者(1期初回終了後概ね1年おく)	4歳に達した時から5歳に達するまでの期間	1回				
		2期	9歳以上13歳未満の者	9歳に達した時から10歳に達するまでの期間	1回		0.5mL		
結核	BCGワクチン	生後12月に至るまでの間にある者[5]		生後5月に達した時から生後8月に達するまでの期間	1回		規定のスポイトで滴下	経皮[6] 規定の管針で2回圧刺する	結核の発生状況等市区町村の実情に応じて，標準的な接種期間以外の期間に行うことも差し支えない。
小児の肺炎球菌感染症	沈降13価肺炎球菌結合型ワクチン[7]	生後2月から生後60月に至るまでの間にある者		初回免疫開始は，生後2月～生後7月に至るまで	初回免疫3回・3回目の接種は12月齢未満までに完了	27日以上,かつ3回目の接種は12月齢までに完了	各0.5mL	皮下	・標準スケジュール 接種開始:2月齢以上7月齢未満（初回免疫3回＋追加免疫1回） ・接種もれ者への接種スケジュール1 接種開始:7月齢以上12月齢未満（初回免疫2回＋追加免疫1回）

				追加免疫は，初回免疫後60日以上の間隔をおいて生後12月～生後15月に至るまで	追加免疫1回 ・標準として12～15月齢の間に行う	3回目の接種後60日以上,かつ12月齢から15月齢の間	各0.5mL	皮下	・接種もれ者への接種スケジュール2 接種開始:12月齢以上24月齢未満（2回免疫） ・接種もれ者への接種スケジュール3 接種開始:24月齢以上9歳以下（1回免疫）（生後60月以上は任意接種）
Hib感染症	乾燥ヘモフィルスb型ワクチン	生後2月から生後60月に至るまでの間にある者		初回免疫開始は，生後2月～生後7月に至るまで	初回免疫：通常3回	27日から56日まで，ただし医師が必要と認めた場合には20日間隔で接種可	各0.5mL	皮下	・標準スケジュール 接種開始：2月齢以上7月齢未満（初回免疫3回＋追加免疫1回） ・接種もれ者への接種スケジュール1 接種開始:7月齢以上12月齢未満（初回免疫2回＋追加免疫1回）
				追加免疫：初回免疫終了後7月から13月までの間隔をおく	追加免疫：通常1回	初回免疫終了後7月から13月まで	各0.5mL	皮下	・接種もれ者への接種スケジュール2 接種開始:1歳以上5歳未満（1回免疫）
ヒトパピローマウイルス感染症（子宮頸がん予防）	組換え沈降ヒトパピローマウイルス様粒子ワクチン	2価	12歳となる日の属する年度の初日から16歳となる日の属する年度の末日までの間にある女子	13歳になる年度（中学1年生）(2回目，3回目は，各々1回目の接種の1月後，6月後)	通常3回	初回接種	0.5mL	筋肉内	・標準スケジュール　13歳となる日の属する年度の初日から当該年度の末日までの間 ・やむを得ず接種間隔の変更が必要な場合は1月から2月半までの間隔をおいて2回行った後，初回1回目の接種から5月から12月の間隔をおいて1回行う。
						初回接種後1月，6月	各0.5mL		
		4価	12歳となる日の属する年度の初日から16歳となる日の属する年度の末日までの間にある女子	13歳になる年度（中学1年生）(2回目，3回目は，各々1回目の接種の2月後，6月後)		初回接種	0.5mL		・標準スケジュール　13歳となる日の属する年度の初日から当該年度の末日までの間・ただし，当該方法をとることができない場合は1月以上の間隔をおいて2回行った後，初回2回目の接種から3月以上の間隔をおいて1回行う。
						初回接種後2月，6月	各0.5mL		

1）標準的な接種期間とは，定期接種実施要領（厚生労働省健康局長通知）より，市区町村に対する技術的助言として定められている。
2）DPT混合ワクチンの接種部位は上腕伸側で，かつ同一接種部位に反復して接種することはできるだけ避け，左右の腕を交代で接種する（このワクチンはアルミニウム塩に吸着されているので注射局所のアルミニウム塩の吸収が遅く，硬結が1～2カ月残存することがある）。
3）接種前3カ月以内に輸血又はガンマグロブリン製剤の投与を受けた者は，本剤の効果が得られないおそれがあるので，3カ月以上過ぎるまで接種を延期すること。またガンマグロブリン製剤の大量療法，すなわち川崎病，特発性血小板減少性紫斑病(ITP）等の治療において200mg/kg以上投与を受けた者は，6カ月以上（麻しん感染の危険性が低い場合は11カ月以上）過ぎるまで接種を延期すること。
4）生後12カ月未満の者が任意接種を受けた場合，母親からの移行抗体の影響で予防接種による免疫が付与されない可能性を考えて規定通りの回数で定期接種を行う。
5）平成17（2005）年4月1日よりツベルクリン反応を実施しない直接接種が開始となった。接種後10日までに接種部位に明らかな発赤・腫脹・針跡部位の化膿など（コッホ現象）がみられた場合は結核に感染している可能性が高いので，すみやかに医療機関を受診すること。
6）接種部位は，上腕外側のほぼ中央とし，肩峰に近い部分はケロイド発生率が高いので避けなければならない。
7）平成25（2013）年11月1日から定期接種に導入。

定期接種（B類疾病）：平成25（2013）年11月現在

対象疾病（ワクチン）	接種			
	対象者	回数	接種量	方法
インフルエンザ	・65歳以上の者 ・60歳以上65歳未満の者であって，心臓，じん臓，又は呼吸器の機能に自己の身辺の日常生活行動が極度に制限される程度の障害を有する者およびヒト免疫不全ウイルスにより免疫の機能に日常の生活がほとんど不可能な程度の障害を有する者	毎年度1回	0.5mL	皮下

任意の予防接種は，次のとおりです。定期接種に定められた予防接種で接種対象以外の人は，任意接種となります。
※なお，平成26（2014）年秋から，水痘と成人用肺炎球菌感染症が定期接種の対象に加わる予定。水痘はA類，成人用肺炎球菌感染症はB類。

任意の予防接種

種類	接種					備考
	対象年齢または対象者	回数	間隔	接種量	方法	
インフルエンザ	B類の対象者を除く全年齢 6月以上　3歳未満	2回	2～4週（4週が望ましい）	3歳未満各0.25mL	皮下	6月以上で接種可能なワクチンと1歳以上で接種可能なワクチンがあるので，接種前に要確認。
	3歳以上　13歳未満	2回	2～4週（4週が望ましい）	3歳以上各0.5mL		
	13歳以上	1回又は2回	1～4週（4週が望ましい）			
おたふくかぜ	1歳以上の者	1回 2回	1歳で1回 小学校入学前1年間で1回	0.5mL	皮下	・ときに接種2～3週間後に一過性の耳下腺腫脹や発熱が見られることもある。また，まれに髄膜炎の報告もある。 ・2回の接種により免疫が強化され，発症予防効果が高くなる。
水痘[1]	1歳以上の者	1回 2回	3カ月以上の間隔をおいて2回	0.5mL	皮下	・免疫が低下している場合など，接種後に軽く発疹が出ることがある。約20%は流行時に軽い水痘にかかることがある。 ・2回の接種により免疫が強化され発症予防効果が高くなる。
B型肝炎	(1)HBs抗原陽性の母親から生まれたHBs抗原陰性の乳児[2]	3回	通常生後12時間以内，その1月後および6月後（平成25年10月18日～）	各0.25mL	皮下	・(1)では生後12時間以内に抗HBsヒト免疫グロブリン（HBIG）を通常1 mL筋注[3]。健康保険適応。 ・必要に応じて追加接種を行う。
	(2)ハイリスク者 医療従事者，腎透析を受けている者，海外長期滞在者など	3回	4週間間隔で2回，さらに1回目から20～24週を経過した後に1回	各0.5mL（10歳未満の小児は0.25mL）	皮下または筋肉内（10歳未満の小児は皮下）	
	(3)汚染事故時（事故後のB型肝炎発症予防）	3回	事故発生後7日以内，その1月後および3～6月後			
23価肺炎球菌多糖体	(1)高齢者，2歳以上の慢性心・肺・肝・腎疾患患者，糖尿病患者 (2)2歳以上の免疫不全者	1回		0.5mL	皮下または筋肉内	・接種時期はいつでもよい。 ・脾臓摘出術を受けた者は健康保険適応。 ・平成21（2009）年10月から再接種が可能となった。

A型肝炎	全年齢		初回2回 追加1回	2～4週間隔で2回，初回接種後24週に1回	各0.5mL	皮下または筋肉内	・平成25（2013）年3月15日に16歳未満の者への適応が追加された。 ・全年齢で接種可能。ただしWHOは1歳以上を推奨。
狂犬病	全年齢		曝露前3回	4週間隔で2回6～12月後1回	各1.0mL	皮下	小児も大人も同量接種。
			曝露後6回	1回目を0日として以降3，7，14，30，90日	各1.0mL	皮下	曝露後免疫を受け，6月以内の再咬傷の場合はワクチン接種は不要。6月以上の場合は，初めて咬まれた場合と同じ6回接種する。
破傷風	全年齢		初回2回 追加1回	3～8週 初回接種後6月以上（標準12～18月）の間隔	各0.5mL	皮下または筋肉内	
ロタウイルス	1価	生後6週～24週まで	通常2回	4週間間隔で2回	各1.5mL	経口	初回接種は生後14週6日までに行うことが推奨されている。
	5価	生後6週～32週まで	通常3回	4週間間隔で3回	各2.0mL	経口	
ポリオ（OPV）	生後3月以上		2回	41日以上の間隔で2回	各0.05mL	経口	・下痢がある場合は接種を延期する。 ・小児も成人も同量を接種する。 ・平成24（2012）年9月28日より，急性灰白髄炎の臨時の予防接種は，当面の間OPVを用いることが可能となっている（予防接種実施規則の一部を改正する省令（平成24（2012）年9月28日）より。

1) 接種対象者は主として悪性腫瘍やネフローゼなどの免疫抑制状態で接種基準を満たす者など，水痘が重症化するおそれのある者が中心である。また，希望により健康児にも接種を行う。その他，成人では水痘が重症になる危険性が高いので，水痘に感受性のある成人，特に医療関係者，医学生，水痘ウイルスに対する免疫機能が低下した高齢者および妊娠時の水痘罹患防止のための成人女性は接種の対象となる。
2) 健康保険適用。
3) 新生児に対する筋注の部位は，大腿前外側（上前腸骨棘と膝蓋骨を結ぶ線の中点付近で，これより内側〈脛側〉に寄らない）に行う（日本小児科学会誌90：415, 1986)。

会より引用抜粋）

改正の要点については，2013年（平成25年）3月30日付の厚生労働省健康局長通知にまとめられているため，それを下記に引用する。

健発0330第1号
平成25年3月30日

厚生労働省健康局長

予防接種法の一部を改正する法律の施行等について

予防接種法の一部を改正する法律（平成25年法律第８号。以下「改正法」という。），予防接種法施行令及び厚生科学審議会令の一部を改正する政令（平成25年政令第119号。以下「改正政令」という。）及び予防接種法施行規則等の一部を改正する省令（平成25年厚生労働省令第50号。以下「改正省令」という。）が本日公布されたところであるが，その改正の概要等は下記のとおりであるので，貴職におかれては，貴管内市町村（保健所を設置する市及び特別区を含む。）及び関係機関等へ周知を図るとともに，その実施に遺漏なきを期されたい。

なお，本日，本通知と併せて「予防接種法第５条第１項の規定による予防接種の実施について」（平成25年３月30日付健発0330第２号厚生労働省健康局長通知）及び「定期の予防接種等による副反応の報告等の取扱いについて」（平成25年３月30日付健発0330第３号，薬食発0330第１号厚生労働省健康局長，医薬食品局長連名通知）を発出しているところである。

記

第一　改正法関係

1　改正の趣旨

我が国における予防接種の総合的な推進を図るため，厚生労働大臣が予防接種に関する基本的な計画を策定すること，新たにHib感染症，小児の肺炎球菌感染症及びヒトパピローマウイルス感染症を定期の予防接種の対象とすること，定期の予防接種等の適正な実施のための措置に関する規定を整備すること等所要の措置を講ずること。

2　改正の要点

一　目的に関する事項

法の目的を，伝染のおそれがある疾病の発生及びまん延を予防するために公衆衛生の見地から予防接種の実施その他必要な措置を講ずることにより，国民の健康の保持に寄与するとともに，予防接種による健康被害の迅速な救済を図るものとすること。

（第１条関係）

二　対象疾病に関する事項

(1)　一類疾病をＡ類疾病とし，対象疾病にHib感染症，小児の肺炎球菌感染症及びヒトパピローマウイルス感染症を追加するとともに，人から人に伝染することによるその発生及びまん延を予防するため，又はかかった場合の病状の程度が重篤になり，若しくは重篤になるおそれがあることからその発生及びまん延を予防するため特に予防接種法を行う必要があると認められる疾病として政令で定める疾病を対象とすること。（第２条第２項関係）

(2)　二類疾病をＢ類疾病とし，インフルエンザのほか，個人の発病又はその重症化を防止し，併せてこれによりそのまん延の予防に資するため特に予防接種を行う必要があると認められる疾病として政令で定める疾病を対象疾病とすること。（第２条第３項関係）

三　予防接種基本計画等に関する事項

(1)　厚生労働大臣は，予防接種に関する施策の総合的かつ計画的な推進を図るため，予防接種基本計画を定めるものとすること。（第３条関係）

(2)　厚生労働大臣は，Ａ類疾病及びＢ類疾病のうち特に総合的に予防接種を推進する必要があるものに係る予防接種について，個別予防接種推進指針を１の予防接種基本計画に即して定めるものとすること。（第４条関係）

四　定期の予防接種等の適正な実施のための措置に関する事項

(1)　病院若しくは診療所の開設者又は医師は，定期の予防接種等を受けた者が，当該定期の予防接種等を受けたことによるものと疑われる症状として厚生労働省令で定めるものを呈していることを知ったときは，厚生労働大臣に報告しなければならないものとすること。また，厚生労働大臣は，当該報告があったときは，その内容を当該定期の予防接種等を行った市町村長又は都道府県知事に通知するものとすること。（第12条関係）

(2)　厚生労働大臣は，１の報告の状況について厚生科学審議会に報告し，必要があると認めるときは，その意見を聴いて，予防接種の適正な実施のために必要な措置を講ずるものとすること。（第13条第１項関係）

(3)　厚生科学審議会は，予防接種の適正な実施のために必要な措置について，調査審議し，必要があると認めるときは，厚生労働大臣に意見を述べることができるものとすること。（第13条第２項関係）

(4)　２により厚生労働大臣が厚生科学審議会への報告又は必要な措置を行うに当たっては，１の報告に係る情報の整理又は当該報告に関する調査を行うものとすること。（第13条第３項関係）

(5)　厚生労働大臣は，地方公共団体，病院又は診療所の開設者，医師，ワクチン製造販売業者及び予防接種を受けた者又はその保護者その他の関係者に対し，４の調査を実施するため必要な協力を求めることができるものとすること。（第13条第４項関係）

⑹ 厚生労働大臣は，独立行政法人医薬品医療機器総合機構に４の情報の整理又は調査を行わせることができるものとし，機構が当該情報の整理又は調査を行ったときは，遅滞なく，当該情報の整理又は調査の結果を厚生労働大臣に通知しなければならないものとすること。（第14条関係）

五 国等の責務に関する事項

⑴ 国は，予防接種の円滑かつ適正な実施を確保するため，予防接種の研究開発の推進及びワクチンの供給の確保等に関し必要な措置を講ずるものとすること。（第23条第２項関係）

⑵ 国は，予防接種による免疫の獲得の状況に関する調査及び研究を行うものとすること。（第23条第４項関係）

⑶ 病院又は診療所の開設者，医師，ワクチン製造販売業者及び予防接種を受けた者又はその保護者その他の関係者は，国の責務の遂行に必要な協力をするよう努めるものとすること。（第23条第５項関係）

六 厚生科学審議会の意見の聴取に関する事項

厚生労働大臣は，三の１の予防接種基本計画及び三の２の個別予防接種推進指針を定め，若しくは変更しようとするとき等は，あらかじめ，厚生科学審議会の意見を聴かなければならないものとすること。（第24条関係）

３ 施行期日等

一 平成25年４月１日から施行すること。ただし，一部の附則規定については，公布の日（平成25年３月30日）から施行すること。（附則第１条関係）

二 政府は，この法律の施行後５年を目途として，伝染のおそれがある疾病の発生及びまん延の状況，予防接種の接種率の状況，予防接種による健康被害の発生の状況その他この法律による改正後の予防接種法の規定の施行の状況を勘案し，必要があると認めるときは，改正後の予防接種法の規定について検討を加え，その結果に基づいて所要の措置を講ずるものとすること。（附則第２条関係）

三 その他この法律の施行に関し必要な経過措置等を定めるとともに，厚生労働省設置法等関係法律について所要の改正を行うものとすること。（附則第３条から第19条まで関係）

第二 改正政令関係

１ 予防接種法施行令（昭和23年政令第197号）の一部改正

一 Hib感染症及び小児の肺炎球菌感染症の定期の予防接種の対象者を生後２月から生後60月に至るまでの間にある者とし，ヒトパピローマウイルス感染症の定期の予防接種の対象者を12歳となる日の属する年度の初日から16歳となる日の属する年度の末日までの間にある女子とすること。（第１条の２関係）

二 A類疾病に係る定期の予防接種を行った者は，その徴収する額は，予防接種を受けた者又はその保護者の負担能力，地域の実情その他の事情を勘案して，当該予防接種について，実費を徴収するかどうかを決定するとともに，徴収する場合

にあっては徴収する者の基準及び徴収する額を定めるものとすること。（第33条第２項関係）

2　厚生科学審議会令（平成12年政令第283号）の一部改正

厚生科学審議会に，感染症分科会に代えて予防接種・ワクチン分科会を置くものとすること。

3　施行期日

平成25年４月１日から施行すること。

第三　改正省令関係

1　予防接種法施行規則（昭和23年厚生省令第36号）の一部改正

一　厚生労働大臣が個別予防接種推進指針を定める疾病は，現行と同様，麻しん，結核及びインフルエンザとすること。（第１条関係）

二　長期にわたり療養を必要とする疾病にかかったこと等の特別の事情により，Hib感染症又は小児の肺炎球菌感染症の予防接種を受けることができなかったと認められる者について，特別の事情がなくなった日から起算して２年を経過する日までの間，当該疾病の定期接種の対象者とする場合において，その上限年齢は，10歳に達するまでの間とすること。（第２条の５関係）

三　結核に係る予防接種を受けた者の数に関する１月ごとの市町村長の報告を廃止するものとすること。（第３条関係）

四　予防接種済証の様式は，下記のとおりとすること（別添）。また，改正省令の施行前の規定により使用されている予防接種済証は，なお効力を有するものとし，旧様式による用紙は，当分の間，これを取り繕って使用することができるものとすること。（第４条及び改正省令附則第２条関係）

(1)　法第５条第１項の規定による予防接種　様式第一

(2)　法第６条第１項又は第３項の規定による予防接種　様式第二

五　第一の２の四(1)の報告すべき症状は，次の表の対象疾病ごとにそれぞれ掲げるものであって，それぞれ掲げる接種からの期間内に確認されたものとすること。（第５条関係）

対象疾病	症状	期間
ジフテリア，百日せき，急性灰白髄炎，破傷風	アナフィラキシー	4時間
	けいれん	7日
	血小板減少性紫斑病	28日
	脳炎又は脳症	28日
	その他医師が予防接種との関連性が高いと認める症状であって，入院治療を必要とするもの，死亡，身体の機能の障害に至るもの又は死亡若しくは身体の機能の障害に至るおそれのあるもの	予防接種との関連性が高いと医師が認める期間

麻しん，風しん	アナフィラキシー	4時間
	急性散在性脳脊髄炎	28日
	けいれん	21日
	血小板減少性紫斑病	28日
	脳炎又は脳症	28日
	その他医師が予防接種との関連性が高いと認める症状であって，入院治療を必要とするもの，死亡，身体の機能の障害に至るもの又は死亡若しくは身体の機能の障害に至るおそれのあるもの	予防接種との関連性が高いと医師が認める期間
日本脳炎	アナフィラキシー	4時間
	急性散在性脳脊髄炎	28日
	けいれん	7日
	血小板減少性紫斑病	28日
	脳炎又は脳症	28日
	その他医師が予防接種との関連性が高いと認める症状であって，入院治療を必要とするもの，死亡，身体の機能の障害に至るもの又は死亡若しくは身体の機能の障害に至るおそれのあるもの	予防接種との関連性が高いと医師が認める期間
結核	アナフィラキシー	4時間
	化膿性リンパ節炎	4月
	全身播種性BCG感染症	1年
	BCG骨炎（骨髄炎，骨膜炎）	2年
	皮膚結核様病変	3月
	その他医師が予防接種との関連性が高いと認める症状であって，入院治療を必要とするもの，死亡，身体の機能の障害に至るもの又は死亡若しくは身体の機能の障害に至るおそれのあるもの	予防接種との関連性が高いと医師が認める期間
Hib感染症，肺炎球菌感染症（小児がかるものに限る。）	アナフィラキシー	4時間
	けいれん	7日
	血小板減少性紫斑病	28日
	その他医師が予防接種との関連性が高いと認める症状であって，入院治療を必要とするもの，死亡，身体の機能の障害に至るもの又は死亡若しくは身体の機能の障害に至るおそれのあるもの	予防接種との関連性が高いと医師が認める期間
ヒトパピローマウイルス感染症	アナフィラキシー	4時間
	急性散在性脳脊髄炎	28日
	ギラン・バレー症候群	28日
	血管迷走神経反射（失神を伴うものに限る。）	30分
	血小板減少性紫斑病	28日
	その他医師が予防接種との関連性が高いと認める症状であって，入院治療を必要とするもの，死亡，身体の機能の障害に至るもの又は死亡若しくは身体の機能の障害に至るおそれのあるもの	予防接種との関連性が高いと医師が認める期間
インフルエンザ	アナフィラキシー	4時間
	肝機能障害	28日
	間質性肺炎	28日
	急性散在性脳脊髄炎	28日
	ギラン・バレー症候群	28日
	けいれん	7日
	血管炎	28日
	血小板減少性紫斑病	28日
	喘息発作	24時間

	ネフローゼ症候群	28日
	脳炎又は脳症	28日
	皮膚粘膜眼症候群	28日
	その他医師が予防接種との関連性が高いと認める症状であって，入院治療を必要とするもの，死亡，身体の機能の障害に至るもの又は死亡若しくは身体の機能の障害に至るおそれのあるもの	予防接種との関連性が高いと医師が認める期間

六　第一の２の四(1)の報告は，次に掲げる事項について速やかに行うものとすること。なお，当該報告は，「定期の予防接種等による副反応報告等の取扱いについて」（平成25年３月30日付健発0330第３号，薬食発0330第１号厚生労働省健康局長，医薬食品局長連名通知）で示す様式１により行うことが可能であること。（第６条関係）

(1)　被接種者の氏名，性別，生年月日，接種時の年齢及び住所

(2)　報告者の氏名並びに報告者が所属し，又は開設した医療機関の名称，住所及び電話番号

(3)　被接種者が報告に係る予防接種を受けた期日及び場所

(4)　報告に係る予防接種に使用されたワクチンの種類，製造番号又は製造記号，製造所の名称及び接種回数

(5)　予防接種を受けたことによるものと疑われる症状並びに当該症状の発症時刻及び概要

(6)　その他必要な事項

七　第一の２の四(1)の市町村長等への通知は，前記六の(1)から(6)までに掲げる事項について速やかに行うものとすること。（第７条関係）

八　第一の２の四(6)の独立行政法人医薬品医療機器総合機構から厚生労働大臣への通知は，次に掲げる事項について速やかに行うものとすること。（第８条関係）

(1)　情報の整理を行った件数及びその結果

(2)　調査の結果

(3)　その他必要な事項

2　予防接種実施規則（昭和33年厚生省令第27号）の一部改正

一　Hib感染症の予防接種

(1)　Hib感染症の予防接種の初回接種は，次の表の対象者ごとにそれぞれ掲げる方法で行うものとすること。（第17条第１項関係）

対象者	方法
初回接種の開始時に生後２月から生後７月に至るまでの間にある者	乾燥ヘモフィルスｂ型ワクチンを27日（医師が必要と認めるときは，20日）から56日までの間隔をおいて３回皮下に注射するものとし，接種量は，毎回0.5ミリリットルとする。

初回接種の開始時に生後７月に至った日の翌日から生後12月に至るまでの間にある者	乾燥ヘモフィルスｂ型ワクチンを27日（医師が必要と認めるときは，20日）から56日までの間隔をおいて２回皮下に注射するものとし，接種量は，毎回0.5ミリリットルとする。
初回接種の開始時に生後12月に至った日の翌日から生後60月に至るまでの間にある者	乾燥ヘモフィルスｂ型ワクチンを１回皮下に注射するものとし，接種量は，0.5ミリリットルとする。

(2) Hib感染症の予防接種の追加接種は，初回接種の開始時に生後２月から生後12月に至るまでの間にあった者に対し，初回接種終了後７月から13月までの間隔をおいて，乾燥ヘモフィルスｂ型ワクチンを１回皮下に注射するものとし，接種量は，0.5ミリリットルとすること。(第17条第２項関係)

(3) (1)又は(2)の接種の間隔をおいている間に，明らかな発熱を呈していること又は急性の疾患にかかっていること等のやむを得ない事情により，予防接種を受けることができなかった者については，その要因が解消された後，対象期間内に速やかに接種したときは，(1)又は(2)の接種の間隔をおいたものとみなすものとすること。(第17条第３項関係)

(4) 長期にわたり療養を必要とする疾病にかかったこと等の特別の事情により，Hib感染症の予防接種を受けることができなかったと認められる者について，当該疾病の定期接種の対象者とする場合においては，乾燥ヘモフィルスｂ型ワクチンを１回皮下に注射するものとし，接種量は，0.5ミリリットルとすること。(第17条第４項関係)

三　小児の肺炎球菌感染症の予防接種

(1) 小児の肺炎球菌感染症の予防接種の初回接種は，次の表の対象者ごとにそれぞれ掲げる方法で行うものとすること。(18条第１項関係)

対象者	方法
初回接種の開始時に生後２月から生後７月に至るまでの間にある者	生後12月に至るまでの間に，沈降７価肺炎球菌結合型ワクチン※を27日以上の間隔をおいて３回皮下に注射するものとし，接種量は，毎回0.5ミリリットルとする。
初回接種の開始時に生後７月に至った日の翌日から生後12月に至るまでの間にある者	生後12月に至るまでの間に，沈降７価肺炎球菌結合型ワクチン※を27日以上の間隔をおいて２回皮下に注射するものとし，接種量は，毎回0.5ミリリットルとする。
初回接種の開始時に生後12月に至った日の翌日から生後24月に至るまでの間にある者	沈降７価肺炎球菌結合型ワクチン※を60日以上の間隔をおいて２回皮下に注射するものとし，接種量は，毎回0.5ミリリットルとする。
初回接種の開始時に生後24月に至った日の翌日から生後60月に至るまでの間にある者	沈降７価肺炎球菌結合型ワクチン※を１回皮下に注射するものとし，接種量は，0.5ミリリットルとする。

※平成25年11月１日から7価は13価に変更。7価は使用不可。

(2) 小児の肺炎球菌感染症の予防接種の追加接種は，次の表の対象者ごとにそれぞれ掲げる方法で行うものとすること。(第18条第２項関係)

対象者	方法
初回接種の開始時に生後２月から生後７月に至るまでの間にあった者	(1)の初回接種に係る最後の注射終了後60日以上の間隔をおいて沈降７価肺炎球菌結合型ワクチン※を１回皮下に注射するものとし，接種量は，0.5ミリリットルとする。
初回接種の開始時に生後７月に至った日の翌日から生後12月に至るまでの間にあった者	(1)の初回接種に係る最後の注射終了後60日以上の間隔をおいた後であって，生後12月に至った日以降において，沈降７価肺炎球菌結合型ワクチン※を１回皮下に注射するものとし，接種量は，0.5ミリリットルとする。

※平成25年11月１日から7価は13価に変更。7価は使用不可。

(3) 長期にわたり療養を必要とする疾病にかかったこと等の特別の事情により，小児の肺炎球菌感染症の予防接種を受けることができなかったと認められる者について，当該疾病の定期接種の対象者とする場合においては，沈降７価肺炎球菌結合型ワクチン※を１回皮下に注射するものとし，接種量は，0.5ミリリットルとすること。（第17条第４項関係）※平成25年11月１日から7価は13価に変更。7価は使用不可。

四　ヒトパピローマウイルス感染症の予防接種

(1) ヒトパピローマウイルス感染症の予防接種の初回接種は，組換え沈降２価ヒトパピローマウイルス様粒子ワクチンを１月から２月半までの間隔をおいて２回筋肉内に注射した後，１回目接種から５月から12月までの間隔をおいて１回筋肉内に注射するか，又は，組換え沈降４価ヒトパピローマウイルス様粒子ワクチンを１月以上の間隔をおいて２回筋肉内に注射した後，３月以上の間隔をおいて１回筋肉内に注射するものとし，接種量は，毎回0.5ミリリットルとすること。（第19条第１項関係）

(2) (1)の接種の間隔をおいている間に，明らかな発熱を呈していること又は急性の疾患にかかっていること等のやむを得ない事情により，予防接種を受けることができなかった者については，その要因が解消された後，対象期間内に速やかに接種したときは，(1)の接種の間隔をおいたものとみなすものとすること。（第19条第２項関係）

五　平成22年11月26日から平成25年３月31日までの間に「子宮頸がん等ワクチン接種緊急促進事業の実施について」（平成22年11月26日付健発1126第10号，薬食発1126第３号厚生労働省健康局長，医薬食品局長連名通知）に基づき，対象者が一部接種したHib感染症，小児の肺炎球菌感染症又はヒトパピローマウイルス感染症の予防接種の回数については，これを定期の予防接種とみなし，残りの接種回数を決定すること。なお，当該通知に基づき接種を完了した者は，予防接種法施行令第１条の２第１項及び予防接種法施行規則第２条第１号に基づき，接種の対象者から除外すること。（附則第３条から第５条まで関係）

３　施行期日

平成25年４月１日から施行すること。

第四　その他

ヒトパピローマウイルス感染症の定期接種を行う際は，使用するワクチンについて，子宮頸がんそのものを予防する効果は現段階で証明されていないものの，子宮頸がんの原因となるがんに移行する前段階の病変の発生を予防する効果は確認されており，定期接種が子宮頸がんの予防を主眼としたものであることが適切に伝わるよう努めるとともに，接種に当たっては，子宮頸がん検診の受診や性感染症予防の重要性についても十分に説明すること。

健発0330第2号
平成25年3月30日厚生労働省健康局長

予防接種法第５条第１項の規定による予防接種の実施について

予防接種法（昭和23年法律68号）第５条第１項の規定により市町村長が行う予防接種については，下記事項のとおりその具体的運営を図ることとしたので，貴職におかれては，貴管内市町村（保健所を設置する市及び特別区を含む。）及び関係機関等へ周知を図るとともに，その実施に遺漏なきを期されたい。

なお，本通知は，地方自治法（昭和22年法律第67号）第245条の４第１項に規定する技術的な助言とし，平成25年４月１日から適用する。

記

１　定期接種実施要領

予防接種法第５条第１項の規定による予防接種の実施に当たっては，予防接種法等関係法令を遵守するとともに別添「定期接種実施要領」によること。

２　通知の廃止

本通知の適用に伴い，「定期の予防接種の実施について」（平成17年１月17日付健発第0127005号厚生労働省健康局長通知），「定期のインフルエンザ予防接種の実施について」（平成17年６月16日付健発第0616002号厚生労働省健康局長通知）及び「日本脳炎の定期の予防接種について」（平成22年４月１日付健発0401第19号，薬食発0401第25号厚生労働省健康局長，医薬食品局長連名通知）は，平成25年3月31日をもって廃止する。

（別添）「定期接種実施要領」

第１　総論

１　予防接種台帳

市町村長（特別区の長を含む。以下同じ。）は，予防接種法（昭和23年法律第68号。以下「法」という。）第５条第１項の規定による予防接種（以下「定期接種」という。）の対象者について，あらかじめ住民基本台帳その他の法令に基づく適法な居住の事実を証する資料等に基づき様式第一の予防接種台帳を参考に作成し，予防接種法施行令（昭和23年政令第197号。以下「政令」という。）第６条の２や文書管理規程等に従い，少なくとも５年間は適正に管理・保存すること。

また，予防接種台帳を未接種者の把握等に有効活用するため，電子的な管理を行うことが望ましい。

２　対象者等に対する周知

⑴　定期接種を行う際は，政令第５条の規定による公告を行い，政令第６条の規定により定期接種の対象者又はその保護者に対して，あらかじめ，予防接種の種類，予防接種を受ける期日又は期間及び場所，予防接種を受けるに当たって注意すべき事項，予防接種を受けることが適当でない者，接種に協力する医師その他必要な事項が十分周知されること。その周知方法については，やむを得ない事情がある場合を除き，個別通知とし，確実な周知に努めること。

ヒトパピローマウイルス感染症の定期接種を行う際は，使用するワクチンについて，子宮頸がんそのものを予防する効果は現段階で証明されていないものの，子宮頸がんの原因となるがんに移行する前段階の病変の発生を予防する効果は確認されており，定期接種が子宮頸がんの予防を主眼としたものであることが適切に伝わるよう努めるものとし，また，Ｂ類疾病（インフルエンザ）の定期接種を行う際は，接種を受ける法律上の義務はなく，かつ，自らの意思で接種を希望する者のみに接種を行うものであることを明示した上で，上記内容が十分周知されること。

⑵　予防接種の対象者又はその保護者に対する周知を行う際は，必要に応じて，母子健康手帳の持参，費用等も併せて周知すること。なお，母子健康手帳の持参は必ずしも求めるものではないが，接種を受けた記録を本人が確認できるような措置を講じること。

⑶　近年，定期接種の対象者に外国籍の者が増えていることから，英文等による周知等に努めること。

⑷　麻しんの定期接種については，「麻しんに関する特定感染症予防指針」（平成19年厚生労働省告示第442号）において，第１期及び第２期の接種率目標を95％以上と定めていることから，予防接種を受けやすい環境を整え，接種率の向上を図ること。

3　予防接種実施状況の把握

⑴　既接種者及び未接種者の確認

予防接種台帳等の活用により，「7　予防接種の実施計画」で設定した接種予定時期を前提として，接種時期に応じた既接種者及び未接種者の数を早期のうちに確認し，管内における予防接種の実施状況について的確に把握すること。

⑵　未接種者への再度の接種勧奨

Ａ類疾病の定期接種の対象者について，本実施要領における実施時期を過ぎてもなお，接種を行っていない未接種者については，疾病罹患予防の重要性，当該予防接種の有効性，発生しうる副反応及び接種対象である期間について改めて周知した上で，本人及びその保護者への個別通知等を活用して，引き続き接種勧奨を行うこと。

⑶　定期的な健診の機会を利用した接種状況の確認

母子保健法（昭和40年法律第141号）に規定する健康診査（１歳６か月児健康診査）及び学校保健安全法（昭和33年法律第56号）に規定する健康診断（就学時の健康診断）の機会を捉え，市町村長は，定期接種の対象となっている乳幼児の接種状況について，保健所又は教育委員会と積極的に連携することにより，その状況を把握し，未接種者に対しては，引き続き接種勧奨を行うこと。

4　予防接種に関する周知

市町村長は，予防接種制度の概要，予防接種の有効性・安全性及び副反応その他接種に関する注意事項等について，十分な周知を図ること。

5　接種の場所

定期接種については，適正かつ円滑な予防接種の実施のため，市町村長の要請に応じて予防接種に協力する旨を承諾した医師が医療機関で行う個別接種を原則とすること。ただし，予防接種の実施に適した施設において集団を対象にして行うこと（集団接種）も差し支えない。

また，インフルエンザの定期接種の対象者について，接種を希望する者が寝たきり等の理由から，当該医療機関において接種を受けることが困難な場合においては，予防接種を実施する際の事故防止対策，副反応対策等の十分な準備がなされた場合に限り，当該医師による接種を希望する者が生活の根拠を有する自宅や入院施設等において実施しても差し支えない。これらの場合においては，「13　Ａ類疾病の定期接種を集団接種で実施する際の注意事項」に留意すること。

なお，市町村長は，学校等施設を利用して予防接種を行う場合は，管内の教育委員会等関係機関と緊密な連携を図り実施すること。

6　接種液

⑴　接種液の使用に当たっては，標示された接種液の種類，有効期限内であること及び異常な混濁，着色，異物の混入その他の異常がない旨を確認すること。

⑵　接種液の貯蔵は，生物学的製剤基準の定めるところによるほか，所定の温度が保たれていることを温度計によって確認できる冷蔵庫等を使用する方法によること。

また，凍結させないことなど，ワクチンによって留意事項があるので，それぞれ添付文書を確認の上，適切に貯蔵すること。

7　予防接種の実施計画

(1)　予防接種の実施計画の策定については，次に掲げる事項に留意すること。

ア　実施計画の策定に当たっては，地域医師会等の医療関係団体と十分協議するものとし，個々の予防接種が時間的余裕をもって行われるよう計画を策定すること。

　また，インフルエンザの定期接種については，接種希望者がインフルエンザの流行時期に入る前（通常は12月中旬頃まで）に接種を受けられるよう計画を策定すること。

イ　接種医療機関において，予防接種の対象者が他の患者から感染を受けることのないよう，十分配慮すること。

ウ　予防接種の判断を行うに際して注意を要する者（(ア)から(カ)までに掲げる者をいう。以下同じ。）について，接種を行うことができるか否か疑義がある場合は，慎重な判断を行うため，予防接種に関する相談に応じ，専門性の高い医療機関を紹介する等，一般的な対処方法等について，あらかじめ決定しておくこと。

(ア)　心臓血管系疾患，腎臓疾患，肝臓疾患，血液疾患，発育障害等の基礎疾患を有する者

(イ)　予防接種で接種後２日以内に発熱のみられた者及び全身性発疹等のアレルギーを疑う症状を呈したことがある者

(ウ)　過去にけいれんの既往のある者

(エ)　過去に免疫不全の診断がされている者及び近親者に先天性免疫不全症の者がいる者

(オ)　接種しようとする接種液の成分に対してアレルギーを呈するおそれのある者

(カ)　結核の予防接種にあっては，過去に結核患者との長期の接触がある者その他の結核感染の疑いのある者

(2)　市町村長は，予防接種の実施に当たっては，あらかじめ，予防接種を行う医師に対し実施計画の概要，予防接種の種類，接種対象者等について説明すること。

(3)　接種医療機関及び接種施設には，予防接種直後の即時性全身反応等の発生に対応するために必要な薬品及び用具等を備え，又は携行すること。

8　対象者の確認

接種前に，予防接種の通知書その他本人確認書類の提示を求める等の方法により，接種の対象者であることを慎重に確認すること。

なお，「子宮頸がん等ワクチン接種緊急促進事業の実施について」（平成22年11月26日厚生労働省健康局長，医薬食品局長連名通知）に基づき過去に一部接種した回数については，これを踏まえて，残りの接種回数を決定すること。

9　予診票

⑴　乳幼児や主に小学生が接種対象となっている定期接種（ジフテリア，百日せき，破傷風，急性灰白髄炎，麻しん，風しん，日本脳炎，結核，Hib感染症又は小児の肺炎球菌感染症）については様式第二予防接種予診票（乳幼児・小学生対象）を，ヒトパピローマウイルス感染症の定期接種のうち，接種を受ける者に保護者が同伴する場合及び接種を受ける者が既婚者の場合については様式第三ヒトパピローマウイルス予防接種予診票（保護者が同伴する場合，受ける人が既婚の場合）を，接種を受ける者に保護者が同伴しない場合については様式第四ヒトパピローマウイルス感染症予防接種予診票（保護者が同伴しない場合）を，インフルエンザの定期接種については様式第五予防接種予診票を参考にして予診票を作成すること。

なお，予診票については，予防接種の種類により異なる紙色のものを使用すること等により予防接種の実施に際して混同を来さないよう配慮すること。

⑵　作成した予診票については，あらかじめ保護者に配布し，各項目について記入するよう求めること。

⑶　市町村長は，接種後に予診票を回収し，文書管理規程等に従い，少なくとも５年間は適正に管理・保存すること。

10　予診並びに予防接種不適当者及び予防接種要注意者

⑴　接種医療機関及び接種施設において，問診，検温，視診，聴診等の診察を接種前に行い，予防接種を受けることが適当でない者又は予防接種の判断を行うに際して注意を要する者に該当するか否かを調べること（以下「予診」という。）。

⑵　個別接種については，原則，保護者の同伴が必要であること。

ただし，政令第１条の２第２項の規定による対象者に対して行う予防接種，政令附則第４項による日本脳炎の定期接種及びヒトパピローマウイルス感染症の定期接種（いずれも13歳以上の者に接種する場合に限る。）において，あらかじめ，接種することの保護者の同意を予診票上の保護者自署欄にて確認できた者については，保護者の同伴を要しないものとする。

また，接種の実施に当たっては，被接種者本人が予防接種不適当者又は予防接種要注意者か否かを確認するために，予診票に記載されている質問事項に対する回答に関する本人への問診を通じ，診察等を実施したうえで，必要に応じて保護者に連絡するなどして接種への不適当要件の事実関係等を確認するための予診に努めること。

なお，被接種者が既婚者である場合は，この限りではない。

⑶　乳幼児に対して定期接種を行う場合は，保護者に対し，接種前に母子健康手帳の提示を求めること。

⑷　インフルエンザの定期接種の実施に際しては，接種を受ける法律上の義務がないことから，対象者が自らの意思で接種を希望していることを確認すること。対象者の意思の確認が容易でない場合は，家族又はかかりつけ医の協力を得て，その意思を確認することも差し支えないが，明確に対象者の意思を確認できない場

合は，接種してはならないこと。

⑸ 予診の結果，異常が認められ，予防接種実施規則（昭和33年厚生省令第27号以下「実施規則」という。）第6条に規定する者に該当する疑いのある者と判断される者に対しては，当日は接種を行わず，必要があるときは，精密検査を受けるよう指示すること。この場合，インフルエンザの定期接種については，法の趣旨を踏まえ，積極的な接種勧奨とならないよう特に留意すること。なお，インフルエンザの定期接種で接種後2日以内に発熱のみられた者及び全身性発疹等のアレルギーを疑う症状を呈したことがある者は，予防接種法施行規則（昭和23年厚生省令第36号。以下「施行規則」という。）第2条第7号に該当することに留意すること。

⑹ 予防接種の判断を行うに際して注意を要する者については，被接種者の健康状態及び体質を勘案し，慎重に予防接種の適否を判断するとともに，説明に基づく同意を確実に得ること。

11 予防接種後副反応等に関する説明及び同意

予診の際は，予防接種の有効性・安全性，予防接種後の通常起こり得る副反応及びまれに生じる重い副反応並びに予防接種健康被害救済制度について，定期接種の対象者又はその保護者がその内容を理解し得るよう適切な説明を行い，予防接種の実施に関して文書により同意を得た場合に限り接種を行うものとすること。

ただし，政令第1条の2第2項の規定による対象者に対して行う予防接種，政令附則第4項による日本脳炎の定期接種及びヒトパピローマウイルス感染症の定期接種（いずれも13歳以上の者に接種する場合に限る。）において，保護者が接種の場に同伴しない場合には，予防接種の有効性・安全性，予防接種後の通常起こり得る副反応及びまれに生じる重い副反応並びに予防接種健康被害救済制度についての説明を事前に理解する必要があるため，様式第四予診票を参考に，説明に関する情報を含有している予診票を作成した上で，事前に保護者に配布し，保護者がその内容に関する適切な説明を理解したこと及び予防接種の実施に同意することを当該予診票により確認できた場合に限り接種を行うものとすること。

なお，児童福祉施設等において，接種の機会ごとに保護者の文書による同意を得ることが困難であることが想定される場合には，当該施設等において，保護者の包括的な同意文書を事前に取得しておくことも差し支えなく，また，被接種者が既婚者である場合は，被接種者本人の同意にて足りるものとする。

12 接種時の注意

⑴ 予防接種を行うに当たっては，次に掲げる事項を遵守すること。

ア 予防接種に従事する者は，手指を消毒すること。

イ 接種液の使用に当たっては，有効期限内のものを均質にして使用すること。

ウ バイアル入りの接種液は，栓及びその周囲をアルコール消毒した後，栓を取り外さないで吸引すること。

エ 接種液が入っているアンプルを開口するときは，開口する部分をあらかじめアルコール消毒すること。

オ　結核及びヒトパピローマウイルス感染症以外の予防接種にあっては，原則として上腕伸側に皮下接種により行う。接種前には接種部位をアルコール消毒し，接種に際しては注射針の先端が血管内に入っていないことを確認すること。同一部位への反復しての接種は避けること。

カ　結核の予防接種にあっては，接種前に接種部位をアルコール消毒し，接種に際しては接種部位の皮膚を緊張させ，ワクチンの懸濁液を上腕外側のほぼ中央部に滴下塗布し，９本針植付けの経皮用接種針（管針）を接種皮膚面に対してほぼ垂直に保ちこれを強く圧して行うこと。接種数は２箇とし，管針の円跡は相互に接するものとすること。

キ　ヒトパピローマウイルス感染症の予防接種にあっては，ワクチンの添付文書の記載に従って，原則として上腕の三角筋部又は大腿四頭筋に筋肉内注射する。接種前に接種部位をアルコール消毒し，接種に際しては注射針の先端が血管内に入っていないことを確認すること。同一部位への反復しての接種は避けること。

ク　接種用具等の消毒薬は，十分な濃度のものを使用すること。

(2)　被接種者及び保護者に対して，次に掲げる事項を要請すること。

ア　接種後は，接種部位を清潔に保ち，接種当日は過激な運動を避けるよう注意し，又は注意させること。

イ　接種後，接種局所の異常反応や体調の変化を訴える場合は，速やかに医師の診察を受け，又は受けさせること。

ウ　被接種者又は保護者は，イの場合において，被接種者が医師の診察を受けたときは，速やかに当該予防接種を行った市町村（特別区を含む。以下同じ。）の担当部局に連絡すること。

13　Ａ類疾病の定期接種を集団接種で実施する際の注意事項

(1)　実施計画の策定

予防接種の実施計画の策定に当たっては，予防接種を受けることが適当でない者を確実に把握するため，特に十分な予診の時間を確保できるよう留意すること。

(2)　接種会場

ア　冷蔵庫等の接種液の貯蔵設備を有するか，又は接種液の貯蔵場所から短時間で搬入できる位置にあること。

イ　２種類以上の予防接種を同時に行う場合は，それぞれの予防接種の場所が明確に区別され，適正な実施が確保されるよう配慮すること。

(3)　接種用具等の整備

ア　接種用具等，特に注射針，体温計等多数必要とするものは，市町村が準備しておくこと。

イ　注射器は，２ミリリットル以下のものを使用すること。

ウ　接種用具等を滅菌する場合は，煮沸以外の方法によること。

⑷ 予防接種の実施に従事する者

ア 予防接種を行う際は，予診を行う医師１名及び接種を行う医師１名を中心とし，これに看護師，保健師等の補助者２名以上及び事務従事者若干名を配して班を編制し，各班員が行う業務の範囲をあらかじめ明確に定めておくこと。

イ 班の中心となる医師は，あらかじめ班員の分担する業務について必要な指示及び注意を行い，各班員はこれを遵守すること。

⑸ 安全基準の遵守

市町村長は，医療機関以外での予防接種の実施においては，被接種者に副反応が起こった際に応急対応が可能なように下記における安全基準を確実に遵守すること。

ア 経過観察措置

市町村長は，予防接種が終了した後に，短時間のうちに，被接種者の体調に異変が起きても，その場で応急治療等の迅速な対応ができるよう，接種が終わった者の身体を落ち着かせ，本人，接種に関わった医療従事者又は実施市町村の職員が接種が終わった者の身体の症状を観察できるように，接種後ある程度の時間は接種会場に止まらせること。

イ 応急治療措置

市町村長は，予防接種後，被接種者にアナフィラキシーショックやけいれん等の重篤な副反応がみられたとしても，応急治療ができるよう救急処置物品（血圧計，静脈路確保用品，輸液，エピネフリン・抗ヒスタミン剤・抗けいれん剤・副腎皮質ステロイド剤等の薬液，喉頭鏡，気管チューブ，蘇生バッグ等）を準備すること。

ウ 救急搬送措置

市町村長は，被接種者に重篤な副反応がみられた場合，速やかに医療機関における適切な治療が受けられるよう，医療機関への搬送手段を確保するため，市町村にて保有する車両を活用すること又は，事前に緊急車両を保有する消防署及び近隣医療機関等と接種実施日等に関して，情報共有し，連携を図ること。

⑹ 保護者の同伴要件

集団接種については，原則，保護者の同伴が必要であること。

ただし，政令第１条の２第２項の規定による対象者に対して行う予防接種，政令附則第４項による日本脳炎の定期接種及びヒトパピローマウイルス感染症の定期接種（いずれも13歳以上の者に接種する場合に限る。）において，あらかじめ，接種することの保護者の同意を予診票上の保護者自署欄にて確認できた者については，保護者の同伴を要しないものとする。

また，接種の実施に当たっては，被接種者本人が予防接種不適当者又は予防接種要注意者か否かを確認するために，予診票に記載されている質問事項に対する回答内容に関する本人への問診を通じ，診察等を実施したうえで，必要に応じて保護者に連絡するなどして接種への不適当要件の事実関係等を確認するための予診に努めること。

なお，被接種者が既婚者である場合は，この限りではない。

(7) 予防接種を受けることが適当でない状態の者への注意事項

予診を行う際は，接種場所に予防接種を受けることが適当でない状態等の注意事項を掲示し，又は印刷物を配布して，保護者等から予防接種の対象者の健康状態，既往症等の申出をさせる等の措置をとり，接種を受けることが不適当な者の発見を確実にすること。

(8) 女性に対する接種の注意事項

政令第１条の２第２項の規定による対象者に対して行う予防接種，政令附則第４項で定める日本脳炎の定期接種及びヒトパピローマウイルス感染症の定期接種対象者のうち，13歳以上の女性への接種に当たっては，妊娠中若しくは妊娠している可能性がある場合には原則接種しないこととし，予防接種の有益性が危険性を上回ると判断した場合のみ接種できる。このため，接種医は，入念な予診が尽くされるよう，予診票に記載された内容だけで判断せず，必ず被接種者本人に，口頭で記載事実の確認を行うこと。また，その際，被接種者本人が事実を話しやすいような環境づくりに努めるとともに，本人のプライバシーに十分配慮すること。

14　予防接種に関する記録及び予防接種済証の交付

(1) 予防接種を行った際は，施行規則に定める様式による予防接種済証を交付すること。

(2) 予防接種を行った際，母子健康手帳に係る乳児又は幼児については，(1)に代えて，母子健康手帳に予防接種の種類，接種年月日その他の証明すべき事項を記載すること。

15　予防接種の実施の報告

市町村長は，定期接種を行ったときは，政令第７条の規定による報告を「地域保健・老人保健事業報告」（厚生労働省大臣官房統計情報部作成）の作成要領に従って行うこと。

16　都道府県の麻しん対策の会議への報告

「麻しんに関する特定感染症予防指針」（平成19年厚生労働省告示第442号）に基づき，都道府県知事は，管内市町村長と連携し，管内における麻しんの予防接種実施状況等を適宜把握し，都道府県を単位として設置される麻しん対策の会議に速やかに報告すること。

17　他の予防接種との関係

(1) 乾燥弱毒生麻しん風しん混合ワクチン，乾燥弱毒生麻しんワクチン，乾燥弱毒生風しんワクチン又は，経皮接種用乾燥BCGワクチンを接種した日から別の種類の予防接種を行うまでの間隔は，27日以上おくこと。沈降精製百日せきジフテリア破傷風不活化ポリオ混合ワクチン，沈降精製百日せきジフテリア破傷風混合ワクチン，不活化ポリオワクチン，乾燥細胞培養日本脳炎ワクチン，沈降ジフテリア破傷風混合トキソイド，乾燥ヘモフィルスｂ型ワクチン，沈降７価肺炎球菌結合型ワクチン及び組換え沈降２価（４価）ヒトパピローマウイルス様粒子ワクチンを接種した日から別の種類の予防接種を行うまでの間隔は，６日以上おくこと。

(2)　２種類以上の予防接種を同時に同一の接種対象者に対して行う同時接種（混合ワクチンを使用する場合を除く。）は，医師が特に必要と認めた場合に行うことができること。

18　長期にわたり療養を必要とする疾病にかかった者等の定期接種の機会の確保

(1)　インフルエンザを除く法の対象疾病（以下「特定疾病」という。）について，それぞれ政令で定める予防接種の対象者であった者（当該特定疾病にかかっている者又はかかったことのある者その他施行規則第２条各号に規定する者を除く。）であって，当該予防接種の対象者であった間に，(2)の特別の事情があることにより予防接種を受けることができなかったと認められる者については，当該特別の事情がなくなった日から起算して２年を経過する日までの間（(3)の場合を除く。），当該特定疾病の定期接種の対象者とすること。

(2)　特別の事情

ア　次の(ア)から(ウ)までに掲げる疾病にかかったこと（やむを得ず定期接種を受けることができなかった場合に限る。）

(ア)　重症複合免疫不全症，無ガンマグロブリン血症その他免疫の機能に支障を生じさせる重篤な疾病

(イ)　白血病，再生不良性貧血，重症筋無力症，若年性関節リウマチ，全身性エリテマトーデス，潰瘍性大腸炎，ネフローゼ症候群その他免疫の機能を抑制する治療を必要とする重篤な疾病

(ウ)　(ア)又は(イ)の疾病に準ずると認められるもの

(注)　上記に該当する疾病の例は，別表に掲げるとおりである。ただし，これは，別表に掲げる疾病にかかったことのある者又はかかっている者が一律に予防接種不適当者であるということを意味するものではなく，予防接種実施の可否の判断は，あくまで予診を行う医師の診断の下，行われるべきものである。

イ　臓器の移植を受けた後，免疫の機能を抑制する治療を受けたこと（やむを得ず定期接種をうけることができなかった場合に限る。）

ウ　医学的知見に基づきア又はイに準ずると認められるもの

(3)　対象期間の特例

ア　ジフテリア，百日せき，急性灰白髄炎及び破傷風については，15歳（沈降精製百日せきジフテリア破傷風不活化ポリオ混合ワクチンを使用する場合に限る。）に達するまでの間

イ　結核については，４歳に達するまでの間

ウ　Hib感染症及び小児の肺炎球菌感染症については，10歳に達するまでの間

(4)　留意事項

市町村は，(2)の「特別の事情」があることにより定期接種を受けることができ

なかったかどうかについては，被接種者が疾病にかかっていたことや，やむを得ず定期接種を受けることができなかったと判断した理由等を記載した医師の診断書や当該者の接種歴等により総合的に判断すること。

(5)　厚生労働省への報告

上記に基づき予防接種を行った市町村長は，被接種者の接種時の年齢，当該者がかかっていた疾病の名称等特別の事情の内容，予防接種を行った疾病，接種回数等を，任意の様式により速やかに厚生労働省健康局結核感染症課に報告すること。

19　他の市町村での予防接種

保護者が里帰り等の理由により，居住地以外の市町村で定期接種を受けることを希望する場合，予防接種を受ける機会を確保する観点から，居住地以外の医療機関と委託契約を行う，居住地の市町村長から里帰り先の市町村長へ予防接種の実施を依頼する等の配慮をすること。

20　予防接種時の事故の報告

市町村長は，定期接種を実施する際，予防接種に係る事故の発生防止に努めるとともに，事故の発生を迅速に把握できる体制をとり，万が一，誤った用法用量でワクチンを接種した，有効期限の切れたワクチンを接種した等の重大な健康被害につながるおそれのある事故を把握した場合には，以下の(1)から(8)までの内容を任意の様式に記載し，都道府県を経由して，厚生労働省健康局結核感染症課に速やかに報告すること。

なお，接種間隔の誤りなど，直ちに重大な健康被害につながる可能性が低い事故については，都道府県が管内の市町村で毎年４月１日～翌年３月31日までに発生した事故をとりまとめの上，その事故の態様毎の件数のみを毎年４月30日までに厚生労働省健康局結核感染症課に報告すること。

(1)　予防接種を実施した機関

(2)　ワクチンの種類，メーカー，ロット番号

(3)　予防接種を実施した年月日（事故発生日）

(4)　事故に係る被接種者数

(5)　事故の概要と原因

(6)　市町村長の講じた事故への対応（公表の有無を含む。）

(7)　健康被害発生の有無（健康被害が発生した場合は，その内容）

(8)　今後の再発防止策

21　副反応報告

法の規定による副反応報告については，「定期の予防接種等による副反応の報告等の取扱いについて」（平成25年３月30日付健発0330第３号，薬食発0330第１号厚生労働省健康局長，医薬食品局長連名通知）を参照すること。

第２　各論

１　ジフテリア，百日せき，急性灰白髄炎及び破傷風の定期接種

⑴　ジフテリア，百日せき，急性灰白髄炎及び破傷風について同時に行う第１期の予防接種は，沈降精製百日せきジフテリア破傷風不活化ポリオ混合ワクチンを使用し，初回接種については生後３月に達した時から生後12月に達するまでの期間を標準的な接種期間として20日から56日までの間隔をおいて３回，追加接種については初回接種終了後12月に達した時から18月に達するまでの期間を標準的な接種期間として１回行うこと。

⑵　ジフテリア，百日せき及び急性灰白髄炎について，ジフテリア，急性灰白髄炎及び破傷風について又は百日せき，急性灰白髄炎及び破傷風について同時に行う第１期の予防接種は，⑴と同様とすること。

⑶　ジフテリア，百日せき及び破傷風について同時に行う第１期の予防接種は，沈降精製百日せきジフテリア破傷風不活化ポリオ混合ワクチン又は沈降精製百日せきジフテリア破傷風混合ワクチンを使用し，初回接種については生後３月に達した時から生後12月に達するまでの期間を標準的な接種期間として20日から56日までの間隔をおいて３回，追加接種については初回接種終了後12月に達した時から18月に達するまでの期間を標準的な接種期間として１回行うこと。

⑷　ジフテリア及び百日せきについて又は百日せき及び破傷風について同時に行う第１期の予防接種は，⑶と同様とすること。

⑸　ジフテリア及び急性灰白髄炎について，百日せき及び急性灰白髄炎について又は急性灰白髄炎及び破傷風について同時に行う第１期の予防接種は，⑴と同様とすること。

⑹　ジフテリア及び破傷風について同時に行う第１期の予防接種は，沈降精製百日せきジフテリア破傷風不活化ポリオ混合ワクチン又は沈降精製百日せきジフテリア破傷風混合ワクチンを使用した時は，初回接種については生後３月に達した時から生後12月に達するまでの期間を標準的な接種期間として20日から56日までの間隔をおいて３回，追加接種については初回接種終了後12月に達した時から18月に達するまでの期間を標準的な接種期間として１回行うこと。

また，沈降ジフテリア破傷風混合トキソイドを使用した時は，初回接種については生後３月に達した時から生後12月に達するまでの期間を標準的な接種期間として20日から56日までの間隔をおいて２回，追加接種については初回接種終了後12月に達した時から18月に達するまでの期間を標準的な接種期間として１回行うこと。

⑺　ジフテリア又は破傷風の第１期の予防接種は，⑹と同様とすること。

⑻　百日せきの第１期の予防接種は，⑶と同様とすること。

⑼　急性灰白髄炎の予防接種は，沈降精製百日せきジフテリア破傷風不活化ポリオ混合ワクチンを使用した時は，初回接種については生後３月に達した時から生後12月に達するまでの期間を標準的な接種期間として20日から56日までの間隔をお

いて３回，追加接種については初回接種終了後12月に達した時から18月に達するまでの期間を標準的な接種期間として１回行うこと。

また，不活化ポリオワクチンを使用したときは，初回接種については，生後３月に達した時から生後12月に達するまでの期間を標準的な接種期間として，20日以上の間隔をおいて３回，追加接種については初回接種終了後12月に達した時から18月に達するまでの期間を標準的な接種期間として１回行うこと。

⑽　第１期の予防接種の初回接種においては，沈降精製百日せきジフテリア破傷風不活化ポリオ混合ワクチン，沈降精製百日せきジフテリア破傷風混合ワクチン又は沈降ジフテリア破傷風混合トキソイドのうちから，使用するワクチンを選択することが可能な場合であっても，原則として，同一種類のワクチンを必要回数接種すること。

⑾　第１期の予防接種の初回接種においては，発熱や急性疾患等のやむを得ない事情により，20日から56日までの間隔で，接種が実施できなかった者については，その要因が解消された後，政令で定める接種の期間内に，速やかに実施した場合，当該接種間隔を超えて接種したとしても，接種間隔内における接種とみなすこととしており，定期予防接種として取り扱うものとする。

⑿　ジフテリア及び破傷風について同時に行う第２期の予防接種は，沈降ジフテリア破傷風混合トキソイドを使用し，11歳に達した時から12歳に達するまでの期間を標準的な接種期間として１回行うこと。

⒀　ジフテリア又は破傷風の第２期の予防接種は，(12）と同様とすること。

⒁　ジフテリア，百日せき，急性灰白髄炎又は破傷風のいずれかの既罹患者においては，既罹患疾病以外の疾病に係る予防接種のために既罹患疾病に対応するワクチン成分を含有する混合ワクチンを使用することを可能とする。

ただし，第２期の予防接種に使用するワクチンは沈降ジフテリア破傷風混合トキソイドのみとする。

⒂　急性灰白髄炎の予防接種については，次のことに留意すること。

ア　急性灰白髄炎の予防接種の対象者については，原則として，平成24年９月１日より前の接種歴に応じた接種回数とすることから，予防接種台帳による確認や保護者からの聞き取り等を十分に行い，接種歴の把握に努める必要があること。

イ　平成24年９月１日より前に経口生ポリオワクチンを１回接種した者については，平成24年９月１日以降は，急性灰白髄炎の初回接種を１回受けたものとみなす。なお，平成24年９月１日より前に経口生ポリオワクチンを２回接種した者は，定期接種として受けることはできないこと。

ウ　平成24年９月１日より前に海外等で不活化ポリオワクチンの接種を受けた者は，医師の判断と保護者の同意に基づき，既に接種した回数分の急性灰白髄炎の初回接種を受けたものとしてみなすことができること。

エ　不活化ポリオワクチンの接種方法については，平成24年９月から一定期間（３

年程度）経過後は，20日から56日までの間隔を置いて接種することとする予定であること。

2　麻しん又は風しんの定期接種

⑴　対象者

ア　麻しん又は風しんの第１期の予防接種は，乾燥弱毒生麻しんワクチン又は乾燥弱毒生風しんワクチン若しくは乾燥弱毒生麻しん風しん混合ワクチンにより，生後12月から生後24月に至るまでの間にある者に対し，１回行うこと。この場合においては，早期の接種機会を確保すること。

イ　麻しん又は風しんの第２期の予防接種は，乾燥弱毒生麻しんワクチン又は乾燥弱毒生風しんワクチン若しくは乾燥弱毒生麻しん風しん混合ワクチンにより，５歳以上７歳未満の者であって，小学校就学の始期に達する日の１年前の日から当該始期に達する日の前日までの間にあるもの（小学校就学前の1年間にある者）に対し，１回行うこと。

⑵　混合ワクチンの使用

麻しん及び風しんの第１期又は第２期の予防接種において，麻しん及び風しんの予防接種を同時に行う場合は，乾燥弱毒生麻しん風しん混合ワクチンを使用すること。

⑶　接種液の用法

乾燥弱毒生麻しんワクチン，乾燥弱毒生風しんワクチン及び乾燥弱毒生麻しん風しん混合ワクチンは，溶解後にウイルス力価が急速に低下することから，溶解後速やかに接種すること。

⑷　一部の疾病に既罹患である場合の混合ワクチン接種

麻しん又は風しんの既罹患者においては，既罹患疾病以外の疾病に係る予防接種のために既罹患疾病に対応するワクチン成分を含有する混合ワクチンを使用することを可能とする。

3　日本脳炎の定期接種

⑴　日本脳炎の第１期の予防接種は，乾燥細胞培養日本脳炎ワクチンにより，初回接種については３歳に達した時から４歳に達するまでの期間を標準的な接種期間として６日から28日までの間隔をおいて２回，追加接種については，初回接種終了後おおむね１年を経過した時期に，４歳に達した時から５歳に達するまでの期間を標準的な接種期間として１回行うこと。

⑵　第２期の予防接種は，乾燥細胞培養日本脳炎ワクチンにより，９歳に達した時から10歳に達するまでの期間を標準的な接種期間として１回行うこと。

⑶　予防接種の特例

ア　実施規則附則第４条の対象者（平成19年４月２日から平成21年10月１日に生まれた者で，平成22年３月31日までに日本脳炎の第１期の予防接種が終了していない者で，生後６月から90月又は９歳以上１3歳未満にある者）

㋐　実施規則附則第４条第１項により，残り２回の日本脳炎の予防接種を行う場合は，乾燥細胞培養日本脳炎ワクチンにより，６日以上の間隔をおいて２回接種すること。なお，既に接種済みの１回と今回の接種間隔については，６日以上の間隔をおくこと。

(イ)　実施規則附則第４条第１項により，残り１回の日本脳炎の予防接種を行う場合は，乾燥細胞培養日本脳炎ワクチンにより，１回接種すること。なお，既に接種済みの２回と今回の接種間隔については，６日以上の間隔をおくこと。

(ウ)　実施規則附則第４条第２項による日本脳炎の予防接種は，乾燥細胞培養日本脳炎ワクチンにより，６日から28日までの間隔をおいて２回，追加接種については２回接種後概ね１年を経過した時期に１回接種すること。

イ　実施規則附則第５条の対象者（平成７年４月２日から平成19年４月１日に生まれた者で，20歳未満にある者：平成17年５月30日の積極的勧奨の差し控えによって第１期，第２期の接種が行われていない可能性がある者）

(ア)　実施規則附則第５条第１項により，残り３回の日本脳炎の予防接種を行う場合（第１期の初回接種を１回受けた者）は，乾燥細胞培養日本脳炎ワクチンにより，６日以上の間隔をおいて残り２回の第１期接種を行うこととし，第２期接種は，９歳以上の者に対して，第１期終了後６日以上の間隔をおいて行うこと。

(イ)　実施規則附則第５条第１項により，残り２回の日本脳炎の予防接種を行う場合（第１期の初回接種が終了した者）は，乾燥細胞培養日本脳炎ワクチンにより，６日以上の間隔をおいて第１期追加接種を行うこととし，第２期接種は，９歳以上の者に対して，第１期終了後６日以上の間隔をおいて行うこと。

(ウ)　実施規則附則第５条第１項により，残り１回の日本脳炎の予防接種を行う場合（第１期の予防接種が終了した者）は，乾燥細胞培養日本脳炎ワクチンにより，第２期接種として，９歳以上の者に対して，第１期接種終了後６日以上の間隔をおいて行うこと。

(エ)　実施規則附則第５条第２項から第５項による日本脳炎の予防接種は，乾燥細胞培養日本脳炎ワクチンにより，第１期の初回接種として６日から28日までの間隔をおいて２回，追加接種については初回接種後おおむね１年を経過した時期に１回接種すること。第２期接種は，９歳以上の者に対して第１期接種終了後，６日以上の間隔をおいて１回接種すること。

(4)　平成25年度における予防接種の特例に係る積極的な勧奨

ア　対象者

平成17年５月30日から平成22年３月31日までの積極的な勧奨の差し控えにより，平成25年度に７歳となる者（平成18年４月２日から平成19年４月１日までに生まれた者）及び８歳となる者（平成17年４月２日から平成18年４月１日までに生まれた者）については，第１期の初回接種が，９歳（平成16年４月２日から平成17年４月１日までに生まれた者）及び10歳（平成15年４月２日から平成16年４月１日までに生まれた者）については，第１期の追加接種が，18歳となる者（平成７年４月２日から平成８年４月１日までに生まれた者）については，第２期の接種が，それぞれ十分に行われていないことから，(3)の接種方法に沿って，平成25年度中に予防接種の積極的な勧奨を行うこと。

イ　積極的な勧奨に当たって，個別通知を行う際には，予防接種台帳を確認して予防接種を完了していない者にのみ通知を行う方法又は対象年齢の全員に通知した上で，接種時に母子健康手帳等により残りの接種すべき回数を確認する方法のいずれの方法でも差し支えない。

ウ　積極的勧奨の差し控えが行われていた期間に，定期接種の対象者であった者のうち，第１期接種（初回接種及び追加接種）を完了していた者に対しては，市町村長等が実施可能な範囲で，第２期接種の積極的勧奨を行っても差し支えない。

なお，上記以外の者に対する第２期接種の積極的勧奨については，ワクチンの供給量等を踏まえつつ，平成26年度以降，年齢の高い者から順に，できるだけ早期に積極的な勧奨を実施することとしている。

(5)　厚生労働省においては，厚生労働省ホームページ等を通じて，日本脳炎の予防接種の対応等に係る情報を提供することとしている。

これらの情報を活用して，保護者等に対し，疾患の特性及び感染のリスクが高い者等に関すること並びに平成25年度の予防接種シーズンにおいて予定されているワクチンの供給量では，積極的な勧奨の差し控えにより接種機会を逸した全ての者に対する十分な接種機会の提供が困難な場合があることについて，情報提供を行うこと。

(6)　第１期の初回接種及び追加接種並びに実施規則附則第４条第２項，第５条第３項及び第４項の規定による接種においては，発熱や急性疾患等のやむを得ない事情により，６日から28日までの間隔又はおおむね１年が経過した時期で接種が実施できなかった者については，その要因等が解消された後，政令で定める接種の期間内に，速やかに実施した場合，当該接種間隔を超えて接種したとしても，接種間隔内における接種とみなすこととしており，定期接種として取り扱うものとする。

4　結核の定期接種

(1)　結核の予防接種は，経皮接種用乾燥BCGワクチンを使用し，生後５月に達した時から生後８月に達するまでの期間を標準的な接種期間として１回行うこと。

ただし，結核の発生状況等市町村の実情に応じて，上記の標準的な接種期間以外の期間に行うことも差し支えない。

(2)　コッホ現象について

健常者がBCGを初めて接種した場合は，接種後10日頃に針痕部位に発赤が生じ，接種後１月から２月までの頃に化膿巣が出現する。

一方，結核既感染者にあっては，接種後10日以内に接種局所の発赤・腫脹及び針痕部位の化膿等を来たし，通常２週間から４週間後に消炎，瘢痕化し，治癒する一連の反応が起こることがあり，これをコッホ現象という。これは，BCG再接種においてみられる反応と同一の性質のものが結核感染後の接種において比較的強く出現したものである。

(3) コッホ現象出現時の対応

ア 保護者に対する周知

市町村は，予防接種の実施に当たって，コッホ現象に関する情報提供及び説明を行い，次の事項を保護者に周知しておくこと。

(ア) コッホ現象と思われる反応が被接種者にみられた場合は，速やかに接種医療機関を受診させること。

(イ) コッホ現象が出現した場合は，接種局所を清潔に保つ以外の特別の処置は不要である。反応が起こってから，びらんや潰瘍が消退するまでの経過がおおむね４週間を超える等治癒が遷延する場合は，混合感染の可能性もあることから，接種医療機関を受診させること。

イ 市町村長におけるコッホ現象事例報告書の取扱い

市町村長は，あらかじめ様式第六のコッホ現象事例報告書を管内の医療機関に配布し，医師がコッホ現象を診断した場合に，保護者の同意を得て，直ちに当該被接種者が予防接種を受けた際の居住区域を管轄する市町村長へ報告するよう協力を求めること。

また，市町村長は，医師からコッホ現象の報告を受けた場合は，保護者の同意を得て，コッホ現象事例報告書を都道府県知事に提出すること。

ウ 都道府県知事のコッホ現象事例報告書の取扱い

都道府県知事は，市町村長からコッホ現象の報告を受けた場合は，厚生労働大臣あてにコッホ現象事例報告書の写し（個人情報に係る部分を除く。）を提出すること。

エ コッホ現象事例報告書等における個人情報の取扱い

イにおいて，保護者の同意が得られない場合は，個人情報を除く事項をそれぞれ報告及び提出すること。

5 Hib感染症の定期接種

Hib感染症の予防接種は，初回接種の開始時の月齢ごとに以下の方法により行うこととし，(1)の方法を標準的な接種方法とすること。

(1) 初回接種開始時に生後２月から生後７月に至るまでの間にある者

乾燥ヘモフィルスｂ型ワクチンを使用し，初回接種については27日（医師が必要と認めた場合には20日）から56日までの間隔をおいて３回，追加接種については初回接種終了後７月から13月までの間隔をおいて1回行うこと。

(2) 初回接種開始時に生後７月に至った日の翌日から生後12月に至るまでの間にある者

乾燥ヘモフィルスｂ型ワクチンを使用し，初回接種については27日（医師が必要と認めた場合には，20日）から56日までの間隔をおいて２回，追加接種については初回接種終了後７月から13月までの間隔をおいて１回行うこと。

(3)　初回接種開始時に生後12月に至った日の翌日から生後60月に至るまでの間にある者

乾燥ヘモフィルスｂ型ワクチンを使用し，１回行うこと。なお，政令第１条の２第２項の規定による対象者に対しても同様とすること。

(4)　(1)及び(2)の初回接種及び追加接種において，発熱や急性疾患等のやむを得ない事情により，27日（医師が必要と認めた場合には20日）から56日までの間隔又は７月から13月までの間隔で接種が実施できなかった者については，その要因が解消された後，政令で定める接種の期間内に，速やかに実施した場合，当該接種間隔を超えて接種したとしても，接種間隔内における接種とみなすこととしており，定期接種として取り扱うものとする。

6　小児の肺炎球菌感染症の定期接種

小児の肺炎球菌感染症の予防接種は，初回接種の開始時の月齢ごとに以下の方法により行うこととし，(1)の方法を標準的な接種方法とすること。

(1)　初回接種開始時に生後２月から生後７月に至るまでの間にある者

沈降７価肺炎球菌結合型ワクチンを使用し，初回接種については27日以上の間隔をおいて３回，追加接種については生後12月から生後15月に至るまでの間を標準的な接種期間として，初回接種終了後60日以上の間隔をおいて１回行うこと。ただし，初回２回目及び３回目の接種は，生後12月に至るまでに行うこととし，それを超えた場合は行わないこと（追加接種は実施可能）。

(2)　初回接種開始時に生後７月に至った日の翌日から生後12月に至るまでの間にある者

沈降７価肺炎球菌結合型ワクチンを使用し，初回接種については27日以上の間隔をおいて２回，追加接種については生後12月以降に，初回接種終了後60日以上の間隔をおいて１回行うこと。ただし，初回２回目の接種は，生後12月に至るまでに行うこととし，それを超えた場合は行わないこと（追加接種は実施可能）。

(3)　初回接種開始時に生後12月に至った日の翌日から生後24月に至るまでの間にある者

沈降７価肺炎球菌結合型ワクチンを使用し，60日以上の間隔をおいて２回行うこと。

(4)　初回接種開始時に生後24月に至った日の翌日から生後60月に至るまでの間にある者

沈降７価肺炎球菌結合型ワクチンを使用し，１回行うこと。なお，政令第１条の２第２項の規定による対象者に対しても同様とすること。

7　ヒトパピローマウイルス感染症の定期接種

(1)　ヒトパピローマウイルス感染症の予防接種に，組換え沈降２価ヒトパピローマウイルス様粒子ワクチンを使用する場合には，13歳となる日の属する年度の初日から当該年度の末日までの間を標準的な接種期間とし，標準的な接種方法として，1月の間隔をおいて2回行った後，初回1回目の接種から6月の間隔をおいて1回行うこと。ただし，やむを得ず接種間隔の変更が必要な場合は，1月から2月半までの間隔をおいて2回行った後，初回1回目の接種から5月から12月の間隔をおいて1回行うこと。

(2) ヒトパピローマウイルス感染症の予防接種に，組換え沈降4価ヒトパピローマウイルス様粒子ワクチンを使用する場合には，13歳となる日の属する年度の初日から当該年度の末日までの間を標準的な接種期間とし，標準的な接種方法として，2月の間隔をおいて2回行った後，初回1回目の接種から6月の間隔をおいて1回行うこと。ただし，当該方法をとることができない場合は，1月以上の間隔をおいて2回行った後，初回2回目の接種から3月以上の間隔をおいて1回行うこと。

(3) (1)の場合，発熱や急性疾患等のやむを得ない事情により，上記に定める間隔の間に接種が実施できなかった者については，その要因が解消された後，政令で定める接種の期間内に，速やかに実施した場合，当該接種間隔を超えて接種したとしても，接種間隔内における接種とみなすこととしており，定期接種として取り扱うものとする。

(4) 組換え沈降2価ヒトパピローマウイルス様粒子ワクチンと組換え沈降4価ヒトパピローマウイルス様粒子ワクチンの互換性に関する安全性，免疫原性，有効性に関するデータはないことから，同一の者に両ワクチンを使用せず，同一のワクチンを使用すること。

(5) ヒトパピローマウイルス感染症の予防接種後に血管迷走神経反射として失神があらわれることがあるので，失神による転倒等を防止するため，注射後の移動の際には，保護者又は医療従事者が腕を持つなどして付き添うようにし，接種後30分程度，体重を預けられるような場所で座らせるなどした上で，なるべく立ち上がらないように指導し，被接種者の状態を観察する必要があること。

(6) やむを得ず集団接種を行う場合には，(5)を遵守するとともに，ヒトパピローマウイルス感染症は性感染症であること等から，特段の配慮を行うこと。

2013年（平成25年）の予防接種法改正により，接種後の副反応報告が病院あるいは診療所の開設者または医師に義務づけられた。その通知を以下に示す。

平成25年3月30日　健発0330第3号　薬食発0330第1号
厚生労働省健康局長　厚生労働省医薬食品局長

定期の予防接種等による副反応の報告等の取扱いについて

予防接種法の一部を改正する法律（平成25年法律８号）が本日公布され，４月１日より，病院若しくは診療所の開設者又は医師（以下「医師等」という。）は，定期の予防接種又は臨時の予防接種（以下「定期の予防接種等」という。）を受けた者が，厚生労働大臣が定める症状を呈していることを知ったときは，厚生労働大臣に報告することが義務付けられたところである。また，併せて，予防接種法施行規則の一部を改正する省令（平成25年厚生労働省令第50号）も本日公布され，報告すべき症状等を定めたところである。

ついては，予防接種法（昭和23年法律第68号）第12条第１項の規定による報告（以下「副反応報告」という。）及び予防接種に係る薬事法（昭和35年法律第145号）第77条の４の２第２項の規定による報告について，下記のとおり取り扱うこととしたので，貴管内市町村及び関係機関等に対する周知を図るとともに，その実施に遺漏なきを期されたい。

なお，社団法人日本医師会等に対し，本件に係る協力を依頼していることを申し添える。

記

1　副反応報告について

(1)　市町村（特別区を含む。以下同じ。）は，あらかじめ別紙様式１を管内の医療機関に配布し，医師等が予防接種法施行規則（昭和23年厚生省令第36号）第５条に規定する症状（別紙様式１の報告基準参照）を診断した場合には，速やかに厚生労働省健康局結核感染症課へFAX（FAX 番号：0120-510-355）にて報告するよう周知すること。

(2)　厚生労働省は，医師等から(1)の報告を受理した後，速やかに都道府県に当該報告を情報提供するので，当該報告を受け取った都道府県は，速やかに予防接種を実施した市町村に情報提供すること。

(3)　(1)の報告は，厚生労働省において，薬事法第77 条の４の２第２項の規定による報告としても取り扱うこととするため，当該報告を行った医師等は，重ねて薬事法第77 条の４の２第２項の規定による報告をする必要はないこと。

(4)　(1)の報告は，予防接種法第14 条に基づく情報の整理・調査を行わせるため独立行政法人医薬品医療機器総合機構（以下「機構」という。）に，患者氏名及び生年月日を除き，情報提供する場合があること。

(5)　厚生労働省，国立感染症研究所又は機構が(1)の報告に関する調査を行うことがあるので，医療機関の関係者等は，予防接種法第13条第４項の規定に基づき，厚生労働省等から副反応報告に関する情報収集等の協力依頼がなされた際には，これに協力すること。

(6)　(1)の報告の内容については，厚生労働省，国立感染症研究所又は機構において調査等を実施した後，個人情報に十分配慮した上で，公開の場で検討することとするものであること。

(7)　厚生労働大臣が(1)の報告に関して検討を加えた結果については，都道府県を通じて市町村に通知することがあるので，その際には，都道府県は，市町村に対して，速やかに管内の関係機関へ周知するよう依頼すること。

(8)　市町村が被接種者又は保護者（以下「保護者等」という。）からの定期の予防接種後に発生した健康被害に関し相談を受けた場合等には，必要に応じて，別紙様式２に必要事項を記入するよう促すとともに，それを都道府県を通じて，厚生労働省健康局結核感染症課へFAX（FAX番号：0120-510-355）にて報告すること。

この場合において，市町村は当該健康被害を診断した医師等に対し，(1)の報告の提出を促すとともに，医師等が報告基準に該当せず因果関係もないと判断しているなどの理由により，報告をしない場合には，その理由も添えて厚生労働省へ報告すること。

２　任意接種における健康被害の報告

都道府県及び市町村は，定期の予防接種以外の予防接種（以下「任意接種」という。）のみを行う医療機関に対しても，別紙様式１を配布し，当該報告への協力を求めること。任意接種における健康被害については，「医療機関等からの医薬品又は医療機器についての副作用，感染症及び不具合報告の実施要領の改訂について」（平成22年７月29日付け薬食発0729第２号厚生労働省医薬食品局長通知）の別添「医薬品・医療機器等安全性情報報告制度」実施要領の「(2)報告対象となる情報」に該当する疾病，障害若しくは死亡の発生又は感染症の発生であり，薬事法第77条の４の２第２項の規定に基づき，薬局開設者，病院若しくは診療所の開設者又は医師，歯科医師，薬剤師その他医薬関係者は，保健衛生上の危害の発生又は拡大を防止するため必要があると認めるとき（別記①～⑨参照）は，１(1)と同様に，別紙様式１を用い，速やかに厚生労働省健康局結核感染症課へFAX（FAX番号：0120-510-355）にて報告すること。

３　製造販売業者等への情報提供及び製造販売業者等による情報収集への協力

厚生労働省において安全対策のため，１及び２により行われた報告の内容について患者氏名（イニシャルを除く。）及び生年月日を除いた情報を当該予防接種ワクチンの製造販売業者等に対し情報提供することがあるので，医師等は，薬事法第77条の３第２項に基づき，製造販売業者等から副反応報告に関する情報収集等の協力依頼がなされた際には，これに協力すること。

また，１(8)の場合についても，ワクチンの製造販売業者等に対し同様に情報提供することがあるので，市町村は，その旨あらかじめ保護者等に説明を行うこと。

（別記）

任意接種における報告対象となる情報は，予防接種ワクチンの使用による副作用，感染症の発生について，保健衛生上の危害の発生又は拡大を防止する観点から報告の必要があると判断した情報（症例）であり，具体的には以下の事項（症例）を参考とすること。なお，ワクチンとの因果関係が必ずしも明確でない場合であっても報告の対象となり得ること。

① 死亡
② 障害
③ 死亡につながるおそれのある症例
④ 障害につながるおそれのある症例
⑤ 治療のために病院又は診療所への入院又は入院期間の延長が必要とされる症状（③及び④に掲げる症例を除く。）
⑥ ①から⑤までに掲げる症例に準じて重篤である症例
⑦ 後世代における先天性の疾病又は異常
⑧ 当該医薬品の使用によるものと疑われる感染症による症例等の発生
⑨ ①から⑧までに示す症例以外で，軽微ではなく，かつ，添付文書等から予測できない未知の症例等の発生

別添　予防接種済証の様式

様式第一（第四条第二項第一号関係）

Nσ ________

________________予防接種済証（第　期）（定期）

住　所
氏　名
年　　月　　日生

予防接種を行った年月日
第　　回　　年　　月　　日
第　　回　　年　　月　　日
第　　回　　年　　月　　日
第　　回　　年　　月　　日
年　　月　　日

都道府県
市区町村長氏名　　印

備考　不要の文字は抹消して用いること

様式第二（第四条第二項第二号関係）

Nσ ________

________________予防接種済証（第　期）（臨時）

住　所
氏　名
年　　月　　日生

予防接種を行った年月日
第　　回　　年　　月　　日
第　　回　　年　　月　　日
第　　回　　年　　月　　日
第　　回　　年　　月　　日
年　　月　　日

都道府県
知事又は市区町村長氏名　　印

備考　不要の文字は抹消して用いること

様式第一（予防接種台帳）

予防接種台帳

様式第一

No.		町・字				予防接種実施者名			都道府県				保健所市町村		
番号	予防接種対象者氏名	生年月日	性別	住所	保護者氏名	予防接種									備考
						(1)			(1)			(1)			
						年月日 (2)	医師名 (3)	摘要 (4)	年月日 (2)	医師名 (3)	摘要 (4)	年月日 (2)	医師名 (3)	摘要 (4)	

台帳作成及び記載上の注意

1　用紙は大型のものを用いること。

2　「予防接種」の欄には、小欄を多く設け、数回の予防接種（インフルエンザの場合は、複数年にわたる予防接種）に使用し得るようにしておくこと。

3　予防接種対象者の記載は、町・字ごとに行って「町・字名」の欄に当該町・字名を記載するとともに、「住所」の欄に簡略に記載すること。

4　「予防接種」欄には、予防接種が２回又は３回の接種により行われるときは、その１回ごとに記載するものとし、(1)欄には予防接種の種類、定期臨時の別等を、(2)欄には当該予防接種を行った年月日を、(3)欄には接種を行った医師の氏名を、(4)欄には接種液の名称、接種量等を記載すること。

5　実費徴収の徴収基準による区分、予防接種済証の交付等については備考欄にその旨を記載しておくこと。

6　予防接種を受けることが適当でない者、事故により予防接種を受けることが出来なかった者等については、それぞれ予防接種を行わなかった理由を備考欄に記載しておくこと。

7　それぞれの予防接種に用いた接種液については、その製造者及び製造所の名称、製造及び検定の年月日並びに製造番号を備考欄に記載しておくこと。

様式第二

様式第二

[　　　　　　　　]予防接種予診票(乳幼児・小学生対象)

診察前の体温	度　分

住所				
受ける人の氏名		男 女	生年 月日	平成　年　月　日生 (満　歳　カ月)
保護者の氏名				

質問事項	回答欄		医師記入欄
今日受ける予防接種について市町村から配られている説明書を読みましたか	はい	いいえ	
あなたのお子さんの発育歴についておたずねします			
出生体重(　　)g　分娩時に異常がありましたか	あった	なかった	
出生後に異常がありましたか	あった	なかった	
乳児健診で異常があるといわれたことがありますか	ある	ない	
今日体に具合の悪いところがありますか 具体的な症状を書いてください(　　)	はい	いいえ	
最近1カ月以内に病気にかかりましたか 病名(　　)	はい	いいえ	
1カ月以内に家族や遊び仲間に麻しん、風しん、水痘、おたふくかぜなどの病気の方がいましたか(病名　　)	はい	いいえ	
生まれてから今までに家族など身のまわりに結核にかかった方がいましたか	はい	いいえ	
1カ月以内に予防接種を受けましたか 予防接種の種類(　　)	はい	いいえ	
生まれてから今までに先天性異常、心臓、腎臓、肝臓、脳神経、免疫不全症その他の病気にかかり、医師の診察を受けていますか　病名(　　)	はい	いいえ	
その病気を診てもらっている医師に今日の予防接種を受けてよいといわれましたか	はい	いいえ	
ひきつけ(けいれん)をおこしたことがありますか　(　　)歳頃	はい	いいえ	
そのとき熱が出ましたか	はい	いいえ	
薬や食品で皮膚に発疹やじんましんが出たり、体の具合が悪くなったことがありますか	はい	いいえ	
近親者に先天性免疫不全と診断されている方はいますか	はい	いいえ	
これまでに予防接種を受けて具合が悪くなったことはありますか 予防接種の種類(　　)	ある	ない	
近親者に予防接種を受けて具合が悪くなった人はいますか	はい	いいえ	
6カ月以内に輸血あるいはガンマグロブリンの注射を受けましたか	はい	いいえ	
今日の予防接種について質問がありますか	はい	いいえ	

医師記入欄

以上の問診及び診察の結果、今日の予防接種は(　実施できる・見合わせた方がよい　)と判断します。

保護者に対して、予防接種の効果、副反応及び予防接種健康被害救済制度について、説明をしました。

医師署名又は記名押印

医師の診察・説明を受け、予防接種の効果や目的、重篤な副反応の可能性、予防接種健康被害救済制度などについて理解した上で、接種することに　(　同意します・同意しません　)※かっこの中のどちらかを○で囲んでください。

この予診票は、予防接種の安全性の確保を目的としています。このことを理解の上、本予診票が市町村に提出されることに同意します。

保護者自署

使用ワクチン名	接種量	実施場所・医師名・接種年月日
ワクチン名 Lot No. (注)有効期限が切れていないか要確認	※(皮下接種) m l	実施場所　医師名 接種年月日　平成　年　月　日

(注) ガンマグロブリンは、血液製剤の一種で、A型肝炎などの感染症の予防目的や重症の感染症の治療目的などで注射されることがあり、この注射を3～6カ月以内に受けた方は、麻しんなどの予防接種の効果が十分に出ないことがあります。

※BCGの予防接種については、「規定量をBCG用管針を用いて経皮接種」等と記載すること。

様式第三

様式第三

ヒトパピローマウイルス感染症予防接種予診票

診察前の体温	度　　分

住　所				
受ける人の氏名		男 女	生年 月日	平成　年　月　日生 （満　歳　カ月）
保護者の氏名※				

質問事項	回答欄		医師記入欄
今日受ける予防接種について市町村から配られている説明書を読みましたか	はい	いいえ	
今日体に具合の悪いところがありますか 具体的な症状を書いてください（　　）	はい	いいえ	
最近１カ月以内に病気にかかりましたか 病名（　　）	はい	いいえ	
１カ月以内に予防接種を受けましたか 予防接種の種類（　　）	はい	いいえ	
生まれてから今までに先天性異常、心臓、腎臓、肝臓、脳神経、免疫不全症その他の病気にかかり、医師の診察を受けていますか　病名（　　）	はい	いいえ	
その病気を診てもらっている医師に今日の予防接種を受けてよいといわれましたか	はい	いいえ	
ひきつけ（けいれん）をおこしたことがありますか　（　　）歳頃	はい	いいえ	
そのとき熱が出ましたか	はい	いいえ	
薬や食品で皮膚に発疹やじんましんが出たり、体の具合が悪くなったことがありますか	はい	いいえ	
近親者に先天性免疫不全と診断されている方はいますか	はい	いいえ	
これまでに予防接種を受けて具合が悪くなったことはありますか 予防接種の種類（　　）	ある	ない	
近親者に予防接種を受けて具合が悪くなった人はいますか	はい	いいえ	
現在妊娠している可能性（生理が予定より遅れているなど）はありますか （注）妊娠している方への接種には、注意が必要です。	はい	いいえ	
今日の予防接種について質問がありますか	はい	いいえ	

医師記入欄

以上の問診及び診察の結果、今日の予防接種は（　実施できる・見合わせた方がよい　）と判断します。

保護者（接種を受ける者が既婚者の場合は本人）に対して、予防接種の効果、副反応及び予防接種健康被害救済制度について、説明をしました。

医師署名又は記名押印

医師の診察・説明を受け、予防接種の効果や目的、重篤な副反応の可能性、予防接種健康被害救済制度などについて理解した上で、接種することに　（　同意します・同意しません　）※かっこの中のどちらかを○で囲んでください。

この予診票は、予防接種の安全性の確保を目的としています。このことを理解の上、本予診票が市町村に提出されることに同意します。

保護者（接種を受ける者が既婚者の場合は本人）自署

使用ワクチン名	接種量	実施場所・医師名・接種年月日
ワクチン名 Lot No. （注）有効期限がきれていないか確認	筋肉内接種 ０．５　ｍｌ	実施場所　　医師名 接種年月日　平成　年　月　日

※　接種を受ける人が既婚の場合には、当該部分への記載は必要ありません。

様式第四

様式第四

ヒトパピローマウイルス感染症予防接種予診票（保護者が同伴しない場合）

ヒトパピローマウイルス感染症の予防接種を受けるに当たっての説明

○保護者の方へ：必ずお読みください。

※【予防接種の対象となっている小学校６年生～高校１年生に相当する年齢のお子様をお持ちの保護者の方へ】

これまで、お子様の予防接種の実施に当たっては、保護者の同伴が必要となっていましたが、13歳以上（中学１年生～高校１年生）の方へのヒトパピローマウイルス感染症の予防接種については、保護者がこの予診票の記載事項を読み、理解し、納得してお子様に予防接種を受けさせることを希望する場合に、この予診票に自ら署名することによって、保護者が、同伴しなくてもお子様は予防接種を受けることができるようになりました。

（当日はこの用紙を必ず持参させてください。）

この予診票に署名するに当たっては、接種させることを判断する際に、疑問等があれば、あらかじめ、かかりつけ医や保健所、お住まいの市区町村の予防接種担当課に確認して、十分納得したうえで、接種させることを決めてからにしてください。

１　ヒトパピローマウイルス（HPV）感染症の症状について

ヒトパピローマウイルスは皮膚や粘膜に感染するウイルスで、100 以上の種類に分類されています。これらのうち主に粘膜に感染する種類は、性行為を介して生じる表皮の微少なキズから、生殖器粘膜に侵入して感染するウイルスであり、海外においては性活動を行う女性の 50%以上が、生涯で一度は感染すると推定されています。

粘膜に感染する HPV のうち少なくとも 15 種類は子宮頸がんから検出され、「高リスク型 HPV」と呼ばれています。高リスク型 HPV の中でも 16 型、18 型とよばれる 2 種類は特に頻度が高く、海外の子宮頸がん発生の約 70%に関わっていると推定されています。また、子宮頸がん以外にも、海外において少なくとも 90%の肛門がん、40%の膣がん・外陰部がん・陰茎がんに関わっていると推定されています。その他、高リスク型に属さない種類のものは、生殖器にできる良性のイボである尖圭コンジローマの原因となることが分かっています。

２　予防接種の効果と副反応について

ワクチンの中には、いくつかの種類のヒトパピローマウイルス（HPV）のウイルス成分が含まれており、予防接種を受けたお子様は、これらに対する免疫を獲得することができます。体内に免疫ができると、HPV にかかることを防ぐことができます。

ただし、予防接種により、軽い副反応がみられることがあります。また、極めて稀ですが、重い副反応がおこることがあります。予防接種後にみられる反応としては、下記のとおりです。

ヒトパピローマウイルスワクチンの主な副反応

主な副反応は、発熱や、局所反応（疼痛、発赤、腫脹）です。また、ワクチン接種後に注射による痛みや心因性の反応等による失神があらわれることがあります。失神による転倒を避けるため、接種後 30 分程度は体重を預けることのできる背もたれのあるソファに座るなどして様子を見るようにしてください。

稀に報告される重い副反応としては、アナフィラキシー様症状（ショック症状、じんましん、呼吸困難など）、ギラン・バレー症候群、血小板減少性紫斑病（紫斑、鼻出血、口腔粘膜の出血等）、急性散在性脳脊髄炎（ADEM）等が報告されています。

３　予防接種による健康被害救済制度について

○定期の予防接種によって引き起こされた副反応により、医療機関での治療が必要になったり、生活に支障がでるような障害を残すなどの健康被害が生じた場合には、予防接種法に基づく補償を受けることができます。

○健康被害の程度等に応じて、医療費、医療手当、障害児養育年金、障害年金、死亡一時金、葬祭料の区分があり、法律で定められた金額が支給されます。死亡一時金、葬祭料以外については、治療が終了する又は障害が治癒する期間まで支給されます。

○ただし、その健康被害が予防接種によって引き起こされたものか、別の要因（予防接種をする前あるいは後に紛れ込んだ感染症あるいは別の原因等）によるものなのかの因果関係を、予防接種・感染症医療・法律等、各分野の専門家からなる国の審査会にて審議し、予防接種によるものと認定された場合に補償を受けることができます。

※給付申請の必要が生じた場合には、診察した医師、保健所、お住まいの市区町村の予防接種担当課へご相談ください。

4　接種に当たっての注意事項

予防接種の実施においては、体調の良い日に行うことが原則です。お子様の健康状態が良好でない場合には、かかりつけ医等に相談の上、接種するか否かを決めてください。
また、お子様が以下の状態の場合には予防接種を受けることができません。
①明らかに発熱（通常37.5℃以上をいいます）がある場合
②重篤な急性疾患にかかっていることが明らかな場合
③受けるべき予防接種の接種液の成分によってアナフィラキシーを起こしたことがある場合
④その他、医師が不適当な状態と判断した場合
なお、現在、妊娠している方の場合は、接種することに注意が必要な方ですので、かかりつけ医とよくご相談ください。

○保護者の方へ：下記事項をよくお読みください。

上記の内容をよく読み、十分理解し、納得された上でお子様に接種することを決めてください。接種させることを決定した場合は、下記の保護者自署欄に署名してください。（署名がなければ予防接種は受けられません）
接種を希望しない場合には、自署欄には何も記載しないでください。

ヒトパピローマウイルス感染症の予防接種を受けるに当たっての説明を読み、予防接種の効果や目的、重篤な副反応発症の可能性及び予防接種救済制度などについて理解したうえで、子供に接種させることに同意します。
なお、本説明書は、保護者の方に予防接種に対する理解を深める目的のために作成されたことを理解の上、本様式が市町村に提出されることに同意します。

保護者自署＿＿＿＿＿＿＿＿＿＿

住　　所＿＿＿＿＿＿＿＿＿＿

緊急の連絡先＿＿＿＿＿＿＿＿＿＿

※　本様式は、ヒトパピローマウイルス感染症の予防接種において、保護者が同伴しない場合に必要となるものです。お子様が１人で予防接種を受ける場合は必ずこの予診票を提出させるようにしてください。
予診票に保護者の署名がないと予防接種は受けられません。

予　診　欄

			診察前の体温	度　分
住　所				
受ける人の氏名		男 女	生年 月日	平成　年　月　日生 （満　歳　カ月）

質　問　事　項	回　答　欄		医師記入欄
今日体に具合の悪いところがありますか 具体的な症状を書いてください（　）	はい	いいえ	
最近1カ月以内に病気にかかりましたか 病名（　）	はい	いいえ	
1カ月以内に予防接種を受けましたか 予防接種の種類（　）	はい	いいえ	
生まれてから今までに先天性異常、心臓、腎臓、肝臓、脳神経、免疫不全症その他の病気にかかり、医師の診察を受けていますか　病名（　）	はい	いいえ	
その病気を診てもらっている医師に今日の予防接種を受けてよいといわれましたか	はい	いいえ	
ひきつけ（けいれん）をおこしたことがありますか　（　）歳頃	はい	いいえ	
そのとき熱が出ましたか	はい	いいえ	
薬や食品で皮膚に発疹やじんましんが出たり、体の具合が悪くなったことがありますか	はい	いいえ	
近親者に先天性免疫不全と診断されている方はいますか	はい	いいえ	
これまでに予防接種を受けて具合が悪くなったことはありますか 予防接種の種類（　）	ある	ない	
近親者に予防接種を受けて具合が悪くなった人はいますか	はい	いいえ	
現在妊娠している可能性（生理が予定より遅れているなど）はありますか （注）妊娠している方への接種には注意が必要です。	はい	いいえ	

あなたのお子さんの病歴・健康状況・接種当日の体調等を考慮した上で
接種することに同意しますか　（　同意します　・　同意しません　）※かっこ内のどちらかを○で囲んでください。
この予診票は、予防接種の安全性の確保を目的としています。このことを理解の上、本予診票が市町村に提出されることに同意します。

保護者自署

医師記入欄
以上の問診及び診察の結果、今日の予防接種は（　実施できる・見合わせた方がよい　）と判断します。
接種を受ける本人に対して、予防接種の効果、副反応及び予防接種健康被害救済制度について、説明をしました。

医師署名又は記名押印

使用ワクチン名	接種量	実施場所・医師名・接種年月日
ワクチン名 Lot No. （注）有効期限がきれていないか要確認	筋肉内接種 ０．５ｍｌ	実施場所　医師名 接種年月日　平成　年　月　日

様式第五

様式第五

インフルエンザ予防接種予診票

診察前の体温	度　分

住所		
氏名		男・女
生年月日	明治・大正・昭和　年　月　日生　（満　歳）	

質問事項	回答欄		医師記入欄
今日のインフルエンザの予防接種について市町村から配られている説明書を読みましたか。	はい	いいえ	
今日の予防接種の効果や副反応などについて理解しましたか。	はい	いいえ	
現在、何か病気にかかっていますか。 病名（　　）	はい	いいえ	
治療（投薬など）を受けていますか。	はい	いいえ	
その病気の主治医には、今日の予防接種を受けてもよいと言われましたか。	はい	いいえ	
免疫不全と診断されたことがありますか。	はい	いいえ	
今日、体に具合の悪いところがありますか。 具合の悪い症状を書いてください。（　　）	はい	いいえ	
ニワトリの肉や卵などにアレルギーがありますか。	はい	いいえ	
インフルエンザの予防接種を受けたことがありますか。	はい	いいえ	
①その際に具合が悪くなったことはありますか	はい	いいえ	
②インフルエンザ以外の予防接種の際に具合が悪くなったことはありますか	はい	いいえ	
ひきつけ（けいれん）を起こしたことがありますか。	はい	いいえ	
1カ月以内に予防接種を受けましたか。 予防接種の種類（　　）	はい	いいえ	
心臓病、腎臓病、肝臓病、血液疾患などの慢性疾患にかかったことがありますか。 病名（　　）	はい	いいえ	
その病気を診てもらっている医師に今日の予防接種を受けてよいと言われましたか。	はい	いいえ	
最近1ヶ月以内に熱が出たり、病気にかかったりしましたか。 病名（　　）	はい	いいえ	
今日の予防接種について質問がありますか。	はい	いいえ	

医師記入欄	以上の問診及び診察の結果、今日の予防接種は（可能・見合わせる） 本人に対して、予防接種の効果、副反応及び予防接種健康被害救済制度について、説明した。 医師署名又は記名押印

ワクチンロット番号	接種量	実施場所・医師名・接種年月日
Lot No.	ml	実施場所 医師名 接種年月日　平成　年　月　日

インフルエンザ予防接種希望書（医師の診察の結果、接種が可能と判断された後に記入してください。）

医師の診察・説明を受け、予防接種の効果や副反応などについて理解した上で、接種を希望しますか。

（　接種を希望します・接種を希望しません　）

この予診票は、予防接種の安全性の確保を目的としています。
このことを理解の上、本予診票が市町村に提出されることに同意します。

平成　年　月　日　被接種者自署 ________________

（※自署できない者は代筆者が署名し、代筆者氏名及び被接種者との続柄を記載）

別表

分類	名称
悪性新生物	白血病 悪性リンパ腫 ランゲルハンス（細胞）組織球症(Histiocytosis X) 神経芽細胞腫 ウィルムス(Wilms)腫瘍 肝芽腫 網膜芽細胞腫 骨肉腫 横紋筋肉腫 ユーイング(Ewing)肉腫 末梢性神経外胚葉腫瘍 脳腫瘍
血液・免疫疾患	血球貪食リンパ組織球症 慢性活動性ＥＢウイルス感染症 慢性GVHD（Graft Versus Host disease、移植片対宿主病） 骨髄異形成症候群 再生不良性貧血 自己免疫性溶血性貧血 特発性血小板減少性紫斑病 先天性細胞性免疫不全症 無ガンマグロブリン血症 重症複合免疫不全症 バリアブル・イムノデフィシエンシー(variable immunodeficiency) ディジョージ(DiGeorge)症候群 ウィスコット・アルドリッチ(Wiskott-Aldrich)症候群 後天性免疫不全症候群(AIDS、HIV感染症) 自己炎症性症候群
神経・筋疾患	ウェスト(West)症候群（点頭てんかん） レノックス・ガストウ(Lennox-Gastaut) 症候群 重症乳児ミオクロニーてんかん コントロール不良な「てんかん」 Werdnig Hoffmann病 先天性ミオパチー 先天性筋ジストロフィー ミトコンドリア病 ミニコア病 無痛無汗症 リー(Leigh)脳症 レット(Rett)症候群 脊髄小脳変性症 多発性硬化症 重症筋無力症 ギラン・バレー症候群 慢性炎症性脱髄性多発神経炎 ペルオキシソーム病 ライソゾーム病 亜急性硬化性全脳炎(SSPE) 結節性硬化症 神経線維腫症Ｉ型（レックリングハウゼン病） 神経線維腫症Ⅱ型
慢性消化器疾患	肝硬変 肝内胆管異形成症候群 肝内胆管閉鎖症 原発性硬化性胆管炎 先天性肝線維症 先天性胆道拡張症（先天性総胆管拡張症） 胆道閉鎖症（先天性胆道閉鎖症） 門脈圧亢進症 潰瘍性大腸炎 クローン病 自己免疫性肝炎

	原発性胆汁性肝硬変 劇症肝炎 膵嚢胞線維症 慢性膵炎
慢性腎疾患	ネフローゼ症候群 巣状糸球体硬化症 慢性糸球体腎炎 急速進行性糸球体腎炎 グッドパスチャー(Goodpasture)症候群 バーター(Bartter)症候群
慢性呼吸器疾患	気管支喘息 慢性肺疾患 特発性間質性肺炎
慢性心疾患	期外収縮 心房又は心室の細動 心房又は心室の粗動 洞不全症候群 ロマノ・ワルド(Romano-Ward)症候群 右室低形成症 心室中隔欠損症 心内膜床欠損症（一次口欠損症、共通房室弁口症) 心房中隔欠損症（二次口欠損症、静脈洞欠損症) 単心室症 単心房症 動脈管開存症 肺静脈還流異常症 完全大血管転位症 三尖弁閉鎖症 大血管転位症 大動脈狭窄症 大動脈縮窄症 肺動脈閉鎖症 両大血管右室起始症 特発性肥大型心筋症 特発性拡張型心筋症 小児原発性肺高血圧症 高安病（大動脈炎症候群)
内分泌疾患	異所性副腎皮質刺激ホルモン(ACTH)症候群 下垂体機能低下症 アジソン(Addison)病 クッシング(Cushing)症候群 女性化副腎腫瘍 先天性副腎皮質過形成 男性化副腎腫瘍 副腎形成不全 副腎腺腫
膠原病	シェーグレン(Sjogren)症候群 若年性関節リウマチ スチル(Still)病 ベーチェット病 全身性エリテマトーデス 多発性筋炎・皮膚筋炎 サルコイドーシス 川崎病
先天性代謝異常	高オルニチン血症－高アンモニア血症－ホモシトルリン尿症症候群 先天性高乳酸血症 乳糖吸収不全症 ぶどう糖・ガラクトース吸収不全症 ウイルソン(Wilson)病（セルロプラスミン欠乏症) メチルマロン酸血症
アレルギー疾患	食物アレルギー
先天異常	先天奇形症候群 染色体異常

様式第六

様式第六

コッホ現象事例報告書

都道府県　郡　市町村　保健所

<table>
<tr><td colspan="3">氏名　　　　生年月日　平成　年　月　日　（男・女）</td></tr>
<tr><td colspan="3">住所　　　　保護者氏名</td></tr>
<tr><td colspan="2">接種時期：平成　年　月　日
（または生後＿＿＿ヵ月）</td><td>BCG ワクチンロット</td></tr>
<tr><td colspan="3">局所変化の状況・経過（初めて気付いた時期：平成　年　月　日）</td></tr>
<tr><td colspan="3">結核患者との接触状況</td></tr>
<tr><td rowspan="2">精密検査※</td><td>ツ反：（×）/（×）（×）
IGRA（実施の場合:QFT, T-Spot TB）
結果：</td><td>判定
非特異反応、結核感染、結核発病、判定保留、その他（　）</td></tr>
<tr><td>胸部エックス線検査所見
CT（実施の場合）</td><td>事後措置/転帰
終了（異常所見または症状出現時受診）
経過観察（＿＿カ月後）
潜在性結核感染症治療
結核治療（診断名：＿＿＿）
他医療機関紹介
その他（　）</td></tr>
<tr><td colspan="3">平成　年　月　日
医療機関名
作成者医師（署名又は記名押印）</td></tr>
</table>

※医師の判断により精密検査を行った場合のみ記入すること。

この報告書は、予防接種の安全性の確保及び結核のまん延の防止を図ることを目的としています。このことを理解の上、本報告書が市町村及び都道府県（保健所）に報告されることに同意します。

保護者自署＿＿＿＿＿＿＿＿

予防接種後副反応報告書（別紙様式1）

（別紙様式1）

予防接種後副反応報告書

予防接種法上の定期接種・任意接種の別	□ 定期接種	□ 任意接種

患者（被接種者）	氏名又はイニシャル	（定期の場合は氏名、任意の場合はイニシャルを記載）	性別	1 男 2 女	接種時年齢	歳 月
	住所	都道府県 区市町村	生年月日	T S H 年 月 日生		

報告者	氏名	1 接種者 2 主治医 3 その他（ ）		
	医療機関名		電話番号	
	住所			

接種場所	医療機関名	
	住所	

ワクチン	ワクチンの種類（②～④は、同時接種したものを記載）	ロット番号	製造販売業者名	接種回数
	①			① 第 期（ 回目）
	②			② 第 期（ 回目）
	③			③ 第 期（ 回目）
	④			④ 第 期（ 回目）

接種の状況	接種日	平成 年 月 日 午前・午後 時 分		出生体重	グラム（患者が乳幼児の場合に記載）
	接種前の体温	度 分	家族歴		
	予診票での留意点（基礎疾患、アレルギー、最近1カ月以内のワクチン接種や病気、服薬中の薬、過去の副作用歴、発育状況等） 1 有→（ ） 2 無				

症状の概要	症状	定期接種の場合で次頁の報告基準に該当する場合は、ワクチンごとに該当する症状に○をしてください。 報告基準にない症状の場合又は任意接種の場合（症状名： ）		
	発生日時	平成 年 月 日 午前・午後 時 分		
	本剤との因果関係	1 関連あり 2 関連なし 3 評価不能	他要因（他の疾患等）の可能性の有無	1 有→（ ） 2 無
	概要（症状・徴候・臨床経過・診断・検査等）			
	○製造販売業者への情報提供 ： 1 有 2 無			

症状の程度	1 重い →	1 死亡 2 障害 3 死亡につながるおそれ 4 障害につながるおそれ 5 入院（病院名： 医師名： 平成 年 月 日入院 ／ 平成 年 月 日退院） 6 上記1～5に準じて重い 7 後世代における先天性の疾病又は異常
	2 重くない	

症状の転帰	転帰日 平成 年 月 日
	1 回復 2 軽快 3 未回復 4 後遺症（症状： ） 5 死亡 6 不明
報告者意見	
報告回数	1 第1報 2 第2報 3 第3報以後

（別紙様式1）

報告基準（該当するものの番号に「○」を記入）	対象疾病		症状	発生までの時間
	ジフテリア 百日せき 急性灰白髄炎 破傷風	1	アナフィラキシー	4時間
		2	脳炎・脳症	28日
		3	けいれん	7日
		4	血小板減少性紫斑病	28日
		5	その他の反応	－
	麻しん 風しん	1	アナフィラキシー	4時間
		2	急性散在性脳脊髄炎（ADEM）	28日
		3	脳炎・脳症	28日
		4	けいれん	21日
		5	血小板減少性紫斑病	28日
		6	その他の反応	－
	日本脳炎	1	アナフィラキシー	4時間
		2	急性散在性脳脊髄炎（ADEM）	28日
		3	脳炎・脳症	28日
		4	けいれん	7日
		5	血小板減少性紫斑病	28日
		6	その他の反応	－
	結核（BCG）	1	アナフィラキシー	4時間
		2	全身播種性BCG感染症	1年
		3	BCG骨炎（骨髄炎、骨膜炎）	2年
		4	皮膚結核様病変	3ヶ月
		5	化膿性リンパ節炎	4ヶ月
		6	その他の反応	－
	Hib感染症 小児の肺炎球菌感染症	1	アナフィラキシー	4時間
		2	けいれん	7日
		3	血小板減少性紫斑病	28日
		4	その他の反応	－
	ヒトパピローマウイルス感染症	1	アナフィラキシー	4時間
		2	急性散在性脳脊髄炎（ADEM）	28日
		3	ギランバレー症候群	28日
		4	血小板減少性紫斑病	28日
		5	血管迷走神経反射（失神を伴うもの）	30分
		6	その他の反応	－
	インフルエンザ	1	アナフィラキシー	4時間
		2	急性散在性脳脊髄炎（ADEM）	28日
		3	脳炎・脳症	28日
		4	けいれん	7日
		5	ギランバレー症候群	28日
		6	血小板減少性紫斑病	28日
		7	血管炎	28日
		8	肝機能障害	28日
		9	ネフローゼ症候群	28日
		10	喘息発作	24時間
		11	間質性肺炎	28日
		12	皮膚粘膜眼症候群	28日
		13	その他の反応	－

左記の「その他の反応」を選択した場合の症状

左記の「その他の反応」を選択した場合

a　無呼吸
b　気管支けいれん
c　急性散在性脳脊髄炎（ADEM）
d　多発性硬化症
e　脳炎・脳症
f　脊髄炎
g　けいれん
h　ギランバレー症候群
i　視神経炎
j　顔面神経麻痺
k　末梢神経障害
l　知覚異常
m　血小板減少性紫斑病
n　血管炎
o　肝機能障害
p　ネフローゼ症候群
q　喘息発作
r　間質性肺炎
s　皮膚粘膜眼症候群
t　ぶどう膜炎
u　関節炎
v　蜂巣炎
w　血管迷走神経反射
x　a～w以外の場合は前頁の「症状名」に記載

＜注意事項＞

1. 報告にあたっては、記入要領を参考に、記入してください。
2. 必要に応じて、適宜、予診票等、接種時の状況の分かるものを添付してください。
3. 報告基準にある算用数字を付している症状については、「その他の反応」を除き、それぞれ定められている時間までに発症した場合は、 因果関係の有無に問わず、国に報告することが予防接種法等で義務付けられています。
4. 報告基準中の「その他の反応」については、①入院、②死亡又は永続的な機能不全に陥る又は陥るおそれがある場合であって、それが予防接種を受けたことによるものと疑われる症状について、報告してください。なお、アルファベットで例示した症状で該当するものがある場合には、○で囲んでください。
5. 報告基準中の発生までの時間を超えて発生した場合であっても、それが予防接種を受けたことによるものと疑われる症状については、「その他の反応」として報告してください。その際には、アルファベットで例示した症状で該当するものがある場合には、○で囲んでください。
6. 報告基準は、予防接種後に一定の期間内に現れた症状を報告するためのものであり、予防接種との因果関係や予防接種健康被害救済と直接に結びつくものではありません。
7. 記入欄が不足する場合には、別紙に記載し、報告書に添付してください。
8. 報告された情報については、原則として、患者（被接種者）氏名、生年月日を除き、厚生労働省、国立感染症研究所、独立行政法人医薬品医療機器総合機構、製造販売業者等と共有します。また、医薬品医療機器総合機構又は製造販売業者が報告を行った医療機関等に対し、詳細調査を行う場合があります。調査へのご協力をお願いします。
9. 報告された情報については、ワクチンの安全対策の一環として、広く情報を公表することがありますが、その場合には、施設名及び患者のプライバシー等に関する部分は除きます。

別紙様式2

（別紙様式2）

予防接種後に発生した症状に関する報告書（保護者報告用）

<table>
<tr><td rowspan="3">患　者
（予防接種を受けた者）</td><td>氏　名</td><td colspan="2"></td><td>性別</td><td>1 男　2 女</td><td>接種時
年 齢</td><td>歳　　月</td></tr>
<tr><td>住　所</td><td colspan="4"></td><td>生年月日</td><td>T
S　年　月　日生
H</td></tr>
<tr><td>保護者氏名</td><td colspan="2"></td><td>電話番号</td><td colspan="3"></td></tr>
<tr><td rowspan="3">予防接種を
実施した者
（医師名等）</td><td>氏　名</td><td colspan="6"></td></tr>
<tr><td>医療機関名</td><td colspan="4"></td><td>電話番号</td><td></td></tr>
<tr><td>住　所</td><td colspan="6"></td></tr>
<tr><td rowspan="3">今回報告する
症状を診断
した医師
（※）接種者と
異なる場合</td><td>氏　名</td><td colspan="6">1 主治医　　2 その他（　　　　）</td></tr>
<tr><td>医療機関名</td><td colspan="4"></td><td>電話番号</td><td></td></tr>
<tr><td>住　所</td><td colspan="6"></td></tr>
<tr><td rowspan="4">接種の状況</td><td>接 種 日</td><td colspan="3">平成　年　月　日 午前・午後　時　分</td><td>出生体重</td><td colspan="2">グラム
（患者が乳幼児の場合に記載）</td></tr>
<tr><td>接種した
ワクチンの種類</td><td colspan="3"></td><td>ワクチンの
ロット番号</td><td colspan="2"></td></tr>
<tr><td>同時接種した
ワクチン</td><td colspan="3"></td><td>同時接種した
ワクチンの
ロット番号</td><td colspan="2"></td></tr>
<tr><td colspan="7">予防接種前の問診時での留意点（アレルギー・基礎疾患・発育・最近1カ月以内のワクチン接種や病気等）
1 有→（　　　　）
2 無</td></tr>
<tr><td rowspan="3">今回報告する
症状の概要</td><td>診断名</td><td colspan="6"></td></tr>
<tr><td>発生時刻</td><td colspan="6">平成　年　月　日　午前・午後　時　分</td></tr>
<tr><td colspan="7">概要（症状・徴候・臨床経過・診断・検査等）</td></tr>
<tr><td>予　後</td><td colspan="7">1　死亡（剖検所見　　　　）
2　入院（病院名:　　　入院日　・　・　・　退院日　・　・　・　）
3　後遺症（　　　　）
4　その他（　　　　）</td></tr>
<tr><td>回復状況</td><td colspan="7">1 回復している　　2 まだ回復していない　　3 不明</td></tr>
</table>

(参考資料)

1994年(平成6年)および1999年(平成11年)の法改正の要点を記録として,一部現状にあわせて改訂して下記に残す。

1. 予防接種法改正の要点1(平成6年分)

予防接種法及び結核予防法の一部改正は,1994年(平成6年)6月29日法律第51号をもって公布され,同年10月1日に施行された。また,予防接種法施行令及び結核予防法施行令の一部を改正する政令と予防接種法施行規則の一部を改正する省令が同年8月17日をもって公布され,いずれも10月1日に施行された。

改正の要点は次のとおりである。

1) 法による強制・義務接種から国民の努力義務(勧奨接種)になる。

実施主体(市町村)や予算の出し方などは従来どおり。

2) 健康被害救済制度はこれまでどおり行われる。被害者救済は手厚くする。

従来の健康被害者の重症例は重症心身障害児(者)の状態の者が多く,親の高齢化,介護が大変であること,などを考慮し,年金額の増額,介護手当の新設により救済を手厚くした。

3) 勧奨する予防接種(定期接種・救済制度の対象)は以下の7種類。

百日咳,ジフテリア,ポリオ,麻疹,風疹,日本脳炎,破傷風と,結核予防法で実施されるBCG。

対象疾患流行のおそれのない地域は,知事の指定で行わなくてもよい。(北海道における日本脳炎)。緊急時の臨時予防接種は必要の生じた時に対処する。

4) 予防接種を行ってはならない者を的確に識別するため予診の充実を図る。

医師が事前に十分予診を行い,予防接種を行ってはならない者を的確に識別,除外するため予診の充実を図る。また,接種に当たって注意を要する者は,予防接種実施要領の中で定める。

5) 情報の徹底に努める。

医師・担当者への情報,被接種者や保護者への健康教育の充実により,予防接種の必要性,まれながら起こりうる健康被害の症状や頻度なども周知させる(インフォームドコンセント)。接種率の向上に努める。その手段として医師・接種担当者向けには「予防接種ガイドライン」,保護者向けには「予防接種と子どもの健康」というパンフレットを厚生労働省が作製し市町村長が配布する。

6) 健康被害の生じた場合の速やかな情報収集。

保護者からだけでなく,診察した医師からの報告(予防接種後副反応調査)。また新しく接種時登録した症例のモニタリングシステムによる予防接種副反応の実態を調査(予防接種後健康状況調査)によって前方視的に調査する両者を並行して行うことになった。

2. 予防接種法改正の要点2（平成11年分）

平成6年改正法附則により，5年後の見直しが必要とされていたが，2年遅れて平成13年11月7日に施行された。

改正の内容

1）インフルエンザの追加

65歳以上の高齢者ならびに60～65歳未満のハイリスク者にインフルエンザの予防接種を強く勧奨するため，対象疾病にインフルエンザが追加された。

2）対象疾病の類型化

現行法の対象疾病は個人予防の積み重ねによって集団予防にも効果があるようにするため，努力義務を課している。これに対しインフルエンザはワクチン効果からむしろ個人予防を目的に接種をするものであるので，努力義務は課さないこととなった。

3）対象疾病の類型化

上記のような理由のため対象疾病を類型化し以下のように分類した。

1類疾病（現　A類疾病）：従来から実施しているワクチンで個人予防を目的としながら，集団予防にも貢献するもの。

2類疾病（現　B類疾病）：個人の発病または重症化を防止し，併せて集団予防的意味も兼ねる（現在は高齢者のインフルエンザワクチンのみ）。

4）健康被害救済の追加

2類疾病（現　B類疾病）の予防接種についても，予防接種法に基づいて公的関与の下に実施されるので，これに対しては公費による救済を行う。ただし，個人予防に重点をおいて努力義務を課さず被接種者の判断で実施するものであるため，一般の医療（任意接種）と同様の性格を有するので，救済の水準も，医薬品医療機器総合機構法と同程度とすることになった。

改正による効果

1）高齢者を対象として公費による予防接種を実施（一部実費徴収あり）

2）公費による健康被害救済の実施

施行期日

公布の日　平成13年11月7日

附則として5年後の見直し規定がある。

3. 予防接種を行う期間（定期の接種）

定期接種の期間は，標準的接種期間より少し遅れても救済制度が成り立つように認定されている。したがって小学校入学前に未接種であることが分かった場合に，定期接種として実施できる時間的余裕を考慮し，乳幼児期に行う予防接種の期限は90か月とされた。接種が遅れないために,「標準的な接種年齢」として勧めたい時期を示したが,この時期に接種できない場合も期間内なら接種可能である。未接種者への指導のために,1歳半や3歳児の健診の機会ならびに小学校就学時健診でも接種状況のチェックや接種勧奨の実施が望まれる。

4. 予防接種実施方法について

1類疾病(2013年4月からA類疾病に変更)の「予防接種の実施について」(平成6年8月25日付,健医発第962号厚生省保健医療局長通知により,同条第3項に規定する2類疾病(2013年4月からB類疾病に変更)に係る予防接種の実施については「予防接種法の一部を改正する法律等の施行について」(平成13年11月7日付健発第1058号厚生労働省健康局長通知)により通知された。1類疾病(現 A類疾病)の予防接種の実施については,次の事項を承知の上で具体的運営を図ることとされた。2類(現 B類疾病)については平成13年11月7日の通知どおりとされた。

平成15年11月28日付厚生労働省局長通知により予防接種の実施についてが改訂され通知された。その全文については後に示すが同日結核感染症課予防接種係より,その要点が示されたので以下にまとめた。

1. 実施計画の策定について

「1歳6か月児健康診査,3歳児健康診査において接種歴を確認」としていたところを,文部科学省と協議した結果,就学時健康診断等を加えた。

2. 実施要領の名称変更

インフルエンザについては,別途,インフルエンザ予防接種実施要領が策定されていることから,「予防接種(1類疾病 現 A類疾病)実施要領」と名称を変更した。

3. 麻しんの予防接種の標準接種年齢

平成15年3月にとりまとめられた「今後のポリオ及び麻しんの予防接種に関する提言(ポリオ及び麻しんの予防接種に関する検討小委員会)」に基づき,麻しんの予防接種の標準接種年齢を「生後12月から生後24か月」としていたところを「生後12月から生後15月」に変更した。

4. 個別接種における保護者の同伴

平成11年7月にとりまとめられた「予防接種問題検討小委員会報告書」に基づき,小学生以下については,保護者の同伴が原則であることを明記した上で,中学生について,保護者が同伴しない場合の個別接種を条件付きで認めることとした。なお,保護者が同伴しない場合は,保護者のサイン欄には,事前に保護者がサインをするとともに,予診後,被接種者本人のサインも併せて記入することとする。

5. 予診票の保管について

予診票の保存期間を5年間と設定した。

6. 保健所長等への報告書

施行規則第3条の規定による報告について,従前は実施要領の中で様式を指定していたが，実務上行われている厚生労働省大臣官房統計情報部の「地域保健・老人保健事業報告」の作成要領に従って行うよう明文化した。

1）予防接種台帳と接種対象者への通知

・市町村長は予防接種台帳を作り，必要事項を適切な時期に発送するなどの配慮を要する（個別通知が要求されている)。地域医師会と十分な協議を行うこと。

・モデルを示した医療関係者向け「予防接種ガイドライン」(改訂版）と，保護者向けパンフレット「予防接種と子どもの健康」(改訂版)，ならびに新しく作製された「予防接種間違い防止の手引き」を利用し周知徹底を図ること。

2）接種を行う場所と実施計画の作成

・予防接種は市町村長の要請に応じて協力を承諾した医師による。個別接種が原則だが，それが困難な場合には適切な施設で集団接種も可能。地域医師会と十分な協議をすること。

・個別接種を行う医療機関では，予防接種のための時間を設定するなど接種対象者が患者から感染を受けることのない配慮をすること。

・個別接種を行い難い場合は，集団接種として適した施設で行うことができる。適した施設とは，交通便利，必要な広さ，採光，換気，暖房，清潔，ワクチンの保管ないし搬入に適し，2種類以上の予防接種を同時に行う場合は，明瞭に区別され，混乱の起こらない配慮のあることなどである。

・集団接種を行う場合，個別の場合と同様な予診を行うため，医師2名（予診担当1，接種担当1）で，1時間に40人程度を目安に計画する。医師が1人ならばそれに応じた人数で計画する。

・集団接種が原則なのは生ポリオワクチン。短期間での接種，ワクチンの輸送，保管などが適切にできるならば個別接種も可能。

・学校で集団接種を行う時は教育委員会と密接な連携をとること。

・接種医療機関，接種場所（集団接種）には予防接種直後のショック等の発生に対応するために必要な薬品・器具等を備えておく。

・接種用具，特に多数を必要とする注射針，経口投与器具（ピペット)，体温計等は市町村長が購入・整備しておく。注射器は2ml以下とする。接種用具の滅菌をする場合は，なるべく煮沸以外の方法による。

3）責任の所在

・個別接種でも集団接種でも，実施者は市町村長であり，医師はその補助者の立場であるので，万一健康被害が発生しても当事者は市町村長であり，対応も市町村長・知事・国がする。医師の責任は問わない。なお医師に明らかな過失が認められた場合は別に相談要。

4）契約外の医師による予防接種

・市町村長以外の者による定期の予防接種を希望する場合（市町村長と契約のない医師による接種）も，当該医師宛に依頼書を発行するなど円滑に接種が受けられるよう配慮すること。この場合も万一の健康被害発生の場合の救済は上記と同じに行われる（当時者は居住地の市町村長）。

5）問診と予診

・予診は，問診，診察（視診，聴診等），検温（その場で計る）を必須事項とする。（裁判判決の内容から見て，これは避けて通れない）。予診票は予防接種によって所定の色紙を使う。これはワクチンのバイアルのラベルの色と一致するようになっている（これらの色はWHOが世界的に進めているEPI活動に供与されているワクチンのラベルの色）。

・接種してよいかの判断が困難な場合は，相談や検査のできる専門的医療機関を教えるなどの対応方法をあらかじめ決めておく。

・乳幼児の予防接種には母子健康手帳の提示を求め，接種記録を記す。母子健康手帳を持たない者には予防接種済証を交付する。

6）予防接種の間隔，2種類ワクチンの同時接種，開封したワクチンの残液

・他の予防接種との間隔は，生ワクチン（BCG含む）接種後は中27日以上，不活化ワクチン・トキソイド接種後は中6日以上の間隔をおいて接種する。接種間隔を一定期間あける理由は，

・発熱等の副反応が出るかもしれない期間を，余裕をもって避ける。

・生ワクチン同士の場合はウイルスの干渉現象やインターフェロンの産生によってワクチンの効果が上がらないおそれがある，などである。

・他の予防接種との同時接種は医師が必要と認めた場合に行うことができる。この場合，液の混合はさけ，左右の腕等に別に接種する。

・いったん封を切った容器の残液は個別接種では，医師の責任で適切な保管ができる。残液使用を勧めるわけではないが，医師の判断で短期間保存するのは違法ではない。なお，その場合でも当日に限られる。

7）接種後の注意，健康被害発生時の対応

・接種後は接種部位を清潔に保ち，接種当日は過激な運動を避ける。接種当日の入浴は可。日常生活と同じでよい。

・接種後，局所の異常や体調の変化があったら，すぐ医師の診察を受けるよう保護者に指示しておく。

・健康被害発生時の報告：上記により医師の診察を受けた場合には，患者（保護者）からだけでなく，診断した医師から市町村へ報告するシステムとする（現　厚生労働省に直接報告）。市町村からは地域医師会と保健所（知事）へ報告する（現　市町村へ

は都道府県を通して厚生労働省から還元される)。別に，通常見られる程度の副反応の頻度調査は予防接種後健康状況調査をして実施されている。

5. 禁忌について

従来の禁忌には，本当の意味の禁忌と単なる注意事項が混在していて，判断や扱いに困る場合があったので，改正に当たってこれを区別した。「禁忌」の表現は用いない。

1）定期の予防接種の対象とならない者，すなわち，予防接種を行ってはならないもの（省令で規定）

すでにその疾患罹患の既往があったり，以前に予防接種を受けていて接種の必要のない者は法の対象外としてこの項目に入るが，これを別にすれば，予防接種による副反応が発生する高度の蓋然性があるため接種を行わない，とされるのは次の5項目である。

① 明らかな発熱を呈している者

② 重篤な急性疾患に罹患していることが明らかな者

(これらの項目は医師の裁量であるが，基準はガイドラインに記載)

③ 接種しようとする接種液の成分により，アナフィラキシーを呈したことが明らかな者

④ 麻疹，風疹の予防接種は，妊娠していることが明らかな者

⑤ その他，予防接種を行うことが不適当な状態にある者

これらの項目は接種を行わないことに異論のないものばかりといえる。妊娠の項目は小児には関係ないが，この規則は任意接種にも適用されるので入っている。ただし，生ワクチンで先天異常が起こった報告はこれまでのところ認められていない。

2）接種を行うに際し注意を要する者（通知で規定）

副反応が発生する可能性が，通常の健康人に比べ比較的高度に存在するため接種に当たり注意を要する者を指す。すなわち，被接種者の健康状態を観察し，注意して接種しなければならない，ということであり，医師が必要と認め，保護者も予防接種を希望すれば，注意しつつ接種して差し支えない。どのような注意をするかは医師の判断だが，ガイドラインにも記載されている。この改正によって慢性疾患や障害を持つ子どもにも，接種が行いやすくなった。

① 心臓血管系疾患，腎臓疾患，肝臓疾患，血液疾患，発育障害等の基礎疾患を有する者

② 予防接種で接種後2日以内に発熱の見られた者および全身性発疹等のアレルギーを疑う症状を呈したことがある者

③ 過去にけいれんの既往のある者

けいれんの原因となる疾患や接種によるけいれんの発生に注意して接種。解熱剤や

抗けいれん剤を予防的に使うなどの工夫もある。

④ 過去に免疫不全の診断がなされている者および近親者に先天性免疫不全症の者がいる者

⑤ 接種しようとする接種液の成分によりアレルギーを呈するおそれのある者

⑥ 結核に係る予防接種にあっては，過去に結核患者との長期の接触がある者，その他の結核感染の疑いのある者

6. 予診について

通知の中で示されている予診票（モデル）は，前記の接種不可と要注意の項目をチェックする目的のもので，個別接種用と，13歳以上で保護者が同伴しない場合の予診票がある。「はい」に○がついていても，予診担当医がさらに問診して判断することになる。その他，周囲での感染症流行，本人の最近の急性感染症罹患既往等があれば，その接種可否の判断は医師が行う。

保護者には，あらかじめ配布されたパンフレットを読んで，当日の予防接種について理解して貰った上で，予診票の質問に回答を記入して持参して貰う。そして医療機関や接種会場で検温と医師の診察を受け，医師が接種可能かどうかを判断する。さらに保護者の質問があれば説明し，接種希望を確かめた後に，接種を行うのが手順になる。保護者の接種希望再確認の欄にサインを求めている。医師の診察済みの欄にもサインをする。

7. 事後指導と健康被害発生時の対応

接種を受けた者（保護者）には，接種後に起こるかもしれない症状（発熱や接種局所の腫れなど）が，いつころ，どのくらいの頻度で起こるか，どのような状態であれば受診が必要かをよく説明しておく。また医師にかかるようなことがあった場合には事後でもよいので市町村の担当課に電話連絡をするように指示しておく必要がある（保護者からの通報)。

市町村は，予防接種による副反応と考えられる患者を診察した医師が厚生労働省へ副反応報告しやすいように，あらかじめ「予防接種後副反応報告書」を医師の手元に配布しておくことが大切である。予防接種法の改正により，2013年4月から，副反応報告は，厚生労働省から都道府県を通して市町村に還元されることになった。なお，ワクチン別に起こりうる副反応の種類，症状等は「ガイドライン」に記載がある。

健康被害救済制度の適用に該当するケースが生じた時は，所定の手続きをすることになる。その内容は，

① 医療費および医療手当（通常起こりうる程度の軽度の副反応については該当しない。入院を要するような症状であれば該当すると考えられる）

② 障害児養育年金，必要な場合は介護手当

③　障害年金，必要な場合は介護手当

④　死亡一時金

⑤　葬祭料

なお認定は厚生労働大臣がその諮問機関である疾病・障害認定審査会の意見を聴いて行うことになっている。

予防接種法に基づく定期接種以外の予防接種（任意接種）で健康被害が生じた場合は，この救済制度は適用できないが，別に「医薬品医療機器総合機構法」の制度が利用できる。該当者が請求することになる。書類の提出先は，

独立行政法人医薬品医療機器総合機構

〒100-0013　東京都千代田区霞が関3-3-2 新霞が関ビル9階

電話0120-149-931（フリーダイヤル）

疾病の解説

感染症の基礎知識

アスペルギルス症　Aspergillosis　ICD-10 B44

I　臨床的特徴

1. 病型と症状

侵襲性の感染症としては主に呼吸器が標的臓器となるが，中枢神経系など全身に播種することがある。また，アレルギーの原因ともなる。侵襲性アスペルギルス症，慢性肺アスペルギルス症，アレルギー性気管支肺アスペルギルス症の3つの病型に大別される。

- 侵襲性アスペルギルス症は，多くは侵襲性肺アスペルギルス症としてみられ，血液悪性疾患の化学療法などで発熱性好中球減少症の患者の胸部異常陰影として気付かれる事が多い。胸部CTの異常陰影（時にhalo sign）や中枢に播種すれば頭部MRIで異常を認め意識障害など呈する。全身的な免疫不全がない場合でも，鼻咽頭手術後などに外耳道，副鼻腔等にもみられる。
- 慢性肺アスペルギルス症は，単純性アスペルギローマや慢性壊死性肺アスペルギルス症など多くの病態がある。胸部X線では肺の空洞，空洞内の菌球，浸潤影，索状陰影など多彩な像がみられ，咳嗽や血痰などの呼吸器症状を呈する。
- アレルギー性気管支肺アスペルギルス症（ABPA：allergic bronchopulmonary aspergillosis）。気管支内に定着したアスペルギルス属が抗原となりアレルギーとして気管支喘息や肺炎を起こす。中枢側の拡張した気管支，粘液栓などみられる。同様の症候はアスペルギルス以外の真菌でも起こり，アレルギー性気管支肺真菌症と称する。

2. 病原体

Aspergillus fumigatus, *Aspergillus flavus*, *Aspergillus niger*, *Aspergillus terreus*, *A. nidulal1s*などが主要な原因真菌であり*A. fumigatus*が最も多い。近年，遺伝学的に*A. fumigatus*と類似する*A. fumigatus*関連菌種として*A. lentulus*, *A. udagawae*, *A. viridinutans*などが別種に分類されるようになった。

3. 検査

開胸手術やVATS（Video-assisted Thoracic Surgery）により採取した無菌検体から真菌培養を行い確定診断する。ただし，アスペルギルス症の場合は，汚染検体である喀痰や気管支肺胞洗浄液などからの真菌培養も有意と判断し診断される。培養陰性で菌種や属の確定はできない場合でも，鏡検により糸状菌成分を確認して糸状菌感染症の診断がなされる。病理組織学的に組織への真菌の侵襲が確認できれば糸状菌真菌症と診断できる。

血液検査は補助診断方法であり，アスペルギルス症の診断には真菌全般を検出する血中1, 3－β－D－グルカンとアスペルギルスガラクトマンナン抗原の測定が参考となる。

また慢性の感染では，アスペルギルスの沈降抗体が使用される。

主にPCRを用いた遺伝子診断法は，分離された菌種の同定には標準的方法の一つである。一方，検体から特異的な真菌遺伝子を検出する方法は時に有用であるが，現状では検査室の能力に依存するため標準化された方法は無く一般化されていない。

Ⅱ　疫学的特徴

1．発生状況

侵襲性アスペルギルス症は，剖検に基ずく病理学的疫学調査では，約2%にアスペルギルス症と考えられる糸状菌感染症が認められる。また，臓器移植患者では5～10%程度にみられる。他の病型の全国的な疫学調査は無い。

2．感染源

環境から経気道的に，あるいは，熱傷創などに直接感染する。病院等では古い施設で侵襲性アスペルギルス症の頻度が高い事が経験的に知られている。

3．伝播様式

環境からの感染であり，ヒト-ヒト感染は無い。

4．潜伏期

不明

5．感染期間

侵襲性では好中球減少の期間，慢性では空洞等の感染源があれば切除しない限り継続する。

6．ヒトの感受性

侵襲性は原則として好中球減少をはじめとする免疫不全の患者に発症する。慢性肺アスペルギルス症は，全身免疫不全より肺の局所的破壊（空洞性病変，COPDなど）に腐生し増悪緩解を繰り返す。ABPAは特別な既往歴がない場合でもおこる。

Ⅲ　予防・発生時対策

A．方針

造血幹細胞移植では予防的にミカファンギンの点滴，イトラコナゾールの内服が行われる。

B．防疫

ハイリスクの患者に限り，低菌室など環境に配慮した管理が行われる。ヒト-ヒト感染は無いので患者の隔離は不要。予防接種はない。

C．流行時対策

病棟内で通常より発症者が増えた場合には，エアサンプラーで胞子数の検討や，環境に原因真菌が腐生していないかの調査を実施する。

アデノウイルスによる疾患

アデノウイルスは直径約70nmのエンベロープを持たない正20面体粒子で，内部に2本鎖DNAゲノムを持つ。ヒトアデノウイルスは，A（12，18，31），B（3，7，11，14，16，21，34，35，51），C（1，2，5，6），D（8-10，13，15，17，19，20，22-30，32，33，36-39，42 - 50），E（4），F（40，41）の6つの亜属に分類される。検出頻度の高いウイルスは1-8型である。臨床病態としては，眼科疾患（咽頭結膜熱，流行性角結膜炎），呼吸器感染症（急性咽頭扁桃炎，気管支炎・肺炎），消化器疾患（胃腸炎，腸重積・虫垂炎），泌尿器疾患（出血性膀胱炎）などがある。

I　臨床的特徴

1．病態

①咽頭結膜熱：3，4，7，11型などが多い。潜伏期は5－7日で，症状は発熱，咽頭炎（咽頭発赤，咽頭痛），結膜炎が三主徴である。プールでの感染がみられることから，プール熱とも呼ばれることがある。

②流行性角結膜炎：多くはD群の8型で，19，37型においても同様の症状が見られる時がある。結膜充血，眼脂，眼掻痒感，羞明などの症状を呈する。流行性角結膜炎は眼科における診療行為により接触感染することがある。

③急性咽頭扁桃炎：B，C群でみられる。典型例では口蓋扁桃に白色の滲出物を伴う急性扁桃炎を呈し，抗菌剤不応性の高熱が数日間続く。白血球増加，CRP高値など，高度の炎症反応を示すことが多く，これにはIL-6などのサイトカイン産生亢進が関与している。

④下気道炎：3型，7型，21型などのB群が多く，特に7型（Ad7）が重症化をきたしやすい。本邦では1995年から1998年にかけて，Ad7により，間質性肺炎，肺水腫，胸水貯留を呈した重症肺炎が多数報告された。高サイトカイン血症が重症化に関与している可能性がある。

⑤胃腸炎：腸管アデノウイルスといわれるF群の40，41型が関与する。下痢，嘔吐，発熱などの程度は，一般にロタウイルス胃腸炎よりも軽度である。

⑥急性腹症（腸重積，虫垂炎）：腸重積患者の糞便や腸間膜リンパ節よりしばしば分離され，アデノウイルスの腸管リンパ組織感染は腸重積の重要な要因と考えられている。虫垂炎の切除虫垂からもアデノウイルスが検出されており，虫垂炎への関与も示唆されている。

⑦出血性膀胱炎：B群の11型が多いが，まれに21型が原因のこともある。血尿，排尿障害，頻尿などの症状を呈する。

2．検査

アデノウイルス感染症の最も確実な診断方法は，感染局所におけるアデノウイルスの証明である。ウイルス分離がスタンダードな方法であるが，分離・同定に時間を要する。PCR法は検出感度が高く，比較的迅速にウイルス遺伝子を検出できるが，検査可能な施設が限られている。最も普及しているのがウイルス抗原を検出する迅速診断である。公表されている検出感度は55－100％とキット間で差がある。アデノウイルスを検出するには感染した粘膜細胞を採取する必要があるため，検出感度は検体採取手技にも左右される。急性期と回復期のペア血清を用いた抗体測定も有効な診断法であるが，回顧的な診断になる。

Ⅱ　疫学的特徴

アデノウイルスは，晩冬から春季，初夏に患者数の増加が見られるが，ほぼ年間を通して分離される。アデノウイルスの主要な感染経路は，上気道や結膜からの直接侵入である。感染者は気道や結膜などからウイルスを排泄し，飛沫感染（あるいは飛沫核感染）する。また，アデノウイルスは腸管で無症候性に増殖し，糞便中へは長期間多量に排泄されており，糞口感染や接触感染もおこす。プールなどにおいて水がアデノウイルスによって汚染されている場合には，ウイルスが粘膜から直接侵入するため，咽頭結膜熱などの大きな流行になる。したがって，咽頭結膜熱の流行の予防には，プールの塩素消毒と粘膜の洗浄が重要である。ウイルス粒子は環境中においても失活されにくいため，感染媒体を介した伝播も問題になる。流行性角結膜炎は，眼科診療時に汚染した手指や器具を介し流行することがあり，院内感染対策上重要である。標準的予防策に加え，手洗いや手袋着用などの接触感染予防策を講ずる。医療従事者が罹患した場合，ウイルス排泄が長期に及ぶため，2週間は患者に接しないようにする。学校保健安全法施行規則では，咽頭結膜熱は第二種に分類され，「主要症状が消退した後2日を経過するまで」を出席停止期間の基準としている。

Ⅲ　予防・発症時対策

現在使用可能なワクチンはない。アデノウイルス感染者は長期間糞便中にウイルスを排泄し，感染源となることを理解して感染対策をとることが，感染予防上最も重要である。治療に関しても，アデノウイルス感染症に有効な抗ウイルス薬はない。重症肺炎に対しては，想定される抗サイトカイン血症にステロイドパルス療法が試みられている。

アニサキス症 Anisakiasis ICD-10 B81.0

I 臨床的特徴

1. 症状 サバ，イカ，スケソウダラなど海産魚介類の刺身を食べた後，アニサキス幼虫が胃壁，腸壁に刺入することによって生じる。幼虫の刺入部位により胃アニサキス症と腸アニサキス症に，症状により激症型（急性）と緩和型（慢性）に分類される。このほか，腸管外アニサキス症も少数ながら報告されている。急性胃アニサキス症では，刺身を食して数時間から十数時間後に激しい心窩部痛，悪心，嘔吐を生じる。急性腸アニサキス症では刺身を食して十数時間後から激しい下腹部痛，腹膜炎症状などを示す。激症型（急性）の症状は再感染によるアレルギー機序が関与していると推測されている。一方，慢性アニサキス症は肉芽腫の存在によって発見されることが多く，自覚症状は乏しいことが多い。アニサキスのほか，近縁種のシュードテラノバも同様の病態を示しシュードテラノバ症と呼ばれるが，これは胃への感染しか報告されていない。

2. 病原体 アニサキス（*Anisakis simplex*）は海産哺乳類を終宿主とする線虫である。ヒトへの感染を示すアニサキス幼虫は待機宿主のイカや海産魚類の主に内蔵表面に寄生しているが，魚の死後は筋肉内へ移行する幼虫が多い。幼虫は乳白色調で，体長2～3cm，体幅0.4～0.6mm。かつては*Anisakis simplex* 1種とされていたが，現在は*A.simplex* sensu stricto，*A.pegreffii*，*A.simplex* Cの3種に分類されるただし，ヒトの病因になるのは，ほとんどが*A.simplex* sensu strictoとされる。

3. 検査 食歴から胃アニサキス症が疑われる場合は内視鏡検査を行う。幼虫は胃粘膜に頭部を刺入し活発な運動を示す。胃粘膜にはさまざまな程度の浮腫が認められる。幼虫が発見されれば摘出する。腸アニサキス症は回腸への感染が最も多く，内視鏡や画像による診断は困難で，急性腹症として開腹し部分切除された腸管粘膜にアニサキス幼虫を発見する例が大半である。血清診断は初感染では抗体の上昇に日数を要するため用いられないが，再感染では参考になる。慢性アニサキス症は胃壁や腸壁に肉芽腫が発見され，摘出病理組織標本の肉芽腫内部に虫体断端が見いだされることにより診断が確定する例が多い。末梢血好酸球増多症は認められない場合が多い。

II 疫学的特徴

1. 発生状況 世界中で報告されているが，日本に最も多く，年間数千例と推定されている。

2. 感染源・伝播様式 極めて多種類のイカ・海産魚類がヒトへの感染源となる。特に回遊性のある魚類に多く寄生が見られる。日本近海で比較的定着性の魚にはアニサキス幼虫の寄生率は低い。海産魚・イカ類を生食し，幼虫が摂取されることにより感染する。

3. 潜伏期，感染期間 海産魚・イカ類を生食後，早い例では数時間後に激しい腹痛が始まる。ヒト体内ではアニサキス幼虫は長期間生存できず，いずれ死滅する。

Ⅲ 予防・発生時対策

A. 予防

アニサキス幼虫は60℃数分間で，－20℃では数時間で死滅する。したがって加熱調理や長時間冷凍された魚類からのアニサキスの感染はほとんどない。オランダではアニサキス対策のため1968年以降，魚の－20℃，24時間以上冷凍保存を義務づけている。アニサキス幼虫は内臓表面への寄生が多く，魚を捕獲後すぐに内臓を除去するとよいとの報告もある。

B. 治療方針

アニサキス幼虫を摘出する。化学療法剤としてアルベンダゾールが用いられることがあるが一般的ではない。

RSウイルス感染症（五類-小児科定点）

Ⅰ 臨床的特徴

1. 症状 臨床病型としては①急性上気道炎，②クループ，気管・気管支炎，③細気管支炎，④肺炎，の4型に分けられる。最も重要な病型は細気管支炎である。

鼻汁，咳嗽などの上気道症状が2～3日続いた後，感染が下気道，特に細気管支に及んだ場合には喀痰が増加し，呼気性喘鳴，多呼吸，陥没呼吸などが出現してくる。時に酸素投与を必要とし，重症例では人工呼吸器管理を要することがある。生後1か月未満（未熟児の場合は修正月齢）の新生児は無呼吸を繰り返すことがある。未熟児や慢性呼吸器疾患（CLD），先天性心疾患などの基礎疾患を有する児では重症化しやすい。通常は1週間から10日で軽快する。潜伏感染はない。細気管支炎を呈した児では，軽快後も長期にわたって喘鳴を呈しやすいことがある。

2. 病原体 RSウイルス（Respiratory syncytial virus）である。RSウイルスは，一本鎖RNAウイルスでエンベロープを有し，パラミクソウイルスに属しているが，血球凝集やノイラミニダーゼ活性を示さないことより，Pneumovirusに分類され区別されている。

3. 検査所見 RSウイルス感染には，他の呼吸器ウイルス感染症と区別しうるような特徴的な臨床検査所見はないので，病原診断が重要である。ウイルス分離が基本であるが，組織培養の設備を要し，一般的でない。一方，イムノクロマト法による抗原検出キットは，鼻咽腔スワブを用い，ワンステップ10分程の操作で結果が得られる。感度・特異度とも高くベットサイドにおける有用性は高い。当初，入院のみの保険検査適応であったが，平成23年10月より，外来の乳児，及びパリビズマブ製剤の適用となる児にも適応が認められた。

典型的な細気管支炎における胸部エックス線像においては，横隔膜の低下をともなう瀰漫性の肺気腫像が見られる。気管支周囲の浸潤像を認めることも多い。

Ⅱ 疫学的特徴

1. 発生状況 毎年，温帯地方においては冬季に，熱帯地方においては雨期に，ほぼ同程度の流行を繰り返している。他の多くのウイルス感染と異なり，母体由来抗体の豊富に存在する乳児期早期にも感染が成立する。一度の感染では終生免疫は獲得されず，一生の間再感染を繰り返し，毎冬未感染・既感染者の両者を巻き込んだ流行を引き起こす。

乳幼児は，生後1歳までに半数以上が，2歳までにほぼ100%が初感染を受けるとされる。そのうち30～40%が下気道炎まで至り，3%前後の乳幼児が重症化し，入院加療を要するとされる。その結果，本邦においてはRSウイルス感染症による入院が年間2～3万人あると推定されている。

2. 感染源 ヒトのみが自然宿主であり，ヒトからヒトへ感染する。非流行期においても散発的な流行はあり，ウイルスが引き継がれていくと考えられる。

3. 伝播様式 気道分泌物が手指や器物を介して感受性者の上気道に運ばれる接触感染が主体である。飛沫感染もある。まず鼻粘膜に感染が成立する。

4. 感染期間 潜伏期が4～5日であり，その後発症し，1週間から10日間臨床症状を呈する。感染性ウイルスもこの間排泄される。

Ⅲ 予防・発生時対策

A. 予防 米国において，いくつかのワクチンの開発がされたが，現在一般使用されているものはない。未熟児や慢性肺疾患を有するハイリスク児にヒト化単クローン抗体（パリビズマブ）の予防的投与が入院率を減少させるなどの目的で行われる。

B. 流行時対策 手洗い，うがいなど一般的なものが主体である。院内感染を起こしやすいので，早期診断を初めとした防御対策の早期構築が重要となる。

C. 治療方針 鎮咳，去痰薬の投与，適切な水分補給など対症療法が主体である。ガンマグロブリン製剤の効果は明らかでない。ステロイドホルモン剤は経口，注射，および吸入使用のいずれにおいても一定した見解は得られていない。キサンチン製剤の喘鳴に対する効果は明らかでないとされるが，特に月齢の低い乳児に対しては無呼吸の予防対策として用いられることが多い。

インフルエンザ Influenza（五類-定点・学2） ICD-10 J10-J11

A 季節性インフルエンザ

I 臨床的特徴

1. 症状 インフルエンザは急性呼吸器感染症で，発熱，悪寒，関節痛，頭痛，筋肉痛，時として全身衰弱感のような特徴的な全身症状が突然現れる。鼻閉，咽頭痛，咳などの呼吸器症状は後期に出現することが多い。合併症がなければ2～7日で治癒する。病因ウイルスはA型あるいはB型インフルエンザウイルスであるが，症状に基づくA型，B型の鑑別は不可能である。この他，C型インフルエンザウイルスを病因とする疾患は，急な発熱，咳，鼻汁を三大症状とし，症状のみからA, B型と区別するのは困難だが，有熱期間が2日程度と短い点が特徴であり，通常，季節性インフルエンザの範疇には含めない。インフルエンザの流行は急速で，罹患率も高く，合併症を併発すると重症化しやすい重要な感染症である。特に，ハイリスク群（高齢者，慢性疾患を有する者，妊婦，乳幼児）が罹患すると重篤化し，死亡することもある。インフルエンザによる直接の致命率は概して低いが，インフルエンザの流行時には，非流行時に比し死亡数が増加し（超過死亡），インフルエンザの流行が間接的に多数の肺炎などによる死亡の原因となりうることを示す。

他の急性呼吸器疾患との鑑別は，その時の流行状況に基づいて行う。散発例の診断には，病原診断のための検査を行う必要がある。小児のインフルエンザは普通感冒，クループあるいは，肺炎の症状を呈することがあり，他の病原ウイルスによる呼吸器疾患と臨床的に鑑別することは，困難である。

この他，「高病原性鳥インフルエンザ」は，A型インフルエンザウイルスが病因ではあるが，本項目の「インフルエンザ」とは全く異なる疾患である。

2. 病原体 オルソミクソウイルス科に属するA型，B型インフルエンザウイルス。直径約100nmのエンベロープウイルスで，8分節（A型，B型）の1本鎖マイナス鎖RNAをウイルスゲノムとする。ウイルス粒子上にウイルス抗原である血球凝集素（HA）とノイラミニダーゼ（NA）が突出する。A型ウイルスのHAとNAは，その抗原性の違いから17種類（H1～H17）と10種類（N1～N10）の抗原亜型に分類される（最近，コウモリから新たなウイルス（H17N10亜型）の遺伝子が検出された）。B型には亜型は存在しない。インフルエンザウイルスの命名法はWHOの命名法に従い，型／宿主（ヒト以外の宿主から分離された場合のみ記載）／分離場所／分離番号／分離年（HA亜型 NA亜型）を記載する（例　A/duck/Ukraine/1/63（H3N2））。分離年については2000年までは下2桁，2000年以降は4桁を記載する。動物由来ヒトウイルスは，亜型内での区別のために，さらに亜型に記号を付す場合もある（例：H3N2v）。A型ウイルスの自然宿主である水禽では，全亜型のウイルスが維持されているが，ヒト，ウマ，ブタでも各宿主固有のウイルスが維持されている。B型ウイルスの自然宿主はヒトである。

3. 検査　確定診断には，ウイルスの分離が必要である。分離は急性期患者の検体（うがい液，咽頭拭い液等）を孵化鶏卵あるいは培養細胞（MDCKなど）に接種して行う。

一方，ウイルス分離が不可能な場合は，検体からウイルス遺伝子を検出するRT-PCR，リアルタイムRT-PCR，Lamp法等が普及している。ただし，この検査法はウイルスの存在を同定する手法ではなく，遺伝子断片の検出法であることを念頭におく必要がある。臨床現場では種々の迅速診断キットがもっぱら使われる。

Ⅱ　疫学的特徴

1. 発生状況　インフルエンザの流行には，世界的大流行（パンデミック）と小規模な流行（エピデミック）がある。各流行はインフルエンザウイルスの抗原変異，すなわち，不連続変異，連続変異によって引き起こされる。不連続変異（Antigenic shift）は，それまでの流行株とは異なるHA亜型，NA亜型の組み合わせを持つ新たなウイルス（新型インフルエンザウイルス）の出現を意味する。連続変異はそれまでの流行株のHAにアミノ酸変異が生じて，抗原性が変わることで，亜型の変化は伴わない。不連続変異はA型ウイルスのみ，連続変異は，A型，B型ウイルスで起きる。20世紀にはパンデミックが3回発生し（1918年スペインインフルエンザ（H1N1），1957年アジアインフルエンザ（H2N2），1968年香港インフルエンザ（H3N2））その都度，ヒトの間で流行するウイルス亜型が入れ替わった。1977年に流行したソ連インフルエンザ（H1N1）は，1950年代のウイルスがなんらかの要因で再出現して，流行したと考えられている。1977年以降は，香港インフルエンザとソ連インフルエンザが同時にあるいは，交互に流行を繰り返してきた。2009年に起きた21世紀初のパンデミックの起因ウイルスは，ブタウイルスに由来し，亜型はそれまでの流行ウイルスと同じH1N1であった（従来のウイルスと区別するためA（H1N1）pdm09と表記される）。このウイルスの出現以降，ソ連インフルエンザウイルスは検出されていない。

パンデミックは新型インフルエンザウイルス，エピデミックは季節性インフルエンザウイルスが病因となる。季節性インフルエンザは温帯地方では冬期に，亜熱帯地方では雨期に流行し，熱帯地方ではほぼ1年中，低レベルで流行が持続する。

2. 感染源　季節性インフルエンザの感染源は，ヒトである。新型インフルエンザ（A型のみ）は，動物（鳥）ウイルスあるいは，動物（鳥）ウイルスとヒトウイルスの間で生じた遺伝子再集合ウイルスが病因となるため，感染源は動物（鳥）である。

3．伝播様式　ヒト-ヒト間の伝播は，飛沫（核）による。まれに鼻咽頭分泌物を介しての間接的伝播も起き得る。乾燥した分泌物中のウイルスは，その状態にもよるが，数時間程度感染力を保つ。

4．潜伏期　24～72時間。

5．感染期間　潜伏期も含めて7日程度。

6．ヒトの感受性　一般に学齢期の小児が最も罹患しやすく，成長するに従って罹患率は次第に低下するが，各人により感受性を示すウイルスは異なり，一概には言えない。その理由は，各人の免疫応答が一律ではないことにある。ヒトでは感染あるいはワクチン接種により，当該ウイルスに対する免疫が成立する。抗原的に類縁関係にあるウイルスに感染することにより，免疫の幅は次第に広がる。しかし，免疫応答が正常に働かないハイリスク患者では，重症化あるいは死亡することもある。

Ⅲ　予防・発生時対策

A. 方針（別添「インフルエンザに関する特定感染症予防指針」参照

1. インフルエンザは短期間に流行が広がる疾患であるため，常に国内外の流行状況を把握している必要がある。厚生労働省は全国の地方衛生研究所を中心に感染症発生動向調査と感染症流行予測事業を行っているので，これに基づいて防疫対策を立てるべきである。

2. インフルエンザウイルスは激しく抗原変異するため，流行ウイルスの分離，同定及び抗原解析を迅速に実施する体制が必要である。

3. 流行ウイルスに抗原的に近縁なウイルス株を含むワクチンによる能動免疫は，発症抑制及び罹患した場合の疾患の軽減化に有効であり，現在唯一の予防手段である。

B. 防疫

1. インフルエンザ感染の確認にはウイルスの検出が必要であり，病院検査室又は地方衛生研究所／検疫所で迅速にウイルス分離が行われている。現在，全国約5000の医療機関（小児科3000，内科2000）を中心に定点観測が行われており，流行の状況は常時把握できる。このうち，約500カ所はインフルエンザウイルス監視定点で，採取した患者検体を地方衛生研究所に送り，ウイルス分離が行われ，結果が全国集計される。

2. 平成25年の予防接種法改正の結果，高齢者に対するインフルエンザワクチンはそれまでの「二類疾病」から「B類疾病」に改められた。市町村にはB類疾病としてインフルエンザの予防接種を実施することが義務づけられており接種に関わる費用は一部市町村負担が導入されている。対象者は，(1) 満65歳以上の者，(2) 満60歳以上65歳未満であって，心臓，腎臓，もしくは，呼吸器の機能又はヒト免疫不全ウイルスによる免疫機能に障害を有するものと，厚生労働省令で定められている。B疾病の予防接種は，主に個人の予防を目的に行うもので，接種の努力義務はなく，被接種者が希望するときのみ行われる。意思確認ができない場合は，予防接種法に基づく接種を行うことはできない。対象者以外に対する予防接種は，従来通りの任意接種である。13歳未満の小児に対しては，2-4週間の間隔をおいて2回の接種が必要とされるが，それ以上の年齢層に対しては，1ないし2回の接種が薦められている。

3. 特異療法　抗インフルエンザ薬が有効。日本では，1998年アマンタジンが認可された後，1999年以降，NA阻害剤（ザナミビル，オセルタミビル，ペラミビル，ラニナミビル）が相次いで認可され早期治療が行われるようになった。これら抗インフルエンザ薬による治療は，症状の軽減には効果的であるが，薬剤耐性株の出現や副作用の問題もあり，あくまでもワクチンによる予防を補完するものである。抗生物質は合併症をともなう二次的細菌感染にのみ有効である。

C. 流行時対策

1. 衛生行政の責任者は，管轄地域における流行の発生の監視，流行状況の把握と上級自治体又は国への報告の義務がある。人口過密地域では肺炎，インフルエンザ，気管支炎，そのほか呼吸器疾患による超過死亡が流行の大きさの指標となる。

2. 通常は隔離などの必要なし。ただし，ハイリスク群（高齢者，慢性疾患を有する者，妊婦）は，感染により重症化する危険が高いので，急性期患者に接触しないことが望ましい。

3. 消毒の必要なし。

4. 検疫の必要なし。

5. 学校学級等の閉鎖は，閉鎖時期や流行状況によっては，流行拡大の遅延に有効な場合もある。欠席数が増加する場合には，行なう。

6. 医療機関の責任者は，流行期間中，病床や医療サービスに対する需要が増加することを予測し，軽症で合併症のない患者は入院を要しないこと，緊急を要しない入院は延期することなどを患者に理解してもらう必要のある場合もある。

D. 国際的対策

インフルエンザはWHOの要サーベーランス疾病に指定されており，以下のことが要請されている。

1. 流行とその疫学的特徴を速やかにWHOに報告する。

2. 流行ウイルスを迅速に分離同定し，代表株はWHOインフルエンザ協力センター（WHOCC）（日本：国立感染症研究所）に送付する。ウイルス送付が困難な場合は，含嗽液/拭い液を送付してもよい。

3. 世界中の流行の動向を把握するために，常時WHOとの緊密な情報の交換を行う。

4. パンデミック発生の可能性がある場合，WHOCCは，当該ウイルス株をもとにワクチン製造用種株を迅速に作製しワクチンメーカーに供給する。

B インフルエンザ脳症

1. 定義

インフルエンザ脳症とは，インフルエンザ感染に伴い発症する急性脳障害であり，意識障害をともなう。インフルエンザにともなう単なる熱性けいれんや，熱せん妄は含まない。詳しくは2009年改訂されたインフルエンザ脳症ガイドライン「厚生労働省研究班」を参照。

2. 疫学

1990年代からインフルエンザに伴う重症の急性脳障害の報告が急増し，本症の理解が進んだ。毎年100人〜数百人が発症する。A香港型が最も多いが，いったん発症すると，B型，Aソ連型，香港型，2009pdmの間で予後にウイルスによる差は認められない。欧米でも報告はあるがまれであり，わが国に多発する傾向にある。

3. 発症機序

インフルエンザウイルスの脳内での増殖はない。重症例では，血液中および髄液中に高い炎症性サイトカインの活性が認められ（TNF-α，IL-6，IL-1βなど），また剖検例では高度な脳浮腫と，血管内皮細胞の障害と思われる血漿成分の脳内への漏出が著明である。しかし，近年高サイトカイン血症を伴わない「けいれん重積型」脳症などが増加している。

4. 臨床症状

主に0〜5歳の乳幼児が罹患する。インフルエンザの初感染の症例が多い。インフルエンザによる発熱（40〜41℃の高熱もまれではない）の0〜1日後に，神経症状（けいれん・異常言動・意識障害）が認められる。けいれんの頻度は高い（80%）。しばしば見当識障害，幻視，幻覚，異常興奮などが認められる。意識障害は高度で，急速に進行し，数日で死に至る。重症例では出血傾向や多臓器不全が認められる。予後はきわめて不良で（致命率約30%，後遺症率25%）であったが，ガイドライン普及後それぞれ10%以下，約20%に改善している。

5. 検査所見および病態

検査所見ではAST，ALT，LDH，CK，クレアチニンの上昇がしばしばみられ，それらの予後は悪い。病因診断は咽頭からのウイルスの分離または抗原検出で，髄液中のウイルスゲノムは多くの場合陰性である。画像診断では脳浮腫や視床を中心に左右対称性に低吸収域を脳CTで認める（急性壊死性脳症）。HSES（出血性ショックを伴う脳症症候群）のようにプロトロンビン時間の延長，腎機能など多臓器不全を示す病態もある。（インフルエンザ脳症ガイドラインを参照）インフルエンザウイルスの脳内増殖は認められず，炎症反応もない。炎症性サイトカインの上昇と血管内皮細胞の障害，全身諸臓器のアポトーシスの進行が病態の特徴である。

本症は日本からの報告が多く，欧米では少ない。何らかの宿主側因子の関与が推定されるが，現時点でははっきり解明されていない。

6. 治療と予防

2009年改訂されたガイドラインでは，抗インフルエンザ薬の早期投与，ステロイドパルス療法，ガンマグロブリン大量療法，シクロスポリンなどによるサイトカイン・ケモカインの制御及び脳低体温療法などが推奨され，予後の改善に繋がっている。

インフルエンザワクチンは，インフルエンザ発症予防の結果としての効果は期待できるが，一旦インフルエンザを発症した場合，有意な脳症予防効果は認められていない。

C 高病原性鳥インフルエンザ Highly Pathogenic Avian Influenza

ICD-10 J10

H5N1，H7N9のヒト感染は二類—全数，（平成27年1月現在），H5N1，H7N9以外の鳥インフルエンザウイルスのヒト感染は四類-全数。ここでは主にH5N1について述べ，H7N9については別に述べる。

I 臨床的特徴

1. 症状 家禽 高病原性鳥インフルエンザ（HPAI）は，インフルエンザAウイルスの感染によって起こる家禽の全身性疾病である。アヒルやガチョウなどの水禽は鳥インフルエンザウイルスに感受性が高いが，感染しても症状を顕さないのが普通である。

ニワトリなどの家禽類での症状：ショック様症状を呈して，あるいは特に症状を示すことなく急死するケースが多い。ほかの症状としては，食・飲水欲と元気の消失，産卵率の低下，衰弱，咳，くしゃみ，ラッセル呼吸音，流涙，羽毛逆立，顔面，肉冠と肉垂の浮腫とチアノーゼ，神経症状や下痢等。HPAIウイルスはH5またはH7亜型のヘマグルチニン（HA）をもつが，H5およびH7ウイルスが常に家禽に対して高病原性であるとは限らない。HPAIウイルスはそのHAが宿主体内の細胞に普遍的に存在する蛋白分解酵素によって開裂活性化するので全身で増殖する。

ヒトでの症状：HPAIウイルスのヒトへの感染はまれであるが，1997年に香港およびその周辺においてニワトリなどでのH5N1流行時に，18人が生鳥市場等でH5N1ウイルスに感染し，6人が肺炎で死亡したことにより，ニワトリからヒトへの直接感染のあることが明らかになった。以来パンデミックインフルエンザ（新型インフルエンザ）に転換し得るルートとして警戒が強められ，現在に至っている。ヒト感染の場合，無症状や軽症例もあるが，多くは呼吸器感染症状から全身感染症となる。家禽類での流行が止まらない世界の各地においてヒトでの感染発症が進行中であり，2003～2013年10月現在，641例（うち死亡380例：致命率59.3%）が確認されているが，明らかなヒト-ヒト感染の拡大はこれまでにない。その他にも，H9N2（1999年，香港，罹患2），H7N7（2003年，オランダ，罹患84，死亡1）などがあるが，これらのヒト感染症はほとんどが軽症に経過している。しかし，2013年4月，H7N9による重症ヒト感染が中国で検知されている（p.2参照）。2003年2月末に，オランダでニワトリにH7N7ウイルスの感染によるHPAIが発生，ベルギーおよびドイツにも感染が拡大した。4月に，オランダで57歳の獣医師がH7N7ウイルスに感染し，急性呼吸窮迫症候群で死亡した。養鶏作業員86人にH7N7インフルエンザウイルス感染が確認された。そのうち2家族の計3人も感染した。計89人の感染者の中，78人は結膜炎を，5人が結膜炎とインフルエンザ様両症状を呈した。2人はインフルエンザ様症状のみを顕わした。4人は特に症状を示さなかった。2003年末から2004年にかけて日本を含む9か国でHPAIが発生した。H5N1 HPAIウイルスのヒトへの感染は，タイとベトナムでのみ認められた。タイではヒトの感染確定症例が16人，その中11名が死亡し，ベトナムでは27人が感染，うち20人が死亡した。死亡原因は，重症間質性肺炎であった。1997年以来，H5N1ウイルスがヒトからヒトに広く感染した例はない。

2. 病原体　オルトミクソウイルス科（Orthomyxoviridae）インフルエンザウイルスA属（Influenzavirus A）のRNAウイルス。インフルエンザAウイルスは，HAおよびノイラミニダーゼ（NA）の抗原特異性に基づいてそれぞれH1～H15およびN1～N9の抗原亜型に分けられる。マイナス極性一本鎖のRNA遺伝子は8分節に分かれており，それぞれにその複製に必要なNP，ポリメラーゼ（PB1，PB2とPA）複合体，M1およびNS2蛋白が結合している。したがって，異なるインフルエンザAウイルス株が同時に1つの細胞に感染すると，それぞれのウイルスに由来する遺伝子分節を様々な組み合わせで持つ子孫ウイルス粒子が細胞から放出される。これが遺伝子再集合で，ヒトのインフルエンザウイルス流行株にカモのウイルスに由来する高病原性のHAおよび/またはNA遺伝子分節がニワトリを介して導入された再集合体の発生する可能性があり，ヒトにとって新たなパンデミックの原因となるウイルス（いわゆる新型インフルエンザウイルス）の発生メカニズムの一つと考えられている。

3. 検査　スクリーニング検査としてはいわゆるインフルエンザ迅速診断キットが用いられるが，ウイルス分離が診断の基本。抗原または遺伝子検出が補助手段として用いられる。家禽からのウイルス分離材料には，呼吸器および総排泄腔のスワブまたは臓器組織乳剤を用いる。10日齢の鶏胚の尿・羊膜腔内に接種して35℃で培養する。胚が死亡した時または48時間後に尿・羊液の鶏赤血球凝集能を検査する。陽性の時はその胚の尿・羊膜乳剤とA型インフルエンザウイルスに対する抗血清との間で寒天ゲル内沈降反応を行う。ウイルス内部蛋白抗原による沈降線が形成されれば，次にHAとNAの抗原亜型を決定する。血球凝集活性を示す胚尿液を電子顕微鏡で観察し，ウイルス粒子が確認される時は，ヌクレオカプシド（9nm）の径からパラミクソウイルス（18nm）と鑑別できる。亜型の決定は血球凝集抑制（HI）試験およびNA抑制（NI）試験による。血清診断では，ペア血清について特異抗体の有意上昇を検出する。ヒトの場合には，咽頭スワブ・鼻腔スワブ・できれば気管洗浄液などの下気道由来分泌物・血液・便などのほか，標的となった臓器片などが検体として，ウイルス分離，RT-PCRによるウイルス遺伝子検出を行う。動物検体については基本的には動物衛生研究所，ヒト検体については各地の衛生研究所及び国立感染症研究所で検査が行われる。検体の提出は基本的には動物については家畜保健所，ヒトについては保健所に相談する。

Ⅱ 疫学的特徴

1. 発生状況 カモ由来の非病原性ウイルスがシチメンチョウ，ウズラや水禽類に感染して，低病原性ウイルスとなり，これがニワトリに感染して，ニワトリ群の中で受け継がれると，ニワトリに対して致死的な病原性を獲得することがある。このようなHPAIウイルスのHA亜型はH5またはH7に限られる。鳥インフルエンザは，ウイルス株，鳥種，ストレスや混合感染の有無などによって症状，致死率が異なる。急性で，罹患率，致命率ともに高いものをHPAIと呼ぶ。

2004年よりアジアを中心にして鳥インフルエンザA/H5N1（高度病原性鳥型インフルエンザ）の家禽類を中心にした流行がヨーロッパ，アフリカまで拡大している。我が国でも2010年から2011年にかけてH5N1の養鶏場でのアウトブレイクが国内の各地で検知された。国内においてH5N1が発生した養鶏場などでは大規模な鶏の殺処分などが行われ，感染鳥数としてはわずかに留められており，かつヒトでの発症例は見られていない。しかし家禽類での流行が止まらない世界の各地においては，ヒトでの感染発症が進行中であり，2003～2013年10月現在，641例（うち死亡380例：致命率59.3%）が確認されている。

2. 感染源 生鳥の小売り市場（Live bird market）がウイルスの伝播，遺伝子再集合と病原性獲得の場となっていることが判ってきた。

3. 伝播様式 自然界カモでは水系糞口腸管感染。ニワトリは飛沫核の吸入および接触による呼吸器感染。なおウマ，ブタでは呼吸器感染。ヒトでは感染ニワトリとの接触による呼吸器感染。

4. 潜伏期 ニワトリでは1～2日。感染2～5日後に斃死。トリからヒトでは2～4日程度。

5. 感染期間 7日を超えることはまれ。ヒトの場合不明。

6. ヒトの感受性 現時点ではトリからヒトへの感受性は極めて低い。レセプター特異性が異なるため。ヒト-ヒト感染は家族内など極めて限定的で，感受性は現時点では極めて低い。

Ⅲ 予防・発生時対策

A. 予防

家禽の通年，定期的モニタリングによって，家禽における鳥インフルエンザウイルスの感染を早期に摘発，淘汰することによって家禽の被害を最小限にくい止めるとともに，ヒトの健康と食の安全を守ることが鳥インフルエンザ対策の基本である。

B. 防疫

輸入検疫，日常の臨床，ウイルスおよび抗体検査の徹底による鳥での感染の早期検知，摘発と淘汰。H5N1感染患者は原則として感染症指定医療機関に搬送する。空気感染予防対策まで考えておいた方が望ましい。ヒト用のH5N1ワクチンについては，国家備蓄が行われている

C. 流行時対策

家禽における感染の早期摘発と群の迅速淘汰。ヒトにおいては，鳥流行地で養鶏場あるいはLive bird marketなどに不用意に近づかないこと，疑わしい患者の早期発見と隔離。広汎なヒト-ヒト感染の可能性が高まれば，新型インフルエンザ等行動計画，ガイドラインなどが応用される可能性がある。

D. 国際的対策

家禽のモニタリングおよび野鳥のグローバルサーベイランス，感染の早期摘発，淘汰，情報公開，輸出入検疫の徹底が，国際獣疫事務局（OIE）および各国間で基準が取り決められている。ヒトでの感染例は，国際保健規則（IHR）に基づいてWHOに届けられる。

E. 治療方針

家禽の治療は行わない。高病原性で，伝播力が極めて強いので，感染の早期摘発・淘汰により清浄化する。ヒトに対しては，抗インフルエンザウイルス薬が有効とされる。

D 鳥インフルエンザH7N9 Avian Influenza

（H7N9のヒト感染は二類感染症—全数（平成27年1月現在）

I 臨床的特徴

1. 症状 H7亜型のインフルエンザウイルスは，もともと野鳥を宿主としており，鳥では何ら症状を起こすことがない。家禽に感染しても基本的には病原性の低い鳥インフルエンザウイルスである。したがってH5のようにその広がりが目立たないが，家禽に適応する過程でウイルスのHA蛋白に遺伝子に変異が生じて，家禽に対して病原性が高くなることがあるところから分類上は高病原性鳥インフルエンザウイルスに位置付けられており，家禽類での発生が明らかになったときには殺処分・淘汰の対象となる。H7亜型（H7N2, H7N3, H7N7など）のニワトリなどでの流行時に，防疫従事者などが結膜炎や軽度のインフルエンザ様症状を発現したことがあり，またその中で獣医師の1名が死亡したことがあるが，基本的にはヒトでの感染例も軽症に終わっている。しかし2013年中国で発生したH7N9の流行的発生は，数か月で100名余の発生とうち3割の死亡をみており，パンデミックウイルスの可能性を含めてH5N1ウイルスと同様に（あるいはそれ以上に）注目されている。

Gaoらによる111例のまとめでは，男性に多く（68.5%），年齢幅は3-88歳で中央値61歳と高齢者に多い。致死率は27.0%。症状は発熱と咳が最もよく認められているが，非特異的である。入院時には97%の症例で肺炎を認め，両側性のすりガラス状陰影と浸潤影が最もよくみられている。71%の症例が急性呼吸促迫症候群（ARDS）を発症しており，高血圧・糖尿病・冠循環疾患・免疫機能低下状態などの基礎疾患があることがARDSのリスク因子であるとしている。

2. 病原体 今回のH7N9ウイルスは，H7N3，H7N9あるいはH11N9，H9N2などのウイルスの遺伝子交雑体であると考えられている。ヒトから分離されたウイルス15株の全てのHA遺伝子は，ヒト型のレセプター（α2-6型）への結合能を上昇させる変異を有しており，このことはin vitroのレセプター結合実験でも確認された。しかし，これら分離株は，トリ型のレセプター（α2-3型）への結合能も併せて保持しているため，まだ継続的にヒト・ヒト間で感染伝播するまでにはヒト型に馴化していないと判断されるものであったとの報告がある。しかし，今後の変異によってその能力を獲得する可能性があるので，パンデミックを起こす可能性については，鳥インフルエンザウイルスA（H5N1）よりも高いともいわれている。また，PB2遺伝子を解析したヒト分離ウイルス11株のすべてに，RNAポリメラーゼの至適温度を鳥の体温（41℃）から哺乳類の上気道温度（34℃）に低下させる変異が観察されたなどの報告がみられる。

3. 検査 鳥での検査は「高病原性鳥インフルエンザ」の項（p.133ページ）を参照されたい。ヒトの検査については，咽頭スワブ・鼻腔スワブ・できれば気管支肺胞洗浄液などの下気道由来分泌物・血液・便などのほか，標的となった臓器片などを検体として，ウイルス分離，RT-PCR，RT-LAMPなどによるウイルス遺伝子検出を行う。現時点では国内で利用されているインフルエンザ迅速診断キットによる検査は可能であるが，確定にはウイルス分離またはウイルス遺伝子検査が必須である。動物検体については基本的には動物衛生研究所，ヒト検体については各地の衛生研究所及び国立感染症研究所でウイルス分離，RT-PCR, RT-LAMP検査などが行われる。検体の提出は基本的には動物については家畜保健所，ヒトについては保健所に相談する。血清抗体測定は基本的には中和抗体法で行うことになるが，まだ方法として確立されていない。

Ⅱ　疫学的特徴

1. 発生状況 初発例（上海）の発症日は2013年2月19日であり，3月末にWHOに報告された。5月末まで132例（うち37名死亡）が集積されたが，直接の感染源とみなされる生鳥市場（Live bird market）などの閉鎖，鶏の殺処分などによって，新たな患者発生は5月以降一時おさまったかのように見えた。しかし，8月から2013年末まで散発例の報告が重ねられており，終息したわけではない。発生地は，上海市から1例目が報告された後，浙江省，江蘇省，安徽省，河南省，北京市，湖南省，山東省，福建省，江西省，河北省，広東省など，中国本土東部一帯にみられている。4月及び12月に台湾において各1例の発生が，11月から12月にかけて香港において2例の発生が報告されているが，いずれも中国本土における感染とみなされている。

2. 感染源　生鳥の小売り市場（Live bird market）に関連した直接接触が最大の感染源であろうと考えられているが，詳細は不明である。

3. 伝播様式　自然界カモでは水系糞口腸管感染。ニワトリは飛沫核の吸入および接触による呼吸器感染。現時点では，ヒトでは感染ニワトリとの接触による呼吸器感染と考えられる。

4. 潜伏期　ヒトでは3～5日程度と推定されている。

5. 感染期間　ヒトの場合不明。

6. ヒトの感受性　現時点ではトリからヒトへの感受性は極めて低い。家族内での発症報告もあるが，明らかなヒト・ヒト感染とは断定されていない。WHOは，現時点においてヒト・ヒト感染はあったとしても限定的である，としている。

Ⅲ　予防・発生時対策

A. 方針　高病原性鳥インフルエンザに同じ。ヒトについては，流行地からの来日者・帰国者における不明肺炎との鑑別診断が求められるが，現時点での過剰な警戒は必要ではない。通年，定期的モニタリングによる，感染の早期摘発・淘汰が基本。家禽における鳥インフルエンザウイルスの感染を早期に摘発，淘汰することによって家禽の被害を最小限にくい止めるとともに，ヒトの健康と食の安全を守ることが鳥インフルエンザ対策の基本である。

B. 防疫

輸入検疫，日常の臨床，ウイルスおよび抗体検査の徹底による鳥での感染の早期検知，摘発と淘汰。患者は原則として感染症指定医療機関に搬送する。空気感染予防対策まで考えておいた方が望ましい。ワクチンは，動物実験の段階である。

C. 流行時対策

家禽における感染の早期摘発と群の迅速淘汰。ヒトにおいては，鳥流行地において養鶏場あるいはLive bird marketなどに不用意に近づかないこと，疑わしい患者の早期発見と隔離。広汎なヒト-ヒト感染の可能性が高まれば，新型インフルエンザ等行動計画，ガイドラインなどが応用される可能性がある。

D. 国際的対策

ヒトでの感染例は，国際保健規則（IHR）に基づいてWHOに届けられる。

E. 治療方針

ヒトに対しては，抗インフルエンザウイルス薬を使用することになるが，薬剤耐性などについての結果を参考にする。

E 新型インフルエンザ・再興型インフルエンザ

Novel Influenza, Re-emerging Influenza
(感染症法:新型インフルエンザ等感染症)

「新型インフルエンザ」とは，文字通りの解釈であれば「新たに発生したインフルエンザウイルス及びそれによる疾患」となるが，「ヒトにおいて発生した新たなインフルエンザウイルス及びそれによるヒトの疾患」と考えるべきである。さらに国内おいては，新型インフルエンザ・再興型インフルエンザという語は，ウイルス学的あるいは疾病論的な名称というよりは，ともに多分に行政的対応のための用語であるといえる。

感染症法で用いられる「新型インフルエンザ」とは，新たにヒトからヒトに感染する能力を有することとなったインフルエンザウイルスを病原体とするインフルエンザであって，一般に国民が免疫を獲得していないことから，当該感染症の全国的かつ急速な蔓延により国民の生命及び健康に重大な影響を与えるおそれがあると認められるものであるとされている。

「再興型インフルエンザ」も感染症法に用いられている語であるが，国際的用語ではない。感染症法では，前述の新型インフルエンザのほかに，アジア型インフルエンザ(A/H2N2)のように，かつて世界的規模で流行したインフルエンザであってその後流行することなく長期間が経過し多くの人々が免疫を有しないためにパンデミックの原因となるものを想定し，状況に応じて厚生労働大臣が定めるものを「再興型インフルエンザ」としている。

また新型インフルエンザ等感染症は，やがて通常のインフルエンザ(Seasonal influenza)となるのであって，新型インフルエンザ等感染症と認められなくなった状況においては，厚生労働大臣は速やかにその旨を公表すべきことが記されている。2009年に発生した新型インフルエンザは，2009年4月28日に当時の舛添厚生労働大臣が感染症法上の「新型インフルエンザ等感染症が発生した」ことを宣言し，正式な行政対応が動きだした。そして2011年3月31日当時の長妻厚生労働大臣が「今回の新型インフルエンザは感染症法上の{新型インフルエンザ等感染症}とは認められなくなった」ことを宣言し，インフルエンザ(H1N1)2009は通常のインフルエンザ(季節性インフルエンザ)として取り扱われることになった。

今後国内で新たに「新型インフルエンザ・再興型インフルエンザ」が発生した時には，内閣官房によって新たに策定された新型インインフルエンザ等行動計画及び同ガイドライン及びそれに基づいて各自治体が作成した行動計画・ガイドライン等が発生時対応の基本となる。またさらに新型インフルエンザ等が国内で発生し，全国的かつ急速な蔓延により，国民生活及び国民経済に甚大な影響を及ぼすおそれがあると認められるとき(ただし，国民の生命・健康に著しく重大な被害を与えるおそれがあるものに限る)に備えて，新型インフルエンザ等対策特別措置法が制定された。なお，この法律の対象疾患には，感染症法上の新型インフルエンザ等感染症のほかに，同法上の新感染症（未知の感染症であり，病原性が高く全国的かつ急速な蔓延の恐れのあるものに限る）も含まれている。

ウイルス性胃腸炎　Viral gastroenteritis
感染性胃腸炎（五類-定点）　ICD-10 A08.4

ウイルス胃腸炎は，乳幼児，学童，成人のいずれにおいても散発的あるいは流行的に発生するが，日本におけるウイルス胃腸炎の代表は，ロタウイルス感染による乳児嘔吐下痢症と，ノロウイルス感染による流行性ウイルス性胃腸炎とである。いずれも冬季に流行する。幼児や小児における下痢症は，ロタウイルスによるもののほか，腸管系アデノウイルスやノロウイルス，サポウイルスあるいはアストロウイルスなどによるものがある。その他ヒトボカウイルス，ピコルナ科のアイチウイルス，ヒトパレコウイルス，サフォルドウイルス，コサウイルス，エンテロウイルスなど頻度は少ないが存在する。今後も頻度は少ないが新しいウイルスが見い出される可能性がある。その割合は年によっても異なるがロタウイルスが約30%，ノロウイルスが約30%，腸管アデノウイルスとアストロウイルス，サポウイルスがそれぞれ約5～10%である。成人のウイルス胃腸炎の集団発生の中で，最近特に食物媒介性ウイルス疾患（Foodborne viral diseases）として注目されるものは，ノロウイルスである。

A　流行性ウイルス性胃腸炎　Epidemic Viral gastroenteritis
（ウイルス性胃腸炎）　ICD-10 A08
（ノロウイルス・サポウイルス・アストロウイルス）

I　臨床的特徴

1. 症状　吐気，嘔吐，下痢，腹痛などを主要症状とし，頭痛，全身倦怠感をともなうが発熱は軽度で，一般に24～48時間で症状は軽快する。まれに大量の水様下痢便で脱水症状を起こすような重症例も見られるが，一般には吐気，嘔吐が強い。けいれん，腸重積，イレウス，脳症の合併がまれにある。高齢者では脱水，吐物による気道閉塞で死亡することがある。

2. 病原体　成人のウイルス胃腸炎を起こす代表的なウイルスはノロウイルス（Noro virus）。直径27～32nmの小型球形ウイルスで約7,500の塩基配列を持ち一本鎖RNAゲノムを有している。ノロウイルスはカリシウイルス科に含まれる。カリシウイルス科の中にはノロウイルス属とサポウイルス属がある。前者はさらに遺伝子グループⅠとⅡがあり，グループⅡの遺伝子型4が主流である。相互に抗原性は交差しない。小型球形ウイルスのもう一つのアストロウイルス科は約6,800の塩基配列を持つ一本鎖RNAゲノムを有している。血清型に1～8があるが主な血清型は1型である。いずれも冬季に見られるが，近年ノロウイルス感染症は11月～3月に多い。

3. 検査　かつては下痢便を部分精製して電顕法によって小型の球形ウイルス粒子を証明し，さらに免疫電顕法によって病原診断を行っていた。最近は，RT-PCRによるウイルス核酸の診断および遺伝子解析がなされている。また，リアルタイムPCRによる定量が可能である。近年イムノクロマトキフトによる迅速診断が利用される。

Ⅱ　疫学的特徴

1. 発生状況　世界各地に広く分布して，小児，成人に急性胃腸炎の流行を起こす。全年齢に散発的に見られるが，特に乳幼児で見られる。魚介類，特に二枚貝の生食（なましょく）による非細菌性食中毒といわれるものの原因のほとんどはノロウイルスによって発生している。施設内での流行が増えている。

2. 感染源　乳幼児の突然の冬季の発症は原因が不明である。感染者からは下痢便などの排泄物，およびそれに汚染された手，食物などにウイルスが見い出される。病原巣はヒト。乳幼児での初冬の排泄物が，し尿処理場から河川・海に流れ，貝類に蓄積されそれを摂食することによりノロウイルスによる食中毒が見られる。また施設内でのヒト-ヒト感染が増えている。

3. 伝播様式　糞口感染，食物媒介性伝播，家族への二次伝播。その証明が灘しいこともある。

4. 潜伏期　1～2日。

5. 感染期間　患者の糞便中にウイルスが排泄される限り感染の可能性がある。通常は発症後数日以内と推定される。RT-PCRでは2～3週間検出される。

6. ヒトの感染性　全年齢層に及ぶ。米国におけるボランティア実験によると，免疫持続は比較的短く，長期免疫については個体差が大きく明確でない。ノロウイルス，サポウイルス，アストロウイルスには抗原性の異なる種類が多いので，繰り返し罹患する可能性がある。米国における調査では，50歳代成人の60%以上はノロウイルスに対する抗体を持つ。ノロウイルス感染症にはABO血液型が関係するといわれ，O，A型に症状が出やすいがウイルスの株（型）によっては異なる。ゲノグループⅡの4型はA，B，O型のすべてに感染する。

Ⅲ　予防・発生時対策

A. 方針

一般経口感染症の予防に準じて行う。

B. 防疫

1. 食品衛生に十分注意する。特に魚介類，およびその調理に注意する。十分な加熱により防げる。

2. 下痢を訴えているものは，食品の調理加工などに従事しないよう注意する。

3. 給水施設の管理，特に消毒を厳重にする。

4. 特異療法　なし。脱水症状に対する対症療法は有効。

C. 流行時対策

1. 届出　厚生労働省感染症発生動向調査の対象疾患で感染性胃腸炎として小児科全国定点から届け出られている。

2. 急性の下痢症が集団発生した場合は，菌およびウイルスの検出を急ぐ。胃腸炎を疑う。

3. 本疾患の流行に際しては，経口感染症における防疫を強化する。

4. 食中毒が疑われる場合，24時間以内に保健所長へ届け出る（食品衛生法の27）。

5. 保健所は関係機関と協力して疫学調査を実施する。

6. 流行の拡大，二次感染による発生を防止するため，管内市町村，地域組織などへ協力するよう呼びかける。

B　ロタウイルス性胃腸炎　Rotaviral gastroenteritis　ICD-10 A08.0
乳児嘔吐下痢症　Infantile vomiting and diarrhea

I　臨床的特徴

1. 症状　主として乳幼児に見られる嘔吐下痢症で，わが国では以前から，仮性小児コレラ，白痢，白色便下痢症などの呼称で知られるように，頻回の嘔吐と下痢による脱水症状と，下痢便が白色を呈することで知られていた。白色便は，わが国の患者に特有らしく欧米ではあまり注意されていない。しかし，近年白色便の頻度は少なくなりあまり目立たなくなった。発熱および気道症状を呈する場合がある。脱水症状があり，これに対する治療を怠ると死亡することがあるが，まれである。経過は数日を出ない。学童の間に流行することがあるが，症状は乳幼児に比べて軽い。成人・高齢者でも感染がある。けいれん，脳症，肝炎，腎症などの合併症が認められる。

2. 病原体　直径70nmの球状粒子で，車輪状の表面構造を持つのでロタウイルスと呼ばれる。粒子は11分節の二本鎖RNAゲノムを持ちエンベロープはない。ヒトに病原性を持つロタウイルスには，A，B，C群があるが，A群が最も一般に広く流行しており，さらに中和抗原の特異性により4つの主要血清型（1，2，3，4型）に分かれる。9型，12型も見られるようになった。粒子表面の構造蛋白VP7とVP4が中和に関与する抗原であることから知られている。主要な血清型は地域，年によって変わることがあるが1型が多い。B群ロタウイルスは中国大陸，インド，バングラデシュで発見され，成人の間で大流行したことがある。C群ロタウイルスによる小児の下痢症はA群よりはるかに少ないが，まれに食物媒介性の集団発生を見る。

3. 検査 ロタウイルス感染による下痢便には，多数のウイルス粒子が存在するので，電顕法による直接診断が可能であるが，現在では電顕によらずELISAやイムノクロマト法による簡便な抗原検出法が一般に用いられるようになった。ロタウイルスの生ワクチンが用いられるようになり，野生株かワクチン株か，どの血清型（遺伝子型）か知る必要が出て遺伝子診断，遺伝子解析による型別等が行われる。

Ⅱ 疫学的特徴

1. 発生状況 全世界に分布している。わが国では乳児嘔吐下痢症は冬季に集中して発生する。近年2～5月ころに最も多く発生する。C群ロタウイルス感染症は，乳幼児の流行より遅れて春期に多発する傾向がある。性別の罹患率には差がない。

2. 感染源 恐らく，患者の排泄物（糞便），およびそれによって汚染された物と推定される。飛沫感染の可能性もある。動物のロタウイルスがヒトに感染することがある。

3. 伝播様式 経口ないし経鼻感染。

4. 潜伏期 48時間以内と思われる。

5. 感染期間 便中のウイルス粒子は3～4病日で最大に達するので，このころが最も強く，8病日以後はまれになるから，感染期間は発病後1週間ほどである。PCR法では2～3週間陽性である。

6. ヒトの感受性 ワクチン接種開始前は米国でもわが国でも生後1歳までに50%が，3歳までに90%が抗体を獲得していると見られるので，ロタウイルス腸炎は非常に普遍的なウイルス病で，乳幼児期に大部分のヒトは感染してしまうものと思われる。ワクチン接種により乳幼児の感染者は少なくなり，又軽症化している。

Ⅲ 予防・発生時対策

A. 方針

弱毒生ワクチンが2社から販売され，わが国でも乳児に用いられるようになった。免疫が低下すると感染する危険性があるために経口，経気道感染に注意する。

B. 防疫

1. 届出 感染症発生動向調査の対象疾患で感染性胃腸炎として小児科定点から届け出られている。

2. 乳幼児を胃腸炎患者に近づけない。本人および同居者の手洗いをよくする。

3. 患者は家庭内では個室に移すことなどし，治療上は脱水症状の防止に努める。

C アデノウイルス胃腸炎 Adenoviral gastroenteritis ICD-10 A08.2

I 臨床的特徴

1. 症状 嘔気，嘔吐，下痢，腹痛などの消化器症状が主体（前者）の場合と，結膜炎・肺炎・咽頭炎などの呼吸器症状が主体（後者）の場合がある。

2. 病原体 アデノウイルスの50以上の型の中で腸管アデノウイルスは40型，41型であり前者の症状を示し，アデノウイルス9型，7型，3型は後者の症状を示す。直径70～80nmの粒子で，2本鎖DNAの約36,000の塩基配列を持つ。

3. 検査 糞便材料から電子顕微鏡，ELISA，PCR，イムノクロマト法で検査する。血清型の決定には，分離培養したウイルスの各抗体との中和反応および，ウイルス遺伝子のRFLP（Restriction Fragment Length Polymorphism），遺伝子診断がある。

II 疫学的特徴

1. 発生状況 全世界に分布する。腸管アデノウイルスは冬季に多いが，アデノウイルス9型，7型，3型は夏期に多い。総じて1年中，胃腸炎をきたすアデノウイルスが認められる。現在アデノウイルス41型が40型より多く認められる。

2. 感染源 患者の排泄物および汚染された手などから。病原巣はヒト。

3. 伝播様式 糞口感染・飛沫感染

4. 潜伏期間 約7日前後

5. 感染期間 患者の糞便中にウイルスが排泄される限り感染の可能性がある（約10～14日）。急性期には大量のウイルスを排泄する。

6. ヒトの感受性 免疫不全状態（新生児・乳児・高齢者を含む）の場合は重症である。同一の型には再感染は少ない。異なった型のアデノウイルスの混合感染もある。

III 予防・発生時対策

A. 方針 ワクチン：アデノウイルス3型，4型，7型の呼吸器疾患に対してはワクチンが開発されているが，一般には行なわれない。アデノウイルス40型，41型には開発されていない。

B. 防疫

1. 届出 感染症発生動向調査の対象疾患で感染性胃腸炎として小児科定点から届け出られる。

2. 乳幼児，高齢者は胃腸炎患者に近づけない。本人および同居者の手洗いをよくする。

3. 患者は家庭内では個室に移すなどして，治療上は脱水症状の防止に努める。

D 食物媒介性ウイルス性胃腸炎 Food-borne viral gastroenteritis

胃腸炎を引き起こすウイルスには，ロタウイルス（p.142参照），ノロウイルス，サポウイルス（本頁参照），アストロウイルス（本頁参照），アデノウイルス（p.144参照）などがある。1997年の食品衛生法施行規則の改正により，食中毒事件票の病因物質の種別欄に，小型球形ウイルス，その他のウイルスとして，初めてウイルス性病因2項目が加えられた。この措置の意義は大きく，その後の同法による届出に基づく食中毒統計（平成14年）によると，食中毒総事件数の約15％（3位），患者数の約30%（1位）が，小型球形ウイルスによる食中毒事例と判明している。平成20年によると事件数2位，患者数1位を示している。その後，これらのウイルス性病因2項目については，2003年の食品衛生法等の一部を改正する法律（平成15年法律第55号）が施行された際に，近年のウイルス診断法の進歩などを踏まえて，「ノロウイルス」，および「その他のウイルス」として報告することとなった。以下に，この間の経過も含めて述べる。

ノロウイルス 以前の届出の分類で，電子顕微鏡観察下での形態学的特徴に基づき小型球形ウイルス（SRSV：small round structured virus）と称されていたものが，ほぼこれに相当する。小型球形ウイルスは形態学的名称であるため，この中にはその大部分を占めるカリシウイルス科ノーウォーク様ウイルス属（ＧⅠおよびＧⅡに２分類される）に加え，いわゆる“ダビデの星”構造を持つカリシウイルス科サッポロ様ウイルス属，さらに次項に述べるアストロウイルスも含まれるとする考えもあった。

その後，ノーウォーク様ウイルス属およびサッポロ様ウイルス属（ともにまだ培養不能）に属する多くのウイルス株の全塩基配列が解読された結果，検出ウイルス株のRT-PCR法などによる遺伝子的診断，分類も可能となり，これらは地方衛生研究所など微生物検査の現場で次第に普及するに至っている。さらに，2002年の国際ウイルス学会において，属名の「ノーウォーク様ウイルス」は「ノロウイルス（Norovirus）」，「サッポロ様ウイルス」は「サポウイルス（Sapovirus）」とすることが承認されたのを受け，本邦においても2003年の法律第55号施行に際して「ノロウイルス」，および「その他のウイルス」として報告することとなった。

以上のことから，従来の小型球形ウイルス（SRSV）が，ウイルス遺伝子の解析によりノロウイルスと同定された場合には，今後はノロウイルスとして届出がなされる。ノロウイルスは，ウイルス性食中毒（食物媒介性胃腸炎）の原因の大部分を占め，調理不十分なカキを初め，ハマグリ，赤貝などの二枚貝の摂取，サラダなど加熱調理しない食材への汚染が感染源となり集団発生を引き起こすことが多い。ノロウイルスを有する食品・顕性あるいは不顕性感染の食品・医療従事者の汚染された手で触れた食物を介しての食中毒も多い。

その他のウイルス この項目には，上記のノロウイルス以外の食物媒介性胃腸炎の原因となるすべてのウイルスが含まれる。サポウイルス，アストロウイルスは，ノロウイルスに次いで重要な原因ウイルスである。まれにロタウイルス（ヒトにはA，B，Cの3群がある）が，飲料水を介して胃腸炎の流行を引き起こす場合がある。また患者の排泄物が間接的に食材，食品を汚染する可能性もある。

なお，食品衛生法による届出に関しては以下の注意が必要である。すなわち，『電子顕微鏡による検査で，小型球形ウイルスの形態は示すもののノロウイルスと同定できない場合，またはPCR法あるいは細胞培養法等でサポウイルスおよびアストロウイルスが検出された場合には，食中毒事件票の病因物質欄には「ノロウイルス以外の小型球形ウイルス」と記載するか，または同定されたウイルス名を記載し，病因物質の種別欄には「その他のウイルス」に分類すること（薬食発第0829002号，平成15年8月29日)』になっている。

各ウイルスの性状，臨床，疫学，予防については，それぞれの項を参照されたい。

ウイルスが関与する悪性腫瘍

いくつかのウイルスは悪性腫瘍の原因，リスク要因として，その発症に関与しているといわれている。ヒトの悪性腫瘍の発生原因として直接，間接にかかわると現在考えられているウイルスは次のとおりである。

1）B型およびC型肝炎ウイルス：肝細胞がんに関係（ウイルス性肝炎p.151参照)。

2）EBウイルス：バーキットリンパ腫，上咽頭がん，胃がん（約7%)，リンパ腫瘍肉芽腫症，ホジキン病，節外性NK/Tリンパ腫，免疫抑制療法中患者に発生するある種のリンパ腫などに関係（本文参照)。

3）ヒトパピローマウイルス：子宮頸がん（p.149参照）と外陰部がんに関係

4）Human T-cell leukemia virus type-I（HTLV-I)：成人T細胞白血病（ATL)（HTLV-I感染症p.189参照)。

5）ヒトヘルペスウイルス8型：カポジ肉腫

6）Merkel cell polyomavirus（MCV)：メルケル細胞癌

A　バーキットリンパ腫　Burkitt lymphoma　ICD-10 C83.7
アフリカバーキットリンパ腫　African Burkitt lymphoma
多発型バーキットリンパ腫　Endemic Burkitt lymphoma
バーキット腫瘍　Burkitt tumor

Ⅰ　臨床的特徴

1．症状　下顎部に最も多く，次いで腹部に見られる。増殖は極めて速いが，抗がん剤の感受性も高い。5年生存は約70%である。本リンパ腫の大部分が熱帯アフリカの小児に発生し，残りの多くがニューギニアに，それ以外の少数が世界各地に散発する。散発型のバーキットリンパ腫は大人にも見られ，下顎より腹部に多い。

2．病原体　ヘルペスウイルス科に属するEBウイルス（EBV）が密接に関連している。アフリカバーキットリンパ腫のほとんどの症例で，EBVの遺伝子がリンパ腫細胞の核内に存在し，EBV特異核抗原（EBNA）陽性（98%）である。バーキットリンパ腫はアフリカ型，散発型いずれも第8染色体と第14染色体間の相互転座を主とする特異的染色体異常を呈し，それにともなって細胞性がん遺伝子c-mycの活性化が見られる。以上からアフリカバーキットリンパ腫の成因は，Bリンパ球がまずEBVにより不死化作用（Immortalization）を受け，次いでこうした不死化B細胞にc-mycの発現異常が生じることによると理解される。散発型のバーキットリンパ腫にはEBVゲノムの存在しないことがしばしばである（陽性10数%）。この場合はEBV以外の何らかの作用により最初の引き金が引かれ，次いでc-mycの異常が生じると考えられる。

3．検査　臨床的には特有の下顎部腫瘍，病理学的には特有のstarry-sky像（腫瘍細胞の集団の中に組織球が散在しており，満天の星空にたとえられる），ウイルス学的には血清EBV抗体価の異常高値および腫瘍細胞中のEBV DNAの存在とその発現としてのEBNAの証明による。さらにリンパ腫細胞の第8・14（一部の症例では8・22または2・8）染色体相互転座の検出により確定される。

Ⅱ　疫学的特徴

1．発生状況　熱帯アフリカの小児に多発，次いでニューギニアにもしばしば見られる。そのほかの世界各地では散発的。

2．感染源　引き金となるEBVは人の常在・普遍的なウイルスなので，特定の感染源といえるものはない。EBVが世界中に広く分布するのに，バーキットリンパ腫が熱帯アフリカに集中する背景として，マラリアによる免疫能の低下や現地に密生する発がん促進物質含有植物の作用が挙げられる。

3．伝播様式　バーキットリンパ腫は赤道アフリカ，ことにケニア・ウガンダ・タンザニアが国境を接するビクトリア湖周辺に多発するが，引き金となるEBVには幼児期にすでに不顕性感染しており，危険因子の1つマラリアもまた熱帯アフリカでは常在・普遍的であること，およびこれらの感染の中からのバーキットリンパ腫の発症は年間10万人当たり10～30人で，感染症の伝播の概念には当てはまらない。

4. 潜伏期　アフリカでのバーキットリンパ腫発症のピークは8～9歳である。EBVの感染は母親の移行抗体消失直後の1歳前後に成立，マラリアや発がん促進植物因子の作用も同様の時期に始まると考えられるから，潜伏期は数年である。

5. 感染期間　アフリカバーキットリンパ腫の要因であるEBV，環境因子は常時現地に存在しており，特に伝播期間といえるものはない（EBVの方はアフリカ，ニューギニアだけではなく世界中に常時分布）。

6. ヒトの感受性　バーキットリンパ腫はビクトリア湖周辺のルオー族に多く，これらの住民が遺伝的に本リンパ腫への感受性が高い可能性が考えられる。

Ⅲ　予防・発生時対策

バーキットリンパ腫は伝播性の疾患ではないので，感染症としての予防対策は立てられていない。EBVは元来ヒトの常在ウイルス因子で，バーキットリンパ腫の多発地も非多発地も同様である。他方，マラリアの減少が本リンパ腫の減少につながる可能性から，多発地住民に抗マラリア剤の投与が行われたことがあるが，明確な答えを得るには至らなかった。また，現地に密生する発がん促進植物をすべて伐採することは不可能に近いが，伐採された一部地域でバーキットリンパ腫が減少しつつある。なお，日常医薬として広く用いられている本植物の使用を控えることは可能であり，望ましい。

B　上咽頭がん　Nasopharyngeal carcinoma（NPC）　ICD-10 C11

上咽頭上皮に発生するがんである。放射線治療に感受性を示す。中国人ことに広東人に多発し，中国大陸南部から香港，台湾，マレーシア，シンガポールにかけて中年男子に多い。そのほかアラスカのエスキモー，赤道アフリカにもかなり見られる。ことに中国南部では年間10万人当たり50～100人におよび，この地域の悪性腫瘍中最も頻度が高い。そのほかの世界各地は散発的である。病因としてEBウイルス（EBV）の密接な関与が示唆されている。その理由は，腫瘍細胞中のEBV DNAの存在とEBVの特異核抗原（EBNA）の発現および患者血清中のEBV抗体の異常高値によっている。EBVは上咽頭がん多発地に，ほかの地域同様幼児期から広範に浸淫しているので，何らかのリスク因子の関与が考えられ，中国人の人種素因，中国南部に生育する発がん促進物質含有の植物，塩漬魚・燻製魚など住民の嗜好食品が挙げられる。上咽頭がんから発がん性の強いEBVは検出されず，またEBVの常在・普遍性からも，上咽頭がんは伝染性の腫瘍ではない。

上咽頭がんに特徴的な血清EBV抗体像として，ウイルスカプシドに対するIgA抗体（VCAIgA抗体）の出現・高値がある。中国南部ではこのVCAIgA抗体を指標として，上咽頭がんの早期診断とハイリスクグループの住民を検出し，効果を挙げている。

C　子宮頸がん　Cervcal cancer または Cancer of the uterine cervix　ICD-10 C53

I　臨床的特徴

子宮頸がんは組織学的に扁平上皮がん，腺がん，腺扁平上皮がんなどに分類される。75%が扁平上皮がんであるが，腺がんの比率が高くなる傾向がある。

1．症状　前がん病変や初期がんである上皮内がんや微小浸潤がんの多くは無症状で，検診で発見されることが多い。比較的初期の症状としては，不正性器出血，性交後出血が多いが，進行するとこれらが増量し，進行がんでは腰痛が出現しやすい。

2．病原体　子宮頸がんの発生には，性器に感染するヒトパピローマウイルス（HPV）の約40の型のうち，HPV-16，HPV-18，HPV-31，HPV-33，HPV-35，HPV-39，HPV-45，HPV-51，HPV-52，HPV-56，HPV-58，HPV-59，HPV-68など約15の特定のHPVが関与するとされている。多くの人にHPV感染が起こり，その一部で持続感染が起き，その一部がCIN（子宮頸部異形成および上皮内がん）になり，またその一部が子宮頸がんになる。

3．検査　DNA診断と，血清診断が挙げられる。HPV virus-like particle（VLP）を抗原としたHPV抗体の測定も研究レベルでは確立している。DNA診断法でよく使われるのは，クリニチップ（癌関連のHPV16，18，31，33，35，39，45，51，52，56，58，59，68の検出および型決定）およびHybrid Capture II（癌関連の上記HPVの検出。型決定はできない）である。

II　疫学的特徴

1．発生状況　子宮がん検診の普及により，1950年代以降，進行がんの減少，死亡率の低下をみてきた。しかし，1990年代から他の先進国同様，減少傾向がなくなり，30歳代，40歳代の若い年齢層ではむしろ増加に転じている。妊娠に合併するがんとして最も多いなど，若年者に多いのが子宮頸がんの特徴であるが，さらにその傾向が強まっている。HPV感染は他の性感染症と同様に増加傾向にある。

2．感染源　セックスパートナー。

3. 伝播様式 性感染症である。まれに母子感染が産道感染として起こる。

4. 潜伏期 子宮頸がん関連のHPVでは不明だが，尖圭コンジローマの原因であるHPV-6やHPV-11では3～4か月である。

5. 感染期間 多くは一過性の感染である。持続感染の結果，CIN（1は軽度異形成，2は中等度異形成，3は高度異形成または上皮内がん）CIN1では自然に消失する人の割合は60%，CIN2の患者での消失の割合は50%，CIN3でも20%程度消失する。CIN消失とともにHPV感染も消失する。

6. ヒトの感受性 HPVはヒトだけに感染する。HPVの持続感染，前がん病変の発生，子宮頸がんの発生にはHLAクラスⅡが関係するという報告がある。世界に共通して子宮頸がんになりやすいHLAクラスⅡタイプは見つかっていないが，DR13を持つ人の危険度が低いことでは，さまざまな報告でほぼ共通している。HLAクラスⅡのタイプによって，特定の型のHPVに対する免疫力が異なり，HPV感染が持続するか否かにも影響すると考えられる。人種によるHLA分布の違い，地域ごとにHPV型分布やHPV変異種が異なることが研究を困難にしている可能性がある。腎移殖後やHIV感染で免疫が抑制された状態では，HPV感染が持続されやすく，子宮頸がんになりやすいことが知られている。

Ⅲ 予防・発生時対策

A. 方針

一次予防としては，他の性感染症の予防と共通。HPV 16/18 VLPワクチンが2010年から，中一から高一の少女を対象に公費助成が開始され2013年からは定期接種となった。その効果は型特異的とされたが，クロスプロテクション効果もある。二次予防としては，細胞診によるCIN，初期子宮頸がんの発見とその後の治療。細胞診にHPV DNA検査を併用することが世界的に広まりつつある。

B. 防疫 なし

C. 流行時対策 多くのHPV感染自体は無症状であるが，世界中で常に蔓延している。

D. 国際的対策 なし

E. 治療方針

CINに対しては1では経過観察，3ではレーザー蒸散法，子宮頸部円錐切除術，2では経過観察または治療。子宮頸がんに対してはⅠ/Ⅱ期では広汎性子宮全摘出術が，Ⅲ/Ⅳ期では化学放射線療法が主な治療。HPV感染だけなら経過観察のみ。

ウイルス性肝炎　Viral hepatitis（四類および五類-急性感染症として全数）

ICD-10 B15-B19

ウイルス性肝炎とは肝炎ウイルスによる感染症であり，まず，A型肝炎ウイルスによるA型肝炎，B型肝炎ウイルスによるB型肝炎が発見され，おのおの1940年代から推定されていた伝染性肝炎（もしくは流行性肝炎）および血清肝炎と呼ばれていたものにほぼ相当した。

長い模索の時代が続いた肝炎ウイルスの本態解明に関する研究も，1964年のBlumbergらによるオーストラリア抗原を契機として画期的な展開を見せ，1970年，DaneらによりB型肝炎ウイルスの本態が明らかにされた。現在においてさえも，通常のウイルス学的な培養細胞レベルでのB型肝炎ウイルスの増殖系は得られていないが，一般的なウイルス感染からすれば特異的である。B型肝炎ウイルス感染に伴って血中に放出されるいろいろな抗原と，それに対応する特異的な抗体に加えて，最近のHBVDNAの高感度かつ簡便な検出が可能となった。ある意味では，ウイルス感染症の新しい抗原－抗体アッセイシステムは，B型肝炎ウイルスをモデルに発展してきたといっても過言ではない。遺伝子操作の応用が始められてその最初の成果が組換えDNA技術を駆使して酵母や動物細胞で産生されるHBs抗原を材料とするB型肝炎ワクチンの実用化である。

また，A型肝炎ウイルスの本態もHillemanらによりサル腎細胞での増殖系が見いだされて以来，着々と明らかにされ，A型肝炎に関する免疫学，ウイルス学，疫学および臨床学的諸研究は目覚ましく進展し，ウイルス学的診断が確立するとともに，培養細胞で増やしたウイルスを用いた不活化ワクチンも実用化された。

このようなA，B両型についての研究の進展の結果として，ウイルス肝炎にはA，B型以外の肝炎，すなわち非A非B型肝炎が少なからず存在し，しかも1種類ではなく複数ありそうだということが次第に明らかになってきた。これらの病原体はD型肝炎ウイルスが発見されて以降は長い間，明らかにされていなかったので，診断は当然除外診断に頼らざるを得なかった。しかし，この方面でも1988年から89年にかけて研究の一大進展が見られた。1つはインド，ビルマなどで局地的に流行しているE型肝炎の起因ウイルスとしてのE型肝炎ウイルスがとらえられ，その解析が始まったこと，そしてもう1つは従来のウイルス学的手法とはまったく異なる方法で遺伝子の断片から起因ウイルスの同定に至ったC型肝炎ウイルスである。後者は輸血後に起こる非A非B型ならびに散発性の非A非B型肝炎の95%以上の原因となっている。

A　A型ウイルス肝炎（A型肝炎）Viral hepatitis A
（四類-全数）　ICD-10 B-15

I　臨床的特徴

従来，急性ウイルス肝炎の臨床像あるいは肝組織像は起因ウイルスのいかんにかかわらず類似していて，その型を臨床的に診断することは困難とされてきたが，A型およびB型肝炎に特異的な血清学的診断法が確立され，多くの症例を経験するに至り，A型肝炎は臨床像でもまた肝組織像でも，B型あるいはC型肝炎に比べて特徴のあることが明らかにされるに至った。

1．症状　ほとんどの症例が38℃以上の発熱をもって急激に発病するのが特徴であるが，全身倦怠，食思不振，悪心嘔吐，黄疸，肝腫大なども，通常，半数以上に認められる。また腹痛，下痢，頭痛，咽頭痛などもしばしば認められ，ほかの型の急性肝炎と比べて腹部症状がやや多い傾向があるが大差はない。これらの諸症状は7～10日を過ぎると軽快してくる。

小児例と成人例を比較すると，発熱にはほとんど差はないが，一般に小児例では全身症状が軽いものが多く，例えば成人例ではほとんどに黄疸が出現するのに対し，小児例では約1/4しか発黄せず，感冒などと誤診されるおそれが少なくない。

A型肝炎の予後は一般に極めてよく，そのほとんどは1～2か月で肝機能が正常化し，特に小児例でその傾向が強い。6か月以上にわたって血清トランスアミナーゼが異常値を示すものもまれに認められるが，いずれも最終的には正常化している。すなわち，A型肝炎には病原ウイルスの持続感染がなく，慢性肝炎への移行は認められないとされている。しかし，約1%に劇症肝炎（致死率約30%）が発生し，そのほとんどが成人例でしかも比較的高頻度に急性腎不全をともなうことが認められているが，その予後はほかの型の劇症肝炎に比べると良好である。急性腎不全などの肝外病変の併発頻度が比較的高いこともA型肝炎の特徴とされており（2～3%），その原因として免疫複合体の関与が推定されている。

鑑別を要するものとしては他の型の急性ウイルス肝炎，アルコール性肝炎，胆管炎，薬剤性肝障害などが挙げられるが，サイトメガロウイルスやEBウイルスの関与などについても検討することが望ましい。

2．病原体　A型肝炎ウイルス（HAV：Hepatitis A virus）。直径27cmの球形のウイルスで，ウイルス核酸は一本鎖の線状RNAである。ウイルス粒子の物理化学的性状はポリオウイルスなどのエンテロウイルスに類似しているが，現在はピコルナウイルス科の中に独立したヘパトウイルス属に分類されている。熱に対する強い抵抗性（60℃，60分の加熱でも安定。1MのMgCl2が存在すれば70℃でも不活化されない）はエンテロウイルスなどと性質を異にしている。エーテル，酸（pH3.0）に対して安定であるが，100℃1分間の加処理によっては不活化される。遺伝子の塩基配列を調べると他のピコルナウイルスと異なり，分離株間での配列の相違が少ない。現在までのところHAVの血清型は1種類と考えられ，このことはモノクロナール抗体を用いた現在までの解析結果とも矛盾しない。

また一般のウイルスと同様に塩素あるいはホルマリン処理，紫外線照射などによっても感染性を失う。感染肝細胞の細胞質中で増殖するが，その増殖などの生物学的性状にはエンテロウイルスとの間にかなりの差のあることも知られている。

肝臓にのみ強い親和性を持ち，肝細胞以外の細胞，肝臓以外の臓器，組織での増殖は明らかでない。培養細胞での増殖も一般には極めて悪い。

3. 検査　B型およびC型急性肝炎と比べて特徴的な検査所見として，血液像でリンパ球の占める割合および異型リンパ球の出現頻度が高いこと，血清トランスアミナーゼが高値を示すが正常化するのが早いこと，TTTおよびIgMが高いことなどが知られている。

しかし，HAVの感染に伴ってそれぞれ一過性に，血中にIgMクラスのHA抗体が，また糞便中にIgAクラスHA抗体が出現することが分かり，これらを検出することによって早期，かつ一時点での測定によってA型肝炎の確定診断が可能となった。現在，血中のIgMクラスHA抗体測走用キットが販売されており，A型肝炎の血清学的診断が広く行われるようになっている。ただし，この抗体はALT値が極期に達する少し前から出現し，約3～4か月後には血中から消失することが知られており，その測定時期について注意する必要がある。

II　疫学的特徴

1. 発生状況　全世界に散発性あるいは流行性に発生し，特に環境衛生あるいは個人衛生が不良な地域や施設内に多発する傾向が認められてきた。幼若年層に好発し，少なくとも西欧各国では秋から冬にかけて好発するとされてきた。一方，わが国では1～5月に好発する傾向のあることが認められている。

全国各地の住民におけるHA抗体の保有状況を，2003年の調査によれば年齢階級別に検討した成績によると，65歳以上の年齢層では90%以上が抗体を保有しているのに対して，50歳以下の年齢層では保有率が急激に低下し，数%の陽性率にすぎず，従来わが国にかなり高度に浸淫していたHAVが約60年前から激減し，感染機会が少なくなっていたことが分かった。これらの若年層は今後このまま高齢化し，高年層における発病が増加傾向を示してくること，また抗体未保有の年齢層に流行発生のおそれがあることなどが推定される。なお，A型肝炎は外国を含めて，6～7年ごとに流行するといわれてきたが，日本では1983年，1990年の2回大流行を見た後は大きな流行はなく，感染者数が減少を続けている。2003年以降は年間報告件数100例台が多く，時に年間300例台が報告されている。

一方，東南アジア諸国などの開発途上国では，A型肝炎がなお常在感染症となっており，都市部を除けば，すでに幼小児期からHA抗体を高率に保有しているのが認められ，これらの地域への旅行者あるいは長期駐在者に対する感染予防が重要問題となっている。また韓国では2006年から2008年にかけてA型肝炎の大流行があった。

2. 感染源 病原巣はヒトであり，また潜伏期から発病後における患者あるいは不顕性感染者の糞便，血液あるいはこれらによって汚染された飲食物，器物などが感染源であるが，発症直後の唾液も感染源になりうる。

3. 伝播様式 糞口感染 Fecal-oral infectionが主要感染様式で，血液を介した非経口感染はあったとしても極めてまれと考えられる。単一の飲食物を介した共通経路感染はしばしば集団発生を起こし，A型肝炎の主要伝播様式と理解されがちであるが，従来その大半はヒトからヒトへの連鎖伝播によるものである。しかし，両者の感染様式成立の相対頻度は環境条件などの変化に応じて，変化するものと考えられる。

4. 潜伏期 間平均28日，その長短にはHAV感染量が密接に関連している。侵入量が多いと潜伏期間は短くなる。

5. 感染期間 A型肝炎患者からのHAVの糞便中への排泄は，主として臨床症状が出現する3～4週前からS-GPT（ALT）が正常値に戻るころまでの潜伏期から発病後にかけて起こる。ただし，発症後のHAV排泄量は発症前に比べて著減することが知られている。しかし，症例によってはS-GPTが正常化した後にも，感染性の有無は別として，HAVは糞便中に長期間排泄されている。

一方，HAVの糞便中への排泄時期に一致して血中にHAVが出現するが，その出現量は前者に比べてはるかに少なく，また出現期間もGPTが正常化するころまでである。

6. ヒトの感受性 普遍的であり，感染後に同種免疫が成立し，長期間持続する。IgMクラスの抗体は一過性に出現し，3～5か月後には消失するがIgGクラスのそれ（HAV抗体）は終生持続する。IgAクラスの抗体の持続は数年である。

Ⅲ 予防・発生時対策

A. 方針

糞口感染が主要感染様式となっていることから感染源および感染経路対策，特に後者が重要であり，生活環境の改善と個人衛生の向上など，一般経口伝染病の予防に準じた対策を講ずる。

1. 糞便の衛生的処理と手洗い設備の完備，給水施設の衛生的管理，牛乳，貝類などすべての食品の衛生的管理，食品および環境衛生監視の強化，衛生関係職員に重点をおいた衛生教育の強化，普及。

2. 血液を介する非経口感染を起こしうる医療器具類の十分な水洗と加熱処理を中心とした消毒の徹底。使い捨て器具類の普及。

3. 特異的かつ極めて有効な予防法としてHAVワクチンがある。接種者のほぼ100%でHAV抗体が誘発され，2～4週間隔で2回接種によって，6か月以上，さらに，6か月以降に3回目の接種を加えることによって，5年以上，ほぼ一生涯の予防が可能である。皮下接種より筋肉内接種がやや優れている。

副反応は，注射局所の発赤の疼痛，全身症状としての微熱，倦怠感などが約10%にみられるが，いずれも数日間のことである。

接種対象は，HAV未感染者すべてであるが，特に，海外長期滞在者，HAV汚染地域への旅行者，A型肝炎患者家族，A型肝炎流行時の流行地域住民，食品・調理関係者，幼稚園・保育園従事者，重症肝疾患患者，医療従事者，同性愛者などである。

B. 防疫

1. 届出　感染症法により全数報告対象（四類感染症）であり，診断した医師は直ちに最寄りの保健所に届け出なければならない。

2. 消毒　患者の糞便，血液，吐出物などおよびこれらによって汚染された物については加熱処理あるいは塩素剤やホルマリンなどによって適宜消毒することが望ましい。

しかし，何にもまして，患者および家族，医療従事者の入念な手洗い，洗顔が第一である。

3. 接触者に対する処置

1）患者家族，施設内同居など患者周辺への衛生的指導，特に手洗いについては石けんで十分によく洗い，特に用便後および調理あるいは食事前に行うこと，そのほかについて衛生教育を徹底して行う。

2）接触者の監視　接触者を検査して無症候性患者の探知を図るとともに，継続的観察を試み，これからの二次感染例あるいは二次発病者の発生の有無を確かめる。

HAVワクチンの接種。すでに感染している非発症例に接種した場合も，発症を予防することが期待でき，また，発症を予防できない場合も病態の改善は期待できるといわれている。

4. 特異療法　なし。

C. 流行時対策

血清学的診断法などを駆使して診断の確認を急ぎ，感染源，感染経路およびその他の発生原因を解明するため，早急に詳細な疫学調査を試みる。この場合，近年，交通機関の発達，物質流通機構の拡大，冷凍食品の普及などによって，単一感染源から広範な地域に流行が及ぶ可能性が増大しつつあることを念頭におく必要がある。

疫学調査の結果に基づいて，上記の諸対策およびそのほかの感染源，感染経路および感受性者対策を講ずる。

B　B型ウイルス肝炎（B型肝炎）　Viral hepatitis B

（五類-急性は全数）　ICD-10 B16, B18.1

I　臨床的特徴

B型肝炎ウイルス（HBV：Hepatitis B Virus）の感染には一過性感染と持続感染の両者

がある。HBVに感染した場合，宿主の免疫応答が十分であれば感染は一過性で，感染肝細胞は破壊され，やがてウイルスは完全に排除されて治癒し，宿主は終生免疫を獲得することになる。すなわち，これがB型急性肝炎であり，HAV感染におけるA型肝炎に相当するものである。これに対して宿主の免疫機能が未熟な時期，あるいは免疫不全の状態下でHBVに感染した場合は，宿主はウイルスを排除することができず，ウイルスは長期にわたって肝細胞内で生存し，増殖を続けることになる。すなわち，これがHBVの持続感染であり，このような状態にあるヒトをHBVキャリアと称している。

したがって，胎生期から新生児期にかけての感染ではキャリアを発生しやすいが，成人後でも免疫不全をともなう疾患患者，あるいは免疫抑制剤を長期間使用している患者がHBVに感染した場合はキャリア状態が誘導されやすい。しかし，現実にはキャリアのほとんどは乳幼児期までの感染に起因したものである。

一過性感染例は，持続感染例とともHBV感染の感染源となりうるものであるが，通常の感染源はHBVキャリア，とくにHBe抗原陽性のキャリアである。また，持続感染例はその一部が慢性肝炎，肝硬変，さらには肝細胞がんへと進展し，肝硬変・肝細胞がんの高危険度集団となっている。この点，B型肝炎はA型肝炎に比べてはるかに大きな医学的および社会的重要性を有しているものといえよう。

1．症状　B型急性肝炎でも初発症状として，黄疸，全身倦怠感，食思不振，悪心嘔吐などが高率に認められ，時として腹痛，関節痛，蕁麻疹なども認められる。大多数は全身倦怠感，食思不振などで始まり，尿濃染，黄疸と続くが，一般に発病が潜行性で発熱をともなうことが少ないこと，肝機能障害が遷延する傾向が強いこと，またTTTおよびIgM値が比較的低値を示すことなどがA型肝炎との差とされている。

免疫不全状態での感染を例外として，慢性肝炎へ移行することは原則としてなく，また約2%に劇症肝炎（致死率約70%）が発生するが，ほとんどの症例では遅くても3か月以内に肝機能検査成績が正常化する。B型急性肝炎は予後良好な疾患ということができる。ただし，近年，外来性の遺伝子型AのHBVが性感染を主体として，関東から全国へと急速に拡大しつつあり，この場合には成人の感染であっても，遷延化あるいはキャリア化・慢性化する可能性がある。

HBVキャリア成立後のある期間，免疫反応に基づく肝細胞破壊が起こらず，したがって血清トランスアミナーゼは正常値を持続し，無症状に経過する無症候性キャリア（HBe抗原陽性）の時期がある。しかし，年齢が進むにつれ，免疫反応が作動し，一生のうちのいずれかの時期に肝炎を発症する。この肝炎は一般的に無症状で経過し，定期的に追跡しない限り見逃されることが多いが，時として慢性肝炎の経過中の急性増悪として急性肝炎と同様な自覚症状や黄疸を伴って発見される例もあり，B型急性肝炎との鑑別が重要視である。

HBVキャリアに見られる慢性肝疾患の大半は無自覚のままに進行し，偶然の献血時・検診時あるいは肝炎の急性増悪時に，さらには肝硬変による腹水，消化管出血や肝細胞がんの併発時に発見される例が少なくない。キャリア状態から慢性肝炎，肝硬変，肝細胞がんへと進展するそれぞれの率については明確ではないが，わが国で肝細胞がん発生までの最悪の転帰をとるものは全キャリアの4〜5%と推定されている。

B型急性肝炎と鑑別を要するものとしては，HBVキャリアの急性増悪，A型肝炎，そのほかA型肝炎の項で示した各疾患が挙げられる。

2. 病原体　HBVはデーン粒子とも呼ばれる直径42nmの球状粒子であり，外被と内部のコア（芯）との二重構造からなっている。外被はリポ蛋白で，特異的な抗原性，すなわちB型肝炎表面抗原（HBs抗原）活性を有し，一方，直径27nmのコア粒子の表面抗原はB型肝炎コア抗原（HBc抗原）と呼ばれている。またコア粒子の内部には2本鎖環状のHBV-DNA，DNAポリメラーゼが存在している。

HBV保有例の血中にはデーン粒子のほか多数の直径22nmの小型球形粒子および桿状粒子が認められるが，これら小型粒子は外被と同じHBs抗原蛋白からなっており，感染肝細胞の細胞質中で産生され，血中に放出されたものである。一方，コア粒子は肝細胞の核内で増生し，細胞質中で外被蛋白に覆われることによってHBVが作られる。また，血中にはPre-CおよびC遺伝子から作られ，NおよびC末端側のアミノ酸が一部とれたHBe抗原が分泌され，その量は産生されるデーン粒子の量を反映している。

HBVはエーテル，クロロホルム，酸などによって感染性を失い，また100℃，10分あるいは50〜80℃，1時間の加熱処理によっても不活化され，さらに塩素剤やホルマリンなどによる消毒も有効とされている。

HBVはヒト以外にはチンパンジーにしか感染せず，また培養細胞内で増殖させることにもごく特殊な条件下でしか成功していないが，ヒトのHBVによく似たDNA型ウイルスが，齧歯類のウッドチャックやリスあるいは鳥類のアヒルなどで発見されている。これらのウイルスはヘパドナウイルスと分類され，お互いに非常によく似たゲノム構造と，ウイルスとしての性状を有している。これらのウイルスの解析がもたらした新知見はおびただしいものがある。

3. HBVの遺伝子変異　HBV遺伝子の変異がいろいろな臨床的な意義を持つことが明らかにされている。いずれもPCR法により遺伝子を増幅した後の解析が可能となったことによるものである。

1つがPre-core mutant（Pre-C変異）である。HBVのPre-CおよびC蛋白をコードする遺伝子は1つの終止コンドに対して2つの開始コンドを持っているが，実際，それぞれの開始コンドから別々の蛋白が読まれる。下流の開始コンドから読まれる蛋白はヌクレオカプシド（コア）（core）を形成するものであり，ウイルス複製に欠かせない蛋白である。一方，上流の開始コンドから読まれる蛋白の方は後に2か所で切断されてe抗原蛋白となる。この蛋白はウイルスを構成するものでもないし，ウイルス複製に必須なものでもないが，血中に放出されるのでウイルス複製の血清マーカーとして重要なものである。

Pre-core領域に突然変異を起こしたウイルスはe抗原蛋白を作ることができないので生物学的に興味あるいくつかの特徴を呈している。その1つは臨床的自然経過に及ぼす影響であり，そのうち最も興味深い特徴と思われるのは，Pre-coreと劇症肝炎との関係である。

Pre-core mutantが劇症肝炎をなぜ起こしやすいのか，その理由はまだよく分かっていない。e抗原蛋白が宿主の免疫応答を修飾する何らかの働きを持っているのかもしれないが，ウイルスゲノムの他の場所における別の変異がウイルスの病原性を高める結果につながっている可能性が高い。

Core蛋白に関連したもう1つの変異はCore promotorにおける特異的な変異であり，Precore mutantでは説明できない劇症肝炎の1つの原因と想定される一方で，B型慢性肝疾患の進展にも関係すると考えられている。

そのほかの重要なHBV mutantは，初めてイタリアで発見されたものであるが，これはワクチン接種により十分な防御抗体を獲得しているはずの人々に起きたB型肝炎から見つかった。このような患者の1人から分離されたHBVのHBs抗原遺伝子を調べてみると，ウイルスの中和エピトープを担っていると推定される2つのループ構造のうちの1つのループにただ一点，塩基の置換が起こり，アミノ酸レベルではグリシンからアルギニンへの変異をしていた。この事実は，分離のいきさつから考えて「エスケープミュータント（回避変異）」である可能性を示している。その後の研究では，この領域（a-determinant）には種々の回避変異が見られることが示されている。

4. 検査 HBV関連のマーカーとしてHBs抗原-抗体系，HBe抗原-抗体系，HBc抗体，HBV-DNA，DNAポリメラーゼなどがある。これらマーカーは急性感染あるいは持続感染において，それぞれに病態に応じて変化するために，これらマーカーの挙動分析から，病期や病像を明らかにすることができる。

1）HBs抗原-抗体

血中HBs抗原が検出されれば（陽性）現在HBVに感染していることを意味する。急性肝炎であれば肝炎が治癒する（ALT正常化）前後に陰性化するが，持続感染では病期によって増減が見られるものの長い年月陽性状態が持続する。一般的にはHBVの増殖が盛んな時期にはHBs抗原量は多く，増殖が衰えると低値となる。

HBs抗原は，かつては血清型によって，adr，adw，ayr，aywの4型に分けられていた。しかし，HBVの遺伝子の塩基配列の研究が進み，塩基配列の相同性から，現在は遺伝子型A～Hまでの8つに分けられており，日本固有のHBVはC型が地域差はあるものの約90%を占め，B型約10%であった。しかし，近年，アフリカ，ヨーロッパ型のA型が急速に広がりつつある。HBVの遺伝子型によって病像が異なることも明らかになりつつあり，一般的に慢性肝炎の予後はC型がB型より不良である。また，A型は成人感染例であっても，急性肝炎が遷延化，キャリア化しやすいことが知られている。治療に対する反応性も異なってくる。

血中HBs抗体が陽性であることは過去にHBV感染があり，治癒したか，あるいはHBワクチン接種後であるかを示している。

2）HBc抗体

HBc抗体が陽性があることは過去および現在のHBV感染を示し，過去の感染では抗体価が低く，現在の感染では高値であることが原則であるが，例外も多い。HBc抗体陽性例では，過去の感染であってHBs抗原が陰性であっても，肝臓にはHBVが存在し，微量のHBVの増殖が持続している。しかし，HBs抗体が十分に機能しているために，健康的には問題はなく，治癒状態と判断される。しかしながら，この状態で少量のHBs抗体が存在しても，強力な免疫抑制状態になるとHBV増殖が顕性化して肝炎を発症することがあり，また，HBc抗体陽性例の肝臓が，HBV未感染者に移植されると肝炎を起こしてくる。

B型急性肝炎例ではIgM型HBc抗体が検出されることから，この診断に利用されるが，HBVキャリアでの肝炎の急性増悪時に低値ながら陽性化するので絶対的な両者の識別法とは言い切れない。

3）HBe抗原―抗体

一般的にはHBe抗原陽性状態ではHBVの増殖が盛んで，HBe抗体陽性状態ではHBVの増殖は低下する。しかし，HBe抗体陽性であっても高いHBV増殖が持続することもある。

HBe抗原からHBe抗体へ移行していく過程でB型慢性肝炎を発症し，その間にHBVの各種の遺伝子変異が見られるものと推定されている（Pre-C変異，Core promoter変異など）。

かつてはHBe抗原からHBe抗体へ血清変換（Seroconversion）するとB型慢性肝炎は鎮静化するとされ，重要な出来事とされてきたが，実際にはHBe抗体陽性となっても，HBVの増殖が盛んで，血中HBV-DNA高値例では肝炎が持続することから，このSeroconversionはかってほど重要視されなくなっている。しかし，大勢としては，特に20歳代までに，HBe抗体陽性となった例では，その後に肝炎を見ることもなく予後良好の例が多い。一方，30歳以降にHBe抗原陽性のままである例，HBe抗体陽性でも肝炎が持続する例では肝炎の鎮静化は起こりにくい。

4）HBV-DNAおよびDNAポリメラーゼ

DNAポリメラーゼは，検出感度に劣り，定量性に欠け，操作が煩雑であるため使用の意味を失っている。

HBV-DNAはPCR法，TMA法およびプローブ法によって測定される。

HBV-DNA量は血中HBV量をほぼ正確に反映するものと考えられ，その定量値の変動は約4週後のALTの変動を予測するものであり，HBe抗原・HBe抗体のいずれが陽性であっても，測定すべき最も重要なマーカーとなっている。抗ウイルス剤投与の必要性の判断，抗ウイルス剤の効果のモニタリング，抗ウイルス剤中止の判定，肝炎経過の予測，肝炎予後の予測など必須の検査項目となっている。デーン粒子中に存在するHBV-DNAを定量的に測定できるので，患者の血液中のHBVの量や動態を正確に把握することが可能となった。HBe抗原量の定量測定と同様にHBV-DNAを定量測定することは肝炎の経過を予測できること，治療効果をモニターできることから，臨床上必須の検査となっている。

Ⅱ 疫学的特徴

1. 発生状況 HBV感染は広く全世界に認められる。HBs抗原および抗体の測定が盛んに行われるようになった1975年（昭和50年）ころ，わが国におけるHBVの浸淫度は高率であるアジア・アフリカ地域と低率であるアメリカおよび西欧各国の中間にあった。しかし，その後は著明な減少傾向を示し，HBVキャリア率は2～3%から，妊婦検診では1.0%，さらに，それより低年齢層では0.5%，1961年以降の世代では，B型肝炎母子感染防止事業によって0.05%まで低下している。

HBs抗原を指標とした供血のスクリーニングが行われるようになった1973年以降，輸血後肝炎の発生は一時減少したが，再び十数%の発生率を持続的に示した。しかし，B型肝炎が占める割合は5%以下に著減し，その他のほとんどがC型肝炎からなっていることがC型肝炎ウイルスの発見で明らかとなった。なお，1989年から，HBs抗原に加えて，HBc抗体もスクリーニングに使用されるようになって輸血後B型肝炎はさらに減少し，1999年の核酸増幅（NAT）検査の導入によって，ほぼ消滅した。しかしHBVDNA検出限界によるウインドウ期のためにまれに輸血後B型肝炎が発生する。一方，HBs抗原陽性の肝硬変および肝細胞がんはそれぞれ全体の15%弱および20%弱となっており，両疾患の大半がHBe抗原陰性例で，C型肝炎ウイルスによるものからなっている。

2. 感染源 感染源は顕性，不顕性の一過性感染例および持続感染例からの血液，血液製剤およびこれらによって汚染された医療器具などの器具，器物。上述の血液によって汚染された唾液，乳汁，そのほかの分泌物，これらによって汚染された器具，器物も感染源となる可能性がある。

3. 伝播様式 血液を経口摂取することによってHBV感染が成立することはすでに人体接種実験によって明らかにされているが，現在把握されている具体的な感染様式としては非経口感染が主要感染様式となっている。

輸血，血液製剤，注射，そのほかの医療や予防に関する各種措置，あるいはその類似行為にともなう感染が主要な感染様式となっているが，カミソリ，歯ブラシ，タオルの共用などによっても感染が起こる可能性がある。

キャリアである母親あるいは肝炎の急性期にある母親からの出産にともなうHBV感染はキャリア成立の主要様式であるが，乳幼児期までの間に母親以外の同居家族から，あるいは上記のそのほかの経路からHBVに初感染し，キャリア化する例が時には存在する。また性交渉によっても感染が成立し，最近ではこれがB型急性肝炎の主因となっている。ウイルスの侵入門戸についてはなお不明なものも少なくないが，これら直接接触がHBVの重要伝播様式となっていることは疑いない。

4. 潜伏期 1～6ヶ月。

5. 感染期間 同じくHBs抗原陽性の血液でも，HBe抗原陽性の場合は感染力が強いが，HBe抗体陽性となると一般的に感染力は低下する。B型急性肝炎では潜伏期から血中にHBV-DNA，HBs抗原，HBe抗原などが順次出現し，HBs抗原は発病後1～3か月の間に血中から消失するが，HBV-DNAおよびHBe抗原はS-GPTが極値過ぎるころまでに検出されなくなる。すなわち，その感染期間は潜伏期間から発病中期までということになる。なお，HBV-DNAはその検出感度を著しく上昇させれば，急性肝炎治癒後にも長い期間検出できる。

一方，HBVキャリアでは血中のHBs抗原は長年月にわたって持続陽性を示す。多くの例では，小児期から30歳代にかけてSeroconversionが起こり，HBe抗原陽性相からHBe抗体陽性相に変わるものが多く見られる。

6. ヒトの感受性　普遍的に存在しているが，一般に幼若層では軽症に経過し，加齢とともに顕症化率が増大する傾向が認められる。

Ⅲ　予防・発生時対策

A. 方針

HBワクチンが実用化され，高力価ヒト免疫グロブリン（抗B型肝炎免疫グロブリンHGIG：hepatitis B immunoglobulin）と併せて合理的な感受性者対策を講ずることが可能となった。キャリアの成立防止に最重点をおき，1986年から，B型肝炎母子感染防止事業が開始された。

1. 衛生教育を，特に医療および保健衛生関係従事者に重点をおいて普及，徹底し，積極的な検診によりHBs抗原・抗体の保有状況をあらかじめ確認しておくよう指導する。発見されたHBVキャリアは医師の指導下に生活していくことが望ましい。なお，近年の性感染によるB型急性肝炎に占める遺伝子型AのHBVの比率が増大しつつあり，母子感染防止事業の効果によるHBVキャリアの減少と入れ替わって，これがキャリア化の主な原因となりつつあることから，10歳代からの教育の中でのB型肝炎が性感染であることの認識の啓発および場合によっては，この世代での全員ワクチン接種などの検討が必要であろう。

2. 輸血用血液については献血例についてHBs抗原，HBc抗体，NATなどの検査により厳重なスクリーニングを行うとともに，検査を目的とした献血を極力減少させることが最も重要である。

3. 注射器などの医療器具類や患者血液によって汚染された器具，器物などは，まず十分に水洗いした後加熱処理するか，塩素剤あるいはアルデヒド剤によって十分に消毒する。使い捨て器具類の使用を普及，徹底し，予防接種などにおいて1人1針法を厳守させる。なお，いまだに院内感染が残存していることは医療従事者に対する感染，予防教育の徹底が望まれる。

4. HBs抗原陽性血による汚染事故が起こった場合は，48時間以内（できるだけ速やか）にHBワクチン接種とともに200単位のHBs抗体を含むHBIGを投与する。これでほぼ感染は防御できるが，何よりもHigh risk groupはあらかじめHBワクチンの接種を行っておくことである。

5. 厚生労働省B型肝炎研究班および予防研究班はHBワクチンの適応として以下のような事例を程度分けして挙げているが，医師の判断によって適宜このような事例に対してHBワクチンを接種する。

第1群　HBe抗原陽性キャリア妊婦からの出生児。

第2群　HBe抗原陽性キャリアのいる家族（特に乳幼児），頻回の血液製剤投与が予測される患者（血友病，再生不良性貧血，白血病，臓器移植，透析患者など），HBe抗原陽性キャリアの婚約者および配偶者など，HBe抗原陽性血汚染事故の被汚染者。

第3群　医療関係者（病院のみならず，そのほかの職場においても，ヒトの血液あるいは分泌物に直接接触する仕事に従事し，HBVに感染する機会が多いと考えられるヒト），HBsキャリアのいる家族（特に乳幼児），海外長期滞在者など。

6. 1986年（昭和61年）からわが国では次のような母児感染防止事業が開始され，現在は保険適用となっている。すなわち，すべての妊婦のHBs抗原を測定し，HBs抗原陽性の母からの児に，生後48時間以内に高単位の抗HBsヒト免疫グロブリン投与，次いで2，3，5か月後にそれぞれHBワクチンを投与するというものである。

B. 防疫

1. 届出　ウイルス性肝炎（E型肝炎およびA型肝炎を除く）は全数報告対象（五類感染症）であり，7日以内に届け出なければいけない。

2. 消毒　一般的な意味で血液，分泌物などによって汚染された手指，衣類，器物などのほか，医療器具，器材などの消毒は，水洗さらには器物に応じて加熱処理することを原則とし，これが不可能なものについては十分な洗浄を行った後，次亜塩素酸などの塩素剤やホルマリン，グルタールアルデヒドなどによる薬物消毒を行う。

3. 汚染事故者に対する処置　追跡調査を試みて発症の有無および予防効果を確かめる。ただし，外傷をともなうような密接な直接接触がない限り，通常の接触関係では洗い流すことによって感染が起こることはないと考えられている。

C. 流行時対策

HBVの急性感染例，持続感染例のいずれを問わず多発傾向が認められた場合は，早急に詳細な疫学調査を行って感染源および感染経路の解明を図り，関係施設において必要な諸対策を講ずるとともに，関係者に対して衛生指導を徹底させる。

D. 国際的対策

WHOは小児のB型肝炎感染予防対策を重視している。特に我が国が所属する西太平洋地域ではHBs抗原陽性率が10%程度の国が多いため，HBワクチン接種によるB型肝炎コントロールのプログラムを2005年に設定した。出産後24時間以内に1回目のHBワクチンを接種し（目標：80%以上の接種率），合計3回のHBワクチン接種をおこなう（目標：85%以上の接種率）。2012年までに5歳児におけるHBs抗原陽性率を2%以下にするとゴールが設定された。このプログラムにしたがって，ほとんどの加盟国でHBワクチンの接種が実施されHBs抗原陽性率の低下が観察されている。このプログラムの最終目標は5歳児におけるHBs抗原陽性率1%以下である。一方我が国はこのプログラムを採用していない。現在の小児または乳幼児のHBs抗原陽性率の正確な統計はないが，すでに1%以下であることは間違いなく，さらに低値であることが推測される。しかし，近年B型肝炎ウイルスの伝搬が母児感染だけでなく，性的接触による水平感染が増加していることや，小児期にも家族内やコミュニティの中での水平感染を防止できない事を鑑みて，ユニバーサルワクチンの導入が望まれる。

E. 治療方針

急性B型肝炎は本来，自然治癒する傾向が強い疾患である。治療上最も大切な点は極期を過ぎたか否かを見極めることであり，劇症化への移行の可能性に留意しながら対処する必要がある。 特に，肝予備能を反映するプロトロンビン時間，ヘパプラスチンテストなどの凝固系検査は明らかな改善傾向を示すまで測定し，また腹部超音波，CT検査により肝萎縮の程度を把握する。急性B型肝炎の生命予後は，重症化，劇症化しなければきわめて良好である。劇症化した場合には血漿交換，人工肝補助療法，生体肝移植などの治療が必要となる。

B型慢性肝炎の治療ガイドラインの基本的な方針は以下のように推奨されている。35歳未満はDrug freeを目指してIFNを基本とする。35歳以上は，HBV DNAの持続的陰性化を目指して，初回核酸アナログ製剤はエンテカビルとする。一方，Lamivudine及びEntecavir 耐性株に対しては，Lamivudine + Adefovir併用療法を基本とする。B型肝炎は，HBV遺伝子型により治療効果が異なるため，遺伝子型を測定して治療法を決定することが望ましく，特に，遺伝子型A，Bは，35歳以上でもIFNの効果が高率であることから，第一選択はIFN投与が望ましい。IFNの投与期間は，24週間を原則とするが，有効症例（HBV DNA低下，ALT値正常化）は，48週間投与が望ましい。

C　C型ウイルス肝炎（C型肝炎） Vira1 hepatitis C

（五類-急性は全数）ICD-10 B17.1，B18.2

I　臨床的特徴

1. 症状　発症は通常潜行性で食欲不振，全身倦怠感，腹部不快感，悪心嘔吐などB型肝炎とよく似た一般症状で始まる。しかし，発症率はB型肝炎よりずっと少ない。重症度はまったく症状を示さないものから，ごくまれには劇症化するものまでさまざまであるが，B型肝炎より急性期での予後はよいとされている。

しかし，感染した時の年齢には関係なく約60～70%の例で慢性化する。症状をまったく示さない多数の健康ウイルスキャリアも存在する。これまで進展速度は極めて緩徐であるとされてきたが，近年明らかにされてきたことは，若い人では進行は遅いものの50歳代になると進行が速くなるということである。成人以降慢性肝炎と診断された例では，時間の経過に従って肝硬変，肝がんへと進展する。日本における肝細胞がんの1975年以降の現在に至るまでの急増はHCVによるものであり，この対策が肝細胞がんの発生抑制には欠くことができないものである。

診断はHCV抗体検査を行えばHCVキャリアを含めて，感染既往者まで拾い出すことができる。このことはHCV抗体検査が供血者スクリーニングに導入されてから，輸血後C型肝炎がほぼ消滅したことからも明らかである。

HCV抗体陽性者については肝炎（GOT，GPTの異常）の有無にかかわりなく，HCVRNAのPCR法による同定（定性）検査を行うことによって，キャリアかどうかを知ることができる。

ただ，C型急性肝炎の診断ではHCV抗体が発症当初（1～2か月間）では陽性化しないためにHCV-RNAのみでしか診断できない。

近年，HCVコア抗原検出法の検出感度が大幅に向上し，HCV-RNA定量検査に比敵するものとなっており，HCV量の判定には，HCV-RNA定量検査と同様の目的に使用されている。後述するC型肝炎のインターフェロン療法の効果はHCV遺伝子型と血中HCV量に左右される。遺伝子型は血清反応によって，Ⅰ型（1a, 1b）とⅡ型（2a, 2b）に大別される。HCVはPCR法，TMA法およびプローブ法によるHCVRNA定量法あるいは免疫血清学的方法によるHCVコア抗原定量法で測定される。

2. 病原体　C型肝炎ウイルス（HCV）はエンベロープを持つ小型RNAウイルスで粒子のサイズは約60nmとされている。約9,400塩基からなる一本鎖のRNAをゲノムとして持ち，その全域にわたる塩基配列が決定されている。塩基配列の解析から現在までに，日本では少なくとも4種の遺伝子型（1a，1b，2a，2b）が存在する。また世界的には多数のものが存在するが，6つのタイプに分けられている。ウイルス学的な性状は，既知のフラビウイルス（日本脳炎ウイルスやデングウイルスなど）やペスチウイルス（ウシウイルス性下痢ウイルスやブタコレラウイルスなど）と似ている点があるが，ウイルスポリプロテインコード領域の塩基配列上のホモロジーはほとんどない。感染細胞ではいったん大きな前駆体蛋白が産生され，細胞由来のシグナレースやウイルス由来のプロテイネースにより切断されて，おのおのの固有の蛋白が形成される。これらの成分によってウイルスが組み立てられる。

Ⅱ　疫学的特徴

1. 発生状況　C型肝炎は散発性の非A非B型肝炎や非経口的に伝播する非A非B型肝炎の95%以上を占める。医療を介した流行例も報告されている。またわが国の調査により，HBVの関与していない非B型肝がん患者の70～80%がHCVに罹患していることも判明した。HCVの肝がんへの関与は，イタリア，スペインなどのヨーロッパでも確認されているが，米国などではその頻度はそれほど高くないとされている（その理由は米国ではHCV感染が拡大したのは1960年代からであって，肝細胞がんが発生するにはもう少し時間が必要であるためと考えられ，400万人といわれる感染者から見て，近い将来，爆発的に肝細胞がんが増加すると予測される。そのため，米国では1945～65年生まれの人口を対象にHCV検診を開始した。

2. 伝播様式 HCVを含む血液の輸血や，血液製剤によって伝播する。日本人の約50%はこの感染経路であるが，残りの約50%の大部分は医療により，特に静脈注射によって伝播したものと推定されている。その証拠は日本での感染者集積地域で調査すると集積のピークの場所に医療機関が存在することである。そのほかには針刺し事故や薬物乱用者の不潔な針の回し打ち，臓器移植なども危険因子である。家族内感染，性的交渉（異性間，同性間），母子感染の例もあるとされているが，それらの頻度は低い。

3. 潜伏期 2週間から6か月。

4. 感染期間 実験的に感染させたチンパンジーの血液を逆行的に調べると，急性期の最初のGPTの上昇期の直前1～2週間にHCVがPCR法で検出される。この時期には確実に流血中に感染性のHCV粒子がいるが，慢性C型肝炎患者や，無症状の健康キャリアの血液も同様に感染性がある。ただし，チンパンジーの感染実験で見る限り，血中の感染性ウイルス量はHBe抗原陽性者のHBV量に比べ格段に少量である。

5. ヒトの感受性 普遍的。実験的にチンパンジーに伝播させることが可能。再感染が起こりうる。

Ⅲ 予防・発生時対策

A. 方針

主要な感染様式である非経口的な伝播に対しては，HBV感染の対策に準じて行う。ガンマグロブリンによる受動免疫の効果は期待できない。HCV抗体検査に加えて，NAT検査を導入したことによって輸血後C型肝炎はほとんど消滅している。

B. 防疫

B型肝炎と同じで，ウイルス性肝炎（E型肝炎及びA型肝炎を除く）は全数報告対象（五類感染症）であり，7日以内に届け出なければいけない。

C. 治療

C型肝炎の治療は，病気の活動度や進行状態によって方法や効果が異なるため，治療薬や治療方針の選択については専門医による判断が必要である。最も有効性が確立している抗HCV薬はインターフェロン（IFN）である。1992年にIFN単独24週療法にて著効率は10%程度であったが，2001年12月からリバビリン（RBV）との併用療法に医療保険が適用されるようになり，2004年のPEG IFN製剤・RBV併用療法の導入により，著効率は50%となった。さらに2011年9月に国内承認された最初のプロテアーゼ阻害であるテラプレビル（TPV）により，著効率は70%まで達する見込みである。しかし，IFN療法でウイルスを排除できなかった場合でも，肝炎の進行を遅らせ，肝癌の発生を抑制，遅延させる効果を示すこともある。また，IFN，リバビリン投与が無効で，ALTなどの肝酵素値が正常範囲を超えた高値の場合には，抗炎症療法（肝庇護療法）によって肝細胞の損傷や肝臓の繊維化を抑えることで，肝疾患の進行を防ぐ治療が行われる。

D　デルタウイルス肝炎（D型肝炎）　Delta hepatitis

（五類-急性は全数）ICD-10 B16. 0, B16. 1, B17. 0, B18. 0

Ⅰ　臨床的特徴

1. 症状　症状はB型肝炎に類似しており，通常急激に発症する。急性肝炎で終わるもの，慢性に移行するものがある。HBVとの同時感染の場合にはキャリア化，慢性化は1～2%と低いが，2つの肝炎が相次いで起こるために重症化，劇症化しやすい。一方，HBVのキャリア状態に重感染することもある。この場合には70～80%がキャリア化し，慢性肝炎を持続させ，肝硬変や肝細胞がんへ進展させる原因となる。後者の場合は，B型肝炎の増悪と誤診されやすいので注意を要する。

診断は血清中あるいは肝組織中に直接デルタウイルス抗原を検出することによってなされるが，一般にはHD抗体検出によって診断がつく。研究室レベルではウイルスRNAを検出できる。

2. 病原体　デルタ肝炎ウイルス（HDV）は35～37nmの直径を持ち，B型肝炎ウイルスの表面抗原であるHBsAgをその外被として持つという極めて特異な特徴を持つ。そして内部にHDV固有のデルタ抗原を有する。ウイルスゲノムは一本鎖RNAである。ウイルス粒子中のRNAはほとんどが線状であるが，一部増殖の過程で環状になったRNAを含む。HDVが肝細胞に感染（付着）するためには外被のHBs抗原が必要である。HDVが増殖すると逆にHBVの産生は抑制される。

Ⅱ　疫学的特徴

1. 発生状況　世界中で発生するが，その頻度には非常に偏りがある。HDV増殖の特異性から考えて，HBVの浸淫している地域に多い。例えば南部イタリア，アフリカ，中央アジア，南米など。しかし，HBVが最も浸淫していると考えられるアジアにおいては必ずしも上述の地方に比べて多くなく，わが国の今までの調査ではHBVのキャリアのうちのごくわずかがデルタ肝炎ウイルスに重感染していることが分かっている。新しい感染はほとんどない。

2. 伝播様式　HBVと同じと考えられる。

3. 潜伏期　チンパンジーの感染実験では約2～10週といわれているが，ヒトでは必ずしも定かでない。

Ⅲ　予防・発生時対策

B型肝炎の予防がそのままD型肝炎の予防につながる。HBVのキャリアにおいてはHDVの感染源になりうるもの（例えばD型肝炎患者の血液）に曝露されないようにすることが大切である。

E　E型ウイルス肝炎（E型肝炎）Viral hepatitis E

（四類-急性は全数）　ICD-10 B17.2

I　臨床的特徴

1. 症状　症状や発生状況はA型肝炎と類似している。慢性化することはない。重症度や致命率はA型肝炎よりやや重症であり，劇症化することもある。特に妊娠後期にこのE型肝炎ウイルス（HEV）に感染すると，劇症化しやすく，その致命率が20％にも達する。世界的にはいくつかの大流行が知られているが，散発例も見られ，最大の特徴は人獣共通感染症ということである。

診断はHEV-RNAの検出によって行う。HE抗体検査の精度は十分とはいえない。

2. 病原体　HEVがその原因ウイルスである。一本鎖RNAをゲノムとして持つ。ウイルス粒子の構造は動物のカリシウイルス遺伝子の構築に類似し，エンベロープを持たない。遺伝子全域の塩基配列も決定されている。複数のゲノタイプがある。直径27～32nmの粒子が感染マーモセットの肝や血中，胆汁の中から検出されて調べられている。

日本で飼育されている多くのブタで生後に感染し，生後2～6か月の間にウイルス血症やウイルスの糞便中への排泄が見られるとされている。また，野生のシカ，イノシシからもHEVが検出されている。

II　疫学的特徴

1. 発生状況　以下の国々で流行が報告されている。インド，ミャンマー，ネパール，パキスタン，キルギス，アルジェリア，リビア，ソマリア，メキシコ，中国新疆ウイグル地区など。ほとんどの流行は水系感染である。散発例が水系感染の証明されない地域でも認められている。

日本でも，近年，北海道，東北地方，その他で報告がなされるようになっている。ブタの肝臓，シカ肉，イノシシの肝臓・肉の生食ないしはそれに近い状態での摂取が原因と考えられている。

III　予防・発生時対策

E型肝炎の存在，感染様式についてのA型肝炎に準じた教育，衛生理念の普及と実践が肝要である。

F　G型ウイルス肝炎（G型肝炎）GBV-C/HGV および TT ウイルス肝炎　TTvirus（TTV）など

（五類-急性は全数）

これらは肝炎ウイルスの可能性があると報告されたが，現在では肝炎ウイルスとする根拠が乏しいと考えられており，特に，慢性肝疾患との関係は否定されている。

ウイルス性いぼ（疣）　Viral wart

ウイルスによるいぼには，ヒトパピローマウイルスの感染による尋常性疣贅と，ポックスウイルス属のウイルスによる伝染性軟属腫とがある。脂漏性角化症Soborrheic keratosis（老人性のいぼ）はウイルスによるものではない。

A　尋常性疣贅（ゆうぜい）　Verruca vulgaris　ICD-10 B07

I　臨床的特徴

1. 症状　尋常性疣贅は手足に多く見られ，半球状に隆起する表面角化性の腫瘍で，足底に見られる場合には隆起せずウオノメとの鑑別を要する。青年性扁平疣贅（Verrucaplana juvenilis）は顔面，手背に見られ，わずかに扁平に隆起し角化傾向は少ない。尖圭コンジローマは外陰部に見られる乳頭腫状の軟らかな腫瘍である。

2. 病原体　パピローマウイルス属のヒトパピローマウイルス。このウイルスはDNAの塩基配列の差により160型以上に分類されているが，尋常性疣贅は主として2，4型で起こる。なお，青年性扁平疣贅は3，10型，尖圭コンジローマは6，11型などとウイルスの型と臨床病型とはほぼ一致する。

3. 検査　視診で診断することが一般的である。尋常性疾患では電顕的にウイルス粒子を証明することもできるが，ウイルス蛋白に対する抗体を用いて免疫組織学的にウイルス抗原の局在を見ることもできる。また，ウイルスDNAをプローブとして分子間雑種形成により腫瘍中のウイルスDNAの存在を証明する。尖圭コンジローマではPCR法によるウイルスDNAの検出を行う。

Ⅱ 疫学的特徴

1. **発生状況** 世界中に常在。
2. **感染源** ヒト。病原巣も同じ。
3. **伝播様式** 直接接触による。カミソリ，床などを介しての感染もある。
4. **潜伏期** 数か月～半年。
5. **感染期間** 皮疹の存在する間は感染すると考えられるが，古くなるとあまりウイルスを作らなくなる。
6. **ヒトの感受性** すべてのヒトにある。

Ⅲ 予防・発生時対策

A. 方針
患者との接触，汚染されたカミソリなどの使用を避ける。
B. 防疫
特別な防疫措置は不要である。
C. 治療
一般に液体窒素による凍結療法や炭酸ガスレーザーなどによる治療が行われる。手掌，足底の疣贅にはブレオマイシンの局所内注射（未承認），尖圭コンジローマにはイミキモドやポドフイリン（未承認）の外用も行われる。

B 伝染性軟属腫 Molluscum contagiosum ICD-10 B08.1

Ⅰ 臨床的特徴

1. **症状** 小豆大までの表面に光沢のある半球状に隆起する腫瘍で，中央に臍窩がある。圧すると白色の粥状の物質が排出される。アトピー性皮膚炎の小児では沢山できることがある。成人では性感染症として外陰部に見られる。
2. **病原体** ポックスウイルス属の伝染性軟属腫ウイルス。
3. **検査** 電顕でウイルス粒子を証明する。組織学的にも特徴のある所見を呈する。

Ⅱ 疫学的特徴

1. **発生状況** 世界中にある。
2. **感染源** ヒト。病原巣も同じ。
3. **伝播様式** 接触感染，プールで感染しやすい。

4. **潜伏期** 2～6週間。
5. **感染期間** 皮疹の見られる間。
6. **ヒトの感受性** すべてのヒトにある。

Ⅲ 予防・発生時対策

A. 方針
皮疹のある患者との接触を避ける。
B. 防疫
特別な防疫措置は不要である。
C. 治療
ピンセットでつまんで，内容の圧出を行うことが一般的であるが，凍結療法や外科的切除を行うこともある。

ウイルス性出血熱 Viral Hemorrhagic Fever（VHF）

ウイルス性出血熱（VHF：Viral hemorrhagic fever）は，発熱，出血（皮下，粘膜，臓器），多臓器不全を引き起こすウイルス感染症と定義され，次の特定のウイルス感染症［エボラ出血熱（エボラウイルス感染症），マールブルグ出血熱（マールブルグウイルス感染症），クリミア・コンゴ出血熱（クリミア・コンゴ出血熱ウイルス感染症），ラッサ熱（ラッサウイルス感染症），南米出血熱（フニンウイルスなどの新大陸アレナウイルス感染症），腎症候性出血熱（ハンタウイルス感染症），ハンタウイルス肺症候群（ハンタウイルス感染症），黄熱（黄熱ウイルス感染症），デング出血熱（デングウイルス感染症），リフトバレー出血熱（リフトバレー熱ウイルス），等］を示す。特にエボラ出血熱，マールブルグ出血熱，クリミア・コンゴ出血熱，ラッサ熱，南米出血熱はいわゆる“狭義のVHF”に含まれ，我が国における感染症予防法では一類感染症に分類されている。すべてのVHFは人獣共通感染症か節足動物媒介ウイルス感染症である。そのため，VHFのそれぞれの感染症は宿主の性状に合わせて特定の地域で流行する。ウイルス性出血熱を引き起こすウイルスの特徴や人への感染経路を表1に，それぞれのウイルス性出血熱の臨床症状，診断法，治療法を表2にまとめた。また，感染者や患者との“接触”に関する基本的考え方，対処の仕方を表3にまとめた。臨床症状のみからは，VHFのそれぞれの疾患や発熱と出血傾向を伴う他の疾患との鑑別は不可能である。VHFの診断においては，問診（渡航歴，職業歴，活動内容）が大変参考になり，VHFのウイルス学的診断が必須である。

国際的に“狭義のVHF”の病原体はバイオセーフティーレベル4（BSL4）に分類されている。我が国でも同様で，これらのウイルスは高度封じ込め研究施設でのみ扱うことが許されている。そのため，感染性ウイルスを用いたウイルス性出血熱のウイルス学的検査（抗原，抗体検出）は簡単には行われることができない。我が国では，国立感染症研究所村山分室に高度封じ込め研究施設が設置されており，ウイルス性出血熱の診断体制が整えられている。

表1　ウイルス性出血熱を引き起こすウイルス，自然宿主とヒトへの感染経路，分布域

疾患名	ウイルス（科）	バイオセイフティーレベル	自然宿主	媒介動物	ヒトへの感染経路	分布域
エボラ出血熱	エボラウイルス（フィロ）	4	オオコウモリ	不明（サル等の霊長類であることがある）	ウイルス血症を伴う動物・患者との直接接触	サハラ以南のアフリカ
マールブルグ出血熱	マールブルグウイルス（フィロ）	4	オオコウモリ	不明	ウイルス血症を伴う動物・患者との直接接触／宿主のオオコウモリが生息する洞窟や鉱山の鉱祠への入洞	サハラ以南のアフリカ
クリミア・コンゴ出血熱	クリミア・コンゴ出血熱ウイルス（ブニヤ）	4	ヒツジなどの哺乳動物，ダニ	ダニ	ウイルス血症を伴う動物・患者との直接接触，感染ダニに咬まれる	アフリカ，東ヨーロッパ，中近東，中央アジア（新疆ウイグル自治区を含む），南アジア
ラッサ熱	ラッサウイルス（アレナ）	4	げっ歯類（マストミス属）	なし	宿主から排出されるウイルスの吸入，患者との直接接触	西アフリカ
南米出血熱	フニン，マチュポ，グアナリト，セビア（アレナ）	4	げっ歯類	なし	宿主から排出されるウイルスの吸入，患者との直接接触	中南米
腎症候性出血熱	ハンタウイルス（ブニヤ）	3	野ネズミ	なし	宿主から排出されるウイルスの吸入	アジア，ヨーロッパ
ハンタウイルス肺症候群	ハンタウイルス（ブニヤ）	3	野ネズミ	なし	宿主から排出されるウイルスの吸入	北米，中南米
黄熱	黄熱ウイルス（フラビ）	2	ヒト，サル	蚊	ウイルス感染蚊に咬まれる	アフリカ，中南米
リフトバレー熱	リフトバレー熱ウイルス（ブニヤ）	3	ヒツジなどのほ乳類	蚊	ウイルス感染蚊に咬まれる．感染動物との直接接触	アフリカ，中近東
デング出血熱	デングウイルス（フラビ）	2	ヒト	蚊	ウイルス感染蚊に咬まれる	東南アジア，インド，中南米，アフリカ

表2　狭義のウイルス性出血熱の各疾患の症状，診断および治療

疾患名	潜伏期(日)	臨床症状	診　断	死亡率(%)
エボラ出血熱	2～21	発熱，悪寒，頭痛，筋肉痛，吐気，嘔吐，胸痛，腹痛，咽頭痛，下痢，紫斑，吐血，下血，意識障害	ウイルスの検出（分離，RT-PCR[1)]，抗原検出ELISA[2)]），IgG[3)]，IgM抗体の検出（ELISA，IFA[4)]）	30～90
マールブルグ出血熱	3～10	発熱，悪寒，頭痛，筋肉痛，吐気，嘔吐，胸痛，腹痛，咽頭痛，下痢，紫斑，吐血，下血，意識障害	ウイルスの検出（分離，RT-PCR[1)]，抗原検出ELISA[2)]），IgG[3)]，IgM抗体の検出（ELISA，IFA4[)]）	20～80
クリミア・コンゴ出血熱	2～10	発熱，頭痛，筋肉痛，関節痛，上腹部痛，結膜炎症状，顔面や胸部の紅潮，下痢，紫斑，下血，意識障害	ウイルスの検出（分離，RT-PCR[1)]，抗原検出ELISA[2)]），IgG[3)]，IgM抗体の検出（ELISA，IFA[4)]）	15-40％。トルコでの比較的多くの患者に基づく調査では，約5%
ラッサ熱	5～21	発熱，倦怠感，筋肉痛，腹痛，嘔吐，下痢，咽頭炎症状，胸骨背部痛，咳，結膜炎症状，顔面浮腫，紫斑，意識障害，後遺症として難聴を残すことがある	ウイルスの検出（分離，RT-PCR[1)]，抗原検出ELISA[2)]），IgG[3)]，IgM抗体の検出（ELISA，IFA[4)]）	重症入院患者の死亡率は15～20%

1）RT-PCR：reverse transcription-polymerase chain reaction
2）ELISA：enzyme-linked immunosorbent assay
3）診断には，急性期と回復期におけるIgG抗体の有意な上昇を確認する必要がある。
4）IFA：indirect immunofluorescent assay（間接蛍光抗体法）

表3　ウイルス性出血熱における“接触”の考え方

接触の定義	ウイルス性出血熱患者発症後3週間以内に感染者や患者の分泌物，排泄物，体液，組織に接することをいう。
通常の接触	患者とは離れているような状態での接触。例えば同じ飛行機に搭乗した場合や同じホテルに滞在する場合がこれにあたる。VHFではこのような“通常の接触”（間接的接触）では伝搬しない。サーベイランスの必要はない。
密接な（リスクのある）接触	患者と同じ家に住み，患者の介護・看護にあたった場合，握手した場合，検査用に採取された血液などの検体に直接手で触れる等の場合を指す。診断が確定した時には，これらの接触者を特定し，監視下におく。毎日2回体温を測定し，発熱やその他の症状が出た場合には，責任ある担当医に報告する。この監視は最後の接触の日から3週間にわたり継続する。
濃厚な接触	患者の粘膜との接触（キス，性行為）した者，患者の分泌物，排泄物，血液，組織，その他の体液などの材料の針刺し事故を起こした者，それらの材料が傷に接触した者を指す。この様な濃厚な接触者も厳重な監視下に置かれなければならない。毎日2回体温を測定し，発熱やその他の症状が出た場合には，直ちに高度安全病室・病棟に収容されなければならない。ラッサ患者やクリミア・コンゴ出血熱患者との密接な接触患者（濃厚な接触患者を含む）には，リバビリンの予防投与を考慮する。また，エボラ出血熱患者やマールブルグ出血熱患者の精液やラッサ熱患者の尿には，回復期であってもそれらのウイルスが排出されることがあり，注意を要する。回復期のウイルス分離検査には，これらの検体を用いる。

A ラッサ熱（Lassa fever）（一類・検・学1） ICD-10 A96.2

I 臨床的特徴

1. 症状 表2を参照。
2. 病原体 ラッサウイルス（アレナウイルス科アレナウイルス属）
3. 検査 血液，咽頭スワブ，尿からのVero E6細胞株や乳飲み子マウス脳内接種によるウイルス分離，RT-PCR法によるウイルス遺伝子検出やウイルス抗原検出ELISAによるウイルス抗原検出，ELISAや間接蛍光抗体法（IFA）による急性期および回復期の血清中IgG抗体の有意な上昇の確認，IgM抗体の検出。

II 疫学的特徴

1. 発生状況 1969年にナイジェリア北東部のラッサ村の病院で，出血熱様疾患患者が発生し，医療従事者（当該患者は死亡し，その患者を病理解剖した医師等）も同様の疾患に罹患し死亡した。その時にはじめて分離されたウイルスがラッサウイルスである。中央～西部アフリカ地域では毎年数10万人のヒトがラッサウイルスに感染し，多くの患者が発生していると考えられている。これまでに，流行地以外の地域で発生したラッサ熱患者数は20名を越え，そのような輸入ラッサ熱患者が確認されている地域は主にヨーロッパで，その他，米国，日本でも輸入感染例としてのラッサ熱患者が確認されている。ウイルス性出血熱の中で輸入感染症として最も多いのがラッサ熱と考えられる。日本への輸入感染症例は1987年にシエラレオーネから帰国した者であった。このように感染者が潜伏期間にラッサ熱流行地から非流行地に移動することは十分ありうる。
2. 感染源 ラッサウイルスの宿主はマストミス（*Mastomys natalensis*）と呼ばれるげっ歯類で，アフリカに広く分布している。
3. 伝播様式 感染宿主から排出されるウイルスを吸入したり，ウイルスに接触したりして感染する。空気感染はない。ヒトからヒトへの感染は，感染者や患者の飛沫，血液や体液への直接的接触や性行為を介する。医療・衛生環境が十分でない所では，汚染注射器の使い回しなどにより院内感染が発生することも多い。
4. 潜伏期 5～21日。
5. 感染期間 急性期（発熱期間）には，咽頭分泌物，血液，尿にウイルスが排出されている。特に尿には，長期間ウイルスが排出される場合がある。患者の病室（高度安全病室・特殊病棟）への収容解除には，通常上記の検体でウイルス分離検査が陰性になるのを指標とする。
6. ヒトの感受性 感染者での正確な発症率や死亡率は不明であるが，感染者のおよそ80%が軽症の，20%が重症のラッサ熱を発症すると推定されている。また，西アフリカのラッサ熱流行地では，毎年10万〜30万人がラッサウイルスに感染し，およそ5000人が死亡していると推定されている。

Ⅲ 予防・発生時対応

A. 方針　西アフリカで生活する場合には，マストミスが家や職場に営巣しないように衛生環境を改善し，感染マストミスからの分泌物や唾液がエアロゾール化しないように行動する，家や物置などの中に安易に食物を置かない，営巣可能な所をなくする，出入可能な穴をふさぐ，殺鼠剤を用いたマストミスの捕獲などの対策で，感染マストミスとの接触する機会を減らす。マストミスが営巣していると思われる建物に入る時には，必ず，窓やドアを開けて，外気が入るようにする。また，このような建物に入る時には，激しく動き回らず，ホコリを吸い込まないようにする。マストミスが営巣している可能性のある建物の中の汚染されている場所・物品は10%ブリーチ液やその他の消毒液で消毒する。マストミスが営巣していると思われる場所をホウキや掃除機を使って掃除してはならない。

B. 防疫　アフリカからのげっ歯類の輸入を制限する。もし，日本でラッサ熱患者が輸入感染症として発生した場合には，患者の血液・体液，分泌液にはウイルスが含まれ院内・家族内感染源になると考える必要がある。多くの都道府県において設置されている高度安全病室に隔離した上で治療する。また，医師や看護師などの医療従事者は，ガウン，マスク，グローブ，ゴーグル，長靴を装着する接触感染予防策，飛沫感染予防策を講じる。使用可能なワクチンはない。

C. 流行時対策　ラッサ熱疑い患者を診た場合には，最寄りの保健所にただちに報告する。各都道府県担当局を通じて感染研ウイルス第一部に検査・診断について相談する。ラッサ熱の診断が確定した場合には，後方視的に濃厚な接触者を特定し，密接な接触者または濃厚接触者（表3参照）を監視下に置き，毎日2回体温を測定する。また，リバビリンの予防投与を考慮する。発熱，その他の症状が出現したら，責任ある担当医に知らせる。監視期間は接触した最後の日から21日間である。

D. 国際的対策　アレナウイルス科フニンウイルスによるアルゼンチン出血熱に対する生ワクチンが開発され，その有効性が確認されている。しかし，ラッサ熱に対するワクチンはまだ実用化されていない。ラッサウイルスに対するワクチンの開発・実用化が急がれる。

E. 治療方針　対症療法（呼吸循環動態の維持，輸液・輸血，電解質補正など）が基本である。抗RNAウイルス剤のひとつであるリバビリンは，in vitroでラッサウイルスの増殖を抑制する。発症早期に投与されれば治療効果（軽症化）が期待できる。また，この薬剤の予防投与による発症抑制効果も確かめられている。

B　エボラ出血熱（Ebola hemorrhagic fever）（一類・検・学1）

ICD-10 A98.4

I　臨床的特徴

1．症状　表2を参照

2．病原体　エボラ出血熱（EHF：Ebola hemorrhagic fever）の病原体はエボラウイルス（フィロウイルス科エボラウイルス属）である。ザイール，スーダン，コートジボアール，ブンディブギョ，および，レストンエボラウイルスの5亜属の存在が確認されている。レストンエボラウイルスはフィリピンに，それ以外のエボラウイルスはアフリカに存在する。レストンエボラウイルスによるヒトでの出血熱は確認されていないが，それ以外のエボラウイルスはヒトで出血熱を発症させる。

3．検査　表2参照

II　疫学的特徴

1．発生状況　これまで確認されたエボラウイルスの流行を表4に示した。1976年6月末，スーダン南方ヌザラの綿工場の倉庫番男性がEHFを発症し，次いで他の部所の男性2名も初発患者とは独立して発症した。この3名の患者を源として家族内，院内感染を通してEHFの流行が拡大し，計284名が発症し151名（53%）が死亡した。同年8月末から，コンゴ民主共和国（旧ザイール）北部のヤンブク教会病院を舞台に，1名の男性（教会学校の助手）がEHFを発症し，病院内での治療・看護を通じた大規模な院内感染により計318名の患者が発生し，280名（88%）が死亡した。これらが初めて確認されたEHFの流行である。「エボラ」の名は，ヤンブクの第1例目の患者の出身村を流れるザイール川支流の名に由来する。その後，スーダン，コンゴ民主共和国，象牙海岸で散発的流行が確認され，1995年にコンゴ民主共和国中央部バンドゥンドゥン州キクウィトの総合病院を舞台としてEHFが流行した。その流行では計315人が発症して244名（77%）が死亡した。コンゴ民主共和国，ガボン，スーダンで比較的大きなEHFの流行が続いている。1994年の象牙海岸での散発的流行は，EHFに罹患したチンパンジーの血液等に触れたことがきっかけであった。その後も，コンゴ民主共和国，スーダン，ウガンダ，コンゴ共和国で流行が続いている（表4参照）。

2013年12月にザイールエボラウイルスによるエボラ出血熱患者が発生し，家族内感染，院内感染等の経路でエボラ出血熱の流行が始まり，徐々に流行地がギニアだけにとどまらず，シエラレオネおよびリベリアにも拡大し，患者数も増加している。2014年11月21日付けのWHOの発表によると，患者数（疑い患者を含む）は15,319人に上り，死亡者は5,444名に達した。現在でもその流行は続いている。このエボラ出血熱は過去に類を見ない規模の流行である。

表4　アフリカにおけるEHFの流行

流行地（国）	年	死亡者数/患者数	特記事項
スーダン	1976	151/284	スーダンエボラウイルス（SEBOV）による。
コンゴ民主共和国（旧ザイール）	1976	280/318	ザイールエボラウイルス（ZEBOV）による。
コンゴ民主共和国	1977	1/1	ZEBOVによる。
スーダン	1979	22/34	SEBOVによる。
コートジボアール	1994	0/1	コートジボアールエボラウイルスによる。
コンゴ民主共和国	1995	244/315	ZEBOVによる。
ガボン	1996	21/31	ZEBOVによる。
ガボンおよび南アフリカ	1996	45/60	ZEBOVによる。南アフリカでの流行事例は，ガボンから搬送されたEHF患者の看護にあたった看護師が感染して死亡した例を示す。
ウガンダ	2000	149/394	SEBOVによる。
ガボン，コンゴ民主共和国	2001/2002	69/92	ZEBOVによる。
コンゴ民主共和国	2003	29/35	ZEBOVによる。
スーダン	2004	7/17	SEBOVによる。
コンゴ共和国	2005	9/12	ZEBOVによる。
コンゴ民主共和国	2007		疑い患者76人中25人がウイルス学的に証明されている。
ウガンダ	2007	22/93	新規エボラウイルス（ブンディブギョ，BEBOV）によることが証明された。
コンゴ民主共和国	2008	15/35	
ウガンダ	2011	1/1	
ウガンダ	2012	22/34	SEBOVによる。
リベリア・コンゴ民主共和国	2012	25/52	BEBOVによる。
ギニア・シエラレオネ・リベリア	2014	5444/15319	2013年12月にギニアにおける患者発生から流行が拡大した。WHOによる2014年11月21日の発表による。疑い患者例を含む患者数である。

2. 感染源　ヒトへの感染源は，感染チンパンジーによるケースを除いて不明である。チンパンジーはヒトと同様に宿主ではない。エボラウイルスの宿主は，アフリカに生息するオオコウモリの臓器からウイルス遺伝子が増幅されていること，フィロウイルス科に分類されるマールブルグウイルスがオオコウモリから分離されていることから，オオコウモリが宿主であると考えられている。

3. 伝播様式　アフリカにおけるEHFの流行を調査すると，ヒトからヒトへの感染の拡大は，貧しい医療衛生環境における注射器・注射針，ガーゼ等の医療必需品の使い回しや家族内での濃厚な接触が原因である。エボラウイルスは接触感染経路で拡がり，空気感染経路はないと考えられている。

4. 潜伏期　2～21日。

5. 感染期間 エボラウイルスの血液を介する感染力は強く，針刺し事故ではほぼ100%の確率で感染する。急性期では血液から容易にウイルスが分離される。回復期でも精液からウイルスが分離された症例が報告されている。

6. ヒトの感受性 ヒトは，エボラウイルスに濃厚に接触すると感染し，発症する。

Ⅲ 予防・発生時対応

A. 方針 エボラウイルスの自然宿主はオオコウモリと考えられることから，オオコウモリの排泄物等で汚染された流行地の環境（洞窟や鉱山の鉱洞など）に入ってはいけない。また，流行地では，動物（コウモリを含む）との接触を防ぐ対策が重要である。特に病的または死亡した霊長類に感染予防策を講じることなく触れてはならない。

B. 防疫 EHF流行地からの動物輸入を制限する。もし，日本でEHF患者が輸入感染症として発生した場合には，各都道府県において指定されている高度安全病室に搬送し，隔離した上で適切に治療する。患者の血液・体液，分泌液にウイルスが含まれ院内・家族内感染源になることから，医師や看護師などの医療従事者は，ガウン，マスク，グローブ，ゴーグル，長靴を装着する接触感染予防策，飛沫感染予防策を講じる。治療薬，ワクチンは開発中である。

C. 流行時対策 ウイルス学的診断が重要である。エボラウイルスのヒトからヒトへの感染は，主として接触感染であり，この感染経路を遮断して流行の拡大を阻止する。EHF患者（疑い例を含む）を診た場合には，最寄りの保健所に24時間以内に報告する。後方視的に密接な接触者または濃厚接触者を特定し監視下に置く（表3参照)。毎日2回体温を測定する。発熱，その他の症状が出現したら，責任ある担当医に知らせる。監視期間は接触した最後の日から21日間である。

D. 国際的対策 未だに感染性エボラウイルスは宿主と考えられるオオコウモリからも分離されていないことから，宿主の同定が重要である。さらにEHFの流行時のヒトへの感染経路の解明，ワクチン・治療法の開発の進展が望まれる。

E. 治療方針 安静，ショックに対する治療，輸液・循環の管理などの対症療法が基本で，特異的治療法はない。

C マールブルグ出血熱（Marburg Hemorrhagic Fever）（一類・検・学1）

ICD-10 A98.3

Ⅰ 臨床的特徴

1. 症状 表2を参照。

2. 病原体 マールブルグウイルス（フィロウイルス科マールブルグウイルス属）

表5　MHFの流行

流行地（国）	年	患者数（人）	特記事項
ドイツ・旧ユーゴスラビア	1967	32	ウガンダから輸入されたサルが感染源
ジンバブエ	1975	3	初発患者はジンバブエで感染し発症した。同行者および南アフリカの病院で治療に携わった看護師が感染した。
ケニヤ	1980	2	
ケニヤ	1987	1	
コンゴ民主共和国	1998/1999	>100	この流行以前から同地域では出血熱が存在していたことが知られている。
アンゴラ	2004/2005	329/368	
ウガンダ	2007	1名	1名の鉱山労働者がウイルス学的にMHFと診断された。
オランダ	2008	1/1	ウガンダからの帰国者がオランダで死亡した。
米国	2008	0/1	ウガンダからの帰国者がMHFと診断された。
ウガンダ	2012	9/20	2012年11月現在，流行が続いている。

3. 検査　表2を参照。

II　疫学的特徴

1. 発生状況　マールブルグ出血熱（MHF：Marburg hemorrhagic fever）の流行を表5にまとめた。1967年8月ドイツのマールブルグ市で，突如原因不明の熱性疾患の流行が発生した。ワクチン製造のためにウガンダから輸入されたアフリカミドリザルの組織，血液に接触した人々25名が患者で，7名が死亡した。同じ頃，フランクフルト，セルビア・モンテネグロ（旧ユーゴスラビア）のベオグラードでも同様にサルに接触したヒトが熱性疾患を発症した。合計32名の患者が確認されている。これらの患者からウイルスが分離され，新規ウイルスであることが確認され，マールブルグウイルスと命名された。このウイルスによる出血熱をMHF（別名，マールブルグ病）と命名されている。その後，ケニアとジンバブエで散発的なMHF患者が確認されただけであったが，1998～99年にコンゴ民主共和国で患者100名以上にのぼる流行が，2004年から2005年にかけてアンゴラで患者が約400名にのぼる流行が発生した。アンゴラでの流行では致死率が90%であった。2008年には，ウガンダの洞窟に別々に入洞した2名の女性が，それぞれオランダと米国に帰国した後に，MHFを発症し，オランダへの帰国女性は死亡した。

2. 感染源　MHF患者の多くは洞窟に入っていたり，金鉱山の鉱洞内で働いていたりしていることなどから，コウモリ，ラットなどの動物が宿主ではないかと推定されていた。ウガンダの洞窟に生息するオオコウモリから感染性マールブルグウイルスが分離され，また，その肝臓や腎臓の組織にウイルス抗原が検出されたことから，オオコウモリが宿主であると解明された。

3. 伝播様式　エボラ出血熱の項参照。

4. 潜伏期　3～10日間。

5. 感染期間　血液からは7日間，前眼房水からは発症80日目，精液からは83日目でもウイルスが分離されている。

6. ヒトの感受性　エボラ出血熱の項参照。

Ⅲ　予防・発生時対応

A. 方針　エボラ出血熱の項参照。

B. 防疫　エボラ出血熱の項参照。

C. 流行時対策　エボラ出血熱の項参照。

D. 国際的対策　エボラ出血熱の項参照。

E. 治療方針　エボラ出血熱の項参照。

D　クリミア・コンゴ出血熱（CCHF：Crimean-Congo hemorrhagic Fever）

（一類・検・学1）　ICD-10 A98.0

Ⅰ　臨床的特徴

1. 症状　表2を参照。

2. 病原体　クリミア・コンゴ出血熱（CCHF：Crimean-Congo hemorrhagic fever）ウイルス（ブニヤウイルス科ナイロウイルス属）。1944～45年に中央アジアのクリミア地方で野外作業中の旧ソ連軍兵士の間で重篤な出血を伴う急性熱性疾患が発生した。患者血液やダニからウイルスが分離され，クリミア出血熱ウイルスと命名された。このクリミア出血熱ウイルスが，1956年にアフリカのコンゴ民主共和国の発熱患者から分離されたウイルス（コンゴウイルス）と同一であることが後に明らかにされ，CCHFウイルスと名前が統一された。

3. 検査　表2参照。

Ⅱ　疫学的特徴

1. 発生状況　CCHFウイルスは，アフリカ大陸（南アフリカ，コンゴ民主共和国，ナイジェリア，セネガル，ウガンダ，ケニア，モーリタニア，等），東ヨーロッパ（アルバニア，ユーゴスラビア，ギリシャ，ブルガリア），中近東（トルコ，イラク，イラン，アラブ首長国連邦，オマーン等），中央アジア（キルギスタン，カザフスタン，アフガニスタン，タジキスタン，パキスタン，中国新疆ウイグル自治区）にかけて広く

CCHF患者が発生している。2011年には，インド北西部においてもCCHF患者の発生が確認された。

2. 感染源 CCHFウイルスは，ダニ（*Hyalomma*属や*Ixodes*属）間で経卵巣性伝搬経路で維持されている。一方，CCHFウイルスは，感染ダニにより，ウサギ，トリなどの小動物，ヒツジ，ヤギ，ウシなどの家畜・野生動物に伝搬され，また，感染動物からダニへ感染するという動物-ダニ間サイクルでも維持されている。

3. 伝播様式 ヒトは感染ダニに咬まれたり，感染動物やCCHF患者の血液・体液・組織に接触したりして，CCHFウイルスに感染する。そのため，羊飼いや皮革加工業者，家畜解体従事者が感染することが多い。1979年11月，咽頭痛，嗄声および軽い口内出血を伴う一人の患者がアラブ首長国連邦のRashid病院を訪れた。翌日，症状（発熱，呼吸不全，歯肉出血，咽頭発赤，口腔内潰瘍）は重くなり，突然の心肺機能停止により死亡した。この患者の治療・介護にあたったスタッフ5名が，患者に接触して4～10日後にCCHFを発病した。CCHFでは，院内・家族内感染がおこる危険性が高く注意を要する。

4. 潜伏期 2～10日。

5. 感染期間 患者，発症前の感染者の血液，体液，排泄物には感染性ウイルスが存在する。回復する患者では，発症から10日以内にウイルス血症が治まると考えられる。

6. ヒトの感受性 ヒトは一様に感受性がある。

Ⅲ 予防・発生時対応

A. 方針 流行地を訪れたり，そこで生活したりする場合には，ダニとの接触機会を減らす（ダニに咬まれないよう心がける）こと，動物に触れないことが感染予防上重要である。家族内感染や院内感染の予防対策が重要である。多くの都道府県に設置されている高度安全病室に収容する。CCHF患者の治療・介護にあたっては，医療従事者および介護者は手洗い，手袋，マスク，ゴーグル，ガウンの装着などの標準・接触予防策を必ず行う。また滅菌してから使用済み医療器具・リネン類を処分する。特に注射時および検体の扱いには細心の注意が必要である。さらに飛沫に感染性ウイルスが存在する可能性があるのでマスクを用いる。

B. 防疫 接触者の扱いについては表3を参照する。流行地からの動物（特に家畜）の輸入は制限することが重要である。

C. 流行時対策 流行を把握することと，疑い患者についてはウイルス学的検査を行い，正確に診断することが重要である。手洗い，手袋，マスク，ゴーグル，ガウンの装着などの標準予防策・接触予防策で，感染拡大を防ぐことができる。

D. 国際的対策 CCHFに関する疫学的情報を入手し，必要な場合には流行地に専門家（ウイルス学者，疫学専門家等）を派遣し，感染拡大防止に必要な対策を実施することが重要である。

E. 治療方針 安静，ショックに対する治療，輸液・循環の管理などの対症療法が基本で，特異的治療法はない。リバビリンがCCHFの治療薬として有効であるとする報告と有効でないとする報告がある。しかし，発症早期に投与されるべき薬剤である。有効なワクチンはない。

E 腎症候性出血熱（HFRS：Hemorrhagic fever with renal syndrome）

ICD.10 A98.5

ハンタウイルス肺症候群（HPS：Hantavirus pulmonary syndrome）

（四類-全数） ICD.10 B33.4

I 臨床的特徴

1. 症状 腎症候性出血熱（HFRS：Hemorrhagic fever with renal syndrome）は，ハンタウイルス感染による種々の程度の腎不全と血管障害に特徴づけられる多様な病態からなる疾患である。ハンタウイルス感染による急性腎不全を伴うHFRSには，重症型のHFRSと軽症型の流行性腎症（NE：Nephropathia epidermica）とよばれるHFRSとがある。HFRSでは，突然の発熱，頭痛，出血症状，腎不全による乏尿およびそれに続く多尿，ショック症状が出現する。

2. 病原体 ハンタウイルス（ブニヤウイルス科ハンタウイルス属）がHFRSの原因ウイルスである。HFRSを引き起こすハンタウイルスにはハンターン（Hantaan），ドブラバ（Dobrava），ソウル（Seoul），およびプーマラ（Puumala）の4種が知られている。ハンターン型ハンタウイルスによる腎症候性出血熱が最も重症である。HFRSはハンターン，ドブラバ，ソウル型ハンタウイルスに，NEはプーマラ型ハンタウイルスによる。それぞれの型のハンタウイルス感染症の特徴を表6にまとめた。

3. 検査 血液や剖検時に採取された臓器からのウイルスの検出（分離，RT-PCR，感染病理学的抗原検出），ELISAや間接蛍光抗体法による急性期と回復期におけるIgG抗体の有意な上昇の確認，IgM抗体の検出により診断する。HFRS患者では，発症時すでに抗体が検出され得る程度に上昇している。

II 疫学的特徴

1. 発生状況 アジアからヨーロッパにわたる広い地域に流行する。特に，韓国，中国では，ソウル型，ハンターン型ハンタウイルスによるHFRS患者が併せて数万人発生している。東欧では毎年数百人のドブラバ型ハンタウイルスによるHFRS患者が，北欧では毎年数百人のプーマラ型ハンタウイルスによるNE患者が発生している。日本では，HFRSは1960年代に大阪で流行したことがある。また，1970年代にはハンタウイルスに感染していた実験動物用ラットが感染源となった流行が，大学やその他の研究機関で

表6 ハンタウイルス感染症の特徴

種	自然宿主	疾患（死亡率，％）	流行地
ハンターン（Hantaan）	セスジネズミ	重症型HFRS（5～10）	アジア
ソウル（Seoul）	ドブネズミ	中等度型HFRS（1～5）	中国，韓国
ドブラバ（Dobrava）	キクビアカネズミ	重症型HFRS（5～10）	東欧
プーマラ（Puumala）	ヨーロッパヤチネズミ	NE（0.1～0.3）	北欧

患者が発生した。ただし，その後日本ではHFRS患者は報告されていない。

2. 感染源 ハンタウイルスの宿主は，それぞれの種のウイルスに特異的なげっ歯類である（表6参照）。感染宿主は，終生糞尿中にウイルスを排出する。ハンタウイルス感染宿主であるげっ歯類（ネズミ）が感染源となる。

3. 伝播様式 ヒトは糞尿中に含まれるウイルスを，経気道経路で吸入して感染する。ヒトからヒトへの感染はない。

4. 潜伏期 4～42日間。

5. 感染期間 ヒトからヒトへの感染はない。

6. ヒトの感受性 ヒトは一様に感受性がある。

Ⅲ 予防・発生時対応

A. 防疫 ネズミと接触する機会が増えるような環境を改善することが，HFRS予防に重要である。ネズミが家や職場に営巣しないように衛生環境を改善し，感染ネズミからの分泌物や唾液がエアロゾール化しないように行動し，ハンタウイルスに感染する危険を回避するのが，現実的な感染予防法である。ハンタウイルスは，希釈されたブリーチ，洗剤，一般的な消毒液に感受性があり，これらで消毒可能である。家や物置などに安易に食物を置かない，営巣可能な所をなくする，ネズミが出入り可能な穴をふさぐ，ネズミ取りや殺鼠剤を用いたネズミの捕獲などの対策で，感染ネズミとの接触を減らす。捕獲されたネズミや死んだネズミは，10％ブリーチ液に浸けて消毒してから扱う。使用済みのネズミカゴや手袋は，必ず消毒する。ネズミが営巣していると思われる建物に入る時には，必ず，窓やドアを開けて，外気が入るようにする。また，このような建物に入る時には，激しく動き回らず，ホコリを吸い込まないようにする。ネズミが営巣している可能性のある建物の中の汚染されている場所・物品は10％ブリーチ液やその他の消毒液で消毒する。ホウキや掃除機を使ってネズミの営巣場所を掃除してはならない。

B. 予防 過去の大学や研究施設での実験用動物を介した流行の発生を考慮すると，各施設におけるハンタウイルス感染を予防するための実験動物の厳重な管理が重要である。

C. 流行時対策 手洗い，手袋，マスク，ゴーグル，ガウンの装着などの標準予防策を講ずる。

D. 国際的対策　中国や韓国では，不活化ワクチンが開発され，高リスクグループに臨床応用されている。

E. 治療方針　安静，ショックに対する治療，輸液・循環の管理などの対症療法が基本で，特異的治療法はない。リバビリンは発症早期に投与されるとHFRSの治療薬として有効であり，用いられるべき薬剤である。

F　南米出血熱

I　臨床的特徴

1. 症状　臨床経過は一般的に前駆期，神経学的-出血期，回復期に分類される。病原ウイルスに感染して1～2週間後に発熱，倦怠感，食欲不振，頭痛，筋肉痛，等の症状が出現し，約1週間ほど続く。眼瞼浮腫や発疹も出現することがある。患者の20-30%が神経学的-出血期に進行する。発症後8～12日後に出血症状や神経学的症状が出現する。細菌性二次感染を併発することがある（神経学的-出血期）。回復しても，比較的長期間にわたり不定愁訴が続いたり，中には脱毛症を発症することもある（回復期）。

2. 病原体　南米出血熱の病原体は，新世界アレナウイルスによる。中でも患者が最も多いのがアルゼンチン出血熱で，その原因ウイルスはフニンウイルスである。農作業中に感染することが多い。その他，ガナリトウイルス，サビアウイルス，マチュポウイルスによるベネズエラ出血熱，ブラジル出血熱，ボリビア出血熱が確認されてい

表7　南米出血熱ウイルスの種類とその特徴

ウイルス	宿主	分布	疾患	特徴
フニンウイルス	*Calomys musculinus*	アルゼンチン	アルゼンチン出血熱	ラッサ熱と同様に，ウイルス性出血熱を起こす。有効なワクチンが開発されている。
マチュポウイルス	*Calomys callosus*	ボリビア	ボリビア出血熱	ウイルス性出血熱を起こす。
グアナリトウイルス	*Sigmodon alstoni, Zygodontomys brevicauda*	ベネズエラ	ベネズエラ出血熱	ウイルス性出血熱を起こす。
サビアウイルス	不明	ブラジル	命名されていない。	1994年にブラジルで1名の出血熱患者から分離され，2名の実験室感染例が発生した。
チャパレウイルス	不明	ボリビア	命名されていない。	2003年12月-2004年1月にボリビアにおいて発生した小規模の出血熱の流行時に，分離された。

る（表7参照）。

3. 検査　ウイルス分離検査にはBSL-4研究施設が必要である。血液，咽頭スワブ，尿，脳脊髄液をVeroE6細胞株や乳飲み子マウス脳内接種によりウイルスを分離する。RT-PCR法による遺伝子増幅も診断に有用である。フニンウイルスの抗原（核蛋白）検出ELISAやフニンウイルス抗体検出法による診断システムが，国立感染症研究所にて整備されている。

Ⅱ　疫学的特徴

1. 発生状況　フニンウイルスによる南米出血熱はブエノスアイレス州およびコロドバ州南部等で流行しているが，1990年以降有効なワクチン（Candid #1）が使用されるようになってから患者数は激減している。年間0～300人である。その他のウイルスによる南米出血熱の流行は散発的である。

2. 感染源　宿主ネズミから排出される体液・分泌液が感染源となる。

3. 伝搬様式　宿主ネズミから排出される体液・分泌液を経気道的に吸入して感染する。また，急性期患者血液に接触することにより感染することもある。

4. 潜伏期　7～14日間。

5. 感染期間　急性期患者血液中には，感染性ウイルスが存在する。

6. ヒトへの感受性　ヒトは一様に感受性があるが，飛沫感染経路等によりヒトからヒトへ感染が拡大することはない。ヒトからヒトへのは血液等を介した接触感染による。

Ⅲ　予防・発生時対応

A. 防疫　流行地からのげっ歯類の輸入を制限することが必要である。

B. 予防　アルゼンチンでは，フニンウイルスの生ワクチン（Candid #1）が使用される。比較的安全なワクチンであり，流行地で農作業等の仕事に従事する場合にはワクチン接種が望まれる。

C. 流行時対策　宿主であるげっ歯類を制御することは不可能である。しかし，流行時に感染予防対策を講じることは可能である。南米出血熱（特にアルゼンチン出血熱）疑い患者においては，迅速な診断が求められる。

D. 国際的対策　世界的な流行が発生することはないが，輸入感染症として流行地以外の地域で患者が発生する可能性はある。

E. 治療方針　ラッサ熱の治療に準じる。発症早期にリバビリンが投与されると，死亡率の低下，軽症化が期待できる。抗フニンウイルス抗体（血清）投与の有効性が確認されているが，使用可能な製剤はない。

G オムスク出血熱

I 臨床的特徴

1. 症状 潜伏期の後，発熱，関節痛，頭痛等の急性感染症状に加えて，肺炎や消化器出血症状（血便，粘血便，下血）が出現する。脳脊髄炎に伴う症状（頭痛，項部硬直，吐気，意識障害，等）が伴うことがある。ヒトからヒトに感染することはない。致死率は5%以下である。

2. 病原体 フラビウイルス科フラビウイルス属（ダニ媒介性脳炎ウイルス抗原群）に分類されるオムスク出血熱ウイルスが病原体である。オムスク出血熱ウイルスの宿主は，シベリア西部のオムスク地方に広がる大湿地帯に生息するダニ（*Demarcentor reticulatus*, 他）である。

3. 検査 オムスク出血熱の診断は，血液や脳脊髄液からのウイルス分離同定や遺伝子増幅検査による。また，中和抗体や赤血球凝集抑制抗体の急性期および回復期の有意な抗体価の上昇を確認する血清学的診断による。

II 疫学的特徴

1. 発生状況 流行地は宿主のダニの生息域と一致する。例年約100名の患者が報告されている。主に秋から冬にかけて流行する。

2. 感染源 流行地ではダニとげっ歯類の間でウイルスは維持されている。

3. 伝搬様式 ヒトは，ダニに咬まれたり，まれに，ムスクラット（Muskrats）と呼ばれるネズミを捕獲するハンター等が，感染ネズミの分泌液・体液等に接触して感染する。

4. 潜伏期 3〜7日。

5. 感染期間 急性期の患者血液中には感染性ウイルスが出現するが，通常ヒトからヒトへの感染はない。

6. ヒトへの感受性 ヒトは一様に感受性があるが，ヒトからヒトへの感染による感染拡大することはない。

III 予防・発生時対応

A. 防疫 流行地からのげっ歯類の輸入を禁止する。

B. 予防 流行地においては，ダニに咬まれないようにする。ダニ媒介性脳炎ワクチン（不活化ワクチン）がロシア春夏脳炎に対しても有効である。ただし，日本では認可されていない。

C. 流行時対策 宿主ダニの駆除等は難しい。特記事項はない。

D. 国際的対策　流行地域の特定のためのサーベランスを実施することが重要である。
E. 治療方針　対症療法が基本である。有効な抗ウイルス薬はない。

H　キャサヌル森林病

I　臨床的特徴

1. 症状　発熱，関節痛，頭痛等の急性感染症状に加えて，消化器出血症状（下血）や脳炎に伴う症状が出現する。ヒトからヒトに感染することはない。致死率は3～10%以下である。

2. 病原体　フラビウイルス科フラビウイルス属（ダニ媒介性脳炎ウイルス抗原群）に分類されるキャサヌル森林病ウイルスが，本疾患の病原体である。ダニ媒介性フラビウイルスの1つである。宿主のダニの種類は比較的多いが，主にヒトへの感染に関わるダニは*Haemaphysalis spinigera*や*Haemaphysalis turturis*である。ダニとげっ歯類［ジャコウネズミ（Suncus murinus），クマネズミ（Ratus rattus），インドタテガミヤマアラシ，等］の間でウイルスは維持されている。

3. 検査　キャサヌル森林病の診断は，血液や脳脊髄液からのウイルス分離同定や遺伝子増幅検査による。また，中和抗体や赤血球凝集抑制抗体の急性期および回復期の有意な抗体価の上昇を確認する血清学的診断による。

II　疫学的特徴

1. 発生状況　キャサヌル森林熱は，インドの南西部の限られた地域（キャサヌル森林地域）に流行する。例年400～500人程度の患者が発生するが，1000人を超えることもある。媒介するダニの数や活動性により異なる。

2. 感染源　宿主のダニが感染源となる。

3. 伝搬様式　感染ダニに咬まれることによる。

4. 潜伏期　3～8日。

5. 感染期間　急性期の患者血液中には感染性ウイルスが出現するが，通常ヒトからヒトへの感染はない。

6. ヒトの感受性　ヒトは一様に感受性があるが，ヒトからヒトへの感染による感染拡大することはない。

III　予防・発生時対応

A. 防疫　流行地からのげっ歯類を輸入しない。

B. 予防　流行地ではダニに咬まれないようにする。森林破壊やダニ生息域への侵入が，流行の原因の1つとして考えられている。可能な限り流行地には入らない。ニワトリ胎児繊維芽細胞で増殖させたキャサヌル森林病ウイルスをフォルマリンで不活化して製造されるワクチンがインドにおいて認可されている。

C. 流行地対策　宿主ダニの駆除は困難であるが，ダニの生息状況のサーベランスを実施し，ダニに咬まれるリスクを低減させる。

D. 国際的対策　流行地域の特定のためのサーベランスを実施することが重要である。

E. 治療方針　対症療法が基本である。有効な抗ウイルス薬はない。

ウエストナイル熱（ウエストナイル脳炎含む）

West Nile fever and West Nile encephalitis

（四類-全数）

I　臨床的特徴

1. 症状　ウエストナイルウイルス感染者の80%以上は不顕性感染であり症状を示さずに終わると報告されている。ウエストナイルウイルス感染により症状を示す場合，多くは急性熱性疾患（ウエストナイル熱）となる。通常39度以上の発熱で発症する。他に頭痛，背部の痛み，筋肉痛，食欲不振，吐気などの症状を有するが，これらの急性症状は3～6日で消失する。米国の患者では約20%に胸部，背部，上肢に発疹が認められている。リンパ節腫脹も認められる。感染者の150人に1人が脳炎（ウエストナイル脳炎），髄膜脳炎，髄膜炎を発症する。脳炎（髄膜脳炎）は頭痛，高熱，方向感覚の欠如，麻痺，昏睡，震え，痙攣，等の症状を示す。米国における脳炎患者においては筋力低下や弛緩性麻痺が見られ，比較的特徴的な症状として報告されている。

2. 病原体　フラビウイルス科フラビウイルス属のウエストナイルウイルス

3. 検査　病原体診断としては血清や脳脊髄液から培養細胞を用いたウイルス分離が行われるがあまり実用的な検査法とはいえない。むしろRT-PCR法によるウイルス遺伝子の検出が実用的である。血清診断法としては，IgM捕捉ELISA法，IgG-ELISA法，中和試験，赤血球凝集抑制（HI）試験による特異抗体の検出が行われる。IgM捕捉ELISA法による特異的IgMの検出は比較的早期に陽性となることから血清診断法として有用である。血清学的診断法としてIgG-ELISA法，中和試験，HI試験による場合には，急性期と回復期を比較し，回復期におけるIgG抗体値の4倍以上の上昇を確認する必要がある。

血清学的診断においては日本脳炎血清型群に属する日本脳炎ウイルス，セントルイス脳炎ウイルス，マレーバレー脳炎ウイルス等との交叉性に特に注意すべきである。

Ⅱ　疫学的特徴

1. 発生状況　ウエストナイルウイルスは従来アフリカ，ヨーロッパ，中東，中央アジア，西アジアなど東半球の広い地域に分布していることが知られていた。1990年以前，ウエストナイル熱の流行は小規模なものであったが，1994年以降世界各地で比較的大きなウエストナイル熱・脳炎の流行が起こっている。ルーマニア（1996～97年），ロシア（1999年），イスラエル（2000年）においては数百人規模のウエストナイル熱・脳炎の患者発生が報告されている。1999年米国ニューヨーク市において，西半球では初めて患者発生が報告された。2000年21人，2001年66人の患者が報告された。2002年以降，2009年，2011年を除いて毎年1000人を越える患者発生（最多は2003年の9862人）が報告されている。2012年には2003年以降最大の流行が発生した。2001年にはカナダへのウエストナイルウイルスの侵入が報告された。さらに，すでにカリブ海の諸島，メキシコへの侵入も報告されており，北アメリカ大陸のより広い地域に浸淫したと考えられる。我が国においては，2005年初のウエストナイル熱輸入症例が報告されたが，ウエストナイルウイルスの侵入は起こっていない。

2. 感染源　通常感染蚊の吸血により感染する。しかし，米国では輸血，臓器移植による感染，母乳による感染，経胎盤感染も報告されている。

3. 伝播様式　ウエストナイルウイルスは自然界においてはトリと蚊の間で維持されている。

4. 潜伏期　潜伏期間は2～14日（多くは2～6日）である。

5. 感染期間　ヒトは終末宿主である。通常感染したヒトを蚊が吸血しても蚊の感染が起こることはなく，ヒトが感染源となることはない。

6. ヒトの感受性　脳炎の発症は高齢者に多い。

Ⅲ　予防・発生時対策

A. 方針

予防としてウエストナイル熱発生地域においては蚊との接触を極力防ぐことが重要である。具体的には長袖，長ズボンを着用し肌を露出しないこと，蚊よけのネットを使用すること，蚊の吸血時間を考慮した行動をとること，蚊忌避剤を使用すること等である。

B. 防疫

感染した鳥あるいは感染蚊の侵入を防ぐ対策が求められる。

C. 流行時対策

蚊との接触を極力防ぐ。媒介動物対策としては，蚊の発生源となる水溜りを減らす。大流行時には，殺虫剤の散布も考慮される必要がある。

D. 国際的対策

ウエストナイルウイルス非浸淫地域への感染鳥や感染蚊の侵入を防止する。

E. 治療方針

ヒト用ワクチンはない。ウエストナイルウイルス熱に対する特異的な治療法はなく，対症療法を行う。またウエストナイル脳炎に対しては他のウイルス性脳炎に対する治療と同様に，脳浮腫や痙攣に対する適切な対処を行う。

HTLV-I感染症：成人T細胞白血病（ATL）と成人T細胞脊髄麻痺（HAM）

HTLV-I Infection：Adult T-cell leukemia（ATL）and HTLV-I associated myelopathy（HAM）

ICD-10 C91.5

I　臨床的特徴

1. 症状　HTLV-I感染者（キャリア）のほとんどは病気を生涯発症することなく，ごく一部のキャリアがATLまたはHAMを発症する。

ATLは高月らにより発見されたが，典型的なATLの特徴は，1）成人に発症する，2）末梢血中に特徴的ATL細胞（末梢性T細胞の性格を持ち，核に切れ込みや分葉を有する細胞）の腫瘍性増殖を認め，3）皮膚病変，肝腫大，脾腫，リンパ節腫大を高率に認め，4）しばしば高カルシウム血症を伴い，5）患者の出生地がキャリア高頻度地域に多く見られる，にまとめられる。高月らはATLを5つの病型に分類している。すなわち，

1）急性型　急性の経過をとり治療成績が上がらず，患者の半数が発病後5か月以内に死亡する。

2）慢性型　慢性の比較的良性の経過をとるもので，白血球増多を示し，かつHTLV-IプロウイルスがモノクローンにリンパメDNAに入っているもの。

3）くすぶり型ATL　抗HTLV-I抗体陽性で，白血球数の増加はないが末梢血に異常細胞が少数ながら確実に存在し，しかも長期に持続する状態。

4）急性転化crisis 慢性型またはくすぶり型から急性に移行する状態。

5）リンパ腫型　白血化しないで悪性リンパ腫として経過する。予後は悪く，リンパ節の病理組織像は非ホジキン瀰漫性リンパ腫，多型細胞型であることが多い。

HAMは納らにより，HTLV-Iに関連した慢性進行性痙性脊髄麻痺の1つの疾患単位として報告されたものである。熱帯地方に以前より存在の知られていた熱帯性痙性麻痺（TAP）の一部がHTLV-Iと関連していることがGessainらにより報告されたが，これとHAMは臨床的にも病理学的にも同一であることが，1988年12月に鹿児島で行われたWHO学術会議で確認され，診断指針も作成された。HAMは多くは孤発例で成人期に発症するが，時に家系内発症や小児期発症を見る。男女比は約1：2.5と女性に多い。通

常，緩徐な発症である。主要な神経学的症候は慢性痙性対麻痺，膀胱障害ならびに感覚障害である。両下肢脱力をともないやすい。下肢の反射亢進と病的反射をほとんどの症例で認める。肺胞炎，ブドウ膜炎，シェーグレン症候群，間接障害あるいは多発筋炎をともなう症例も存在する。

2. 病原体　ヒトレトロウイルスのHuman T lymphotropic virus type I（HTLV-I）がその原因ウイルスである。

3. 検査　1）PA法（Gelatinparticle aggulutination test：ゼラチン粒子凝集法）2）EIA法（Enzymeimmunoassay）3）Westerrn blot法，ならびに4）IF法（間接螢光抗体法）があるが，通常1）または2）でスクリーニングして，3）または4）で確認することが必要である。

II　疫学的特徴

1. 発生状況　HTLV-Iキャリアは日本，カリブ海，南米，南アフリカ，南イタリア，パプアニューギニア，中北部オーストラリアを中心に分布している。わが国には約100万人のキャリアが存在すると推定されており，南九州，南四国を中心に住民の3～15%がキャリアで，そのほかの地域では平均1%前後またはそれ以下の所が多いが，紀伊半島，東海，東北地方の太平洋沿岸，山陰，東北地方の日本海沿岸，北海道などの一部の地域で相当高率に（3～10%）キャリアの存在する集落が存在する。

ATLもHAMもこれらキャリアの多い地域を中心に発生している。

2. 感染源　ヒトからヒトに伝播する。実験的にはほかの動物にも伝播可能であるが，天然の動物には存在は確認されていない。

3. 伝播様式　1）母児感染，2）性交感染，3）輸血感染，4）汚染注射器等による感染，の4つが知られている。母児感染はほとんどが母乳を介して感染，性交感染は夫から妻への精液による感染がほとんどで，妻から夫への感染は極めて少ないと考えられている。輸血は感染者の白血球を介して起こるため，プラズマのみの輸血では感染しない。汚染注射器等による感染は主に静注用薬物常用者に起こり，欧米ではAIDSとともに社会問題となっているが，わが国ではそれによる発生は比較的少ない。

4. 潜伏期　感染よりATL発症には十数年～五十余年に及ぶ長い期間を通常必要としているようである。輸血による感染でのATL発症は確認されていない。これに反し，HAMでは輸血由来の発症のあることが納らにより報告された。感染よりHAM発症までの期間は伝播様式により異なり母児感染の場合には早い場合には5～6歳で発症するが，大半は成人で発症すると推定されている。輸血による場合には潜伏期間ははるかに短く，3年以内のものが約半数を占め，平均4.7年である。

5. ヒトの感受性　大河内らによると，抗HTLV-I抗体陽性の全血あるいは細胞成分を含む血液が少なくとも1単位輸血された者のうち64.4%に20～50日後に抗HTLV-I抗体陽性転化が起こったという。一方，キャリア当たりの罹病率は低く，ATLは約1,000人に1人，HAMは約1,300人に1人と推計されている。

Ⅲ 予防・発生時対策

A. 方針

新たなキャリアの発生を予防する。このため上記4感染経路をできるだけ断つよう努める。

B. 防疫

母児感染の経路は長期授乳をやめることでかなり予防できる。母乳期間を移行抗体の存在する3～6か月だけにする案も検討されている。夫より妻への感染は，子供を産むのに最小限の性交以外はコンドームを使用することで感染を予防できると考えられる。輸血感染は1986年（昭和61年）11月より全国の血液銀行でスクリーニングが始まっているので，今後このリスクはほとんどなくなるといえる。

C. 治療方針

急性型ならびにリンパ腫型ATLには，以前は完治療法がなかったが，近年，同種造血幹細胞移植の治療成績向上により完解に至る患者も増えてきた。最近，ATL患者の約90%に発現するとされるCCR4（CCケモカイン受容体4）を標的とした抗体医薬モガムリズマム（製品名ポテリジオ）が発売され，ATL治療に新たな希望が開ける可能性が出てきた。慢性型ならびにくすぶり型ATLは経過は良性であるので，臓器病変がない限り治療せずに経過観察だけでよい。

HAMも原則として慢性の疾患であるので抗痙縮剤やリハビリテーションによる対症療法が主。経口プレドニゾロンなどの抗免疫療法も多くの患者で症状を改善することが知られているが，使用に当たっては副作用への留意が必要である。

エキノコックス症 Echinococcosis（四類-全数）（包虫症）Hydatidosis

ICD-10 B67

Ⅰ 臨床的特徴

1. 症状・病原体・疫学的特徴

エキノコックス（包条虫）は5種に分類され，そのうち4種が人獣共通寄生虫である。そのうち単包条虫*Echinococcus granulosus*と多包条虫*E. multilocularis*が公衆衛生上，特に重要である。前者が世界的に分布するのに対して，後者は北方圏諸国を中心に分布域が拡大している。幼虫である包虫Hydatid（それぞれ単包虫と多包虫）がヒトの種々の臓器に寄生して起こる疾患。両者ともに主に肝，次いで肺，骨，脳などに寄生する。

単包虫の感染による単包虫症Unilocular hydatidosis（Unilocular echinococcosis）は，基本的にはSpace occupying lesionとなり，包虫が発育して孤立性の嚢胞を形成し，徐々に周囲を圧迫して上腹部膨満感，右季肋部痛などを訴え，胆道を圧排・閉塞・穿破して黄疸を呈することもある。

単包条虫の成虫は終宿主となるイヌ，オオカミなどの小腸に寄生する。産生された虫卵は糞便中に排出され，ヒツジ，ウシ，シカなどの中間宿主に経口摂取されると腸管内で幼虫（六鉤幼虫）が孵化し，腸管粘膜から血流に乗って肝，その他の臓器に運ばれ包虫を形成するに至る。ヒトもこれらと同様，中間宿主として位置づけられる。単包条虫による包虫を単包虫Unilocular hydatid cystという。発育は緩慢で初めは1mm程度であるが，最終的に症状を呈する時期になると5～6cm，時には径20cm以上にも達する。外は被膜で被われ内部には包虫液が含まれている。

わが国最初の単包虫症は熊本市で確認されている。その後，西日本を中心に約80例が報告された。イヌなどの終宿主動物からの報告が無いことから，国内で単包条虫の生活環が維持されているとは考えづらい。近年，海外からの移住者などで，患者の報告が散見される様になっており，また，最近オーストラリアなどから輸入された牛肉の一部に単包虫の感染が見られることなどから，今後輸入症例について，注意を払う必要があろう。世界的に見ると中国北西部から中近東にかけての地域，アフリカ（ケニア，地中海沿岸），南アメリカ南部の諸国およびオーストラリアに多い。

多包条虫の生活史も単包条虫のそれに類似している。終宿主はキツネ，イヌであるが，中間宿主は主にネズミなどの小齧歯類である。ヒトも同様中間宿主となる。これによる包虫を多包虫Alveolar hydatidといい，多包虫の寄生による疾患を多包虫症Alveolar hydatid disease（Alveolar echinococcosis）という。主として肝臓に寄生し，周囲組織への浸潤性，破壊性の発育（外生出芽）をして充実性の病巣を形成するので，単包虫症より明らかに悪性である。肝臓に形成される病巣は硬く灰黄白色を呈し，微小の嚢胞が密に集簇し，割面は蜂巣状である。放置すれば肝機能低下とともに腹水貯留，門脈圧亢進，肝不全に進行する。肺や脳，骨，腎などに二次的に転移して神経症状を呈したり，病的骨折などを引き起こす，肝肺瘻を来すと，血痰，咳や胆汁の喀出，胸膜炎などの症状を呈する。

一般的に症状が現れるのは包虫がある大きさに発育してからであり，多くの場合感染後10年前後を要する。

多包条虫はアラスカ，シベリア，カナダ，欧州など北半球の寒冷地帯に見られる。わが国では現在まで京都以北で600例以上が発見されており，大部分は北海道であるが，最近の調査によれば分布域も本州に拡大している可能性も指摘されており，北海道への旅行者も含み，一層の注意を必要とする。わが国でのヒトへの感染源として現在問題となっているのはキタキツネであるが，イヌからの感染リスクについても注意が必要である。

2002年12月，札幌市の室内飼育犬から陽性例が見つかり，これを重視した厚生労働省は全国の自治体に感染防止を徹底するように通知した。

2. 検査

単包虫患者では，壁に石灰化を有する巨大な孤立性嚢胞が画像診断で検出され，穿刺液から包虫砂（単包虫の頭節）を検出すれば確定診断となるが，包虫液が漏れると致死的なアナフィラキシーショックの原因となることがあるので注意を要する。

多包虫症患者の血清検査（北海道立衛生研究所，他）は，酵素抗体法（ELISA法：Enzyme-linked immunosorbent assay）（0.50D値≦）で90％，WB法（Western blotting test）が（±，＋）で95％の陽性率を呈し，これに超音波，CTなどで肝の腫瘍性病変を認めれば診断はほぼ確定する。原発部位である肝病巣は微小嚢胞の集簇，壊死，液化，石灰化などを反映した多様な画像所見を呈する。超音波画像では，CTスキャン同様，壊死組織や微小石灰化を反映した多彩な像を呈し，Granular strong echo（88.6％）・Irregularechogenic（78.4％）・Small hypoechoic（58.0％）・Large hypoechoic（34.1％）の各パターンが種々の程度に混在し描出される。肝の石灰化所見は単純撮影で約30％，CT上では約80％程度に見られるが，石灰化像に頼り過ぎる誤診が少なくない。充実性で石灰化を欠き，HBV，HCVや腫瘍マーカーなどが陰性の場合，肝がんや胆管細胞がんなどと鑑別が困難なことがあり，液化部分が混在するものは孤立性肝嚢胞に酷似するものもある。病巣の生検は，穿刺創や腹腔内に生着，播種を誘発するおそれがあり，確定診断上必要な場合に充実性部分を最小限として行う。

感冒罹患時に，肺の多発性腫瘍性病変が発見された後に原発の肝病巣が認められたことがあり，また，確定診断に至らぬまま悪性腫瘍として前医で制がん剤投与が行われた例もある。

病理所見では，微小な多包虫体が多数集簇した類円形，塊状の病巣を形成する。虫体はクチクラ層（Cuticular layer）と内面の一層の胚細胞層（Germinal cell layer）で覆われ，時に原頭節（Protoscolex）を認める。病巣周囲に被膜はなく種々の程度の結合織の増生を見る。

Ⅱ　予防・発生時対策

A. 方針

予防には単包虫症の場合はイヌの，多包虫症の場合はキタキツネやイヌの糞便で汚染された食品，飲料水を摂取しないことに尽きる。これらの体毛には虫卵が付着していることが多く，また流行地では河川の水，草，野菜なども包虫の虫卵で汚染されている可能性があり，これらの環境に注意する必要がある。

わが国における多包虫症の流行についてはヒトの診断・治療・衛生教育・上水道などの普及・充実が図られ，流行初期のような狭い地域での多数の患者発生はみられなくなった。しかしながら，ヒトを中心にした対策のみでは感染リスクを下げることは出来ない。感染源動物（終宿主）であるキツネやイヌなどの診断法確立（糞便内抗原検出法等）によりヒトへの感染リスク特定が可能となった。キツネやイヌの場合，駆虫剤プラジカンテル（Praziquatel）による治療が容易であるため，野生動物であるキツネを含め，終宿主動物の感染状況を正確に把握し，ヒトへの感染源であるエキノコックス虫卵をなくしていくことは感染リスクを下げるための有効な手段である。

感染症法改正に伴い（2004年10月施行）エキノコックスに感染したイヌを診断した獣医師による保健所への届け出が義務化された。

B. 治療

単包虫症の治療は，Benzimidazole 系薬剤が比較的奏効し，アルベンダゾール Albendazole（以下ABZ）単独で約30%が治癒し，30〜50%が縮小する。しかし，最近では，高張食塩水，95%エタノールの注入PAIR（Puncture-aspiration-injection-reaspiration）が有効とされる。嚢胞摘出や肝切除では，嚢胞液の漏出により初回手術後5年以内に11〜30%の再発を来し治療に難渋するという。

一方，多包虫症では，肝切除で病巣の全切除を行うことが本症の第一選択の治療法であり，病巣を完全摘除すれば永久治癒となるが，進行例では，適宜，病態に応じたInterventional procedures，ABZの投与が適用される。切除不能であれば死亡率は5年で70%，10年で94%とされる。

エルシニア症 Yersiniosis

ICD-10 A04.6, A28.2

I 臨床的特徴

1. 症状 *Yersinia*属菌による感染症はすべてエルシニア症であるが，*Y. Pestis*（ペスト菌）によるものはペストであり，通常はヒトに起病性のある*Y. enterocolitica*と*Y.pseudotuberculosis*の2菌種によるものを総称している。本誌ではペストに関してはP.503に別に述べてある。

*Y. enterocolitica*感染症は小児にみられることが多く，発熱，下痢，嘔吐，腹痛などの胃腸炎症状が主である。発疹，眼球充血，感冒症状などが見られることもある。年長や成人では，回腸末端炎，腸管膜リンパ節炎，虫垂炎などの回盲部病変の症状を主とする場合や，結節性紅斑型，関節炎型，敗血症型などの病型で発症する場合がある。

*Y. pseudotuberculosis*感染症は主として乳幼児に見られ，一般的に重篤であり，その臨床像は多彩である。基本像は腹部症状をともなう発熱性，発疹性疾患といえるが，この基本像に加えて感冒様症状，関節痛，眼球充血，苺舌，落屑，結節性紅斑，リンパ節腫大，肝腫大，肺炎，急性腎不全などが出現する。鑑別診断は胃腸炎症状のみの場合には，ほかの急性胃腸炎の病原体との鑑別が必要である。小児の*Y. pseudotuberculosis*感染症では川崎病，猩紅熱，リウマチ熱，種々の膠原病，薬疹などとの鑑別が必要である。

2. 病原体 両菌種ともにグラム陰性桿菌で腸内細菌科の*Yersinia*属である。ヒトに病原性がある*Yersinia*はこの2菌種以外に，Y. pestis（ペスト菌）がある。そのほか，4菌種の*Yersinia*があるが，これらは水中や土壌に存在し，ヒトへの感染は極めてまれである。*Yersinia*は4℃以下の低温でも増殖する特徴がある。

*Y. enterocolitica*はO抗原とH抗原の組み合わせによる血清型と，1-5の生物型の2種類の組み合わせにより分類される。O抗原は現在，50種類以上が知られ，わが国でヒトに病原性のあるのは，O:3，O:5B，O:9である。ほとんどがO:3（生物型4または3）である。O:8は主として敗血症を起こし，北米に限定されていたが，最近はわが国でも検出されている。

*Y. pseudotuberculosis*の血清群は，1a，2a，2b，3，4a，4b，5a，5b，6に加えて，新たに2c，7，8の3血清群が追加された。ヒトより分離される血清群は，ヨーロッパでは大多数が1aか1bであるが，わが国では4bを筆頭に5b，5a，2b，2cなど多種多様である。

3. 検査　*Yersinia*を患者より検出するか，ペア血清での血清凝集抗体価の4倍以上の上昇を確認する。糞便よりの検出はYersinia選択平板培地を使用し，25℃で48時間培養するが，リン酸緩衝液（1/15M，pH7.6）を用いた4℃での低温増菌培養を併用すると検出率が高くなる。

II　疫学的特徴

1. 発生状況　わが国での*Y. enterocolitica*感染症は，1972年の初例以後，小児の胃腸炎の症例を主として，散発例は数多く報告されている，年齢分布では2〜3歳が最も多く，季節別では夏に多い傾向にある。集団発生もあり，食中毒の起因菌に指定されている。

*Y. pseudotuberculosis*感染症のわが国での最初の報告は，1913年の敗血症例である。2例目の報告は，1973年の虫垂炎の症例であり，極めてまれとされていた。1981年に発生した泉（いずみ）熱と診定された集団発生事例の原因菌が，*Y. pseudotuberculosis*であったことが確認されて以来，全国各地で小児を中心に散発例，集団発生例での確認事例が増加した。年齢分布では2〜3歳にピークがあり成人ではまれである。季節別の発症頻度は1月，5月をピークとした秋から春までの症例が大多数で，盛夏にはまれである。集団発生は以前は泉熱と診断され，その後の再検査により*Y. pseudotuberculosis*感染症が確認された3事例を含めて15件以上の報告があり，1986年の事例では患者数は500人を上回った。

第二次世界大戦後より全国各地で爆発的大流行を見た泉熱の原因菌が，この*Y. pseudotuberculosis*とされ，臨床像や疫学的特徴は一致している。

2. 感染源　*Yersinia*の両菌種ともに人獣共通感染症である。*Y. enterocolitica*の主な感染源として，ブタを主とした家畜やイヌが重要視されている。ブタにおける病原株の保菌率は約10%であり，食肉の汚染の主な原因となる。一方，*Y. pseudotuberculosis*の感染経路は特異的であり，約75%が未処理の山水や井戸水による水系感染である。神社などの未処理の水も汚染の可能性がある。ブタ，イヌ，ネコ，ウサギ，サル，ヤギ，モルモットより分離されているが，飲用水の汚染源としては野ネズミなどの齧歯類やこれらを捕食するタヌキなどが考えられている。これらの飲用水の汚染は最初の菌検出後約2か月だけで，常に菌の汚染があるのではない。飲用水中の*Y. pseudotuberculosis*の菌数は一般的に少ない。また，食肉小売店での豚肉からも検出されており，この経路も可能性がある。

3. 伝播様式 *Y. enterocolitica*では主に汚染された豚肉を介しての経口感染が想定され，乳幼児では患者からヒトへの二次感染もありうる。健康保菌者は0.02%である。ミルクによる1,000人を超える集団発生事例もあり，食中毒として発生する。汚染された血液の輸血による敗血症もまれにある。*Y. pseudotuberculosis*は汚染された食用水による経口感染が主であり，乳幼児では少量の摂取でも発病する可能性がある。集団発生は食中毒様の発生状況をとる。ヒトからヒトへの感染はまれである。

4. 潜伏期 *Y. enterocolitica*の潜伏期間は集団発生事例では半日から6日である。*Y. pseudotuberculosis*の水系感染での平均潜伏期間は約8日（3～18日）と推定される。

5. 感染期間 顕性感染では両菌種ともに抗菌薬を投与しない場合は，症状が消失後も1～2か月間排菌する場合がある。適切な抗菌薬を投与した場合は，通常2～3日後に菌は消失する。

6. ヒトの感受性 発症年齢分布では，両菌種ともに2～3歳の幼児が最も多い。*Y. pseudotuberculosis*感染症では2歳以下の乳児は敗血症にまで進展することもある。両菌種ともに慢性肝機能障害や，鉄除放剤服用による血清鉄の過剰となる特殊な血液疾患などの基礎疾患を持つ患者では，敗血症となる場合がある。

Ⅲ 予防・発生時対策

A. 方針

1. 一般的な食中毒への注意。すなわち食品の衛生的な管理保存，食品の衛生的調理，生肉からほかの食品への二次汚染防止。
2. 未処理の飲用水は摂取しない。飲用する場合には，塩素処理か煮沸による処理を行う。
3. 調理食品の齧歯類からの汚染を防止する。
4. 豚舎，食肉処理施設，小売店での衛生管理を十分に行う。
5. ヒトやペットの糞便の衛生的処理を行う。

B. 防疫

1. 届出 *Y. enterocolitica*による食中毒またはその疑いのある患者を診断した場合，あるいはその死体を検案した場合には，医師は直ちに保健所長に届け出る義務がある。
2. 消毒 必要なし。
3. 行動制限 調理従業者や保母などが感染，保菌している場合は排菌期間中は就業すべきでない。
4. 接触者および感染源の調査 流行時対策による。
5. 特異療法 なし。

C. 流行時対策

1. 感染源調査　集団発生とみられる場合には，速やかに保存されている食品の検査に着手する。ペットや齧歯類を含めた感染経路の追求を行う。*Y.pseudotuberculosis*感染症では，特に過去1か月間の未処理の飲用水の飲用歴の有無を聴取することは重要である。

2. 感染源対策　疑わしい水の摂取は避けさせる。特に山水や井戸水が疑われる時には直ちに使用を中止させる。可能なら塩素処理を行うか，家庭では煮沸後の飲用を徹底させる。

3. そのほかの対策　特に重篤となりやすい*Y. pseudotuberculosis*感染症においては，病状を十分に把握し，患者やその家族への病気の理解の徹底に努める。

D. 国際的対策

世界各国において両菌種ともに血清型が異なることがあり，また*Y. pseudotuberculosis*感染症はソ連の極東地方を中心に多発し，最近，韓国でも同様の発症があり，これらの情報交換に努める。

E. 治療方針

感受性試験では*Y. enterocolitica*はベータラクタマーゼ（プニシリナーゼ）を産生し，ペニシリン系には耐性を示す。第三世代のセフェム系抗菌薬，アミノグリコシド系抗菌薬，ST（スルファメトキサゾール・トリメトプリム）合剤などは良好である。

*Y. pseudotuberculosis*はほとんどの薬剤に感受性がある。両菌種ともに敗血症以外の病型での抗菌薬の臨床的効果は一定しない。*Y. pseudotuberculosis*感染症では，腎不全など種々の重篤な合併症があり，これらへの注意，発症した場合には適切な治療を行う。

黄（おう）　熱（ねつ）　Yellow fever（四類-全数・検）　ICD-10A95

I　臨床的特徴

1. 症状　経過が短く種々の病態をとる急性感染症である。定型的な症状は，突然の発熱，頭痛，背痛，虚脱，悪心，嘔吐が特徴である。病気が進行すると，脈拍は体温に比べて緩徐となり，蛋白尿が現れる。重篤な乏尿がしばしば起こる。早期から白血球減少があり，第5病日のころが最も著しい。出血症状として鼻出血，歯齦出血，吐血（コーヒー様または黒色），黒色便が見られる。黄疸は初期には中等度であるが，後に明瞭に出現する。普通第7病日から治癒に向かう。致死率5～10%であるが，重篤な例では50%にも達する。重篤な場合はウイルス性出血熱の病態を示す。

2. 病原体　黄熱ウイルス。フラビウイルス科フラビウイルス属に属する。

3. 検査　血清中の特異的IgM抗体の存在，急性期と回復期のペア血清について，

IgG抗体価の上昇を証明することによって診断する。RT-PCR法による黄熱ウイルス遺伝子の検出も実用化されている。ウイルスは，急性期の患者血液を乳のみマウスや蚊に接種するか，培養細胞への接種（特に蚊由来の培養細胞）によって分離しうる。肝臓の定型的な病理組職学的変化を認めれば本病を疑いうるが，これで確定はできない。しかし，肝組織中にウイルス抗原やウイルス遺伝子を検出することにより確定しうる。

II 疫学的特徴

1. 発生状況 黄熱はアフリカと南アメリカにおいて患者発生が見られ，その他の地域での患者発生は報告されていない。1987年から1991年にかけ特に患者数が増加し，この5年間に2万人近くの患者数と4,500人の死亡が報告された。その後はこの時期に比べると患者数は多くないが年間1,000～2,000人の患者数が報告されている。このうち約90％がアフリカ，約10％が南アメリカでの患者発生である。しかし，実際には，報告数を大幅に上回る，年間20万人程度の患者発生があると推察されている。

アフリカにおいては，北緯15度から南緯10度にまたがる地域において森林型黄熱と都市型黄熱が常在している。西アフリカ（ナイジェリア，ガーナ，カメルーン，リベリア，シェラレオネ，ブルキナファァソ，マリ等）での報告が多いが，中部アフリカ（ガボン）や東アフリカ（ケニア）での患者発生の報告もある。南アメリカにおいては森林型黄熱が主である。ボリビア，ブラジル，コロンビア，エクアドル，ペルーでの報告が多いが，近年パラグアイやアルゼンチンでも患者発生がみられる。

2. 感染源 都会ではヒトとネッタイシマカ，森林帯ではヒト以外の脊椎動物，主にサルとおそらく有袋目の哺乳類と森林の蚊によって感染が維持される。また，蚊での経卵感染がウイルスの維持にかかわっている。ヒトは森林型黄熱の媒介やウイルスの維持には本質的にかかわりがない。

3. 伝播様式 都会地と一部の田舎では感染ネッタイシマカの吸血による。南米の森林では*Haemagogue*属の森林の蚊の吸血による。東部アフリカでは，*Ae. africanus*がサル間の媒介を，*Ae. bromeliae*，*Ae. simpsoni*の人家周辺亜種とほかの*Aedes*種がサルからヒトへの媒介をする。西アフリカでは*Ae. fusifer-taylori*，*Ae. luteocephalus*ほかの種がサル・ヒト間の伝播の役をしている。

4. 潜伏期 3～6日。

5. 感染期間 患者の血液は発熱の直前から発病後3～5日間蚊を感染させる。多数の感受性者と大量の媒介蚊が共存すると感染力は高い。ネッタイシマカが感染性を持つようになる潜伏期は普通の夏の気温で9～12日である。蚊は一度感染すると生涯その状態を維持する。

6. ヒトの感受性 黄熱から回復すれば永続性の免疫が残る。再罹患は知られていない。流行地では不顕性感染がよく見られる。免疫のある母親から生まれた幼児に一過性の受身免疫が6か月続くと考えられている。自然感染では第1週以内に血中抗体が誘導される。

Ⅲ　予防・発生時対策

A. 方針

黄熱は現在日本には存在しない。国外，特に黄熱常在地からの船舶，航空機の検疫を厳重にすることを第一とする。黄熱の一般の予防方針は次のとおりである。

1. 都市型黄熱　予防接種とネッタイシマカの根絶または防除。

2. 森林型黄熱　*Haemagogus*や*Aedes*の森林種で媒介されるので予防接種が主体となる。黄熱地域で森林に入る職業を持つ現地の全員，またそのような地域を訪問する人々に対して勧められる。非予防接種者には予防衣，蚊帳，忌避剤が勧められる。

3. 居住地，職業または旅行で感染の危険があるすべての人に予防接種。弱毒生黄熱17D株ワクチンを皮下に1回接種で有効である。予防接種後7～10日で抗体が誘導され少なくとも30～35年，おそらくさらに長く持続する。しかし，流行地からの旅行者には国際保健規則により，10年以内に予防接種また再接種がなお要求されている。

B. 防疫

1. 感染症の予防および感染症の患者に対する医療に関する法律において四類感染症に指定されており，本感染症を診断した医師は直ちに保健所に届け出なければならない。

2. 検疫時または国内で疑い患者が発見された場合には，まず有効な予防接種証明書を携帯しているかを確認する。有効な予防接種を受けている場合にはマラリア等ほかの疾患との鑑別が重要となる。

3. 特異療法　なし。

C. 流行時対策

わが国はもとよりアジアで過去に黄熱が流行したことはない。特に日本には都市型黄熱の媒介蚊とされるネッタイシマカは存在しないので日本国内で流行することは現時点では考えにくい。黄熱流行地への旅行者やその地域に居住する人に対しては黄熱ワクチンの接種がなされるべきである。

D. 国際的対策

1. 黄熱流行地域から到着した船舶，航空機に対してとるべき方法は，検疫法および国際保健規則で定められている。

2. 国際旅行者　多くの国ではアフリカや南米の既知の黄熱地域から，あるいはそこを通過してきた旅行者の入国に際し，有効な黄熱予防接種証明書が要求されており（わが国では要求していない），もしそれがなければ停留処置が適用される。予防接種証明書は予防接種後10日目から10年間有効である。もしその期間内に再接種を受ければ，その再接種の日から10年間有効である。

【参考】

・FORTH厚生労働省検疫所　黄熱のリスクのある国または地域（WHO2011）
http://www.forth.go.jp/useful/infectious/name/name44.html

オンコセルカ症（回旋糸状虫症）

Onchocerciasis（River blindness） ICD-10 B73

フィラリアの一種である回旋糸状虫*Onchocerca volvulus*による感染症で，中央～西アフリカ，中米～南米北部にかけて分布する。成虫はヒトの頭部，首，体幹，肘などの皮下に寄生し，ミクロフィラリアを産生する。ミクロフィラリアは体長250μ程度で無鞘，皮下から全身に散布され，種々の症状の原因となる。媒介動物はブユで，アフリカでは*Simulium damnosum*群，*S. neavei*，中南米では*S. ochraceum*，*S. metallicum*が主なものである。

ブユによる吸血時に，その体内でミクロフィラリアから発育した感染幼虫が自ら傷口にもぐりこみ感染する。

臨床的には皮膚と眼病変が主要なもので，成虫寄生による皮下腫瘤の形成および皮膚掻痒症，浮腫，脱色，色素沈着，皮膚の肥厚，萎縮などの皮膚の病変とHanging groinと呼ばれる鼠径部の皮膚のたるみなどが現れる。ミクロフィラリアの眼内侵入による眼病変，すなわち角膜炎，視神経炎，虹彩炎，網脈絡膜炎などを起こし，終局的には視力障害，失明に至る。River blindnessという名は河川に発生するブユと失明という2点に由来している。アフリカと中南米では成虫の寄生部位に関して差があり，前者では体幹，後者では頭部に多く，眼症状の発現頻度にも差があるとされる。

診断には検皮法Skin snip法といい径3～5mm程度の表皮をコルネオスクレラル・パンチで切り取り，スライドグラス上で生理食塩水中に15～60分間浸し，遊出してくるミクロフィラリアを確認することによる。眼科的にSlit-lampを用いた観察でミクロフィラリアが見いだされることもある。

治療にはイベルメクチンが用いられる。ただし成虫を殺せない。かつて成虫除去のみならずミクロフィラリアの密度を下げることを目的として流行地では腫瘤の切除が実施された。

予防としては流行地でブユの刺咬を受けないよう注意すること。1974年以来西アフリカではブユの殺幼虫剤を河川に散布したりしてコントロールが行われており，成果を収めた（OCP）。現在ではAPOC（アフリカ・オンコセルカ防圧プログラム）として他のアフリカに，またOEPA（アメリカ・オンコセルカぼく滅プログラム）として拡大されている。

回帰熱（かいきねつ） Relapsing fever（四類-全数） ICD-10 A68

I 臨床的特徴

1. 症状 回帰熱群ボレリア感染による発熱性疾患で，突然の悪寒，発熱，筋肉痛，関節痛，頭痛を主症状とする。肝脾腫大，黄疸をともなう場合もある。発熱期体温は38～40.5℃とされる。発熱は1～5日程度継続するがその後，急速に解熱し無熱期へ移行する。無熱期は7～12日間継続するとされる。無熱期後，再度発熱期に入る。発熱-解熱のサイクルは，シラミ媒介性の回帰熱では1～5回，ダニ媒介性の回帰熱では数回から10回以上繰り返される。シラミ媒介性の回帰熱では致命率が高く4～40%とされている。ダニ媒介性の回帰熱の致命率は5%以下とされている。抗菌薬による治療時に，悪寒，戦慄，血圧低下をともなうJarisch-Herxheimer反応が高率で出現する。

2. 病原体 シラミ媒介性の病原体は*Borrelia reccurentis*である。ダニ媒介性の病原体は*B. duttonii*等多種知られている。

3. 検査 ボレリアの証明は，発熱期の血液塗末標本（ギムザ染色など）による観察，PCR法等による病原体DNAの検出による。ボレリアの病原体DNA検出には，発熱期の全血，血清のほか，これら血液等を接種した細菌試験用液体培地も用いることが出来る。ボレリアは一般細菌培地では増殖しない。一部の回帰熱ボレリアは特殊な培地を用いることで分離培養が可能であるが，増殖速度が遅いため迅速検査には適さない。

II 疫学的特徴

1. 発生状況 シラミ媒介性回帰熱は，欧州，アジア，アフリカ，中米の中でも限られた地域で見出される。ダニ媒介性回帰熱は，アフリカ，北米，スペイン，中近東，中央アジア，インド，ロシアなどの国・地域の一部で見出される。わが国では，ウズベキスタンで感染し，帰国後発症したB. persica感染例が2010年に報告されている。

2. 感染源 ヒトジラミ*Pediculus humanes*および一部のカズキダニ*Ornithodoros spp.*刺咬により感染する。Carios属ダニや，Ixodes属ダニの一部も回帰熱ボレリアを保有するが感染源となるか否かは不明である。自然界ではげっ歯類が主な保菌動物と考えられている。

3. 伝播様式 感染したシラミをつぶしたとき，その刺し口または皮膚の傷口から病原体が侵入する。カズキダニからは，その吸血中にダニからヒト体内に注入される唾液とともに病原体が侵入し感染する。その他のマダニによる伝播様式は不明である。ヒトーヒト感染はない。

4. 潜伏期 シラミ媒介性回帰熱，ダニ媒介性回帰熱ともに4～18日（平均7日程度）とされる。

5. 感染期間　潜伏期間を含め，再帰性の発熱が続く間，感染は維持される。

6. ヒトの感受性　年齢，性差等による感受性の相違は不明である。妊娠中では，死産や早産の原因となることがある。

Ⅲ　予防・発生時対策

A. 方針　わが国では海外感染例がほとんどであると思われる。このため受診時の問診では，流行地域への渡航歴について留意する必要がある。また同時にシラミ寄生の有無について確認が必要である。

B. 防疫　回帰熱は感染症法における四類感染症であり，医師は診断後直ちに届出を行う。シラミ寄生がある場合にはシラミの駆除を行うとともにシラミ寄生の拡大予防策をとる。ヒトからヒトへの感染はないが，発熱期には菌血症をおこしているため血液等の扱いには注意が必要である。汚染器具の消毒等は標準的な感染予防策で行う。

C. 流行時対策　ワクチンはない。シラミやダニによる感染であることから，これら節足動物の駆除など防疫対策の強化を行う。

D. 国際的対策　WHOによるGlobal Alert and Response対象疾患には指定されていない。ただし国内での発生状況が国際保健規則（IHR）により定められる基準を満たした場合には，WHOへ通告する義務がある。

E. 治療方針　テトラサイクリン系抗菌薬，エリスロマイシン，セフトリアキソンが有効とされている。

疥（かい）　癬（せん）　Scabies　ICD-10 B86

ダニの一種ヒゼンダニ*Sarcoptes scabiei*（雌成虫の体長は0.4mm）の寄生による皮膚感染症で，性感染症の1つに入れられている。感染後約1か月の潜伏期間をおいて発症する。

病型には普通の疥癬と角化型疥癬（ノルウェー疥癬）の二つがある。普通の疥癬の症状は腹部，胸部，大腿内側部，上腕・前腕内側，腋窩に散発する紅斑性小丘疹，外陰部，腋窩や臀部に発症する小結節，および手や指あるいは足に好発する線状の疥癬トンネルを特徴とする。いずれも瘙痒を伴い，特に夜間増強する。

角化型疥癬は悪性腫瘍，重症感染症，高齢など免疫力の低下に伴い発症し，症状は蛎殻のように厚い鱗屑が付着するのが特徴で，手や足，関節部などに好発する。普通の疥癬が頭頸部を避けるのに対し，角化型疥癬では頭頸部も好発部位となる。瘙痒は不定である。角化型疥癬ではヒゼンダニの寄生数は100～200万匹と多く感染力は極めて強く，老人施設，老人病院での集団発生の感染源となっている。

診断はヒゼンダニ，その卵あるいは糞を顕微鏡下に証明すれば確定する。近年ではダーモスコピー，虫体の観察が推奨されている。ヒゼンダニが高率に見つかるのは手・指に好発する疥癬トンネル内である。トンネルの入口にインクをたらし拭き取るとトンネル内のインクのみが残り判別しやすい。角化型疥癬では厚い鱗屑を検鏡すれば，多数の虫体，卵が見つかるので診断は容易である。

鑑別疾患としてはダニや昆虫による虫刺症，動物疥癬，湿疹，接触皮膚炎など瘙痒をともなう疾患すべてが鑑別の対象となる。

感染経路は人の肌から肌への直接接触と寝具などを介する間接経路のほか，角化型疥癬をもととした経路がある。疥癬は30年周期を持って世界的に流行を繰り返し，20世紀に入って日本での流行は3回目である。今回の流行は1975年に始まったが，前回の流行が数年で終焉したのに比べ，30数年を経ていまだ続いていて，30年周期説に疑いが持たれている。最近では角化型疥癬を感染源として老人病院，老人施設での集団発生が目立つ。

治療薬としては外用薬には硫黄剤，クロタミトン（オイラックス®），安息香酸ベンジルなどがある。諸外国では，ペルメトリンが用いられている。内服薬にイベルメクチンが用いられ，保険適用されている。外用剤の使用にあたってはいずれの薬剤を用いる場合にも頸部より下の全身，角化型疥癬では頭頸部も含め全身に塗布することが肝腎である。ダニの死滅後に瘙痒のみが残存することがあり，過剰治療を避けることも大切である。

家族内感染も多いので，同じ所帯，同室での居住者の診察，治療が必要である。また潜伏期間1か月があることを考慮に入れて感染が予測される場合には，予防的治療を行う。

院内あるいは諸施設内での集団発生の場合には角化型疥癬患者が感染源となることが多いので，他の者に感染させないよう角化型患者は個室に隔離するなどした上，適切な処置，治療を行うと同時に感染の及んだ範囲を明確にし一斉治療を行うことが，以後の発症予後につながる。

回虫症（かいちゅう） Ascariasis ICD-10 B77

I 臨床的特徴

1. 症状 大型の線虫による腸管感染症。症状は幼虫によるものと成虫によるものがあり多彩。幼虫によるものは幼虫の肺への移動時に起こる肺炎で，呼吸困難，空咳，発熱，喀痰などを見るが，これらはレフレル症候群あるいはより包括的にいえばPIE

(Pulmonary infiltration with eosinophilia) 症候群と呼ばれる病態に一致する。この肺炎は急激に発症し重篤な症状を呈するが，通常1～2週間で回復する。成虫による症状は消化器症状が主体で，腹痛，食欲異常，悪心，嘔吐，下痢，便秘などを呈する。また，異食症がしばしば見られる。このほかにいわゆる回虫の中毒症状として，高熱，髄膜刺激症状，頭痛，めまい，全身倦怠感など，またまれに種々の精神症状が現れ，神経質になったり，精神状態の変化，動揺が見られることもある。成虫の異所寄生による症状も時に重篤となる。多くは胆道，胆嚢への迷入であるが，肝実質あるいは膵管や虫垂に侵入したり，腸穿孔を起こしたりする例が知られている。腸閉塞を来した例もある。胆道，胆嚢迷入時には多く胆石様の発作が見られ，心窩部に自発痛，疝痛を訴える。

2. 病原体 回虫（*Ascaris lumbricoides*）が病原体。雌雄異体で，雌は長さ20～35cm，雄は長さ15～20cmにも達する。近縁の種にブタ回虫（*Ascaris suum*）がある。形態的にはヒト回虫と区別できないが，生物学的な諸性質が異なる。近年ブタ回虫の幼虫包蔵卵の摂取により幼虫移行症が起こることが明らかにされた。また，イヌ回虫（Tococaracanis），ネコ回虫（*T. cati*）による幼虫移行症もみられ，特に眼トキソカラ症が眼科領域で問題となる。

3. 検査 時に糞便内に虫体が排出されたり，吐出されて気づいたこともあるが，現在ではほとんどが少数感染，あるいは単性感染で無症状のまま偶然気づかれる。成虫の同定そのものはその大きさもあり容易である。一般に検査は糞便検査によって行うが雌1匹当たりの産卵数が約20万個と多いため，特に集卵法は必要とせず，単純塗抹法のみで検査できる。ただし，受精卵と不受精卵とで形状が異なるので注意が必要。特に最近では雌単性寄生のため不受精卵のみを見ることもある。回虫の迷入などの際は種々のエックス線撮影が診断に効果を示す場合がある。

II 疫学的特徴

1. 発生状況 世界中に分布しているが，土壌伝播線虫（Soil-transmitted nematode）であるため，熱帯の高温多湿地帯の農村では90～100%に達する感染者が現在でも存在する。わが国では感染率はほとんど0%近くになっているが，人糞を使った有機栽培野菜による感染がしばしば報告されている。また海外からの輸入野菜の増加により回虫への感染の危険性が高まる可能性もある。

2. 感染源 受精卵を排出している保虫者が感染源であるが，卵は必ず土壌中で一定の発育をした後に感染能力を有するようになるので，直接的には人糞で汚染された土壌およびそこに由来する野菜などが感染源となる。

3. 伝播様式 成虫は小腸上部～中部に寄生している。そこで産出された虫卵（受精卵）は通常未分裂のまま外界に排出されるが，適当な温度，湿度があれば大体10日くらいで卵内部に第1期幼虫が形成される。次いでさらに2回脱皮を行い第3期幼虫となる。この時期の卵を幼虫包蔵卵（Embryonated egg）といい，経口摂取されると感染が成立する。幼虫包蔵卵形成まで普通夏で2週間，春秋で1か月を要する。この幼虫包蔵卵は物理的環境に対し抵抗力が強く，湿った土壌中であれば数か月は生存する。卵内の幼虫は小腸上部で孵化し，次いで腸壁に侵入，静脈，あるいはリンパに入って，門脈，肝，心を経て肺に移行し，そこで肺胞内に侵入する。肺でさらに発育した幼虫は気管，咽頭を経て，食道，胃を経由，最終的には小腸に至って成熟する。したがって，ヒトへの伝播は幼虫包蔵卵によって起こる。多くは野菜などに付着して経口的に摂取されるが，汚染された土壌が手指に付着して感染する場合，包蔵卵が塵埃に付着して手指などを経由して摂取される場合，あるいは飲料水が汚染されて感染する場合などがある。

4. 潜伏期　幼虫包蔵卵が摂取されてから成虫になるまで約8～12週かかるが，発症するには感染虫体数など種々の要因が存在するため必ずしも一定していない。無症候性感染も多い。

5. 感染期間　回虫成虫生存期間は12～18か月とされ，この間は受精卵を排出することができる。雌虫のみの単性寄生で産生された不受精卵は外界に排出されてもそれ以上発育することはなく死滅する。受精卵は前述のように湿った土壌中で，温度も適当に保たれれば数か月，時には1年近くも感染能力を維持し続ける。

6. ヒトの感受性　本来ヒトの寄生虫であるので高い。

Ⅲ　予防・発生時対策

A. 方針

予防の方針としては糞便処理，集団検査および駆虫，感染防止の3点を基本とする。まず，糞便の処理には下水処理の改善，浄化槽の設置が必要となるが，汲み取り，投棄という方策をとっている地域もあり，この場合は投棄する場所，方法に十分な注意を払う必要がある。肥料として用いる場合は野壺の利用などにより，完全に腐熟させ，虫卵が殺滅されてからの糞便を用いるのがよい。集団検査および駆虫は一定のコミュニティーに対して反復して実施することが必要である。感染防止対策としては野菜の十分な洗浄，食前の手洗いの励行などが挙げられる。いずれにしろ，回虫の感染率を減少させるためにはどれか1つだけ実施すればよいというものではなく，衛生教育などとも併せて，効果的に組み合わせ実施する必要がある。

B. 治療方針

現在では無症候性感染者を含めて化学療法剤投与による治療が最も効率がよい。わが国で入手できる薬剤としてはパモ酸ピランテル（コンバントリン）が最も優れている。10mg/kgの1回投与で，96%の陰転率が得られている。1ヶ月後に再検査を行い，治療効果を確認する。また，アルベンダゾールやメベンダゾールなどの広域駆虫剤も回虫に対して優れた駆虫作用を示す。迷入等によって外科的に緊急の処置が必要な場合（腸閉塞など）はそちらを優先させるが，そうでない時は薬剤投与で対応できる。

顎口虫症（がっこうちゅう） Gnathostomiasis ICD-10 B83.1

I 臨床的特徴

1. 症状 顎口虫成虫は野生の雑食動物の胃壁あるいは食道壁に寄生する。顎口虫症はヒトが第2中間宿主や待機宿主に寄生する幼虫を経口的に摂取しておこる疾患，幼虫移行症である。ヒトに摂取された幼虫は主に皮膚および皮下組織を移動する。わが国には以下の4種の顎口虫症が報告されている。

有棘顎口虫症は，幼虫が深部皮下組織に迷入するので，移動性皮下腫瘤が特徴である。突然皮下腫脹が発生し，数日後に消失し，何日か後に他の部位に再び腫脹があらわれる。治療しないと数年にわたって出没を繰り返す。

剛棘顎口虫症，ドロレス顎口虫症，日本顎口虫症は，幼虫が浅部皮下組織を移動するので線状爬行疹が特徴で，2～3か月で自然治癒すると思われている。

顎口虫幼虫は，稀ではあるが，中枢神経系や眼球，肝，肺，消化管などに迷入することもある。

2. 病原体 第2中間宿主あるいは待機宿主に寄生する有棘顎口虫，剛棘顎口虫，日本顎口虫，ドロレス顎口虫の第3期幼虫の体長は約4mm，0.6mm，1.7mm，2.3mmである。

3. 検査 好酸球増多がほとんどの症例で見られるので，移動性の皮膚病変に好酸球増多を伴う症例では，顎口虫症を疑うべきである。免疫血清検査は診断に役立つが，顎口虫の種の同定はできない。問診で，居住地，淡水魚，両棲類，爬虫類の生食歴を確かめることも診断上重要である。

II 疫学的特徴

1. 発生状況 顎口虫類はアフリカ大陸を除き，世界の広い地域に分布している。日本ではかつては感染源となる雷魚が食されていたため，人体顎口虫症は有棘顎口虫による症例が圧倒的に多かったが，近年は有棘顎口虫症は激減し，日本では感染しないと考えられている。一方，1980年代に剛棘顎口虫，日本顎口虫，ドロレス顎口虫の人体症例が日本で相次いで報告されて以来，近年日本で報告される顎口虫症はほぼすべてがこれら3種である。

2. 感染源 かつての有棘顎口虫の感染源は雷魚など比較的大型淡水魚であった。近年感染が報告されている剛棘顎口虫の感染源は輸入ドジョウで，日本顎口虫の感染源は国産ドジョウ，ドロレス顎口虫の感染源はヤマメなど渓流魚やマムシ，カエルなどである。

3. 伝播様式 終宿主イヌ，ネコ（有棘顎口虫），イノシシ，ブタ（剛棘顎口虫，ドロレス顎口虫)，イタチ（日本顎口虫）の糞便に排泄された虫卵が池や湖に入ると孵化し，幼虫は第1中間宿主のケンミジンコに摂取される。第2中間宿主はミジンコを食す小魚，オタマジャクシである。第2中間宿主体内の第3期幼虫は，食物連鎖により大型魚類，爬虫類，鳥類に感染する。これらの動物を待機宿主と呼ぶ。

顎口虫のヒトへの感染は，第2中間宿主あるいは待機宿主に寄生する第3期幼虫の摂取による。

4. ヒトの感受性 ヒトは顎口虫の好適宿主ではないが，ヒト体内で摂取された幼虫は成虫とならないので，ヒトが感染源となることはない。

Ⅲ 予防・発生時対策

A. 方針

確実な治療法がないので，予防が大切である。顎口虫の第２中間宿主あるいは待機宿主の生食又は不十分な熱処理による摂取を避ける。

B. 治療方針

治療は確定診断を兼ねて生検で虫体の摘出が望ましいが，困難なことが多い。薬物療法としては，かつてはメベンダゾール，サイアベンダゾールが用いられたが，その効果は明らかではない。最近はアルベンダゾールが有効であるとの報告がなされている。

肝吸虫症（かんきゅうちゅう） Clonorchiasis　ICD-10 B66.1

Ⅰ 臨床的特徴

1. 症状 肝吸虫は主に胆管内に寄生する。症状は寄生数と感染期間に応じて多様であるが，少数寄生の場合の症状は一般的に軽微である。多数寄生では慢性胆管炎を生じ，肝腫大，腹水，黄疸，貧血など重篤な症状を示すこともある。胆嚢内に侵入し胆嚢炎を生じたり，胆石を合併する例も見られる。約半数の症例でなんらかの肝機能異常が見つかり，約1/3の症例で肝胆道系の合併症が認められる。肝吸虫感染による胆管がんの発生は古くから指摘され，国際がん研究機関（IARC）は，肝吸虫の感染をグループ1（ヒトに対する発がん性が認められる）に分類している。

2. 病原体 肝吸虫（*Clonorchis sinensis*）は柳葉状で，体長1～2cm，体幅3～5mm。ヒトの胆管内のみならずイヌ，ネコ，ネズミ，ブタなどの保虫宿主にも寄生が見られる。

3. 検査 検便により虫卵を検出する。1虫体当たりの排卵数が多くないため遠心沈殿法を用いることが望ましい。胆汁を検査材料とする場合は遠心沈殿後の沈渣を鏡検する。鑑別対象は横川吸虫や有害異形吸虫などの異形吸虫科である。肝吸虫類同士の鑑別には遺伝子同定が有用である。

II 疫学的特徴

1. 発生状況 肝吸虫症は日本，韓国，中国などに分布しており，特に淡水魚をよく食べる地域に認められる。日本では，古くより岡山県南部，琵琶湖沿岸，八郎潟，利根川流域，吉野川流域などが流行地であったが，現在は著しく減少している。

2. 感染源・伝播様式 モツゴ，モロコ，フナ，コイ，ワカサギなどの淡水魚の筋肉内に肝吸虫メタセルカリアが寄生している。これらの魚を刺身として，あるいは加熱調理不十分なまま食べ，メタセルカリアが経口的に摂取されることにより感染する。肝吸虫感染者の糞便中に出た虫卵は第1中間宿主のマメタニシに摂取され，マメタニシ体内で無性増殖しセルカリアとなる。セルカリアはマメタニシを出て水中を遊泳し第2中間宿主の淡水魚に侵入し，筋肉内でメタセルカリアとなる。ヒトや保虫宿主が第2中間宿主の魚を摂食するとメタセルカリアから幼虫が脱囊し，胆道を上行して肝内胆管に入りそこで成虫となって寄生する。

3．潜伏期，感染期間，ヒトの感受性 メタセルカリア摂取後，胆管内で成虫となり虫卵が便中に見いだされるまでに要する期間は約1月。胆管内に寄生した肝吸虫成虫の寿命は非常に長く，20年に及ぶ記録もある。ヒトの肝吸虫に対する感受性は高い。再感染に対してどの程度の防御免疫が獲得されるかは不明。

III 予防・発生時対策

A. 予防

淡水魚を十分に加熱調理して食べることにより感染が防げる。第1中間宿主のマメタニシの棲息する養魚池に屎尿を投入することは禁止する。

B. 治療方針

ビルトリシド（Praziquantel）の投与により根治できる。

付 タイ肝吸虫症 Opisthorchiasis

肝吸虫は極東に分布しているが，タイ，カンボジア，ラオス，ベトナム南部には近縁のタイ肝吸虫が分布している。タイ肝吸虫は肝吸虫と同様に胆管内に寄生し，感染源も淡水魚である。タイ肝吸虫寄生と胆管がんの発生には強い相関が認められ，IARCはタイ肝吸虫感染を肝吸虫感染と同じくグループ1（ヒトに対する発がん性が認められる）に分類している。

カンジダ症 Candidiasis（Candidosis） ICD-10 B37

I 臨床的特徴

1. 症状（含鑑別診断） カンジダ属による感染症は大きく表在性（粘膜・皮膚）カンジダ症と深在性（侵襲性）カンジダ症に分けられる。

表在性カンジダ症の代表的な疾患としては，口腔咽頭カンジダ症（鵞口瘡），外陰・膣カンジダ症，カンジダ皮膚炎などがある。口腔咽頭カンジダ症では，粘膜に白苔が認められ口腔異常感，味覚異常や疼痛など自覚される。食道カンジダ症も同様の粘膜病変を形成するが深在性に分類され，胸やけや嚥下痛，嚥下困難を伴うことがある。外陰・膣カンジダ症では掻痒感，無臭の帯下，排尿痛が症状として現れる。カンジダ皮膚炎は皮膚の慢性的な浸軟によっておこるカンジダ菌体成分に対する過敏反応によるものであり，限局的に掻痒またはひりひりとした痛みを伴う紅斑を呈する。

深在性カンジダ症は，カンジダ属が深部臓器・組織に侵襲し，全身性の播種性病変として複数の臓器に病変を形成する。わが国では一般にカンジダ血症として認められ治療されるため播種性病変が顕在化することは少ないが，いずれの場合も侵襲性で重篤な病態を呈する。肝臓，脾臓，腎臓，心臓（内膜），眼，骨，中枢神経系などに播種し，臓器に応じて症状や所見が認められる。カンジダ血症を発症した場合，最大80%がカンジダ眼内炎を合併するとされるが，カンジダ血症に対し速やかに抗真菌薬療法が実施されるわが国では2～9%程度が脈絡網膜炎を合併すると報告されている。

2. 病原体 最も頻度の高い原因菌は*Candida albicans*であり，ついで*C. glabrata*，*C. tropicalis*，*C. parapsilosis*などである。この4菌種でカンジダ症原因菌90%以上が占められるが，そのほか*C. guilliermondii*，*C. krusei*，*C. kefyr*，*C. lusitaniae*などによるカンジダ症も血液疾患／骨髄移植患者を中心に近年増加する傾向にある。*C. glabrata*と*C. krusei*は，アゾール系薬に低感受性を示す株が多く，治療の際には注意を要する。

3. 検査 カンジダ症の確定診断は病変部からの培養検査である。顕微鏡検査，病理組織学的検査によって真菌の存在や侵襲は確定できるので真菌症としての確定診断は可能であるが，菌属や種の同定は困難である。カンジダ属は口腔内，皮膚など人体に広範に常在するため，検出されても検体の種類によっては原因菌と断定できない場合があり注意する。補助診断として非特異的ではあるがβ-D-グルカン測定が有効である。カンジダ抗原検査もあるが，感度や特異度に問題があり使用頻度は低い。β-D-グルカン検査は多くの深在性真菌症で陽性となるため，臨床経過が疾患に適合するかの判断が必要である。カンジダ血症では血液培養が最も重要である。カンジダ血症と診断された場合，眼底検査を行い，眼内炎を確認することが推奨される。

Ⅱ　疫学的特徴

1．発生状況　カンジダ属真菌は全世界で環境中に広く分布しており，カンジダ症も世界中に見られる。ヒトの常在真菌であるため，免疫機能の低下により日和見感染症を引き起こす。表在性真菌症は常在細菌叢の抑制と細胞性免疫抑制が原因となる。一方で深在性カンジダ症は，細胞性免疫の抑制だけでは発症に与える影響は非常に低く，医療機器の体内留置，好中球減少，常在細菌叢の抑制，粘膜傷害などが主な原因となる。わが国では血液培養陽性となる患者の約5%がカンジダ血症である。

2．感染源　ヒトの消化管，皮膚，膣などに常在しており，これらが体内に侵入して感染源となる。カンジダ血症の感染源は，腸管に定着しているカンジダ属と考えられている。抗癌化学療法などによる腸管粘膜や免疫の障害により，カンジダ属が血管内に移行する（トランスロケーション）。また，抗細菌薬投与により腸内細菌叢が変化することも発症に関与する。これは粘膜カンジダ症がみられる口腔，膣などの粘膜細菌叢においても同様である。

3．伝播様式　常在菌の一種でありヒトからヒトへの感染は通常問題にならないが，新生児の鵞口蒼は，接触により母親から感染することがある。希であるが，新生児集中治療室などで医療スタッフの手指を介した薬剤耐性カンジダ属の伝播は報告がある。

4．潜伏期　特定の潜伏期はない。

5．ヒトの感受性　常在菌であり，健常人は原則として発症しない。常在細菌叢抑制（広域抗菌薬の投与），細胞性免疫抑制（AIDSなど），粘膜・好中球の障害（化学療法，臓器移植など）を契機に日和見感染症として発症する。

Ⅲ　予防・発生時対策

A．方針

原則として抗真菌薬による予防は行わないが，高リスクの造血幹細胞移植患者は例外的に予防を行う。その他は，発症時に抗真菌薬による治療を行う。中心静脈カテーテルの留置などの医療機器は状況が許せば除去する。予防では，（ホス）フルコナゾールの経口または静脈内投与，イトラコナゾール内用液または点滴静注，ミカファンギン点滴静注のいずれかが選択される。

B．防疫

保健所への届け出，患者の隔離などは不要。予防接種はない。

C．流行時対策

特になし。

D．国際的対策

国際的対策は特になされていない。

E．治療方針

皮膚または粘膜病巣には抗真菌薬の外用にて治療する。食道カンジダ症では局所療法ではなく（ホス）フルコナゾールの点滴静注あるいは経口投与，イトラコナゾール内用薬またはカプセル剤を投与する。

カンジダ血症および播種性カンジダ症の治療では，有効性と同時に安全性を重視するため，（ホス）フルコナゾールあるいはキャンディン系抗真菌薬が第一選択薬となっている。*C. glabrata*や*C. krusei*のようなアゾール耐性あるいは低感受性菌にはキャンディン系抗真菌薬が使用される。アムホテリシンBリポソーム製剤は，他の抗真菌薬に不耐，無効の場合や重症の場合に使用される。中心静脈カテーテルは可能であれば早期に抜去する。

感染症を疑わせる疾患 Chronic fatigue syndrome

A 慢性疲労症候群 ICD-10 G93.3

I 臨床的特徴

1. 症状 慢性疲労症候群（CFS）とは，これまで健康に生活していた人に突然原因不明の強い全身倦怠感，微熱，咽頭痛，頭痛，筋肉痛，脱力感，関節痛，睡眠障害，思考力・集中力の障害，抑うつ状態などが起こり，長期にこの状態が続いて健全な社会生活が送れなくなる疾患である。感染症を契機に発症したCFS症例が認められることや，時に集団発生を見ること，発症時に咽頭痛，発熱，呼吸器症状などの感冒様症状が多くのCFS症例に認められていることなどより，病因としてウイルス感染症を仮定し，原因ウイルスを決定しようとする試みが世界的になされている。

2. 病原体 これまでCFSの病原体として報告されたものとしては，EBウイルス，エンテロウイルス（特にコクサッキーBウイルス），インフルエンザウイルス，サイトメガロウイルス，ヒトヘルペス6型ウイルス（HHV-6），ボルナ病ウイルス，*Chlamydia pneumoniae*, *Toxoplasma gondii*, *Mycoplasma fermentans*, *Candida albicans*などが挙げられているが，原因は不明である。

3. 検査 CFSの診断が確定する時点では，すでに発症後6か月間以上経過しており感染症を特定することは困難。通常は急性感染症発症の時期に血清学的検査や血液，喀痰，糞便からの病原体の同定が行われている。EBウイルス，HHV-6，サイトメガロウイルスなどの再活性化は，ウイルス抗体価の検索や末梢血単核球よりウイルスDNAの検索により診断される。

Ⅱ　疫学的特徴

1. 発生状況　CFS類似の患者の集団発生については，1934年以降世界中で60を超える発生例がさまざまな呼び名（Myalgic encephalomyelitis, Atypical polio-myelitis等）で報告されており，CFSの病因が感染症ではないかと考える一因となっている。最近では，1984年米国ネバダ州インクラインという町（人口約2万人）で200人の集団発生が認められた。当時，アメリカではEBウイルス感染と長期に持続する原因不明の全身倦怠感との関連に注目が向けられ始めていたため，すぐに米国防疫センターが調査を行っている。しかし，調査の結果は不可解な疾患病態の存在は確認されたものの病因は見いだすことができず，今後の検討対象症例を明確なものにするための基準を設定した。これが現在世界中で最も広くCFS診断基準として用いられているものである。

これまで日本では集団発生の報告は見られなかったが，1991年に熊本市で86名が肺炎クラミジア感染症に罹患し，そのうち12人がCFSに罹患していたことが確認された。また，家族内感染に関しては数件の報告が見られるが，特に5人家族で4人がCFSに罹患した家族では，罹患した全症例でボルナ病ウイルスの抗体価の上昇と末梢血単核球でのボルナ病ウイルスRNAが認められている。

尚，2009年，サイエンス誌に米国CFS患者ではXMRV（Xenotropic Mouse Leukemia Virus-related Virus）が101名中67名に見出されると発表され，世界各国では感染防止の観点からCFSの既往のあるものからの献血を中止した時期があった。しかし，その後日本を含めて世界中で行われた追試検査ではXMRVは証明されず，2011年12月にはサイエンス誌もCFS患者でXMRVが認められたという論文を取り消しており，現在ではCFSの病因としてのXMRVの関与は否定されている。

2. 感染源　病原体としての種々のウイルスやクラミジア，真菌，細菌などが想定されるため特定の感染源は限定できないが，主に感染巣と感染源はヒトと思われる。

3. 伝播様式　インフルエンザウイルス，EBウイルスなどでは飛沫による直接伝播。

ヘルペス属ウイルスの場合，潜伏感染の再活性化が関与していることも多い。コクサッキーウイルスは感染したヒトやその排泄物との接触。

4. 潜伏期間　インフルエンザウイルスでは1～3日。EBウイルスでは2～6週間。コクサッキーウイルスは通常3～5日。

5. 感染期間　CFSは発症後6か月以上の期間臨床症状が持続もしくは繰り返す病態であり，CFSと診断された時点以降でのヒトへの感染は通常まれ。

6. ヒトの感受性　個々の病原体により異なる。一般にはどのヒトも感受性はあると思われる。

Ⅲ　予防・発生時対策

A. 方針　CFSはこれまで感染性の疾患とは考えられていないため，感染症としての予防対策は立てられていない。しかし，日本を含めて世界各地で集団発生が報告されていることにより，集団発生が認められた場合はその病因と考えられる病原体に対しての予防対策は必要。種々の感染症よりCFSへの移行を予防するためには，感染症の急性期に安静を保つことが重要とされている。

B. 治療方針 CFSと診断されて治療を開始する時期（発症後6か月以降）には，急性の感染症はほぼ消退しており，感染症に対する治療が必要なことはまれ。ウイルス感染症を病因と想定して免疫グロブリン大量投与（二重盲検法）が行われたが，有効と無効の相反する成績が報告されており，その効果は不明。抗ヘルペスウイルス剤であるアシクロビルは副作用のみ認められ無効。

最近，CFS患者ではNK活性の低下などの免疫異常とともにHHV-6やEBウイルスなどの潜伏感染ウイルスの再活性化，内分泌・代謝異常，IFNやTGF-β，TNFなどのサイトカインの産生異常が存在し，これらの異常によって引き起こされる眼窩前頭葉や前帯状回における局所脳血流異常，アセチルカルチニン代謝異常，神経伝達物質の合成障害，脳幹部の神経炎症などが疲労や思考力障害と結びついている可能性が明らかになってきた。したがって，CFSの治療としては感染症に対する治療よりも，補中益気湯などの漢方薬や，活性酸素による細胞障害を予防する目的にてアスコルビン酸大量投与，睡眠障害や思考力の障害に対してメチコバールの大量投与，激しい疲労や全身の痛みに対してSSRI（セロトニン再取り込阻害薬）やプレガバリンの投与が行われている。

B 川崎病 Kawasaki disease ICD-10 M30.3

本病発見者（日赤川崎病研究センター 川崎富作先生）の名前に因んでこのように呼ばれている。本病は乳幼児に好発する急性熱性の発疹性疾患で，1967（昭和42年）年に初めて報告された（1961年の症例）。原因はまだ不明であるが，その臨床症状や疫学像から感染症が疑われており，また世界的な蔓延，増加傾向のために注目を浴びている疾患でもあるので，本書に収録することにした。

I 臨床的特徴

1. 症状 1）5日以上続く発熱，2）手足の硬性浮腫と手掌，足蹠，指趾先端の紅斑（急性期）および指先からの膜様落屑（回復期），3）不定型の発疹，4）両側眼球結膜の充血，5）口唇の紅潮，苺舌および口腔咽頭粘膜の瀰漫性発赤，6）急性期の非化膿性頸部リンパ節腫脹の6項目であるが，5項目以上が揃えば本病と診断される。経過中に超音波断層心エコー法か心血管造影法で冠動脈瘤（いわゆる拡大を含む）が認められ，他の疾患が除外される場合は，上記6項目中4項目でも本病とされる（厚生労働省川崎病研究班；川崎病診断の手引き，改訂第5版）。本病患児の一部に冠動脈瘤が後遺症として残り，少数ではあれ血栓閉塞によって突然死したり，心筋梗塞発作を起こす場合があることから，本病は小児科領域における重要疾患の1つとなっている。

2. 病原体 特定されていない。

3. 検査 現在のところ，特異的な検査室診断法は存在しない。白血球増多，赤沈亢進，CRP陽性，低アルブミン，α_2グロブリン増加，軽度貧血，蛋白尿，BCG接種部位発赤などが見られる。

II 疫学的特徴

1. 発生状況 1960年ころから発生がみられ，1970年ころより急増し，特に1979年，1982年，1986年の3回にわたって全国規模の流行がみられた。その後，年次とともに増加傾向が続き，2005年の患者数は，10,000人を超え，2006年には第1回目の流行年（1979年）の約1.5倍となった。2009～2010年の2年間の発生を調査した第21回川崎病全国調査によると，患者数は，2009年が10,975人（男6,249人，女4,726人）であったが，2010年は12,755人（男7,266人，女5,489人）と増加し，1986年の3回目の大流行年に匹敵する患者数となった。1歳前後が発生のピーク年齢で，4歳以下が全患者の約8割を占める。男性が女性の1.3倍で，患者が全国的に分布しており地域差がないことも特徴である。明確な発生の季節差も認められない。心後遺症ありの者の割合は緩やかに減少し2009～2010年では約3%である。致命率も徐々に低下し1994年以降ほぼ0.1%未満となっている。感染症の関与が疑われる状況として，流行が見られること，乳幼児に好発するが生後数か月は罹患率が低いこと，発生の小地域集積性があり，流行が移動すること，同胞発生例は期待値より高いこと，再発例が報告されていること等がある。川崎病の患者は外国でも発生しており，60以上の国・地域から報告されている。アジア系，アフリカ系，ヨーロッパ系の順に罹患率が高い。韓国，中国，台湾，アメリカ合衆国，カナダ，ドイツ，イギリス，オーストラリア，ブラジルなどで多数の患者が報告されている。

2. 感染源・病因 川崎病の症状は溶血性レンサ球菌，麻疹などと多くの類似点を持つが，抗体価，培養，ウイルス分離といった一般的方法では病原性微生物は特定できていない。本病の病因としては，現在まで洗剤，水銀，リケッチア，溶血性レンサ球菌，緑連菌，ブドウ球菌，サンギス菌，プロピオン酸菌，腸内細菌，ウイルス（EBウイルス，RSウイルス），細菌由来スーパー抗原，ダニなどが各研究者から提示されているが，いずれもまだ仮説の域を出ていない。

3. 伝播様式，4. 潜伏期，5. 感染期間，6. ヒトの感受性

いずれも不明だが，ヒトからヒトへの直接的伝播はないと考えられている。

Ⅲ　予防・発生時対策

A. 方針，B. 防疫，C. 流行時対策，D. 国際的対策
いずれも原因が不明のため未確立である。

E. 治療方針

急性期には抗炎症作用，抗凝固作用のある薬剤が有効で，ガンマブロブリン大量療法（保険適用は200mg/kg/day 5日間か400mg/kg/day 5日間）とアスピリンの併用療法が標準である。米国では現在2g/kg/day 1回法が行われ入院期間の短縮が報告されており，本邦でも現在は，これに準じた投与が行われている。ガンマグロブリン使用に伴って，心後遺症のある患者の死亡例の割合が徐々に低下している。しかし，一部には冠動脈瘤が残るので，心エコー図による長期管理が必要であり，冠動脈閉塞例や高度の狭窄例ではバイパス手術も考慮されることになる。

肝蛭症（かんてつしょう） Fascioliasis　ICD-10 B66.3

Ⅰ　臨床的特徴

本来はウシやヒツジなど草食獣の胆管や肝臓に寄生する肝蛭（*Fasciola hepatica*）あるいは巨大肝蛭（*F. gigantica*）がヒトに感染した場合に発症する。まれに無症状の症例もあるが，多くの場合は上腹部痛ないし右季肋部疝痛発作と発熱を主訴とし，その他嘔吐，下痢，貧血，肝機能障害，好酸球増多などがみられる。診断は検便あるいは胆汁検査により卵蓋を有する130～170×70～90μmと大形の虫卵を検出することによりなされるが，虫卵の証明が困難な症例も多く，腹腔鏡検査や免疫血清学的検査，さらには超音波やCTなどの画像所見により診断されることが多い。

Ⅱ　疫学的特徴

人体寄生種として，成虫の体長が20～30mmの肝蛭と25～50mmの巨大肝蛭の2種類が一般に認められている。一方でその中間型もあり，例えば日本のものは種が決定しておらず，日本産肝蛭（*Fasciola* sp.）と総称される。しかし人体症例の症状はほとんど同じであるので，臨床的には原因種を区別する必要はない。これまでに1,300例以上の人体寄生例が世界的に報告されているが，特に畜産の盛んなヨーロッパやオーストラリアに多い。わが国でも60例以上の報告がある。ヒトへの感染はクレソン（オランダガラシ），セリ，ミョウガなど水生植物をサラダとして生食し，その表面で被嚢しているメタセルカリアを摂取して感染することが多い。

Ⅲ　治療・予防

治療にはトリクラベンダゾール（エガテン®，未承認薬）10mg/kgを食事摂取直後に頓服投与する．重症例には20mg/kgを摂食直後に分2投与する。他にプラジカンテル（ビルトリシド®，保険適用外）を75mg/kg/日を分3，5～7日間投与することも行われるが，無効例もある。予防にはセリなどの水生植物を生食する時にはよく洗浄することと，農作業や牧畜の世話をした後には手をよく洗うことが重要である。

広東住血線虫症　Angiostrongyliasis cantonensis　ICD-10 B83.2
好酸球性髄膜炎　Eosinophilic meningitis
好酸球性髄膜脳炎　Eosinophilic meningoencephalitis

広東住血線虫　*Angiostrongylus* (Syn. *Parastrongylus*) *cantonensis*の第3期幼虫の中枢神経系への侵入による髄膜脳炎。

通常2－35日（平均16日）の潜伏期の後発症し，初期症状は頭痛，筋肉痛，頸部痛，中等度の発熱まれに皮膚の発疹，等である。次いで頭痛の増強，項部硬直，嘔吐，そのほか髄膜脳炎に由来する諸症状，例えば知覚異常，四肢の脱力，複視，斜視，深部反射の異常等が見られる。また，ケルニッヒ徴候，ブルジンスキー徴候が見られることもある。最も特徴的な検査所見は髄液における著明な好酸球増多（15－95%）であるが，末梢血での増多は髄液におけるほど顕著ではない。しかし，他の原因（例えば有棘顎口虫，ウェステルマン肺吸虫，日本住血吸虫，有鉤嚢虫の感染）による好酸球性髄膜脳炎との鑑別が必要である。広東住血線虫症には視力障害を伴う眼型もあり，この場合には髄膜炎症状や髄液好酸球増多を伴わない場合もある。ヒトの脳内では幼若成虫が早晩死滅するため，一般に3～4週で自然治癒する。しかし，感染虫体数の多い重篤例では死亡する場合もある。

病原体である*A. cantonensis*成虫はドブネズミの肺動脈に寄生しており，ネズミ肺虫といわれる。雌成虫から産出された虫卵は肺の毛細血管に栓塞し，約1週間で第1期幼虫を形成，この幼虫は孵化した後，肺胞内に脱出し，次いで気管を遡り咽頭から食道，胃，腸を経て最終的に糞便内に現れる。第1期幼虫は環境条件さえ良ければ外界で1～2週間中間宿主への感染能力を保持する。中間宿主は陸棲，淡水棲息の巻貝やナメクジの類で，これらの中で2回脱皮して第3期幼虫となる。疫学的に重要な中間宿主はアフリカマイマイやスクミリンゴガイで，カエル，淡水産のテナガエビ，陸棲のカニなどが待機宿主になる。ヒトやネズミは通常中間宿主または待機宿主を経口摂取して感染するが，第3期幼虫で汚染された野菜，飲料水を介して感染することもある。最近沖縄県では，待機宿主のニューギニアヤリガタリクウズムシが付着した野菜によるヒトへの感染が示唆されている。ネズミの消化管内で第3期幼虫は脱鞘し，腸粘膜内に侵入後血流に乗って直接脳に移行するか，一度筋肉などに到達した後末梢神経に沿って中枢神経系に移行し，2回脱皮して幼若成虫となり，頸静脈経由で心臓に達し，最終的に肺動脈に至る。ヒトではごく稀に肺動脈から虫体が見つかることがあるが，通常，脳内で死滅する。その際，上記諸症状を惹起する。

本症の診断は髄液中から幼若成虫を検出できれば確定するが，これはむしろ稀で，通常髄液好酸球増多を伴った髄膜炎や髄膜脳炎の諸症状，血清学的診断（ELISA, Western blot法など）所見，中間宿主や待機宿主の摂取歴または接触歴などにより診断を行っている。

本虫の分布地域は東南アジア各地，太平洋諸島，オーストラリア，アフリカ，（エジプト，マダガスカル），北米（ニューオーリンズ），南米（ブラジル），西インド諸島等々広範囲にわたっている。人体症例はこれまで主にハワイ，タヒチ，ニューカレドニア，ポナペ，台湾，タイなどで見出されており，近年，中国本土での人体症例の増加が目立つ。タイでは毎年数千例の患者が発生し，台湾ではアフリカマイマイによる感染者が多い。

わが国では1964年西表島のドブネズミに見出されて以来，北海道，東京，横浜，静岡，広島，福岡等々，各地で捕獲されたドブネズミや中間宿主の巻貝やナメクジなどにも虫体が検出されている。人体症例は少なくとも61例（平成24年9月現在）の報告があり，その内沖縄県での感染例が約70%を占める。本症に起因する死亡例は国内にはないが，眼型が3例，髄液からの虫体検出例が1例ある。近年，沖縄県では，中間宿主や待機宿主の摂取あるいは接触による感染より，感染源不明の症例が増加している。それらは中間宿主や待機宿主（例えば，ニューギニアヤリガタリクウズムシ）で汚染された水や野菜を介して感染したものと推測されている。分布地域の拡大は感染ネズミ（例えば船の積み荷などに混じって遠隔地へ移動）や中間宿主が移動することによる。

本症の予防は中間宿主や待機宿主の生食を避け，また第3期幼虫で汚染された水，野菜などを摂取しないことに尽きる。ナメクジやアジアヒキガエルの肝の生食を勧める民間療法を禁ずる。特異的な治療法はなく，対症療法を行いながら脳内での虫体の死滅を待つ。グルココルチコステロイドの単独使用あるいは本剤とメベンダゾールやアルベンダゾールの併用投与がよいとの報告もある。眼型では虫体の摘出を試みる。

カンピロバクター腸炎 Campylobacter enteritis ICD-10 A04.5

I 臨床的特徴

1. 症状（含鑑別診断）

下痢が主症状で，軟便，水様便，肉眼的血便，粘液便など便の性状は軽症から重症まで様々である。発熱，腹痛，嘔吐をしばしば伴い，下痢に先行することもある。臍周囲痛が多いが，腹痛が右下腹部に目立つ例もあり，その場合急性虫垂炎との鑑別が必要となる。症状は通常1週間以内に回復するが，経過が遷延する場合もある。

カンピロバクター腸炎に罹患した1～数週間後に，ギラン・バレー症候群やミラー・フィッシャー症候群を合併することがある。抗ガングリオシド抗体（GM1, GQ1b）がその発症に関与するとされる。頻度は高くないが，反応性関節炎も合併症として知られている。

2. 病原体

最も頻度が高いのが*Campylobacter jejuni*によるもので，次いで*C. coli*である。*C. fetus*は腸炎よりも髄膜炎の原因となる。

3. 検査

糞便から菌を分離して確定診断する。まれに病初期に菌血症を認めることもある（頻度1%未満）。菌の培養にはSkirrow培地，Batzler培地などの選択培地を用い，O_2 5～10%，CO_2 1～10%の微好気条件下，42℃で48時間培養する。菌の発育速度は，他の下痢原因菌と比べると遅い。糞便の塗沫標本を，暗視野顕微鏡あるいはグラム染色鏡検を用いて，直接観察することで迅速診断もできる。カンピロバクターは，グラム陰性の湾曲したラセン状小桿菌である。

II 疫学的特徴

1. 発生状況

途上国・先進国を問わず世界中で患者は認められ，細菌性腸炎の主要な原因のひとつである。食中毒事例でもしばしば原因として報告されており，*C. jejuni*, *C. coli*は食中毒原因菌に指定されている。食中毒以外の散発例も多く，国内患者は年間150万人にのぼるという推計もある（2008年度厚生労働科学研究）。

2. 感染源（病原巣を含む）

ニワトリ・シチメンチョウ・アヒルなどの家禽，ウシ・ブタ・ヤギなどの家畜，イヌ・ネコなどのペット，野鳥など保菌動物は多種に及ぶ。特にニワトリの保菌率は高い。患者糞便からの感染も，頻度は高くないが起こる。

3. 伝播様式

ヒトへの感染は，主に上記の感染源となる動物から発生する。生や加熱不十分な食肉・レバー，包丁やまな板などの調理器具，生乳，汚染された水，ペットとの直接接触などにより伝播する。

4. 潜伏期

1日～7日。通常は2～4日のことが多い。

5. 感染期間

患者からの排菌は通常数日から数週間で，適切な抗菌薬投与により短縮されるという報告がある。免疫不全宿主では，排菌が長期に及ぶ場合がある。

6. ヒトの感受性

普遍的であり，防御免疫機構は十分には解明されていない。

Ⅲ 予防・発生時対策

A. 方針

食肉類は十分に加熱して調理する。調理に使用した包丁・まな板・布巾・食器の，菌による汚染にも注意する。*C. jejuni*は酸に弱いが，胃酸を中和する牛乳と同時に摂取すると，菌は比較的容易に胃を通過し，腸に達し感染が成立しやすい。生乳は必ず殺菌する。ペットも感染源となるので，ペットと接触後は手指衛生に心がける。ヒトからの感染については，他の食中毒菌と同様に手洗いの励行が大切であり，有症者は調理に従事しない。

B. 防疫

患者の便および衣類やリネン類の取扱いに注意する。排便が自立していない乳幼児では，菌の排出期間中は，集団生活の場において周囲への感染伝播が起こらないよう注意する。

C. 流行時対策

食中毒の発生を念頭に置いて調査対処する。

D. 国際的対策

世界中に分布する菌であり，国内での感染，海外旅行者の罹患ともに発生する。

E. 治療方針

脱水や電解質異常に対する治療は最優先される。腹痛に対して，腸蠕動抑制薬は使用しないのが望ましい。抗菌薬はすべての患者に必須ではないが，臨床症状の持続や排菌期間を短縮するという報告がある。重症者や重症化のリスクがある宿主には，抗菌薬治療を行う。マクロライド系やフルオロキノロン系の抗菌薬が選択薬剤で，アジスロマイシン（ただし，わが国では「感染性腸炎」は適応症に含まれない）やレボフロキサシンがしばしば使用される。経口治療が困難な例では，アミノグリコシド系やカルバペネム系薬剤を用いる。一部の地域では，フルオロキノロン系やマクロライド系薬剤に対する耐性菌増加が報告されている。

急性灰白髄炎 Acute poliomyelitis（二類・学1） ICD-10 A80
ポリオ Polio，小児麻痺 Infantile paralysis

I 臨床的特徴

1．症状 発熱，倦怠感を主徴とするかぜ様の症状と頭痛，嘔気，嘔吐，頸部および背部硬直などの髄膜刺激症状と髄液中の細胞数，蛋白の中等度増加を特徴とする急性ウイルス疾患である。軽症の場合は軽いかぜ症状または胃腸症状だけで終わるが，重症例では随意筋の麻痺が現れ，最も多いのは下肢の麻痺である。麻痺の現れる時期はいろいろで，下熱するころまたは下熱とほとんど同時であったりする。まれに発熱もなく突然麻痺のみがくることもある。

発熱は38～39℃で3日間ほど続くことが最も多く，1週間以上続くことは少ない。非麻痺型感染例の多くは軽症であり，中には症状が判然とせず中枢神経に関係のある徴候を示さないものもある。

ほかのウイルスに起因する髄膜炎と臨床的に鑑別することは困難である。特に，ほかのエンテロウイルス（エンテロウイルス70，71型，コクサッキーA群ウイルスなど）によるものはポリオと区別がつかないことがある。ギラン・バレー症候群は発熱のないこと，手袋・靴下型の対称性麻痺が強いこと，髄液細胞増多のないことなどをもって鑑別する。

また，ほかの非化膿性，主としてウイルス性の中枢神経系感染症，そのほかの型の脳炎，リンパ球性脈絡髄膜炎，無菌性髄膜炎症候群，また梅毒性髄膜炎および結核性髄膜炎は，非麻痺型のポリオと鑑別されなければならない。鑑別診断には，ウイルス学的検査が不可欠である。

不顕性感染は麻痺を起こす顕性臨床患者の少なくとも100倍以上といわれている。麻痺型患者の致命率は2～10%の間を変動し，年齢とともに上昇する。延髄型で呼吸筋の麻痺を起こした場合は50～60%に及ぶ。

ポリオ罹患者が，ポリオ発症から長期間ののち（数十年後），筋力の低下や萎縮，手足のしびれ，筋肉痛等の症状を呈するポストポリオ症候群を発症することが知られている。

2．病原体 ポリオウイルスはピコルナウイルス科のエンテロウイルス属に属し，1，2および3型がある。2型野生株は世界的に根絶されており，野生株による麻痺型ポリオ患者から分離されるのは1型および3型である。ワクチン株による発症の多くは3型と2型である。

3．検査 ポリオの確認のためには，ウイルス分離，同定が必須である。ポリオウイルスは，糞便や感染初期の咽頭ぬぐい液を培養細胞に接種することにより分離される。型特異的抗血清を用いた感染性の中和により1，2，3型に鑑別される。生ワクチンが広範に投与されていたわが国では，患者からの野生株ウイルスの分離は1980年以降まったくないが，流行地からの持ち込みの危険性はいまだに存在する。分離ウイルスが野生株かワクチン株かの型内鑑別は塩基配列解析などの分子生物学的方法で行われている。遺伝子の塩基配列を決定すれば，その野生株の由来を決めることができる。

血清診断では，急性期と回復期の血清をペアで採取し，回復期血清の中和抗体価の有意上昇が証明されれば最近感染したことを示す。しかし，ポリオウイルスは不顕性感染が多いので原則として血清診断だけで断を下すべきではない。

II 疫学的特徴

1. 発生状況 ポリオは，大規模なワクチン接種が開始された1950〜60年代以前には世界中で発生した。この疾患は，散発性あるいは大小の流行の形で発生し，罹患数は夏および初秋，すなわち北半球では6〜9月に多く，特に7月に最も多い。冬季にも散発例は見られるが，年次によりまた地域によっても大きく変動する。

20世紀に入ってから，欧米各地に大きな流行が見られた。わが国でも明治以来，相当多くの発生があったが，1938年（昭和13年）に関西地方にやや大きな流行が見られ，戦後に至り年間3,000人を超える患者の発生を見るようになった。1955年ころは一時減少したが，1960年には北海道で大流行があり人口10万対31.8，患者数5,600人に達した。

当時，米国およびソ連においてポリオのワクチンがすでに完成しており，わが国では翌1961年（昭和36年）1月より不活化ソークワクチンの接種および同年7月より生ワクチンの投与を1300万人に対して実施した。その結果，1962年以降の患者発生は激減し，1972年以降は輸入例を除いては野生株によると思われるポリオ患者の発生は報告がなかったが，1980年に1例麻痺患者から輸入例と思われる野生株ウイルスが分離されている。その後，患者からの野生株分離はまったくない。

2. 感染源 ポリオ患者，あるいは不顕性の感染者，特に小児の咽頭分泌液および糞便，まれに汚染された水や食物などからの水系感染。

3. 伝播様式 感染者の糞便または咽頭分泌液との直接接触，あるいは飛沫散布による。ウイルスは感染直後，咽頭部から検出され，その後腸管内皮細胞内で増殖し，比較的長期間（2〜3週間あるいはそれ以上）糞便中に排泄されることから，他の消化器系感染症と同様，糞口感染の伝播様式をとるものと考えられる。しかし，衛生状態のよい環境では飛沫散布も考えられる。一集団の1人に生ワクチンを投与すると，周囲の接触者にも広がることがある。ポリオウイルス感染は不顕性感染の割合が高いため，顕性ポリオ患者の周囲には100人以上の無症状感染者が存在することになる。

4. 潜伏期 3〜21日，通常7〜14日。

5. 感染期間 感染性は，潜伏期の後期および急性期の初めの数日間で最高水準になり，ウイルスは咽頭分泌物と糞便中に存在する。糞便中には，より長期にわたり存在する（数週間〜2ヶ月程度）。長期キャリアになることは，ほとんどない。

6. ヒトの感受性 多くは不顕性に終わるが，年長者の方が年少者よりも麻痺型になる割合が高いといわれている。臨床的に明らかな感染ならびに不顕性感染の両者とも，長期間持続する型特異的な免疫（血中中和抗体）を残す。再度の罹患はまれであり，発症した場合はおそらくは別の型に感染することによるものであろう。免疫を持つ母体から生まれた乳児は，生後半年まで受動免疫を持つ。ポリオウイルス感染時の外傷，筋肉内注射，抜歯などは，ポリオ発症のリスクを増大させることがある。

Ⅲ　予防・発生時対策

A．方針

ポリオの予防にとって重要なのは，ワクチンの完全実施である。ワクチンには細胞で培養したウイルスをホルマリンで不活化したワクチン（IPV）と，弱毒ウイルスによる経口生ワクチン（OPV）とがある。IPVは血中中和抗体の産生が見られるが，消化管壁自体の感受性はまだ残っているので，ポリオウイルスはそこで増殖し排泄され周囲に広がる感染源となりうる。OPVはIPVと比較した場合，より効果的な局所免疫，腸管免疫が期待できる。

わが国ではソークワクチン（IPV）の定期接種を1961年（昭和36年）生後6か月から3歳未満の小児に対し義務づけた。1964年4月16日よりIPVに替わりOPV（セービンワクチン）を定期接種ワクチンとしていたが，2012年9月1日から，OPVに替わり再び単独IPVが定期接種ワクチンに導入された。

1988年WHOはOPV投与を世界レベルで徹底させ2000年までにポリオを根絶する計画を立てた。当初の計画は達成できなかったが，2012年現在，野生株ポリオウイルスの常在国は，アフガニスタン，パキスタン，ナイジェリアの3ヶ国に絞られている。近い将来，野生株ポリオウイルスの伝播が完全に断ち切られ，ポリオの根絶が達成されることが期待されている。

B．防疫

1．ポリオは1954年（昭和29年）6月1日に，伝染病予防法第3条の2，いわゆる届出伝染病に規定されたが，1959年6月に第1条の11種の法定伝染病に準じて，法律による予防法の施行を必要とする伝染病として指定された。その後，1999年に伝染病予防法が改正され，新たに制定された「感染症の予防及び感染症の患者に対する治療に関する法律」において二類感染症（医師による即時届出）に指定された。

2．予防接種については，1961年4月，定期予防接種の1つに加えられた。最初IPVが規定されていたが，1964年4月16日よりOPVの服用に変更された。2012年9月1日から，単独IPVが定期接種に導入され，OPVは定期接種ワクチンから外れた。2012年11月1日からは，不活化ポリオウイルス抗原を含む4種混合ワクチン（沈降精製百日せきジフテリア破傷風不活化ポリオ混合ワクチン）が，定期（A類疾病）の予防接種に導入された。

3．予防　4種混合ワクチンの接種対象は，生後3か月から90か月未満の乳幼児となっているが，標準的な接種年齢は，1期初回接種が生後3か月～12か月に達するまでの期間，1期追加接種が初回接種後12か月～18か月に達するまでの期間とされている（発熱等により接種できなかった場合を除く)。接種間隔は，1期初回接種は，20日から56日までの間隔をおいて3回，1期追加接種は，初回接種終了後6か月以上の間隔をおいて1回，の計4回接種が基本となる。OPV定期接種では，集団接種を実施している自治体が多かったが，単独IPVおよび4種混合ワクチンは個別接種となる。接種量は毎回0.5mlを皮下に注射する。

4. 単独IPVおよび4種混合ワクチンの予防接種については，予防接種法および予防接種法施行令，予防接種実施規則，定期（A類疾病）の予防接種実施要領に規定されている。

予防接種時の注意

1) 予防接種には，薬事法に規定する検定に合格し，かつ，厚生労働大臣の定める基準に現に適合している接種液を用いる（実施規則第2条)。
2) 注射筒，注射針は，被接種者ごとに取り換えなければならない（同第3条)。
3) その他，定期（A類疾病）の予防接種実施要領に掲げてある一般的な留意事項の外，ポリオの予防接種についいは，2012年9月1日からのIPV導入にあたり以下の点にも留意する。
   （ア）ポリオの予防接種対象者については，2012年9月1日より前の接種歴に応じた接種回数とすることから，予防接種台帳や保護者からの聞き取り等により，接種歴の把握に努める。
   （イ）2012年9月1日より前にOPVを１回接種した者については初回接種を１回受けたものとみなす。
   （ウ）2012年9月1日より前にIPVの接種を受けた者は，医師の判断と保護者の同意に基づき，すでに接種した回数分のIPV初回接種を受けたものとみなす。

5. 特異療法　ポリオの麻痺，筋力低下と萎縮は永続的に後遺症として残る。これに対する治療法は理学療法によるケアが唯一のものである。ポリオウイルス増殖阻害剤が特異的治療法として期待されているがまだ実用化には至っていない。

C. 対策

現在，わが国では野生株ポリオウイルスの伝播は完全に断たれている。しかし流行地等に由来する野生株ポリオウイルス侵入の可能性はまだ存在する。

1. 万一のポリオ流行の発生を速やかに把握するため，医師は，症状や所見から急性灰白髄炎が疑われ，検査により急性灰白髄炎患者と診断した場合には，二類感染症としての届出を直ちに行わなければならない。
2. 医師は，検査により急性灰白髄炎の無症状病原体保有者と診断した場合(野生株および伝播型ワクチン由来ポリオウイルス)には，二類感染症としての届出を直ちに行わなければならない。
3. 確定診断のためウイルス分離は必須である。速やかに糞便等の検査を行うこと。

D. 国際的対応

1. 野生株によるポリオは，公衆衛生に深刻な影響を与える感染症として，国際保健規則による通告の対象となっており，評価後24時間以内にWHOに通告する必要がある。
2. ワクチン関連麻痺事例を含むポリオウイルス病原体サーベイランスの結果は，WHOへの報告対象となる。
3. わが国は，国際的公衆衛生危機管理対応の一環として，世界的ポリオ根絶活動支援を重点課題として位置付けている。

急性呼吸器感染症 Acute respiratory infections

急性呼吸器疾患の大部分はウイルスに起因する。原因となりうるウイルスの種類は非常に多く200種類以上あるといわれるが，いずれも主として気道感染によって伝播するという点が共通である。あるウイルスは上部気道を，またほかのウイルスは下部気道を侵しやすいという傾向を示すこともあるが，多くのウイルスは呼吸器のどの部分をも侵しうるので，臨床症状から病因ウイルスの種類を推定するのは困難な場合が多い。急性呼吸器感染症は，乳幼児においては最も多い病気として，あるいは直接間接の死因として，また成人においては社会的活動力低下の原因として，ひいてはそれによる経済的損失の原因として公衆衛生上の重要な問題である。

いくつかの非細菌性呼吸器感染，例えばオウム病，インフルエンザ，ヘルパンギーナ，流行性胸膜痛などはここで述べる急性呼吸器感染症に類似した側面を持っているが，独特な臨床的あるいは疫学的特徴を備えているので，独立した疾患単位として扱い項を改めて述べる。主としてウイルスに起因する急性呼吸器感染症を主な病変の部位から2群に大別する。第1は上気道感染症で，これには普通感冒（鼻炎），鼻咽頭炎，扁桃炎，咽頭結膜熱，喉頭炎（クループ）などが含まれる。第2は下気道感染症で，この群には喉頭気管炎，気管支炎，細気管支炎，肺炎などが含まれる。この区別が必ずしも病因ウイルスの種類の差を反映するものでないことは上述したとおりである。

A 上気道感染症 Upper respiratory infections ICD-10 J00-J06

I 臨床的特徴

1. 症状 主な病変の部位によって以下のような病型がある。普通感冒（鼻炎）は鼻汁，くしゃみ，流涙，寒気などを主症状とし，発熱をともなうことはまれである。鼻咽頭炎は咳嗽，鼻汁，発熱を主症状とする。扁桃炎，中でも滲出性扁桃炎は高熱と咽頭痛を主症状として，しばしば腹痛や嘔吐をともなう。喉頭（蓋）炎はクループとも呼ばれ，嗄声，犬吠様咳嗽，発熱を主症状とし，吸気性呼吸困難をともなうこともある。ほかにインフルエンザ，ヘルパンギーナ，咽頭結膜熱などの病型がある。

咽頭結膜熱（五類-定点・学2）は，俗にプール熱とも呼ばれ，発熱・扁桃炎・結膜炎を3主徴とする。

2. 病原体　ほとんどがウイルスに起因する。病型と起因ウイルスとは1対1の関係にはなく，各ウイルスが幅広い病型スペクトルを有するが，各病型の主な起因ウイルスを以下に挙げる。普通感冒（鼻炎）の主要な病原体はライノウイルスとコロナウイルス。鼻咽頭炎の起因ウイルスはエコーウイルス，コクサッキーウイルス，アデノウイルス，パラインフルエンザウイルス，RSウイルスなどである。滲出性扁桃炎の原因として最も多いものは，乳幼児ではアデノウイルス，年長児ではA群レンサ球菌であり，また伝染性単核症の部分症状の場合もある。ジフテリアは少なくなっているが忘れてはならない。急性喉頭炎の原因としてはパラインフルエンザウイルス（1～3型），インフルエンザウイルス，アデノウイルス，RSウイルス，麻疹ウイルスなどの各種ウイルスがある。急性喉頭蓋炎は細菌感染により起こされ，原因としてはインフルエンザ菌b型（いわゆるHib）がほとんどである。他に，肺炎球菌，A群レンサ球菌がある。

3. 検査　鼻咽腔スワブ，鼻腔洗浄液，糞便などから細胞培養によりウイルスを分離する。RSウイルス，アデノウイルスなどについては抗原検出による迅速診断キットが有用である。血清学的に急性期から回復期にかけての抗体価上昇を確認する。しかし，起因ウイルスの種類や血清型が多いので血清診断は困難で実際的でない。

扁桃炎の場合はA群レンサ球菌，クループの場合はインフルエンザ菌の可能性も考えて細菌培養を行う。EIAによるA群レンサ球菌の検出は迅速診断法として有用である。

血清ASO値の診断的価値は低い。

Ⅱ　疫学的特徴

1. 発生状況　全世界に広く分布し，局地的にあるいは流行として発生する。季節により流行する病原体の種類は異なり，RSウイルス，パラインフルエンザウイルス，A群レンサ球菌などは秋から春にかけて多く，エンテロウイルスは夏季に，またアデノウイルス，ライノウイルスは年間を通じて流行する。年齢別では乳児が最も高率に罹患し，次いで幼児が罹りやすい。

2. 感染源　感染源はヒトで，ウイルスは呼吸器または糞便から排泄される。不顕性感染の場合もあるが感染源としての役割は不明。

3. 伝播様式　直接の伝播は口による接触あるいは飛沫感染による。間接的には鼻汁や唾液などに汚染された手，ハンカチーフ，食器そのほかを介した接触感染による。糞便にも排出されるアデノウイルスやエンテロウイルスは糞口感染による伝播もある。

4. 潜伏期　1日～1週間。

5. 感染期間 潜伏期後半から症状の消失するまでの間。

6. ヒトの感受性 ヒトは普遍的に感受性を有する。乳幼児と老人において感染頻度が高く重症化することもある。感染の結果，特異抗体が産生されるが免疫の持続は長くない。再感染は概して軽症である。

Ⅲ 予防・発生時対策

予防接種はまだ実用化されていない。流行期の人込みを避ける。居室や寝室，特に多人数を収容する施設や寄宿舎では過密を避ける。個人的な衛生の重要性を周知徹底させる。例えば，咳やくしゃみをする場合には口を手で覆ったり，マスクを着用すること（咳エチケット），気道からの排出物の衛生的な処理や手洗いの励行などがある。幼若小児，老人，妊産婦などは患者との接触を避けるよう努める。

B 下気道感染症 Lower respiratory infections ICD-10 J20-J22

Ⅰ 臨床的特徴

1. 症状 発熱と湿性咳嗽は必発で，上気道感染症に比べて倦怠感，食思不振，不機嫌などの全身症状も強い。喉頭気管炎（クループ），気管支炎，細気管支炎，肺炎など病型に応じた徴候が加わる。すなわち，喉頭気管炎では嗄声，気管支炎，細気管支炎では喘鳴，細気管支炎，肺炎では多呼吸，陥凹呼吸など呼吸困難の徴候をともなう。合併症を起こさなければ数日で症状は軽快するが，肺炎球菌や黄色ブドウ球菌などの細菌の二次感染によって経過が遷延することがある。また，マイコプラズマやクラミジア疾患との鑑別も要する。

2. 病原体 RSウイルス，パラインフルエンザウイルス，インフルエンザウイルス，アデノウイルスなどが主な病原体である。RSウイルスは乳児における細気管支炎，肺炎の主要な病因であり，生後6か月以下では重症化しやすい。パラインフルエンザウイルス1〜3型は喉頭気管支炎の主因であり，10歳以下の小児に感染することが多い。アデノウイルス3，4，7，21型は時に乳幼児に肺炎を引き起こす。インフルエンザならびにSARS（重症急性呼吸器症候群）は別項で述べる。

3. 検査 病原診断にはウイルスの分離が決定的である。発病初期の鼻咽腔スワブ，気道分泌物などの材料を適当な培養細胞に接種してウイルスを分離する。抗原検出による迅速診断法や，気道分泌物中の剥離上皮細胞に螢光抗体法でウイルス特異抗原を検出する方法がRSウイルスやアデノウイルスなど一部のウイルスで実用化されている。急性期，回復期のペア血清で特定のウイルスに対して抗体価の有意上昇があれば感染の有力な証拠となる。

Ⅱ　疫学的特徴

1. 発生状況　全世界に広く分布する。季節により流行するウイルスの違いは上気道感染症の場合と同じである。RSウイルスによる細気管支炎，パラインフルエンザウイルスによる喉頭気管支炎は毎年秋から春にかけて流行する。1995年以来7型アデノウイルス感染による肺炎が全国各地で散発している。

2. 感染源，伝播様式，潜伏期，感染期間　上気道感染症と同じ。

3. ヒトの感受性　ヒトは普遍的に感受性を有するが，乳幼児に高頻度で発生し，しかも重症化傾向がある。RSウイルスは6か月以下の母体由来抗体が存在する時期において細気管支炎や肺炎などの重症病型を呈しやすいことは特徴的である。RSウイルスやパラインフルエンザウイルスによる再感染はまれでない。再感染は概して軽症か不顕性に終わる。

Ⅲ　予防・発生時対策

上気道感染症で述べたことと同様であるが，RSウイルスの病棟内流行では，心疾患などの基礎疾患を有する児に感染するとレスピレーター管理を要するほどの，時には致死的に重症な細気管支炎や肺炎を引き起こすことがあるので，ハイリスクの非感染者を逆隔離するなどの措置が必要である。また上述したように7型アデノウイルス感染の流行以来，院内感染による死亡例が報告されており注意を要する。

C　肺　炎　Pneumonia

（p.429参照）

D　重症急性呼吸器症候群（SARS）　Severe Acute Respiratory Syndrome

（二3類-全数）　ICD-10 U04

Ⅰ　臨床的特徴

1. 症状　多くは2～7日，最大10日間の潜伏期間の後に，急激な発熱，咳，全身倦怠，筋肉痛などの前駆症状が現れ，数日間で呼吸困難，乾性の咳などの肺炎症状が現れる。肺炎になった者の80～90%は1週間程度で回復傾向になるが，10～20%が急性呼吸窮迫症候群（ARDS）となる。致死率は10%前後，高齢者ほど高い。

2. 病原体　WHOは2003年4月16日にSARSの病原体を特定し「SARS Corona Virus: SARS CoV」と命名した。これまでにもヒトにかぜ様症状を起こすコロナウイルスがあることはよく知られていたが，SARSのように重症な病気を起こすものは知られていない（2012年9月，ロンドンで重症呼吸器不全症患者から確認された新たなコロナウイルスは，中東を中心に増加している新たな疾患としてとらえられ，Middle East Respiratory Syndrome（MERS）と命名され，ウイルス名はMERS Corona Virusとされ，SARS以降の新たなコロナウイルスによる重症ヒト感染症として注視されている　p.2）。ブタ，マウス，ニワトリ，七面鳥などに呼吸器系，消化管，肝臓，神経系などの病気をおこす動物コロナウイルスのあることも知られているが，SARS CoVは従来知られているコロナウイルスとは，遺伝子的にも相当異なるウイルスと見なされている。

3. 検査　SARS CoV検査は，鼻咽頭ぬぐい液，喀痰，気道からの検体，尿，便，血液などを材料としてRT-PCR，LAMP法などによる遺伝子診断およびウイルス分離を行う。ウイルス量は発症10日目ころをピークとしているため，このころの便，気道からの検体を必ず採取する。抗体測定のための血清は，発症10日以内（通常初診時）と発症20日以降のペアであることが必要である。発症20～29日の検体で抗体陰性であった場合には，さらに発症30日以降の検体を採取する。RT-PCR，LAMP法，あるいはウイルス分離が陰性であっても，SARSを否定する根拠とはならないので，診断は総合的に判断する必要がある。これらの検査は，国立感染症研究所あるいは地方衛生研究所等で，行政検査として行われる。検体の搬送に当たっては，最寄りの保健所等に連絡をする。

Ⅱ　疫学的特徴

1. 発生状況　2002年11月ころより中国広東省で始まったと思われるSARSは，2003年2月ベトナム・ハノイ，あるいは香港において原因不明の非定型肺炎の院内感染の流行をきっかけとして，その存在が明らかになってきた。ベトナムでの流行は比較的早期に終息に向かったが，香港では，院内感染および一部市中での感染として拡大した。さらに，シンガポール，台湾，北京，トロントなどで流行は拡大した。原因ウイルスが特定され，世界的規模で原因の探求と対応が行われたSARSは次第に終息し，7月5日「最近の地域内伝播」として指定された国はなくなったことがWHOにより報告された。その後実験室内感染など少数散発例の報告があり，2003年12月末でWHOは29か国より報告された患者数は8096人，うち死亡者774人，致命率9.6%としている。2004年1月中国広東省で4人の感染例が確認されたが，散発的な感染例であり，流行の拡大の危険性はないと見なされた。2004年5月，中国北京，安徽省で9人の患者が確認されたが，それ以降患者発生の報告はない。わが国での発生はなかった。

2. 感染源　当初ハクビシンが感染源ではないかと考えられえたが，その後コウモリが起源でハクビシンを経由してヒトに感染が及んだと考えられている。

3. 伝播様式　SARSウイルスは，目下のところヒト-ヒト感染が中心であると考えられている。

これまでの感染状況から，最も感染の危険性が高いと考えられるのは肺炎を呈したSARS患者，ことに重症者の看護・介護をした，あるいは発症した患者と同居をした，またはその体液や気道分泌物に直接触れたなど「SARS患者との濃厚な（密接な）接触があったこと」とされている。感染経路としては，気道分泌物の飛沫感染，接触感染が最も重要と考えられている。糞口感染，空気感染の可能性は完全に否定することはできないが，その頻度は少ないとされる。

4. 潜伏期　多くは2～7日，最大10日間（例外的に14日間などの報告がある）

5. 感染期間　潜伏期間中の感染力はほとんどないが，発熱を契機に感染力が低いながらも現れる。肺炎の極期，そして重症者ほど，感染力は強い。感染効率は発症2週目に入った重症患者ないし急速に症状が悪化した患者に曝露された場合に高い。SARS患者1人は，防御をしなかった者2～3人への感染力があるとされている。シンガポールの発表では，SARS患者の約80%は他への感染はなかったとしている。しかし1人で10～数10人もの多数に感染させた少数例がおり，これらをSuper spreader あるいはHypertransmitter などと呼ぶことがある。そのほとんどは重症者で死亡しているが，その理由は不明である。有症状者が発症5日目以内に隔離された場合には，二次感染はほとんどない。解熱後10日以上を経た患者からの二次感染の報告はない。

6. ヒトの感受性　高い

Ⅲ　予防・発生時対策

A. 方針　流行のないときのは，原因不明肺炎の鑑別診断が重要になる。患者発生時には，疫学的リンク等より肺炎患者の診断を可及的速やかに行う。

B. 防疫　患者発生時に，感染曝露の可能性があるが症状のない患者については，感染の可能性はないか，および症状の変化に注意をする。確定患者，疑似患者は二類感染症患者としての取り扱いが必要であり，最寄りの保健所に直ちに届け出をする（当初は1類感染症であったが，現在では二類感染症）。

C. 流行時対策　現段階では不要だが，サーベイランスの継続は必要である。
http://idsc.nih.go.jp/index-j.html）:「重症急性呼吸器症候群（SARS）に関する情報」などで，各国の状況，厚生労働省の発表，管理例や消毒法，検査法（検体の搬送等も含む），WHO最新情報（翻訳）などの情報を得ていただきたい。そのほかに，厚生労働省（http://www.mhlw.go.jp/index.html），検疫所（http://www.forth.go.jp/），WHO（http://www.WHO.int/en/），米国CDC（http://www.cdc.gov/default.htm）などのホームページも参考となる。

D. 国際対策　患者が確認された場合には，当該国は国際保健規則（IHR）に基づきWHOに届ける。

E. 治療方針　現在確定された治療方針はなく，対症療法が中心である。ワクチンは実用化されたものはない。

E　中東呼吸器症候群（MERS）　Middle East Respiratory Syndrome
（二類-全数）

2012年9月英国よりWHOに対し，中東へ渡航歴のある重症肺炎患者からSARSとは異なる新たなコロナウイルスが見いだされたとの報告があり，その後中東を中心にした症例の集積が明らかとなり，本症は中東呼吸器症候群　MERS: Middle East Respiratory Syndrome，原因ウイルスはMERSコロナウイルス（MERS CoV）と命名された。

I　臨床的特徴

1. 症状　2013年12月22日までに166例（うち 死亡71例，致命率　42.8%）の報告があり，2013年11月4日までの報告によれば，年齢は2歳から94歳（中央値54歳），症例の54%が糖尿病，がん，慢性心肺疾患・腎疾患などの基礎疾患を有している。臨床症状に関して，発熱，咳嗽，呼吸困難などの呼吸器症状が中心であり，重症例は急性呼吸促迫症候群（ARDS）を来たすが，軽症から重症なものまで多様である。下痢を伴うことが多く，腎不全や播種性血管内凝固症候群（DIC）などの合併例も報告されている。

2. 病原体　MERS CoV はOC43, HKU1およびSARS CoVと同じβコロナウイルスに属するものであるが，系統樹解析ではBat CoV-HKU4や，Bat CoV-HKU5などコウモリのウイルスに近く，野生のコウモリからヒトに侵入したのではないかと推察されている。ヒト培養細胞に対する臓器指向性では，下気道（肺），肝，腎，回腸，線維芽細胞，組織球由来細胞に感受性があり，これまで知られているコロナウイルスより広い臓器指向性がある一方，上気道（喉頭）由来培養系細胞での増殖は見られなかったとする報告がある。

3. 検査　咽頭スワブ・鼻腔スワブ・できれば気管支肺胞洗浄液などの下気道由来分泌物・血液・便などのほか，標的となった臓器片などを検体として，ウイルス分離，RT-PCRによるウイルス遺伝子検出を行う。国内では，各地の衛生研究所及び国立感染症研究所で検査が行われる。血清抗体測定はまだ方法として確立されていない。

II　疫学的特徴

1. 発生状況　2013年11月4日までにWHOに報告された150名のうち，中東地域からの報告症例数は139名であり，サウジアラビアの125名が大多数を占めている。他にヨルダン，カタール，アラブ首長国連邦，オマーンにて症例が認められた。中東地域以外では欧州（英国，フランス，ドイツ，イタリア）および地中海沿岸部（チュニジア）にて症例が認められたが，すべて中東地域への渡航歴のあるもの，もしくはその接触者であった。

2. 感染源　コウモリが感染源と推定されているが，中間宿主としてラクダが推定されている

3. 伝播様式　不明。サウジアラビアにおいて透析室，集中治療室，入院病棟における院内感染例があり，その中にはヒト—ヒト感染が確認された例もあったが，その感染様式は特定することができなかった。フランスではドバイから帰国して発症した1例とこの患者から院内感染した1例の計2例が報告された。サウジアラビアで発生した家族内集積事例の報告では，同居家族のうち男性のみに感染伝播が起こり，入院前のみに濃厚接触があったこれらの症例の配偶者は感染していないことから，病初期においては感染性が低い可能性が推察されている

4. 潜伏期　1～12日程度と推定されている。

5. 感染期間　不明。

6. ヒトの感受性　飛沫感染，接触感染が考えられているが，広汎なヒト・ヒト感染は確認されてない。2013年6月21日までの64症例から計算された基本再生産数（R0）は，低めの推計値（集団発生内に複数の初感染例を仮定）で0.60（95% CI 0.42–0.80），高めの推計値（集団発生ごとに一つの初感染例を仮定）で0.69（0.50–0.92）といずれも1.00を下回った。2003年のSARSのR0が0.80（0.54–1.13）であり，MERSのR0はこれより低く，パンデミックは起こしがたいと推察されている。ただし検知されていない不顕性感染例，軽症例が多くなれば，上方修正される可能性がある。また，SARSにみられたような，感染力が強かったとみられる個人（Super spreader）の報告もある。

Ⅲ　予防・発生時対策

A. 方針

現時点では流行地域は限定的であり，流行地からの来日者・帰国者における不明肺炎の鑑別診断が求められるが，現時点での過剰な警戒は必要ではない。

B. 防疫

現時点では特別なものはないが，流行地からの来日者・帰国者における重症呼吸器感染に対しては警戒が必要である。WHOは医療現場においては標準予防策および飛沫感染予防策を勧めており，米国CDCはエアロゾルが発生するような医療行為時には空気感染予防策を勧めている。ワクチンはない。

C. 流行時対策

現時点では特になし。

D. 国際的対策

ヒトでの感染例は，国際保健規則（IHR）に基づいてWHOに届けられる。

E. 治療方針

特異的な治療法はなく，対症療法が中心となる。高容量コルチコイドステロイド剤は，日和見感染やウイルス増殖の遷延の可能性などからWHOは推奨していない。

急性脳炎　Acute encephalitis（四類-全数）
日本脳炎　Japanese encephalitis（四類-全数）
その他の急性脳炎（五類-全数）

脳炎の多くはウイルスによるものであり，臨床的には髄膜脳炎の病像をとるのが普通である。ウイルス性脳炎の経過は急性であるが，一部に亜急性のものもある。

アルボウイルスは，流行的に発生し，世界的に広く見られる急性ウイルス脳炎の主要な病原ウイルスである。節足動物媒介ウイルス性脳炎Arthropod-borne viral encephalitis（アルボウイルス性脳炎Arboviral encephalitis）と呼ばれ，疫学，予防等の面から共通する点が多い。病原ウイルスはいくつかのウイルス科に分かれるが一括して取り扱われる。アルボウイルスは世界で現在500種以上が知られ，そのうち約100種がヒトに感染する。媒介動物としては蚊，ダニ，サシチョウバエ，サシバエが知られている。ほとんどのウイルスはヒト以外の脊椎動物と節足動物との間で感染環を形成し，時にヒトにも感染する。例外的に，黄熱ウイルス，デングウイルス，チクングニアウイルスはヒトと蚊の間でウイルスが維持される。

ヒトのアルボウイルス感染は典型的な病態として3つに大別される。日本脳炎ウイルスのように脳炎を主とするもの，デングウイルス，黄熱ウイルスなどの出血熱を主症状とするものと，チクングニアウイルス等関節症状を主として時に発疹をともなうものである。しかし感染し症状を示す場合多くは急性熱性疾患としての症状を示す。

急性脳炎を起こすアルボウイルスは多種で，しかもそれらのウイルスは地理的に局在する特徴を持つ。わが国においても40年前まではかなりの規模で流行し，急性脳炎の30～80%がアルボウイルス脳炎（日本脳炎）であった。現在でもアルボウイルスが多発する地域では，アルボウイルス脳炎が流行した年には急性脳炎のかなりの割合を占めると思われる。急性脳炎を起こす主なアルボウイルスの種類，媒介動物とその存在地域を表に示す。

わが国においても数種のアルボウイルスが分離されているが，ヒトの脳炎を起こすものとしては日本脳炎ウイルスとダニ媒介性脳炎ウイルスの2種のみである。しかし東南アジアを初め世界の多くの地域では，複数のアルボウイルスが常在する。確定診断には病原体検査や血清学的検査が必須であるが，同じ属のウイルスはしばしば血清学的に交差反応も見られることに注意しておくべきである。

アルボウイルス以外の急性脳炎としては，単純ヘルペスウイルスによる脳炎が最も重要である。この脳炎は広い年齢層に散発的に起こり，世界各地で見られる。特定病原体による流行のない年の脳炎の20〜30%が単純ヘルペスウイルスによると考えられる。単純ヘルペス脳炎は通常重篤で予後も悪い。有効な抗ウイルス剤もあるので，特に早期診断が望まれる。

次いで麻疹ウイルス，風疹ウイルス，ムンプスウイルス，エンテロウイルスによる脳炎が多い。ムンプスウイルスとエンテロウイルスによる主要な神経疾患は無菌性髄膜炎で，その一部が髄膜脳炎の臨床経過をとる。流行性耳下腺炎患者では，臨床的に神経症状のない患者の20%前後に髄液の病的所見が見られ，無菌性髄膜炎の病像は流行性耳下腺炎の5〜10%に認められるといわれる。まれには耳下腺炎をともなわない髄膜炎もある。髄膜脳炎患者は，嗜眠，譫妄，痙攣などが見られる。まれに脳水腫，難聴，脳波異常を残すことがある。エンテロウイルスによる無菌性髄膜炎はまれなものでなく流行的にも発生し，エンテロウイルスの多くの血清型によって起こる。この髄膜脳炎では意識・精神障害，痙攣，運動障害などが見られ，ウイルス型によっては心筋炎を合併することもあるが，予後は新生児を除いて一般に良好であると考えられている。しかし，近年エンテロウイルスによる重篤で致命的な脳炎の発生も世界各地で報告されている。また近年インフルエンザウイルスによる脳症も報告されている。

さらに単純ヘルペス以外のヘルペスウイルス，ロタウイルスなどによる脳炎も報告され，ライム病，オウム病，マイコプラズマ感染症による脳炎の報告などもある。以上のように急性脳炎は多種の病原体で起こり，臨床的に脳炎が疑われる症例では疫学的所見なども考慮して病原体の検査を行う必要がある。反面，臨床的にウイルス性脳炎と診断された散発例においてもかなりの率で病原体は決定されず，病原体の多様性と病原診断の難しさを示している。

予防対策はそれぞれの疾患の項を参照されたい。

ウイルス科	ウイルス名	媒介動物	存　在　地　域
トガウイルス科	東部ウマ脳炎	カ	南北アメリカ
	西部ウマ脳炎	カ	南北アメリカ
	ベネズエラウマ脳炎	カ	南北アメリカ
フラビウイルス科	日本脳炎	カ	アジア
	ウエストナイル	カ	アフリカ，アジア，ヨーロッパ，南北アメリカ
	セントルイス脳炎	カ	南北アメリカ
	マレーバレー脳炎	カ	オーストラリア，ニューギニア
	キヤサヌル森林熱	ダニ	インド
	ダニ媒介性脳炎		
	ロシア春夏脳炎	ダニ	ロシア，東アジア
	中央ヨーロッパ脳炎	ダニ	ヨーロッパ
ブニヤウイルス科	カリフォルニア脳炎	カ	アメリカ

A　日本脳炎　Japanese encephalitis（四類-全数）　ICD-10 A83.0

Ⅰ　臨床的特徴

1. 症状　突然の発熱で始まる。熱は上昇し2～3日でしばしば40℃以上に達する。初期の症状として頭痛，嘔気・嘔吐・項部硬直などの髄膜刺激症状が現れ，次いで脳の病巣症状が出現する。意識は混濁，昏迷し，痙攣，異常運動がしばしば見られる。筋肉は緊張性抵抗を示すことが多い。定型例では高熱，髄膜刺激症状，意識障害・精神症状と脳の病巣症状が見られる。有熱期間は7～10日くらいであるが，極期と下熱期に死亡するものが多い。一般に高熱の患者ほど予後が悪い。また，60歳以上の高齢者の致死率は高い。わが国では致死率約20%であるが，回復後も後遺症を残すものが多く，完全治癒は全患者の1/3といわれる。一般に幼小児では後遺症が多く，高齢者では致死率が高い。

髄液の検査所見としては，通常水様透明，日光微塵が見られ，細胞数は軽～中等度増加，蛋白も増加，糖量は正常である。しかし，臨床症状，検査から他の類似疾患との鑑別は困難で，病原体診断が不可欠である。ウイルス（またはウイルス抗原）の検出は，病早期の死亡例の脳組織からはかなりの率で可能であるが，血液，髄液からは困難である。

2. 病原体　フラビウイルス科フラビウイルス属に属する日本脳炎ウイルス。

3. 検査　確定診断には実験室診断が必須である。実験室診断としては，以下の検査が行われる。①病原体診断としては血液や脳脊髄液からのウイルス分離同定，PCR法などによる遺伝子検出が行われるが，ヒトは血中ウイルス値が低く，ウイルス血症の時期も短期であるため，血清からのウイルス分離や遺伝子検出は陰性となることが多い。②血清診断としてIgM-ELISA法による血中および脳脊髄液中の特異的IgMの検出がなされる。特に脳脊髄液中における特異的IgM検出の診断的価値が最も高い。③IgG-ELISA，赤血球凝集阻止反応（HI法），や中和法による特異的IgG抗体の検出も通常行われる。IgG抗体検出の場合，急性期と回復期において抗体価の有意な上昇（通常4倍以上）を確認する必要がある。中和法はウイルス特異性が高いが時間がかかるという欠点がある。IgG-ELISA法や赤血球凝集阻止反応（HI法）は，フラビウイルス科フラビウイルス属のウイルス（アジアにおいては特にデングウイルス）との交叉反応に注意する必要がある。

死亡例については，脳組織からのウイルス分離または螢光抗体法による抗原検出によって診断が確定する。ウイルス分離には蚊由来の株化細胞（C6/36）または乳のみマウスが用いられる。

Ⅱ　疫学的特徴

1. 発生状況　日本脳炎は東および東南アジア，南アジアに広く存在する疾病で，ウイルスは東は日本，ロシア東部海岸，西は中国，インド，南はシンガポール，インドネシア，パプアニューギニア，さらにオーストラリア北部に侵淫している。

わが国では1967年（昭和42年）までは年に1,000人以上の患者発生が報告され，韓国，台湾とともに激しい流行地とされていた。1970年以降患者数は減少し，近年は10人未満の発生にとどまっている。

中国では1万を超える発生があったがワクチン接種により患者数の著しい減少がみられる。またタイ，ベトナム，インド，スリランカなど東南アジア諸国では，年によってかなりの流行が起こる。全世界で年5万人程度の患者数と推察されている。

2. 感染源　ヒト，動物は感染蚊の刺咬によって感染する。この感染蚊の感染源は，生後4～6か月の肥育豚が主と考えられている。ウイルスの越冬として鳥類，あるいは豚体内などが考えられているが，いまだ明らかではない。

3. 伝播様式　日本脳炎汚染地における主要な媒介蚊はコガタアカイエカ*Culex tritaeniorhynchus*であるが，ほかに東南アジアでは*C. vishnui*，*C. gelidus*，どの近縁蚊もウイルスを媒介する。自然界に発生したウイルス保有蚊が免疫のないブタを吸血するとブタは感染し，感染2～3日（潜伏期）後から約3日間持続するウイルス血症を起こす（増幅動物）。このウイルス血症時に吸血した蚊がウイルスに感染し，10～13日の潜伏期の後にウイルスを媒介するようになる。このように日本脳炎ウイルスの感染環は蚊とブタ（またはトリ）によって形成され，ヒトは感染するが，感染環には関与しない（終末宿主）。

日本脳炎の流行は媒介蚊の発生季節に密接な関係がある。日本，韓国，中国のような温帯地域では，流行期が夏を中心とする期間に限られる。熱帯地域では，流行は雨期に見られる。日本では，通常ウイルス感染蚊の活動は沖縄，九州で始まり，次第に北上する。この状況は各地方で屠畜場に集荷される肥育豚の抗体保有を調べることで把握できる。

4. 潜伏期　7日から15日と推定される。

5. 感染期間　ヒトにおけるウイルス血症は低く短期間であり，ヒトからヒトへの感染はない。ブタではウイルス血症の期間が伝染期間と考えられ，トリでもウイルス血症が見られる。カは感染すると一生の間（1～2か月間）ウイルスを排出する。

6. ヒトの感受性　幼小児と老年者が発症しやすい。ヒトは感染を受けても多くは不顕性感染に終わる。発症するのは300～1,000人に1人といわれる。このため汚染地の成人は大部分が免疫を持っている。主な感受性者は幼小児と高齢者である。

Ⅲ 予防・発生時対策

A. 方針

ヒトの予防対策，カの感染源となるブタの対策，媒介蚊の駆除の3方法が考えられるが，ヒトへのワクチン接種が現実的で最も有効な方策である。

1. ヒトへの予防接種 感受性者に免疫を与えて感染，発症を予防する。現実的には最も有効な方法といえる。現行ワクチンは日本脳炎ウイルス（北京株）をVero細胞に接種し，増殖したウイルスをホルマリンで不活化し精製したワクチンである。

2. ブタへの対策 豚舎をヒトの居住地域から離れた場所に移すことは有効な対策である。ブタへのワクチン接種はヒトの日本脳炎対策としては行われない。

3. コガタアカイエカの対策 成虫対策としての薬剤による駆除は，実効が認められていない。

B. 防疫

1. 患者発生の把握：「感染症の予防および感染症の患者に対する医療に関する法律」において四類感染症に指定されており，診断した医師は直ちに保健所に届け出なければならない。日本脳炎ウイルス感染には無菌性髄膜炎，単なる発熱等の軽症例もある。

2. 豚の抗体検査による日本脳炎ウイルスの活動状況の把握：日本脳炎流行予測事業として，厚生労働省健康局結核感染症課，国立感染症研究所，地方衛生研究所が実施している豚の日本脳炎抗体検査は，ウイルスの活動を迅速，確実に把握する有効な手段であり日本脳炎ウイルスの活動状況を知ることができる。

3. 媒介蚊発生状況の把握：コガタアカイエカの発生は，気候など自然環境要因によって年ごとに大きく変動する上に，水田の耕作，農薬の散布，社会構造の変革などによって大きな影響を受ける。定点地域に設置したライトトラップによる蚊の継続捕獲などによって，コガタアカイエカの動態を知ることができる。また捕獲蚊のプールについて経時的にウイルス分離を試みれば，一層確実なウイルス情報が得られる。

4. ヒトへの予防接種：予防接種法による定期接種として生後6～90か月未満（標準年齢3～4歳）を対象として第1期接種を行う。2回の皮下注射による初回免疫と，およそ1年後の1回の皮下注射による追加免疫で高い中和抗体の産生が期待できる。その後，第2期（9～13歳未満）の追加接種を行う。

C. 流行時対策

近年は日本脳炎の流行はみられていないが，ワクチン接種が最も有効な対策となる。

B 日本脳炎以外の脳炎

Encephalitis caused by other agents than Japanese encephalitis virus

（Non-JEV encephalitis） （五類-全数） ICD-10 A85

（日本脳炎，ウエストナイル脳炎は4類）

I 臨床的特徴

1. 症状 日本脳炎と臨床的に鑑別困難な急性脳炎が，日本脳炎ウイルス以外の多くの病原体によって起こる。急性脳炎においては基本的には日本脳炎と同様の臨床症状がみられる。すなわち，急性の発熱，髄膜刺激症状，精神症状，脳の病巣症状および髄液の病的所見である。頭痛，嘔気，嘔吐，髄膜刺激症状として項部硬直，ケルニッヒ徴候がよく見られる。意識障害は昏迷以上の中，高度のことが多く，発揚，譫妄などの精神症状も見られる。脳の病巣症状としては，病変部位に応じて錐体路症状（強直性麻痺，バビンスキー反射），錐体外路症状（筋強剛，不随意運動，表情硬化など），眼症状（眼振，共同偏視，胆視）などのいくつかが認められる。髄液では細胞数増加と蛋白増量が主な所見である。以上が急性期の基本的な所見で，臨床的には髄膜脳炎であることが多い。

この基本型に対し，臨床症状には種々の差が見られ，そのあるものは病原とも関係する。上述の5つの所見のうち，髄膜刺激症状と髄液所見を欠く純粋な脳炎像のものも時にあり，まれには脊髄炎症状が表面に出るものもある。病原との関係では病巣症状として，ポリオ脳炎では運動障害，ヘルペス脳炎では側頭葉の障害が目立つ。またヘルペス脳炎では病初に脳炎症状が明瞭でなく，亜急性の経過をとる場合もある。

症状の程度も無菌性髄膜炎に軽い意識障害をともなう程度の軽症で2～3週以内に全治するものから，激しい多種の症状を現し数日で死亡する重症までみられ，また，1か月以上の経過の後に後遺症を残す例もある。後遺症としては運動障害，知能低下，言語障害，性格変化などが多い。

予後は臨床経過によるが，患者の年齢，病原とも関係する。年齢的には幼児，老年者で予後が悪い。免疫不全児の感染では経過が遷延し予後も悪い。

2. 病原体 脳炎は種々の病原体によって起こる。発病機序から原発性（一次性）と続発性（二次性）に分けることができる。原発性とは日本脳炎のように病原体が直接中枢袖経を侵すもので，続発性とは麻疹脳炎のように本来の疾患がありそれに付随して中枢神経に病変を起こすもので，いわゆる感染後脳炎といわれる。

原発性のものとしては日本脳炎ウイルスのほかに，単純ヘルペス，ムンプス，エンテロの各ウイルスが主なものである。近年インフルエンザウイルスによる脳症の報告もある。日本脳炎等のアルボウイルス脳炎は，媒介ベクター，病原ウイルスが地域により異なることが特徴的である。特にフラビウイルスは日本脳炎ウイルスと抗原的に交差反応するものが多いので血清診断に当たっては注意を要する。わが国には現在ないが狂犬病ウイルス，リンパ球性脈絡髄膜炎（LCM）ウイルスも原因となり，まれではあるがサイトメガロウイルスの胎内感染で脳炎も見られる。続発性のものには麻疹，風疹，水痘のいわゆる発疹後脳炎があり，伝染性単核症や，ヒト免疫不全ウイルスによっても起こる。細菌性（結核性および化膿性）脳髄膜炎，ライ症候群（Rey's syndrome），脳膿瘍および脳腫瘍が鑑別を要する疾患となる。

3. 検査 髄液にはしばしば病的所見が見られる。主な所見は細胞数の増加と蛋白の増量である。前者は軽〜中等度増加が普通で一般には単核球であるが，重症例で病初期には一時多形核球が優位に混ずることがある。細胞数が中等度以上でしかも多核白血球が多い時には，抗菌薬療法が始められた細菌性（化膿性）髄膜炎の可能性もある。蛋白の増量は極期以降に高度となる傾向があるが，病初期の蛋白量は症例によって広い幅がある。

脳炎の病原体の決定には病原体・血清学的検査が必須である。原発性脳炎ではウイルスの分離には発病1週間以内であれば脳材料が最も適する。髄液からのウイルス検出は単純ヘルペス，ムンプス，非ポリオエンテロウイルス以外では病早期の材料でもあまり期待できない。また咽頭ぬぐい液，便，尿もウイルスによっては分離材料として適する。単純ヘルペス脳炎では早期からの抗菌薬療法の必要性もあって，特に髄液または血清によるウイルス抗原の検出，IgM抗体の検出などの迅速診断の実施が望まれる。また，PCR法による遺伝子の検出も多くのウイルスに対して実用化されている。血清診断は急性期と回復期ペア血清が必要である。特に，特異的IgM抗体の検出は診断的意義が高い。これらウイルス血清学的検査の詳細はそれぞれの病原ウイルスの項を参照されたい。

Ⅱ　疫学的特徴

それぞれの病原体によって季節や好発年齢に特徴がある。例えば日本脳炎は夏から初秋に発生し，エンテロウイルス脳炎もこの季節に好発する。ムンプスおよび発疹性の脳炎は，本来の疾患に一致して春に発生が多い。単純ヘルペス脳炎では特に好発季節がなく，散発的に発生する。年齢的には1〜2の例外を除いて幼，小児に好発するものが多い。単純ヘルペス脳炎は幼児から老年者まで広い年齢層で起こり一般に性比に差はない。

感染源，伝播様式，潜伏期，感染期間，ヒトの感受性　それぞれの病原体による疾患の項を参照されたい。

Ⅲ　予防・発生時対策

予防対策もそれぞれの疾患の項を参照されたい。

C　ダニ媒介脳炎　Tick-borne encephalitis（四類-全数）　ICD 10-A84

Ⅰ　臨床的特徴

1. 症状　ダニ媒介脳炎は中央ヨーロッパダニ媒介脳炎とロシア春夏脳炎の2型に分けられる。中央ヨーロッパダニ媒介脳炎では，発熱，頭痛，眼窩痛，全身の関節痛や筋肉痛などを呈し，髄膜脳炎を生じた場合，痙攣，眩暈，知覚異常などが出現することもある。致死率は1～2%であり，回復しても神経学的後遺症が10～20%にみられる。発熱はときに二峰性を示す。ロシア春夏脳炎は突然の発熱，高度の頭痛，悪心，羞明などを呈する。髄膜脳炎に進展した場合，項部硬直，痙攣，精神症状，頚部や上肢の弛緩性麻痺などが認められる。致死率は30%に上り，生残者の30～40%に神経学的後遺症がみられる。

2. 病原体　フラビウイルス科フラビウイルス属に分類される一本鎖の(+) RNAウイルスであり，エンベロープを有する。ダニ媒介脳炎ウイルスの扱いはBSL-3である。

3. 検査・診断　ダニ媒介脳炎の臨床学的特徴が認められ，実験室診断による陽性所見により確定される。実験室診断ではRT-PCR法によるウイルス遺伝子の検出，培養細胞を用いたウイルス分離を行う。一方血清診断としてIgMの検出，急性期と回復期のペア血清を用いた特異的中和抗体価の上昇によって診断が可能である。

Ⅱ　疫学的特徴

1. 発生状況　ダニ媒介脳炎ウイルスはマダニによって媒介されるアルボウイルスであり，その分布域はヨーロッパ，ロシア，モンゴル，中国である．世界では毎年約6,000～10,000人の患者が発生していると推計されている。日本では平成5年（1993年）に北海道で1名の患者発生の報告がある。

2. 感染源　マダニはげっ歯類や鳥類を吸血することによりウイルスを獲得する。ウイルスは経齢間伝達と経卵巣伝達によりマダニの間で維持されている。

3. 伝播様式　感染したマダニの刺咬による。中央ヨーロッパダニ媒介性脳炎ではヤギ乳の飲用による腸管感染も報告されており，ヤギ乳を十分に加熱殺菌してから飲むことも重要である。

4. 潜伏期　通常7～14日。

5. 感染期間　ヒトからヒトへ直接の感染はない。

6. ヒトの感受性　ヒトは成ダニ・若ダニの吸血を受けウイルスに感染する。

Ⅲ　予防・発生時対策

A. 方針　予防法としてダニ媒介脳炎ウイルスに対する不活化ワクチンの接種がある。ヨーロッパでは感染リスクの高い者への接種が行われているが我が国では市販されていない。ワクチンは中部ヨーロッパダニ媒介脳炎およびロシア春夏脳炎双方に有効である。ダニの吸血を避けることが重要な予防法である。

B. 防疫　感染マダニやウイルス保有動物との接触をさけることが重要である。一般的にマダニは野外に生息し，家の中にはほとんど生息していない。野外で活動する際には長袖・長ズボンを着用し，肌の露出を避けることが重要である。

C. 流行時対策　発生源の調査とダニに刺されないための方策を実施する。

D. 国際的対策　輸入症例の早期診断，各国の流行状況の把握が重要である。

E. 治療方針　ダニ媒介脳炎に対する特異的治療法は確立されていないため，対症療法が中心である。

D　東部ウマ脳炎　Eastern Equine Encephalitis（四類-全数）　ICD 10-A83.2

I　臨床的特徴

1. 症状（含鑑別診断）　東部ウマ脳炎は前駆症状として突然の発熱，悪寒，筋肉痛，関節痛などを伴い発症する。脳炎に進展した場合，頭痛，易興奮性，局所神経障害，頸部硬直，混乱，嗜眠，昏迷，失見当識，震顫，発作，麻痺などを呈し，昏睡に至ることもある。腹痛，嘔吐，下痢を呈することもある。子供では麻痺と共に全身性浮腫，局所性浮腫，眼窩周囲の浮腫が認められることがある。若い患者では前駆症状からの明らかな回復後に脳炎を発症する二相性の病状を呈することがある。小児では前駆症状を伴わずに神経症状を発症することがある。予後不良で，脳炎を発症した場合，患者の約30～40%が死に至る。また，生存者の約半数に神経学的後遺症が認められる。

2. 病原体　トガウイルス科アルファウイルス属に分類されるエンベロープを有する球状一本鎖(+)RNAウイルスである。東部ウマ脳炎ウイルスの扱いはBSL-3である。

3. 検査・診断　東部ウマ脳炎の臨床学的特徴が認められ，実験室診断による陽性所見により確定される。実験室診断ではRT-PCR法によるウイルス遺伝子の検出，乳飲みマウス，培養細胞を用いたウイルス分離を行う。一方血清診断としてIgMの検出，急性期と回復期のペア血清を用いた特異的中和抗体価の上昇によって診断が可能である。

II　疫学的特徴

1. 発生状況　東部ウマ脳炎ウイルスの分布地域はカナダ東部，米国東部から中米カリブ海諸国，南米の北部から東部にかけての地域およびアマゾン川流域である。米国ではフロリダ州，ジョージア州などで平均年間6例ほどの患者の報告がある。ほとんどは55歳以上の高齢者および15歳以下の子供である。神経学的後遺症や死亡は特に子供において顕著である。

2. 感染源（病原巣を含む）　主な保有宿主はスズメ目のトリである。カはトリを吸血することによりウイルスを獲得する。

3. 伝播様式　自然界では湿地において主にトリ嗜好性のカであるハボシカ属のカ（*Culiseta melanura*）によりトリ - カ - トリの感染環が形成されている。トリ-トリ感染も報告されている。ヒトは，トリと哺乳類の両者に吸血嗜好性を示すヌマカ属のカ（*Coquillettidia perturbans*）やシマカ属のカ（*Aedes albopictus*，*A. vexans*，*A. sollicitans*）などの感染蚊の刺咬により感染する。

4. 潜伏期　通常5～14日である。

5. 感染期間　感染期間は1～2週間である。

6. ヒトの感受性 ヒトは終末宿主であり，ヒトからヒトへの直接の感染はない。感受性に性差はない。経胎盤感染する。

Ⅲ 予防・発生時対策

A. 方針 近年，米国ではウマ用ワクチンの使用により東部ウマ脳炎の大きな流行は認められなくなったが，散発的な流行が認められる。ヒト用ワクチンは市販されていない。

B. 防疫 媒介蚊による刺咬を避けるためにはカの防除・駆除および繁殖を抑制すること，カとの接触を防ぐため肌の露出をさけること，ディート（DEET）等を含む忌避剤を適切に使用すること等が重要である。

C. 流行時対策 東部ウマ脳炎ウイルスの日本への侵入は現在まで認められていない。東部ウマ脳炎ウイルス侵淫地域からの帰国者または訪問者において脳炎が認められた場合は，本疾病を考慮にいれる必要がある。

D. 国際的対策 輸入症例の早期診断，各国の流行状況の把握が重要である。

E. 治療方針 特異的治療法は確立されておらず，対症療法が中心である。

E 西部ウマ脳炎 Western Equine Encephalitis（四類-全数） ICD 10-A83.1

Ⅰ 臨床的特徴

1. 症状 西部ウマ脳炎ウイルスに感染した場合，多くは不顕性感染か，軽症例である。突然の発熱，悪寒，頭痛，悪心，嘔吐，食欲不振，倦怠感を呈する。時に呼吸器症状を伴う。脳炎に進展した場合，頭痛，易興奮性，頸部硬直，意識障害，震顫などを呈する。致死率は3～4%である。成人ではほとんど脳炎を発症しない。特に乳幼児において脳炎症状を呈する場合が多く，乳幼児の5～30%に神経学的後遺症が認められる。

2. 病原体 トガウイルス科アルファウイルス属に分類されるエンベロープを有する球状一本鎖(+)RNAウイルスである。西部ウマ脳炎ウイルスの扱いはBSL-3である。

3. 検査・診断 西部ウマ脳炎の臨床学的特徴が認められ，実験室診断による陽性所見により確定される。実験室診断ではRT-PCR法によるウイルス遺伝子の検出，乳飲みマウス，培養細胞を用いたウイルス分離を行う。一方血清診断としてIgMの検出，急性期と回復期のペア血清を用いた特異的中和抗体価の上昇によって診断が可能である。

Ⅱ 疫学的特徴

1. 発生状況 西部ウマ脳炎ウイルスはこれまでにカナダ西部，米国西部からアルゼンチンにかけて分離されている。北米では1930年代から50年代にかけてウマおよびヒトの大流行が報告された。米国における1964〜1999年のヒトの症例数は639例である。

2. 感染源（病原巣を含む） 主な保有宿主はスズメ目のトリである。カはトリを吸血することによりウイルスを獲得する。

3. 伝播様式 自然界では主にイエカ属のカ（*Culex tarsalis*），シマカ属のカ（*Aedes melanimon*）などによりトリ-カ-トリの感染環が形成されている。ヒトは感染蚊の刺咬により感染が成立する。

4. 潜伏期 ヒトにおける潜伏期間は5〜14日である。

5. 感染期間 ヒトからヒトへ直接の感染はない。

6. ヒトの感受性 ヒトは感染蚊の刺咬により感染する。経胎盤感染も報告されている。

Ⅲ 予防・発生時対策

A. 方針 近年，米国ではウマ用ワクチンの使用により大きな流行は認められなくなった。ヒト用ワクチンは市販されていない。

B. 防疫 媒介蚊による刺咬を避けるためにはカの防除・駆除および繁殖を抑制すること，カとの接触を防ぐため肌の露出をさけること，ディート（DEET）等を含む忌避剤を適切に使用すること等が重要である。

C. 流行時対策 西部ウマ脳炎ウイルスの日本への侵入は現在まで認められていない。西部ウマ脳炎ウイルス侵淫地域からの帰国者または訪問者において脳炎が認められた場合は，本疾病を考慮にいれる必要がある。

D. 国際的対策 輸入症例の早期診断，各国の流行状況の把握が重要である。

E. 治療方針 特異的治療法は確立されておらず，対症療法が中心である。

F ベネズエラウマ脳炎 Venezuelan equine encephalitis（四類-全数）

Ⅰ 臨床的特徴

1. 症状（含鑑別診断） 感染した場合，発熱，悪寒，倦怠感，激しい頭痛，羞明，筋肉痛を呈する。咳嗽，咽頭痛，悪心，嘔吐，下痢などの症状も認められることがある。感染した成人の1%未満，小児の4%に脳炎が認められる。致死率は1%未満である。経胎盤感染が報告されており，胎児の脳炎，胎盤損傷，死流産，重篤な先天性神経系奇形が認められることがある。

2. 病原体 トガウイルス科アルファウイルス属に分類されるエンベロープを有する球状一本鎖(+)RNAウイルスである。ベネズエラウマ脳炎ウイルスの扱いはBSL-3である。

3. 検査・診断 ベネズエラウマ脳炎の臨床学的特徴が認められ，実験室診断による陽性所見により確定される。実験室診断ではRT-PCR法によるウイルス遺伝子の検出，乳飲みマウス，培養細胞を用いたウイルス分離を行う。ウイルスは血液，脳脊髄液，咽頭スワブから分離される。一方血清診断としてIgMの検出，急性期と回復期のペア血清を用いた特異的中和抗体価の上昇によって診断が可能である。実験室診断としては，血液，髄液中のIgM およびウイルス遺伝子の検出，ペア血清における中和抗体価の有意な上昇のいずれかにより行われる。

Ⅱ　疫学的特徴

1. 発生状況　ベネズエラウマ脳炎ウイルスの分布地域は中南米の熱帯・亜熱帯地域，米国の一部地域である。

2. 感染源（病原巣を含む）　ヒトへの感染は感染蚊の刺咬により成立する。

3. 伝播様式　森林部ではイエカ属のカとげっ歯類の間で感染環が維持されている。流行時の保有動物は明らかとなっていない。流行時には主にウマが増幅動物となり，シマカ属，ハマダラカ属，イエカ属などの多くの種類のカにより媒介される。ウイルスはウマの体液中にも存在するが，これまでにウマ-ヒト間の接触感染やエアロゾル感染の報告はない。実験室内においてはげっ歯類からヒトへのエアロゾルによる感染が報告されている。

4. 潜伏期　ヒトにおける潜伏期間は1～6日である。

5. 感染期間　急性症状は4～6日間持続し，感染期間は通常2週間以内である。

6. ヒトの感受性　ヒトは終末宿主である。理論的にはヒト-ヒト感染が可能であるが，これまでにヒト-ヒト感染の報告はない。

Ⅲ　予防・発生時対策

A. 方針　ヒト用ワクチンは市販されていない。ウマに対してはワクチンが使用されている。流行時はウマが増幅動物となるため，ウマの移動の制限，ワクチン接種，媒介蚊の駆除などを実施する。

B. 防疫　媒介蚊による刺咬を避けるためにはカの防除・駆除および繁殖を抑制すること，カとの接触を防ぐため肌の露出をさけること，ディート（DEET）等を含む忌避剤を適切に使用すること等が重要である。

C. 流行時対策　ベネズエラウマ脳炎ウイルスの日本への侵入は現在まで認められていない。ベネズエラウマ脳炎ウイルス侵淫地域からの帰国者または訪問者において脳炎が認められた場合は，本疾病を考慮にいれる必要がある。

D. 国際的対策　輸入症例の早期診断，各国の流行状況の把握が重要である。

E. 治療方針　特異的治療法は確立されておらず，対症療法が中心である。

狂犬病 Rabies（四類-全数・狂） ICD-10 A82

I 臨床的特徴

1. 症状 臨床的には急性ウイルス性脳炎の1つであるが，潜伏期が多くの例で1～3か月と長いこと，ほぼ100%死亡する予後の悪さが特徴である。ヒト狂犬病の臨床経過は，潜伏期，前駆期，急性神経症状期，昏睡期に分けられている。咬傷部位などから侵入した狂犬病ウイルスは侵入門戸付近の筋肉細胞の中で増殖した後，神経筋接合部から神経細胞に入り，細胞質の流れに乗って求心性に進み，やがて脊髄に達する。ウイルスが脊髄に達すると前駆期となり，発熱や食欲不振など非特異的症状に加えて，すでに治癒した咬傷部位が再び痛んだり，中枢部に放散する疼痛，傷口周囲のかゆみや知覚異常が現れる。

急性神経症状期は2日～7日間続く。患者は間欠的に強い不安感に襲われ，錯乱状態になるが，それ以外の時は意識清明である。患者の約半数では咽頭喉頭の筋肉がけいれんするために水や食物摂取が不能となる。このけいれんには強い痛みをともなうため，患者は発作の原因となる飲水を避けるようになる（恐水症）。また喉頭のけいれんは顔面に冷たい風が当たっても誘発されるため，患者は風を避けるようになる（恐風症）。さらに進行すると，高熱，麻痺，運動失調，全身けいれんなどが現れ，やがて昏睡に陥る。

昏睡期に入ると，低血圧，不整脈，呼吸不全などが起こり，やがて呼吸麻痺で死亡する（狂躁型）。一方，恐水症や恐風症を示さず，麻痺が主な症状となる狂犬病（麻痺型）も20%程度ある。

診断 海外の狂犬病常在地においてイヌやネコなどの狂犬病伝播動物に咬まれた既往歴がない場合，狂犬病に典型的な恐水発作や恐風症が見られない場合には臨床的に狂犬病と診断することは困難である。狂犬病の潜伏期・前駆期には以下に述べるウイルス分離，皮膚生検標本でのウイルス抗原検索，脳脊髄液中のウイルス遺伝子の証明などの検査はすべて陰性であるため，検査による早期診断は不可能である。鑑別すべき疾患としては破傷風，日本脳炎などのウイルス性脳炎，およびアルコール中毒などの薬物中毒がある。

2. 病原体 病原体である狂犬病ウイルスは，直径75～80nm，長さ約180nmの弾丸様の形をした1本鎖RNAウイルスであり，ラブドウイルス科，リッサウイルス属に分類される。狂犬病ウイルスは比較的不安定なウイルスで，乾燥や熱で容易に不活化するが，唾液中では数時間安定である。狂犬病ウイルスはまた石鹸などの界面活性剤や有機溶媒によって不活化される。（p.566リッサウイルスの項参照）

3. 検査 狂犬病の生前診断は，唾液や髄液からの狂犬病ウイルス分離，皮膚生検標本，角膜擦過標本での螢光抗体法によるウイルス抗原の証明，逆転写ポリメラーゼ連鎖反応（RT-PCR）によるウイルス遺伝子の証明などに基づく。いずれの検査法も狂犬病ウイルスが脳組織で増殖し，さらに脳以外の部位に広がった後には有用であるが，病初期には狂犬病ウイルスが広がっていないので，診断には役立たない。また，病初期には抗体産生が見られないので，抗体検査も早期診断には役立たない。すなわち，狂犬病の生前早期の検査診断は現在不可能である。狂犬病流行地で動物咬傷を受けた後，狂犬病ウイルスに感染したか否かを知る手段もない。

狂犬病が疑われるイヌなどの動物は，動物を安楽死させた後に脳を取り出し，脳組織内の狂犬病ウイルス抗原を螢光抗体法によって検査する。ネグリ小体検出法は検出感度が高々70%と低いため，検査が陰性であっても狂犬病を否定できない。被験動物の脳乳剤の一部をマウスの脳内に接種して発症の有無を見る検査は感度が高いので，確認検査として実施されるが，判定までに3～4週間を要する。

II　疫学的特徴

1. 発生状況　日本では1950年に狂犬病予防法が制定され，飼いイヌの登録，イヌへの狂犬病ワクチン義務接種，野良犬の処分の実施などにより，1957年以降動物の狂犬病もヒトの狂犬病も国内発生の報告はない。世界的には，狂犬病は一部の島国，半島国を除いた多くの国々，地域で発生している。しかし，狂犬病発生状況には地域によって大差がある。ヨーロッパ諸国では狂犬病は主に森林地帯のキツネなどの野生動物に見られる。北米でも森林や草原に住むキツネ，オオカミ，スカンク，アライグマ，コウモリなどの野生動物を中心に狂犬病が発生していて（森林型流行），ヒトの狂犬病発生は少ない。一方，アジア，アフリカおよび中南米では依然として多くの人々が狂犬病のため死亡している。これらの地域では，主に都市部のイヌの間で狂犬病ウイルスが伝播されていて，ヒトやネコは狂犬病のイヌに咬まれて狂犬病を発病する（都市型流行）。アフリカではイヌのほかにジャッカルやマングースが狂犬病伝播動物として重要視されている。南米では食果コウモリや食虫コウモリのほかに吸血コウモリが狂犬病を伝播している。現在狂犬病発生がない国は，日本，オーストラリア，ニュージーランド，ハワイ，太平洋諸島および西インド諸島の一部，英国，アイルランド，スウェーデン，ノルウェーである。

日本国内で狂犬病発生がなくとも，海外の狂犬病常在地で狂犬病感染動物に咬まれ，帰国後に狂犬病を発症する輸入狂犬病は今後も発生する可能性があるので，注意が必要である。

2. 感染源　狂犬病の感染源となる動物種は地域によって異なる。アジア地域ではイヌ，アフリカではイヌのほかにジャッカルやマングース，中南米ではイヌ以外にコウモリ，特に吸血コウモリが感染源となっている。北米ではキツネ，アライグマ，スカンク，コウモリが，また欧州ではキツネが主な感染源である。

3. 伝播様式　狂犬病ウイルスは狂犬病動物の唾液中に高濃度で含まれるため，通常ヒトは狂犬病のイヌやネコ，キツネ，コウモリなどに咬まれたり，なめられて狂犬病ウイルスの感染を受ける。アジア地域では狂犬病患者の95%はイヌから，3%はネコから感染を受けたものと推察されている。特殊な感染経路として，コウモリの集団が棲息する洞窟に入り，エアロゾルを介して経気道感染した例や狂犬病ウイルス感染動物の脳乳剤を吸い込んで実験室内感染した例が報告されている。さらに角膜移植によるヒト-ヒト感染が8例，肝臓，腎臓，血管片の移植を介した感染が4例報告されている。狂犬病患者に咬まれたり，患者の唾液で粘膜が汚染されれば，ヒト-ヒト感染が起こりうるが，これまで医師や看護婦が狂犬病患者に咬まれて狂犬病を発病した例は報告されていない。

4. 潜伏期 狂犬病患者の60%で潜伏期は1〜3か月である。短い例では10日，長い例では1年以上となる。受傷後7年で発症した例も報告されている。一般に顔面・頸部などを咬まれた被害者では，下肢を咬まれた被害者よりも潜伏期が短く，発病率も高い。

5. 感染期間 イヌでは発病の3日前から唾液中に狂犬病ウイルスが検出される。イヌの発病3日前から死亡するまでの間に咬まれれば，狂犬病ウイルス感染を受ける可能性がある。

6. ヒトの感受性 すべての哺乳類が狂犬病ウイルスに感染するが，感受性には差があり，最も感受性が高い動物はオオカミ，キツネなどである。イヌ，ネコ，サルは中等度感受性とされており，ヒトも中等度感受性群に入ると推定されている。同一種の動物では若い個体の方が感受性が高い。組織培養不活化狂犬病ワクチン接種によってヒトやイヌに免疫を付与することができる。あらかじめ狂犬病ワクチン接種を受けていても，狂犬病動物に咬まれた場合には，追加接種を受ける必要がある。

Ⅲ 予防・発生時対策

A. 方針

狂犬病は元来動物の疾病で，ヒトの狂犬病は病獣からの感染によるもので，終末感染である。ヒトが発症した時はほぼ100%死亡するので，感染防止に努めなければならないが，まず動物における狂犬病の発生を予防することを第一とする。狂犬病予防法はこの主旨から人間と最も身近かに生活するイヌの管理を厳重に行い，イヌの狂犬病の発生や広がりを防止することを目的として，1950年8月公布施行されたもので，イヌの管理および狂犬病に罹患したイヌの取り扱い，狂犬病発生時の措置などを規定している。イヌの所有者には法を解説し，正しくイヌを飼うように指導することが重要である。欧米には，ネコも管理の対象となっている国もある。

B. 防疫

狂犬病は2003年11月に施行された改正「感染症法」において，四類感染症に位置づけられ，国内においてヒトの狂犬病を診断した医師は，7日以内に保健所長に届け出なければならない。これに対して，イヌの狂犬病，疑いのあるイヌ，ヒトを咬んだイヌ，それらの死体を検案した獣医師は，直ちに保健所長に届け出ることが義務づけられている（狂犬病予防法第8条）。

イヌの管理に関する重要な事項は次のとおりである。

1. 常時イヌの厳重な管理を怠らないこと（野良イヌの捕獲，無登録，無注射のイヌを一掃すること）。

2. イヌの予防注射を徹底すること（現在狂犬病ワクチン接種は1年に1回受けることになっている）。

3. 海外からのイヌの輸出入に関しては，常に厳重な検疫を怠らないこと。

4. 咬傷犬の検診は，登録，予防注射の有無そのほかの状況を判断し，疑わしい時は所有者宅にけい留して観察する。その期間は2週間以上とし，その間に最低3回，開業獣医師または狂犬病予防員が検診する。この間，発病または狂犬病を疑わせる症状がある時は，狂犬病予防員立会いの下に解剖し，その頭部を取り消毒の上冷却して（凍結は不可），検査機関に送付すること（狂犬病予防員：狂犬病予防法第3条の定めにより，各都道府県知事が任命する獣医師）。

ヒトの予防接種およびイヌに咬まれたときの対応策は次のとおりである。

1. 狂犬病に罹患した動物または狂犬病を疑われる動物に咬まれたり，引っかかれた場合は，下記のような処置がWHOから勧告されている（エッセン方式）。

①咬傷局所を石鹸と流水で十分に洗浄する。

②ヒト抗狂犬病免疫グロブリンを20IU/kg（またはウマ抗狂犬病免疫グロブリンを40IU/kg）の割合で，局所に可能な限り多量を，残量を肩に筋肉注射する。

③組織培養不活化狂犬病ワクチンを，開始日を0日として，0，3，7，14，30日に接種する。ただし，国産ワクチンを用いる場合は，90日にも接種する。

④ワクチン接種の開始が遅れても，遅れを理由にして接種を拒否してはならない。

ただし，日本では抗狂犬病免疫グロブリンを製造も輸入もしていないので，入手は困難であり，勧告どおりの処置をすることは実際上不可能である。動物由来の抗血清を用いる場合には，血清病に十分注意する必要がある。咬傷部は特別の理由がなければ，少なくとも数日間は縫合してはいけない。加害動物のイヌまたはネコが観察可能である場合は，10日間観察してこの期間イヌまたはネコが健康であれば，また加害動物がイヌ，ネコ以外の場合は適切な方法で検査を行い，狂犬病ウイルス陰性と判断されれば，狂犬病暴露後発病予防のためのワクチン接種を中断して良い。

2. 予防接種　現在日本には狂犬病の発生がないので一般人の予防接種は必要ないが，職業上狂犬病の感染のおそれのある人は予防接種を受けておくことが望ましい。

現在使用されている乾燥組織培養不活化狂犬病ワクチンは，従来の感染動物の脳を材料としたワクチンとは異なり，接種後脳炎の危険性はない。基礎免疫は1mlずつ4週間隔で2回皮下接種し，6～12か月後に1回接種する。狂犬病ウイルスを扱う研究者や技術者は1～2年に1回，一般の海外渡航者では5年に1回程度の組織培養不活化狂犬病ワクチンを追加接種することが望ましい。

海外の狂犬病の汚染地域に渡航したり，長期滞在する場合はワクチンを接種した方が安全である（D項補注参照）。

3. 基礎免疫終了後あるいは追加接種6か月以上経過している者（場合によっては6か月以内でも）が狂犬病罹患のおそれのあるイヌに咬まれた時は，受傷後できるだけ早く前記ワクチン1m*l*を少なくとも0日，3日の2回皮下接種する，前回接種日から長期間経過している時はさらに7日，14日，30日と接種回数を増す。子供の場合も大人と同量を接種する（海外で乾燥組織培養不活化狂犬病ワクチンの入手不能の場合は，それぞれの国の病院で指示を受ける）。

C. 流行時対策

国内ではイヌの狂犬病は1957年以来発生がないが，万一発生した時は同じく狂犬病予防法に従い行政的に措置される（都道府県知事の指示等により，狂犬病予防員などがこの任に当たる）。主な項目は次のとおりである（狂犬病予防法第3章狂犬病発生時の措置）。

1. 届出の励行，各方面への報告および情報の提供
2. 狂犬病と診断されたイヌの隔離
3. 狂犬病発生の公示および区域内のイヌのけい留命令
4. 必要があればイヌの一斉検診および臨時の予防注射
5. イヌの移動，集合の禁止
6. 必要があれば交通のしゃ断または制限
7. 必要な場合にはけい留されていないイヌの抑留，事情によっては安楽死
8. 病性鑑定のための病犬の安楽死，解剖あるいはイヌの死体の解剖

D. 国際的対策

イヌの輸出入には検疫を行い，海外の狂犬病汚染地域における流行の状況を常に把握し，外来のウイルスの侵入を防ぐことに努める。

補注（海外へ出かける人への啓発）

海外の狂犬病汚染地域への旅行あるいは赴任する人は，狂犬病の流行の状況を把握し，特に現地で感染のおそれのある人は，狂犬病の予防接種を受けておくように勧める（場所によっては，安全なワクチンを入手することが困難なことがあるので，出発前に予防接種をしておくことが望ましい）。また狂犬病汚染地域では，不用意に動物に近寄らないように指導する。

【参考】

・FORTH厚生労働省検疫所　狂犬病のリスクのある国
http://www.forth.go.jp/useful/infectious/name/name47.html

蟯虫症（ぎょうちゅう） Enterobiasis（Pinworm disease, Oxyuriasis） ICD-10 B80

I 臨床的特徴

1. 症状 蟯虫の雌成虫が肛門周囲で産卵するため肛門周囲の掻痒感が強く，そのため幼児や低学年児童では夜泣き，不眠，夜尿が見られたり，不機嫌や注意力散漫となったりする。神経症的な症状（Pinworm neurosis）を示すこともある。食欲不振，異食，腹痛が見られる例もある。蟯虫が虫垂に迷入すると虫垂炎様症状を示す。女児では，肛門から出た蟯虫が膣に侵入し膣炎を生じたり，卵管を経て腹腔内に迷入し肉芽腫を形成する例もある。

2. 病原体 蟯虫（*Enterobius vermicularis*）は盲腸に寄生する線虫で，雌成虫は体長8～13mm，体幅0.3～0.5mm，雄成虫は雌よりも小さく体長2～5mm，体幅0.1～0.2mm。雌成虫は盲腸内では産卵しない。雌成虫はその子宮内に虫卵が充満すると，夜間睡眠中に大腸を下降し，肛門を出て肛門周囲の皮膚上で一気に産卵する。産卵後雌成虫は死亡する。

3. 検査 朝起床後，排便の前に，蟯虫検査用セロハンテープを肛門周囲に貼り付けて材料をとり顕微鏡検査する。1回の検査では検出率は低く，3日間連続して検査を行う。蟯虫は盲腸内では産卵しないため，通常の検便ではほとんど検出されない。

II 疫学的特徴

1. 発生状況 世界的に分布しているが一般には温帯の人口密集地域に多い。蟯虫は4～9歳くらいをピークに低年齢層に多く見られ，日本では幼稚園・保育園児や小学校低学年児童に感染しているが，感染率は1%を切る。集団生活の場で感染が生じるため，同一の保育室や教室内での感染集積性が高い。通常中学生以上では感染率は極めて低いが，幼児や児童が感染すると家族内感染を生じ，兄弟姉妹，両親，祖父母へと感染が広がることもまれではない。蟯虫症には季節的消長はほとんど見られない。

2. 感染源・伝播様式 蟯虫卵が経口的に摂取されることにより感染が生じる。蟯虫卵は肛門周囲に付着しており，同部位を手で触れ，手指に付着した虫卵が口に入ることで感染を繰り返す。また虫卵がドアの把手や食器などに付着し，あるいは下着やシーツに付着した虫卵を他人が触れることなどで，家族内や集団生活の場での感染が拡大していく。室内の塵埃中にも蟯虫卵が見いだされ，その吸引によっても感染する。

3. 潜伏期，感染期間，ヒトの感受性 虫卵の経口摂取後2～3週間で成虫にまで発育し，7～8週間後から産卵が始まる。成虫の寿命はあまり長くないが，感染力が強く容易に再感染を繰り返すため，治療しない場合少なくとも数年間は感染を持続する。反復感染により多少の抵抗性は出現するが長期間継続はしない。

Ⅲ 予防・発生時対策

A. 方針

家族，集団などを単位として検査，駆虫を行う。

B. 防疫

手洗いを励行する。入浴し，身体を清潔に保ち，併せて下着，寝衣，寝具を頻繁に交換する。寝具の洗濯や日光消毒を規則的に行う。過密に居住することを避け，同じ寝具を共用しない。肛門部を掻いたり，手指をなめたり，爪をかむなどの習慣をやめる。感染者が見いだされたら定期的に集団検査し，必要な時は集団駆虫を行う。

C. 治療方針

パモ酸ピランテル（Pyrantel pamoate）で駆虫する。本剤は成虫にのみ有効であるので，虫卵陰転の有無にかかわらず2～3週間隔で合計3回服用する。また，同居家族の検査と治療を同時に行う。パモ酸ピランテルに抵抗する場合もまれではなく，そのときにはアルベンダゾールを用いる。

クラミジア疾患 Chlamydial infections

クラミジアは，細胞内でのみ増殖する偏性細胞内寄生微生物であり，DNAとRNAを有し2分裂で増殖する。感染性の基本小体が宿主細胞に吸着・侵入し，封入体の中で増殖形態である網様体に変化して分裂増殖した後に再び基本小体に戻り，細胞破壊と共に細胞外に放出されるという特異なライフサイクルを有する。

Chlamydia 科は，*Chlamydia*属と *Chlamydophila*属に分けられ，主にヒトに疾患を起こすものとしては，*C.trachomatis*が*Chlamydia* 属に，また*C.pneumoniae*，*C.psittaci*が*Chlamydophila*属に分類されている。クラミジア感染による疾患は，内科，小児科，産婦人科，泌尿器，眼科など各科領域での感染症として広がりと多彩な臨床像を持つ。

*C.trachomatis*は，主として粘膜上皮細胞に接触感染する。古くからトラコーマは目の疾患として知られ，今も一部の発展途上国では失明に繋がる大きな問題であるが，衛生状態の良好な先進国や我が国では現在は見られない。近年は，*C.trachomatis*の尿路性器感染症が性感染症の中で最も頻度の高い感染症として重要視されている。男性では尿道炎，精巣上体炎を起こし，女性では子宮頸管炎，卵管炎，付属器炎，肝周囲炎などのほか，卵管妊娠，不妊などの原因ともなり，流早産や異常分娩とも関係が深いとされる。また妊婦が感染していると，産道感染により新生児に感染を起こし，新生児の封入体結膜炎や新生児・乳児肺炎を引き起こす。*C.trachomatis*の血清型L型の感染によって起こるそけいリンパ肉芽腫症（LGV）は，最近は国内での感染はまれで，主に

海外の流行地で感染した帰国者にみられる。リンパ組織で増殖し，そけい部のリンパ節腫脹を来たす。

*C.psittaci*は，鳥類と哺乳動物を自然宿主とし，特にトリには広く感染が見られ，健常個体でも一定の割合で保菌している。ヒトへの感染は，主に感染性排泄物を含む塵挨を吸引することで経気道的に感染し，肺炎などの急性気道疾患を起こすオウム病として知られる。哺乳動物からの感染例もまれであるが報告されている。

*C.pneumoniae*は，ヒトを宿主とし，飛沫感染で肺炎や気管支炎などの気道疾患の原因となる。*C. pneumoniae*の抗体保有率は成人で6割と高く，市中肺炎の約1割を占める重要な起因菌とされている。また集団発生や地域流行が世界各地で報告されており，我が国でも家族や幼稚園，中学校，高齢者施設での集団発生が見られている。

A オウム病 Psittacosis（四類-全数） ICD-10 A70

I 臨床的特徴

1. 臨床症状 病原菌であるオウム病クラミジア（*Chlamydophila psittaci*）を吸入し，感染後約1～2週間の潜伏期間を経て，突然の高熱，悪寒，頭痛，全身倦怠感などのインフルエンザ様の症状で発症する。初発症状としての発熱は必発で，38℃以上の高熱であることが特徴である。また咳もほぼ必発で，当初は乾性でやがて痰を伴うという経過をとり，血痰を伴うこともある。高熱のわりに脈拍が遅い比較的徐脈も2/3の症例で認められ，ときに肝脾腫を触知する。治療が遅れた場合や，呼吸困難，意識障害の強い劇症例では，成人呼吸促迫症候群（ARDS）や髄膜炎，多臓器不全，播種性血管内凝固症候群（DIC），さらにショック症状などを呈し，致死的となる場合もある。成人に比べ小児例は症状が軽いことが多い。

2. 検査成績 赤沈亢進，CRP陽性であるが，白血球数は正常のことが多い（時に少し増加）。また，半数近くの症例で経過中に肝酵素の中等度の上昇を認める。胸部X線所見では，いわゆる非定型肺炎様で下肺野に多く，スリガラス影から濃い湿潤影が主体で，扇型あるいは限局影が多い。ときに陰影が移動したり，陰影の吸収が比較的遅いことがある。これらの所見はマイコプラズマ肺炎と類似し鑑別は困難である。

3. 診断方法 確定診断は，患者や原因鳥からのクラミジアの分離や抗原，DNAの検出か，患者の血清抗体価の測定によってなされる。しかし，本症に特異的で簡便な診断キットの開発，普及には至っていない。

1）分離培養 患者の喀痰や咽頭擦過材料，また感染源であるトリの肝，脾，肺，糞などから培養細胞を用いて分離が試みられる。ただし一般的ではなく，とくに一連の操作は安全キャビネット内で行い，実験室内感染の予防に努める必要があり，バイオハザードの観点からP2レベルの設備を持った施設で実施される。

2）抗原検出法　臨床検体からの抗原検出法として酵素抗体法，免疫クロマトグラフィーがある。酵素抗体法，免疫クロマトグラフィーでは市販キットを用いてクラミジア属の検出がある程度可能であるが，感度はあまり高くない。

3）PCR（Polymerase chain reaction）　市販キットはないが，PCRで*C.psittaci*に特異的なプライマーが報告されているので，それらを用いて検出する。

4）血清診断法　種の特定が可能な Micro-IF（Micro-immunofluorescence）法で特異抗体を測定し，IgMの有意な上昇やペア血清で抗体価の有意な上昇を認めた場合に確定診断とする。

5）診断における問診の重要性　早期診断のためには，何よりもトリとの接触歴を詳しく聞き出すことが重要である。発熱疾患では常にペット歴を聞き，飼育鳥が元気かどうか，最近死んだトリはいないか，自分が飼っていなくても近所で飼っていないか，ペットショップに立ち寄らなかったか，神社や公園でハトと接触しなかったか，などと具体的に聴くことがポイントである。またβ-ラクタム系抗菌薬が無効な肺炎例の場合にも本症を考慮し，改めてトリとの接触歴を問診することも大切である。

4. 治療方針　クラミジアは，細胞壁合成阻害剤であるペニシリン系やセフェム系等のβ-ラクラム系抗菌薬は無効である。またアミノ配糖体も効果がない。テトラサイクリン系抗菌薬のほかマクラロイド系抗菌薬，ニューキノロン系抗菌薬が主に使用される。 実際の抗菌薬の選択は，成人で重症例であればミノサイクリン 200mg分2の点滴注射を直ちに開始する。肺炎が進行する例や劇症例では全身管理，呼吸管理，ステロイド投与を必要に応じて行う。ARDS や髄膜炎，多臓器不全，DIC などを併発してからでは治療に難渋し予後不良なこともある。早期に本症に有効な薬剤を投与することが重要である。中等症でもミノサイクリンの点滴静注から開始して解熱後は，一週間程度を目安として経口薬に切り替えてもよい。経過が良好であれば経口ミノサイクリンの他，マクロライド系抗菌薬やニューキノロン系抗菌薬の内服でも十分効果が期待できる。幼児や妊婦ではテトラサイクリン系抗菌薬は成長期の骨や歯牙に影響するため原則として使用せず，マクロライド系抗菌薬が第一選択薬となる。投与期間はクラミジアの生物学的な特徴を考慮して，早期に症状がとれた場合でも，2週間程度投与することが望ましい。

5. 鑑別すべき疾患　臨床像が類似するものとしてマイコプラズマ肺炎，ウイルス，リケッチア，レジオネラ，他のクラミジア（特に*C.pneumoniae*）等による感染症などがあげられる。実際に治療開始時に確診が得られていることは稀で，臨床的にこれらを疑う所見があれば必要な検査を施行後直ちに治療を開始することとする。

6. 確診のための専門施設への依頼　*C.psittaci*の分離にはバイオハザードの観点から専門施設に依頼する。各都道府県の地方衛生研究所，あるいは国立感染症研究所で対応することになる。*C.psittaci*特異抗体測定や遺伝子検査は一部の検査会社でも取り扱っている。

Ⅱ 疫学的特徴

1. 発生状況 我が国において毎年約20万羽のトリがペットとして一般に販売され流通していると考えられる。これらのトリのうち輸入鳥は，海外での健康証明のみで国内に直接持ち込まれ，オウム病に関する検査はされていない。一方，国内生産鳥についても，販売前の検疫や健康診断等についての法的規制は特にない。販売業者，展示施設の健康なトリの*C.psittaci*検出率は数%との報告もあり，トリの販売や展示に関る業者のオウム病発生予防についての意識向上が課題である。

オウム病の疫学として古くは1870年代に報告があるが，20世紀初頭から，主にオウム・インコ類によって感染することが知られるようになり，1920年代には欧米で輸入した愛玩鳥による大きな流行が記録されている。また集団発生としては，欧米での七面鳥や鵞鳥の食肉加工場での報告が見られている。本邦では，1930年に船員がキューバからオウムを持ち帰る際，船中で感染し発症後死亡した例が報告されている。国内発症例では，1957年の初発例に始まり，以後散発的に報告されていたが，1999年4月の感染症法施行までは定点報告疾患の「異型肺炎」の中に一括されていたため，実態は不明であった。オウム病の発生が全国レベルで明らかになったのは，感染症法で，全数届け出の四類疾患として届け出が始まった1999年4月以降であるが，これまでに年間多い年で50件程度の届け出があったが，最近は少数にとどまっている。発症日を月別にみると，夏までが多く，特に鳥類の繁殖期である 5～6月にやや多い傾向がみられている。オウム病患者の年齢と性別は，小児よりは中高年齢層に多い傾向があり，女性にやや多くみられている。感染源となる鳥類はインコ類が多く，鳥種の推定がなされた事例の約6割を占めている。感染例のほとんどは弧発例であるが，まれに動物・鳥展示施設での集団発生もみられている。

2. 病原体 クラミジアはDNAとRNAを有し細菌に属するが，一般細菌と異なり通常の培地では増殖できず，宿主細胞内に進入して初めて増殖できる偏性細胞寄生菌である。細胞内に貧食されたクラミジア基本小体は封入体を形成し，増殖形態である網様体となり2分裂をしながら増殖を繰り返し，再び基本小体に成熟した後，宿主細胞の崩壊によって放出され新たな細胞へ感染をするという特異な増殖環を有する。*C.psittaci*はクラミジア種のうちで最も増殖が早く，培養細胞中では約48時間で封入体の崩壊が観察される。

3. 感染様式 国内でのオウム病は主としてペット鳥からの経気道感染である。一見健常なトリでも約数%に潜伏感染が存在し，ストレスや繁殖期に糞便や唾液中に菌体が排出されやすくなり，これらの乾燥塵埃を吸引して感染する。鳥篭内の糞便の後始末は風通しの良い場所で行いマスクをするなどの注意を要する。また，口移しで餌を与えたりしないようにする。同一家族内での発症がしばしば見られるが，部屋の中で飼育している場合，同時に複数の患者が発生することが有り得る。ヒト-ヒト感染は通常はないが，急性期の未治療の患者の咳や喀痰中にはクラミジアが排出されることがあるため，付添者や医療従事者はマスクをし，喀痰の処理時などに注意して感染予防に努めることが望ましい。

4．潜伏期間 7～14日で通常10日前後が多いが，ときに1か月以上の症例もある。

Ⅲ 予防・発生時対策

飼育者にオウム病についての知識の普及・啓発をすると同時に，トリ販売店・展示施設においては動物展示施設に関するガイドラインを順守した飼育管理を行うことが重要である。

また患者発生時には，感染源の特定と感染経路の解明による感染拡大の予防が必要である。医師は診断後ただちに届け出るとともに，医療機関と保健所，地方衛生研究所が連携をとり，早期に感染源の確保や状況把握につとめ，感染経路を解明することが集団発生等の早期対応・拡大予防にも繋がる。

B トラコーマ・クラミジア肺炎 *C.trachomatis* pneumonia

ICD-10 J16.0, P23.1

Ⅰ 臨床的特徴

1．症状

3カ月以下の乳児に好発する，無熱性の肺炎である。多呼吸，発作性咳嗽を呈し，進行すると呼吸窮迫，陥没呼吸，チアノーゼなどを伴うようになる。発症は緩徐で，他の細菌の混合感染がなければ発熱を伴わない。胸部に捻髪音を聴取する。結膜炎の合併または既往を有することが多い。

乳児期早期に無熱性の肺炎を見た場合は，まず本症を疑うことが肝要である。新生児期の結膜炎の既往，父親の尿道炎，母親の帯下過多などがあれば，本症が強く示唆される。

2．病原体

クラミジア・トラコマティス *Chlamydia trachomatis*。

3．検査

X線ではびまん性の間質性肺炎像と過含気を認める。検査所見では，血清IgM, IgGの増加や好酸球増多がみられる。診断は，鼻咽頭擦過材料からの*C.trachomatis*の分離あるいは各種診断薬による*C.trachomatis*抗原の検出と，*C.trachomatis*に特異的なIgM抗体の検出を組み合わせて行う。*C.trachomatis*特異IgA抗体の検出も，乳児期早期では児に感染が成立した証拠となる。

Ⅱ　疫学的特徴

1. 発生状況

全世界的に発生をみるが，妊婦の検診時に*C.trachomatis*の検査ならびに感染妊婦の治療を施行している地域では，トラコーマ・クラミジア肺炎の罹患児に遭遇することは少ない。

2. 感染源

*C.trachomatis*を子宮頚管に保有する母親が無治療で分娩に至った場合に，児の感染源となる。

3. 伝播様式

出生時の産道感染が主体で，例外的に子宮内感染の報告がある。

4. 潜伏期

産道感染により*C.trachomatis*に罹患した児は，1～2カ月を経て肺炎に進展する。新生児期早期の発症は，まれである。

5. 感染期間

不充分な治療により，気道に*C.trachomatis*を保菌する場合があるが，感染源としての意義は不明である。

6. ヒトの感受性

ヒトは普遍的に感受性を有する。液性抗体は，感染防御に主体的役割を持たない。

Ⅲ　予防・発生時対策

A. 方針

児にトラコーマ・クラミジアによる肺炎を認めた場合は，児の治療とともに，両親の感染の有無を検索する。

最近は妊婦検診の際に*C.trachomatis*検査を施行することが多く，感染妊婦をマクロライド系薬剤にて治療することにより，児への伝播率は激減する。

B. 防疫

クラミジア肺炎（オウム病を除く）は，感染症法で五類感染症（定点把握）に分類されている。ただし，これは基幹定点からの報告であるため，乳幼児の集計は例外的で，トラコーマ・クラミジア肺炎の実数は把握されていない。

C. 流行時対策

性感染症としての*C.trachomatis*感染への対策ならびに妊婦の*C.trachomatis*感染の検査・感染妊婦の治療を徹底する。

D. 国際的対策

先進国ならびに発展途上国において，性感染症を抑制する対策の推進が，結果としてトラコーマ・クラミジア肺炎を減少させる。

E. 治療方針

本症を無治療で放置した場合は，経過は遷延し症状は増悪または持続する。マクロライド系薬剤により治療し，エリスロマイシン40〜50mg/kg/日やクラリスロマイシン15mg/kg/日等の14日間投与を行う。結膜炎を合併している場合は，エリスロマイシンやテトラサイクリン含有点眼薬を併用する。

C　トラコーマ　Trachoma　ICD 10-A71

I　臨床的特徴

1. 症状

突然にまたは緩徐に発病する*Chlamydia trachomatis*による伝染性結膜炎であり，慢性に経過する。発病初期には異物感，眼脂，流涙などがみられ，眼瞼腫脹，眼瞼下垂を呈する。世界保健機構（WHO）で用いられている病型の簡易分類の概略を以下に示す。
トラコーマ性炎症—濾胞性（TF）：上眼瞼の5個以上の濾胞の存在。
トラコーマ性炎症—強度（TI）：眼瞼結膜の著明な炎症性肥厚。
トラコーマ性結膜瘢痕（TS）：眼瞼結膜における瘢痕の存在。
トラコーマ性睫毛乱生（TT）：少なくとも一側の睫毛が眼球を擦過。
角膜混濁（CO）：瞳孔上の角膜混濁が容易に認められる。

瘢痕が著明であると，睫毛乱生，眼瞼内反，眼球乾燥，角膜混濁，角膜潰瘍などを来し視力が傷害される。

2. 病原体

クラミジア・トラコマティス*Chlamydia trachomatis*。トラコーマの原因となる血清型は，A，B，Ba，C型が多い。

3. 検査

*C.trachomatis*の検出は，結膜擦過物の塗沫標本にて，ギムザ染色，FITC標識モノクローナル抗体を用いた直接蛍光抗体法などにより，*C.trachomatis*を同定する。さらに，擦過材料より組織培養により，*C.trachomatis*封入体を確認する。また，酵素抗体法やPCR法により*C.trachomatis*抗原を証明する方法も市販されている。いずれの方法にても，慢性期には陽性結果は得難い。*C.trachomatis*による眼感染症では，血清学的診断は困難なことが多い。

II　疫学的特徴

1. 発生状況

本症は，中近東，アフリカ，アジア，オーストラリア，中南米などに広く分布し，特に水道の便がない土地に多発する。本邦では近年は発生がなく，1983年（昭和58年）

にトラホーム予防法は廃止された。同じ病原体によるが，性感染症の一環として起こる急性濾胞性結膜炎は，封入体結膜炎と呼ばれ，瘢痕はほとんどつくらず予後がよい。この疾患が流行している地域で，再感染が繰り返されるとトラコーマの病像になると考えられている。

2. 感染源

眼の分泌物。

3. 伝播様式

伝播は，眼の分泌物またはこれに汚染された器物，ハエなどを介しての接触感染である。

4. 潜伏期

再感染が繰り返されることにより，病像が形成されるため，明らかではない。

5. 感染期間

慢性期には，感染性は少ない。

6. ヒトの感受性

ヒトは普遍的に感受性を有する。液性抗体は，感染防御に主体的役割を持たない。

Ⅲ　予防・発生時対策

A. 方針

予防には，手洗いの励行，タオル・洗面用具の共用の禁止など，一般衛生思想の普及をはかる。

B. 防疫

現在はわが国でのトラコーマの発生はないが，成人型封入体結膜炎を適切に治療する必要がある。

C. 流行時対策

わが国で流行が生じることは，今後も考えにくいが，万一発生した場合は，手洗い等を励行して接触予防策を徹底する。

D. 国際的対策

WHOは，2020年までに地球上からトラコーマを撲滅することを目標としており，その国際協力がThe Global Alliance for the Elimination of Blinding Trachoma（GET2020）である。この目標を達成するための具体的な方法は，手術（Surgery），抗菌薬（Antibiotic），顔面の清浄（Facial cleanliness），環境の向上（Environmental improvement）のイニシアルをとって，“SAFE”と呼称される。

E. 治療方針

治療は，テトラサイクリン系やマクロライド系抗生剤が用いられる。前述した病型でTFでは点眼薬，TIでは点眼に加えて全身投与の併用を考慮する。TTでは，眼瞼手術の適応となる。WHOでは，炎症を有するトラコーマに対する抗菌薬治療として，アジスロマイシン内服（単回投与）あるいはテトラサイクリン点眼薬（1日2回，6週間投与）を推奨している。

D 新生児封入体結膜炎 Neonatal inclusion conjunctivitis

I 臨床的特徴

1．症状

膿様の眼脂を多量に認め，眼瞼は腫脹し，眼瞼結膜に乳頭の増殖をきたす。結膜下のリンパ様組織が未発達のため，成人の場合のように濾胞は生じない。しばしば，眼瞼結膜に偽膜を認める。感染の波及によって，中耳炎，肺炎などが続発する。

2．病原体

クラミジア・トラコマティス *Chlamydia trachomatis*。

3．検査

C.trachomatis の検出は，結膜擦過材料を用いて，トラコーマの場合と同様に行う。

II 疫学的特徴

1．発生状況

性感染症としての *C.trachomatis* 感染が世界的にみられることに関連し，新生児封入体結膜炎の発症の危険性は，普遍的であるものと考えられる。母子感染防止対策が行われていない地域においては，より高率に発症しているものと推察されるが，詳細は明らかでない。

2．感染源

C.trachomatis に感染した母体。

3．伝播様式

出生時に，産道で接触感染する。封入体結膜炎は，*C.trachomatis* に感染した母体から出生した児の20～50%に起こるとされる。

4．潜伏期

出生時に感染し，生後5～12日に発病することが多い。

5．感染期間

充分な治療が行われない場合は，持続感染する。その場合は，後に肺炎をきたすことがある。

6．ヒトの感受性

ヒトは普遍的に感受性を有する。液性抗体は，感染防御に主体的役割を持たない。

Ⅲ　予防・発生時対策

A. 方針

予防には，妊婦の*C.trachomatis*性器感染を発見し，児の娩出前に治療を終了することが大切である。

B. 防疫

性感染症としての*C.trachomatis*感染症を，コントロールする。さらに，*C.trachomatis*感染妊婦の治療，ならびに新生児への適合抗菌薬点眼を徹底する。硝酸銀によるCrede法には，本症の予防効果はない。*C.trachomatis*感染妊婦より出生した児には，テトラサイクリン系またはエリスロマイシンの点眼薬を4～5日間程度継続投与する。

C. 流行時対策

性感染症としての*C.trachomatis*感染への対策，ならびに妊婦の*C.trachomatis*感染の検査・感染妊婦の治療を徹底する。

D. 国際的対策

先進国，発展途上国とも，性感染症を抑制する対策の推進が，結果として新生児封入体結膜炎を減少させる。

E. 治療方針

封入体結膜炎を発症した児には，テトラサイクリン系またはエリスロマイシンの点眼薬を用いる。米国Centers for Disease Control and Prevention（CDC）は，その後の呼吸器感染等の防止には，点眼のみでは不十分で，エリスロマイシン 50 mg/kg/日の内服を推奨している。

E　肺炎クラミジア感染症　*Chlamydia*（*Chlamydophila*）*pneumoniae* infections
ICD 10-J16.0

Ⅰ　臨床的特徴

1. 症状

肺炎クラミジアは，上気道炎，気管支炎，肺炎，胸膜炎，副鼻腔炎，中耳炎，慢性閉塞性肺疾患の急性増悪，気管支喘息の発作等の原因となる。その他，動脈硬化性疾患，多発性硬化症，アルツハイマー病，心内膜炎，サルコイドーシス，結節性紅斑，Guillain-Barré症候群，虹彩炎，関節炎との関連も報告されている。無症状で気道に肺炎クラミジアを保菌している事例も，まれにみられる。ここでは，主に呼吸器感染症に関して述べる。

肺炎クラミジアによる肺炎では，遷延する咳嗽が認められることが多く，高熱を呈する割合は，オウム病や他の細菌性肺炎に比べると少ない。嗄声を訴える者が多いとする報告もある。通常は軽症に経過するが，呼吸器系の基礎疾患を有する者では，重症化する場合がある。また，他の病原微生物との混合感染により，臨床経過が修飾される。小児では，年齢により病型が異なる。乳幼児の肺炎クラミジア呼吸器感染では，肺炎や気管支炎よりも上気道炎の占める割合が高い。小学生以降で肺炎・気管支炎の割合が増加し，中学生以降では肺炎が最も多い病像となる。

2．病原体

クラミジア・ニューモニエ*Chlamydia (Chlamydophila) pneumoniae*。Bergey's Manualでは，*Chlamydophila*属に分類されるが，現在も*Chlamydia pneumonia*，*Chlamydophila pneumonia*あるいは*Chlamydia (Chlamydophila) pneumoniae*が用いられる。以前は，オウム病クラミジアのTWAR株と呼称された。

3．検査

肺炎例では，軽度の白血球増多，軽度～中等度までの赤沈亢進やCRPの上昇がみられる。胸部X線では，非定型肺炎像を呈する。血液検査所見や胸部X所見より，他の微生物による感染症と鑑別することは困難である。

病原診断は，感染局所からの肺炎クラミジア検出および血清抗肺炎クラミジア抗体の検出による。クラミジア検出法は，分離培養法が標準的な方法であるが，細胞培養に関する設備や技術が必要で，結果判明までに数日を要する。PCR（Polymerase chain reaction）法による検出法は，使用するプライマーや反応条件に関して，国際的な標準化が図られていて，研究室レベルで施行されている。トラコーマ・クラミジアと異なり，充分な感度・特異性の保証された肺炎クラミジアに特異的な抗原検出法は，未だ市販されていない。一方，標準的なクラミジア抗体測定法は，間接蛍光抗体法のMicro-immunofluorescence（MIF）法であるが，手技に熟練を要する。肺炎クラミジアに特異的な血清抗体測定試薬（ヒタザイムCニューモニエ）が市販され，保険適用となり広く用いられている。この試薬は，肺炎クラミジア特異IgG，IgM，IgAを測定することが可能であり，ペア血清での判定が望ましい。単血清で判断する場合は，IgMの測定値IDが2.0以上の際に急性感染と判断する基準が示されている。

Ⅱ 疫学的特徴

1．発生状況

血清疫学調査の成績によると，肺炎クラミジア感染は全世界的にみられ，健常成人の半数以上が肺炎クラミジアに対する抗体を保有する。北米や北欧に比べると，わが国を含めてアジア地域では，初感染年齢が低い特徴があり，小児期の感染にも留意する必要がある。また，肺炎クラミジアは，小地域で流行することがあり，職場，学校，家庭での集団感染が報告されている。肺炎クラミジア肺炎は，小児から高齢者まで全年齢層で発症する。市中肺炎の原因微生物として関与する頻度は，5～10%程度とされる。

2. 感染源

肺炎クラミジアに感染したヒト。

3. 伝播様式

肺炎クラミジアは，ヒトからヒトへ気道からの飛沫感染により伝播する。

4. 潜伏期

通常の暴露での潜伏期間は，３～４週間とされる。

5. 感染期間

有症状期には，咳嗽などにより飛沫感染の原因になるものと考えられる。健康保菌者の感染源としての臨床的意義は，不明である。

6. ヒトの感受性

ヒトは普遍的に感受性を有する。液性抗体は，感染防御に主体的役割を持たない。

Ⅲ　予防・発生時対策

A. 方針

肺炎クラミジアは，市中感染症の原因微生物として，頻度が高い。従って，特異的な予防は存在せず，予防対策は一般的な呼吸器感染症に準じる。

B. 防疫

クラミジア肺炎（オウム病を除く）は，感染症法で五類感染症（定点把握）に分類されている。

C. 流行時対策

肺炎クラミジアは，職場，学校，保育所，家庭等における集団感染や地域的な流行をきたすことがある。また，高齢者が入所する施設での施設内感染が報告されている。主な感染経路は飛沫感染であり，標準予防策に加えて飛沫予防策を徹底する。遷延する咳嗽を有する者は医療機関を受診させ，適切に診断・治療を行う。

D. 国際的対策

肺炎クラミジア感染症は，先進国と発展途上国のいずれにおいても，留意すべき感染症である。北米や北欧に比して，アジア地域では初感染年齢が低く，小児期の感染がより多いことを念頭に置く。

E. 治療方針

治療は，テトラサイクリン系，マクロライド系，ニューキノロン系の抗菌薬が使用される。小児や妊婦では，マクロライド系抗菌薬を投与する。短期間の治療では再発や持続感染を来す可能性があり，10～14日間の投与が推奨されている。これまでの所，これらの抗菌薬に耐性を示す肺炎クラミジアは，例外的である。

クリプトコッカス症 Cryptococcosis ICD-10 B45

I 臨床的特徴

1. 症状 経気道的に肺に初感染し，その後しばしば血行性に皮膚や中枢神経系をはじめ様々な臓器に播種する。健常者におこる肺クリプトコックス症（Pulmonary cryptococcosis）は顕著な症状を示さないことが多く，臨床症状とエックス線像による肺結核，肺腫瘍，サルコイドーシスとの鑑別は必ずしも容易ではない。菌が中核神経系に播種して中枢神経系クリプトコックス症（Central nervous system cryptococcosis）を起こす場合には脳髄膜炎を起こし，激しい頭痛，軽度の発熱，めまい，嘔吐，項部硬直，複視，眼球振湿などの症状を示すが，免疫不全の無い患者では性格変化などの軽微な徴候な場合がある。亜急性ないし慢性の経過をとり死亡率が高い。結核性やウイルス性髄膜炎，日本脳炎，脳腫瘍などと鑑別を要する。髄液の性状はウイルス性髄膜炎のものより結核性髄膜炎の髄液と似ている。皮膚のクリプトコツクス症は通常肺感染に引き続き播種して起こるが，直接感染する場合もある。頭部・顔面に好発し，淡紫紅色のにきび様小丘疹，膿疱，小潰瘍などを生ずる。結膜の感染は血行性または皮膚病巣の拡大によって起こり，口腔や鼻腔に結節，肉芽腫あるいは表在性の潰瘍を形成する。また，骨，肝臓，心内膜，前立腺などにも病巣を生ずる。

2. 病原体 *Cryptococcus neoformans*および*Cryptococcus gattii*。稀に*Cryptococcus albidus*, *Cryptococcus laurentii*などの報告がある。莢膜を形成する酵母様真菌として分離される。

3. 検査 腰椎穿刺で採取した髄液は遠心し，沈渣を手早くサブロー培地に移植する。培養温度は37℃（ほかの*Cryptococcus*属菌種では25～27℃）。同時に髄液沈渣の墨汁標本による莢膜の確認を行う。ウレアーゼ試験は陽性。*C. neoformans*はクリプトコックス属の他の菌種から37℃の発育，糖同化パターン，フェノールオキシダーゼ試験陽性などによって鑑別される。Cryptococcus属は，莢膜多糖の抗原性の違いからかつてA，B，C，D，ADの5つの血清型に分類されたが，血清型A，D，ADは*C. neoformans*に，血清型B，Cは*C. gattii*に相当するが，血清型診断の試薬は発売が中止されている。わが国のクリプトコックス症のほとんどの症例は*C. neoformans*（血清型A）が原因真菌である。クリプトコックス症の血清学的診断法としては脳脊髄液および血清中の抗原検出法が優れており，抗体感作ラテックス凝集反応（市販）が行われている。

II 疫学的特徴

1. 発生状況 わが国のクリプトコックス脳髄膜炎の患者はJANIS（日本院内感染対策サーベイランス）によれば年間百数十例が報告されており，日本全体では200～300

例程度が診断されている可能性がある。医療の多様化にともなう易感染性宿主（Compromised host）の増加とともに重症例が増加の傾向にある。後天性免疫不全症候群（AIDS）患者に約5%の頻度で見られる。ウシ，ウマ，イヌ，ネコも時に罹患する人畜共通感染症である。

2. 感染源　病原体は，ハトなどの鳥類の糞から高率に分離され，海外でもハトの巣や各地の土壌から検出され感染源と考えられている。

3. 伝播様式　菌を含む塵埃を吸入し感染するものと考えられる。

4. 潜伏期　不明。肺感染が脳感染より数か月～数年も先行することがある。

5. 感染期間　自然条件ではヒトから直接感染しない。

6. ヒトの感受性　ハトの糞や土壌からしばしば菌が見いだされるが患者が少ないのは，抵抗性がヒトにあるためと思われる。健常者では不顕性感染で肺に病巣を認めることが多いが，白血病，悪性リンパ腫や副腎皮質ステロイド療法中の患者では感受性が高く，急速に播種して中枢神経系に病変をつくる。

Ⅲ　予防・発生時対策

A. 方針

方針　ハトやニワトリをはじめとする鳥類の乾燥した糞の堆積が感染源となりうることを啓発する。

B. 防疫　汚染された衣類などは消毒する。予防接種はない。患者にはハトなど鳥類の巣への接触の有無を確かめること。

C. 流行時対策　地域や季節により散発的に発生する。

D. 国際的対策　近年，北米太平洋岸を中心に高病原性*C. gattii*の集団発生が報告された。国内においても複数例が報告されており注視が必要である。

E. 治療方針HIV陰性で中枢神経系病変を合併しない肺クリプトコックス症の場合，（ホス）フルコナゾールやイトラコナゾールが推奨される。重症例ではフルシトシンの併用，ボリコナゾールまたはリポソーマルアムホテリシンBを使用する。脳髄膜炎の場合，リポソーマルアムホテリシンBとフルシトシンの併用投与が標準となる。

クリプトスポリジウム症　Cryptosporidiosis　ICD-10 A07.2
（五類-全数）

Ⅰ　臨床的特徴

1. 症状　水様性の下痢を主症状とし，腹痛や微熱を伴うことがある。血便はみられない。しかし，症状の程度は感染者によって様々で，無症状の場合もある。進行した免疫不全者では激しい水様下痢が長期間持続し，脱水状態となり重篤な状態に陥ることがある。

2. 病原体 クリプトスポリジウム属（*Cryptosporidium* spp.）の感染症で，*Cryptosporidium hominis*（以前は*C. parvum* のgenotype Ⅰと呼ばれていた）と*C. parvum*がヒトに寄生する主要な種類として知られているが，*C. felis*，*C. meleagri*，*C. muris*，*C. bailey*，*C. canis*，*C. suis*などの感染例も報告されている。クリプトスポリジウム属はアピコンプレックス門，胞子虫綱，コクシジア亜綱，真コクシジウム目，クリプトスポリジウム科に属する消化管寄生原虫である。腸管の上皮細胞の微絨毛内に寄生し増殖する。便中にはオーシストが排出される。サイクロスポーラのオーシストと異なり，クリプトスポリジウムのオーシストは排出された時点で既に成熟しており感染性を有している。通常，ヒトはこの成熟オーシストを飲食物とともに経口摂取して感染する。ヒトの主要病原体である*C. hominis*はヒトにのみ感染するが，*C. parvum*はヒト以外にウシ，ヤギ，ヒツジなどにも感染し人獣共通感染症の1つである。*C. hominis*と*C. parvum*は肉眼的に区別できず，区別するにはPCRが使用される。また，この2種と他種の*Cryptosporidium*を区別するにもPCRが使用される。

3. 検査 感染者の便からオーシスト（4 μm前後×6 μm前後の大きさで楕円形）を検出して診断する。直接塗抹検査やホルマリン・エーテル法などの一般的な便の寄生虫検査ではなく，ショ糖遠心浮遊法がよい。ショ糖遠心浮遊法は簡便で検出率も高く，一般の医療機関でも検査可能である。ただし，本検査でクリプトスポリジウムのオーシストを検出するには多少の習熟を要し，酵母との区別が重要である。その他には抗酸染色も使用できる。

Ⅱ 疫学的特徴

1. 発生状況 熱帯・亜熱帯の発展途上国が流行地域と考えられる。水道水を原因とする集団感染がアメリカ合衆国，カナダ，イギリスのようないわゆる先進国で発生したことがある。日本国内でも埼玉県で1996年に水道水を原因とする集団発生があり，さらに2004年に長野県と千葉県でプールを介した感染も発生した。海外の流行地域では都市部で水道や食品を原因とする集団発生が起こっている。流行地では散発例も多いと考えられ，我が国でも熱帯・亜熱帯地域から帰国したヒトの散発例に出会うことがある。しかし，日本国内で感染した散発例も存在する。我が国において保健所に報告された患者数は毎年10～20人であるが，報告されていない症例やクリプトスポリジウム症と気付かれなかった症例も存在すると推測される。

2. 感染源 オーシストで汚染された水道水，プールの水，生牛乳，アップルサイダー，野菜，果物などが感染源として知られている。感染者の便1g中には$10^{5\text{-}7}$ものオーシストが含まれることがあり，しかもクリプトスポリジウムは少量のオーシストでも感染が成立する。このことから感染者の便で汚染された手指，飲食物，食器などを介した感染も考えられ，感染源として感染者の存在も重要である。さらに*C. parvum*では感染動物と接触することで手指に付着したオーシストによる感染も考えられる。

3. 伝播様式　オーシストで汚染された飲食物（野菜，果実，水など）を経口的に摂取して感染する（経口感染)。感染したヒトや動物の便中に存在するオーシストの直接経口感染もあり得る。

4. 潜伏期　4～10日程度と考えられる。

5. 感染可能期間　便中にオーシストが検出される期間は他へ感染させる可能性がある。有症期のみでなく，教科書的には下痢改善後１ヶ月位の間は便中にオーシストが検出されるとされている。進行した免疫不全状態の患者では慢性的にオーシストが排出されることがある。

6. ヒトの感受性　誰にでも感染する。進行したHIV感染者などのように，免疫が障害された状態のヒトではより感受性が高いと思われる。

Ⅲ　予防・発生時対策

A.　方針

感染能力を有するオーシストが経口感染する経路を遮断する。そのためには石鹸と流水による手洗いの励行が基本である。感染者に接した後には手洗いを行い，感染者や家族にも手洗いの重要性を説明し手洗いの励行を勧める。また，便や便で汚染された物に触れる際には手袋を着用し，手袋を脱いだ後にも手を洗うようにする。

B.　防疫

水道水やプールで感染した事例が示すようにオーシストは塩素消毒に抵抗性を示す。しかし，オーシストは熱に弱く（60℃で30分や5分の煮沸で失活），感染者が使用した食器や衣類等は煮沸で対応可能と思われる。有症期は当然として，症状消失後も便からオーシストが検出されないことが確認されるまで，プール使用は控えるように感染者を指導する。感染防止を目的としたワクチンは実用化されていない。感染者は隔離する必要はないが，接触によるオーシスト付着防止目的で上述したように感染者自身も含めた手洗いが重要である。感染者が発生した家庭では，家庭内感染を防ぐために上記手洗いの他に，感染者が使用した食器は煮沸する，便で汚れた衣類は廃棄するか煮沸後に洗濯する，感染者の入浴は最後にして使用浴槽は熱湯で洗うあるいはシャワー使用に留めるなどの対策法を勧める。

『感染症の予防及び感染症の患者に対する医療に関する法律』によりクリプトスポリジウム症は全数把握の五類感染症に指定されている。本症と診断した医師は7日以内に最寄りの保健所に届け出る義務がある（正確には保健所長を経由して都道府県知事に届け出ることとされている)。しかし，集団発生と思われる事例に遭遇した場合には，原因究明を待たずに，直ちに保健所へ連絡することが重要である。

C.　流行時対策

クリプトスポリジウム症の流行であると解明された場合には，感染源と推定される飲食物の摂取は避けるように医療従事者は啓蒙活動を行う。集団感染が発生した場合，感染源の特定に努力する。この場合保健所などの公的機関が中心となるが，医療機関はその活動に協力する。

D.　国際的対策

特別な対策はない。海外で流行がありその原因と考えられる食材が輸入される場合には，輸入中止や検疫が強化される可能性がある。

E.　治療方針

有効な薬剤は実用化されていない。感染者の免疫能が正常であれば自然に治癒するが，脱水に注意する。HIV感染症に合併した場合は，抗HIV薬の多剤併用療法で免疫能の改善をはかることがよいとされている。さらに，HIV感染者を含めた免疫不全者にはパロモマイシンとアジスロマイシンの併用投与やニタゾキサニドの投与に有効性がみられるとの報告がある。パロモマイシンとニタゾキサニドについては，現在のところ『わが国における熱帯病・寄生虫症の最適な診断治療体制の構築』に関する研究班（略称：熱帯病治療薬研究班）に問い合わせるとよいであろう。

クロモミコーシス　Chromomycosis　ICD-10 B43

病原性黒色真菌（約50菌種）による深在性皮膚真菌症で病巣内に褐色の硬壁細胞SC（Sclerotic cell）が確認されるもの。本症は外傷を受けやすい四肢，顔面，殿部などに好発する。当初は鱗屑・痂皮性の小結節～小局面で始まり慢性（1～5年）の経過とともに疣状増殖を示す傾向がありしばしば巨大病巣に発展する。一方病巣の中心部は軽快傾向を示すこともある。潰瘍形成は少ない。なおリンパ節，脳，内臓などに転移し死亡する例が稀ながらある。病原菌はわが国では*F.monophora*（*Fonsecaea pedrosoi*）が約88%。診断は菌の分離・同定と組織内のSCの確認による。なお苛性カリ法により鱗屑・痂皮中にSCを確認するだけでも診断はほぼ確実である。わが国には350例以上の報告があるが最近では稀な疾患となった。*F. pedrosoi*は土壌などの環境中（15℃）では菌糸形，病巣中（33～37℃）では酵母形を示すことが多い。潜伏期は2～3ヶ月以上。健常者でも罹患するが免疫不全患者ではさらに重症化の可能性あり。治療は切除，イトラコナゾール，テルビナフィンの内服療法，局所温熱療法，更にそれらの併用療法などがある。いずれによるも広範囲な病巣は難治のことが多い。予後は皮膚に限局する限り良好であるが死亡例もあるので専門医への早期紹介が望ましい。なお黒色真菌症にはSCではなく菌糸を主体とする黒色菌糸症（フェオヒフォミコーシス）もあり徐々にではあるが増加傾向にある。

結　核　Tuberculosis（結・学2）　ICD-10 A15-A-19
付：非定型抗酸菌症

I　臨床的特徴

1. 症状　結核菌*Mycobacterium tuberculosis*の感染を受けた当初は，通常臨床的には気づかずに経過するが，時として感染後1～2か月に発熱や軽度の咳などを来す。このような時にエックス線検査で肺浸潤や肺門リンパ節の腫脹を証明することもある。同時にこのころツベルクリン反応が陽性となる。その後は大半の者は何も残さず，一部の者では石灰化巣を残して治癒してしまう。ごく一部の者で感染の時にできた病巣がそのまま進展して胸膜炎や肺門リンパ節炎などのような臨床的な病気に進むこともある。特に乳幼児では血行性に菌が運ばれて深刻な症状を呈することもある（粟粒結核，結核性髄膜炎など)。このように感染に引き続いて発生する結核症を初感染結核（または小児型結核，一次結核）という。

大部分の既感染者で見られるように初感染に続く過程が臨床的な問題を起こさずにいったん治癒に至ると，その後は何の症状・徴候もなく経過する。しかし，そのような既感染者がなんらかの要因（II「6. 人の感受性」参照）で結核に対する特異免疫が低下すると，それまで冬眠状態で潜んでいた結核菌が再び増殖を開始し，臓器に病巣を形成する（慢性結核，成人型結核，二次結核)。慢性結核のほとんどが肺に始まるが，まれにその他の臓器に病気が起こることもある（リンパ節，腎臓，骨・関節，腸，子宮，皮膚，眼，喉頭など)。

肺結核の症状は，発病の初期には咳，たん，発熱など一般の気道感染と変わらない。しかしそれが遷延すると，全身倦怠や，胸痛，食欲低下などを伴い，肺の組織破壊が進行すれば体重減少，呼吸困難などを起こす（肺労)。また治療によって活動性病変が治癒しても広範に破壊された肺組織の機能は回復しないので，やがて慢性呼吸機能障害の状態に至る。

鑑別診断としては，肺結核の場合はエックス線所見の類似から，肺炎，肺化膿症，肺がんなどが問題になる。また治癒した結核（不活動性病変）と活動性病変の鑑別も特に高齢者では問題になる。診断はまず菌検査，エックス線所見（特に過去の所見との比較)，インターフェロンγ遊離試験，ツベルクリン反応などによる。肺外結核の場合は肺原発巣の有無が診断の参考になる（ただし，肺病変のない肺外結核もまれではない)。最近は非結核性抗酸菌症（後述）が増加の傾向にあるので，抗酸菌の同定が重要である。

2. 病原体　結核菌群*Mycobacterium tuberculosis* complex。ヒト型菌*M. tuberculosis*は日本ではほとんどすべての肺結核の原因で，ウシ型菌*M. bovis*はほとんど問題にならない。アフリカの地域によってはアフリカ菌*M. africanum*による結核がかなりある。

3. 検査　結核菌の検査についてのみ記述する。喀痰中の結核菌の塗抹・染色，鏡検と分離培養検査は絶対必要である。その場での自発的な喀痰が得られない場合は，早朝痰の採取，あるいはネブライザーによる喀痰誘発や吸引を試みる。咽頭ぬぐい取りや胃液なども有用である。場合によっては気管支内視鏡検査（擦過，気管支肺胞洗浄など）も行われる。また喀痰検査は3日間連続して行うことを原則とする。最近は核酸増幅法（いわゆるPCR法）による迅速検出が行われることも多くなった。所要時間は数時間であるが，精度はほぼ培養法に匹敵する。ただし「偽の陽性」もありうるので，塗抹・培養法と併用し，この方法だけが陽性の場合にはエックス線所見などと総合した慎重な判定が必要である。また培養検査（分離，薬剤感受性検査）に小川培地を用いる方法に代わるものとして液体培地を用いる方法である。これは微量の結核菌の増殖を検知するシステムを組み込んだもので，固形培地に比べてかなり迅速な検出が可能である。

結核患者の多発に際しては，それが単一感染源による集団感染か，偶然の同時多発かが問題になるが，このような場合には結核菌DNAタイピング（VNTR法がひろく用いられている）が有用である。このようなことが予測されるような患者については培養分離株の保存が必要である。

肺外結核では，当該臓器の病巣組織あるいは滲出液（胸膜炎での胸水，髄膜炎での脳脊髄液），膿などから結核菌を分離するか，病理組織の検査による。

II　疫学的特徴

1. 発生状況　結核の流行は人類の歴史とともに古く，そして常に蔓延を拡大し続けてきた。現在世界人口の3分の1が結核の感染を受けており，その中から毎年870万の患者が発生し，140万人が犠牲になっている。この流行は全世界的には2003年頃からようやく減少傾向に入ったが，そのスピードはごく緩やかである。世界の患者発生の95％，死亡の98％は発展途上国で起こっている。特にサハラ砂漠以南のアフリカではHIV感染の流行と結びついて結核の発生が爆発的な状態になっている。しかし，一部の先進国でも結核対策の手抜きや世界規模の人口移動のために1980年頃から減少傾向の鈍化や逆転上昇を経験した（再興感染症）。

日本の結核は明治中期から大正初期にかけて最高潮に達し，その後いったん低下傾向に転じるが，これは1918年のスペイン風邪（インフルエンザの世界流行）のために頓挫し，史上最高の死亡率（人口10万対257）を記録する。その後再び緩やかな低下に転じるが，その後15年戦争と並行して再度悪化を来し，1945年，史上2番目のピークを迎える。戦後は直ちにに戦前の下降線の延長上に回復するが，1950年ころ以降は生活水準の向上と，戦後次々に投入された近代的な対策の効果によって流行は順調に低下を続けた。1980年ころまで罹患率，死亡率はともに年率（対前年比）10％程度のスピードで低下してきた。しかし，その後罹患率の低下傾向は年率3％程度に減速し，1996年から1999年にかけて罹患率の上昇が見られた。

産業革命の時期のずれと並行して，わが国の結核流行も欧米に比べて40年程度あるいはそれ以上遅れている。戦後本格的な結核対策が始まった時に見られた欧米と日本の結核蔓延の格差はあまり解消されずに今日に持ち越されている。結果として日本の結核罹患率は，欧米の5～10倍の高さに留まっている。

1953年初めて日本の結核の蔓延状態を精密に観察した結核実態調査の成績によれば，日本人の3.4%に活動性結核が見られた。これに対して近年は有病率で0.01%，また罹患率は2011年で人口10万対で17.7となっている。これと並行して結核感染の機会（感染危険率）もこの間100分の1程度に下がったと考えられる。

このような量的な変化にともなって結核流行の質的な変貌も著しい。まず患者発生は高齢者に偏在化している。発生患者の68%が60歳以上，85%が40歳以上である。これはまず結核既感染者がこのような年齢に偏在していることに対応する。次いで患者発生は免疫抑制宿主と呼ばれる一群の医学的弱者に集中する傾向を見せている。つまり糖尿病，塵肺，人工透析，副腎皮質ホルモン剤治療，胃潰瘍など結核免疫と関連する病気や状態を持った人々である。さらに社会経済弱者，つまり健康管理の機会にめぐまれない人々への集中傾向も目立つようになった。

一方これらの問題に対して医学教育を初めとして医療・対策の面で結核を軽視する風潮も懸念される状況が見られ，そのために患者の診断の遅れ，不適切な対応などが問題になるようになった。そのような中で結核の集団発生や院内感染が起こりやすくなっている。

2. 感染源　実際的には喀痰（自発的に得られる）の塗抹検査で陽性の肺結核患者と考えてよい。例外的に喉頭結核，気管支結核の患者も相当の感染源となる。培養のみ陽性，他の検査材料（気管支鏡検査や胃液など）で塗抹陽性の場合などは感染源としての重要性ははるかに落ちる。

3. 伝播様式　感染源となる患者が咳やくしゃみによって気道から喀出するしぶき（気管支分泌物のエアゾル）に菌が1個～数個含まれており，これが空中を浮遊している間に水分が蒸発し，ほとんど裸の菌の状態（飛沫核）になっている。これを直接吸い込むことによって感染が起こる（飛沫核感染）。器物を介する感染や喀痰が乾燥して浮遊物となったものを吸う塵埃感染は実際的には問題にならない。このようなことから，患者の排菌量と患者が症状出現から結核治療につくまでの期間がその患者の感染源としての重要性を決定する。また患者との接触状況も重要で，その点で家族・同居人＞親友＞同僚・同級生という一般的な危険性の序列が見られる。接触の環境も時に重要で，排気の悪い，狭く暗い空間での接触は危険である。

なお医療の現場では，結核菌検査を行う部屋（菌や検体を安全キャビネット内で操作しているか），気道操作を行う区域（気管支鏡検査，採痰・ネブライザー，気管内挿管など）が特に危険である。

4. 潜伏期　先に述べたように慢性感染症であるから急性感染症のような「潜伏期」という概念はそのままは当てはまらない。感染から明らかなツベルクリン反応が陽転するまでが約4～6週間で，このころ以降に発熱，まれに皮膚紅斑などが起こり，3か月を過ぎると胸膜炎や肺門リンパ節結核が起こるようになる。肺結核が起こるのは6か月以降になるが，それでも感染後最初の1年，続くもう1年に多く，その後は一生涯にわたり散発的に発病が見られるようになる。

5. 感染性の期間　喀痰の結核菌が塗抹陽性の患者が有効な抗菌薬療法を受けなければ，その患者は常に感染力を持つ。ひとたび抗菌薬療法が始まれば，病巣内の菌数の減少，および病巣の治癒による咳の減少によって急速に感染の危険は小さくなる。有効な抗菌薬療法開始後2～3週間経てば感染性ではなくなると考えられている。米国では3日連続の喀痰塗抹検査で陰性になれば感染力はないと判定する，としている。ただし，有効な抗菌薬療法中であれば塗抹陽性であっても培養陰性，つまり塗抹検査では増殖力のない菌の菌体が証明されるだけのこともあり，このような場合には感染は問題にならないと考えられる。

6. ヒトの感受性　感染後発病の機会を決定する要因については臨床疫学的に以下のような発病関連要因が知られている。なお先天性の結核発病に対する感受性についても昔から観察があるが，最近分子遺伝学的な検討が行われている。

①年齢：乳幼児期および思春期（15～29歳）。②体型：細長型。③いくつかの病気：糖尿病，胃潰瘍（胃切除術後），塵肺（珪肺），腎不全（人工透析），がん。④ある種の医療：副腎皮質ホルモン剤，抗TNF α 製剤，制がん剤，放射線治療。⑤喫煙。⑥HIV感染・エイズ。⑦精神的ストレス。⑧極度の低栄養。

このような宿主側の要因とは別に，濃厚な接触関係での多量排菌患者からの感染，陽転時のツベルクリン反応が強いこと，感染後1年以内，なども発病のリスクを考える上で重要である。

Ⅲ　予防・発生時対策

A. 方針

予防接種以外は，二類感染症として感染症法によって規定されている。

1. 予防接種　予防接種法にもとづき市町村において，1歳に達するまでに（標準的には生後5～7ヶ月に）行われる。

2. 潜在性結核感染症の治療　結核に感染を受け，かつ結核発病のリスクが特に高いと考えられる者は，潜在的に結核症の過程が進行してると考え，イソニコチン酸ヒドラジドによる6～9ヶ月の治療の対象とする。かつては予防内服とか化学予防などと呼ばれた。具体的には，接触者健診（次項参照）などで最近結核に感染を受けたと診断された者，免疫が特に低下している者（HIV感染者，人工透析患者など），免疫抑制剤治療を受ける者などを含む。年齢の制限はない。

3. 患者発見　早期の患者を発見するために，感染症法第54条の2によって通常65歳以上の住民に対して胸部X線撮影を含む健康診断を行う（地域の状況によっては年齢枠が異なることもある）。学校では高校や大学の入学年齢の者，特定の職場（学校，医療機関，社会福祉施設など）の職員を対象とする。事業所では労働安全衛生法にもとづき，節目年齢（20歳から5歳おきに）および40歳以上に健診が行われる。保健所は結核患者（初発患者）が発生したら，感染症法第15条に基づき関係者への質問または調査（いわゆる積極的疫学調査）を行い，感染経路などの検討を行い，必要に応じて第17条に基づく関係者（接触者）健康診断を行う（接触者健診）。健診はツベルクリン反応検査，IGRA（インターフェロンγ遊離試験，クォンティフェロン・ゴールド®，T-Spot TB®）やX線撮影などが行われる。この健診は，初発患者から感染を受けた者，初発患者の感染源になった者を発見し，感染を受けた者に対して発病予防の治療（第2項参照）を行うために重要である。

4. 医療　患者が適正な医療を確実に受けられるよう，保健所は結核医療について治療方針に関する診査を行い，これで認められた場合に公費負担を行う（法37条，37条の2)。また他に感染を及ぼすおそれの大きい患者については業務を停止し（法18条），入院を勧告する（法19条）ことができる。適正医療については，国が定めた最善の治療方針（結核医療の基準）に照らして，感染症診査協議会（保健所に設置）が主治医から送られるエックス線フィルムや菌所見等に基づいて診査を行う。

5. 患者管理　届け出られた患者については，保健所長は結核登録票を作成し，患者の必要な情報をこれに記載して，患者が治療を円滑に受けられるように，また家族を初め周囲の者に対する影響が最小限のものになるように適切な措置をとる。このために，保健師等による面接指導，管理検診などを行う（法第12条，53条の12，13)。さらに患者が指示された治療を規則的に関するために，保健所および主治医は患者の服薬を確認するなど，必要な支援を行うことが定められている（法53条の14，15)。いわゆる日本版DOTSである。

6. サーベイランス（発生動向調査）　保健所に登録された結核患者の情報は毎月および年末に都道府県市を経由して厚生労働省に報告される。この過程を通して，都道府県市および国は結核患者発生および対策の実施状況に関する情報を分析し，その結果に応じた必要な対策を検討する。この事業には保健所－県市－国をつなぐ電算機ネットワークが利用されている。

B. 防疫

1. 届出　医師が結核患者を診断した時は，ただちに最寄りの保健所長に届け出る義務がある（法第12条)。これを怠って処罰された例もある。病院管理者は，結核患者が入院または退院した時，7日以内に最寄りの保健所長に届け出る義務がある。(法第53条の11)。届出を受けた結核患者が他管内に住んでいる場合は，保健所長はその住所地の保健所長に通報する。

2. 病原体の所持　結核菌は四種病原体に指定されるが多剤耐性菌（少なくともイソニアシトとクファンピシンに耐性のもの）はとくに三種病原体であり，後者については所持や運搬に関してとくにきびしい規制がかけられている（法第56条の24，27)。

3. 患者管理　保健所長は，届出または通報された結核患者について結核患者登録票を作成し，各種の情報を記載して患者の状況を把握の上適切な措置をとるように努める（法第24条)。

4. 隔離　すべての患者を隔離する必要はないが，周囲へ伝染の危険がある者は，都道府県知事権限で病院（療養所を含む）へ入所を勧告することができる（法第19条）。この際の入院費は公費とするのがたてまえである（法第37条）。

5. 行動制限　接客業そのほか公衆に結核を伝染させるおそれが著しい患者に対して，都道府県知事は従業禁止を命ずることができる（法第18条）。この際の医療費は公費とするのがたてまえである（法第37条）。

6. 消毒　喀痰や飛沫で汚染された物品，ハンカチ，衣類，寝具，食器，患者のいた部屋などは消毒することができる（法29条）。ただし，一般の状況においてこのような措置は必要とされない。

7. 接触者および感染源の調査　接触者検診として患者の家族や同居者または密接な接触者に対して健康診断を行う（法第15条，17条）。検査の内容は必要に応じて，胸部エックス線撮影およびツベルクリン反応検査さらにインターフェロン・ガンマ遊離試験などであり，回数等も感染源・接触者のリスクの大きさに応じて定められる（結核の接触者健康診断の手引き）。

8. 特異療法

1）治療計画　患者の一般臨床症状のほかに患者の治療方針を立てる上で重要な事項としては，結核菌所見（喀痰/他の検体，塗抹陽性/他陽性/陰性，薬剤耐性有無）および治療歴（初回治療/再治療）などである。再治療例については過去に用いた治療内容を確認することは重要である。もちろん治療の円滑な実施，完遂に障害となるような患者の社会経済的事項についても十分な考慮を払う必要がある。

2）抗菌薬療法　結核治療はほとんどすべての場合抗菌薬療法である。現在日本で認められている抗結核薬としては，イソニコチン酸ヒドラジド（INH），リファンピシン（RFP），硫酸ストレプトマイシン（SM），エタンブトール（EB），ピラジナミド（PZA），カナマイシン（KM），エチオナミド（TH），エンビオマイシン（EVM），パラアミノサリチル酸塩（PAS），サイクロセリン（CS）およびリファブチン（RBT）がある。他にニューキノロン剤，RFP誘導体で抗結核作用のある薬剤がいくつか知られているが，日本では認められていない。

3）初回治療の基準　臨床治験により有効性が証明され，世界的にも広く採用されている初回治療の方式は平成21年改正「結核医療の基準」（厚生労働省告示第16号）に以下のように取り入れられている。

①　治療方式：a）INH+RFP+SM（またはEB）2月ないし6月，その後INH+RFPを3剤併用療法開始時から9月になるまで。b）INH+RFP+SM（またはEB）+PZAを2か月その後INH+RFPを4か月。

②　適用：原則としてすべての患者にb）を用いる。高齢，肝障害などでPZAが使えない場合にはa）を用いる。

4）再治療の方法　再発例や治療失敗例，薬剤耐性が判明した例などに対しては薬剤感受性検査の結果に基づいた治療を行う。もちろん感受性検査結果，3）で見たすべての使用薬剤に感受性があればこれを用いる。耐性特に多剤耐性（INH+RFPに対して耐性の場合）となった場合には感受性のある2剤以上を組み合わせて用いるが，場合によっては外科的療法も援用する。これらの治療方針の決定の上で薬剤感受性検査の信頼性は非常に問題である。

5）後遺症　高度に進展した肺結核またはその治癒後，また外科的治療（成形，切除など）の後などで，肺の換気障害を中心に，場合によっては閉塞性の障害も重なってさまざまな呼吸機能障害が起こることがある。かつては術後の障害が主であったが，近年は内科症例が多い。多くは高齢化で予備力が低下して障害が顕在化する。このような障害への慢性安定期の対応としては，(1) 体動制限（軽い運動やリハビリテーションは必要），(2) 在宅酸素療法，(3) 感染予防と早期治療，が挙げられる。

C. 集団感染対策

集団生活の場で2人以上の患者が連続して発生した，集団生活の場で多量排菌患者が発生した，珍しい臓器の肺外結核（中耳結核など）が発生した，といった場合には，その患者居住地の保健所あるいは集団の所在地の保健所が中心になって集団感染のための調査，検診を検討しなければならない。またこのようなことが円滑に行われるように，患者発生届を受理した保健所は患者の居住地のみならず，就学・就労先の保健所等と緊密な連絡をとることが必要である。患者が届け出られて登録される保健所はばらばらなので，流行の認知が遅れることがあることに留意して対応しなければならない。近年はこのような時に結核菌DNAのタイピングが行われ，有力な所見を与えてくれるようになった。

付：非結核性抗酸菌症（Non-tuberculous mycobacteriosis，非定型抗酸菌症Atypical mycobacteriosis）

らい菌（*M. leprae*），結核菌（*M. tubercculosis* complex）以外の抗酸菌は自然界から多く検出されており，中には時として肺病変を作る菌種も多数確認され，後者は一括して非結核性抗酸菌（かつては非定型抗酸菌症と呼ばれたこともある）と呼ばれている。通常は病原性はないが，宿主の抵抗力が低いと病気を作ることから日和見抗酸菌と呼ばれることもある。最も典型的なのがAIDSの末期に高率に起こるケースである。

国立療養所の全国研究組織のモニタリング情報を中心とした成績によれば，2007年にはこれら施設に入院した全抗酸菌陽性患者の24%が本症（残りは肺結核）であり，罹患率は人口10万対約5.7と推定され，この率は上昇中である。地理的には西日本に多く，東北・北海道に少ない傾向がある。非結核性抗酸菌としては60種余り知られているが，肺感染症の原因菌として重要なのは，*M. avium-intracellulare* complex（MAC）で日本ではこれが全体の75%を占め，次いで*M. kansasii*（15%）である。他に散発的に*M. chelonae*，*M. fortuitum*，*M. gordonae*，*M. abscessus*，*M. scrofulaceum*，*M. szulgai*などが出る。

感染は自然界から人への感染，それも気道吸入感染が主と考えられている（土壌→埃，水→エアロゾル）。感染しても結核のように発病に至ることはまれで，全身的，（肺の）局所的に免疫の障害された場合に発病するが（日和見感染Opportunistic infection），機序はよく分からない。前者の例としてはいうまでもなくAIDS（HIV感染）があり，米国ではAIDS死亡例の30～50%がMAC全身播種を合併しているという。後者としてはまず結核遺残病巣，さらに気管支拡張症，肺嚢胞，塵肺などが多く基礎疾患となる（全国調査ではMAC症では60%，*M. kansasii*症では38%がこのような二次感染例）。時にこれらの状態が明かでない者に本症が起こることもあり，目下増えつつあるという。

非結核性抗酸菌は自然環境にある菌のため，臨床材料からの菌が分離されたからといって直ちにその菌による病気と診断することはできない。臨床所見と菌所見（十分な量の菌が持続的に証明される）の関連を十分に考慮した上で，治療のための診断を行うことが必須である（このためには国立療養所非定型抗酸菌症共同研究班の診断基準（1985年）がある）。結核菌との鑑別が問題になるが，結核を疑って治療を開始する患者については，その菌株についてすべて同定検査（ふつうはアキュプローブ結核菌群™）をする必要がある。また菌種の同定は，培養コロニーの性状，光発色試験のほかアキュプローブ・マイコバクテリア™，DDHマイコバクテリア™による検査などを行う。

治療は抗結核薬が全面的に有効ではなく，また薬剤感受性検査の成績はそのまま臨床的な効果と結びつかないので単純ではないが，推奨される例を掲げる；MAC症ではリファンピシン，エタンブトールにクラリスロマイシンを加えた3者併用を基本として，必要に応じてストレプトマイシンまたはカナマイシンを加える。リファンピシンが使えない患者にはリファブチンを使う。期間は菌陰性化後1年を超える。場合によっては外科的治療（肺切除術）が適応となる。*M. kansasii*症に対してはピラジナミドは効かないが，その他の抗結核薬が有効で，結核と同様の薬剤の組み合わせをやや長めにもちいることで治癒が期待できる。

結膜炎　Conjunctivitis　ICD 10-H10

結膜炎は，細菌性，ウイルス性，アレルギー性などによる。感染性疾患として問題となるのは，細菌性（急性細菌性結膜炎）とウイルス性（急性出血性結膜炎，咽頭結膜熱，流行性角結膜炎）である。

なお，流行性角結膜炎は別項に記載する（p.594参照）

A　急性細菌性結膜炎　Acute bacterial conjunctivitis　ICD-10 Hl0.3

I　臨床的特徴

1. 症状　流涙，刺激症状および結膜の充血で始まり，次いで眼瞼浮腫，羞明および粘液膿様の眼脂が見られる。重症では眼球結膜の溢血や角膜の周辺性浸潤が見られる。経過は普通2～3週間で，2～3日間の結膜の充血および軽い眼脂を見る程度のものも多い。

鑑別診断としては，ほかの急性結膜炎，すなわち淋菌性眼炎，急性出血性結膜炎，新生児眼炎，トラコーマ，流行性角結膜炎，咽頭結膜熱，封入体結膜炎などとの鑑別が必要。

2. 病原体　黄色ブドウ球菌，表皮ブドウ球菌，連鎖球菌，肺炎球菌などのグラム陽性菌が多い。乳幼児では*Haemophilus influenzae*が主要な起炎菌である。高齢者では特にMRSAも原因となる。

3. 検査　結膜擦過物の細菌学的検査

II　疫学的特徴

1. 発生状況　世界中，特に温暖気候地に広く分布し，特に流行を起こす。

2. 感染源　感染者およびおそらくは慢性保菌者の結膜または上気道からの分泌物，また，それにより汚染された手指や物品。病原巣はヒト。

3. 伝播様式　汚染した手指，衣服またはそのほかの物品を介して伝播する。地域によっては眼ブユまたはハエによって，機械的に伝播されることがあるといわれる。

4. 潜伏期　24～72時間。

5. 感染期間　症状のある期間。

6. ヒトの感受性　5歳以下の子供が最も多く感染し，罹患率は年齢とともに減少する。虚弱者および老人は特にブドウ球菌感染に弱い。

III　予防・発生時対策

A. 方針

個人衛生，感染者の治療。

B. 防疫

分泌物や汚染物品の衛生処理。

特異療法としてはニューキノロン系抗菌薬の局所使用による治療。

C. 流行時対策

1. 患者およびその周辺者の徹底的治療。

2. 眼ブユやハエの駆除。

B 急性出血性結膜炎 Acute hemorrhagic conjunctivitis ICD-10 B30.3
（五類-定点・学3）

Ⅰ 臨床的特徴

1. 症状 突然に前眼部の疼痛，異物感が起こり，流涙および漿液性分泌物が増加する。1～2日以内に極期に達し，眼瞼浮腫，結膜の充血を見るが，眼球結膜下に激しい出血を起こすのが特徴である。眼球結膜下の出血は上円蓋部に最も著しく，結膜の浮腫状腫脹に伴って血腫の外観を呈するものがある。眼瞼結膜下には点状出血が認められる。表層性の角膜炎も起こり，点状の混濁を見ることがある。一眼に始まっても大多数例では他眼も侵される。症状の激しい割合には予後は良好で，1～2週間以内に完治し，視力障害を残すことはない。

ただし，まれに結膜炎発症後平均2～3週間を経て，軽度の発熱，全身倦怠感などが起こるとともに，主として下肢にポリオ様運動麻痺を生ずる例がある。時として上肢，脳神経支配域にも運動麻痺が見られる。

2. 病原体 流行を起こす主要病原体には，エンテロウイルス70型とコクサッキーウイルスA24変異型がある。ただし，後者の感染で運動神経麻痺が起こった例はない。

3. 検査 結膜の擦過材料からのウイルス分離，RT-PCR法および血清抗体の上昇の証明による。

Ⅱ 疫学的特徴

1. 発生状況 エンテロウイルス70型による流行は，1969年に西アフリカ（ガーナ）に初発し，1～2年の間にアメリカ大陸を除く北半球全域に及ぶ世界的大流行を引き起こし，さらに約10年後の1981～82年にはアメリカ大陸をも含む2度目の世界的な大流行が起こった。しかし，1985年以後，エンテロウイルス70型による急性出血性結膜炎の流行は減少し，またウイルスも分離されなくなった。他方，コクサッキーA24変異型による流行は1969～70年ころ東南アジア（シンガポール，ジャワ島近辺）に発生し，その後もしばしば東南アジア地方で大小の流行を繰り返しているが，わが国に侵入したのは，1985年（昭和60年）の夏から秋にかけて沖縄全土に大流行したのが最初である。翌1986年の秋にも再び流行があったが，その後は大きな流行を見ない。本州でも散発的に発生するが，現在まではいずれも家族内感染を中心とする小規模な流行にとどまる。

2. 感染源 感染したヒトの眼分泌物，病原巣はヒト。

3. 伝播様式 眼分泌物に汚染した手指を通じ，ヒトからヒトへ伝播する。汚染した器物，ハエなどの昆虫による伝播も考えられる。特に，熱帯地方の衛生環境の劣悪な都会地で流行が激しく，家族内，職場内感染が多い。先進国では広域流行は少なく，主として眼科診療所を中心に小集団発生が見られる。この場合には，眼科医の手指，診療に使用した器材の汚染によって伝播する。

4. 潜伏期 24～36時間。

5. 感染期間 おそらく急性期間の4病日くらいまで。

6. ヒトの感受性 普遍的であるが小児では軽症，20歳以上の成人の方が症状が重い。わが国では，大部分のヒトが抗体を持たないことに注意。再感染も報告されている。

Ⅲ 予防・発生時対策

A. 方針

1. 個人の清潔保持，手洗の励行，70%消毒用アルコールは有効である。

2. 眼科診療における無菌操作。

B. 防疫

1. 届出 厚生労働省感染症発生動向調査の対象疾患であり，全国眼科定点から患者発生が届けられている。

2. 患者は休業・休校させることが望ましい。洗面具などを別にするなどの教育を行う。

3. 眼科診療所においては，本患者をほかの患者と分けて治療を行い，接触を避けさせる。

4. ワクチンや有効な抗ウイルス剤はない。

C. 流行時対策

患者の速やかな診断と治療，伝播状況についての疫学調査，個人衛生教育の強化など。

鉤虫症（こうちゅうしょう） Hookworm disease ICD-10 B76

Ⅰ 臨時的特徴

1. 症状 人体寄生の主たる鉤虫にはズビニ鉤虫とアメリカ鉤虫の2種がある。両鉤虫とも十二指腸，空腸に寄生し下痢，腹痛などの消化器症状を示す。多数寄生すると貧血を生じる。この鉤虫性貧血は成虫が小腸粘膜から吸血するために生じ，低色素小球性で，鉄欠乏性貧血の特徴を示す。ズビニ鉤虫の吸血量は1日1匹当たり約0.15m*l*，アメリカ鉤虫は0.03m*l*で，前者による貧血は後者よりも高度である。また多数寄生で蛋白漏出性腸症を生じ，低アルブミン血症が認められる例が多い。乳児に重感染すると血便と高度の貧血を来す。腸管内寄生に基づく症状以外に，鉤虫の感染型幼虫が経皮感染した時，その局所に点状皮膚炎が生じる。またズビニ鉤虫の感染初期にはアレルギー症状として喘息様発作，肺浸潤影，末梢血好酸球増多症を見ることがあり，日本では若菜病と呼んでいる。

2. 病原体 ズビニ鉤虫（*Ancylostoma duodenale*），アメリカ鉤虫（*Necator americanus*）ともに雌成虫は体長10〜12mm，体幅0.6〜0.7mmで，雄成虫はそれよりも少し小型である。小腸上部に寄生し頭部を粘膜に刺入して寄生する。虫卵が便とともに外界に出ると，孵化し，約4〜5日で3期感染型幼虫（体長0.6〜0.7mm）にまで発育する。鉤虫の感染型幼虫がヒトに経口または経皮感染して体内に侵入すると，その後の経過は両種鉤虫でやや異なるが，基本的には血流を介して肺に移行し，さらに咽頭を経て最終的に小腸に到達し成虫となる。

3. 検査 検便により鉤虫卵を検出する。少数寄生の場合は適当な集卵法が必要である。虫卵の形態ではズビニ鉤虫とアメリカ鉤虫を鑑別できない。糞便をろ紙培養すると感染型幼虫を検出することができ，その形態によって両種の鑑別が可能であるが，最も容易な鑑別法は駆虫して成虫を得，その形態で両種を鑑別することである。国内では上部内視鏡検査で直接成虫を採取する例もあり，その場合には直ちに鑑別可能である。

II 疫学的特徴

1. 発生状況 世界的には熱帯から温帯にかけての農村を中心に7〜8億人の感染者が見られる。農業従事者に感染率が高い。一般に熱帯地域ではアメリカ鉤虫が，温帯ではズビニ鉤虫の方が多い。日本国内で感染することは現在まれである。

2. 感染源・伝播様式 鉤虫卵は体外に排出された後，糞便内や土壌中で感染型幼虫にまで発育する。トイレの完備していない地域や人糞を肥料に用いている田畑で，手足が感染型幼虫と接触することによって経皮感染が生じる。また感染型幼虫を付着した新鮮な野菜や浅漬けにした野菜などを摂食することにより経口感染する。ズビニ鉤虫は経口感染が主，アメリカ鉤虫は経皮感染が主である。

3. 潜伏期，感染期間，ヒトの感受性 感染型幼虫の感染後1〜2か月で成虫にまで発育し，虫卵が検出されるようになる。成虫の人体内における寿命は長くて5〜8年。

ヒトの感受性は高い。流行地では容易に再感染が生じ，感染を繰り返しても感染抵抗性はほとんど生じない。

Ⅲ　予防・発生時対策

A. 予防

流行地においては集団検査と集団治療を繰り返し行う。トイレ，下水，浄化槽の設置を行う。人糞を肥料として用いる際には十分腐熟させ，鉤虫卵が死滅してから使用するようにする。人糞を肥料とした場合は，野菜などを十分洗浄して食用に供するかまたは加熱調理する。流行地においては裸足で歩かないことなどに注意する。

B. 治療方針

コンバントリン（Pyrantel pamoate）を服用する。貧血には鉄剤で対処する。

後天性免疫不全症候群（エイズ）（五類-全数）　ICD-10 B20-B24

AIDS（Acquired immunodeficiency syndrome，HIV infection）

Ⅰ　臨床的特徴

1. 症状　感染後4～6週後に半数以上の患者は，インフルエンザ様の急性期の症状を呈する。検査値では，伝染性単核球症を示すことがある。8週目頃より抗体が陽性になり，以降無症候性キャリアの時期に入る。この時期は，個人差があるが平均10年くらいといわれている。この間に，徐々にCD_4陽性細胞が低下し，200/mm^3以下になるとニューモシスティス肺炎などのエイズに特徴的な日和見感染を併発するようになる。合併することの多い日和見感染症は，ニューモシスティス肺炎を筆頭に，トキソプラズマ脳炎，結核，非結核性抗酸菌敗血症，クリプトコッカス髄膜炎，カンジダ食道炎，サイトメガロウイルス感染症，悪性リンパ腫などが挙げられるが，いずれも適切な治療がなされない場合には予後不良である。

HIVを病原体とする感染の全経過をまとめてHIV感染症（HIV infection）という。

2. 病原体　ヒト免疫不全ウイルスHIV（Human immunodeficiency virus），レトロウイルス科に属する。ウイルス学的にHIV-1とHIV-2の2型に分けられる。

3. 検査　臨床検査として免疫学的異常，すなわち1）末梢血リンパ球数減少，2）CD_4陽性リンパ球数減少，3）CD_8陽性リンパ球数初め増加，末期に低下，4）ヘルパーT細胞/サプレッサーT細胞比（CD_4/CD_8比）低下，5）血清免疫グロブリン値～IgG増加，IgA増加，血清β_2ミクログロブリンの増加など。

ウイルス学的検査としてウイルス分離は必ずしも容易ではない。血中抗体の測定はスクリーニング法としてELISA，ゼラチン粒子凝集法（PA），イムノクロマト法，確認法として，間接免疫蛍光抗体（IFA）法やWestern blot法，PCR法などがある，抗体陽性者はウイルス保有者と見なされる。

II 疫学的特徴

1. 発生状況 1981年米国で患者が発見されて以来，ほとんどすべての国で患者は発生している。UNAIDSの報告では，2012年末の時点で世界で3420万人が感染していると推定されている。2012年1年間のエイズによる死亡者は170万人とされている。また，2012年の新規HIV感染者数は250万人とされている。アフリカやアジアでの感染者が多いが，グローバルファンドなどの治療薬の無償供与により多くの国で新規感染者数は減少してきている。これらの国での感染原因の大半は性交渉であり，感染者の比率は，男女1：1である。先進国での感染者数も，減少傾向にある。先進国では，麻薬常習者や男性同性愛者が多かったため，男性の患者数が多い。

わが国の感染者数は，2012年12月の時点で，患者・感染者の累計は20,000人を少し超えている。報告者の感染経路は，約70%が男性同性愛者である。

2. 病原巣・感染源 病原巣はヒト，主な感染源は血液と精液である。母乳，唾液，涙，尿，髄液や膣分泌液からもHIV分離の報告はあるが，血液，精液，膣分泌液と母乳以外は感染源としての意義は低い。HIVはCD4陽性リンパ球，マクロファージや粘膜上皮直下のランゲルハンス樹状細胞に感染し，その結果CD4陽性リンパ球は破壊され，細胞数の減少や機能障害が出現する。

3. 伝播様式 ウイルス保有者とのコンドーム等で防御しない性交，汚染血液の傷口侵入，感染母親から新生児へ胎盤あるいは産道を介して（25%），および感染母親による母乳栄養。なお，注射器事故による抗体陽転例は事故後の予防薬投与によりほぼゼロとなっている。飛沫感染，経飲食物感染や通常の接触による家族内感染例の報告はない。

4. 潜伏期 エイズ発症まで2～10年，あるいはそれ以上。小児では短い。

5. 感染期間 HIV感染が成立した以降，すなわち抗体陽性が確認される以前から感染可能である。

6. ヒトの感受性 普遍的。無治療の場合抗体陽性者は5年以内に20～50%が免疫低下をきたし，10～30%がエイズになる。抗HIV療法を受けなければ致命率はエイズ発症後5年以内で95%である。

III 予防・発生時対策

A. 方針

1. 抗体陰性が確認されていないものとの性行為を避ける。この性行為には，肛門，膣または口と性器の接触がある性交が含まれる。性行為を行う場合はコンドーム等により防御する。治療によりウイルス量が低下すると性行為による感染率も低下する。

2. 感染の危機があった者に対する，抗体検査とカウンセリングの充実およびパートナーへの告知の推進。

3. 感染者・患者に対する治療・福祉・カウンセリング等のサービスの提供。

4. 医療機関における感染防止は，B型ウイルス肝炎の場合に準じる。

5. 抗体陽性者に対する注意も，B型ウイルス肝炎の場合に準じる。具体的には，1）カミソリ，歯ブラシを共有しないこと。2）血液や分泌液が付着したものは，流水で石けんまたは消毒液を用いて十分に洗う等である。

6. 血液，精液，臓器などの提供者のチェック。

7. 途上国での輸血は必ずしも安全ではない。

8. エイズおよびその影響を受けている人々に対する，偏見やおそれの軽減。

9. 注射器，注射針の共有・再利用はしない。

B. 防疫

1. サーベイランスが重要である。

2. 消毒　1）次亜塩素酸ナトリウム0.5%10～30分，2）ホルムアルデヒト5%10～30分，3）エタノール70%10～30分，4）グルタールアルデヒド2%10～30分，5）煮沸20分，6）高圧滅菌121℃20分。

3. ワクチン　研究中であるが，ウイルスに抗原変異があるので困難。

4. 治療

・無症候性キャリア期から

CD_4＜500/mm^{3}であれば抗HIV薬を用いた併用療法を開始する。通常は，逆転写酸素阻害剤2薬とプロテアーゼ阻害剤1薬もしくは非核酸系逆転写酵素阻害薬1剤もしくはインテグラーゼ阻害薬1剤の3剤併用療法である。

・CD_4＜200/mm^3

ST合剤1日1錠から2錠服用によるニューモシスティス肺炎予防

（ST合剤が使用できない場合には，ペンタミジンの吸入を月に1～2回行う）

・CD_4＜100/mm^3

眼底検査によりサイトメガロウイルス網膜炎の早期診断

・CD_4＜50/mm^3

アジスロマイシン1200mgを週1回投与による非定型抗酸菌敗血症の予防

C. 国際的対策

WHOは，各国にサーベイランス体制を勧告し実態の把握に努めている。

D. わが国の対策

1999年4月に「感染症の予防及び感染症の患者に対する医療に関する法律（感染症新法）」が施行されたために，1989年に制定された「エイズ予防法」が廃止された。2003年に感染症新法は改訂された。この中では，HIV感染症は五類感染症に含まれる。このため，国の対応としては，発生動向の把握を行うことになっている。医療は一般の医療機関で提供される。医療費は，医療保険の適用となるが，内部障害の身体障害者に認定されれば等級により医療費は公費負担となる。

血液対策がなされた現在，わが国のHIV感染者の罹患の状況は性行為を介した感染が主流となってきている。したがってその予防対策として，知識の普及や教育が重視されてきている。しかし，専門家によるものではなく仲間による教育の方が効果的であると報告されているように従来のSTD対策の枠を越えた新たな対策が必要となっている。

コクサッキーウイルスによる疾患 Coxsackievirus diseases

コクサッキーウイルスはエンテロウイルス群に属し，コクサッキーAウイルス（1～24型）とコクサッキーBウイルス（1～6型）に分類される。以下に述べる疾患群の病原であるばかりでなく，無菌性髄膜炎（p.337参照），急性出血性結膜炎（p.276参照）など幅広い臨床像を持つ。

A ヘルパンギーナ（水疱性咽頭炎） Herpangina（五類-定点） ICD-10 B08.5
手足口病 Hand, foot and mouth disease（五類-定点） ICD-10 B08.4
急性リンパ結節性咽頭炎 Acute lymphonodular pharyngitis ICD-10 B08.8

I 臨床的特徴

1. 症状 ヘルパンギーナは急性のウイルス感染病で，突発的に発熱と咽頭に小さな（1～2mm）水疱性丘疹を生じる。咽頭の水疱疹は発赤をともない，後に小さな潰瘍を形成することを特色とする。部位は前口蓋弓，軟口蓋，口蓋垂，扁桃などで，発症後4～6日続く。

手足口病の病変部位は，口腔部分についてはヘルパンギーナと異なり広範で，頬と歯肉の頬側面，舌の側面，口唇部などである。水疱性丘疹は，手・足・脚部・臀部などにも生じ，7～10日間続く。

急性リンパ結節性咽頭炎もヘルパンギーナと異なった口内疹で，固く盛り上がった白から帯黄色の個々の小結節で，その周りに3～6mmの発赤が見られる。主に口蓋垂，前口蓋弓，後部咽頭に生じ，体幹の発疹はない。

これらの疾患と，ウシやウマからごくまれに感染するウイルス性水疱性口内炎とは区別しなければならない。この場合，感染者は酪農家，畜産業者，獣医など感染動物に直接接触する人々であることが常である。ウシ，ヒツジ，ブタの口蹄疫は，ウイルスを取り扱う実験者以外とほとんど感染した例はない。しかし，ヒトがウイルスの伝播者となって動物の流行が起こった例はある。

単純ヘルペスウイルス感染症であるヘルペス性口内炎とは，治療上の相違からも鑑別を要する。ヘルペス性口内炎は一般に口腔の前方部に多く発生し，その病巣は大きく，深く，痛みを持ったものである。

2. 病原体　主としてコクサッキーAウイルスによる。ヘルパンギーナは2，3，4，5，6，10，22型，手足口病はA16型とエンテロウイルス71型（EV71）の2種類のウイルスが主な病原となって交互にあるいは同時に流行する。最近ではコクサッキーA6型による流行も目立ち，発疹は典型的な水疱疹よりも大きく，分布も広く，水痘などとの鑑別が必要な場合もある。爪の変形などを伴うこともあるが，基本的には予後良好である。急性リンパ結節性咽頭炎はA10型による。71型は時に無菌性髄膜炎や脳炎などの中枢神経合併症をともなうことがあるので注意が必要である。ことに急性脳炎は国内では稀であるが，死に至ることがある。近隣のアジア諸国においては，手足口病は死に至ることのある流行性疾患として警戒され，ワクチンの開発などもすすめられている。

急性リンパ結節性咽頭炎はA10型による。

3. 検査　口腔，咽頭のぬぐい液，糞便から哺乳マウス（生後1日）ならびに細胞培養を用いてウイルス分離を行う。いろいろな血清型のコクサッキーウイルスが類似の症状を引き起こすため，型特異的な診断を行うためには，患者からのウイルス分離が必要である。PCR法による病原診断も可能であるが，基本はウイルスを分離することにある。

Ⅱ　疫学的特徴

1. 発生状況　ヘルパンギーナと手足口病は，世界中から報告されている。わが国での流行発生は初夏から初秋で，幼児を中心として多発するが，成人例を見ることもある。最近はことに手足口病は季節外の発生も少なからず見られる。急性リンパ結節性咽頭炎は主に小児に見られ，夏から初秋にかけて発生する。

2. 感染源　ヒト。病原巣も同様。

3. 伝播様式　感染者（不顕性感染も含む）の鼻・のどの排泄物および糞便に直接あるいは間接的に接触するか，または飛沫散布によって感染する。

4. 潜伏期　ヘルパンギーナと手足口病は通常3～5日。急性リンパ結節性咽頭炎は5日前後。

5. 感染期間　主に急性期であるが，これらのウイルスは数週間糞便中に存在するので，その間は感染源となりうる。

6. ヒトの感受性　感受性は普遍的である。顕性または不顕性感染で免疫が得られる。免疫の持続期間は未詳。

コクサッキーA群でも血清型が異なれば，2回以上感染し，同様の症状が出現することは稀ではない。

Ⅲ 予防・発生時対策

A. 方針

患者との接触を少なくする。手洗いなど日常の清潔操作が必要。

B. 防疫

患者とその周囲，接触者の対策。

1. 届出 ヘルパンギーナ・手足口病：感染症法五類感染症（小児科定点把握疾患）として定点から届けられる。

2. 感染の防止 通常は，学級閉鎖，幼稚園保育園での休園などを行う必要はない。症状が治まれば登校登園についての制限もないが，手洗い，乳幼児のおむつの処理への注意などは重要である

3. 消毒 鼻汁，咽頭排泄物，糞便とその汚染物。

C. 流行時対策

病気の発生と臨床的特徴，病気が増加していることを医療機関，学校，幼稚園，保育園などへ知らせる。急性期患者と感染が疑わしい者を，健康者から離す。

B コクサッキー心炎（ウイルス性心炎） Coxsackie carditis

ICD-10 B33.2

Ⅰ 臨床的特徴

1. 症状 急性または亜急性の心筋炎もしくは心膜炎が，コクサッキーウイルス（主としてB群）の感染によって起こる。心障害のほかにコクサッキーウイルスの他の症状，例えば流行性胸膜痛，髄膜炎脳炎などを随伴していることもある。乳幼児では特に心筋炎の型をとることが多く，発熱，傾眠で始まり，顔面蒼白，チアノーゼ，呼吸困難，心悸亢進，不整脈，心および肝の腫大などをともなう。数週を経て回復するが，心不全が進行して死に至る場合もある。時には数か月後に再燃し，心障害の後遺症を残す場合もある。成人では心膜炎の型をとることが多く，急性の胸痛，心拍の速度やリズムに異常を生じ，呼吸困難をともなう。流行性胸膜痛と合併することも多い。

他のウイルス感染症もよく似た臨床像をとることがあり，コクサッキーウイルスのほかインフルエンザ，ムンプス，麻疹，風疹，水痘・帯状疱疹，ワクチニア，痘そう，黄熱，各種のエンテロウイルスなどのウイルスが心炎患者から分離されている。

2. 病原体 コクサッキーBウイルス（1，2，3，4，5型），時に同Aウイルス（1，4，9，16，23型）である。

3. 検査 血清診断や糞便からのウイルス分離は，推定診断にとどまる。確定診断は，心膜内の滲出液や心筋組織から病原ウイルスを同定することであるが，実際は検体採取が困難であることの方が多い。

Ⅱ 疫学的特徴

1. 発生状況 比較的まれな病型である。コクサッキーBウイルスの流行時には頻度が増大する可能性がある。時に新生児室などで院内感染が起こり高い致死率を示すことがあるので注意を要する。

2. 感染源，伝播様式，潜伏期，感染期間，ヒトの感受性の各項目については流行性胸膜痛に同じ。

Ⅲ 予防・発生時対策

流行性胸膜炎に同じ。

C 流行性胸膜痛（きょうまくつう） Epidemic pleurodynia ICD-10 B33.0
ボルンホーム病 Bornholm disease
流行性筋痛 Epidemic myalgia, Devil's grip

Ⅰ 臨床的特徴

1. 症状 急性のウイルス感染症であって，胸部または上腹部に限局した発作性の激痛を伴って突然発症する。通常発熱があり，しばしば頭痛がある。胸部痛は体動によって増強する。その特徴的な痛みは，小児では腹部に，成人では胸部に生ずる傾向がある。ほとんどの患者は1週間以内に回復するが，その間にしばしば症状の再発を見る。死亡することはない。限局した流行が特徴的である。合併症はまれであるが，睾丸炎，心膜炎，無菌性髄膜炎をともなうこともある。この疾患の流行時に，新生児のB群コクサッキーウイルス脳心筋炎（Encephalomyocarditis）のあったことが報告されている。成人では心筋炎の合併はまれであるが，その可能性は考慮に入れておいた方がよい。

2. 病原体 コクサッキーBウイルス1，2，3，4，5型のいずれでも起こる。

3. 検査 咽頭ぬぐい液，便からのウイルス分離と，ペア血清についての型特異的中和抗体価の上昇などで行う。

Ⅱ　疫学的特徴

1. 発生状況　夏と初秋に起こることのある，まれな疾患である。通常小児および青年期に発症が見られるが，全年齢層に起こりうる。一家で多発することが多いが散発例もある。

2. 感染源　感染したヒト，あるいはその排泄物で汚染された物品。病原巣はヒト。

3. 伝播様式　感染したヒト，またはその排泄物で汚れた物との接触によると考えられる。

4. 潜伏期　間通常3～5日。

5. 感染期間　急性期。

6. ヒトの感受性　多くが感受性があると考えられる。そして型特異的免疫を残す。

Ⅲ　予防・発生時対策

A. 方針

エンテロウイルス感染に準じて行う。

B. 防疫

患者とその周囲，接触者の対象。患者の排泄物の消毒に留意する。

新生児では致命率の高い脳心筋炎の流行を起こす可能性もあるので，新生児収容施設では一般にコクサッキーBウイルスの侵入には注意をする必要がある。

C. 流行時対策

流行がある場合には，地域の医師看護師など，関係者にその旨を周知する。症状の上から，外傷やほかの疾患による胸痛と鑑別することが必要である。

コクシジオイデス症　Coccidioidomycosis（Valley Fever, Desert Rheumatism）

（四類-全数）　ICD-10 B38

Ⅰ　臨床的特徴

1. 症状

1）急性肺コクシジオイデス症

感染した1～3週間程度後に感冒様症状や肺炎として発症する。流行地への旅行歴のある市中肺炎例では本症の可能性を考慮する必要がある。数週から数ヶ月続く発熱や呼吸器症状（胸痛・咳嗽，発熱，血痰など）を呈するが，大多数は無治療で自然軽快する。数ヶ月にも及ぶ関節痛や結節性紅斑等を伴う全身倦怠感を認める場合もある。胸部画像所見では，他の市中肺炎と同様な浸潤影が見られることが多いが，多発性陰影として見られる場合もある。

2）慢性肺コクシジオイデス症

数%の患者は咳嗽・喀痰・血痰・体重減少などが3ヶ月以上も持続する。胸部画像所見は多彩であるが，孤立もしくは多発する結節影を示し空洞を伴うことも多い。

3）播種性コクシジオイデス症

免疫不全宿主や妊婦，有色人種ではコクシジオイデス症が重症化し易いとされ，肺外（皮膚・リンパ節・骨・関節など）に播種し，脳髄膜炎を引き起こすこともある。免疫不全患者では真菌血症に伴い，胸部画像所見でびまん性網状粒状影（間質性肺炎様の陰影）を呈する。特にAIDS患者では，両肺にびまん性の陰影を呈し，ニューモシスチス肺炎との鑑別が困難である。

2. 病原体 二形性真菌である*Coccidioides immitis*および*Coccidioides posadasii*。病原性が高く，真菌の中では最も危険とされている。三種病原体でBSL3で取り扱う必要がある。

3. 検査 流行地への渡航歴が診断のきっかけとしては最も重要であり，不可欠である。本菌の培養には危険を伴うので専門機関（国立感染症研究所や千葉大真菌医学研究センターなど）に依頼する。病理組織学的検査で本菌に特徴的な球状体の観察によって診断可能である。

血清診断も診断の手掛かりとなる。

Ⅱ 疫学的特徴

1. 発生状況 流行地はカリフォルニア，アリゾナを含む米国南西部からメキシコが中心であるが，中南米でも報告されている。我が国では2013年6月までに72例の報告があるが，近年の増加が著しく，大部分は米国で感染している。

2. 感染源 空気中に浮遊している*Coccidioides*属の分生子の吸入による。まず肺に病巣を形成し，進行すると全身に播種する。

3. 伝播様式 環境からの経気道感染であり，ヒト－ヒト感染はない。

4. 潜伏期 2-4週間程度とされているが，数年から数十年の潜伏の後，顕在化する場合がある。

5. 感染期間 1週間程度の急性疾患から年余に及ぶ慢性疾患まで様々である。

6. ヒトの感受性 有色人種（特に黒人）の感受性が高いことが疫学調査から示されている。その他，妊娠・AIDS・細胞性免疫の低下などがリスクファクターとなる。

Ⅲ　予防・発生時対策

A. 方針
流行地が比較的限定されるのでこれを避ける。郊外の半乾燥地帯は特に危険である。流行地での土木作業，強風の中の外出などでも感染の機会が高まる。感染症法の指定する四類感染症であり，報告義務がある。
B. 防疫　有効な予防ワクチンはない。
C. 流行時対策　特に行われていない。
D. 国際的対策　特に行われていない。
E. 治療方針　基本的にはフルコナゾールやアムホテリシンB等による抗真菌薬療法を行う。

コレラ　Cholera（二類・検・学1）　ICD-10 A00

Ⅰ　臨床的特徴

1. 症状　突然発病し，激しい水様性下痢と嘔吐が起こる。そのために大量の水分と電解質が喪失し，急速に脱水，アシドーシスの症状が現れ，虚脱に陥る。水様便は便臭なく，米のとぎ汁のような外観を呈する。発熱を伴わず，嗄声，無尿，排腸筋などの筋肉の痙攣が起こり，特有の臨床像が見られる。しかし，こうした定型例よりも，極めて軽少なものあるいは無症状に経過する例の方がはるかに多く，特にエルトールコレラにおいてもそれが顕著である。
サルモネラやほかの病原菌による腸炎の劇症型，重症食中毒例などが，時にコレラ様症状を呈し，鑑別診断の対象となることがある。軽症例は，細菌学的検査を行わなければ診断し難い。
2. 病原体　コレラ菌*Vibrio cholerae* O1およびO139である。O1型菌には古典（アジア）型とエルトール型の2つの生物型があり，また血清学的には小川型と稲葉型とに区別される。O139型菌はベンガル型とも呼ばれる。1995年以降から，生物型がエルトール型であるが，コレラ毒素の遺伝子型が古典型である変異エルトール型（ハイブリッド型）菌に置き換わってきている。
3. 検査
1）検査材料　新鮮な排泄便あるいは採便管または採便棒を直接肛門に挿入して採取した内容を用いる。
2）直接鏡検　水様便の場合，懸滴標本として暗視野で鏡検する。活発な固有運動をする多数のコレラ菌が見られる。これに小川型または稲葉型の診断血清を加えると，対応した型の場合，運動を停止して凝固するのが見られ，血清型まで推定できる。

3）培養　検体を選択培地に直接塗抹後培養する。または検体をアルカリペプトン水に接種し，6，24および48時間培養した後に固形培地に塗布し，2日間培養後のコレラ菌の有無を検査する。選択培地としてTCBS寒天培地，ビブリオ培地，モンスール培地などがあるが，TCBS寒天培地が一般的に用いられる。同時にアルカリ寒天培地を併用することが望ましい。

4）菌が産生するコレラ毒素は抗毒素抗体を用いて調べる。コレラ毒素遺伝子はPCRで検査する

II　疫学的特徴

1. 発生状況　インドのガンジス川デルタ地帯に常在していたコレラは，19世紀に6回にわたって世界的大流行（汎流行Pandemic）を起こした。その余波は，わが国にも文政，安政の時代から明治にかけて押し寄せ，例えば1879年（明治12年）には16万人の患者が発生し，10万人が死亡している。20世紀の前半には，1947年（昭和22年）のエジプト流行を除いては大体アジアに流行が集中している。

ところが，このインド由来のアジア型コレラとは別に，スラウェシ島南部に限局して発生していたエルトール型コレラが，1961年（昭和36年）以来アジアの各地で流行を起こし，さらに西に広がって中近東からアフリカにまで蔓延した。アジア型コレラの本拠地インドにおいてもエルトール型コレラが席捲するようになった。この第7次世界的大流行は現在でも続いており，特に1991年にペルーで大流行が起こって以来，南米大陸には今やエルトール型コレラが土着したと考えられる。

わが国へは1962年（昭和37年）以来，台湾，韓国，インドから患者あるいは保菌者が入国したことがあるが，国内感染者は見られなかった。ところが，1977年（昭和52年）6月中旬から下旬にかけて和歌山県有田市を中心に流行したコレラでは，真性患者23人，擬似患者18人，保菌者58人計99人におよび，うち1人が死亡した。さらに，1978年（昭和53年）11月には東京都内の結婚式披露宴の折詰料理を介して，患者17人，保菌者31人の１都9県にわたる集団事例が発生した。また1989年（平成1年）9月には，名古屋市のレストランで食事をした44人が，コレラ患者として8都府県において報告された集団例が発生した。

2000年以降は国内の集団事例はほとんど見られなくなっている。主として東南アジアの流行地において感染した患者あるいは保菌者による輸入感染症例が毎年報告されている。感染症法によるコレラ患者報告数は，2000年頃は年間50例ぐらいであったが，2010年には11例までに減少している。食品衛生法に基づくコレラ菌による食中毒事例の報告は，2001年に1事件，2002年に2事件，2008年に3事件が報告されている。

1992年秋からインド各地において重症コレラ患者から新しい血清型を示すコレラ菌が分離されるようになった。この菌の血清型はO139と決定され，ベンガル型コレラ菌

と名づけられた。血清型以外はエルトール型コレラ菌とほとんど同一の性状を示し，臨床所見でも従来のコレラ菌によるものとは区別できないが，O1型コレラ菌との交差感染免疫は成立しない。主にアジアで流行しているが，わが国および欧米でもこの菌による輸入症例が報告された。

また，1995年以降にはバングラデシュで最初に発見された血清型O1変異エルトール型菌が世界中に拡散し，現在ではこのタイプの菌に置き換わってしまっている。

WHOによると2011年の世界のコレラ患者数は589,854人で，このうち死者7,816人となっている。2010年よりも85%増加しており，それは主にハイチ，ドミニカ共和国での大規模アウトブレークによっている。

2. 感染源　患者の糞便，特に水様便に1ml中10^7個以上の菌が排菌されることから，主要な感染源となるが，保菌者の便，まれには患者の吐物も感染源になる可能性がある。病原巣は一般にヒトであるが，海岸，河川周辺に存在するコレラ菌が，病原巣となる可能性は否定できない。

3. 伝播様式　汚染された水および食物を介して経口感染する。洪水などの災害時には汚染の機会が増す。患者との接触感染の可能性は少ない。

4. 潜伏期　数時間から5日間，通常1～3日。

5. 感染期間　便中にコレラ菌を排泄する期間，すなわち抗菌薬を投与しない場合には発病後1週間前後，主要症状消退後数日間であるが，例外的には排菌が長引くこともある。抗菌薬の投与により排菌期間を短縮させるが，再排菌の可能性もありうる。

6. ヒトの感受性　普遍的であるが一様ではない。胃の切除および胃酸の低下はコレラ菌感染の危険を助長し，また症状の重症化の重要な因子になる。コレラが常在する地域では，大多数の人たちが抗体を保有している。

Ⅲ　治療法

水分および電解質の大量喪失を補給するための迅速かつ大量な輸液が必要である。これにより高度の脱水，アシドーシスおよび低カリウム血症を早急に是正させる。市販の輸液の使用では乳酸加リンゲル液が適当である。静脈内輸液によって病初の重症時期を脱したなら，経口的輸液に切り替えてもよい。組成は，1リットルの飲料水にブドウ糖20.5g，NaCl 3.5g，$NaHCO_3$ 2.5gおよびKCl 1.5gを溶解したものである。抗菌薬による治療は下痢およびコレラ菌の便中排菌期間を著明に短縮させる。ニューキノロン系薬剤，テトラサイクリン系薬剤，エリスロマイシン系薬剤，ST合剤等が用いられる。

Ⅳ　予防方法

感染症法で三類に位置づけられるとともに，1999年12月から食品衛生法においても「病因物質」の中に加えられた。食品の飲食に起因するコレラが発生した場合には食品衛生法に基づいての被害の拡大防止・原因の究明が行われるようになった。

1. 糞便の衛生的処理と手洗い設備の完備。
2. 給水施設の衛生管理。
3. 牛乳および乳製品の滅菌。
4. 食品衛生の監視強化。
5. ハエの駆除およびネズミ対策の実施。
6. 衛生教育の強化。

が重要である。

流行地におけるコレラ制圧には，安全な飲料水の供給と衛生設備の大幅な改善とその維持を図ることが第一で，その上にコレラワクチン（経口ワクチン）の投与も効果がある。

【参考】

・FORTH厚生労働省検疫所　コレラのリスクのある国
http://www.forth.go.jp/useful/infectious/name/name05.html

サイクロスポーラ症　Cyclosporiasis　ICD-10 A079

I　臨床的特徴

1. 症状　水様性の下痢を主症状とし腹痛や微熱を伴うことがあるが，症状の程度は感染者により様々である。血便はみられない。流行地では無症状病原体保有者も多い。感染者の免疫能が正常であれば通常は自然に治癒するが，進行した免疫不全状態にあるヒトに感染すれば，頻回の下痢が持続し重篤化する場合もあると推測される。

2. 病原体　*Cyclospora cayetanensis*。アピコンプレックス門，胞子虫綱，コクシジア亜綱，真コクシジウム目，アイメリア科に属する消化管寄生原虫である。腸管の粘膜上皮細胞の細胞質内で増殖し，糞便中に未熟オーシストが排出される。未熟オーシストは自然界で成熟オーシストに発育する。オーシストは蛍光顕微鏡で観察すると辺縁が青白く見える。*C. cayetanensis*は現在のところヒトにのみ感染すると考えられている。

3. 検査　感染者の便からオーシスト（8 μm前後～10 μm前後の球状）を検出して診断する。上述したように便から未熟オーシストが検出され，その内部は顆粒状にみえる。直接塗抹法やホルマリン・エーテル法などの一般的な便の寄生虫検査でも検出できるが，クリプトスポリジウムを検出する際に使用するショ糖遠心浮遊法がよいとされている。

II 疫学的特徴

1. 発生状況 アメリカ合衆国やカナダではバジルやグアテマラ産のラズベリーを感染源とする集団発生が，また，アメリカ合衆国やネパールで水道水を介した集団感染が起こっている。しかし，感染者数は熱帯・亜熱帯地域の発展途上国に多い。我が国でも症例が報告されているが，その大多数は熱帯・亜熱帯地域から帰国した人々である。極めて少数であるが，日本国内で感染した例も存在する。サイクロスポーラ症はわが国の医療従事者になじみの薄い疾患であり，実際はサイクロスポーラ症と気付かずに自然治癒した日本人感染者も存在すると推測される。食中毒と判断した場合を除き報告義務がないため（クリプトスポリジウム症と異なり，サイクロスポーラ症は法律による届出の規定はない），日本における発生状況は不明である。

2. 感染源 わが国から報告されている感染者の大半は海外の流行地で摂取した飲食物が感染源と考えられている。

3. 伝播様式 成熟オーシストで汚染された飲食物（野菜，果実，水など）を経口的に摂取して感染する（経口感染）。クリプトスポリジウムのオーシストと異なり，上述したように，サイクロスポーラのオーシストは排出された時点で未熟状態であり感染性はない。自然界では1～2週間で成熟オーシストとなり，他へ感染する能力を獲得する。

4. 潜伏期 2～11日とされている。

5. 感染可能期間 オーシストを排出している間は他へ感染させるが，下痢改善後はどの位の期間，便中にオーシストが検出されるかは不明である。

6. ヒトの感受性 誰にでも感染する。進行したHIV感染者のような免疫が障害された状態のヒトではより感受性が高いと考えられる。

III 予防・発生時対策

A. 方針

オーシストが経口感染する経路を遮断する。そのためには石鹸と流水による手洗いの励行が重要であり，感染者に接した後には手洗いを行う。感染者本人やその家族にも同様に手洗いの励行を勧める。また，便や便で汚染された物に触れる際には手袋を着用し，手袋を脱いだ後にも手を洗うようにする。

B. 防疫

水道水で感染した例が示すように，塩素消毒は無効である。60℃で1時間経過すれば成熟オーシスト形成が阻害されるとの報告があり，感染者が使用した食器や衣類等には煮沸が有効と推測される。熱帯や亜熱帯の発展途上地域に行く予定があるヒトには，その滞在先で非加熱の飲食物摂取を避けるように勧める。感染者は隔離する必要はないが，接触によるオーシスト付着防止目的で上述したように手洗いが重要である。また，*C. cayetanensis*は日本国内で検出頻度が低いとされており，海外からのものが国内に定着することを防止するため，感染者に対し積極的なST合剤による治療を勧める考えがある（治療方法は後述）。しかし，ST合剤で治療するか否かの判断は担当医と感染者の相談次第であろう。感染者が発生した家庭では，家庭内感染を防ぐために上記手洗いの他に，感染者が使用した食器は煮沸する，便で汚れた衣類は廃棄するか煮沸後に洗濯する，感染者の入浴は最後にして使用浴槽は熱湯で洗うあるいはシャワー使用に留めるなどの対策法を勧める。サイクロスポーラ症に限らず，集団感染を疑わせる事例が発生すれば，原因の検索結果を待たずに直ちに保健所へ連絡する。

C. 流行時対策

サイクロスポーラ症の流行であると解明された場合には，感染源と推定される飲食物の摂取は避けるように医療従事者は啓蒙活動を行う。また，便で周囲を汚染しないように感染者を指導する必要がある。集団感染が発生した場合，感染源の特定に努力する。この場合保健所などの公的機関が中心となるが，医療機関はその活動に協力する。

D. 国際的対策

特別な対策はない。海外で流行がありその原因と考えられる食材が輸入される場合には，輸入中止や検疫が強化されることとなる。

E. 治療方針

無治療であっても免疫能が正常であれば自然に治癒する。トリメトプリム(TMP)・スルファメトキサゾール（SMX）（ST合剤）を投与すると早期に改善する。通常の成人であれば，TMP 160mg・SMX 800mg/回を1日2回，7日間経口投与する。

サイトメガロウイルス感染症　Cytomegalic inclusion disease　ICD-10 B25
先天性サイトメガロウイルス感染　Congenital cytomegalovirus infection　ICD-10 P35-1

I 臨床的特徴

1. 症状　サイトメガロウイルス（CMV）の胎内感染を起こした児の一部（10～20%）に異常を認める（症候性先天性CMV感染）。典型例は巨細胞封入体症（Cytomegalic inclusion disease）として古くから記載されており，肝脾腫，黄疸，出血斑，小頭症，水頭症，脳石灰化，脈絡網膜炎ならびに聴力障害を生下時から認め，重篤な後遺症を残す。しかしこのような症例は症候性先天性CMV感染の一部であり，多くの症例は以上に述べた症状の一部のみを呈する。また生下時に無症候性であった児の一部（10～

15%）は，遅発性進行性聴力障害，精神運動発達遅滞，てんかん，自閉症などの症状を遅発性に認めるようになる。

胎内感染以外にも，周産期（経産道）や生後（経母乳）にも母子感染が起こるが，この場合は通常無症候性である。ただし未熟児では，敗血症様症候群を呈することがある。小児・成人の水平感染は通常無症候性であるが，時に伝染性単核球症様疾患（CMV単核球症）を引き起こすことがある。

免疫不全（特に細胞性免疫不全）状態では日和見感染を起こし，肺炎，網膜炎，大腸炎などを呈する。

2. 病原体　CMVは，ヘルペスウイルス科ベータヘルペスウイルス亜科に属するDNAウイルスである。

3. 検査　先天性感染の診断には，生後3週以内の検体からのウイルス分離またはウイルスDNA検出が求められる。日和見感染の診断には，ウイルスの活動性の証明（通常はウイルス抗原またはDNA血症の証明）に加え，病変部位組織における封入体保有巨細胞の検出が求められるが，生検が困難な場合は病変部位からのウイルスの検出（ウイルス分離，ウイルス抗原またはDNA検出等）で代用する。

初感染の診断は，ペア血清における特異IgG抗体のSeroconversionに拠るが，初期検体の採取が遅れた場合には抗体価の有意上昇やIgG avidity低値を以て診断する。特異IgM抗体の存在も補助的に用いられるが，再感染でも陽性になることがある。

II　疫学的特徴

1. 発生状況　先天性CMV感染は，我が国では全出生の約0.3%に起こると考えられている。その中で何らかの症状を呈していたものは約3割，つまり全出生の約千人に一人が症候性先天性CMV感染ということになる。

かつては妊婦の90%以上が抗体陽性，つまり成人するまでに多くの人が感染していたが，最近の妊婦の抗体保有率は70%かそれを下回るレベルにまで落ちてきており，妊娠中の初感染に伴う先天性CMV感染の増加が危惧されている。

2. 感染源　ヒト。種特異性が強く，他の動物のCMVはヒトには感染しない。

3. 伝播形式　母体が既感染であれば，産道や母乳の中に再活性化して排泄され，児は経産道または経母乳感染する。こうして感染した児は長期間唾液や尿にウイルスを排泄し子ども同士の水平感染をおこす。未感染妊婦は，子どもの唾液や尿を介して感染することに注意しなければならない。免疫不全患者（移植レシピエントなど）にとっては輸血やドナー臓器も感染源として重要である。

4. 潜伏期　明らかではないが，輸血感染では3～4週間で発症することが多く，また産道感染では生後3週以降にウイルスの排泄が始まる。

5. 感染期間　乳幼児期の初感染では，数か月から数年にわたり唾液や尿にウイルスが排泄される。成人ではウイルスの排泄期間は短い。初感染後は潜伏感染を確立し，妊娠・分娩に伴って，または免疫不全時に再活性化される。

6. ヒトの感受性　未感染の人は感受性がある。既感染であっても，血清学的に異なるCMVに再感染することがある。初感染の場合は免疫健常な人でも顕性発症することがあるが，自然治癒する軽症疾患である。免疫不全状態では再感染または再活性化であっても顕性化し，しばしば重症化する。

Ⅲ．予防・発生時対策

A. 方針，B. 防疫，C. 流行時対策，D. 国際的対策

普遍的なウイルスであり，濃厚な接触がなければ感染しないことから，健康な男性および非妊娠女性にとって予防対策は必要ない。未感染女性へのワクチン接種が望まれるが，まだ開発途上である。妊娠中の女性は子どもの唾液や尿に触れた後はよく手洗いをする必要がある。ハイリスクの感受性者に輸血する場合は，抗体陰性ドナーからの供血が望まれる。同じく，未感染レシピエントへの移植に際しては，抗体陰性ドナーを選ぶことが望ましい。

E. 治療方針

症候性先天性サイトメガロウイルス感染児には，抗ウイルス薬ガンシクロビルを投与することで聴力予後・発達予後が改善する。移植後はウイルス血症のモニタリングを行い，活動性が強まった段階で発症前にPre-emptive therapyを行う。発症したらガンシクロビルまたはホスカルネットで治療する。

サル痘　Monkeypox（四類-全数）　ICD-10 B04

Ⅰ　臨床的特徴

1. 症状　ヒトのサル痘の潜伏期間は7～21日（平均12日）で，その後発疹，発熱，発汗，頭痛，悪寒，咽頭痛，リンパ節腫脹が現れる。重症例では痘そうと臨床的に区別できない。原因ウイルスであるサル痘ウイルスにはコンゴ盆地型と西アフリカ型とがあり，前者の病原性が高いことが知られている。致死率は，アフリカでの流行では数～10%と報告されているが，2003年のアメリカ合衆国での流行では，死亡例は報告されていない。この相違は，西アフリカ型サル痘ウイルスによる流行であったこと，医療体制や栄養状態の相違，HIV感染による免疫低下等によりアフリカでの致死率が高いためと考えられている。動物では，サル，ウサギ，プレーリードック等が高感受性で，感染すると発症する。

2. 病原体　ポックスウイルス科のオルソポックスウイルス属のサル痘ウイルス

3. 検査 水疱，膿疱，痂皮には多量のウイルスが含まれるため，これらからのウイルス分離，PCRによる遺伝子検出，電子顕微鏡によるウイルス検出，細胞塗抹を用いた蛍光抗体による抗原検出等が行われる。ただし，電顕，蛍光抗体法によるウイルス検出は，他のオルソポックスウイルスと区別できない。

Ⅱ 疫学的特徴

1. 発生状況 ヒトのサル痘（ヒトサル痘）は，1970年ザイール（現コンゴ民主共和国）で天然痘様疾患として初めて報告された。その後，ヒトのサル痘は中央・西アフリカの主に熱帯雨林で散発的に流行している。WHOの報告では，1981年から1986年のヒトサル痘患者数は338人である。1996年から1997年にかけてコンゴ民主共和国で大流行し，511名の患者が発生している。2003年には，米国でアフリカからの輸入齧歯類によりウイルスが持ち込まれることによる流行が起き71名の患者が発生した。コンゴ民主共和国の厚生省のサーベイランスで，2001年380症例，2002年545症例，2003年783症例，2004年1,026症例のヒトサル痘疑い患者が報告された。このうち136症例のうち51症例が実験室診断でヒトサル痘と診断され，61症例が水痘と診断された。このことから2001年から2004年に約1,000名程度（疑い患者の４割弱）のヒトサル痘患者がコンゴ民主共和国で発生していると考えられる。

2. 感染源：患者からの二次感染率は数％程度である。自然宿主はアフリカのリス属で，他の齧歯類（サバンナオニネズミ，アフリカヤマネ）からもウイルスが検出されている。北米原産のプレーリードック，ウサギは高感受性である。サルは最も感受性が高く感染すると痘そう様の症状を呈する。

3. 伝播様式 患者からの二次感染率は数％程度である。感染動物との接触が主な感染ルートとなる。

4. 潜伏期 ヒトのサル痘の潜伏期間は7～21日（平均12日）

Ⅲ 予防・発生時対策

A. 方針

種痘はサル痘にも有効であるが，日本では1976年以降種痘は行われていない。痘そう同様に感染初期の種痘は有効であると考えられる。

B. 防疫

アフリカからの齧歯類の輸入に関しては，ラッサ熱を媒介するマストミスのみ輸入禁止であるため，日本に輸入齧歯類を介してウイルスが持ち込まれる可能性は否定できない。

C. 流行時対策

米国での流行はペット（プレーリードック）を介した感染が大部分であったことから，感染源の特定と患者の痂皮脱落までの接触を避けることで感染拡大を防ぐことができる。

D. 国際的対策

特になし。

E. 治療方針

特異的治療法はないため，治療は対症療法による。Cidofovirがサル痘ウイルスを含むオルソポックスウイルスの増殖を抑制することが実験的に明らかになっているが，ヒトサル痘患者への投与例はない。

ジアルジア症（ランブル鞭毛虫症）Giardiasis（Lambliasis）　ICD-10 A07.1
（五類-全数）

I　臨床的特徴

1. 症状　消化管寄生鞭毛虫に属するランブル鞭毛虫による感染症。感染虫体数の多寡により無症状のものから，食欲不振，腹部不快感，鼓腸，下痢などを呈するものまである。下痢は水様便，泥状便など多様で，さらに小腸上部の広範な炎症と吸収障害を伴う場合は特徴的な脂肪性下痢を起こす。このような症状発現の後は，自然に下痢がとまったり，体重減少を伴う下痢が続いたり，多様な経過をとる。また，胆管や胆囊内に侵入して胆囊炎症状や肝障害を惹起することもある。低ガンマグロブリン血症や分泌性IgA欠損患者など，各種の免疫不全患者には重篤症な感染が起こりうる。

2. 病原体　ランブル鞭毛虫*Giardia lamblia*（*G. intestinalis*，*G. duodenalis*は同物異名）。通常，十二指腸，小腸上部のほか，胆管，胆囊などの粘膜面に栄養型虫体がその吸盤で吸着寄生するため，微絨毛の障害，粘膜上皮細胞のターンオーバーの異常など，種々の障害を引き起こす。発現する症状はこのような粘膜の障害にかなりの程度由来している。これらの寄生部位で栄養型は2分裂により増殖するが，一部の虫体は腸管内を下降するにつれ被囊化して囊子となり，糞便とともに体外に排出される。ヒト，サル，ブタ，ビーバーなどがこの囊子を経口摂取して感染すると，十二指腸で脱囊後，2核を有する特異な形状の栄養型になる。ランブル鞭毛虫はウシ，ブタなどの家畜，イヌ，ネコなどのペット，野生哺乳動物にも寄生するが，分離株の遺伝子塩基配列の相違から，それらは現在少なくとも8つの遺伝子型（A～H）に分類されている。このうち人獣共通寄生性の2つの遺伝子型（A，B）がヒト症例の原因であり，他は動物特異的である。各遺伝子型はさらに多数の亜型に分類される。遺伝子型A，B間で病原性に差があるとの報告もある。

3. 検査　通常，有形便から囊子，下痢便から栄養型を検出する。ただし，囊子排出は不規則なので数回の検査を必要とする。ゾンデにより採取した十二指腸液，胆汁中に栄養型を検出してもよい。ランブル鞭毛虫は遺伝的に極めて多様なことから，施設内集団感染などでの感染源，感染経路を解明する上で分離株の遺伝子型別は有用である。

Ⅱ　疫学的特徴

1．発生状況　世界的に見られるが，熱帯・亜熱帯で上水道などの衛生環境が劣悪な地域に多発する。わが国では海外旅行者下痢症（Traveler's diarrhea）の代表的原因の1つとして知られている。年間100例前後の報告があり，その多くが熱帯地からの輸入症例である。また，米国や英国では上水道の嚢子による汚染が水系感染を起こし，多数の感染例の発生に至った例も報告されている。さらに，最近は欧米先進国の男性同性愛者間の性感染症（STD）あるいはAIDS関連疾患としても注目されるなど，本症の疫学相は複雑な様相を呈するに至っている。赤痢アメーバ同様，施設内感染もある。

2．感染源　糞便中に嚢子を排出する無症状，もしくは自覚症状に乏しい嚢子保有者（シストキャリア）と人獣共通寄生性の遺伝子型を保有した動物が感染源になる。

3．伝播様式　通常，嚢子に汚染された飲食物や手指に付着した嚢子を口に運んで感染する。特に熱帯地では飲用の水からの感染も少なくない。また嚢子は水道水の塩素滅菌では死滅しないので，水源の分水界に棲息する感染ビーバーから排出された嚢子が上水道を汚染し，その飲用による突発的流行が米国で起こったこともある。施設内でのPerson-to-person infectionも報告されている。

4．潜伏期　1～3週間，通常2週間。

5．感染期間　症状の有無にかかわらず，糞便中に嚢子が排出されている期間は伝播可能である。また，自然界に放出された嚢子は乾燥には弱いが，適度の湿度があれば長期間の生存が可能である。

6．ヒトの感受性　普遍的であるが，小児の方が成人よりも感受性が高い。また易感染性宿主では虫体が急激に増殖し，重篤な症状を呈することがある。

Ⅲ　予防・発生時対策

A．方針

食前，用便後の手洗いの励行。流行地では，飲食物の加熱処理（50℃）と飲料水の濾過。糞便，あるいは動物からの嚢子による環境汚染防止や，嚢子を運ぶハエ，ゴキブリなどの衛生害虫の駆除。また，感染者，特に嚢子保有者を早期に発見し，その完全治療に努める。このことは調理人，食品製造業者などの場合特に重要である。

B．防疫，C．流行時対策

1．感染防止に関する衛生教育の徹底。

2．流行地では食物の加熱処理，飲料水の煮沸または濾過などの嚢子汚染防止策の確立。

3. 糞便処理。なお，検疫の対象疾患にはなっていない。

D. 国際的対策

なし。

E. 治療方針

治療にはメトロニダゾール，チニダゾール，オルニダゾールが奏功するが，国内市販薬は前二者である。医師はジアルジア症の臨床症状を呈し，便，十二指腸液または胆汁から，顕微鏡下での虫体検出，抗原検出またはその遺伝子検出により確定診断した場合，感染症法による届出を最寄りの保健所に7日以内に行う必要がある。ジアルジア症による死亡と診断した場合も同様であるが，嚢子保有者の届出は不要である。

ジフテリア Diphtheria（二類・学1） ICD-10 A36

I 臨床的特徴

1. 症状 ジフテリアはジフテリア毒素を産生するジフテリア菌（*Corynebacterium diphtheriae*）によって引き起こされる急性感染症である。病原体が局所で増殖し毒素を産生することにより，壊死組織，線維素，血球等からなる偽膜が形成される。さらに，偽膜組織内で増殖した菌が産生した毒素により，心筋や神経が障害される。症状は，感染部位，宿主の免疫状態，毒素の吸収程度によって異なる。咽頭ジフテリアが最も多く，喉頭ジフテリアがこれに次ぎ，これら二者で大部分を占める。他には，鼻ジフテリア，眼ジフテリア，皮膚ジフテリア，膣ジフテリア等がある。

咽頭ジフテリアは1～5日の潜伏期間の後，悪心，咽頭痛，および発熱等の症状が認められる。扁桃が発赤腫脹し，灰白色の偽膜が形成され，咽頭を中心に軟口蓋，硬口蓋，喉頭に広がってゆく。この偽膜は剥がれにくく，剥がすと出血を伴う（毒素の吸収を容易にするので，検査目的で偽膜検体採取を行う場合は注意する）。頸部リンパ節炎をともなうことが多く，重症の場合は軟部組織とリンパ節の腫脹のため牛頸（Bull neck）の外観を呈する。

喉頭ジフテリアは，原発性の場合と咽頭ジフテリアから波及する場合がある。クループ症状が進行し，窒息死に至ることが少なくない。鼻ジフテリアは，一側性の漿液性血性鼻汁ないし膿性粘液性鼻汁が見られ，鼻閉塞となる。以上のほかまれに，結膜，皮膚，外陰部，外耳にジフテリア性病変を認めることがある。

死亡原因は偽膜形成による気道閉塞，あるいは，心筋障害に代表される毒素による臓器障害である。心筋障害は上気道のジフテリア重症例の第二週目あるいは第三週目に起きる。末梢神経麻痺は軟口蓋，眼筋，横隔膜などに見られる。横隔膜などの呼吸筋が障害されなければ神経症状は重篤にはならない。

確定診断には細菌学的検査が重要である。ただし抗菌薬投与例ではジフテリア菌検出は難しくなる。

2. 病原体および伝播形式 ジフテリア菌（*Corynebacterium diphtheriae*）は，コロニー性状から*gravis*，*intermedius*，*mitis*の3菌型に分けられる。臨床症状との関連性は低いといわれている。ヒトのみが感染源である。患者・保菌者の感染部位からの分泌物の飛沫あるいは直接接触により伝播する。

一方，近年，ウシの常在菌で，ジフテリア毒素を産生する*Corynebacterium ulcerans*がヒトでジフテリア様の臨床像を示すことが明らかとなっている。国内でも患者が報告されており，その多くはネコやイヌの飼育歴が指摘された。*Corynebacterium ulcerans*に感染している動物との接触または飛沫による感染，牛等の畜産動物との接触，殺菌のされていない生乳の摂取による感染報告があるが，人から人への明らかな感染事例は報告されていない。*Corynebacterium ulcerans*による感染事例の場合は，感染症法に基づく届出は必要ない。

3. 細菌学的検査 早期の細菌学的検査診断が必須である。

1）偽膜組織または偽膜下分泌物の塗抹染色検査　メチレンブルー単染色，グラム染色，ナイセル染色を行う。グラム陽性棍棒状の桿菌でV字，Y字状の配列をなし，菌体の両端にナイセル染色で黒紫色，メチレンブルー染色で濃染する円形の異染小体が認められれば，ジフテリア菌を疑う。

2）偽膜組織における毒素遺伝子検出検査　PCR法によりジフテリア毒素遺伝子の検出を行う。PCR法は迅速性に優れているが，確定診断は，毒素産生性ジフテリア菌の分離培養によって行う。

3）偽膜組織の培養　偽膜をレフレル（Loeffler）培地，亜テルル酸カリ加血液培地および血液平板培地に接種する。レフレル培地では本菌が常在菌よりも早く発育するので，8～12時間後に観察する。亜テルル酸カリ加培地では24～48時間で灰黒色の集落を認める。その培地上の性状，コロニー形態，溶血性，グリコーゲン，デンプン分解能の有無によって，上述の3菌型に分類される。ジフテリア菌は血液寒天平板にも発育するが，常在菌に覆われて分離が難しい。

4）菌株の毒素原性　分離菌株の毒素産生能の試験は，地方衛生研究所などの専門の機関に依頼する。

II 疫学

1. 発生状況 わが国のジフテリアの届出患者数は1945年（昭和20年）ころには約86,000人を数えていたが，1955～60年（昭和30年～35年）の流行以降激減し，1980年（昭和55年）には100人を割り，1985年（昭和60年）10人，1990年（平成2年）5人，さらに1999年（平成11年）の1人を最後に，報告はない。予防接種の成果によるものと考えられる。死亡は1986年（昭和61年）の1人が最後である。自然感染免疫の機会が少なくなるにつれて，成人におけるジフテリア毒素に対する抗体価の低下が懸念されている。

1990年以降に発生したジフテリアの流行は，旧ソビエト連邦より独立した国，すなわちロシア共和国，ウクライナ共和国，中央アジア共和国等で認められ，1995年までに48,000人が報告された。この背景には低い予防接種率があった。また，熱帯では季節性がなく，皮膚および創傷感染が多いと報告されている。ワクチン接種が充分に行われていない地域からの輸入感染症として重要である。

2. 免疫状態 感染症流行予測調査事業（これまで厚生労働省の事業として実施されてきたが，2013年（平成25年）3月の予防接種法改正により，法律に基づいて実施されることになった）によると，ジフテリアトキソイド接種によって，生後6～11カ月では，約80％の児のジフテリア毒素に対する抗体価が0.1IU/mL以上を示している。その後低下して10歳頃には約70％となるが，追加免疫により12歳以上で再び80％以上の小児が0.1IU/mL以上の抗体価を保有している。

Ⅲ 治療

治療は緊急を要し，ジフテリアの疑いが濃厚な場合には，細菌学的検査のための検体採取後に，ジフテリア毒素が組織と結合しないうちに，細菌学的検査結果を待たずに抗毒素血清によって治療する。ウマ免疫血清注射歴，ジフテリア既往歴，アレルギー歴を聴取し，患者年齢と重症度を勘案して抗毒素血清を投与する。症状にもよるが，5,000単位を注射用水10mLで溶解し，なるべく早期に下記の量を数回に分けて筋肉内（皮下）又は静脈内に注射するか，あるいは生理食塩液等で希釈して点滴静注する。

軽症	5,000～10,000単位	（10～20mL）
中等症	10,000～20,000単位	（20～40mL）
重症又は悪性	20,000～50,000単位	（40～100mL）
喉頭ジフテリア	10,000～30,000単位	（20～60mL）
鼻ジフテリア	5,000～ 8,000単位	（10～16mL）

なお，症状が軽減しないときは更に5,000～10,000単位（10～20mL）を追加注射する（乾燥ジフテリアウマ抗毒素添付文書より）。

なお，現在の治療用抗毒素はトキソイド及び毒素をウマに注射して得られた高度免疫血清を材料としたものであるため，使用に際して血清病が心配される。そのため，投与時にはアナフィラキシー反応への対応の準備が必要である。

抗毒素の入手方法は「医療機関」から「都道府県」への供給依頼により行われるが，緊急時には直接，医療機関から保管場所に供給依頼をする。保管場所に関する情報は厚生労働省健康局結核感染症課が所轄している。

抗菌薬（ペニシリン2万5000～5万単位/kg/日（最大120万単位/日），エリスロマイシン40～50mg/kg/日（最大2g/日））によって治療を行う。ごく軽症ならばこれで治癒することもある。

保菌者にはエリスロマイシン1.0g/日，小児には40mg/kg/日，分4で7日間経口投与する。

Ⅳ　予防・発生時対策

A．予防

有効な唯一の予防手段は沈降ジフテリアトキソイドによる能動免疫である。定期の予防接種（以下，定期接種）として，わが国では生後3か月～90か月未満の乳幼児に沈降精製百日せきジフテリア破傷風（DPT）混合ワクチンが第1期として初回3回，追加1回接種されており，第2期には11～12歳で沈降ジフテリア破傷風（DT）混合トキソイドが接種されてきた。2012年（平成24年）から沈降精製百日せきジフテリア破傷風不活化ポリオ（DPT-IPV）混合ワクチンが第1期として初回3回，追加1回接種まで用いられるようになった。予防接種の必要性を親に理解してもらい，確実にワクチンを受けるように努める義務があることを丁寧に説明することが大切である。第1期および第2期の基礎免疫を確実に接種し，接種率を高く維持することが大切である。第1期のDPTあるいはDPT-IPV接種用量は1回0.5mL，第2期のDT接種用量は1回0.1mLである。

リスクの高い職種の人々では，定期接種完了後，ジフテリアと百日咳の抗原量を減じた精製百日せきジフテリア破傷風（Tdap）混合ワクチンあるいは沈降ジフテリア破傷風混合ワクチン（TdapあるいはDT)を10年ごとに追加免疫することが米国では提唱されている。

B．届出

感染症法に基づく二類感染症に属し，第12条で全数把握感染症と定められている。診察した医師は直ちに最寄りの保健所長を経由して都道府県知事への届出義務が生じる。特定感染症指定医療機関，第一種感染症指定医療機関もしくは第二種感染症指定医療機関へ入院する。病原体に汚染された場所または汚染された疑いがある場所については消毒する。

C．接触者対策

疑わしい患者や接触者に対して細菌学的検査を行うよう勧める。濃厚接触者では細菌学的検査後7日間経過を観察する。接触者は細菌学的検査を受けた後，予防接種歴があれば沈降ジフテリア破傷風混合（DT）トキソイドの追加免疫を，予防接種歴がないか不明な者は米国などでは，予防投薬が奨められている。保菌者は予防内服後除菌されたことを確認する。

なお，ワクチン被接種者も一般に30代後半になると免疫が低下するので，流行地に渡航する前には追加接種が望ましい。

D．国際的対策

世界保健機関（WHO）のEPI（拡大予防接種計画）では予防接種を推奨している。特に咽頭ジフテリア，皮膚ジフテリアの流行地へ旅行する者は予防接種を行う必要があり，予防接種完了者も追加免疫を受けることが望ましい。

住血吸虫症 Schistosomiasis（Bilharziasis, Bilharzia） ICD-10 B65

I 臨床的特徴

1. 症状 初感染か再感染か，感染してからの期間，感染虫体数（重症度）などに依存し一定ではない。しかも門脈系に寄生するものと膀胱周囲の静脈叢に寄生するものでは慢性期以降の症状がまったく異なる。しかし一般的には，セルカリアの経皮侵入期に当たる感染初期，成虫が産卵を開始する成熟期に当たる急性期，成虫が産卵を継続する感染確立期に当たる慢性症初期，合併症が主徴となる慢性期の4期に分けることができる。感染初期では淡水に浸かった部位に丘疹または疱疹（セルカリア皮膚炎）を経験するが数日～1週間で消退する。1～2週間後に，虫の体内移行にともなって，微熱，全身倦怠感などを経験することもある。3～10週目の急性期に入ると全身倦怠感，下痢，腹痛，乾性咳嗽をともなう発熱（片山熱）があるが2～3か月までには徐々に消失する。慢性初期に至ると，日本住血吸虫，マンソン住血吸虫の場合，繰り返される下痢，血便または粘血便，腹痛，便秘，また肝肥大，脾腫，体重減少などが始まる。虫卵が脳，脊髄などに血行性に運ばれ沈着すると，けいれん，知覚麻痺，運動障害などで突然発症する。ビルハルツ住血吸虫の場合は肉眼的または顕微鏡的血尿，排尿痛，下腹部痛，排尿困難，頻尿などが典型的である。慢性期に移行すると日本住血吸虫，マンソン住血吸虫では肝病変が肝線維症から肝硬変へと進行して門脈圧が亢進し，巨大脾腫，腹水，食道静脈瘤，腹壁静脈の怒張を見るようになる。虫卵が肺に沈着すると肺の線維化が起こり肺性心を示す。ビルハルツ住血吸虫では尿管，膀胱などが瘢痕化し水腎症など閉塞性尿路障害を来す。ほとんどの例に細菌性尿路感染が見られ，膀胱の扁平上皮がんの合併が知られている。

2. 病原体 人体に寄生するものは計7種あるが，世界的に広く分布する3種がよく知られている。日本住血吸虫（*Schistosoma japonicum*）は雌雄異体で抱合して門脈系に寄生する。小腸壁の細血管で産卵し，虫卵は腸管腔内に脱落して糞便とともに排出される。

淡水中に入るとミラシジウム（有毛幼虫）が孵化し，水中を遊泳して中間宿主の巻貝（日本ではミヤイリガイ *Oncomelania hupensis nosophora*）に侵入する。貝の体内で変態無性増殖して1か月もするとセルカリア（有尾幼虫）となり再び水中に遊出する。これがヒト，そのほかの動物の皮膚を貫通して経皮感染する。皮膚を貫通すると尾を落としてシストソミュラとなり血流を介して門脈系に至り成虫になる。マンソン住血吸虫（*S. mansoni*）は平巻貝を中間宿主とし，成虫は門脈系に寄生する。ビルハルツ住血吸虫（*S. haematobium*）は巻貝を中間宿主とし膀胱周辺の静脈叢に寄生する。

3. 検査 日本住血吸虫，マンソン住血吸虫では糞便中の虫卵を検出する。AMSⅢ法などの集卵法を行う。ビルハルツ住血吸虫では昼間に尿中の虫卵を検出する。虫卵の形態，特に棘の位置で鑑別できる。ELISAなどの免疫血清診断は極めて有用である。

Ⅱ 疫学的特徴

1. 発生状況 日本住血吸虫は中国の揚子江流域，中西南部に広く分布しており，フィリピンはレイテ島ほかいくつかの島，インドネシアのスラウェシ島の一部にも分布している。日本でもかつては山梨県甲府盆地周辺，筑後川下流域，利根川流域，広島県東部片山地方にも存在したが，長い対策事業の結果，今日では国内感染による患者の発生は見られなくなっている。ラオスとカンボジアには日本住血吸虫症と類似するメコン住血吸虫症が流行する。マンソン住血吸虫は中近東，アフリカ，南米の北東部，カリブ諸島の一部に分布している。ビルハルツ住血吸虫は中近東，アフリカに分布している。

2. 感染源 マンソン住血吸虫とビルハルツ住血吸虫はヒトが主な保虫者となっている。日本住血吸虫はヒトのほか，水牛，イヌ，ネコ，野ネズミなどの動物も保虫者となる。中間宿主から遊出したセルカリアが直接の感染源であり，水中で経皮感染する。

3. 伝播様式 中間宿主の貝から遊出したセルカリアが，淡水中で経皮感染するので，水田農作業，河川，湖沼で水泳，水たまりを裸足で歩くなどの折に感染する機会がある。ヒトからヒトへは感染しない。

4. 潜伏期 感染後3～10週で虫体が成熟し，産卵し始めると主症状が出るようになる。

5. 感染期間 感染者，動物から虫卵が排出される期間は平均3～5年だが，25年またはそれ以上にわたるとする報告もあるが確認できていない。感染貝は数か月間はセルカリアを放出する。

Ⅲ 予防・発生時対策

A. 方針

感染者，感染動物の駆虫。感染者の排泄物の隔離。中間宿主貝の駆除。安全水供与などによる汚染自然水系（淡水）と人間の接触遮断。

B. 防疫

患者の治療のみならず，感染源となる排泄虫卵の絶対数を減少させる効果もあるため，駆虫薬による集団治療が最も推奨されている。プラジカンテルは1回投与で効果があり，副作用も少ない。日本住血吸虫では農耕牛，イヌ，ネコの駆虫も試みられており，野ネズミの駆除なども大切である。

便所の普及は虫卵を自然界へ撒き散らさないという意味で重要である。

中間宿主の駆除には殺貝剤が用いられるが，魚に対する毒性の問題など困難がある。河川や用水路のコンクリート化や除草は貝の棲息域を狭め個体数を減少させるのに有効である。国内では甲府盆地西部にミヤイリガイ棲息地が残っている。

井戸，上水道などの安全な生活用水を供給し，橋を架け，長靴を着用させるなど汚染された水系と人間との接触を断つ。しかし，水田における作業，子供の水遊び，漁業などコントロール不能なものも多い。

上記を実現するための健康教育が不可欠なのはいうまでもない。

自由生活性アメーバ感染症　Free-living amoeba infection

ICD-10 A06.9

1. 症状　人体に寄生しなくても生活環を維持しうる自由生活性のアメーバ（Free-living amoeba）による希少感染症。標的となる臓器は脳，眼，肺などであるが，原因となるアメーバおよび病因，病態は各々異なっている。脳の場合は急性または慢性の髄膜脳炎として現れる。急性の場合を原発性アメーバ性髄膜脳炎（PAM：Primary Amoebic Meningoencephalitis）というが，臨床的には出血性壊死性の髄膜脳炎として見られる。発症は急激で頭痛，発熱をもって始まり，嘔吐，痙攣発作など種々の中枢神経症状を呈し，最終的に昏睡状態になり発病後ほぼ1週間で死亡する（死亡率95%以上）。病変は脳底，嗅球，小脳などに見いだされ，組織内にはアメーバの栄養型が認められる。一方，慢性に経過する場合を肉芽腫性アメーバ性脳炎（GAE：Granulomatous Amebic Encephalitis）といい，臨床的には脳膿瘍という形で現れる。症状は進行性で，精神状態の異常，てんかん様発作，頭痛，発熱などを示し，1～3か月程度で死亡する。眼科領域のものはアメーバ性角膜炎（AK：Amebic Keratitis）といい，強い眼痛，結膜の毛様充血，視力障害などを訴え，病期の進行によりリング状～円板状の混濁が角膜中央に見られる。角膜ヘルペスと誤診され抗ウイルス薬やステロイドが投与されるが根治せず，寛解と増悪を繰り返す。失明に至る恐れもある難治性の角膜疾患である。以上のほかに，*Naegleria gruberi*がエアコンなどの水中に発生し，過敏性肺炎の原因となった例が報告されている。

2. 病原体　PAMは温暖な淡水の環境に生息する*Naegleria fowleri*による。栄養型と嚢子以外に，遊泳能を有する鞭毛型の3形態をとる。GAEは自然環境や住環境中に存在する*Acanthamoeba*属のアメーバと，環境中に存在すると考えられているが検出された例は極めて少ない*Balamuthia mandrillaris*が起因アメーバとなる。*Acanthamoeba* spp.,

*B. mandrillaris*はともに栄養型と嚢子の2形態をとる。*Acanthamoeba*属の遺伝子解析からは，特定の種（または遺伝子型）が脳炎を引き起こすという関係は見られない。一方，角膜炎では*A. castellanii*または*A. polyphaga*など，特定の種（または遺伝子型T4）によることが多い。

3. 検査 PAMの場合，髄液からのアメーバ検出を行う。急性経過で致死率が高いため，診断はほとんど死亡後につけられている。脳炎発症時に淡水での水泳の既往に注意する。確定診断は病理組織学的診断が一般的で，PCR法などの遺伝子診断も利用される。GAEの場合，アメーバは髄液中に出現しないが，免疫学的診断が可能である。AKでは，角膜病巣部を擦過した材料の直接顕鏡または分離培養。PCR法による早期診断も可能である。

II 疫学的特徴

1. 発生状況 国内では1976〜2010年までに，アメーバ性脳炎の症例は８例報告されているが（PAM１例，GAE７例），*B. mandrillaris*の症例は中高年齢者に限られている。また，その症例は免疫能が低下した患者だけでなく，免疫健常者にも見られる。海外では臓器移植による感染事例も報告されている。コンタクトレンズ装用に関連した重症角膜感染症において，*Acanthamoeba*は緑膿菌と同様，角膜病巣から最も検出頻度の高い原因病原体である。

2. 感染源 *N. fowleri*で汚染された水（PAM）。GAEでは感染源が特定された例がほとんどないが，海外ではアメーバ性脳炎で死亡した子供の家庭内の植木鉢の土から*B. mandrillaris*が検出されており，患者と土由来株の遺伝子解析から鉢の土が感染源と推測されている。AKでは，*Acanthamoeba*で汚染されたソフトコンタクトレンズとその保存液など。

3. 伝播様式 PAMでは，遊泳中などに*N. fowleri*で汚染された水を鼻から吸い込むことで，アメーバが嗅神経を経由して脳に感染する。GAEの場合，アメーバは咽頭，肺，皮膚などに存在しているが，この時は何ら症状を呈さず，宿主側の免疫能が種々の原因で低下した時のみ，中枢神経系にアメーバが転移し発症する。すなわち，日和見感染症の一種と考えてよい。AKでは，角膜に傷がついた状態で，アメーバに汚染されたコンタクトレンズを装用することで感染する。

4. 潜伏期 PAMでは3〜10日，GAEでは数週間〜数か月。

5. 感染期間 AKの発生は主に免疫健常者で見られるが，防御免疫が現れず再感染が起こる。発症早期に治療が施されないと，アメーバは角膜深部まで侵入するため，治療には数か月〜1年またはそれ以上要する。

6. ヒトの感受性 GAEでは悪性腫瘍，全身性エリテマトーデス，腎不全，皮膚潰瘍，糖尿病，HIV感染による免疫不全などの基礎疾患が感染リスク要因となる。

Ⅲ　予防・発生時対策

A. 方針　国内においてPAMとGAEは，診断の難しさと認識の低さから見逃されている可能性がある。今後は炎症性脳炎の鑑別診断の重要項目として，PAMとGAEを考慮すべきである。AKの発生はコンタクトレンズの装用と関連していることから，その適切な管理が求められる。

B. 防疫

1. 淡水での水泳中に鼻から水を吸い込まないようにする。
2. *Acanthamoeba*の嚢子は，ソフトコンタクトレンズ用の洗浄，すすぎ，消毒，保存の4つの機能をもつマルチパーパスソリューションの中で完全には死滅しないので，こすり洗いと洗い流しを徹底し，レンズケースの定期的交換が必要。

C. 流行時対策，D.　国際的対策

なし。

E. 治療方針

PAM，GAEでは確実な治療薬はないが，前者ではアムホテリシンBの静注，髄腔内投与が，また後者ではフルコナゾール，ペンタミジン，イトラコナゾールなどの多剤投与で効果を示した症例が報告されている。AKではアメーバの除去と点眼薬の組織浸潤を高めるため，角膜の病巣掻爬が有効である。また，ポリヘキサメチレンビグアニド（PHMB）またはクロルヘキシジンと，プロパミジンまたはヘキサミジンとの同時点眼が推奨されている。

縮小条虫症（しゅくしょうじょうちゅう）　Hymenolepiasis diminuta
小形条虫症（こがたじょうちゅう）　Vampirolepiasis nana

ICD-10 B71.0

Ⅰ　臨床的特徴

1. 症状　縮小条虫の場合，成虫の寄生数は1～数匹のことが多く，ほとんど症状を示さない。ごく希に，下痢，腹痛が見られることがある。小型条虫の場合も少数寄生では無症状であるが，後述する自家感染により虫体数が増加すると症状が現れる。虫体が腸絨毛内に侵入するので，腹痛，下痢，悪心，嘔吐，痙攣発作，めまい，不眠，好酸球増多，小腸潰瘍，出血などの多様な症状を呈する。

2. 病原体　病原体は，縮小条虫（*Hymanolepis diminuta*）と小型条虫（*Vampirolepis nana*）である。両種とも元来はネズミを終宿主とする寄生虫であるが，時にこれらの成虫がヒトに寄生することがある。ネズミの糞便とともに排出された虫卵は，中間宿主である節足動物（甲虫類，ガ類，ノミ類などの昆虫類またはヤスデ類などの倍脚類）に摂取されると，虫卵内の六鉤幼虫が幼虫被殻を破って孵化する。次いで幼虫は体腔に入り，発育してシスティセルコイド（Cysticercoid）となる。このシスティセルコイドがネズミ，ヒトなどに経口的に摂取されると小腸内で発育し成虫となる。以上が一般的生活環であるが，小形条虫の場合，虫卵を摂取しても感染が成立する。すなわち，ネズミなどに摂取された虫卵は小腸で孵化し，孵化した六鉤幼虫は絨毛内に侵入してシスティセルコイドに発育する。このシスティセルコイドが再び腸管腔内に移動し，成虫となる。このため，腸管内の成虫から産出された虫卵により自家感染が起こり，寄生虫体数が増加することがある。

3. 検査　浮遊法または遠心沈殿法により糞便中の虫卵を集め，光学顕微鏡下で特有の虫卵を検出する。両種とも，卵殻および幼虫被殻がよく発達している。虫卵の形態から両種を鑑別することができる。糞便中に成虫の排出を確認した場合には，頭節の形態を調べるとともに，DNAを抽出して分子遺伝学的検査を実施する。

Ⅱ　疫学的特徴

1. 発生状況　両種とも世界的に分布しており，地域によっては子供の感染率もかなり高い。しかし我が国では，衛生環境の改善にともない近年症例数は減少している。

2. 感染源　ヒトへの感染ルートは，システィセルコイドを保有した節足動物（ゴミムシダマシ，ガ，ノミ等）を偶然に食品などと一緒に誤って摂食することによる。また，小形条虫では虫卵がヒトへの感染源となるため，ネズミの糞で汚染されたものを摂取することによっても感染する。汚染された米，小麦粉，干し柿などの貯蔵食品が重要で，これらを十分に加熱処理せずに食べると感染源になり得る。

3. 潜伏期　縮小条虫の場合，ほとんど症状を呈することがないので，潜伏期については確実な情報はない。小形条虫についても発症に至るには種々の要因が関連するので，潜伏期は不明である。

4. ヒトの感受性　症例は感染経路の関係から小児に多く，かつ同一家族内に多く発生する傾向がある。小形条虫の場合，一般に，小児の方が成人より感受性が高く自家感染による虫体の増加も著しい。重傷の時は虫体代謝産物によると思われる中毒様症状を起こすことがある。

Ⅲ　予防・発生時対策

A. 方針　ネズミおよび中間宿主となる節足動物を駆除し，衛生環境の改善に努める。また，ネズミに汚染された食品やハウスダストなどによる経口感染をさけ，予防知識を普及させることが重要である。

B. 治療方針　通常プラジカンテルを経口投与する。腸絨毛内に存在するシスティセルコイドには薬剤効果がないので，小形条虫症の場合，虫卵検査を実施しながら反復投与を行う。

食中毒 Food poisoning ICD-10 A02, A05

食中毒は食品に起因する急性胃腸炎および神経障害などの中毒症の総称である。食中毒菌あるいは化学性毒物で汚染された飲食物の喫食により集団的に発生する。近年の腸管出血性大腸菌O157による集団食中毒事例に見られるように，食中毒も様変わりしてきている。赤痢菌の感染と同様に少量菌の摂取による感染の成立さらに二次発生を起こしうる状況が存在する点に注意を払う必要がある。所謂伝染性の高い菌の食品汚染による食中毒事例も出てきていることから，1999年12月に食品衛生法の中の「病因物資」の対象にコレラ菌，赤痢菌，チフス菌，パラチフスA菌も含まれるようになった。一般に食中毒には，自然毒（ふぐ，毒かます，毒きのこ，じゃがいもの芽，青梅など）や食品添加物あるいは混入毒物（着色料，保存料，容器などで有害なもの，殺虫剤，殺鼠剤，農薬など）によるものも含まれるが，ここでは細菌によるものだけについて扱う。

細菌による食中毒は大別して感染型と毒素型に分けることができる。感染型食中毒の病原細菌としてはサルモネラ，腸炎ビブリオ，腸管病原性大腸菌，カンピロバクター，エルシニア，ウェルシュ菌，セレウス菌などが知られている。感染型食中毒は，1）飲食物中で増殖した起炎菌が食物とともに取り込まれ，腸管内で増殖する際，エンテロトキシンを産出し，そのトキシンが腸管上皮細胞を刺激して下痢を起こさせる型（生体内毒素産生型）と，2）経口的に取り込まれた菌が腸管上皮細胞に侵入し，増殖し，炎症性病変を起こして，下痢を起こさせる型（細胞侵入型）とに大別される。毒素型食中毒の原因菌としてはボツリヌス菌，ブドウ球菌，セレウス菌などがある。

感染型食中毒の下痢惹起毒素（エンテロトキシン）は，食品中に産生されたとしても，胃酸およびペプシンで分解，不活化されるので，経口摂取された毒素そのものが直接腸管に作用し下痢を起こすことはない。これに反し毒素型（生体外毒素産生型）食中毒を引き起こす菌の産生する毒素（ブドウ球菌のエンテロトキシン，ボツリヌス毒素）は胃酸，ペプシンに耐性で，食物中で産生された毒素は食物とともに胃を通過する際，不活化されることなく腸管に到達し毒性を発揮する。

以上の型の食中毒のほかに，腐敗によって生じる蛋白分解物質（有害アミン）による食中毒もある。

A 腸炎ビブリオ食中毒 Vibrio parahaemolyticus food poisoning

ICD-10 A05.3

感染症法の中では五類感染症の感染性胃腸炎の病原微生物の1つとして位置づけられている。食品衛生法では食中毒菌の1つである。

I 臨床的特徴

1. 症状 腹痛，下痢（水様，時に粘血便）を主症状とし，しばしば発熱を見る。嘔吐もまれに見られる。経過は早く，一般に数日から1週間位で下痢を初めとする諸症状は回復に向かう。しかし，中には循環器障害を疑わせる所見を呈することがある。

ほかの急性腸炎や食中毒とは臨床的鑑別が必ずしも容易ではなく，菌の検出が決め手となる。

2. 病原体 腸炎ビブリオ *Vibrio parahaemolyticus*。好塩性の細菌で，塩化ナトリウムを2～5％含む培地によく発育する。腸炎ビブリオのすべてに起病性があるわけではなく，溶血現象（神奈川現象）を示すものだけが病原性があるといわれる。血清学的にはO抗体（O1～O13，ただしO12およびO13はそれぞれO10およびO3血清と部分的交差凝集反応を示すため独立抗原とするか否かは検討中），K抗原（K1～K75），H抗原（1種類）に分かれている。

3. 検査 夏期に魚介類の生食後発生した下痢症はまず本症を疑い検査を進める。腸炎ビブリオは普通寒天培地に1～3％の塩化ナトリウムを添加しないと発育しない。本菌の選択分離培地にはTCBS寒天培地が用いられる。

II 疫学的特徴

1. 発生状況 腸炎ビブリオ食中毒は原因が判明した食中毒の事件数の約3割前後（平成10年；839件）を占めていたが，おそらく種々の対策が功を奏したためか，その後漸減し，平成23年には9件までになった。過去には6～9月の夏期に多発し，冬期は海外輸入症例を除き発生を見なかった。

2. 感染源 発生源としては海産物魚介類またはその加工品が圧倒的に多い。患者または保菌者の糞便も感染源となりうるが，極めてまれである。本菌は海水ビブリオで，海水域，特に汽水域に分布し，プランクトンに吸着などして増殖する。また，夏季捕獲された魚介類に多数付着している。

3. 伝播様式 通常汚染された調理不十分な魚介類食品あるいは生の魚介類（刺身，酢の物，すしなど）を摂取することにより，感染発症する。

4. 潜伏期 通常10～20時間，時には2～3時間と短い場合もある。

5. 感染期間 糞便中にビブリオを排泄する期間，おおむね1～7日。

6. ヒトの感受性　感受性は普遍的であるが，摂取するビブリオの量に相関がある。

発病菌量は10^6個程度と考えられている（適温で好適な食品中では8分程度で２分裂するので，3～4時間経てば容易にこの菌数に達する）。

Ⅲ　予防・発生時対策

食品衛生法に規格基準の規定がある。

A. 生食用鮮魚介類等の規格基準（平成13年）

1. 成分規格：「ゆでだこ・ゆでがに」においては腸炎ビブリオ陰性；生食用鮮魚介類においては腸炎ビブリオの菌数は100以下/g

2. 加工基準：加工に使用する水は飲用適の水等を使用する

3. 保存基準：10℃以下

B. 防疫

1. 届出　食中毒患者またはその疑いがある患者あるいは死体を診断または検案した時は，医師は直ちに最寄りの保健所長にその旨を届け出る義務がある（食品衛生法第27条）。

2. 消毒　防疫的には特に必要としないが，要すれば患者の糞便およびそれによって汚染された食品。

3. 行動期限　法規制はないが，糞便から排菌している間は食品を取り扱う仕事に就かないようにする。

4. 接触者および感染源の調査　接触者の中から発見漏れの軽症者と保菌者を探し出す。

5. 特異療法　なし。対症療法が中心であるが，止痢剤は一般的に用いない方がよいとされている。カナマイシン，テトラサイクリン，ナリジクス酸などの抗菌薬は排菌期間を短縮する作用があると考えられているが，明確な結論は出されていない。

C. 流行時対策

1. 感染源（患者，保菌者，特に摂取した魚介類）の追及を徹底的に行う。

2. 原因食品の調査をし，その食品の汚染経路について追及する。そのために食品の細菌学的検査を行う。

3. 原因食品と決定された食品は，販売したり，使用したりしてはならない。直ちに廃棄させる（食品衛生法第４条）。

B サルモネラ食中毒 *Salmonella* food poisoning ICD-10 A02
サルモネラ症 Salmonellosis

I 臨床的特徴

1. 症状 一般に急性胃腸炎の症候を呈するものが多く，嘔気，嘔吐，下痢，腹痛および発熱を主症状とする。便の性状は水様のことが多い。経過は通常1～4日である。小児では症状が多様で，赤痢型，チフス型などもあり，重症の場合は痙攣，意識障害を来すこともある。新生児や乳幼児は特に感受性が高く急性胃腸炎のほか，菌血症を起こすものが多い。また，高齢者や基礎疾患のある成人においては重症化する例がある。ほかの急性腸管感染症との鑑別は臨床的には容易ではない。原因菌の検出が決め手となる。

2. 病原体 サルモネラには，2つの種（*Salmonella enterica, Salmonella bongori*）があり，*S. enterica*は6亜種（Ⅰ，Ⅱ，Ⅲa，Ⅲb，Ⅳ，Ⅵ）に分けられている。さらに，サルモネラ全体は約2,500の血清型に分類される。そのうちの約1,450の血清型が*S. enterica*亜種Ⅰに属し，恒温動物から分離されかつ人に病気を起こすサルモネラの99%に当たる。その他の血清型は亜種Ⅱ～ⅥおよびS. *bongori*に属し，主に変温動物から分離されるが，人に病気を起こすこともある。亜種Ⅰの血清型の中には食中毒の原因菌として分離頻度の高いネズミチフス菌（*S. enterica serovar Typhimurium*; 略して*S. Typhimurium*とも書く），ゲルトネス菌（(*S. enteritidis*），*S. hadar*, *S. infantis*, *S. litchfield*, *S. tompson*等がある。チフス菌（*S. typhi*）およびパラチフスA菌（*S. paratyphi* A）は人へのチフス症の原因菌であるので，食中毒の原因となるサルモネラとは別に「感染症法」では三類感染症として取り扱われているが，また同時に食品衛生法においても「病因物質」の中に加えられている。

3. 検査 サルモネラは急性期の糞便または感染部位からは証明されやすく，病日が進んでも増菌培養により菌検出は容易である。汚染食品からも証明しうる。

Ⅱ 疫学的特徴

1. 発生状況 散発例や軽症のものは受診，診定，届出がなされないことがあるため，発生状況の実態は不明な点があるが，集団発生例は年間およそ500件を数えた時もあった。患者数2名以上の集団事例報告患者数は1996年には16,000人（事件数350）に及んだが，1999年（平成11年）以降漸減し，2002年には約5,800人，2006年以降は1500～3000人（事例数100以下）になっているが，散発患者数はそれをはるかに超えていると推測される。起因菌の血清型は，1989年頃から*S. Enteritidis*が増加しており2000年頃には全体の70%前後を占めていたる。*S. Enteritidis*は鶏卵汚染の主なものであるが，1998

年（平成10年）に鶏卵の規格基準の設定等の行政対策が取られたことなどがそれ以後のサルモネラ食中毒の減少に結びついていると考えられている。*S. Enteritidis*に続くものとして，*Typhimurium, Infantis, Thompson*等がある。特に，*S. Typhimurium*では多剤耐性化が進んでおり，ファージ型DT104菌の増加が目立ってきている。ニューキノロン，或いは第３世代セフェム系の薬剤に耐性な菌も分離されてきている。

2. 感染源　病原巣はヒトのほかに家畜，家禽，齧歯類，愛玩動物（イヌ，ネコ，カメ），野生動物などである。感染源は禽獣肉が主体であり，それにより二次汚染した食品はすべて感染源となる。特に*S. enteritidis*による集団食中毒の原因食品には，鶏卵が使用されている例が多い。殺菌処理不十分な乳製品，乳・乳加工品も原因となる。動物飼料への汚染から家畜，家禽の保菌が起こりえる。患者，保菌者の糞便からの感染も無視できない。鶏卵から分離されるサルモネラ血清型は，大半が*S. Enteritidis*である一方，鶏肉から分離されるサルモネラ血清型は*S. Enteritidis*以外の血清型で，*S. Infantis*や*S. Typhimurium*など，多くの血清型が分離されている。

3. 伝播様式　汚染された食品を調理不十分なまま摂取することあるいは汚染食肉からの二次汚染食品の摂取による。例えば，ニワトリやアヒルの卵（乾燥卵や冷凍卵も含む）を含む食品で十分加熱されなかったもの，殺菌不十分な牛乳または乳製品，齧歯類の糞尿またはゴキブリに汚染された生菓子などの食品，感染または保菌している調理者を介して汚染された食品などが原因となる。愛玩動物（イヌ，ネコ，カメなど）から幼児への感染例も多い。

4. 潜伏期　6～48時間，通常約12時間。

5. 感染期間　通常は7日～3週間であるが，排菌が数か月に及ぶこともある。

6. ヒトの感受性　サルモネラ症を起こすには，一般には10^6個以上の菌量が必要といわれてきたが，集団発生事例の原因調査から10^2ないし10^3個でも発症することが明らかにされている。特に小児および高齢者では感受性が高く，数個から数十個の感染でも発症する。胃腸の手術やがんなどの消耗性疾患の場合には，感受性が増大する。また，不顕性感染も多い。

Ⅲ　予防・発生時対策

A. 対策：鶏卵対策として，1998年11月に食品衛生法施行規則の一部改正，ガイドラインの策定など，次の食中毒予防対策が講じられた。

1）鶏卵の表示基準の設定

・賞味または消費期限（賞味期限を経過した場合は加熱殺菌を要する旨）

・生食用である場合は，生食用である旨と10℃以下で保存することが望ましい旨

2）鶏液卵の規格基準の設定

・成分規格（殺菌液卵：サルモネラ属菌検体25 gにつき陰性，未殺菌液卵：細菌数検体１ gにつき10^6以下）

・製造基準，使用基準，保存基準（８℃以下，冷凍は－15℃以下）

3）卵選別包装施設（GPセンター）の衛生管理要領の策定（洗浄水の$NaClO_2$溶液濃度150ppm以上等）

4）家庭における卵の衛生的な取り扱い要領の策定（10℃以下の保存等）

その他の注意事項：

1. 生産者側の注意；HACCPの原則に準拠して，動物に由来するすべての肉食品および卵製品の生産，加工，流通を行うこと。獣肉，鳥肉の検査（検疫も含む）および肉屋の衛生管理を十分に行う。

2. 消費者側の注意；調理食品は使用するまで冷蔵（4～5℃）または冷凍で保存，生肉と他の食品との分離，生肉処理後の器具，調理台，および手指の十分な洗浄，食品の十分な加熱調理，調理後の速やかな喫食などの食品衛生の原則の遵守。

B. 防疫

1. 届出　食中毒患者またはその疑いのある患者を診断した場合あるいはその死体を検案した場合は，医師は直ちに最寄りの保健所長にその旨を届け出る義務がある（食品衛生法第27条）。

2. 消毒　必要のある場合は患者の糞便およびそれによって汚染された食品。

3. 行動期限　法による規制はないが，糞便から排菌している者は食品を取り扱う仕事から除外する。また幼児の世話をするような職業もさせるべきでない。

4. 接触者および感染源の調査　接触者の中から発見漏れの軽症者と回復期保菌者を探し出す。

5. 特異療法　なし。菌血症等の重症化傾向にある患者に対しては抗菌薬を使用する。下痢症患者に対しては，ベータラクタム系抗菌薬やテトラサイクリンなど抗菌薬は生体外で感受性を示すが，患者からの除菌への効果に関しては不定であり，また逆に排菌期間を遷延させるから使用すべきではないという意見もあることを考慮して治療を行う必要がある。耐性菌であるかどうかのチェックも必要である。

C. 流行時対策

1. 感染源（患者，保菌者または家畜，家禽によって汚染された食品）の追及を徹底的に行う。

2. 原因食品の調査をし，その食品の汚染経路について追求する。そのために食品や調理器具の細菌学的培養検査を行う。

3. 原因食品と決定された食品は，販売したり，使用したりしてはならない。直ちに廃棄させる（食品衛生法第4条）。

D. 国際的対策

サルモネラの疫学的マーカーとして，ファージ型タイピングおよびパルスフィールド電気泳動法（PFGE）が行われている。ヨーロッパ，アメリカ，日本を中心としてサルモネラ等の感染症情報ネットワーク（Enter-Net）の構築が行われている。

C ブドウ球菌食中毒 Staphylococcal food poisoning ICD-10 A05.0

I 臨床的特徴

1. 症状 ブドウ球菌食中毒は，食物中に産出されたエンテロトキシン（Enterotoxin）による生体外毒素産生型食中毒である。発病は急激でまず初めに唾液の分泌が増し，次いで嘔気，嘔吐，下痢を起こす。下痢は水様便が多い。初期に頭痛，めまいをともなうこともある。重症の場合は激烈な症状を示し，1日数十回の下痢，嘔吐で脱水症状を呈し，著しく衰弱することもある。およそ半数に軽度の発熱が見られる。一般的には一過性で経過は1～3日で回復し予後は良好である。死亡は極めてまれである。鑑別を要する類似の食中毒としてはセレウス菌による嘔吐型食中毒があり，食品中から原因菌の検出が診断の決め手となる。

2. 病原体 黄色ブドウ球菌（*Staphylococcus aureus*）である。この菌種の大部分はエンテロトキシン（抗原性の違いによりA～EおよびH型がある）を産生し，食中毒の原因になりうる。しかし，実際の食中毒はファージ3群に属する菌株，コアグラーゼ型ではⅡ，Ⅲ，Ⅳ，Ⅶ型の菌株によるものがほとんどである。また，80～90％はエンテロトキシンAまたはその複合体によるものである。

毒素は熱に対して抵抗性が強く，100℃30分程度の加熱では毒性を失わない。

3. 検査 疑わしい食品からブドウ球菌を多数分離した場合，またその菌のエンテロトキシン産生能力を証明した場合，本食中毒と推定できる。ブドウ球菌食中毒の多くの場合，原因食品1g当たり10^7～10^8個の菌が発見されている。確定診断には，推定原因食品からのエンテロトキシンの直接検出が最も確かである。ファージ型，コアグラーゼ型およびパルスフィールド電気泳動法（PFGE）を用いた遺伝型の決定は，疫学調査の助けとなる。

II 疫学的特徴

1. 発生状況 比較的頻繁に起こる食中毒である。毎年約50事例（患者数は約1,000人）の報告がある。散発のものや軽症のものは受診，診定，届出が行われにくいので，発生の実態を知ることは困難だが，実際は届出数よりはるかに多いものと思われる。食品衛生法による医師からの届出や集団発生例から見ると，原因が分かっているものの5％近くを占める。

2. 感染源 黄色ブドウ球菌はヒトの化膿巣にはもちろん，健康人の鼻腔や糞便中にも多く存在するし，また家畜や動物も同様に保菌しているので，ヒトや動物からの食品汚染の機会は極めて多いと考えられる。病原巣はヒトや動物。

3. 伝播様式 ブドウ球菌の増殖によりエンテロトキシンが産生された食品の摂取による。にぎりめし，すし，折詰弁当など米飯を主体とした食物，牛乳，乳製品，加工肉（ハム，ソーセージなど），魚肉ねり製品（かまぼこ，ちくわ，さつまあげなど），生菓子，豆腐などはしばしば原因食品となる。

4. 潜伏期　食品摂取から発症までの間隔は30分〜6時間，通常2〜4時間である。食品中での菌増殖に伴って産出された毒素による中毒なので，潜伏期は短い。

5. 感染期間　本症には該当しない。

6. ヒトの感受性　個人差はあるが，ヒトはすべて感受性を有する。

Ⅲ　予防・発生時対策

食品衛生法に一部規定がある。

A. 方針

1. 食品の衛生的な取り扱い（保存，運搬，調理など）をし，汚染を防ぐ。

2. 調理器具や食器の洗浄，消毒の励行。

3. 食品取扱者に対して服装を整えること，手指の爪を短く切ること，手洗いを励行すること，調理者が直接食品に触れなければならない時には清潔な使い捨てのビニール製手袋等を着用すること，鼻腔，毛髪に保菌している場合があるので咳やくしゃみ等から菌の汚染を防止するためマスクや帽子を着用すること，調理室の衛生と清潔を守ることなどについて厳重な注意と教育をする。

4. 手はもちろん身体のどこかに化膿性疾患を有する者の食品の取り扱いを一時的に禁止する。

5. 平成12年に発生した脱脂粉乳汚染事件後の教訓に基て平成14年には脱脂粉乳の製造工程中の温度管理等についての基準の設定がなされた。

B. 防疫

1. 届出　患者または疑いのあるものを診断しあるいは死体を検案した場合は，医師は直ちに最寄りの保健所長に届け出る義務がある（食品衛生法第27条）。

2. 隔離　必要なし。

3. 消毒　必要なし。

4. 行動制限　必要なし。

5. 接触者および発生源の調査　流行時対策による。

6. 特異療法　なし。

C. 発生時対策

1. 感染源（ブドウ球菌によって汚染された食品，皮膚感染症あるいは鼻内保菌状態にある食品取扱者）の追求を徹底的にする。

2. 原因食品と決定された食品は販売したり，使用したりしてはならない。直ちに廃棄させる（食品衛生法第4条）。

D　ボツリヌス中毒　Botulism　ICD-10 A05.1

I　臨床的特徴

1. 症状　神経麻痺を起こし，高い致命率を持つ毒素型の食中毒である。この食中毒は眼症状（弱視，霧視，黒内障，複視，斜視，眼瞼下垂，瞳孔散大，対光反射の遅延など），麻痺症状（発語障害，嚥下障害，耳鳴，難聴，呼吸困難，蒼白仮面状顔貌など），分泌障害（唾液や汗の分泌減少が顕著，涙液は枯渇し，口腔粘膜は乾燥し，汚灰白の舌苔をつける）の3主要症状が特徴である。下痢は必発ではない。全患者の1/3は通常3～7日以内に，心臓または呼吸麻痺により死亡する。症状は体重に対し摂取した毒素量の割合によって決まる。

本症とほかの食中毒との鑑別は，臨床症状の現れ方が，消化器系統よりも主として中枢神経系に関係することによって区別される。

（乳児ボツリヌス症についてはp.512参照）

2. 病原体　ボツリヌス菌（*Clostridium botulinum*）の産生する毒素。A～Gの7型がある。ヒトの食中毒の原因となるのはA，B，E，FおよびG型である。世界的にはA型またはB型が一般的であるが，近年米国北部，カナダ，北欧諸国，ソ連などではE型によるものが増加し，またF型食中毒も報告されている。わが国ではE型が多い。E型およびF型菌は魚類に関連する。ボツリヌス菌の毒素は，処理が不完全な食品の中で嫌気性条件下でのみ産生され，産生量は特に非酸性食品に多い。毒素は煮沸で容易に破壊されるが，芽胞はさらに高温でなければ死滅しない。通常の冷蔵は必ずしも毒素産生を妨げない。

3. 検査　生物学的あるいは毒物学的検査によって疑わしい食品や胃内容物中に，ボツリヌス菌あるいはその毒素の存在を確認する。発病初期の血液からも毒素はよく証明される。

II　疫学的特徴

1. 発生状況　数は少ないが散発的にあるいは集団的に多くの国で発生している。ミシガン湖を含めた五大湖やバルチック海は濃厚汚染区とされている。

わが国では最近では2006年，2007年，2010年にそれぞれ散発事例として1事例ずつ報告がある。北海道，青森，秋田に多い。滋賀県の琵琶湖にもE型菌が分布し鳥取県の海岸からE型菌が，秋田県の十和田湖からF型菌が検出されている。本症の発生は，ボツリヌス菌の毒素産生を可能にするような条件で食品が作られ，あるいは貯蔵されるような食生活習慣のある地方と関係がある。わが国にはB型菌の分布は知られていないが，A型菌は広く，特に九州，東北地方に分布している。1984年熊本県産のカラシレンコンによりA型ボツリヌス患者が36人（死者11人）発生した。

2. 感染源　ボツリヌス菌の病原巣は，土壌，水，動物や魚の腸管である。毒素は食品中の芽胞の嫌気性発育により産生され，それが直接中毒を起こす。

3. 伝播様式　食品の摂取により起こるもので，通常は煮焼きしないで食べた場合，あるいは不適切な処理による缶詰食品を食べることによる。わが国ではいずしによるものが圧倒的に多いが，米国ではピーマン，オリーブ，マッシュルームなどの自家製の缶詰および魚によるものが多く，ヨーロッパでは一般にソーセージまたは魚そのほかの薫製あるいは貯蔵肉によるものが多い。

4. 潜伏期　症状は通常毒素を含む食品摂取後18時間以内に発現するが，汚染食品の摂取量やボツリヌス毒素量によって潜伏期が左右される。最も長い症例として7日の報告もある。

5. 感染期間　本症には該当しない。

6. ヒトの感受性　感受性は普遍的である。

Ⅲ　予防・発生時対策

食品衛生法に一部規定がある。

A.　方針

1.　食品衛生法により，販売用缶詰や保存食品の加工方法に対する監視を厳重にする。

2.　自家製いずしや真空パック調理済食品に対する厳重な指導をする。

3.　家庭の主婦や調理人に対して，ソーセージや肉，魚製品は摂取前に煮焼きすることについて衛生教育する。

B.　防疫

1.　届出　患者または疑いのある者を診断しあるいは死体を検案した場合は，医師は直ちに最寄りの保健所長に届け出る義務がある（食品衛生法第27条）。

2.　消毒　必要なし。

3.　行動制限　必要なし。

4.　接触者および発生源の調査　発生時対策による。

5.　特異療法　抗毒素血清の注射は有効である。多価抗毒素血清を注射。

C.　発生時対策

1.　疑似あるいは真性のボツリヌス患者があれば，直ちに集団発生の疑いを持たなければならない。しかし，1～3人の散発や小集団発生が多い。

2.　疑わしい食品を分かち合った者および同様に汚染されたと思われる同じ系統の残留食品を追求する。このような食品が見つかれば直ちに検査室で検査を行い，汚染が証明された食品は廃棄する。

E　ウェルシュ菌食中毒　*Clostridium perfringens* food poisoning　CD-10 A05.2

I　臨床的特徴

1. 症状　下痢，腹痛を主症状とする疾患で生体内毒素型の食中毒である。嘔気，嘔吐はまれである。下痢は通常水様便でまれに粘液または血液が混じり，1日10～15回にも及ぶとことがあるが，概して軽症で一過性の下痢だけにとどまる者が多い。通常発熱，頭痛，悪寒のような著明な症状は見られない。

通常，発生しているこの食中毒の原因菌はA型菌である。ドイツおよびニュージーランドで見られた高い死亡率を示す壊死性腸炎はC型菌による。パプアニューギニアの住民が豚肉を飽食した後に発症するPig-belと呼ぶ壊死性腸炎もC型菌によるものとされている。

2. 病原体　ウェルシュ菌（*Clostridium perfringens*）。偏性嫌気性の芽胞形成菌で，産生する毒素（α，β，ε，ι）の種類と産生量比によってA～Eの5型に分けられている。通常のウェルシュ菌の芽胞は100℃5分の加熱により容易に死滅するのに対して，100℃1～4時間の加熱でも死滅しない芽胞もある。当菌の産生するエンテロトキシン（Ent）が下痢発症に関与している。Entは易熱性でかつ酸に弱い（pH4以下で失活；胃液で不活化されるので，食物内毒素型食中毒を起こすことはほとんどないと考えられている）。食中毒由来A型菌の80～90%がEnt産生菌であるのに対して，健康人，動物，自然界から分離されるのは1～2%以下である。

3. 検査　患者の糞便および汚染食品から菌を検出する。

II　疫学的特徴

1. 発生状況　多くの国で発生報告がある。わが国では，食中毒事例として2006年以降，毎年20～30事例（患者数1,000～3,000人）の報告がある。英国ではブドウ球菌食中毒に匹敵する発生を見ている。ウェルシュ菌の検査がやや煩雑なこともあって，必ずしも実態を反映していない。

2. 感染源　ヒト，家畜，ネズミ，さらに土壌など広く自然界に分布する。これらにより直接，間接に汚染された食品が感染源となる。主として汚染されたウシ，ニワトリ，ウサギ，そのほかの肉製品が原因となっている。

3. 伝播様式　ウェルシュ菌によって汚染された食品を摂取することによる。原因食品は一般に動物蛋白食品による発生頻度が高い。その理由は，肉類を煮沸すると内蔵された酸素は追い出されて嫌気的な状態となる。この際，生存している芽胞は食品が冷却されるにつれ発芽増殖するようになる。したがって，ゆっくり冷却されるほど菌の増殖に適した状態が続き，菌数が多くなる。発育至適温度は30～40℃であり，発症菌数はおよそ$10^{8\sim9}$cfuとされている。エンテロトキシンはpH4以下で速やかに失活することから胃内を通過することはない（食物内毒素型食中毒をおこすことはほとんどないと考えられている）。

4. **潜伏期**　8～22時間。12時間前後が多い。

5. **感染期間**　二次感染はなく，汚染食品の摂取による。

6. **ヒトの感受性**　普遍的である。

Ⅲ　予防・発生時対策

食品衛生法に一部規定されている。

A. 方針

1. 食品の衛生的な取り扱い（保存，運搬，調理など）をし，汚染を防ぐ。

2. 食肉，そのほかの肉製品の調理には特に注意を要する。加熱した食品を冷却させる際，できるだけ時間をかけないようにする。少量ずつ冷蔵庫に保存することが推奨される。多量の食品を密封容器に入れた場合は，たとえ冷蔵庫に入れても深部までの冷却に時間を要し，芽胞が発芽・増殖して食中毒を起こす菌量に達することがある。菌増殖の危険性が推測される時は，喫食前に再加熱する。

3. ポリエチレン容器などの密封容器では嫌気的になりやすいので注意を要する。

4. 家庭の主婦や調理人に対して，ウェルシュ菌の特色や中毒防止の方法について衛生教育をする。

B. 防疫

1. 届出　患者または疑いのある者を診断しあるいは死体を検案した場合には，医師は直ちに最寄りの保健所長に届け出る義務がある。（食品衛生法第27条）。

2. 消毒　必要なし。

3. 行動期限　必要なし。

4. 接触者および発生源の調査　流行時対策による。

5. 特異療法　なし。

C. 流行時対策

1. 感染源　（ウェルシュ菌によって汚染された食品）の追及を徹底的にする。

2. 原因食品と決定された食品を販売したり，使用してはならない。直ちに廃棄させる。（食品衛生法第4条）

F　セレウス菌食中毒　*Bacillus cereus* food poisoning　ICD-10 A05.4

Ⅰ　臨床的特徴

1. 症状　この食中毒には，下痢型と嘔吐型との2つの型がある。下痢型食中毒は生体内でセレウス菌が増殖する過程で産生する毒素によって起こる「生体内毒素産生型」食中毒である。嘔吐型食中毒は食物内で産生された毒素をヒトが摂取することによって起こる「生体外毒素産生型（食物内毒素型）」食中毒である。エンテロトキシンは蛋白質であり，56℃，5分で，またpH3以下あるいはpH11以上で失活する。嘔吐毒（セレウリド）はペプチドからなり，耐熱性（126℃，90分で安定），耐酸，耐アルカリ性（pH2～11，2時間で安定）である。

下痢型：6～16時間，平均12時間の潜伏期の後，下痢，腹痛を主症状とする腸炎を起こす。下痢は水様性，テネスムスも嘔気もあるが激しくなく，嘔吐は極めてまれである。概して軽症で発熱はない。一両日で快癒する。

嘔吐型：1～6時間，平均3時間の潜伏期の後，悪心・嘔吐を主症状として発症する。それに続いて，下痢を起こす例が多い。この嘔吐型食中毒は，ブドウ球菌食中毒と臨床症状が酷似している。

2. 病原体　セレウス菌*Bacillus cereus*である。この菌はグラム陽性有芽胞桿菌で，土壌細菌の1つであるため自然環境に広く分布し，食品にも付着する。農作物を初め，一般食品中では主に芽胞型として存在しているが，1～59℃（米飯中では5～50℃），pH4.35～9.30（食肉中）等の好条件下で発芽し，増殖し，毒素を産生する。芽胞のD100値は1.2～8.0分であるが，菌によって異なり135℃4時間の加熱にも耐えるものもある。好気性によく発育する菌であるが嫌気的環境でも増殖することができる。

セレウス菌のすべてがエンテロトキシンを産生し，食中毒を起こす能力を有するわけではなく，毒素に関する遺伝子を保有する菌が食中毒原性を有する。セレウス菌のH血清型別（1～26型），ファージ型別が疫学調査に利用される。

3. 検査　原因追及の主要検体は推定原因食および吐物である。糞便も下痢の激しい時は重要な検体となる。本菌による食中毒の決定には，既知の他の腸管病原菌が検出されず，しかも推定原因食品からセレウス菌が10^5/g以上，患者吐物や下痢便からも10^4～10^6/g以上の菌数が検出されることが必要である。それらの菌の血清群，遺伝型等の疫学マーカーが一致することも重要である。

Ⅱ　疫学的特徴

1. 発生状況　欧州に比較的多いが，わが国における食中毒事件数はそれほど多くなく，年間10~20事例（患者数100~300人）である。わが国で発生しているセレウス菌食中毒の多くは嘔吐型である。

2. 感染源 下痢型食中毒の原因食としては，肉のスープを主体に多彩な食品が挙げられている。調理過程において生残した芽胞が発芽増殖し，産生された毒素を食物と一緒に摂取後嘔吐を起こすものおよび食品とともに腸内に達した菌がそこでさらに増殖する間にエンテロトキシンを産生し，その毒素の作用で下痢を起こすものの両方と推定されている。

嘔吐型食中毒は主に油で炒めた焼飯が原因食で起こっている。そのため中華飯店食中毒とも呼ばれていた。嘔吐毒は食品中で産生され，この毒素を含む食事をとると短い潜伏期で発症する。ヒトに食中毒症状を起こさせる嘔吐毒素量に達するには10^8/g以上の菌量が必要と推定されている。

3. 感染期間 一般に二次感染はなく，汚染食品の飲食による。

4. ヒトの感受性 おそらく誰でもが一定量の毒素があれば発病する。

Ⅲ 予防・発生時対策

方針

1. 食品の衛生的取り扱いが重要である。自然界に広く分布しているので，食事の原材料（穀類，肉，牛乳など）が汚染を受けている可能性がある。そのため，調理後，芽胞が発芽，増殖しないような措置，特に温度管理が重要である。

2. 調理後速やかに喫食する。やむをえず保存する時は，菌の増殖防止のため，完全に冷蔵する。特に熱調理後2時間以内に冷蔵を要する。米飯中へのセレウス菌の汚染は多くは炊飯後の二次汚染が主であるので，調理環境からの汚染防止が重要である。

G その他の細菌による食中毒 Other bacterial food poisonings

ICD-10 A05.8

胃腸炎型の食中毒として，以上に述べた食中毒のほかに，ビブリオ，エロモナス，プレジオモナスの各属による食中毒が1982年に公認されている。

上述の各属の菌による食中毒は，いずれも感染型食中毒の範ちゅうに入る。食品内で増殖した菌が食事とともに取り込まれ小腸に達し，定着，増殖することにより発症するが，その発症機序の詳細はまだ明らかでない。いずれの菌種による腸炎も小腸感染が主体であるが，激症例では大腸にまで病変が波及していることがある。

症状 感染型食中毒の特徴に沿って，平均12時間の潜伏期の後，下痢，腹痛を主訴として発症1～3日くらいで回復する。下痢は粘血が混ざらない水様性である例が大多数である。発熱はあっても一般的に軽度である。通常，嘔吐を見ない。

ビブリオ食中毒 この範ちゅうに入る食中毒の原因ビブリオには，非O1ビブリオ・

コレラNon-O1 *Vibrio cholerae*（いわゆるナグビブリオ），*V. mimicus*, *V. fluvialis*, *V. furnissii*がある。いずれの菌種も水生ビブリオであって沿岸海水，汽水域また河川などの淡水に分布，魚介類などを介してヒトに感染する。熱帯地方では広く分布し，感染する機会が高い。なお，コレラ菌（*V. cholerae* O1）のうち，エンテロトキシンを産生しない非毒素原性菌は，行政上ナグビブリオと同じ食中毒菌として扱われる。最近のナグビブリオの食中毒の報告は2007年，2008年にそれぞれ1事例である。

エロモナス食中毒　*Aeromonas hydrophila*と*A. sobria*の2菌種が主として食中毒の原因となる。両菌種とも，淡水，土，食品などに広く分布しているが，わが国における集団食中毒事件例はこれまで数例を数えるだけである。

プレジオモナス食中毒　*Plesiomonas shigelloides*が原因である。この菌もエロモナスと同様淡水性菌であり，魚介類などを介してヒトに感染する。わが国においてはこれまで数例の集団発生例が報告されているが，その多くは腸炎ビブリオの同時検出例である。

重症熱性血小板減少症候群（SFTS）

Severe Fever with Thrombocytopenia Syndrome（四類-全数）

2006年中国安徽省で原因不明の発熱，血小板減少，肝酵素上昇を呈する症例が相次ぎ，当初ヒトアナプラズマ症と考えられていたが，2009年中国河南省，湖北省での集団発生時に患者からウイルスが分離され，中国CDCがダニを介してヒトに感染する新種のブニヤウイルスであることを確認，2011年疾病名を重症血小板減少症候群（SFTS: Severe Fever with Thrombocytopenia Syndrome）とし，原因ウイルスはSFTS virus（SFTSV）として発表された。

I　臨床的特徴

1. 症状　SFTSVに感染すると6日~2週間の潜伏期間を経て，発熱，消化器症状が多くの症例で認められ，頭痛，筋肉痛，意識障害や失語などの神経症状，リンパ節腫脹，皮下出血・下血などの出血症状が現れる。重症化すると血球貪食症候群や多臓器不全を起こして死に至る。検査所見として，血小板減少（10万/mm^{3}未満），白血球減少，血清肝酵素異常などを伴う。ダニの刺し口は明らかでない場合もある。

中国での致命率は12%，本邦では重症例の調査が初期段階の中心であったためか42%と高い。

2. 病原体　SFTSVは，3分節の1本鎖RNAを有するRNAウイルスで，ブニヤウイルス科フレボウイルス属に分類されている。ブニヤウイルス科共通の性状として，熱や酸に弱く，消毒用アルコールや台所用洗剤，紫外線照射によって急速に失活する。国内患者から分離されたSFTSVは，中国のSFTSVと同一種であることが断定されているが，遺伝子レベルではわずかに変化が見られており，国内の患者は国内に以前からいたSFTSVに感染したものと考えられている。

3. 検査　血液などを検体として，ウイルス分離，RT-PCRによるウイルス遺伝子検出を行う。国内では，各地の衛生研究所及び国立感染症研究所で検査が行われる。血清IgG，IgG抗体，中和抗体の測定は国立感染症研究所ウイルス第一部で実施可能となっている。

Ⅱ　疫学的特徴

1. 発生状況　中国では，これまでに河南省，河北省，遼寧省，山東省，江蘇省，安徽省，浙江省などから年間1000例程度の報告がある。

日本では2013年1月に国内で初めての患者が確認されたが，地方衛生研究所での検査体制の整備，感染症法第四類感染症への指定などにより，2013年春のマダニ活動開始期以降2013年10月9日までに32例の確認例が報告されている。遡り調査の結果を含めると43例となっている。患者報告は，九州・四国・中国・近畿地方からなされている。

また，韓国からも22例（うち死亡11）が確認されている（2013年8月11日現在)。

なお米国ミズーリ州からもSFTSV類似のフレボウイルスが確認されており，Heartland virusと命名された。

2. 感染源　SFTSVを保有しているマダニ類が感染源と考えられているが，マダニのウイルス保有率などは不明。

3. 伝播様式　ダニ媒介性疾患であり，通常ヒト-ヒト感染は起こりづらいが，中国において患者血液を介したと考えられるヒト-ヒト感染事例が報告されている。

4. 潜伏期　6日～2週間程度。

5. 感染期間　マダニの活動期である春から秋にかけて。

6. ヒトの感受性　マダニにかまれた場合には，医療機関（皮膚科など）でマダニの除去，洗浄などを受け，2～3週間の健康状態の変化に気をつける必要があるが，感染率などは不明。

Ⅲ　予防・発生時対策

A. 方針

国内でも感染発症の機会はあり，ダニにかまれないようにすること，咬まれた場合には皮膚科などの医療機関の受診が勧められる。

B. 防疫

ダニにかまれないように注意をする。ヒト-ヒト感染は通常ないが，血液を介する感染の可能性があるので，医療機関などでは標準予防策および接触感染予防策をとることが勧められる。ワクチンはない。

C. 流行時対策

現時点では特になし。

D. 国際的対策

特になし。

E. 治療方針

特異的な治療法はなく，対症療法が中心となる。

シラミ寄生虫症　Pediculosis　ICD-10 B85

I　臨床的特徴

1. 症状　ヒトに寄生するシラミはコロモジラミ，アタマジラミ，ケジラミの3種がある。刺咬をして丘疹，紅斑を生じ，瘙痒感の強い皮膚炎を起こす。掻破により二次的細菌感染を起こすこともある。コロモジラミの刺咬，吸血により発疹チフスが媒介される。患者を吸血して取り込まれたリケッチアはシラミの中腸上皮細胞で増殖し，糞に排出されるが，これが経皮的に感染する。日本では第2次世界大戦後に多数の患者が発生したが，今日では見られない。コロモジラミはほかに塹壕熱，回帰熱の媒介をする。

2. 病原体　コロモジラミ*Pediculus humanus corporis*は衣類に潜み，アタマジラミ*P. h. capitis*は頭髪に寄生し，ケジラミ*Phthirus pubis*は陰毛に主についているが，眉毛，睫毛，胸毛，腋毛，四肢の短毛のほか，頭髪にも寄生する。

3. 検査　成虫，若虫が毛髪，衣類の縫い目などについているのを検出する。アタマジラミやケジラミは毛に産卵するので，この卵を検出する。

II　疫学的特徴

1. 発生状況　世界中に見られる。日本では第2次世界大戦中から戦後に多くの人に寄生があり蔓延したが，DDTの散布により激減した。1970年代中ころより再び幼小児を中心にアタマジラミの寄生が日本各地で報告されてきた。当時DDTなどのシラミ治療薬が国内では販売禁止となりシラミ駆除薬がない状態でアタマジラミは蔓延したが，フェノトリン粉剤の発売により1983年をピークに減少した。その後，フェノトリンローションも発売されるようになったが，最近再び増加の傾向にある。ケジラミも海外交流の盛んになるにつれ，1970年代中ころより増加してきている。また長い間姿を見せなかったコロモジラミも最近，国内での寄生が各地で認められるようになり，発疹チフスや，塹壕熱の発症が危惧される。

2. 感染源　シラミの感染しているヒト，その衣服，帽子などである。

3. 伝播様式　直接接触，衣類を介してヒトからヒトへと伝播する。アタマジラミでは頭髪をくっつけるようにして遊ぶ際に感染する。脱衣場など，衣類や帽子を介しても感染する。ケジラミは性感染症の1つで主として陰毛の接触で感染するが，必ずしも性行為を伴わない伝播もあり，家族内感染，親子感染もある。

4. 潜伏期　卵は約1週間で孵化し，幼虫から成虫になるのに2～3週間を要する。

5. 感染期間　卵から成虫まで，いずれでも感染する。

6. ヒトの感受性　誰にでも感染する。

Ⅲ　予防・発生時対策

A. 方針

衣類などの衛生環境を清潔に保ち，入浴，洗髪で清潔にする。衣類が汚染したら煮沸することもある。治療薬としてピレスロイド系0.4%フェノトリン粉剤およびシャンプー剤が使われる。卵には効力が弱いので，3～4日間隔で3～4回を繰り返し使用する。毛髪を剃って寄生を除くことも行うが，寄生部が頭髪など広範囲に及ぶ場合はむずかしい。

B. 防疫

衛生状態の悪い集団生活者や，集団で遊ぶ児童などの清潔を保つようにし，感染が広がっている場合は集団での一斉検診一斉治療を行う。感染者，その衣服などに接触しない。衣服などは煮沸（高温処理）アイロンをかける，ドライクリーニングを行う，あるいは殺虫剤で処理して殺滅する。

新生児の全身感染症

ICD-10 P39.9

新生児期は液性免疫および細胞性免疫ともに非常に低下しており，この時期の感染症は重篤な全身感染症を引き起こす。子宮内感染のほか，多くは出産時，産道などにおいて母体から新生児に感染が成立する。特に母親からの移行抗体が認められない病原体に対しては，新生児ではしばしば致死的となる。一般に新生児の感染症は特徴的な臨床症状に乏しく，早期診断が困難なことが多い。個々では新生児の全身感染症の代表的なものとして，B群レンサ球菌，大腸菌，単純ヘルペスウイルス，エンテロウイルス感染症，パレコウイルス感染症についてまとめる。

A　B群レンサ球菌

B群レンサ球菌*Streptococcus agalactiae*, group B *Streptococcus*：GBSは母親の産道に常在する菌が分娩時新生児に感染し発症する。多くの細菌性母子感染症の中で頻度が高く，また，予後も非常に悪い重篤な疾患である。

I　臨床症状

新生児のGBS感染症は，生後7日未満に発病する早発型と，7日以後に発病する遅発型に分類されている。早発型は，上行性子宮内感染ないし産道感染など，感染する経路に違いはあっても，母子垂直感染によって児が発病する。遅発型は，水平感染と考えられている。早発型は，早産児，低出生体重児にリスクが高く，生後3日以内に発病し，ほとんどの例では生後24時間以内の早期に発病している。早発型発病時の病型は，肺炎，敗血症が多く，次に髄膜炎となっている。初発症状は呻吟，多呼吸などの呼吸器症状で発病する。「何となく元気がない」という症状での発病も見られている。これらの初発症状は，正常な新生児にも時々認められる症状であり，呼吸窮迫症候群のような重症な他の疾患との鑑別も困難である。遅発型では，髄膜炎，敗血症が多くなり，肺炎は少ない。初発症状としては，発熱，けいれんなどが多くなる。致命率は早発型で6～15%，遅発型で0～6%である。

Ⅱ　病原体

GBSは，レンサ球菌の中でLancefieldの血清型でB群とされた菌群である。

GBSは通性嫌気性菌であり，成人では男女とも約30%程度において腸管内に保菌しているがそこでは病原性を示さない。また女性の外陰部から膣腔内にかけて保菌していても，炎症所見を示さない。新生児のGBS感染症発病例では，検出されたGBSの血清型別は，Ⅰa型，Ⅰb型，Ⅱ型，Ⅲ型による感染症に重症例が多く認められている。

Ⅲ　検査

妊娠26～30週の妊婦の膣，産道状況におけるGBS保菌状況を示すと，約20%がGBSを保菌している。しかし妊婦が産道にGBSを保菌していても妊婦本人は症状のないことが多い。子宮頸部より膣前庭部からの検体採取・培養の方が陽性率が高い。培養時期としては，妊婦後期，特に35～37週が推奨されている。新生児の診断としては，血液培養，髄液検査，髄液培養，咽頭培養，血液一般およびCRPなどの検査を行う。

GBS感染症発病の危険因子として，羊水混濁，羊水感染，PROM（前期破水），胎児仮死，母体発熱，早産，低出生体重児などの分娩時の異常が指摘されており，危険因子と考えられる。

Ⅳ　GBS感染症の治療および予防対策

出生直後に発病することの多いGBS感染症を予防するためには，妊婦が産道に保菌しているかどうかスクリーニングし，保菌していることが判明した妊婦に抗菌薬投与などの予防処置を実施する。

新生児への治療

新生児に対しては治療として，疑いの段階でアンピシリン＋ゲンタマイシン，確定後ペニシリンGなどの抗生剤を充分量投与する。薬の効果判定は48時間以内に行う。全身症状への対策として本症では新生児はショック，呼吸不全，心不全，腎不全，出血傾向などが高頻度にみられるためこれらに対する集中治療も重要である。また腹部症状を認める場合，壊死性腸炎を防ぐ意味からも禁乳する。また必要であれば交換輸血なども積極的に行う。

保菌妊婦への予防対策

予防方法として，妊婦への分娩中抗生物質，特にペニシリンGの投与が推奨されている。投与時期は，分娩のために入院してきたとき，ないし陣痛の発来とともに開始する。投与する抗生剤は基本的にはペニシリンG の静注で，ペニシリンアレルギーのある妊婦の場合には，静注用クリンダマイシンまたはエリスロマイシンが使われる。

B　大腸菌

大腸菌は消化管内に常在するグラム陰性通性嫌気性桿菌で腸内細菌の代表的なものである。通常は病原性を示さないが新生児への感染は重篤な敗血症や髄膜炎を引き起こす。したがってその対策はきわめて重要である。

Ⅰ　臨床症状

敗血症の臨床症状は多彩で非特異的である。早発型では多呼吸無呼吸などの呼吸器症状を示す。発熱は50%に認めるが，逆に低体温を示すものも約15%ある。そのほか黄疸，嘔吐，腹部膨満などもよくみられる。髄膜炎では易刺激性，けいれん，大泉門膨隆などがある。

Ⅱ　診断

診断のための検査として，血液培養，髄液検査，髄液培養，咽頭培養，血液一般およびCRP等の検査を行うが，母体の発熱やPROMの有無などの母親の情報も重要である。

Ⅲ 治療

初期治療としてはアンピシリン，ゲンタマイシンの併用が従来推奨されているが，薬剤感受性検査などにより耐性菌などの現状を把握し柔軟な対応が求められる。そのほか新生児に対して重篤な症状を示す細菌としては，腸球菌，ブドウ球菌，リステリア菌，緑膿菌やセラチア菌なども重要である。

C 単純ヘルペスウイルス（HSV）感染症

新生児ヘルペスは無治療では約80％が死亡する重篤な母子ウイルス感染症である。分娩時，経産道的に児と感染するが，分娩時母親が性器ヘルペスを発症している例は約1/4に過ぎないため，既往歴の聴取が重要である。

新生児ヘルペス発症頻度は米国で2〜4例/出生1万，日本では1988年度に行った全国調査により，0.7例/出生1万と推定されている。わが国における新生児ヘルペスのHSV型比は2：1とHSV-1が多く，HSV-2が優位である欧米と異なっている。近年，欧米では1型，日本では2型が増加している。

Ⅰ 臨床症状

新生児ヘルペスは臨床像の違いにより，以下の3型に分類されている。①HSVが全身に散布される全身型，②中枢神経内に局在した中枢神経型，③皮膚・眼・口などの表在に限局した表在型。新生児ヘルペスは非特異的症状で発症することが多く，特徴的とされる水疱も初発症状として約3割，続発症状をあわせても約5割にしか認められない。また母親の性器ヘルペスは無症候性であることが多いので，児の発症時に母親にヘルペス病変が認められるとは限らない。HSV-2は再発をしやすく，その際，神経後遺症を残しやすい。

Ⅱ 診断

臨床経過・症状のみによる診断は困難である。また，新生児期は特異的抗体の産生が乏しく，母親からの移行抗体の存在もあるため血清学的診断には適さない。したがって，新生児ヘルペスの確定診断にはHSVの検出・同定が重要である。ウイルス分離：新生児ヘルペス患者からは水疱が認められなくても，全身型では口腔内や血液から，中枢神経型では髄液からHSVが分離される。PCR法も近年よく用いられる。螢光抗体法：簡便で迅速な検査法として螢光抗体法による抗原検出キットの普及が望まれる。

Ⅲ 治療

アシクロビルが第一選択薬であり，無効例ではビダラビンを用いる。できるだけ早期に充分量を長期間投与する。2010年添付文書が改訂され，単純ヘルペス脳炎や新生児ヘルペスなど重症ヘルペス感染症においては上限60mg/kg/day（分3）を長期間使用することが可能となった。すなわち，早期に大量，長期間が原則である。ただし，腎機能低下がある場合は投与回数などを減らす。

Ⅳ 予防

現在，世界的には性器ヘルペスを有する妊婦に対して出産数週間前よりアシクロビルの予防投薬が行われている。発症した児から他の新生児への感染の報告も多く，NICUなどでの厳重な隔離が必要。

D エンテロウイルス

エンテロウイルス（*enterovirus*）は小型のRNAウイルスで，ポリオウイルス，コクッサキーウイルスA・B群，エコーウイルス，エンテロウイルス68-71の67の血清型から成る。感染のルートは主として経口感染（Fecal-oral infection）で，一部，飛沫，接触感染を起こす。年により流行を起こす型が異なり，季節は夏季が多いが通年性に小流行を繰り返す。

新生児のエンテロウイルス感染症はエコー，コクサッキーウイルスによるものが多く，不顕性感染から致死的全身感染まで多彩な病態をきたす。母体の感染が分娩直前の場合に重症化する。すなわち，母体でつくられたウイルスに対する中和抗体が，経胎盤的に児に移行する前に出生するため，児の体内で増殖し全身に拡がる。また出生直後，新生児が院内感染を受けた場合も重症化する。NICU内で低出生体重児がエンテロウイルス感染症を発症した場合，致命率は高い。新生児では，不顕性感染は50～80%と考えられる。

Ⅰ 臨床症状

全身感染では発熱，哺乳力低下，腹部膨満，麻痺，ショック，DICなど重症細菌感染症を疑わせる病態で予後は悪く，多臓器不全による死亡例も多い。エコーウイルス，コクサッキーウイルスの感染による無菌性髄膜炎のみの場合の短期予後は一般に良好であるが，長期的には神経後遺症を残すこともあるので経過観察が必要である。心筋炎は主にB群コクサッキーウイルスによって起こる。急激に発症し，呼吸困難，チアノーゼ，肝脾腫，ショックを来す。致命率は高い。

Ⅱ　診断

診断はまず母親の症状とエンテロウイルス流行の疫学情報を参考にする。便，咽頭ぬぐい液，血液，髄液などからのウイルス分離が重要である。血清診断はしばしば困難である。近年，PCR法はエンテロウイルス全体をカバーする共通の領域（NT）のプライマーを用いた方法が普及しており，血清，髄液，咽頭ぬぐい液，便などでウイルスゲノムを検出できる。

Ⅲ　治療・予防

特異的な治療はない。髄膜炎，肝不全，呼吸不全，腎不全，出血傾向などそれぞれの病態に対する治療が必要である。予防としては，夏かぜなどエンテロウイルス感染症の流行期には妊婦は特にうがい，手洗いの励行により感染の予防をはかる。また，新生児の発症は同時にNICUなど同室の新生児への感染を意味するので，厳重な隔離と必要ならば，NICUの閉鎖などの措置をとる。

Ⅳ　その他

近年，エンテロウイルス属に分類されていたエコーウイルス22型及び23型がヒトパレコウイルス（Human Parechovirus）として新たに分類された。パレコウイルスはしばしば重篤な臨床像を示し，新生児においては敗血症様症状，髄膜炎，多臓器不全，重症肺炎，心筋炎などを起こしうる。今後の動向が非常に重要である。

水痘（すいとう） Chickenpox（Varicella）（五類-定点・学2）　ICD-10 B01
帯状疱疹（たいじょうほうしん） Herpes zoster（Shingles）　ICD-10 B02

Ⅰ　臨床的特徴

1．症状　水痘は発熱と発疹を伴って，発病する急性熱性ウイルス感染症の1つである。その発疹はかゆみを伴い，斑点状紅丘疹で始まり，その後2～3日の内に水疱となり，最後は痂皮を残し治癒する。皮疹は全身に出現するが，身体の露出部分よりも顔面や体幹に多く出現する傾向がある。また頭髪皮膚面や口腔，上気道・外陰部などの粘膜に現れることも特徴である。痘そうのように全部の発疹が一様に変化するのではなく，紅斑，丘疹状紅斑，水疱，痂皮などが混在しているのが特徴的である。皮疹の数は，通常300～500個程度であるが，見逃されてしまうほど少ないものから，全身に多数認めるものまで様々である。通常，軽症に終わることが多い疾患であるが，時に重症経過をとることがある。Chest boxに出現した発疹数でスコア化し，重症化例では，発疹数が多いことを報告した論文もある（永井らの論文を引用）※。

※健康小児の自然水痘重症度に関する臨床的検討（Ⅰ） 1歳以上の年長児例を中心に（原著論文）

Author：永井崇雄（永井小児科医院），浅野喜造，板倉尚子，他

Source：小児科臨床（0021-518X）50巻2号Page273-279（1997.02）

重症化は，特に成人例や免疫不全を持つ小児例に見られ，死の転帰をとる場合がある。成人例では原発性ウイルス性肺炎が多く，小児例では肺炎のほか敗血症，脳炎，肝炎の合併が見られることがある。また，水痘罹患中のアスピリン投与とライ症候群との関連が指摘されている。

近年，移植医療の進歩や，優れた免疫抑制剤の開発に伴い，ステロイド剤あるいは免疫抑制剤使用中の者が増加している。これらの薬剤投与中にみられる水痘は，遷延する水痘疹，大きな水痘疹，出血性水痘疹を特徴とし，重症である。激しい腹痛あるいは腰背部痛で始まり，皮疹が出現したときには，既に播種性血管内凝固症候群（DIC）や多臓器不全を合併し，適切な抗ウイルス薬を使用しても死に至る重症の水痘を発症する場合がある。また，白血病患者や悪性腫瘍患者で，化学療法中に水痘に罹患すると重症になりやすい。

出産5日前から出産2日後に水痘を発症した母親から生まれた新生児に見られる先天性水痘は，生後5日から10日の間に発生し，新生児には移行抗体がないため水痘が重症化する可能性が高い。現在は，適切な抗ウイルス薬の投与により予後は改善しているが，抗ウイルス薬の開発前の致命率は17～30%と高率であった。海外ではVZVに対する抗体価が高いVaricella Zoster Immune Globulin（VZIG）を投与することがあるが，国内ではVZIGは薬事承認されていない。妊娠第1三半期に妊婦が水痘を発症すると，約2%の胎児が四肢低形成，皮膚瘢痕，小頭症等の奇形を持つ先天性水痘症候群を発生することがある。Endersらによると妊娠中に水痘に罹患した場合，胎内で治癒するが，生後乳幼児期に水痘に罹らず帯状疱疹を直接発症することがある（乳児期帯状疱疹）。

帯状疱疹は成人に多く，小児には少ない。小児期に感染したVZVが脊髄後根神経節に潜伏感染を続け，年月を経て再活性化して起きる限局性病像である。脳神経や脊髄知覚神経に沿った皮膚領域に，水疱をともなう発赤疹が帯状に出現するとともに，その部位に激しい神経痛や知覚異常を来す。帯状疱疹治癒後も神経痛のみ残る場合があり（疱疹後神経痛），生活の質（QOL）を著しく低下させる原因となっている。また発症時には免疫不全状態を認めることも少なくない。皮膚病変は通常一側性で，水痘に比べて病変は深く，かつ皮疹は密集している。帯状疱疹は主として高齢者に発症し，国民の高齢化に伴って，罹患数が増加している。神経痛のみで発疹のないものもある。小児では悪性腫瘍患者に見ることが多い。また，帯状疱疹の1病型として認められる

Ramsay-Hunt症候群は顔面神経麻痺を伴い難治性である。

鑑別診断には次の疾患が挙げられる。

1）痘そう　WHOによる痘そう根絶計画が成功し，1977年ソマリアで発生した患者を最後に1980年には全世界から痘そう根絶が宣言された。現在新たな問題としてテロ活動に使用されることが懸念されており，米国をはじめとして，日本を含む先進国を中心に痘そうワクチンの備蓄が始まっている。

発疹は丘疹から水疱，膿庖へと同時に進行する点が水痘と異なる。重症水痘，特に出血性水痘は痘そうとの鑑別を要する。

2）ヒトサル痘　西および中央アフリカでポックスウイルス科のサル痘ウイルス感染が発生している。症状は天然痘と類似し，ヒトからヒトへの二次感染もある。不顕性感染もある。致命率は10％程度である。今後アフリカから旅行者による持ち込みが心配される。

3）カポジ水痘様発疹症　単純ヘルペスウイルスの感染で起こる。ことに全身型ヘルペスウイルス感染症の病初期には紛らわしい例がある。基礎疾患としてアトピー性皮膚炎等の皮膚疾患を有する患者に多くみられる。確定診断にはウイルス分離，螢光抗体検査，血清抗体検査を行う。

4）ストロフルス　水痘と違って頭髪皮膚面や口腔結膜には見られず，四肢に出現する。皮膚のそう痒感が強く，水疱は水痘のそれよりも硬く，壁が厚い。痂皮形成はしない。

5）膿痂疹，単純ヘルペスウイルス感染症，刺虫症　症状，所見により鑑別するが，確定診断には病原体検査を行う。

合併症

1）細菌の二次感染　水疱を擦過して傷ができるとレンサ球菌，ブドウ球菌等による二次感染により膿痂疹，蜂窩織炎を来すことがある。

2）熱性けいれん　低年齢の小児で発症した場合，発熱と共に熱性けいれんを合併することがある。

3）水痘肺炎　水痘ウイルスによる間質性肺炎で，小児にはほとんどなく成人水痘の約10％に合併する。免疫不全がある場合には致死的になることが多い。

4）水痘脳炎，髄膜炎　水痘の経過中2～10日に発症，小脳炎が50％を占める。嘔吐，頭痛，嗜眠傾向を示す。急性小脳失調症が見られる。髄液所見は細胞（単核球）数の軽度増加，蛋白質も軽度上昇，糖正常，致命率は5～15％程度である。

5）Reye症候群　水痘罹患時のアスピリン投与との関連が指摘されている。

6）血小板減少性紫斑病　経過中または治癒後に見られる。

7）肝炎　ステロイド投与中など重症水痘に合併することが多い。

2. 病原体　水痘・帯状疱疹ウイルス *varicella-zoster virus*（VZV）。

3. 検査

1）VZV分離方法　一般に病初期の水痘内容液を感受性細胞（ヒト胎児繊維芽細胞，

ヒト胎児腎細胞など）に接種すれば，比較的容易に分離できる。咽頭ぬぐい液，髄液，血液からの分離は容易でない。また，水疱内容の塗抹標本で好酸性核内封入体を証明するか，水疱内容の塗抹標本あるいは組織培養標本に螢光色素標識回復期患者血清または単クローン抗体による螢光抗体法により同定する。細胞培養が必要なため検査できる機関は限られるが確実な方法である。

2）VZV遺伝子検出法（PCR法，LAMP法など）　水疱液には多量のVZVが含まれているため，これを用いて検査することが多い。感度が高く，咽頭ぬぐい液や痂皮，組織などからも検出される。

3）血清診断　急性期，回復期のペア血清で抗体価を測定する。

・補体結合反応（CF）：広く行われているが，本抗体は感染直後に上昇し，1年以内に低下するので水痘既往歴調査の測定には不適当である。HSVとの交差反応もある。

・中和抗体法（NT）：最も基本的な測定法である。細胞培養が必要なため測定できる機関は限られるが確実な方法である。これに補体添加して測定する方法もあり，さらに信頼性は高い。

・酵素抗体法（ELISA）：最も多く用いられている方法である。IgM抗体とIgG抗体を簡便迅速に測定できる。非特異的反応もあるが感度はよい方法である。

・免疫粘着血球凝集反応（IAHA）：簡便であるが使用するヒトO型赤血球によって結果がばらつく欠点がある。一度に沢山の抗体測定ができるので便利な方法である。

・感染細胞膜免疫螢光法（FAMA）：抗体測定感度も高く非特異的反応も少ないが，VZV感染細胞を使用するので測定できる機関が限られる。

4）水痘抗原皮内テスト

VZVの細胞性免疫を測定する方法である。VZVの糖蛋白を含む抗原（水痘抗原として市販）を皮内に0.1mL接種し24～48時間後に発赤または硬結を判定する。直径5mm以上が陽性である。緊急の既往歴調査には有用である。

II　疫学的特徴

1. 発生状況　毎年約100万人の患者が発生し，そのうち約4,000人が入院し，約20人弱が死亡していると推定される極めて普遍的な疾患で，成人になるまでに90%以上のヒトが罹患する。移行抗体のみでは完全な発症予防はできないため，生まれてすぐであっても発症するが，移行抗体を保有している期間の水痘は一般に軽症である。わが国では冬から夏に流行し，秋には減少する。毎年概ね第36週が最低値となる。患者は1～5歳に多い。20～30代で自分の子どもから感染する人もあり，その場合，親の方が子どもより重症である。

2. 感染源　感染源はヒト。水痘，帯状疱疹の患者の水疱内容，気道分泌物が感染源であり，それらにより汚染された物品も感染源となる。

3. 伝播様式　直接接触，飛沫感染あるいは空気感染によりヒトからヒトへ感染伝播する。

間接的には患者の水疱や粘膜からの分泌物によって汚染されて間もない器物を介しても感染伝播する。痘そうと異なり痂皮からは感染しない。水痘は感染力の強い感染症で，発疹出現1～2日前からすべての水疱が痂皮化するまでの間は周りの人に感染伝播する。

4. 潜伏期　10～20日，通常14～16日。

5. 伝播期間　発疹出現1～2日前より発症後6日以内。すべての発疹が痂皮化するまでは感染する。

6. ヒトの感受性　一度水痘に罹患すれば長期の免疫が得られ，再罹患はまれである。水痘治癒後はVZVが脊髄後根神経節に潜伏感染し，加齢あるいは免疫抑制に伴って再活性化し，帯状疱疹として発症する。

VZV未感染の母親からの出生児，白血病患児の水痘は重症になりやすく，死の転帰をとることもある。成人の悪性腫瘍患者，悪性リンパ腫，免疫不全患者，免疫抑制剤投与療法中の患者は重症の帯状疱疹を発症することがある。

Ⅲ　予防・発生時対策

A. 方針

弱毒生水痘ワクチン（以下，水痘ワクチン）による予防が最も効果的である。水痘ワクチンは健康小児のみならず白血病患児の感染予防にも時期を選んで投与すれば有効で，世界的に用いられている。

VZVに対する高力価のガンマグロブリン（VZIG）を感染後72時間以内に投与すれば，水痘の発症予防ないし軽症化に有効で，海外では特に白血病患者の感染防止に用いられることがある。しかし，本剤は国内では薬事承認された製剤がなく，臨床医から本剤の開発を求める声が多い。

また，浅野らは，発症前1週間のウイルス血症の期間に，抗ウイルス薬（アシクロビル）を治療量の半量投与することで水痘の発症あるいは重症化を予防することを論文発表しているが，2013年現在，健康保険適用はなされていない。

B. 予防対策

1. 感染症法に基づく五類感染症で，全国約3000カ所の小児科定点で，定点把握されている疾患である。

2. 学校保健安全法に基づく第二種学校感染症であり，すべての発疹が痂皮形成するまで登校，登園は停止である。

特に白血病，悪性腫瘍など免疫不全状態にある患者との接触は避けることが望ましい。

3. 水痘感受性者の感染予防には水痘ワクチンの接種が有効である。平成26年（2014年）から，予防接種法に基づく定期接種に導入されることが予定されている。健康小児に水痘ワクチンを接種すると90%以上の抗体陽転率が得られる。健康な人に接種した場合，発熱，発疹などの副反応は通常見られないが，免疫不全のある児では，時に水疱が見られることもある。

1回の接種ではワクチン接種後軽症の水痘に罹患することが約20%程度あることが知られている（Breakthrough varicella（ブレイクスルー水痘)とよぶ)。症状は軽度のものが多く，発疹も数個から数十個程度である。血清抗体価の上昇は急性期から高度で再感染であることが分かる。日本小児科学会では，確実な発症予防のために，1歳になってすぐと2歳に至るまでの2回接種を奨めている。

また，水痘患者と接触後72時間以内にワクチンを接種すれば，水痘の発症を免れることができる。

C. 国際的対策

近年，欧米では，小児の予防接種スケジュールに組み込む国が増えている。2回の予防接種を小児の予防接種スケジュールに組み込んでいる米国では，水痘による入院例・重症化例・死亡例が激減し，予防接種の効果が示されている。日本でも平成26年（2014年）から定期接種化されている。

D. 治療方針

軽症は対症療法，中等症・重症には抗ウイルス薬（アシクロビルあるいはバラシクロビル）の使用が一般的である。重症例や白血病，悪性腫瘍などの基礎疾患，特に免疫不全状態にある患者に発症した場合は，アシクロビルの点滴静注が用いられることが多い。

帯状疱疹には，抗ウイルス薬（アシクロビルあるいはバラシクロビル）が使用されることが多い。時に，ビダラビンの点滴静注が行われることもある。

髄膜炎（ずいまくえん） Meningitis

髄膜炎とは通常，微生物がクモ膜下腔に侵入して炎症をおこした病態である。大きく細菌性（化膿性）髄膜炎と無菌性（ウイルス性）髄膜炎に分類される。正しくは原因微生物名を付して呼ぶことが望ましい。髄液の所見から細菌性髄膜炎では多核球増多と糖減少，結核性および真菌性髄膜炎では単核球増多と糖減少，ウイルス性髄膜炎では単核球増多と糖正常が鑑別の要点となっているが，病初期にはウイルス性でも多核球増多と糖の軽度減少，細菌性でも糖が正常範囲にあったり，結核性でも発症の早期には多核球増多，糖正常のこともある。

感染性髄膜炎は厚生労働省感染症発生動向調査の届出対象疾患であり，髄膜炎菌性髄膜炎は全数把握，細菌性髄膜炎および無菌性髄膜炎については，指定届出機関による基幹定点からの届出による発生状況の把握を行っている。

A 無菌性髄膜炎 Aseptic meningitis（五類-定点） ICD-10 G03
ウイルス性髄膜炎 Viral meningitis A87
漿液（しょうえき）性髄膜炎 Serous meningitis G03
非細菌性髄膜炎 Non-bacterial or Abacterial meningitis G03.0

I 臨床的特徴

1. 症状 無菌性髄膜炎は多種の非細菌性病因，主としてウイルスによって引き起こされる症候群で，病原のいかんにかかわらず一般に定型的な経過をたどり，予後は概して良好である。発病は急性で，発熱，頭痛，嘔吐が主症状であり痙攣は少ない。乳児では発熱，易刺激性，不機嫌で発症することが多い。すべての例ではないが，髄膜刺激症状として項部硬直，ケルニヒ徴候，腱反射の亢進が認められる。脳炎をともなわない限り意識障害はないが，現実に髄膜脳炎と厳密に区別することは難しい。軽症の場合には発熱と嘔吐のみで，髄液検査によって初めて本症と診断されることも少なくない。髄液では，細胞数の増加の程度は数十から数万/μlと幅広いが，1000/μl以下であることが多い。病初期には好中球優位が認められることがあるが，その後リンパ球優位に逆転する。蛋白は正常範囲から軽度増加，糖は正常範囲内にあり，当然培養検査などで細菌は検出されない。脳神経症状が認められることは少なく，あっても一過性で，臨床症状は2週間以内に軽快する。脳実質の炎症をともなわなければ後遺症はほとんど認められない。まれにエコー，コクサッキーBウイルスで播種性血管内凝固症候群（DIC）や心筋炎の重篤な合併症の発症や1歳未満のエンテロウイルス髄膜炎の長期予後で言語障害の発生の報告もある。ムンプスウイルスによる髄膜炎では難聴をきたすことがある。

臨床的にある程度病原の推定されることがある。夏秋に胸痛，ヘルパンギーナ，発疹をともなう髄膜炎ではコクサッキーやエコーウイルス，胃腸炎症状，手足口病をともなえばエンテロウイルスを，異型肺炎を合併すれば肺炎マイコプラズマ感染症を疑う。

鑑別診断としては，無菌性髄膜炎の所見を示す非ウイルス性疾患，すなわち抗菌薬投与を開始した細菌性髄膜炎，結核性髄膜炎，真菌性髄膜炎，リステリア症，梅毒レプトスピラ病などがある。抗菌薬の種類と投与方法，期間，髄液の塗抹標本，抗原検索，培養検査，髄液糖量などを参考に鑑別する。麻疹，風疹，水痘後の中枢神経合併症は脳炎をともなうことが多い。川崎病，全身性エリテマートデスや白血病の髄膜合併症とも鑑別を要する。ヒトガンマグロブリンや抗痙攣剤などの薬剤による無菌性髄膜炎も報告されている。

無菌性髄膜炎は五類感染症定点把握疾患に定められており，全国約470カ所の基幹定点から毎週報告がなされている。報告のための基準は以下の通りとなっている。

○診断した医師の判断により，症状や所見から当該疾患が疑われ，かつ，以下の2つの基準を全て満たすもの

⑴ 以下の臨床症状を呈するもの

・発熱，頭痛，嘔吐を主な特徴とする

・項部硬直，ケルニヒ徴候，ブルジンスキ徴候などの髄膜刺激症状

（いずれも新生児や乳児などでは臨床症状が明らかではないことが多い）

⑵ 以下の検査所見を有すること

・髄液細胞数の増加（単核球優位であることが多い）かつ，髄液蛋白質量，糖量が正常であるもの

○上記の基準は必ずしも満たさないが，診断した医師の判断により，症状や所見から当該疾患が疑われ，かつ，病原体診断や血清学的診断によって当該疾患と診断されたもの

2. 病原体　無菌性髄膜炎では多種のウイルスが原因になりうるが，不明な例も少なくない。ウイルスが判明した例ではエンテロウイルスによるものが最も多く，年間発生数の80～90%に達する。その種類や型別は年や地域で異なる。エコーウイルス13型は2000年まで報告がなかったが，2001～2002年に流行し，2007年以降報告はない。エコーウイルス30型は，1983年，1989～1991年，1997～1998年に大きな流行を起こし，その後は患者数は少なかったが，2008年にまた増加した。エンテロウイルス71型は3～4年周期で流行しており，最近では2006年と2010年に患者数の増加がみられた。コクサッキーウイルスB1～5型は毎年分離されている。このようにエコーウイルスの各型とエンテロウイルス71型は数年～数十年の間隔を空けて流行し，コクサッキーウイルスは毎年ほぼ一定の割合で発症している。2008～2011年の無菌性髄膜炎の病原ウイルスは分離報告のうち，エコーウイルス6型が最も多く，次いでエコーウイルス30型，コクサッキーウイルスB5型，コクサッキーウイルスB1型の順であった。ただし，2008年はエコー30型，2009年はコクサッキーウイルスB3型，2010年はエンテロウイルス71型，2011年はエコーウイルス6型と最も多く分離されるウイルスは異なっている。ムンプスウイルスは毎年の無菌性髄膜炎から分離される原因ウイルスの約10～20%を占めており，個々のウイルスとしては最も多い原因である。

アルボウイルス（日本脳炎，セントルイス脳炎などの病原），アデノウイルス，単純ヘルペスウイルス，リンパ球性脈絡髄膜炎ウイルス，パレコウイルスの感染症でも無菌性髄膜炎を合併することがある。特有なウイルス疾患の合併症として，麻疹，風疹，水痘，EBウイルスやインフルエンザウイルスによる髄膜炎も認められる。さらに非ウイルス性である肺炎マイコプラズマも，無菌性髄膜炎の原因になる。

3. 検査　病原体の検出と血清学的検査によって病原が決定される。病初期の髄液ではウイルスの分離を試みるとともに，鑑別診断または重複感染を調査するため，同時に一般細菌，結核菌，真菌，マイコプラズマの検出も試みる。咽頭ぬぐい液からは感染後1～2週，便からも特にエンテロウイルスでは3～4週間高率にウイルスが分離される。血液，尿（2週間）からも分離されることがある。最近，DNAを増幅するポリメラ

ーゼ連鎖反応（PCR）を利用した検査法により検体から病原体を検出する方法が普及し，多くの施設で行われるようになっている。PCRは検出率はウイルス分離よりも高く，さらに迅速に結果が得られることから，診断確定に極めて有用であるが，使用するプライマーの選択，コンタミネーションの防止，保険診療では承認されていないなど注意しなければならない点も少なくない。急性期と回復期のペア血清を用いて，ウイルス抗体価が4倍以上上昇していることで病因が診断できるが，エンテロウイルスのすべての型について検査できるわけではない。

Ⅱ　疫学的特徴

1. 発生状況　わが国では現在感染症発生動向調査の対象疾患として定点把握されている。好発季節は6月から9月で，ヘルパンギーナや手足口病などのエンテロウイルスによる感染症が流行する時期と一致している。最近10年では2002年に全国的な大きな流行があり，1定点当たり年間患者報告数は6.31人を記録している。その後は地域的な小流行は認められが，全国的な流行はなく1定点当たり年間患者報告数は 1.0人を下回っている。患者の年齢群別割合の年次推移をみると，理由は不明であるが，2003年までは10歳未満が多く，2006年以降は10歳以上の割合が大きく増加している。

2. 感染源，伝播様式，潜伏期，感染期間　ヒトの感受性はウイルスなど病原体の種類によってさまざまである。デング熱や日本脳炎の原因で，節足動物が媒介するアルボウイルスを除いてヒト-ヒト感染が多く，飛沫感染または接触感染で伝播する。潜伏期は4～6日程度である。ウィルスを排泄している期間は感染の危険性は存在する。ムンプスウィルスは耳下腺の腫脹が消失するまでとされる。エンテロウイルスは無症状ではあっても，便中に1か月以上に検出される例もあるので，隔離等の対策は実質的ではない。原因，季節，気候，地理的条件や動物との接触などによって，上記の項目は変動する。

Ⅲ　予防・発生時対策

A. 方針

定点観測によって流行が察知される。病原ウイルスの型を明らかにして対策を検討する。

B. 防疫

わが国では感染症発生動向調査の定点把握の対象疾患になっている。急性期には感受性者との接触を避けることが望ましい。エンテロウイルスに対してはワクチンはないが，ムンプスワクチンはわが国では任意接種として用いられている。

C. 流行時対策

無菌性髄膜炎を発症するほとんどの病原体の感染経路は飛沫感染か接触感染である。早期診断，疫学調査を行い，疾患により感染経路の対策を徹底する。

D. 国際的対策
特にない。
E. 治療方針
抗ウイルス剤による特異的治療法はほとんどない。対症療法のみである。肺炎マイコプラズマに対してはマクロライド剤またはテトラサイクリン剤（8歳未満を除く）投与を行うが，神経合併症に有効な確証はない。

B 細菌性髄膜炎 Bacterial meningitis（五類-定点） ICD-10 G00

細菌性髄膜炎はクモ膜と軟膜の間のクモ膜下腔に細菌が侵入して起こした炎症による疾患である。細菌性髄膜炎は化膿性髄膜炎と同義語としても用いられ，広義では結核性髄膜炎も含まれる。現在では可能な限り原因菌名を付して呼ばれている。欧米諸国では，小児への*Haemophilus influenzae type* b（Hib）ワクチンと7価肺炎球菌結合型ワクチン（肺炎球菌ワクチン）の定期接種が進み，これらの菌による細菌性髄膜炎の発生はワクチン普及前のほぼ100分の1に減少している。わが国でも2008年にHibワクチン，2010年に肺炎球菌ワクチンが市販，2013年に両者とも定期接種化され，急激に接種率が上昇しており，今後細菌性髄膜炎の減少が期待されている。

I 臨床的特徴

1. 症状 小児における細菌性髄膜炎の初期症状として発熱，頭痛，項部硬直，意識障害，痙攣，嘔吐，不機嫌，哺乳不良，顔色不良などが認められる。項部硬直，ケルニヒ徴候などの髄膜刺激症状も髄膜炎の特異的所見としてあげられる。大泉門が閉鎖していない乳児では大泉門の膨隆が認められることがある。乳児では，なんとなくふだんと違う（not doing well）という症状で発症することもある。不機嫌，顔色不良は乳児に多く認められ，髄膜刺激症状，頭痛・嘔吐・意識障害は比較的年長児に多いなど年齢によって症状の頻度に差が認められる。しかし，生後4か月未満の児の10～20%は発熱以外に症状を認めることがなく，年長児でも特異的な症状を訴える児は50～60%程度にすぎない。成人における主要な症状は発熱，頭痛，項部硬直，意識障害，痙攣，嘔吐であり，発熱はほぼすべてに，意識障害や髄膜刺激症状は約80%に認められるが，高齢者では明らかではないことがある。反対に発症直後から痙攣重積，意識障害，ショック，播種性血管内凝固症候群などの重篤な症状を呈する例も認められ，細菌性髄膜炎の症状のスペクトラムは極めて広く，臨床症状から髄膜炎を推測することが難しい患者が存在することに注意する。

髄液は混濁もしくは膿性で細胞増多は著明なことが多く，時に10万/μlをこえる。

初期には多形核白血球が大部分を占める。多くの場合蛋白は増加し，糖は減少（血糖との比で0.4以下）する。

鑑別判断として無菌性髄膜炎，真菌性髄膜炎，脳膿瘍，脳腫瘍，白血病の髄膜浸潤などがあげられる。髄液所見，培養成績，CTやMRI画像所見などにより診断する。

細菌性髄膜炎は五類感染症定点把握疾患に定められており，全国約470カ所の基幹定点から毎週報告がなされている。報告のための基準は以下の通りとなっている。

○診断した医師の判断により，症状や所見から当該疾患が疑われ，かつ，以下の2つの基準を全て満たすもの

1. 以下の臨床症状を呈するもの

・発熱，頭痛，嘔吐を主な特徴とする

・項部硬直，ケルニヒ徴候，ブルジンスキー徴候などの髄膜刺激症状（いずれも新生児や乳児などでは臨床症状が明らかではないことが多い）

2. 以下の検査所見を有すること

・髄液細胞数の増加（多核球優位であることが多い）かつ

・髄液蛋白質量の増加と糖の減少

○上記の基準は必ずしも満たさないが，診断した医師の判断により，症状や所見から当該疾患が疑われ，かつ，病原体診断や血清学的診断によって当該疾患と診断されたもの

2. 病原体　わが国においては，4か月未満の児ではB群溶血連鎖球菌（GBS）が最も多く，次いで大腸菌である。4か月以降の小児ではインフルエンザ菌がほぼ3分の2，次いで肺炎球菌がほぼ4分の1を占めている。成人では肺炎球菌が最も多い。頻度は少ないがそのほか髄膜炎菌，黄色ブドウ球菌，腸内細菌やリステリア菌もみられる。脳室内にシャントが留置されていると，コアグラーゼ陰性ブドウ球菌によるシャント髄膜炎を発症する。

3. 検査　細菌性髄膜炎が疑われる場合には必ず髄液検査を行う。頭蓋内圧が著しく高いと，髄液の採取によって脳ヘルニアを発症することがまれにあるので，検査前に眼底検査や画像検査を行うことが望ましい。細胞数とその種類，塗抹標本のグラム染色鏡検，蛋白質定量，糖定量を測定する。抗菌薬が投与されていると，無菌性髄膜炎に近い所見を呈することがある。したがって，可能な限り抗菌薬治療前に髄液・血液の細菌培養を行う。培養検査で原因菌を確認することが基本であるが，分離同定されるまで数日を要する。細菌性髄膜炎を発症する細菌は限られており，髄液沈渣の塗抹標本のグラム染色は，原因菌確定に重要な情報が得られるので，かならず実施する。

Hib，肺炎球菌，髄膜炎菌A，C，D群，大腸菌については髄液中の細菌抗原をラテックス凝集反応で判定する迅速診断キットが市販されている。最近は，PCRを用いた遺伝子検査が行われるようになり，検出率は極めて高く，培養陰性例や抗菌薬投与例でも検出が可能である。

CTスキャンは脳圧亢進，硬膜下滲出液貯留，脳室の拡大，血管性病変の発見に役立つ。大泉門が閉鎖していない乳児では，頭部のエコー検査でかなりの情報を得ること

ができる。

Ⅱ　疫学的特徴

1. 発生状況　前述のHibワクチンと肺炎球菌ワクチンの普及によって，細菌性髄膜炎の発症率，原因菌の頻度は大きく変化している。ワクチン接種が導入される前のわが国における小児の発症率に関する報告から，年間発症数は600～800例と推測されているが，成人例はサーベイランスが不十分で，推測困難である。ワクチン市販される前の2004年から2007年にかけて全国108施設で実施された，調査における413例の成績を紹介する。小児は342例で，1歳未満が38.7%で最も多く，ついで1歳が18.2%，2歳が9.2%と年齢が高くなるほど患者数は減少した。成人は71例で，10～40歳代では数例しか患者は認めなかったが，50歳から患者数は増加し，60歳代，70歳代では頂値を示した。小児ではインフルエンザ菌が63.5%，肺炎球菌が15.2%，GBSが6.7%，大腸菌が2.6%であった。生後4か月未満の乳児に限定するとGBSが最も多く，ついで大腸菌であった。成人では肺炎球菌が最も多く，ついで黄色ブドウ球菌であった。数は少ないがリステリア菌，髄膜炎菌，A群溶連菌などの菌が認められた。

2. 感染源　インフルエンザ菌，肺炎球菌は肺炎，中耳炎などの気道感染の原因菌でもある。また，無症状で，上気道に保菌している小児は少なくない。そのような感染症患者や保菌者が感染源になっていると考えられる。新生児のGBSと大腸菌感染は母体の産道からの垂直感染によるものが多い。

3. 伝播様式　飛沫感染または接触感染である。通常は，感染しても保菌者になるか気道感染をきたす程度である，多量に病原性の強い細菌が感染，特に初感染すると，気道の防御機能が不十分で，気道粘膜から血行性に全身に播種される。あるいは中耳炎，肺炎などの感染巣から菌血症を生じて，クモ膜下腔に達する。時には中耳炎，副鼻腔炎，外傷・手術部位から直接髄膜へ浸潤する。

4. 潜伏期　数日から1週間と推測されている。

5. 感染期間　細菌が上気道に存在しなくなるまでである。しかし，抗菌薬投与によっても完全に除菌することは難しい。

6. ヒトの感受性　Hibや肺炎球菌は病原性が強く，生来健康な児であっても様々な感染をきたすが，低ガンマグロブリン血症，無脾症など免疫機能に異常があるとさらに感染の危険性が増加する。成人でも糖尿病，腎不全，癌などの基礎疾患がある患者では，重症化しやすく，その場合には肺炎球菌以外に腸内細菌やブドウ球菌が原因になることが少なくない。頭部外傷，シャント留置患者では頭蓋内感染をきたしやすく，黄色ブドウ球菌やコアグラーゼ陰性ブドウ球菌が主たる原因である。

Ⅲ　予防・発生時対策

A. 方針

1. 衛生教育　飛沫感染および直接接触をさけるよう教育を行う。具体的には，手洗い，うがいなどの日常的に行える対策を励行し，咳嗽がある場合には咳エチケットを指導する

2. 環境改善　閉鎖環境での罹患率が高いので，住居や保育施設・学校・職場内での過密を避ける。

3. 宿主対策-ワクチン接種　生後2か月からHibワクチン，肺炎球菌ワクチンの接種の徹底が重要である。

4. 垂直感染防止　GBSの垂直感染を防止するために，妊娠中に直腸会陰部のスワブを採取し，GBSの保菌者をスクリーニングして，陽性者には分娩中に静注でペニシリン薬を投与する方法が推奨されている。しかし，その効果は限定的で，GBS髄膜炎を減少させるまでには至っていない。

B. 防疫，C. 流行時対策

そのほか抗菌薬投与，ワクチンについては各論参照。

D. 国際的対策

なし。

E. 治療方針

細菌性髄膜炎が疑われたならばまず原因菌検査のための検体を採取した後，年齢に応じて原因菌の種類を想定し，それらをカバーできる抗菌薬を初期治療として投与開始する。原因菌が確定していないときには，4か月未満の児ではアンピシリンと第三世代セフェム薬（セフォタキシムかセフトリアクソン）の併用，それ以降の児では第三世代セフェム薬（セフォタキシムかセフトリアクソン）とカルバペネム薬（パニペネム／ベタミプロンかメロペネム）の併用で治療を開始し，培養成績，臨床効果によって再検討する。

B-1　髄膜炎菌性髄膜炎（流行性髄膜炎）Meningococcal meningitis
流行性脳脊髄膜炎　Epidemic cerebrospinal meningitis

（五類-全数）　ICD-10 A39.0

I　臨床的特徴

1. 症状　発熱，激しい腹痛，嘔吐をもって突然発症し，項部硬直，ケルニヒ徴候など髄膜炎に共通の所見に加え，大小の出血斑を見ることが特徴である。初期に一過性の丘疹性紅斑を見ることもある。電撃型を示す敗血症例では皮膚・粘膜に出血斑を伴ってショック症状と播種性血管内凝固症候群（DIC）によって数時間で死亡してしまう（Waterhouse-Friedrichsen症候群）。死亡率は高く治療しても50%以上を示すこともあっ

たが，近年は早期診断・早期治療によって改善されてきている。それでも死亡率は10～15%と他の髄膜炎に比較して高い。

2. 病原体 髄膜炎菌（*Neisseria meningitidis*）であり，塗抹標本を検鏡すると，腎型を呈したグラム陰性の双球菌である。莢膜多糖体の型特異性に基づいて髄膜炎菌は少なくとも13種類（A，B，C，D，X，Y，Z，E，W-135，H，I，K，L）に分類される。実際の患者から分離されるものはA，B，C，Y，W-135が多く，A，B，Cで全体の90%以上を占める。病原性の強弱は群によって異なる。

3. 検査 髄液の塗抹染色標本，血液，出血斑，穿刺液から定型的な髄膜炎菌の形態と白血球の貪食像が認められればほぼ診断できる。髄液，血液，出血斑から培養によって本菌を検出する。迅速検査として，髄液，血清，濃縮尿についてラテックス凝集反応（LA）を用いたキットが市販されている。このキットによってA，C，D群を検出することが可能である。また，施設は限られるがPCRも用いた遺伝子検査による迅速診断も有用である。

Ⅱ 疫学的特徴

1. 発生状況 わが国では，1945年には4384例の患者が認められたが，次第に減少して最近10年間の年間患者数は10～20例となっている。

髄膜炎菌性髄膜炎は世界各地に散発性または流行性に発生し，温帯では寒い季節に，熱帯では暑い乾季に多発する。温度低下による鼻咽腔粘膜の感染防御力の減退が関与するともいわれている。幼児期に多いが，年長児でやや少なく，思春期から青年期に増加する。

アフリカの流行は最も病原性の強いA群菌であり，現在でも流行が認められる。アジア（ベトナム，ネパール，モンゴル），ブラジルでも同様に患者がみられる。欧米では患者数はかなり減少しているが，時折地域的な流行が認められている。わが国ではB群によるものが多いとされる。

2. 感染源 患者および保菌者でヒト以外からは分離されない。健康者の2～4%の鼻咽腔に保菌され，流行時にはその10倍にも及ぶという。保菌率が軍隊などで25%に達することがある。

3. 伝播様式 鼻咽腔からの分泌物の飛沫による感染である。ただし，大部分は菌は間もなく消失して定着しない。定着すると保菌者になるか，一部全身感染症にまで至る。

4. 潜伏期間 2～4日，時に10日。

5. 感染期間 菌が上気道から消失するまで。

6. ヒトの感受性 保菌率が高い割には患者は少なく加齢とともに感受性は低くなる。補体欠損症や無脾症では感染をきたしやすい。

Ⅲ 予防・発生時対策

A. 方針

個人衛生に心がけ，閉鎖環境における密集した生活を避ける。ワクチンにはAとCそれぞれ単独もしくはその二価，およびA，C，Y，W-135の四価の精製莢膜多糖体ワクチンがある。しかし，2歳以下の小児では抗体産生誘導が不十分であり，成人では抗体は誘導されるが，数年でなくなるとされている。そのため，髄膜炎菌ワクチンの意義は流行時の防御と高感受性者への限局的な予防として用いられる。いずれにしても，わが国においては発生率の低さからワクチンは認可されておらず，一般的に入手できない。

B. 防疫

五類感染症の全数把握の感染症である。適正な抗菌薬療法が開始されれば24時間以内に感染源としての危険は除かれる。

予防的化学療法としてリファンピシン成人600mg 2回，1か月未満の児10mg/kg，1か月以上の児20mg/kg/日を分2，2日連続内服させる。成人ではセフトリアクソン250mg，小児では125mg1回筋注が有効である。家族内感染があれば5日以内に発症する。

C. 流行時対策

流行時には疫学調査，早期診断，早期治療に努める。閉鎖環境で過密状態で居住することを極力避ける。環境の調整・換気に心がける。軍隊，閉鎖環境の労働者，保育施設などで特に注意する。

D. 国際的対策

世界保健機構（WHO）憲章に基づく，疾病の国際的伝播を最大限防止することを目的に策定された国際保健規則の中で，地域的な流行する感染症の一つにあげられ，WHOに報告するべきかのアルゴリズムが示されている。報告をうけてWHOは国際的な交通や通商への不要な干渉を避けながら，疾病の蔓延を防止する対策を立案する。

E. 治療方針

第三世代セフェム薬（セフォタキシムかセフトリアクソン），またはペニシリン薬（ペニシリンGかアンピシリン）

B-2 インフルエンザ菌性髄膜炎 *Haemophilus influenzae* meningitis

ICD-10 G00.0

Ⅰ 臨床的特徴

1．症状 インフルエンザ菌髄膜炎に特異的な症状はないので，症状は細菌性髄膜炎の項目を参照。死亡率1～2%，後遺症（発育障害，神経学的障害）は約10%の患者に発生する。難聴をきたすことあるので，退院前には必ず聴力検査を行う。

2. 病原体　Hibがほとんどである。b型以外の莢膜型あるいは無莢膜型による髄膜炎は数%に過ぎない。

3. 検査　細菌性髄膜炎の項目を参照

Ⅱ　疫学的特徴

細菌性髄膜炎の項目を参照

Ⅲ　予防・発生時対策

A. 方針

4歳以下の同胞は感染の危険があるので，家族内における上気道のHib保菌状況を調査する。保育園・幼稚園などで患者が出た場合，施設の担当者に連絡して，発熱患者の発生状況を把握しておくことが望ましい。米国では，患者と接触した4歳以下の小児でHibワクチン未接種者にはリファンピシン20mg/kg/日分1で4日間投与して，感染防止を行うが，わが国では強く推奨されていない。

B. 防疫

定点の病院は症例を保健所へ届け出る。Hibワクチンは，わが国では2008年に市販，2013年に定期接種化されて，急激に接種率が上昇している。標準的な接種方法は接種開始年齢は生後2～7カ月未満で，4～8週間の間隔で3回の皮下注射（3回目接種については生後12カ月になる前までに完了），3回目接種から1年おいて1回の皮下注射する。

C. 治療

近年，インフルエンザ菌はβ-ラクタマーゼを産生しないペニシリン結合蛋白質に変異をきたした株，いわゆるβラクタマーゼ非産生性アンピシリン耐性株（BLNAR）が50～60%を占めている。したがって，インフルエンザ菌が原因菌と診断されれば，BLNARに優れた抗菌力を有する第三世代セフェム薬（セフォタキシムかセフトリアクソン）かカルバペネム薬（メロペネム）を選択する。

B-3　肺炎球菌性髄膜炎　Pneumococcal meningitis　ICD-10 G00.1

Ⅰ　臨床的特徴

1. 症状　肺炎球菌性髄膜炎に特異的な症状はないので，症状は細菌性髄膜炎の項目を参照。死亡1～2%，後遺症（発育障害，神経学的障害）は約20%に発生する。インフルエンザ菌より予後が不良になる傾向がある。

2. 病原体 肺炎球菌（*Streptococcus pneumonie*）の莢膜血清型は90種類に達するが，髄膜炎を含めて侵襲性感染症をきたす菌の血清型はその半数以下に限られていて，小児は6B，19F，14，23F，6A，4，9V，成人は12F，3，6B，14，4の順で多い。

3. 検査 細菌性髄膜炎の項目を参照

Ⅱ 疫学的特徴

細菌性髄膜炎の項目を参照

Ⅲ 予防・発生時対策

A. 方針 B. 防疫

定点の病院は症例を保健所へ届け出る。わが国では肺炎球菌ワクチンは2010年に市販され，2013年に定期接種化されて，急激に接種率が上昇している。現在のワクチンは血清型として4，6B，9V，14，18C，19F，23Fの7種を含む7価結合型肺炎球菌ワクチンである。標準的な接種方法は，接種開始年齢は生後2～7カ月未満で，27日間以上の間隔で3回の皮下注射（3回目接種については生後12カ月になる前までに完了），3回目接種から60日間以上の間隔をおいて1回の皮下注射（標準として生後12～15カ月の間に1回接種）する。成人には23価肺炎球菌ワクチンがあり，高齢者への接種が推奨されている。

C. 治療

近年，肺炎球菌はペニシリン結合蛋白質に変異をきたした株，いわゆるペニシリン耐性肺炎球菌（PRSP）が60～70%を占めている。この株はペニシリン薬だけでなく，セフェム薬にも感受性が低下している。したがって，肺炎球菌が原因菌と診断されれば，PRSPに優れた抗菌力を有するカルバペネム薬（パニペネムかドリペネム）を選択すべきである。

B-4 結核性髄膜炎 Tuberculous meningitis ICD-10 A17.0

結核菌の血行性播種による脳内病巣が髄膜に波及したもので脳底部に著しい。3歳以下のBCG未接種児に好発するが既接種者でも否定できないうえに，どの年齢層でも発症しうる。初感染後6か月以内に多い。

臨床経過は3期に分かれる。

第1期（前駆期，非特異症状）潜行性，時に発熱し無気力，無表情，易刺激性を認め，時に嘔吐，頭痛を訴える。

第2期（刺激期，神経学的徴候）大脳を覆う滲出物のため，項部硬直，痙攣，病的反射あり，病変が脳底部に及べば脳神経・脳幹症状を来す。眼運動障害，深部腱反射異常，錯乱，意識混濁，不随意運動などが見られる。

第3期（麻痺期，昏睡）運動麻痺，昏睡，後弓反張，乳頭浮腫を来し，除脳硬直状態となる。

髄液はフィブリン形成しやすく，塗抹・培養で結核菌（*Mycobacterium tuberculosis*）を認める。培養で結果が確定するまで数か月かかるため，PCR法，LAMP（Loop-mediated isothermal amplification）法など遺伝子検査を用いた迅速診断が実用化されている。治療はイソニコチン酸ヒドラジド（INH），リファンピシン（RFP），ピラジナマイド（PZA）3剤併用［時にエタンブトール（EB）またはストレプトマイシン（SM）を加えて4剤］で開始する。INH，RFPは経口投与でも髄液移行性は優れており，INH髄注は行わない。INH耐性菌にはEBを用いる。

抗結核剤がなかった時代には全例3～4週の経過で死亡した。最近は治療開始時期と患者の年齢により予後は大きく左右され，第1期全治，第2期15%死亡，75%神経後遺症（水頭症，難聴，発育障害など），第3期50%死亡程度である。わが国の小児結核性髄膜炎の予後調査では治癒22%，後遺症52%，死亡27%であった。早期診断・治療が極めて重要な疾患であり，治療の遅れは救命できても重症心身障害を残すことになる。

B-5　新生児髄膜炎　Neonatal meningitis　ICD-10 G00.9

生後1週間以内に発症する早発型とそれ以降に発症する遅発型に分けられ，早発型は母体の産道感染，遅発型は出生後の水平感染が原因と想定される。新生児，とくに生後1週間以内の児では，髄膜刺激症状などの髄膜炎を疑わせる症状・所見に乏しく，無熱または低体温，元気がない，不機嫌，哺乳力低下，呼吸障害，黄疸増強，腹部膨満など非特異的症状が多い。「なんとなくふだんと違う（not doing well）」が重要な徴候になるので，新生児の診療には注意が必要である。疑いを持った時には必ず髄液検査を行う。適切な治療の開始が遅れるほど，予後は不良となる。

診断には髄液，血液培養による菌の検出が必須である。原因菌は主として母親の産道細菌叢に由来し，GBSと大腸菌がほとんどを占めるが，腸内細菌，リステリア菌，緑膿菌，ブドウ球菌，フラボバクテリウムなどブドウ糖非発酵菌，腸球菌による髄膜炎も報告されている。インフルエンザ菌，肺炎球菌は出生直後にはまれで生後数週から検出率が上昇し，生後4か月からGBSより頻度が高くなる。

治療は，原因菌が不明な時には，アンピシリンと第3世代セフェム薬（セフォタキシムまたはセフトリアキソン）の併用で開始する。この併用によって，多くの腸内細菌，リステリア菌，腸球菌をカバーすることができる。

GBS感染予防のため，妊婦のスクリーニング検査とその成績に基づいて分娩中にペニシリン薬を静注投与する方法をCDCが推奨し，わが国でもCDCのガイドラインに準じた予防策を行っている施設が増加してきている。具体的には，妊娠33～37週に膣周辺のスワブの細菌培養検査を行い，1）GBS陽性者，2）陰性であっても前児がGBS感染症，3）未検査あるいは検査結果不明という３つの条件に該当する妊婦では，分娩中にペニシリン薬を静注投与するというものでる。

B-6　その他の髄膜炎

クリプトコッカス髄膜炎が主なもので，免疫不全患者に好発する。*Cryptococcus neoformans*によって髄膜だけでなく，大脳皮質や基底神経核も侵される。初感染は肺である。本症には急性型と慢性型とがあるが，経過は比較的緩徐に進行し，感冒様症状に続いて頭痛，髄膜刺激症状のほか，局所脳症状，精神症状を示すこともある。適切な治療を行わなかった場合の予後は極めて不良である。髄液は細胞数増多，時に正常，リンパ球増多，時に多形核白血球増多を認める。墨汁試験で特有な厚い莢膜を有する菌体の確認，ラテックス凝集反応でクリプトコッカスの多糖体抗原の検出，サブロー培地などで分離によって診断する。治療にはアムホテリシンBとフルシトシンの併用を2週間，その後イトラコナゾールまたはフルコナゾールで8週間継続する。

真菌による中枢神経感染症には他にカンジダ，アスペルギルスなどが原因のこともある。

スポロトリコーシス　Sporotrichosis　ICD-10 B42

Sporothrix schenckii（globosa）による深在性皮膚真菌症。成人では外傷を受けやすく皮膚温が比較的低い手指～前腕に好発する。乳幼児では顔面に多い。当初は紅色小結節～小膿疱で発症し膿性痂皮を伴う肉芽腫性局面～結節となり中央部に潰瘍を形成することが多い。その場に限局しているものを皮膚限局型，更にリンパ行性に皮膚転移を来すものを皮膚リンパ管型という。リンパ節，内臓など37℃の部位は原則侵されない。なお播種型もあるが極めて稀なので省略。自覚症状・全身症状はほとんどない。診断確定には菌の分離・同定が最も重要。なお菌の分離培養は極めて容易。一方組織内菌要素（星芒体，巨細胞内胞子，遊離胞子）の検出はPAS染色でも困難なことが多い。スポロトリキン反応は特異性が高く診断の補助になる。本症は深在性皮膚真菌症

の70%を占める疾患でわが国には3,000例以上の報告があるが最近では稀な疾患となった。本菌は温度依存性二形性菌で土壌などの自然界（15℃）では菌糸形，皮膚中（33-35℃）では酵母形となる。潜伏期は2-4週間。健常者でも罹患。治療はヨウ化カリウム，イトラコナゾールなどの内服，40℃以上の局所温熱療法，それらの併用療法。通常は1-3カ月で治癒。予後は良好。なお，ステロイド外用療法を受ける人の増加に伴い組織球内菌要素が無数に認められる例が散見されるようになった。

性感染症　Sexually transmitted diseases

性感染症［Sexually Transmitted Diseases（STD）］とは，主として性行為を介して，直接ヒトからヒトへ病原微生物が伝播する感染症の総称である。STDという名称は，従来のVenereal diseases（性病）に替わり，感染経路を明示した用語であり，近時WHO初め欧米で用いられている。上記の定義に合致した感染症は，トリコモナス症，カンジダ症，陰部疱疹など20以上あるが，本項では性病予防法に規定されていた4病と性器ヘルペス，尖圭コンジローマ，非淋菌性尿道炎ならびにその代表格である性器クラミジア感染症について述べる。

A　梅（ばい）毒（どく）　Syphilis（五類-全数）　ICD-10 A50-A532

種の異なる病像の型があることが知られている。1つは，世界中に伝播している，性的接触によってヒトからヒトに感染する性感染症としての梅毒であり，他の1つは，地方病性梅毒または地方語でベジェルBejelと呼ばれているもので，アラブ，サハラ，カラハリなどの砂漠周辺の地域に見られる非感染性の梅毒である。日本における後者の流行例の報告はないので，ここでは性感染症性梅毒についてのみ述べる。

I　臨床的特徴

1．症状　急性および慢性に起こり，再燃を繰り返すことが多いトレポネーマ症（Treponematosis）で，病類は先天梅毒と後天梅毒の2つに大別され，後天梅毒は感染後2年以内を早期梅毒といい，さらに第1期（初期）と第2期に分けられる。早期梅毒は皮膚症状をともなう早期顕性梅毒と，症状のない早期潜伏梅毒に分けられる。感染後3年以降を晩期梅毒といい，同様に症候（心・血管または脳神経症状）をともなう晩期顕性梅毒と症候をともなわない晩期潜伏梅毒とに分けられる。第1期（初期）梅毒は，感染機会があってからおよそ10ないし90日後にトレポネーマの侵入した部位の皮膚・粘膜に丘疹ができる。

丘疹の表面は糜爛し，さまざまな形状を呈する。定型的な所見は無痛性である硬性下疳であるが，必ずしも必発ではない。トレポネーマの血管内への侵入は，初期硬結に先行し，硬い波動を示さない無痛性のそけいリンパ節腫脹をともなう。また，硬性下疳をともなわない感染もまれでない。

硬性下疳は，特別な治療をしなくても4ないし6週で消退し，やがて全身に第2期の発疹が現れ，しばしば軽い全身症状をともなう。

第2期のこの発疹は，自然に数週から1年以内に消退し，数週から数年間に及ぶ一見無症状の早期潜伏期に入る。ただし，早期潜伏期の初めの時期には皮膚・粘膜に感染力が強い発疹や眼，中枢神経系の症状が出現することがある。

5ないし20年経過した晩期と称される時期になると，皮膚・内臓・骨・粘膜の表面に，破壊性の感染力はほとんどない病巣ができる。これをゴム腫というが近年はまれにしか見られない。

晩期潜伏期は時として生涯続き，また自然治癒する場合もある。今日のわが国の梅毒の大部分は，この晩期潜伏梅毒の病型である。

晩期梅毒は，時によって心・血管系，中枢神経系などに後遺障害を残す特徴的な梅毒性変化を起こし，寿命の短縮，労働能率の阻害を来すことがあるが，致命率の正確な予測は困難である。

胎児が，子宮内で胎盤を通じて感染したものを先天梅毒といい，多くは流死産になる。生産の場合も，駆梅療法を行わなかった場合は，第2期以降のいろいろな程度の全身症状を呈することが多い。

2. 病原体　梅毒トレポネーマ　*Treponema pallidum*。

3. 検査　第1期および第2期梅毒は，抗菌薬が投与されていなければ，病巣からの滲出液あるいはリンパ節から吸引物を，暗視野顕微鏡で検査して病原体を確認することができる。これは，第1期梅毒の血清反応がまだ陽転しない時期には欠かすことのできない検査である（ただし抗菌薬が投与されていると，病原体の確認は困難になる）。

梅毒血清反応検査は1906年ワッセルマンWassermannらが補体結合反応を発表して以来，多数の検査法が出現したが，現在それらは大別して，1）脂質抗原としてカルジオライピンCardiolipinを用いる沈降反応系の検査，例えば，VDRL法・ガラス板法・凝集法・RPRカードテストおよび補体結合反応系の検査，例えば，緒方法・ブラウニング谷口変法と，2）トレポネーマを抗原とする反応検査，例えば，トレポネーマ・パリダム不動化テスト（TPIテスト）・トレポネーマ螢光抗体－吸収法（FTA-ABSテスト）・トレポネーマ・パリダム血球凝集テスト（TPHAテスト）に分かれる。1）のカルジオライピン抗原を用いる検査はSTS（Serologic tests for syphilis）と総杯される。

STSは，鋭敏度において上記2）の方法に勝るものがあるが，特異度ははるかに劣り，梅毒以外の疾患やワクチン接種後の者およびまれには健康者にも陽性となる偽陽性反応（FP反応，false-positive reaction）があることが知られている。急性のFP反応は数日から数か月以内にSTSは陰転化するもので，急性期のらい，急性結核，発疹チフス，フィラリア症，ウイルス性疾患などの病原微生物の感染やワクチン，特に種痘接種後などに出現することがある。慢性のFP反応は6か月以上数年にわたり陽性を示すもので，全身性エリテマトーデス，慢性関節リウマチのような膠原病や麻薬中毒，時には健康な老年女性などに見られることがある。

FP反応を極力除くためにトレポネーマを抗原とする血清反応検査がいろいろ創製されたが，現在わが国で広く行われているのはTPHAテストであり，1969年（昭和44年）厚生省監修「梅毒血清反応検査指針」（日本公衆衛生協会発行）に採用された。これは鋭敏度，特異度ともに優れた方法で，ガラス板法などと組み合わせてスクリーニングとして用いられている。最近はTPHAの自動化やマイクロプレート法も実施されている。

一方，WHOが推奨してきたものにFTA-ABSテストがあり，同様に検査指針に収載されている。1972年4月からは，TPHAおよびFTA-ABSが正式にわが国の公定法として採用された。

トレポネーマを抗原とする血清反応の抗体価は，治療してもある水準以下には減少を見ないので，この反応は治療効果の判定には使えない。治癒の判定は，血清検査のみで行わず，臨床所見，病状の推移などを考慮した上で，医師が総合的に判定すべきものとされている。

梅毒血清反応検査についての公衆衛生局長通達では，最初STSについて補体結合反応による方法の中からと，沈降反応による方法の中から適当な方法とを，それぞれ少なくとも1種類ずつ選んで行うものとされている。ただし，補体結合反応が行えない場合は，沈降反応2種類でも差し支えないとしている。適当な方法としては，上記「梅毒血清反応検査指針」に記載されているものが推奨されている。

FP反応を鑑別するため，これら2種類の検査の結果が一致して陽性で，臨床的にも明らかに梅毒であると認められているもの，またこれらの検査結果が一致して陰性で，臨床的にも明らかに梅毒ではないと認められるものを除き，検査結果が不一致のものおよび一致して陽性でも臨床的に明らかに梅毒と認められないものには必要に応じてTPHAを行うものとしている。

TPHAを行った結果，陽性であれば梅毒血清反応は陽性と考えてほぼ間違いない。しかし，この場合，一度治癒した梅毒ならびに先天性梅毒の有無をよく確かめることが必要である。臨床的判断の上，必要あればFTA-ABSを行うか，または，約10～14日の間隔をおいて再度TPHAを試みるものとされている。

また，TPHAの結果が陰性の場合，STSの結果はFP反応と考えてほぼ間違いない。ただし，感染後5週未満の梅毒では，TPHAが陰性を示す可能性のあることを考慮に入れ，感染機会の有無およびその時期をよく確かめるなど臨床判断の上，疑いがある場合はFTA-ABSを行うよう注意を促している。

なお，潜伏梅毒および晩期梅毒には，併せて脳脊髄液について同様の血清反応を行うことが望ましい。

II　疫学的特徴

1. 発生状況　世界中に広く分布している。戦後ペニシリンの汎用に伴い，各国とも一斉に激減したが，1960年（昭和35年）前後より各国ともほとんど共通して流行は再燃し，その後の蔓延状況は国によって消長はあるが，決して楽観は許されない。わが国も，1948年には年間約216,600件の届出があったが，急激に減少の一途をたどった。しかし，売春防止法（1956年成立）が1957年（刑事処分の条項を除く）および1958年（全面的）に施行されて以降，感染場所は潜在化し，感染の実態を把握することはすこぶる困難となった。1958年以降における届出数の急減は，主に売春防止法の施行にともない，性病専門の公立病院・診療所の整理統合が行われ，業態婦に対する定期的な検診の勧奨がなくなったためと見られる。

戦後の世界的な梅毒再流行は，日本でも1962～64年に行われた全国的な病医院調査によって確認され，その後，届出統計の上でも1965年には早期顕性梅毒の増加が見られた。また大阪府性病動態調査によれば1979年以降早期顕性梅毒数は増加していた。しかし，1985年以降早期顕性梅毒は著しく減少している。

本症が若年者に多いのは当然であるが，有病者は年長者に少なくない。社会的環境は感染に大きな影響を与える。

2. 感染源　患者の皮膚および粘膜の湿潤性初期病変の滲出液，感染期にあるヒトの唾液，精液，血液，膣分泌物など。病原巣はヒトだけ。

3. 伝播様式　第1期および第2期における性交を主とする直接接触感染（時には接吻，子供の性器愛撫などもある）が支配的である。汚染された物品に触れたための間接的な伝播もごくまれにあり，時として輸血による伝播もある。胎児への感染は，妊娠4か月以降にトレポネーマが胎盤を通過して起こる。

4. 潜伏期　10～90日，通常3週間。

5. 感染期間　いろいろな変化があり一定していない。第1期と第2期の期間および皮膚・粘膜症状の現れている時期は感染可能である。おそらく，2～4年間は間欠的に感染が可能であろう。潜伏期（2～4年）の間の性交によって，どの程度感染するかは未確定だが，不顕性の病変がある可能性があるので，潜在的に感染のおそれがあると考える必要がある。適切な治療を行えば，通常24時間以内に感染性はなくなる。

6. ヒトの感受性　感受性は普遍的である。自然免疫はない。感染は，同種の病原体に対する免疫を徐々に生じ，またある程度まで異種のトレポネーマに対しても免疫を獲得するが，濃厚な感染には無力である。第1期および第2期で治療すれば，このような抵抗性を生じないことがある。重感染が起こると，その時点に存在する病期に似た病変を生ずることがある。晩期の潜伏期中では，重感染は特別な意義を有し，良性の晩期皮膚粘膜病変を形成することがある。

Ⅲ　予防・発生時対策

A. 方針

1. 衛生教育　学校教育，社会教育を通じてSTD予防を含む性教育が基本的に重要である。STDの症状，子孫への影響，伝播のしかた，治療の方法，コンドームの用い方や洗浄など，個人予防の方法について教育する。罹病した場合は，早く受診し完全に治療するよう指導する。ただしコンドームによる予防は梅毒の場合は淋菌感染症の場合ほど効果は期待できない。男性同性愛者（MSM：Men who have sex with men）もリスク集団となりうるので感染予防の教育を徹底する。

2. 社会対策　社会経済的諸条件を改善する。

3. 妊婦は，早期に梅毒の血清反応検査を受けることが望ましい。

4. 献血，預血などの際には，血清反応検査を必ず行う。

B. 防疫

1. 消毒　適切な治療を受けている患者には不要。開放性病変からの分泌物およびそれに汚染された衣類などの物品の処理に注意を払う。

2. 治療　梅毒の治療においては，トレポネーマに対して抗菌力が強く，耐性の報告がないペニシリン剤が第一選択剤となる。ベンジルペニシリンベンザチンを1回40万単位，1日3回経口投与する。その他の合成ペニシリン剤を使用する場合は1回500mg，1日3回経口投与する。

なお，ペニシリンアレルギーがある患者にはミノサイクリンを1回100mg，1日2回経口投与する。ただし，妊婦にはアセチルスピラマイシンを1回200mg，1日4回，または1回200mg，1日6回経口投与する。

投与期間は，第1期では2～4週間，第2期では4～8週間，第3期以降は8～12週間を原則とする。

C. パートナーの追加

1～2期顕症梅毒または感染後1年以内の無症候梅毒と診断された患者が90日以内に性行為を持った場合は，パートナーの梅毒血清検査を行うことが必要である。

B　淋菌感染症　Gonococcal infection（五類-定点）　ICD-10 A54

Ⅰ　臨床的特徴

1. 症状　性交為に起因する感染性疾患であって，円柱状および移行上皮細胞に親和性を持つ淋菌によって起こる。したがって，本症はこれらの細胞が存在する組織の部位に限られており，症状，経過および診断の難易に男女差ができる。男性では，感染後2～9日で尿道に軽いかゆみや熱っぽさを感じ，尿道口から初めは粘液，次いで膿が出るようになる。尿道口は発赤し，排尿時熱感または疼痛を覚える。放置すると，前部尿道炎から奥に進み後部尿道炎を起こし，頻尿，排尿困難を来し，排尿の終わりに出血を見る。さらに，前立腺炎，精巣上体炎，また女性にやや多いがまれに関節炎，皮疹（四肢），心内膜炎，髄膜炎，敗血症，Disseminated gonococcal infectionなどを起こすことがある。女性では，感染後数日で初期尿道炎または子宮頸管炎を起こすが，軽症のため気づかれずに過ぎてしまうことが多い。その後，子宮内膜炎，卵管炎，卵巣炎，子宮周囲炎，骨盤腹膜炎などに進展する。女性の尿道炎は男性に比べて軽いが，膀胱炎を起こすと，頻尿，排尿痛などの症状をともなう。

まれではあるが，思春期前の女子に陰門膣炎などを，また新生児に淋菌性眼炎（膿漏眼）を起こすことがある。

女性の性器の炎症，男性の非淋菌性尿道炎，思春期前の女子のほかのいろいろな病原体による急性陰門膣炎，新生児のその他の眼炎などと鑑別を要する。いずれも細菌学的検査によらなければならない。

2. 病原体　淋菌 *Neisseria gonorrhoeae*。グラム陰性の細胞内双球菌。

3. 検査　細菌学的検査が必要である。

男性の尿道炎の迅速診断法として，尿道分泌物のグラフ染色・鏡検法は必須である。しかし子宮頸管，咽頭などの診断には推奨されない。同定は分離培養による。女性患者の約4割と男性同性愛（MSM）患者は直腸からの標本から本菌が証明される。咽頭からの本菌の分離症例もしばしば報告される。なお，分離培養ができない場合は，DNA診断法や核酸増幅法を用いて検査する。

Ⅱ　疫学的特徴

1. 発生状況　世界中普遍的に存在する疾患で，わが国でも届出の開始された1947年（昭和22年）と翌1948年は，年間20万人以上の届出があったが，その後漸次減少し，特に1957年売春防止法の施行以降は，患者が潜在化し，届出は極端に少なくなった。それにもかかわらず，その後の本症の届出は1967年（昭和42年）をピークとする世界的流行の反映と見られる増加を示した。1978年（昭和53年）より再び届出は上昇を続け，米国を初めとする空前の世界的流行期にあった。日本では1984年をピークにして減少傾向を示していたが，1990年代後半より増加し，2003年頃から再び減少した。

一般に，男女とも性的活動の盛んな若年層の増加率が高い。1976年ベータラクタマーゼ産生菌（PPNG）株の存在が確認され，わが国でも輸入株の報告が相次ぎ，国内に定着していた（分離率十数%）。しかし，PPNG株は1990年代半ばより減少傾向にあり，2000年代に入りその分離率は1%前後まで低下している。なおPPNGは，プラスミドの分子量により，アジア型とアフリカ型，新アフリカ型などが区分される。また，1980年代半ば以降ペニシリンに替わって推奨されたニューキノロンにもほぼ全国で耐性株の増加が報ぜられ，1990年代に入ってセフェム系抗菌薬にも耐性の淋菌が増加している。

2. 感染源 ヒトが唯一の病原巣であり，感染源は患者の粘膜からの滲出物である。

3. 伝播様式 ほとんどすべて性交為によるが，女児では浴場，下着，直腸体温計の不注意な無差別的使用によることもあり，新生児では，出生時に眼に感染することがある。その他，咽頭の淋菌感染者の増加により，口腔性交（オーラルセックス）による淋菌性尿道炎患者の増加が問題となっている。

4. 潜伏期 通常3～9日，時にはより長いこともある。

5. 感染期間 適切な治療が行われれば，数時間か数日で感染性はなくなるが，そうでないと数か月ないし数年にわたることもある。

6. ヒトの感受性 感受性は普遍的である。再感染しなければ通常は自然治癒する。獲得免疫は証明されていない。したがって，一度罹患しても再感染を防ぎ得ない。

Ⅲ 予防・発生時対策

A. 方針

予防対策の基本的な方針（衛生教育，社会対策など）は，梅毒の場合と同様である（p.354参照）が尿道炎に関する限り，コンドームの使用は個人予防には有効である。

B. 防疫

隔離，消毒などについては，梅毒と同様である（p.354参照）。

C. 治療

1）淋菌性尿道炎・子宮頚管炎

セフトリアキソン（CTRX）静注1.0 g・単回投与

セフォジジム（CDZM）静注1.0 g・単回投与

スペクチノマイシン（SPCM）筋注1回2.0 g・単回投与

2）淋菌性咽頭感染

セフトリアキソン（CTRX）静注1.0 g・単回投与

セフォジジム（CDZM）静注1回1.0 gまたは2.0 g・1日1～2回，1～3日間投与

3）播種性淋菌感染症

セフトリアキソン（CTRX）静注1回1.0 g・1日1回，3～7日間投与

セフォジジム（CDZM）静注1.0 g・1日2回，3～7日間投与

淋菌の薬剤耐性化が進行したことにより，わが国のガイドラインでは，2013年の時点で淋菌感染症に対して上記の3剤（いずれも注射薬）だけが推奨されている。スペクチノマイシンは淋菌性咽頭感染では効果が期待できないため使用は推奨されない。さらにクラミジアが混合感染している可能性がある場合は，アジスロマイシン1 g単回経口，またはドキシサイクリン100mg1日2回経口，7日間追加投与されることもある。

治癒の判定は症状だけではなく，細菌検査によって確認しなければならない。

D. パートナーの治療

女性の淋菌感染症では自覚症状に欠ける場合があるため，放置することにより骨盤

内感染症や子宮外妊娠などの重篤な合併症を生じ得る。必ず病原菌の決定を行い，これに基づくパートナーの診断・治療が不可欠である。

E. 国際的対策

薬剤耐性淋菌に関しては国内常時検査体制（サーベイランスシステム）の強化とあいまって国際的に迅速な検査情報交換体制の設立が必要であろう。

C 性器クラミジア感染症 Genital chlamydial infection

（五類-定点） ICD-10 A55-A56

I 臨床的特徴

1. 症状 性器感染症の病原体にはいろいろあるが，中でも*C. trachomatis*（*Chlamydia trachomatis*）による尿道炎は非淋菌性尿道炎の30～60%を占め，また男性淋菌性尿道炎の20～30%に淋菌と同時に，もしくは淋菌消失後にも，*C. trachomatis*が検出され，Postgonococcal urethritisの中でも最も頻度の高いものといわれる。他方，尿道炎症状を呈さない患者からも最高7%に*C. trachomatis*が証明されるという。

症状は急性尿道炎症状である漿液性ないし粘液性分泌物，排尿痛，尿道の掻痒感・不快感等であるが，急性淋菌性尿道炎ほどではない。病理組織学的には淋菌性と異なり，尿道の糜爛は粘膜下には及ばない。尿沈渣中の白血球数も淋菌性に比べ少ない。

進行すると一側の精巣上体炎ならびに前立腺炎等に進展することがある。女性では無ないし軽微症状の子宮頸管クラミジア保有者が5～20%といわれるが，症候性クラミジア頸管炎には粘液性帯下等の症状が見られる。

なお，クラミジアは非淋菌性バルトリン腺炎，上向性卵管炎の原因となる。さらに上向すると，腹膜炎，肝周囲炎を起こし，かつては淋菌性といわれたFitz-Hugh-Currtis症候群を起こす場合があることが判明した。不妊症の原因となりうる。幼女児の感染は陰門膣炎の形をとる。

2. 病原体 *C. trachomatis*。A，B，Ba，C，D，D'，E，F，G，H，I，I'，J，K，L-1，L-2，L-2'，L-3の18の血清型に区別される。尿道感染型の性器感染を起こすのはB，D/E，F/G，H，I，J，Kであり，欧米ではD/E，F/G型の感染が大部分である。日本は欧米の状態に近い。ちなみにトラコーマではA，B，Ba，C型，そけいリンパ肉芽腫症ではL-1，L-2，L-2'，L-3型が分離される。

3. 検査 従来，クラミジアの分離による診断は細胞培養法のみであり，検査可能な施設は限られていた。しかし，最近のクラミジア感染症診断法の進歩は顕著で，直接蛍光抗体法，酵素免疫法などが開発され，さらにDNA診断や核酸増幅法が導入されている。今後も診断法の開発は続き，クラミジアの診断はより簡便に，より鋭敏になるのであろう。

1）細胞培養法　McCoy細胞，HeLa229細胞等による細胞培養法がある。細胞培養法は技術的に煩雑で，また，絶えず細胞培養を維持しなければならず，一般検査室では困難である。しかし，最も信頼のおける検査方法である。

2）直接螢光抗体法　スワブにて採取した検体を専用のスライドグラスに塗抹し，FITC標識抗*C. trachomatis*抗体で染色して，螢光を発するクラミジア粒子を螢光顕微鏡で見いだす。螢光顕微鏡で観察されるクラミジア粒子はapple greenに染まるが，慣れないと見づらく，その判定には熟練を要す。検体は死滅していても可。

3）酵素免疫法　あらかじめ作製したクラミジア抗体に検体中のクラミジア抗原を反応させて発色させ，機械的に陽性・陰性を判定する。操作，判定に熟練を要せず，死滅検体で可であり，最近は男性の初尿沈渣検体で検査可能となった。

4）DNA診断法　リボゾームRNAを検出するDNAプローブ法，標的とするDNAを増幅して検出するPCR法，TMA法，SDA法が一般臨床で使用できる。

5）血清学的診断法　血清学的診断法は早期診断としてよりも，むしろ診断確定の補助診断として有用である。

II　疫学的特徴

1. 発生状況　世界的に蔓延している。欧米では健常男性集団から1～7%に，女性では5～20%に無症状ないし軽微症状感染があるといわれる。またアメリカ成人一般集団での抗体保有率は10%台といわれる。

発展途上国では母児垂直感染による新生児トラコーマが蔓延している。また乳幼児は*C. trachomatis*による肺炎，中耳炎を起こすことが知られている。

日本ではクラミジアの検査が普及したのは1985年（昭和60年）ころで，それまでのクラミジア感染の状況は不明であったが，以降，クラミジア感染の状況が明らかにされるようになった。非淋菌性尿道炎の30～60%はクラミジア性であり，また，淋菌性尿道炎の約20～30%にクラミジアを合併している。妊婦の約5%においてクラミジアが検出されている。1987年からの感染症サーベイランス調査では，男女とも最も多い性感染症になっている。

2. 感染源　ヒト。ヒト以外の自然感染は見られない（唯一の例外としてマウスに肺炎を起こす一変異種がある）。

3. 伝播様式　性交為。性的濃厚接触による。尿道炎，上向感染による尿路，性器感染，新生児への母児垂直感染によるトラコーマ。乳幼児に対し気道感染による*C. trachomatis*肺炎，中耳炎等。

4. 潜伏期　2日ないし6週間（通常10～12日）。

5. 感染期間　粘膜に炎症の見られる急性期。

6. ヒトの感受性　ヒトは上記の例外を除いて唯一の感受性のある宿主。感染により，若干の細胞免疫を残すことが知られているが，宿主免疫の獲得という点では弱い。

Ⅲ 予防・発生時対策

A. 方針

ほかの性感染症の方針と同じ。

B. 防疫

1. 1987年より結核・感染症サーベイランス事業の対象疾患として，また，現在感染症発生動向調査の対象疾患として定点把握により感染状況が調査されている。

2. 尿道分泌物で汚染された下着類の取り扱いに注意。

3. 免疫処置　ない。

C. 治療

1) クラミジア性尿道炎，クラミジア性子宮頚管炎

アジスロマイシン1回１ｇ・経口，単回投与，アジスロマイシン徐放製剤2ｇ・経口，単回投与（空腹時投与），その他，マクロライド薬として，クラリスロマイシン，テトラサイクリン薬として，ドキシサイクリン，ニユーキノロン薬として，レボフロキサシン，トスフロキサシン，シタフロキサシンなどを７日間，経口投与する。

妊婦に対する処方としては，アジスロマイシンかクラリスロマイシンを投与する。

2) クラミジア性骨盤内炎症性疾患（PID）に対しては，重症例では，ミノサイクリン点滴静注1回100ｍｇ，1日2回，3～5日間投与し，解熱及び症状が改善したら，ミノサイクリン1回100ｍｇ，1日2回の経口投与に変える。

D. パートナーの治療

パートナーのクラミジア感染の有無は必ず確認する必要がある。男性，女性とも無症候の感染者が多数存在するため，症状の有無にかかわらず核酸増幅法により検査を行い，陽性者の治療を行うことが蔓延防止のためにも必要である。

D 性器ヘルペスウイルス感染症 Genital herpes ICD-10 A60
（五類-定点）

Ⅰ 臨床的特徴

1. 症状 単純ヘルペスウイルスは1型と2型があり，1型は口唇，眼，顔面に，2型は陰部に病変を引き起こすことが多い。

単純ヘルペスウイルス初感染の70～80％は無症状であるといわれている。有症例においては，性的接触の2～10日後に男性では亀頭，陰茎体部，恥骨部が，女性では陰唇，膣，恥骨部，会陰部が浮腫状に腫脹し，小さな水疱が多発する。水疱はすぐ破れ，

糜爛，潰瘍となる。次いで痂皮を形成し，上皮に覆われいったん治癒する。数週～数か月後の潜伏期を経て，再発を繰り返すことがある。再発を繰り返すのが性器ヘルペスの特徴である。感染初期に陰部に掻痒感やチリチリするような痛みが出現することもある。また，特に初感染時にはそけいリンパ節の腫脹や発熱，陰部の強い疼痛があり，歩行困難，排尿困難を来すこともある。

再発型の性器ヘルペスは症状が軽く，全身症状はほとんどなく，皮膚症状のみのことが多い。また，治療せず放置しても約2～3週間で自然軽快する。

再発するのは単純ヘルペスウイルス2型が多く，ストレス，疲労，月経などを契機にして再発する。無症状期にはウイルスは腰仙骨神経節に潜伏している。なお，口唇，顔面の単純ヘルペスウイルス1型は三叉神経節に潜伏感染する。

単純ヘルペスウイルスに感染した妊婦から新生児へ産道感染（垂直感染）し，新生児ヘルペスウイルス感染症が発症すると，致命的になることもある。まれではあるが，子宮内感染で奇形が発症することも知られている。したがって，本症では妊婦の感染調査が特に重要であり，産道感染の可能性があれば帝王切開の適応も考慮しなければならない。

2. 病原体　単純ヘルペスウイルス（1型，2型）。

3. 検査　一般臨床での診断は，本症に特徴的な陰部の皮疹を認めることによって行われる。

血清抗体価の測定は，初診時と2～3週間後のペア血清で抗体陰性のものが抗体陽性になれば，初感染と診断できる。しかし，再発の場合は抗体価が上昇しない場合も多く，血清抗体価の測定は臨床診断，治療経過の指標とはなりえないことがほとんどである。

水疱蓋や潰瘍底の塗抹を検体として，モノクロール抗体を使用した螢光抗体法で1型，2型の鑑別ができる。

確定診断にはVero細胞やGMK細胞を使用したウイルスの分離培養が行われる。

Ⅱ　疫学的特徴

1. 発生状況　世界中どの地域にも普遍的に存在する。1980年の初頭米国で大流行し，社会的問題となった。日本では1987年（昭和62年）より結核・感染症サーベイランス事業の対象疾患として感染状況が調査されているが，女性では，性器クラミジア感染症に次いで多い性感染症となっている。

2. 感染源　ヒト。

3. 伝播様式　ウイルス保有者との性交。

4. 潜伏期　2～10日。

5. 感染期間　有症時つまり皮疹がある期間に感染する。無症候期・皮疹がない時でも，精液や頸管分泌物には単純ヘルペスウイルスが証明されることがある。しかし，有症時の水泡液は1ml当たり100万～1,000万のウイルスを含むのに対し，無症候期間のウイルスの量は1ml当たり10～1,000個程度で少なく，無症候期間の感染性は弱いとされている。

6. ヒトの感受性　感受性は普遍的。罹患後免疫については不明。

Ⅲ　予防・発生時対策

A. 方針

ほかの性感染症の方針と同じ。

B. 防疫

1987年（昭和62年）より結核・感染症サーベイランス事業対象疾患として，感染状況が調査されている。

C. 治療

単純ヘルペスウイルスを根絶できる薬剤は現在のところ存在しない。下記の抗ヘルペスウイルス薬で症状の改善を早めることはできるが，再発をなくすことはできない。

1）初発例

アシクロビル錠200mgを1回1錠，1日5回，または，バラシクロビル錠500mgを1日2回，5～10日間経口投与する。

重症例では，注射用アシクロビル5ｍｇ/kg/回を1日3回，8時間ごとに1時間以上かけて7日間点滴静注する。症状に応じて経口，静注ともに投与期間を10日間まで延長する。

2）再発例

アシクロビル錠200mgを１日５回，またはバラシクロビル錠500mgを1日2回，5日間経口投与する。

3）外用療法

軽症例に対しては，3%ビダラビン軟膏または，アシクロビル軟膏を1日数回，5～10日間塗布する。

4）再発の抑制

原則として，年6回以上再発を繰り返す患者に対して，QOLの改善のためや他人への感染を予防するため，抗ヘルペスウイルス薬の継続投与による再発抑制療法が行われる。アシクロビル錠（1回400mg，1日2回）または，バラシクロビル錠（1回500mg，1日1回）が投与されるが，1年間継続投与後中断し，さらに継続投与するかどうか検討する。

D. パートナーへの対応

感染源と考えられるパートナーの70%は，無症候であると言われている。これらのパートナーは無症候に単純ヘルペスウイルスを排泄していると考えられるが，そのための治療はとくに必要ないと考えられている。抑制療法中であってもコンドームの使用が予防策として必要になるが，再発は肛門部や殿部などにも起こるのでコンドームの使用だけでは完全には防ぎきれない。

E. 流行時対策

ほかの性感染症一般の方針と同じ。

E 非淋菌性尿道炎（ひりんきんせいにょうどうえん） Non-gonococcal urethritis
非特異性尿道炎 Non-specific urethritis

ICD-10 A56.0, A56.1, A59.0, A60.0, N34.1

I 臨床的特徴

1. 症状 淋菌以外の病原微生物で起こる尿道炎の総称。男性では性交により感染する。症状は，男性においては淋菌感染症と類似するかやや緩やかであり，いろいろな程度の膿尿ないし混濁尿，尿道の掻痒感，排尿異常，排尿時灼熱感などがある。経過は間欠的に変動があり，症状の消失と再燃を繰り返すが，無治療でも自然に軽快することがある。原因がはっきりしないので患者は不安に駆られる。重い合併症にライター症候群Reiter's syndrome（注参照）があるが，合併はまれで1%未満といわれる。

淋菌感染症と合併感染している場合には，淋菌感染症は治癒してもこれらの症状は残る。

2. 病原体 約半数にクラミジア（*Chlamydia trachomatis*）が認められる。そのほか，マイコプラズマ（*Mycoplasma genitalium*），単純ヘルペスウイルス1型・2型，カンジダ，トリコモナス（*Trichomonas vaginalis*），*Ureaplasma*などが検出されることがあるが，病原微生物が確認できない場合も少なくない。

3. 検査 淋菌の検出が塗抹・培養を繰り返しても不能の場合を本症と診断する。

尿道からの分泌物を欠く場合は，スタンプ法で外尿道口塗抹標本（尿道スメア）に1,000倍顕微鏡検査で1視野5個以上多核白血球を認めたものを本症とする。

II 疫学的特徴

1. 発生状況 欧米では，男性の本症年間発症数は男性の淋菌感染症のそれを上回っているという報告が多い。米国の学生クリニックにおける尿道炎の85%以上は本症という報告がある。日本では，届出を要する性感染症ではないので全国的な統計はないが，大阪府性病動態調査では，1971年から調査項目に加えられており，それによれば1974年以来本症患者数は男性の淋菌感染症患者数を凌駕している。

2. 感染源 ヒト。病原巣も同じ。

3. 伝播様式 性交。

4. 潜伏期 6日から3週間あるいはそれ以上月余。詳細不明。

5. 感染期間　不明。

6. ヒトの感受性　一般的に広く感受性がある。一般に免疫は弱く，一時的で長期の獲得免疫は見られない。

Ⅲ　予防・発生時対策

1. 治療

治療はクラミジア性尿道炎に準じて行う。すなわち，マクロライド薬として，クラリスロマイシン，テトラサイクリン薬として，ドキシサイクリン，ニューキノロン薬として，レボフロキサシン，トスフロキサシン，シタフロキサシンなどを7日間，経口投与する。アジスロマイシンでは1回1gを経口で単回投与する。ただし，非淋菌性尿道炎で非クラミジア性の場合は，クラミジア性非淋菌性尿道炎に比べ難治性のことがあり，とくに*Mycoplasma genitalium*（*M. genitalium*）による場合は，症状の持続あるいは再発をきたすことがある。レボフロキサシンの投与では*M. genitalium*の除菌率は低いとされ，シタフロキサシン1回100mgを1日2回，7日間の投与で除菌率が高いとする報告があるが多数例での検討の報告はない。

2. パートナーの治療

非クラミジア性非淋菌性尿道炎患者のパートナーに対する治療法については確立されたものはない。現時点で，クラミジアを除く非淋菌性尿道炎の原因微生物については，保険診療上検査は不可のため，原因微生物を特定することができないからである。しかし，パートナーが新たな感染源となることは当然考えられるため，患者およびパートナーの同時治療を行うことが必要である。

注：ライター症候群　Reiter's syndrome

Reiterが1916年（大正5年）にドイツ陸軍で発見，記載した症候群。非淋菌性非特異性尿道炎に関節炎と結膜炎，極めてまれに心外膜炎，心筋炎をともなうのを特徴とする。潜伏期は10日から30日で，好んで若年男性を侵し，症状は弛張遷延し，しばしば軽快，増悪を繰り返し，数か月から10数年以上に及ぶことがある。特異療法は知られていない。患者は特異的組織適合抗原HLA-B27を持つことが知られ，発症には何らかの遺伝的素因が関係することが示唆されている。なお，素因者のクラミジア感染は発症の有力な誘発因子といわれる。発症者の1/3以上にクラミジアが検出されるという。

F 軟性下疳（なんせいげかん） Chancroid（Ulcus molle, Soft chancre） ICD-10 A57

I 臨床的特徴

1. **症状** 感染局所の壊死性潰瘍を特徴とする急性の局所性感染症。菌の侵入後3～5日に局所の発赤，腫脹，潰瘍を形成し，激しい圧痛がある。付近のリンパ節やリンパ管の炎症をともなう。発生場所は通常性器（主として外陰部）であるが，時に肛門，臍，舌，口唇，乳房，顎，眼球結膜なども報告されている。普通は2～3週間で瘢痕を残して治癒するが，包茎の者には亀頭包皮炎や炎症包茎を起こしたり，発病後2～3週間で横痃（おうげん）（俗には横根）を併発することもある。これは，そけいリンパ節（しばしば一側のみ）が鶏卵大あるいはそれ以上に腫れ，圧痛，自発痛が激しく発熱する。放置しておくと外部に破れ膿を排出する。

梅毒と似た点もあるが，梅毒では感染後発症までに長期（9～90日）を要すること，局所が硬い（硬性下疳）ことなどの点が異なる。また，梅毒の横痃は痛みはない。

2. **病原体** 軟性下疳菌*Haemophilus ducreyi*。グラム染色陰性。

3. **検査** 病変周辺部の滲出液のグラムおよびギームザ染色鏡検，現在抗原は市販されていないが，皮内反応（伊東反応）がある。

II 疫学的特徴

1. **発生状況** 世界中どの地域にも広く分布しているが，熱帯，亜熱帯の途上国での流行はしばしば梅毒に匹敵する。わが国の発生を見ると，第2次世界大戦直後は2～4万人の届出があったが，最近では稀に東南アジアで感染してきた患者がみられる程度で，発生頻度は低い。生活水準の向上に伴い流行の消退が見られることは確かである。

2. **感染源** ヒトが病原巣であり，患者の開放病巣からの分泌物ならびに横痃からの膿が感染源となる。女性が時として無症状感染の状態にあることがある。

3. **伝播様式** 大部分は性交による。多数者間，不特定パートナー間における性交為，性的接触が伝播を助長する因子となる。まれには医師や看護婦の手に感染したり，小児が感染することもある。

4. **潜伏期** 3～5日，時により14日くらいまで。粘膜に亀裂，剥離があると24時間くらいで発病。

5. **感染期間** 病原体が，原発病巣または分泌物を出す所属リンパ節に存在する限り持続する。通常は治癒するまでで，数週間のことが多い。

6. **ヒトの感受性** 感受性は普遍的である。自然または後天免疫を持つかどうか確証がない。

Ⅲ　予防・発生時対策

A. 方針
衛生教育や社会対策については，梅毒の場合と同様である（p.354参照）。
B. 防疫
1. 性交直前と直後に石けんで十分に外性器会陰部を洗浄する。
2. 治療　CDC，WHOのガイドラインでは以下の治療法が推奨されている。
　1）アジスロマイシン1g，経口，単回投与
　2）セフトリアキソン250mg，筋注　単回投与a)
　3）シプロフロキサシン500mg，１日２回，経口，３日間b)
　4）エリスロマイシン500mg，１日３回，経口，７日間
　　a）セフトリアキソンは，わが国では250mg製剤も筋注用製剤も承認されていない。
　　b）シプロフロキサシンは妊婦および授乳中の女性には使用できない。

G　そけいリンパ肉芽腫症（にくげしゅ）　Lymphogranuloma venereum (Lymphogranuloma inguinale)　ICD-10 A58

Ⅰ　臨床的特徴

1. 症状　性交によるリンパ管およびリンパ節のクラミジア感染症で，症状は多彩である。すなわち，横痃，潰瘍，性器の象皮病または男性同性愛（MSM）の患者では特に直腸狭窄，直腸瘻などを生ずる。本症は，男性では，陰茎冠状溝における通常単発の小さい無痛の消えやすい糜爛，丘疹または水疱様病巣をもって始まり，これは間もなく多数の化膿巣とリンパ節炎やリンパ節周囲炎になるのが通例である。しかし，初期症状として一側の横痃に気づくことの方が普通である。ただし，女性では横痃を伴わないことの方が多い。リンパ管走行が男性と相違するためといわれる。症状進行期の全身症状としては，発熱，悪寒，頭痛，腹痛，関節痛，食欲不振などがある。横痃が治っても，それで自然治癒と判断してはならない。経過はしばしば長期にわたり，作業能力の低下を来す。

2. 病原体　*Chlamydia trachomatis*。血清反応でL-1，L-2，L-2'およびL-3の血清型に分類される。

3. 検査　病巣リンパ節の吸引物の培養，病原体の分離，同定が決定的である。フライ抗原Frei's antigen（横痃の膿を無菌化したもの）による皮内反応またはそけいリンパ肉芽腫症クラミジアに対する補体結合反応の抗体価の高さ（LGVの場合は他のクラミジア感染に比べて高い）が参考にはなるが，いずれも決定的ではない。フライ反応は

オウム病，トラコーマ，その他のクラミジアによる性感染症にも陽性に出ることがあり，また，過去に罹患した者にもフライ反応は陽性に出るので，新たな感染の検査にはならない。フライ反応抗原は現在市販されていない。

Ⅱ 疫学的特徴

1. **発生状況** 世界中どこでも有病者は存在するが，特に熱帯，亜熱帯地域に広がっている。わが国では第2次世界大戦直後は数百人の届出があったが，最近は10人を割っている。すべて有病地からの輸入株と思われる。

2. **感染源** ヒトが病原巣であり，患者の尿道，直腸，膣からの分泌物が感染源となる。

3. **伝播様式** 大部分は性交による。MSMの感染症例の報告もまれではない。感染滲出液によって汚染された衣類，物品による間接的接触感染もまれに見られる。小児では，添寝をしている患者から感染することが多い。

4. **潜伏期** 原発巣発生までは4～21日で，通常7～12日。もし，そけい横痃を初発症状とするならば10～30日，時に数か月。

5. **感染期間** 活動性病巣が存在する期間で，数週から数年にわたる。

6. **ヒトの感受性** 感受性は普遍的。罹患後免疫については不明。

Ⅲ 予防・発生時対策

A. 方針

衛生教育や社会対策については，梅毒の場合と同様である。(p.354参照)。

B. 防疫

特異療法 テトラサイクリン系抗菌薬が横痃，潰瘍などの全病期を通じて有効である。効果を観察しながら，ドキシサイクリン1日200mgを21日間の長期にわたり経口投与する。サルフア剤には耐性株の報告があるが，テトラサイクリン系抗菌薬に対しては，まだそのような報告はない。

横痃の切開はしてはならない。吸引により排膿を図る。

H 尖圭(せんけい)コンジローマ　Genital warts, Condyloma acuminatum
（五類-定点）　ICD-10 A63.0

I 臨床的特徴

1. 症状　尖圭コンジローマは無痛性の疣贅であり，小さなものは直径数mmから大きなものは大豆大までさまざまで，乳頭状あるいは鶏冠状の形をとり，先端に尖形の細かい突起が多数見られる。単発性にあるいはしばしば多発性に発症し，集簇して腫瘍塊となることもある。腫瘍塊を呈すると悪臭を発することがある。

男性では陰茎のどの部分にも発症するが，亀頭，冠状溝，包皮内板など湿潤した部位に好発する。外尿道口に発症することもしばしばあり，この場合の治療はやっかいとなる。乾燥した陰茎皮膚に発症したものは，典型的な形をとらず扁平化することが多い。

女性では膣前庭，小陰唇など湿潤部位に好発し，しばしば子宮頸部にも発症する。子宮頸部のコンジローマは，子宮頸がんの発生と関連している。

男女ともに肛門部に発症することがあるが，必ずしも肛門性交と関連づけられない症例が多い。まれに口角，鼻孔内に見られることもある。

冠状溝に小丘疹が疣贅様に多数見られることがあり，尖圭コンジローマを心配する人がいるが，これはPearly penile papuleと呼ばれ生理的なもので，表皮乳頭の肥厚によるものである。

扁平形のコンジローマは，梅毒性の扁平コンジローマと鑑別しなければならない。梅毒血清検査が必要となる。

集簇し腫瘍塊を呈したものは，組織診断により陰茎がんや女性外性器のがんとの鑑別を必要とする。

Bowenoid papulosisは外陰部，肛門周囲に見られ，褐色の小腫瘍が多発する。組織学的にはボーエン病類似の所見が見られる。しかし，これも尖圭コンジローマの類型とされている。

2. 病原体　ヒトパピローマウイルス　Human papilloma virus（HPV）。尖圭コンジローマは主としてHPV6型，HPV11型であることが知られている。現在HPVは100種類以上の遺伝子型に分類されているが，その中で子宮頸がんの高リスク型として16型，18型などが知られている。

3. 検査　通常，視診にて外陰部，肛門周囲など皮膚粘膜移行部に発症する特徴的な疣贅を見いだすことで診断される。確定診断は組織診断で行う。DNA-hybridization methodが開発されて，ウイルスのDNAが検出できるようになった。

Ⅱ 疫学的特徴

1. 発症状況 世界中どの地域にも普遍的に存在する。欧米では最近増加していると報告されている。日本では1987年（昭和62年）からの結核・感染症サーベイランス事業以前の公的報告はないが，1980年ごろから増加傾向が指摘されていた。感染症サーベイランスによると，尖圭コンジローマは近年は横ばい状態が続いている。

2. 感染源 ヒト。

3. 伝播様式 性交。

4. 潜伏期 1～6か月。2～3か月の症例が多い。

5. 感染期間 疣贅が存在する期間は感染性あり。

6. ヒトの感受性 感受性は普遍的。罹患後免疫については不明。

Ⅲ 予防・発生時対策

A. 方針

ほかの性感染症一般の方針と同じ。

B. 防疫

1. 感染症発生動向調査の対象疾患として，定点から感染状況が調査されている。

2. 治療

1）イミキモド5%クリームの外用

外性器または肛門周囲の疣贅に対し，隔日で週3回塗布し，6～10時間後に石鹸で洗い流すことを繰り返す。消失までは時間がかかることがあり，16週まで継続する。

2）液体窒素凍結療法 液体窒素を綿棒に浸し，コンジローマに押しつけ，これを3～4回繰り返す。

3）電気焼却法 局所麻酔を行ってから電気メスで焼却する。

4）ポドフィリン液外用療法10～25%ポドフィリン・アルコール溶液をコンジローマに週に2～3回塗布する。細胞毒性があるので妊婦に使用してはならない。なお，日本では治療薬としては製造発売されていない。

3. 予防

1）コンドーム

予防として，コンドームの使用は有効であるが，感染が広範囲におよぶ場合はコンドームだけで完全に予防することはできない。

2）HPVワクチン

近年，子宮頸がんの原因となる16型，18型のHPVに加えて，尖圭コンジローマの原因となる6型と11型のHPVを含んだ４価のワクチンが開発され，わが国でも2011年から使用可能になった。性交渉の始まる前の女子に3回，HPVワクチンを接種（筋注）することにより，子宮頸がんおよび尖圭コンジローマに対しても高い予防効果が得られる。なお，このワクチンの接種に関しては，各自治体の判断によるが，公費での接種が拡大している。

赤　痢　Dysentery　ICD-10 A03, A06

赤痢は急性感染性大腸炎で，細菌性（三類感染症・学1）とアメーバ性（五類感染症）の2種類に分かれる。

A　細菌性赤痢　Bacillary dysentery（Shigellosis）（三類・学1）　ICD-10 A03

I　臨床的特徴

1. 症状　発熱，腹痛，下痢，時に嘔吐などによって急激に発病する，主要病変が大腸に起こる急性細菌感染症である。重症例ではTenesmus（しぶり腹）をともなう，頻回の膿粘血便の排泄をみる。軽症例ではしぶり腹や膿粘血便を欠くことがある。最も重篤な感染の原因となるのは，*Shigella dysenteriae* 1である。

2. 病原体　赤痢菌はグラム陰性桿菌で，大腸菌の近縁種である（生物学的には大腸菌の一種と考えることが可能である）。医学上の重要性から大腸菌から区別し，*Shigella*属として独立している。

*Shigella*属に属する4菌種が存在する。*S. dysenteriae*，*S. flexneri*，*S. boydii*, *S. sonnei*からなる。現在国内では*S. sonnei*感染症が多くを占める。

3. 検査　検査材料は糞便又は腸内容物を用いる。採取後直ちに検査に供するか，輸送培地に入れ室温で輸送する。分離培地として，SS寒天やDHL寒天，非選択培地であるBTB乳糖寒天を併用することが望ましい。乳糖（及び白糖）非分解性を指標に，疑わしいコロニーは確認培地を用いて確認し，診断用血清を用いて血清型別試験を行う。

II　疫学的特徴

1. 発生状況　世界的に蔓延しており，発展途上国を中心に年間1億人が罹患し，死者約数十万人と推計されている。国内では1960年までは毎年10万人もの感染者数であったが，1989年以降1000を下回る数となっている。現在では年間200-300の報告数となる。その多くは海外感染例であるが，時に食中毒の集団事例の発生が見られる。

2. 感染源（病原巣を含む） 赤痢菌はヒトおよびサルのみに感染する。患者，保菌者（時にサル）の糞便に汚染された手指，食品，水，器具等あらゆるものが感染源となる。

3. 伝播様式 糞口感染症の代表例である。極めて少数の菌（～100個）で感染が成立する。手指，器具等に付着する菌の経口感染を起こす。また，同様に食品を汚染することが原因となる。諸外国では男性同性愛者間の流行の報告ある。

4. 潜伏期 潜伏時間は1～5日（多くは3日以内）

5. 感染期間 患者および保菌者の排菌期間。抗菌薬を投与すると早期に排菌は停止するが，再排菌がときに見られる，2~3週間にわたって排菌の続くこともある。排菌が持続する間は感染源となる。

6. ヒトの感受性 ヒトの感受性は普遍的であるが，一般に成人に比べ小児患者において症状が重い。

Ⅲ 予防・発生時対策

A. 方針

糞口感染症コントロールとして，環境衛生の改善，維持，食品衛生ならびに手指衛生の向上の励行に重点をおく。感染源対策および感染経路を調査することで，拡大を防ぐことも重要である。

1. 給水施設の保護および浄化。関連する業務者への指導教育の徹底。給水管の敷設にあたっての下水道との交差接続に留意。水道水の貯水槽を利用する施設においては，定期的な浄化が必要である。

2. 私的給水設備および井戸水の衛生的管理。貯水槽，排水槽の管理。

3. 人糞の衛生的管理

4. 全ての食品の食品衛生監視の強化。手指施設の整備と使用に対する特別な配慮。防ハエ設備の整備。

5. 牛乳，乳製品の衛生的管理。

6. 調理施設における衛生管理の徹底。症状を呈するものは食品の取扱を制限する。調理施設や家庭での食品取扱は控えることが適切である。

7. 小児用食品の取扱，調理の衛生管理。とくに，乳幼児施設での重点的な指導。

8. 衛生教育，とくに環境衛生施設や給食施設の職員，食品取扱業者，学校職員，保母などに重点をおく。

B. 防疫

1. 細菌性赤痢は三類感染症であり，患者および無症状病原体保有者を診断，あるいは感染症死亡者と判断した医師は直ちに最寄りの保健所に届け出る。

2. 学校保健安全法の第三種に指定されており，病状により学校医その他の医師において感染の恐れがないと認めるまで出席停止の措置がとられる。

C.　流行時対策

1. 生活行動（海外渡航歴等），喫食状況等から感染源を特定し，拡大を防ぐ。
2. 患者とその周辺の健康者の検便を行い，汚染範囲を決定する。
3. 可能な限り菌株の分子型別を行い，汚染源，感染の広がりを明らかにする。

D.　国際的対策

衛生環境の向上とともに，ワクチン開発が進められている。

E.　治療方針

治療には対症療法と抗菌薬療法がある。

対症療法としては，強力な止瀉薬は使用せずに，生菌整腸薬を併用し，脱水が強い場合には，静脈内あるいは経口輸液を行う。

抗菌薬療法としては，成人ではニューキノロン薬，小児にはホスホマイシンを基本とし，感受性試験の結果をもとに適切に対応する。治療終了後48時間以降に，24時間以上の間隔で2～3回糞便の培養検査をし，2回連続で陰性であれば除菌されたとみなす。

B　アメーバ赤痢（赤痢アメーバ症）　Amebiasis（五類-全数）

ICD-10 A06

I　臨床的特徴

1. 症状　赤痢アメーバ症は，人体寄生性原虫である赤痢アメーバ（*Entamoeba histolytica*）による，消化器症状を主徴とする感染症である。症状の強さは，虫体の病原性，宿主抵抗力などで異なり，ほとんど無症状から重症のものまである。病型は腸管アメーバ症と腸管外アメーバ症とに大別できる。腸管アメーバ症は，赤痢アメーバによる感染の5～10%で発症し，症状の程度の違いからアメーバ赤痢とアメーバ性大腸炎に分けられる。アメーバ赤痢は比較的緩徐に発症し，下痢は1日数回～数十回に及び，回盲部やS状結腸部に圧痛を呈する。テネスムス（しぶり）は軽く，回盲部が索状に触知されることもある。典型的には粘液と血液の混じたイチゴゼリー状の粘血便を排泄する。全身状態は良好に保たれ，発熱はほとんどない。適切な治療を施さないと慢性化し，数日～数週間の間隔で増悪と寛解を繰り返すことが多い。潰瘍の好発部位は盲腸から上行結腸にかけてと，S状結腸から直腸にかけての大腸である。まれに肉芽腫性病変を形成することがあり，この場合は大腸がんとの鑑別が必要である。潰瘍性大腸炎と誤診してステロイドを多用した場合，腸穿孔を起こし急変することがある。アメーバ性大腸炎は粘血便をほとんど認めず，種々の性状の下痢および腹痛を反復する比較的軽症の場合をいう。腸管外アメーバ症の発生頻度は腸管アメーバ症よりもさらに低く，赤痢アメーバによる感染の1%未満である。大腸潰瘍部で増殖した栄養型が門脈を介して転移することがあるため，肝膿瘍が最も高頻度に見られる。その他，肺，脳，肛門周囲の皮膚に膿瘍が形成されることがある。肝膿瘍では右季肋部痛，同部圧痛，肝腫大，不規則な発熱，白血球増多，貧血，食欲不振などを症状とする。右季肋部痛は右肩に放散し，呼吸時に増強する。肝機能は正常範囲内のことが多いが，膿瘍が胆管を圧迫すれば黄疸，その他の肝機能異常を認める。肝膿瘍が破裂した場合は，腹膜炎を併発し重症となる。鑑別診断は，腸管アメーバ症の場合は細菌性赤痢，潰瘍性大腸炎，大腸がんなど。アメーバ性肝膿瘍の場合は，肝腫瘍，細菌性肝膿瘍などが鑑別疾患となる。

2. 病原体 赤痢アメーバの生活環は嚢子と栄養型から構成される。栄養型は大腸で活発にアメーバ運動をし，組織内に侵入することで腸炎や肝膿瘍を引き起こす。栄養型の一部は嚢子となり，糞便中に排出される。嚢子は物理的環境に抵抗力が強く，成熟嚢子が感染能力を有する。赤痢アメーバはヒトの腸管に寄生する非病原性の *Entamoeba dispar*，およびヒトへの下痢原性が示唆されている *E. moshkovskii* との顕微鏡下での鑑別は困難で，診断と治療に際して問題となる。

3. 検査 診断は症状や所見から赤痢アメーバを疑うことから始まる。検査は下痢便，潰瘍部または膿瘍からの顕微鏡下での赤痢アメーバ虫体の検出，ELISA法による抗原検出（*E. histolytica* IIキットなど）またはPCR法によるDNA検出が行われる。下痢便には栄養型，有形便では嚢子を検出する。栄養型は粘液の部分を検査すれば検出しやすいが，便採取後37℃に近い状態で輸送し，1～2時間以内に鏡検する必要がある。下痢便中に赤血球を捕食している栄養型虫体，あるいは生検組織内に栄養型を見いだしたら赤痢アメーバとしてよい。アメーバ性肝膿瘍の場合，腸管アメーバ症を同時に伴っていることは少なく，便中に栄養型または嚢子を認めることも少ない。このため，適当な画像診断と抗体検査（アメーバスポットIFなど）を併用する。一方，軽症例や無症状で嚢子のみを排出している感染者（シストキャリア）では，嚢子を検出する頻度が高いことから，赤痢アメーバと *E. dispar*，*E. moshkovskii* との鑑別ができない。このような場合は，PCR法による赤痢アメーバ特異的DNAの検出が有効である。近年，赤痢アメーバ分離株の遺伝子の多型性解析技術が開発され，施設内感染の疫学背景の解析に用いられている。

II 疫学的特徴

1. 発生状況 現在熱帯地方の発展途上国を中心に約5億人の感染者が存在する。しかし，その大多数は *E. dispar* 感染によるシストキャリアであり，赤痢アメーバ感染による発症者は一部に過ぎないと考えられる。1999年に施行された感染症法において，赤痢アメーバ症は全数把握の第四類感染症に規定され，次いで2003年の改訂で第五類に分類された。わが国での発生動向調査によると，1990年代の患者報告数は100～200例で推移していたが，感染症法施行後より増加傾向にあり，2006～2011年は年間800例前後の届出がある。2003年1月～2006年12月の期間内に届出された患者の感染経路を見ると，患者の約90%は男性で，性的接触による感染例が25.1%と最も多く，飲食物からの経口感染例は23%である。男性同性愛者（MSM：Men who have Sex with Men）グループは，赤痢アメーバ症に罹患するハイリスク群であることは以前から知られているが，女性患者の届出数が1999年4月～2002年12月のそれと比較し1.9倍に増加し，しかも女性の異性間性的接触による感染例は3倍と大幅に増加している。以前から風俗業で働く女性（CSW：Commercial Sex Worker）における赤痢アメーバ患者の存在が指摘されていたが，さらに広まりつつあることが報告されている。性感染症（STD）としての発生例が最も多いが，各種施設での集団発生（施設内感染）も報告されており，また輸入感染症としても増加傾向にある。

2. 感染源　感染能力を有するのは感染者の糞便中にある嚢子（多くは外界で成熟し，感染力を得る）のみであり，下痢便中の栄養型，未成熟嚢子は感染能力を有しない。赤痢アメーバはヒトのみならずサル，ブタなどに感染が広がっている（人獣共通感染症）ので，動物からの感染も起こりうる。

3. 伝播様式　最も主要な感染様式は糞便中の嚢子によって食物，飲料水が汚染された結果起こる経口感染である。おそらく発展途上国においては，これが大多数の場合の伝播様式と思われる。欧米諸国あるいはわが国においては，このような定型的な経口感染も確かに起こっているが，男性同性愛者間または異性間で性行為によって伝播していることが注目される。この場合も伝播はoral-anal-contactによるので，嚢子の経口摂取が原因となっていることは間違いない。施設などでは汚染された手指などから経口感染が起こることもあると考えられる。

4. 潜伏期　不定であるが，7～20日くらいの場合が比較的多い。

5. 感染期間　嚢子排出期間中は当然ながら伝播を起こしうるが，期間は一定していない。持続性感染の場合，数年以上嚢子排出を続けることがある。

6. ヒトの感受性　発症には宿主側の栄養状態などの要因が関与するが，感受性に関する人種的差異，あるいは遺伝的な要因の解明が進められている。肝膿瘍の併発については地域によって頻度に差異がある。

Ⅲ　予防・発生時対策

A. 方針

まず嚢子による環境汚染，食物などの汚染を防ぐことが肝要である。このためには糞便の衛生的処理，飲料水系の整備，ハエなど嚢子伝播に関与する可能性のある昆虫の駆除を行う。要するに他の細菌性経口感染症の場合とほぼ同様である。

B. 防疫

1. 糞便の処理を適切に行う。
2. 患者自身と医療処置・看護に当たるものは，手洗いを励行する。
3. 感染源となりうるシストキャリアを見いだし，伝播を防ぐよう環境に配慮する。

C. 流行時対策

本症は地方流行的なものであり，特に流行時の対策はない。しかし，各種施設での集団感染には環境衛生対策，集団治療，フォローアップなどが必要となることがある。

D. 国際的対策

なし。

E. 治療方針

肝膿瘍や大腸炎の場合は，組織吸収性のあるメトロニダゾールを第一選択薬剤として用いる。チニダゾールもこれに準ずる。肝膿瘍の時はメトロニダゾール投与に肝ドレナージを併用することもある。メトロニダゾールによる治療後でも，患者の40～60%で嚢子が腸管内に残存すると報告されており，パロモマイシンなどによる後療法が推奨されている。現行の感染症法では，シストキャリアは届出の対象外であるが，治療しない場合はその約10%が1年以内に発症すると報告されている。シストキャリアは嚢子を便中に排出しているため，周囲や施設内での感染源となる危険性があり，患者と同様に治療が必要である。メトロニダゾールは神経系あるいは血液疾患がある時および妊婦には投与しない（実験的に発がん性，変異原性が認められている）。

旋毛虫症（せんもうちゅうしょう） Trichinosis, Trichinellosis ICD-10 B75

毛頭虫類に属する線虫の旋毛虫*Trichinella* sppの成虫が小腸粘膜内に寄生し，そこで産出された幼虫が全身に散布され，筋肉内に寄生することによって起こる疾患である。かつては*Trichinella spiralis*ただ1種とされていたが，現在では少くとも8つの種と4つの種レベルのGenotypeが認識されている。いずれもヒトの旋毛虫症の原因になり得るが，重要なのは*T. spiralis*と*T. pritovi*である。臨床的には普通発熱を認める程度であることが多いが，変化に富み，まったく無症状なものから末期には悪液質となり合併症などのため死亡する例まである。経過は一般的には3段階に分けられる。

最初はいわば潜伏期ともいうべきもので，経口的に食肉などから感染した第1期幼虫が腸管内で脱嚢し，小腸組織内に侵入，成虫に発育する時期で，症状は多数の幼虫に感染した場合にのみ見られる。一般的には軽度の消化器症状であることが多い。次は成虫が産出した幼虫が横紋筋に移行し寄生する時期で，いわば急性期ともいえる諸症状を呈する。この時期の特徴的な症状は発熱（39～40℃）と顔面，特に眼瞼の顕著な浮腫である。その他呼吸困難，咀嚼障害，四肢の運動障害，眼筋麻痺，あるいは耳下腺炎，顎下腺炎，胸膜炎，肝炎，肺炎，髄膜炎など多彩な症状を呈する。筋肉痛を訴えるケースも多く，また心筋内にも幼虫が侵入，通過しうるので心筋炎を引き起こし，これが致命原因となることもある。このような急性期の症状は通常感染後1～4週間の間に見られ，成虫が幼虫を産生する間は継続する。また，末梢血中の好酸球増多も著明で感染後10週目ころまでは高値を示す。この時期が過ぎるころに筋肉内の幼虫の被のう（囊）が完成する。大体感染後1～2か月目に相当する。軽度の感染の時はこの時期以降徐々に急性期諸症状は消失するが，筋肉痛は残りやすい。多数の幼虫が散布され，重症化した時には上記諸症状が継続し，呼吸困難，貧血，肺炎，心不全などを併発し，死亡することもある。

*Trichinella*は特異な生活環を有する。すなわち，成虫から産出された幼虫は筋肉内で被囊化し，長期間生存し感染源となる。したがって，自然界での感染は動物間での捕食，共食いなどによって起こる。宿主特異性は厳密でなく，感染はヒトのみならずブタ，ネズミ，イヌ，ネコ，クマ，イノシシ，キツネなどに見られる。産出された幼虫は筋肉内で長期間（数年間）生存して新しい感染源となる。以上より分かるように旋毛虫はその全発育期間中外界に出ることはなく，終宿主は同時に中間宿主の役目をも果たす。

旋毛虫は広く世界中に分布しているが，人体発症例は東南アジア，中国，中南米，ヨーロッパなどに多い。東ヨーロッパではブタ肉から製造した自家製のソーセージが主な感染源とされ，ブタは飼料として与えられるクズ肉などから感染する。一時欧米の特定の地域ではかなり感染率が高かったが，その後諸種対策が実施され，現在では激減している。わが国での人体例は1974年（昭和49年）4月に青森でクマ肉の刺身を食べて感染，15人が発症したのが最初の例で，その後いずれもクマ肉からの集団発生例があった。フランスでは馬肉のタルタルステーキからの集団感染が報告されたことがある。

旋毛虫症の診断は食肉の生食の既往に特徴的な臨床症状が出現すれば難しくないが，軽症例での確定診断は難しい。確定診断は筋肉の生検による幼虫の検出である。検出が困難であれば患者の食べ残した食肉から旋毛虫を検出するか，または末梢血中の好酸球増多，各種血清診断法を参考とする。

旋毛虫感染の予防にはブタ肉およびブタ肉を用いて作った食品には十分に加熱した上で食用とし，クマ，イノシシなどの獣肉を生食しないことの2点に注意する。

本症の治療はアルベンダゾールを用いる。1986年から2009年までの全世界の5377例で，死亡は35例（0.65％）と報告されている。重症の場合にはステロイドとの併用を行い，幼虫，成虫の殺滅にともなうアレルギー反応の出現を抑える。軽症の場合は治療は必ずしも必要ない。

鼠咬症（そこう）　Rat-bite fever　　ICD-10 A 25

鼠咬症はげっ歯類の口腔に常在する2種類の異なる病原体，モニリホルム連鎖桿菌および鼠咬症スピリルムによる感染症である。

A　モニリホルムレンサ桿菌感染症　*Streptobacillus moniliformis* infection

ICD-10 A25.1

I　臨床的特徴

1. 症状　突然の悪寒，発熱，頭痛，嘔吐，筋肉痛などインフルエンザ様の症状で発症する。1～3日以内に丘疹が四肢，手掌，足底部に出現する。発疹は溢血斑あるいは膿疱を呈するようになる。また，非対称の多発性関節炎を起こす。好中球増加を伴う。発熱は回帰性を呈し，約1週間の間隔で1～3ヶ月持続し，自然に軽減治癒する。咬傷部は炎症を起こすが自然に治癒する。しかし再発も見られる。心内膜炎，心膜炎，耳下腺炎，腱鞘炎などの合併症が報告されている。また，殆ど全ての臓器での膿瘍形成，肺炎，肝炎，腎炎，髄膜炎などを併発する場合がある。治療しない場合の死亡率は7～10%とされている。

2. 病原体　モニリホルム連鎖桿菌（*Streptobacillus moniliformis*）は多形性を示す好気性あるいは通性嫌気性のグラム陰性桿菌で非運動性である。

3. 検査　咬傷部の潰瘍，リンパ節，血液，関節液，膿からの菌分離を行う。培養には血清，血液，腹水あるいは他の体液を必要とする。接種した後35-37℃，8%CO_2の存在下加湿状態で培養する。モニリホルムとはネックレスを意味するが，菌体が長いフィラメント状に連なることから名付けられた。液体培地中ではpuffball状のコロニーを形成する。近年，16S rRNA遺伝子を標的とする特異的PCRが報告されている。また，広範囲PCRで16S rRNA遺伝子を増幅した後，塩基配列を決定する方法も報告されている。信頼の置ける血清学的診断法は存在しない。

II　疫学的特徴

1. 発生状況　全世界に分布するが，稀であるとされる。しかし，実際に発生が稀なのか，それとも医師の関心が低いため，あるいは他の疾患と診断されているため，もしくは病原診断が困難であるためなのかについては十分に検討されていない。2003年米国において本疾患が原因の2名の死亡が報告された。1名はペットショップの従業員で，ラットに指をかまれて2日後に発症し，症状が悪化したため受傷から4日後に病院を受診したが，集中治療室での治療のかいもなく入院12時間後に亡くなった。2例目も急激な経過をたどり，病院の救急治療室に担ぎ込まれた時点で死亡が確認された。この患者は自宅で9匹のラットを飼育しており，そのうちの一匹は近所の獣医師から呼吸器症状の緩和のために抗菌剤を処方されていたという。一方，我が国においても2007年に鼠咬症罹患例が報告されている。ネズミによる咬傷を受けた6日後より，関節痛，筋痛，全身倦怠感が出現し，その5日後には四肢の発疹が現れ医療機関を受診している。

鼠咬部痂皮から*S. moniliformis*遺伝子が検出され本症と診断された。当初リケッチア感染が疑われミノマイシンが投与されたが,一時症状の改善が見られたものの再燃が認められたため，ペニシリンに変更したところ症状の改善が認められたという。

2. 感染源　ラットの口腔咽頭の常在菌だが，中耳や気管あるいは尿からも菌が証明されている。

3. 伝播様式　ラットによる咬傷が最も一般的だが，マウス，リス，スナネズミによる咬傷や引っ掻き傷からも感染する。イタチ，イヌ，ネコなどげっ歯類を補食する動物からの感染も報告されている。また，げっ歯類によって汚染された，ミルク，水による集団発生も報告されている（Harverhill Fever）。またエアロゾル感染の可能性も指摘されている。

4. 潜伏期　1~10日，通常3~5日である。

5. 感染期間　治療しない場合自然治癒するか，死亡するが，時には週あるいは月に及ぶ再発がある場合がある。17年間にわたって再発を見た例が報告されている。

6. ヒトの感受性　感染者の50%は12歳以下の幼児である。特にげっ歯類の棲息する家屋で睡眠中に罹患することが多い。実験動物取扱者も注意を要する。

Ⅲ　予防・発生時対策

予防対策としてはネズミの駆除が重要である。特にペットとしての飼育はできるだけ避けた方がよい。生乳および汚染の可能性のある水の喫飲をしない。実験動物を扱う際には手袋を着用する。治療はペニシリン又は，セフトリアキソン（CTRX）が第一選択薬である。テトラサイクリン，ドキシサイクリンも有効である。

B　鼠咬症スピリルム感染症　*Spirillum minus* infection　ICD-10 A25.0

Ⅰ　臨床的特徴

1. 症状　モニリホルム連鎖桿菌感染症に似る。リンパ節腫脹と皮膚の暗黒色発疹を伴う突然の熱性発作で始まる。発熱は数日続き，いったん解熱するが，再び発熱する。この回帰は1~3ヶ月続く。発疹は咬傷の周囲から始まり，他の部位に拡がる。関節炎を伴うことは極めて稀である。神経症状を呈する場合もある。日本では鼠毒として知られている。治療しない場合の死亡率は7%程度とされている。

2. 病原体　鼠咬症スピリルム（*Spirillum minus*）は未だ分類上の位置づけが明確ではない。グラム陰性，好気性で運動性を有するらせん状の菌である。

3. 検査　人工培地では増殖しないので，菌の証明は動物接種による。血液などの体液あるいは皮膚やリンパ節などの臓器乳剤をマウスあるいはモルモットに腹腔内接種し，毎週血液及び腹腔液を暗視野顕微鏡下で観察し菌の有無を観察する。4週後には染色観察する。

Ⅱ　疫学的特徴

1. 発生状況　世界中に分布するが，極東アジアに多い。モニリホルム連鎖桿菌感染症よりも稀にしか報告されないが，これはこの菌の確定診断が困難なことによるのかもしれない。

2. 感染源　自然宿主はラット及び他のげっ歯類である。この菌は感染ラットの血中あるいは結膜に存在しており，唾液には口腔粘膜が傷ついたときに移行する。

3. 伝播様式　ラットなどげっ歯類の咬傷で感染する。他の伝播経路は知られていない。ヒトからヒトへの感染はないとされる。集団感染は起こらないと考えられる。

4. 潜伏期　通常7～21日と長い。しかし2日ほどの場合もあるし，数週あるいは数ヶ月に及ぶ場合もある。

Ⅲ　予防・発生時対策

モニリホルム連鎖桿菌感染症を参照。

大腸菌性下痢　*Escherichia coli* diarrhea

（腸管出血性大腸菌感染症　三類・学3）　ICD-10 A04.0-A04.4

下痢原性大腸菌感染症　Diarrheagenic *Escherichia coli infection*

Ⅰ　臨床的特徴

1. 症状　大腸菌性下痢の原因となるいわゆる下痢原性大腸菌（下痢を起こす大腸菌は病原性大腸菌とも呼ばれているが，下記の腸管病原性大腸菌と混同されやすいので，下痢を起こす大腸菌の総称としては下痢原性大腸菌を用いる）は，その発生病理ならびに病態生理から少なくとも以下の5種類に分けられる。

1）腸管病原性大腸菌 Enteropathogenic *Escherichia coli*（EPEC）
2）腸管毒素原性大腸菌 Enterotoxigenic *Eschrichia coli*（ETEC）
3）腸管組織侵入性大腸菌 Enteroinvasive *Escherichia coli*（EIEC）
4）腸管出血性大腸菌または志賀毒素産生性大腸菌 Enterohemorrhagic *Escherichia coli*

（EHEC）またはShiga toxin-producing *Escherichia coli*（STEC）あるいはベロ毒素産生性大腸菌　Vero toxin-producing *Escherichia coli*（VTEC）

5）腸管凝集性大腸菌Enteroaggregative *Escherichia coli*（EAECまたはEAggEC）

下痢の病原菌として認められていた大腸菌が，病原性大腸菌（EPEC）という名称で長い間呼ばれていたが，種々の病原性因子が明らかにされるに従い各種類の大腸菌に分けられるようになり，現在は上記のように分類されている。将来はさらに細かく分類されるようになるであろう。

コレラ菌類似の毒素を産生し，それが下痢の原因となることが判明した大腸菌がETECのグループである。この毒素には易熱性のLT，耐熱性のSTの2種類があり，LT単独，ST単独，LT，ST両毒素産生の3つのタイプが知られている。

大腸の粘膜上皮細胞に侵入し，赤痢菌と同じ機構で下痢を起こさせる大腸菌が，EIECで，その多くは赤痢菌のO抗原と交差する抗原性を有する。

EHECは出血性大腸炎の原因菌で，血清型O157:H7，O26:H11，O111:H－，O128:H2などがその代表的なものである。この菌は下痢原毒素としてShiga toxin（Stx；別名ベロ毒素：VT）を産生する。このStxには免疫学的に区別される2種の毒素Stx1（VT1）およびStx2（VT2）のほか，最近ではStx2（VT2）に数種のバリアントの存在することも知られるようになった。

EAECは粘膜細胞への付着形態が積み木状とも積みレンガ状とも形容され，EPECで見られるLocalizedあるいはDiffuseな付着とは様相を異にしている。小児の遷延性下痢症の原因菌として1988年ころにNataroらによって提唱された新規なグループである。低分子量耐熱性エンテロトキシンEAST1，高分子量（108kDa）の易熱性蛋白毒素Pet（Plasmid-encoded toxin），AAF/Ⅰ，Ⅱ線毛の病原性への関与がいわれているが，その病原性への意義は尚不明な点が多い。

以下のように，発生病理と病態の異なる5種類の大腸菌は下痢の症状にもそれぞれの特徴がある。

EPECは病態としてはサルモネラ腸炎に似ている。新生児，乳児の間では，時には脱水を伴った重症下痢を引き起こすこともあるが，成人に見られる集団発生例の症例は一般的に軽微である。

ETECによる症状は水様下痢を主徴とするもので，時に発熱，嘔吐をともなうこともある。一般に軽症であるが，発展途上国の小児ではコレラ様の1日十数回に及ぶ水様下痢，脱水をともなう重症例も知られている。

EIECは，細菌性赤痢と同じように血液膿粘液を混じえた下痢が起こり，テネスムスをともない，主として大腸炎の症状である。O124，O136，O144などの血清型が多く検出される。

EHECの感染では腹痛と下痢を主徴とし，激症例では便に鮮血が混じることがある。また，時に溶血性尿毒症症候群（HUS）や脳症を併発する。

EAECは小児の慢性下痢症（2週間以上）を惹起するが，近年，わが国や英国，メキシコでの集団発生も報告されるようになった。発熱，腹痛をともない，粘液性の下痢でしばしば血便となる。しかし，便中に多核白血球はあまり観察されない。

2. 検査 患者糞便，推定原因食品などから菌を分離後，各カテゴリーのテストを行う。病原性因子遺伝子群を対象としたPCR法が広く用いられているが，以前から用いられている方法でも確認できる。

EPECは市販の診断用抗血清を用いる血清学診断によって血清型を確認するのがひとつの方法であるが，付着に関与するLEE領域の遺伝子群（*eae*，*tir*等）を対象にしたPCR法を用いて確認する。EHECの中にもLEE領域を持っていないものも存在するが，EPECは，Stxを持っていない。

ETECはLTとSTの存在を証明して判断する。LTは生物学的性状がコレラ毒素に類似しているので，コレラ毒素の生物学的検査法がすべて利用できる。チャイニーズハムスターオバリー（CHO）細胞やY1副腎細胞の形態変化を調べる方法，ウサギ皮膚毛細血管透過性亢進試験，ウサギ結紮腸管液体貯留試験などが応用される。このほか，ラテックス凝集反応，Elek試験など免疫学的試験法が利用でき，市販診断キットが入手できる。LT遺伝子を対象にしたDNAプローブやPCR法による診断法も利用されている。STの生物学的検査法としては，生後2～5日の乳のみマウスの胃内に検体を投与し，3～5時間後に腸管内に液体貯留が認められるかで判定するが，このほかSTを対象にした酵素抗体法，DNAプローブ法，PCR法も開発され，市販の診断用キットが利用できる。

EIECは市販診断用血清による血清学的診断により推定可能であるが，生物学的な診断法としてはモルモットの角膜に菌を移植し，角結膜炎の発現を見るSereny testによるか，HeLa細胞などを用いて細胞侵入性を確認する。細胞侵入性遺伝子（*invE, ipaH*）およびその産物を対象としたPCR法および酵素抗体法も利用できる。

EAECはHEp2細胞などを用いた付着試験を用いる。また，*aggR*遺伝子を対象にしたPCR法も利用できる。

EHECについては，*stx*（VT）遺伝子およびその産物を確認する。詳細は別項を参照。

Ⅱ 疫学的特徴

1. 発生状況 一般に乳幼児および小児が罹患しやすい。特にEPECは，病院の新生児室，育児施設，託児所など2歳以下の乳幼児の集団に起こることが多い。

ETECは世界各地に分布するが，特に発展途上国における乳幼児の下痢症として多発する。また，こうした地域の旅行者下痢の主因となる。

EIECは1967年（昭和42年）日本からの報告でO124，O136，O144などの大腸菌が赤痢様症状の患者から分離されたのが初めてである。以降欧州に主として発生が報告され，フランスから輸入したチーズの汚染によって米国で多数の患者が発生した例もある。

EHECは1982年米国で2件の集団発生（ファーストフード店のハンバーガー）が報告されたのが最初で，その後カナダ，英国などから発生報告がある。わが国でも集団・

散発事例が確認され，患者発生報告は毎年4,000人前後である。1996年には国内で多数の散発，集団事例が報告され，患者総数は17,500人を超え，12人の死者を出した事件があった。

2. 感染源と伝播様式　一般的には，感染源は患者の糞便，それにより汚染された食品，水，器物，手指を介してである。EPECでの乳幼児への感染は，育児業務に従事する人たちあるいは母親の保菌が感染源となることがある。牛乳，哺乳びんの汚染が原因となり，あるいは入浴の際に感染する場合もある。病原巣はヒト（EHECの場合はウシなどの家畜によることもある）である。

3. 潜伏期　12～72時間，EHECでは平均4日で，十数日に及ぶこともある。

4. ヒトの感受性　普遍的ではあるが，低栄養の乳幼児や高齢者などでは感受性が高い。成人の場合は発症しないことも少なくない。

Ⅲ　予防・発生時対策

食品衛生法に一部規定されている。すなわち，行政対応上は食中毒と同じ扱いである。EHEC感染症は感染症法の3類である。

A. 方針

1. 食品の衛生的な取り扱い（保存，運搬，調理など）をし，汚染を防ぐ。

2. 家庭内の主婦や調理人に対して，下痢原性大腸菌の特性や中毒防止の方法について衛生教育をする。

B. 防疫

1. 届出　感染症法において，腸管出血性大腸菌感染症は三類感染症として位置づけられた。三類感染症の患者または疑いのある者を診断し，あるいは死体を検案した場合は，医師は直ちに最寄りの保健所長に届け出る義務がある。

2. 隔離　必要なし。

3. 消毒　必要なし。

4. 行動制限　必要なし。ただし，EHECは感染症法では三類感染症として分類されており，都道府県知事は必要と見なした時消毒や就業制限を講じることができる。

5. 接触者および発生源の調査　流行時対策による。

6. 特異療法　下痢が激しく脱水症状の見られる例は，直ちに輸液や抗菌剤を使用する必要がある。

C. 流行時対策

1. 適切な医療機関を確保し，特に重症のEHEC患者では透析機能を有する施設への収容を図る。

2. 患者の喫食状況や生活行動等を調査し，早急に感染源の特定を図って患者の拡大を防ぐ。

3. 患者とその周辺の健康者の検便を行い，汚染範囲を早急に決定する。

4. EHECは二次感染を起こしやすいため，消毒等の徹底を行い，患者の拡大を防ぐ。

単純ヘルペス（単純疱疹）Herpes simplex　ICD-10 B00

Ⅰ　臨床的特徴

1．**症状**　単純ヘルペスは最も典型的な持続潜伏性ウイルス感染症の1つで，再発傾向がある。単純ヘルペスウイルスHerpes simplex virus（HSV）には1型と2型がある。

HSV1型の初感染は小児期に起こり無症状に経過することが多いが，低年齢ほど，顕性発症率が高い。口腔咽頭粘膜に水疱を生ずる歯肉口内炎のほか，角結膜炎，ヘルペス湿疹，ヘルペス性ひょう疽など症状は多彩である。致命的経過をとる疾患として新生児全身ヘルペスや単純ヘルペス脳炎がある。乳幼児期の初感染としては歯肉口内炎が多いが，持続潜伏感染の再発では口唇ヘルペスが頻度が高く，口唇やその周囲に発赤で囲まれた水泡を生じ数日で治癒する。再発は各種の外傷，発熱，日焼け，生理的異常，各種疾患の合併症，心理的ストレスなどが引き金となる。

ヘルペス脳炎は小児では初感染，成人では再発時に発症する。HSV1型が多い。ウイルス脳炎としては日本脳炎などが減少した現在，頻度の高い重要な疾患である。発熱，頭痛，けいれん，種々の程度の意識障害，大脳辺縁系障害の神経症状を示すが，その他のウイルス性脳炎・脳症，脳腫瘍，結核性髄膜炎などとの鑑別が必要である。

HSV2型の初感染は思春期以後に多く，性行為により感染し性器ヘルペスを起こす。急性期治癒後，しばしば再発を起こす。女性の初感染部位は外陰部や子宮頸部であり，発症部位は外陰部，会陰部，下肢，臀部である。欧米と異なりわが国では，女性の性器ヘルペスの原因は1型によるものも少なくないとされる。男性の性器ヘルペスの病変部位は亀頭，包皮であるが，同性愛者では肛門や直腸にも発生する。性器ヘルペスを罹患している妊婦の経膣分娩の際，出生児が感染し，重症の新生児全身ヘルペス（新生児の全身感染症の項を参照）を起こすことがある。

2．**病原体**　単純ヘルペスウイルス（HSV）1型および2型。

3．**検査**

1）ウイルス分離：病変部位に応じ，水疱内容，患部組織のバイオプシー，眼結膜ぬぐい液，髄液（分離困難）などを培養細胞に接種し，分離後は単クローン抗体で同定する。診断には患部組織の生検の核内封入体を持つ細胞所見や螢光抗体法も用いられる。最近PCR法も普及し，特にヘルペス脳炎の早期診断に用いられるようになった。

2）血清診断　初感染の診断には，急性期，回復期ペア血清に対しEIA法などが用いられる。

Ⅱ　疫学的特徴

1．**発生状況**　従来，大部分の日本人は20歳くらいまでにHSV1型の感染を受け，成人の抗体保有率は70～90％であったが，最近，抗体保有率の低下が著しく，また，初感染年齢が上がりつつある。一方，HSV2型の侵襲はかなり少なく成人の抗体保有率は約20％，またはそれ以下であり，ほぼ一定している。

2. 感染源　感染源はヒトの分泌物。1型は特に唾液が感染源として重要で，それに汚染された手指や物品。2型は子宮頸管分泌物や精液。

3. 伝播様式　ウイルスを含む分泌物や患部との直接接触，または汚染された物品との間接接触による。性器ヘルペスはウイルス保有者との性行為により感染し，発症する。妊婦の性器ヘルペスでは，胎児への経胎盤感染（まれ）や，経産道感染による新生児ヘルペスを発症する。

4. 潜伏期　2～12日。

5. 感染期間　口内炎回復後7週間も唾液にウイルスが排出していた例がある。初感染性器ヘルペスで7～12日間，再発ヘルペスで4～7日間の感染期間があるとされるが，無症状感染のヒトの分泌物からもウイルスが排出されるので正確な感染期間を決めることは難しい。

6. ヒトの感受性　年齢を問わず免疫がなければ容易に感染する。新生児の発症率は非常に高い。母体からの移行抗体がなくなる生後6月から1年の乳児は感受性が高く発症しやすく，また重症化の傾向がある。アトピー性皮膚炎や免疫不全症患者の感染も重症になりやすい。

Ⅲ　予防・発生時対策

A. 方針

普遍的にヒトの間に存在しているウイルスであるから，一生の間に感染を免れることはほとんど不可能である。多くは無症状感染であり，軽い局所性の病変であるが，重症例は胎児期，出生児，新生児の感染と脳炎である。ヘルペス病変を有する親の新生児への接触は危険である。白血病や悪性腫瘍の患者，免疫抑制剤で治療中の患者など，免疫不全状態にある個体への接触感染の防止に努めるべきである。ヘルペス脳炎の予防は困難であり，早期診断，早期治療が基本となる。

B. 防疫

1. 個人衛生と衛生教育

2. 湿疹，アトピー性皮膚炎患者は，とくに接触感染が起きないように注意する。

3. 妊娠後期の婦人が性器ヘルペスに罹患している時，出産時に児への感染防止のため帝王切開で出産させることがある。

4. 新生児，湿疹または火傷の患児，白血病や悪性腫瘍の患者，免疫抑制剤で治療中の患者は単純ヘルペス患者に接触させないようにする。

5. 特異療法として，角膜ヘルペスには5-ヨード-2´デオキシウリジン（IDU）の点眼，アシクロビル眼軟膏を用いる。全身療法には，脳炎や全身感染などの重症例に対してアシクロビルの大量点滴静注が非常に有効であり，歯肉口内炎などの軽症例ではアシクロビル錠または顆粒の内服を行う。脳炎や新生児ヘルペスは早期診断や，早期治療開始（アシクロビルなど）が特に重要である。

C. 流行時対策

施設内流行においては特に手洗いなど標準予防策が重要である。また，新生児ヘルペスでは患者の隔離が必須である。

炭疽（たんそ） Anthrax（四類-全数）　ICD-10 A22

I　臨床的特徴

1. 症状　動物およびヒトの急性細菌性感染症で，皮膚炭疽，肺炭疽あるいは腸炭疽などの型が見られるが，放置すると急性敗血症で致命的になる。

皮膚炭疽では，感染後2～3日で，感染局所の発赤，浮腫で発病し，中央部に水疱を形成し，黒褐色の痂皮ができる。これを炭疽癰（Carbuncle）という。菌はやがて領域リンパ節から流血中に入り敗血症を起こす。

肺炭疽は芽胞の吸入によって起こる。肺胞に達した芽胞は縦隔リンパ節に達し，発芽して急速に増殖する。リンパ節は腫脹し，水腫，出血，壊死をともなう縦隔炎を起こし，次いで敗血症となる。初期は普通の上気道感染と同じでインフルエンザか風邪に類似するが，数日後に急激に呼吸困難，発汗，チアノーゼを呈する。脈拍，呼吸は増加するが体温はショックのため高くない。しばしば出血性髄膜炎をともなう。急性心不全か脳出血と診断される場合が多い。このような症状に進展すると24時間以内にほとんど死亡する。経過が非常に短いので治療効果は望めない。

腸炭疽はまれであるが，出血性腸炎を起こし血便が見られる。このほか主に咽頭部を侵されることもある。

2. 病原体　炭疽菌*Bacillus anthracis*。芽胞を形成する好気性グラム陽性大桿菌で運動性はない。二種病原体に指定されており，所持するには厚生労働大臣の許可が必要である。

3. 検査　病巣あるいは血液から鏡検で莢膜を有する大桿菌を確認し，培養で縮毛状集落を認めることでまず推定し，確認には炭疽菌ガンマファージ，パールテスト，アスコリーテストを行うとともに，マウスに接種して死亡の確認とともに臓器，血液から菌分離を行う。近年，PCRによる遺伝子診断法も開発されている。

II　疫学的特徴

1. 発生状況　炭疽は世界的に発生が見られる。主に草食獣のウシ，ウマ，ヒツジ，ヤギに急性敗血症を起こす。肉食獣はやや抵抗性がある。わが国の動物の炭疽はほとんどがウシであるが，近年，その発生はほとんどない。ブタの腸炭疽，咽頭部炭疽も知られている。家畜の炭疽は殺処分することが法で定められている。死体は焼却もしくは埋葬する。わが国でのヒトの炭疽はまれであるが多くは皮膚炭疽である。

2. 感染源　芽胞が土壌中に存在する。

3. 伝播様式　皮膚炭疽は感染動物の組織，血液あるいは芽胞で汚染した感染動物の毛，皮革，骨などに直接接触して感染する。腸炭疽は汚染肉の摂取による。

4. 潜伏期　皮膚炭疽では，感染後1～7日。肺炭疽は感染菌量によりまちまちである。

5. 感染期間　皮膚炭疽は適切な抗生剤の治療で7～10日で治癒するが，20%程度は敗血症に移行し重篤化し，死に至る場合がある。肺炭疽は症状が悪化してから24時間以内にほとんどが死亡する。

6. ヒトの感受性　ヒトからヒトへの感染はほとんどないと考えられるが，皮膚炭疽は接触感染で感染する可能性がある。

Ⅲ　予防・発生時対策

A. 方針

農場等土壌に炭疽菌芽胞が存在している。汚染土壌を改良することが必要であるが，困難である。接触することを避けることが肝要である。

B. 防疫

感染動物や汚染土壌に直接接触を避ける。予防にはワクチンもあるが，ヒトでは数回繰り返して投与する必要があり，あまり効果は期待できない。

C. 国際的対策

バイオテロの道具に使われることがあるため，菌の管理を厳重にすることが必要である。

D. 治療方針

シプロキサシンの注射，シプロキサシン，レボフロキサシン，オフロキサシンなどニューキノロン剤の投与が有効である。ペニシリンG，ドキシサイクリン，エリスロマイシンも効果がある。しかし，敗血症が進行し流血中に菌が多数存在するようになった場合は，効果は望めない。

遅発性ウイルス感染症

A 亜急性硬化性全脳炎 Subacute sclerosing panencephalitis（SSPE）

ICD-10 A81.1

亜急性硬化性全脳炎（SSPE：subacute sclerosing panencephalitis）は，麻疹に感染してから5〜10年の無症状期間を経て神経症状を発症し，発病後は数か月〜数年の経過で進行し，脳機能を喪失して死に至る中枢神経感染症であり，遅発性ウイルス感染症の代表疾患である。

Ⅰ 臨床的特徴

1．症状 初発症状としては，学業成績低下，記憶力低下，いつもと異なる行動，感情不安定といった精神症状が多いが，病院を訪れる頃には，歩行時にふらつく，もっているものを落とす，字が下手になる，痙攣があるなどの運動障害を伴っていることが多い。このような症状から，初期には心因反応，精神病，てんかん，脳腫瘍などと間違われる。

発症後は類型的な経過を呈する傾向があり，Jabbourはこれを4期に分類している。すなわち，Ⅰ期は学業成績低下，性格変化，行動異常などの大脳徴候が出現する時期，Ⅱ期はミオクローヌス発作や失立発作などの痙攣，歩行障害や嚥下障害などの運動症状，知能低下が顕著になる時期，Ⅲ期は精神活動が低下し，昏睡に至る時期，Ⅳ期は脳皮質機能が高度に傷害され，自発運動がなくなる時期である。

通常，全経過は数年であるが，数か月でⅣ期にいたる急性型（約10%）や，進行の緩徐な慢性型（約10%）の病態も存在する。

2．病因・病態 SSPEは変異麻疹ウイルス（SSPEウイルス）の持続感染による中枢神経感染症である。発症には宿主側の要因とウイルス側の要因が関与する。1歳未満の乳児や免疫機能低下状態で麻疹に罹患した場合にSSPEを発症する割合が高くなることから，免疫系の監視システムが十分に作用しない場合に持続感染が成立すると考えられている。SSPEウイルスは，感染性のある遊離ウイルス粒子を産生せず，隣り合う細胞を融合させて細胞から細胞に感染を拡大させていく。この性状の違いは，SSPEウイルスでは，ウイルス粒子の形成と細胞からの遊離に重要なM蛋白をコードするM遺伝子に変異があり，M蛋白の機能に異常が生じたことによる。SSPEウイルスの神経病原性にもM 遺伝子変異が関与すると考えられるが，他の遺伝子変異も関与している可能性がある。麻疹ウイルスの持続感染が成立すると，徐々に変異が蓄積し，まれに

SSPEウイルスの特徴を有するウイルスが発生し，SSPEを発症すると推定される。

3. 検査　髄液中の麻疹抗体価が著しく上昇していれば診断的意義は高い。脳波検査では，とくにⅡ期からⅢ期にかけて長周期の周期性同期性高振幅徐波（PSD）と呼ばれる特徴的な脳波所見を認める。画像検査では，X線CTで低吸収域を，MRIではT2強調画像にて高信号域を認める。病期が進行すると，大脳皮質の萎縮が描出される。

Ⅱ　疫学的特徴

麻疹に罹患した人の数万人に一人，1歳未満で罹患した場合にはおおよそ8000人に一人がSSPEを発症するとされている。男女比は約2：1で男児に多い。潜伏期間は平均7年である。したがって，SSPEを発症する好発年齢は学童期であり，この時期での発症が全体の約80%を占める。麻疹ワクチン接種後のSSPE発症は，自然麻疹罹患後の10分の1以下とされている。SSPEの発生は，麻疹ワクチンの普及による麻疹の流行規模の縮小とともに減少している。最近の国内における新たな発症者数は年間5人以下で，生存患者数は150人程度と推計されている。麻疹ワクチン接種が徹底している欧米諸国では麻疹の大きな流行はなく，SSPEもほとんど見られない。

Ⅲ　予防・発生時対策

麻疹ワクチンの徹底による麻疹流行の抑制が最大の予防策である。SSPEに対し臨床的に有効性が確認され，保険適用のある治療法としては，イノシプレックス（イソプリノシン）の経口投与療法と，インターフェロン（αまたはβ）の髄腔内もしくは脳室内投与療法がある。進行を抑制し生存期間を延長するが，治癒は望めない。研究的治療法として，リバビリン脳室内投与療法が試みられており，持続輸注療法の効果が検討されている。

B　進行性多巣性白質脳症　Progressive multifocal leukoencephalopathy（PML）

ICD-10 A81.2

Ⅰ　臨床的特徴

1. 症状　免疫低下を引き起こす基礎疾患，すなわちヒト免疫不全ウイルス（HIV）感染，血液系悪性腫瘍，膠原病など自己免疫疾患や，その治療薬，臓器移植後の免疫抑制剤投与のもとで発症することが多い。初発症状は，片麻痺や四肢麻痺，認知機能障害，失語，視野異常などである。その後病巣の拡大，増加につれ，初発症状の増悪とともに四肢麻痺，構音障害，嚥下障害，不随意運動，脳神経麻痺，失語などが加わり，数ヶ月の経過で失外套状態に至り，6ヶ月以内に死亡する例が多い。小脳や脳幹部の症状から発症することもある。

2. 病原体 ポリオーマウイルス属二重鎖環状DNAウイルスであるJCウイルスが原因であり，患者脳よりウイルスが分離同定されている。多くの成人はJCウイルスに対する血清HI抗体をもつが，免疫不全を生ずる基礎疾患のある場合に脳内に感染が拡大して発病する。病理学的には，主に大脳皮髄境界から皮質下白質に大小様々な多数の脱髄斑が形成される。脳幹や小脳も侵されうる。通常炎症反応は見られない。HE染色ではJCVの封入体を意味する両染性の腫大核をもつオリゴデンドロサイトの出現が特徴である。抗JCウイルス抗体を用いた免疫組織化学では，腫大した核全体に陽性所見がみられ，電顕では核内に球状または管状のJCウイルス粒子が同定される。

3. 検査 血清でのJCウイルス抗体は感染の既往を確認できるが，多くの健常人が陽性を示すため，診断的価値はない。脳MRIが最も有用な検査である。T2強調およびFLAIR画像では，皮質下白質に単発あるいは多数の大小不同の融合性脱髄性病変が高信号として描写される。病巣は通常腫瘤効果やガドリニウム造影効果を示さない。脳CTでも白質病変は低吸収域としてとらえられるが，MRIの方が病巣の検出に優れている。髄液からJCウイルス遺伝子を検出（特有な遺伝子配列を確認）すれば本症の確率が高くなり，診断上重要である。生検脳にて脱髄斑，JCウイルス蛋白またはmRNAの証明，多量のウイルス核酸の証明，電顕によるウイルス粒子の同定などJCウイルス感染が証明されれば診断は確定する。

Ⅱ 疫学的特徴

1. 発生状況 極めてまれな疾患である。わが国では人口1000万人に約0.9人である。発症頻度は基礎疾患により異なり，一般にHIV感染者では年0.07%，血液系腫瘍患者では年0.07～0.52%の範囲で認められる。欧米では本症の基礎疾患の80%以上はHIV感染であるが，わが国の最近の調査では，血液系疾患37.9%，HIV感染症34.5%，自己免疫疾患6.9%，その他サルコイドーシスなど20.7%であった。HIV感染患者の漸増，移植など免疫抑制治療を伴う治療法の進歩により本症患者はわが国でも増加傾向にある。

2. 感染源 JCウイルスは正常人の尿に排泄されており，主な感染源は尿と考えられている。

3. 伝播様式 感染は通常，小児期に上気道ないし経口感染し，リンパ球を介して腎臓・脾臓・骨髄などに広がり潜伏感染すると考えられている。

4. 潜伏期 明確な潜伏期間は不明。若年成人の抗体保有率が高く，40～60歳台の発症が多いことから数十年の潜伏期があると思われる。ただし先天性免疫不全患者などでは若年発症例もある。

5. 感染期間 PML患者からのウイルス伝播は知られていない。

6. ヒトの感受性 血清中にJCウイルス抗体を有し，免疫抑制状態にあるもののごく一部のみが本症を発症するが，その発生機序は不明である。

Ⅲ 予防・発生時対策

本症から，ウイルスが伝播した例は知られておらず，隔離など特別な対策の必要はない。現在のところ本症に特異的な治療法はない。治療の第一は低下した免疫能の回復である。すなわち，HIV感染者であれば，強力な抗レトロウイルス療法を開始，薬剤誘発性であれば，誘因薬剤の減量・中止を行う。シタラビン，シドフォビルなどDNA合成阻害薬などの抗ウイルス薬やミルタザピンなどセロトニン5-HT2A受容体拮抗薬の併用が有効であったとの少数例の報告がある。

C クロイツフェルト・ヤコブ病

Creutzfeldt-Jakob Disease（CJD）（五類-全数） ICD-10 A81.0

クロイツフェルト・ヤコブ病（CJD）に代表されるプリオン病は，その感染性病原体が核酸を持たない異常プリオン蛋白質，すなわちプリオンとされ，伝達可能な致死性疾患の原因となるもので，3種類の病型に分類されている。1）孤発性プリオン病は，原因不明の孤発性クロイツフェルト・ヤコブ病（sporadic CJD, sCJD）のことであり，2）遺伝性（家族性）プリオン病は，プリオン蛋白質の遺伝子変異によるもので，家族性CJD，ゲルストマン・シュトロイスラー・シャインカー病（GSS：Gerstmann-Sträussler-Scheinker disease），致死性家族性不眠症（FFI：fatal familial insomnia）などが知られ，そして3）獲得性（感染性）プリオン病は，ほかのプリオン病からの感染によるもので，クールー（Kuru），医原性CJD，そして変異型CJD（variant CJD, vCJD）がある。

Ⅰ 臨床的特徴

1．症状

1） 孤発型プリオン病（孤発型CJD）は，わが国のプリオン病のうちおよそ77%を占め，中年以降に発症し，平均年齢は68才である。初発症状は高次機能障害（記憶・記銘力障害，計算力低下，失見当織，失行など），精神症状（無関心，異常行動，妄想など），視覚異常（ものがゆがむ，大小に変動する）が多く，ほかに失調性歩行，感覚障害などで発症する（第1期，初期）。神経・精神症状は数ヶ月（平均5ヶ月程度）の間に急速に進行するのが特徴で，認知症状は高度となり，簡単な質問にも答えられず，自発語も減少する。四肢や顔面のミオクローヌス，全身痙攣，筋強剛，深部腱反射亢進などが認められ，歩行，日常行動，食事摂取は不能になり尿失禁をともなう（第2期，進行期)。3ヶ月後には34%，6ヶ月後には70%の患者が無動性無言状態，あるいは除皮質，除脳状態に陥り（第3期，末期)，約1年半で死亡する。

2)　遺伝性プリオン病は，わが国では約17%を占め，うちプリオン蛋白質遺伝子の変異V180Iが約41%，P102L 約18%, E200K 約17%, M232R 約15%など，現在では30種類以上が知られている。欧米と違ってV180Iが多いのがわが国の特徴である。

(1) 家族性CJDは孤発性CJDよりも臨床症状は多彩で，進行は比較的緩除，全身性ミオクローヌスやPSD（周期性同期性放電）を示さないことも稀ではない。家族内発症者が存在しないことが多いので，プリオン遺伝子検査が重要である。

(2) GSSは，発症年齢は平均55才，小脳失調で発症するもの（小脳失調型）が多く，慢性の経過をたどり，数年後に認知症が出現する。日本でも多くの家系がある。ミオクローヌスや脳波のPSDは稀である。病理学的には小脳皮質を中心にクールー斑が多数みられ，視床，基底核にも存在する。プリオン蛋白遺伝子のコドン102のプロリンからロイシンへのアミノ酸置換（P102L）が認められ，大部分を占めている。痙性対麻痺型GSSは，発症年齢がやや若く，コドン105のプロリンからロイシンへの置換(P105L) がみられ，下肢の強い深部腱反射亢進と歩行障害を呈する痙性対麻痺症状で数年経過した後，緩除に進行する認知症状が出現する。これは日本のみで報告されている。ほか多くの遺伝子変異と多型が知られ，失調症状以外の精神症状や錐体外路症状など多彩な症状を示す。

(3) FFIは，日本にも家系の報告がある。頑固な不眠，記憶障害，交感神経興奮，ミオクローヌスをみる。プリオン蛋白遺伝子のコドン178にアスパラギン酸（D）からアスパラギン（N）への変異（D178N）があり，コドン129がメチオニン-メチオニン(MM) であると発症する。視床と下オリーブ核におもな病変があり，海綿状変性に乏しく，プリオンの沈着も少ない。

3)　獲得性（感染性）プリオン病は，わが国ではおよそ6%を占め，クールー，医原性および変異型CJDがある。

(1) クールー（Kuru）は，ニューギニアのフォア族の食人習慣と関連して発生した感染性プリオン病で，女性や子供の発症が多い。食人が禁止されたあとに生まれた人からは患者発生はない。小脳失調で始まり，全身の振戦，斜視，球麻痺，その後認知機能障害を示し，寝たきりとなる。全経過3-12ヶ月である。潜伏期は12年程度と考えられていたが，最近，50年以上という報告がある。病理学的にはクールー斑の出現が特徴的である。

(2) 医原性CJDには，脳外科手術時に移植されたヒト乾燥硬膜由来のCJDがあり，わが国では138人に達している。それ以外の医原性CJDは日本では報告されていない。ヒト脳下垂体から抽出した成長ホルモンやゴナドトロピン注射後に発症した医原性CJDはフランス，英国，米国で100例以上の患者が知られている。ほか，脳深部電極を介するものや角膜移植，脳外科手術器具が疑われるもの，そして輸血などが知られている。わが国において多数発症した硬膜移植後のCJDは1979-1991年の手術時に硬膜移植を受けている。若年発症の傾向があり，天幕下の手術時に移植を受けた症例では初発時，記憶障害などの大脳症状に加えて半数が小脳症状も呈していた。剖検例では大脳，小脳の海綿状変性に加えてFlorid plaqueがみられる症例がある。

(3) 変異型CJDは，1996年に英国で報告されたもので，牛海綿状脳症（BSE）の牛から食品を介したヒトへの経口感染による。2012年12月末までに，英国176例，フランス27例，ほか24例，計227例が報告され，うち輸血による2次感染が4例報告されている。日本では2005年2月に報告された1例のみで，患者は英国に24日間の滞在歴があった。

2. 病原体　人の正常組織，とくに中枢神経系の神経細胞に発現する正常プリオン蛋白質の立体構造が変化し異常プリオン蛋白質となり，病原体としてのプリオンとなってプリオン病の原因となる。プリオンは核酸をもたない蛋白質のみからなる病原体である。プリオンが感染すると，組織にある正常プリオン蛋白質と結合し，異常プリオン蛋白質，すなわちプリオンとなって伝達（感染）性を獲得する。蛋白質の二次構造としてβシート構造の含量が正常プリオン蛋白質では3%に対し異常プリオン蛋白質では43%に増加し，プロテアーゼなどの蛋白質分解酵素に抵抗性となり，難溶性で凝集しやすくなってアミロイド線維を形成する。プリオンをプロテナーゼKで消化すると，株によっては異なる箇所で切断される。つまり遺伝子およびアミノ酸構造は同じであるが，高次構造が異なっている。この構造は保持され，プリオンの性状が保存される。120℃，20分といった通常条件のオートクレーブでは不活化（消毒）されない。焼却が望ましいが，60%以上のギ酸で60-120分の処理，3%SDSでは100℃で3-5分，1NNaOHでは室温120分，オートクレーブは135℃，60分でかなり不活化できる。

3. 検査　おもに中枢神経組織内のプリオンを検出することで確定診断する。生前に診断できる検査法は確立していない。アミノ酸構造は同じなので血清中にプリオン特異抗体は出現しない。ウサギやマウスで作製したプリオンに特異的な抗体を用いた免疫組織化学やウエスタンブロット法，ないしELISA法が検査に使われている。最近，髄液から増幅法（PMCAないしQUIC法）でプリオン検査が可能となりつつある。髄液中の14-3-3蛋白，総タウ蛋白，NSEやS-100b蛋白がマーカーとなるので，ELISA法で検出が行われている。これらは神経細胞が破壊されることで髄液中に出現してくる。また，遺伝性プリオン病の診断のためには，血液検体からプリオン遺伝子変異を調べる。国内では難病情報センターのホームページからのリンクでプリオン研究班による検査が利用できる。ほか脳波で周期性同期性放電（PSD）の有無，MRIのT2強調画像やFLAIR画像が役立つ。とくに変異型CJDでは視床枕の高信号が特徴的である。

II　疫学的特徴

1. 発生状況　クロイツフェルト・ヤコブ病（プリオン病）は，感染症法の五類感染症で，全数把握疾患となっており，7日以内の届出が必要である。感染症法にもとづく発生動向調査によれば，1999年の92例から2011年の130例まで，人口動態統計では1997年にはじめて100例を越え，2008年には203例と報告されている。いわゆる厚労省プリオン研究班のCJDサーベイランスでは，実地調査等を行いより正確性を期している。孤発型CJDはどの民族でも100万人あたり1人とされているが，近年，わが国ではやや多くなっている。

2. 感染源（病原巣を含む）　プリオン病患者の臓器で，伝達（感染）性プリオンの沈着が多い中枢神経系組織（脳や脊髄など）が獲得性プリオン病の原因となった。ヒトの組織では，孤発性CJDでは脳，脊髄，後根神経節，硬膜，視神経，網膜の感染性が高く，ほかの眼組織，嗅上皮は中等度，そして，リンパ組織である脾臓，扁桃，虫垂やほかのリンパ組織，血液，歯髄・歯肉組織は低いとされている。しかし変異型CJDではリンパ系組織にもプリオンが沈着することが知られ，虫垂，扁桃，脾臓ほかリンパ組織の感染性はより高く，中等度とされている。さらに変異型CJDでは輸血によって感染した例が英国で4例報告されている。したがってプリオン病患者の組織や血液にはリスクは低いとはいえ注意が必要である。

3. 伝幡様式　獲得（感染）性プリオン病の原因は前述したように，中枢神経系組織に含まれるプリオンが直接体内にはいると感染リスクは高くなる。すなわち，ヒト硬膜移植，脳内深部電極，脳外科手術などで感染源と組織が「直接」接触感染することや，ヒト下垂体から抽出した成長ホルモンの筋肉内注射，角膜移植も知られている。うちヒト硬膜移植と下垂体ホルモンによるものは200例前後あるが，ほかでは多くても脳外科手術の5例で，しかも1974年以前の報告である。食人によるクールーやBSE汚染牛組織による変異型CJDは感染組織による経口感染で，おもに腸のパイエル板を介するものとされている。空気感染や通常の皮膚を介する接触感染はない。

4. 潜伏期　獲得性プリオン病の場合，ヒト硬膜移植例では移植後16ヶ月から30年とされ，3-15年までが最も多い。成長ホルモン投与例では12-15年である。クールーでは平均12年，長いものでは50年を超えている。輸血による変異型CJDでは約6-8年と報告されている。確実なデータはないが，一旦感染すれば何年後であっても発症する可能性は否定できない。

5. 感染期間　孤発性ないし遺伝性CJDの患者から輸血で感染した例は報告されていない。英国では，変異型CJD未発症者から輸血で感染したとされている例が4例報告され，献血ドナーは17，18，20ヶ月および3.5年後に変異型CJDを発症した。レシピエントでは，6.5年後に発症し1年後に死亡，ないし6年後発症し8年8ヶ月後変異型CJDで死亡した。プリオン蛋白遺伝子のコドン129の多型はメチオニン（M）とバリン（V）の組合せのうち，発症者ではMMで，未発症はMV例であった。最近，MV型をもつ変異型CJD患者の発生が報告された。

6. ヒトの感受性　プリオン蛋白遺伝子のコドン129の健常人の多型では，日本人と欧米人で頻度が異なり，それぞれMMは日本人92%，欧米人37%，MVは8%，51%，VVは0%，12%となっている。孤発性CJDでは同様に，MMは82%，71%，MVは18%，15%，VVは0%，14%と報告されており，日本人にはMMが多い。ほかの多型も影響するといわれているがその頻度の報告は少ない。

Ⅲ　予防・発生時対策

A. 方針　プリオン病の大部分を占める孤発性CJDは原因が不明であるが，遺伝性プリオン病では生前に血液を用いたプリオン遺伝子の検査が必要で，遺伝性や獲得性プリオン病では感染リスクを減らすことが重要となる。医療行為を介したプリオン病を防ぐために，「プリオン病感染予防ガイドライン（2008年版）」が作られ，難病情報センターのホームページからダウンロードできる。また死亡した場合にはできるだけ正確な診断を得るためにも病理解剖が重要で，厚生労働省およびプリオン病研究班のホームページには剖検に関する補助金申請や経験のある施設等の情報があるので参照されたい。

B. 防疫や感染予防　現時点で生前診断法は確立していないが，前述したように髄液を用いたプリオン増幅検査が始まっている。精神神経症状が発現する前に病気を疑うのは困難であるが，献血や臓器移植等の際はチェックリストにもとづいた問診が行われている。患者については，非侵襲性非観血性医療行為や検査，そして通常の看護やケアにおいて，プリオン感染のリスクはない。感染予防としても標準予防策で十分で，特別なものは不要である。たとえば，個室管理，浴室の共用，出血のない処置やケア，医療廃棄物，排泄物などへの対応も通常と変わらない。血液や体液等で汚染されたものは焼却するが，焼却廃棄が不可能なものは1-5%の次亜塩素酸溶液に2時間浸責し，洗浄や洗濯する。けがや粘膜への飛沫の場合は水道水ないし生理食塩水で十分に洗浄する。針刺し事故による感染例の報告はないが，注意は必要である。消化管内視鏡検査も，器具の洗浄が適切に行われていればリスクは非常に小さい。CJD患者や疑い例についての手術では血液や体液による汚染を最小限にし，関係者を減らし，使い捨て器具を用いる。使用後は焼却が原則で，焼却できない器具等は洗浄後に，ガイドラインに記載のある適切な消毒法で処理する。感染源の項に記載したように，中枢神経組織以外に，変異型CJDでは扁桃などのリンパ組織や血液による感染リスクがより高いので，感染予防と洗浄・消毒は大事である。

C. 治療　プリオンが中枢神経系に沈着し組織変化をおこすため，プリオン病はいったん発症すると進行性で致死的な神経変性疾患であり，対症療法以外に有効な治療法はない。プリオンの構造変化や蓄積を阻害する物質の探索が行われ，キナクリン・キニーネ，ペントサンポリサルフェート，フルピリチンなどの薬剤が実験的治療に使われ，一時的な効果が得られたが，いまだ十分な評価は得られていない。

D　牛海綿状脳症 (Bovine spongiform encephalopathy, BSE)

牛海綿状脳症（BSE）は，ウシのプリオン病でヒトの病気ではない。しかし，ヒトの変異型CJDは，BSEプリオンに汚染した牛肉を食品として摂取したことにより，ヒトに伝幡し発症したものである。

Ⅰ　臨床的特徴

1. 症状　感染牛の初期には，音に対する異常反応，不安，持続的に鼻をなめるなどの行動異常や痙攣がみられ，中期には，音，接触に対する過敏反応，起立時の後肢開脚，ふらつき，そして運動失調を示す。後期には，攻撃的で易興奮性となる。運動失調が進行し，転倒，起立不能となる。通常，発症から3-6ヶ月で死亡する。

2. 病原体　BSEプリオンで，ヒツジのプリオン病であるスクレイピーから，肉骨粉を介して，種を超えて感染した可能性が考えられている。なお，スクレイピープリオン自体はヒトに感染しない。

3. 検査　感染牛の延髄の閂（かんぬき）部にプリオンが早期に蓄積するので，この部位を用いてELISA検査でスクリーニングを行い，陽性の場合はウエスタンブロット（WB）および組織の免疫組織化学で確認検査を行う。

Ⅱ　疫学的特徴

1. 発生状況　1986年に英国ではじめて報告され，1992年には年間約37,000頭以上のピークとなり，これまで18万頭以上が英国で報告されたが，2012年には3頭となった。1990年代前半に英国から感染牛や肉骨粉等が輸出された結果，英国を含む全世界計26カ国からBSE約19万頭が報告された。しかし，2012年は計9カ国，21頭と減少した。日本では2001年に最初のBSE牛が発見され，2009年2月を最後に，36頭のBSE牛が摘発された。2002年2月生まれの牛が最後である。なお乳牛は80%，肉牛は20%程度である。WBのパターンが異なる非定型BSEが国内で２頭，2010年までに全世界で61頭が報告された。ほとんどは8才以上で，平均は12才と高齢牛であることが特徴である。

2. 感染源　と畜後の牛組織から肉骨粉が作られている。その中にプリオン感染牛の神経組織が含まれていた。肉骨粉は人工乳や配合飼料に入れられ，他の牛への感染源となったとされる。代用乳に含まれた動物性油脂も感染源として疑われている。これに対し，非定型BSEの感染源は，高齢発症牛が大部分を占めることから散発性発生が疑われているが，いまだ不明である。

3. 伝幡形式　BSEプリオンに汚染した飼料による経口感染である。自然状態での垂直ないし水平感染はない。

4. 潜伏期　英国例では4-6才，5才がピークである。

5. 感染期間 経口感染実験では，2才までは回腸遠位部に感染性があって中枢神経系にはない。その後，脳，脊髄，背根神経節，三叉神経節，眼，回腸遠位部などに感染性があり，特定（危険）部位とされ，と畜時に廃棄されてきた。

6. ヒトの感受性 BSEプリオンがヒトに伝達（感染）して，変異型CJDを発症した。孤発型CJDの平均年齢68才と異なり，平均29才である。プリオン蛋白遺伝子のコドン129はメチオニンのホモ型（MM）である。

Ⅲ 予防・発生時対策

A. 方針 BSE感染牛をフードチェーンから排除し，牛からヒトへの伝幡（感染）を防ぐこと，そしてBSE感染牛を作らないような飼料対策と牛のサーベイランスが効果的である。

B. 防疫 牛から牛への感染を断ち切ること。ヒトからヒトへの感染は，獲得（感染）性プリオン病の感染予防と同様，輸血や臓器移植等における感染リスクを可能な限り排除する。

C. 対策 牛の飼料対策等が行われている。と畜牛からは特定部位を廃棄し，交差汚染対策として，中枢神経組織が食肉に付着しないように，と畜作業が行われている。サーベイランスとしては，と畜牛および死亡牛の検査や脳組織を用いたBSE検査が行われ，厚生労働省および農林水産省，そして国際獣疫事務局（OIE）に報告され，公表されている。その結果，疫学的にBSEリスクが評価され，と畜検査の月齢条件が決められている。

腸管出血性大腸菌感染症 Enterohemorrhagic *Escherichia coli* (EHEC) infection

ICD 10-A04.3

1982年に米国ミシガンとオレゴン州の2か所で発生した激しい出血性下痢を主徴とする集団下痢症の原因菌が*E. coli* O157：H7であったことから，この菌は腸管出血性大腸菌と命名された。その後，Vero毒素（VT）を産生することからベロ毒素産生性大腸菌（VTEC：Verotoxin producing *Escherichia coli*）の仲間であり，そのベロ毒素が志賀毒素（Stx）と類似していることから志賀毒素産生性大腸菌（STEC：Shiga toxin-producing *Escherichia coli*；）とも呼ばれるようになった。感染症法では本感染症は三類感染症に指定されているため，本章ではその他の下痢原性大腸菌（Diarrhogenic *Escherichia coli*）とは区分して記載する。下痢原性大腸菌による感染症は感染症法ではそのほかの下痢の原因病原体（カンピロバクター属，サルモネラ属，腸炎ビブリオ等の細菌，ロタウイルス，ノロウイルス，エンテロウイルス，アデノウイルス感染性胃腸炎）として五類感染症に包括されている。

I 臨床的特徴

1. 病原体と症状 わが国の感染症法では腸管出血性大腸菌はVero毒素を産生するすべての血清型*E. coli*と定義されている。VTは蛋白毒素で，抗原性でVT1，VT2の2種類に分けられている。いずれも血管内皮細胞に傷害を及ぼし，その結果腎尿細管，肺組織，脳組織等に強い毒性を示す。EHEC感染症は初発症状として水溶性下痢と腹痛で発症する。血便，発熱，嘔吐，感冒様症状をともなうこともある。重症例では出血性大腸炎を発症後，患者の約5～10％に溶血性尿毒症症候群（HUS：hemolytic uremic syndrome）が続発する。血小板減少，溶血性貧血，尿量減少，血尿，蛋白尿，意識障害を随伴することもある。HUSは乳幼児や高齢者に好発し，死に至る場合もある。

2. 検査 便検体より選択分離培地のマッコンキーソルビット寒天培地等を用いて菌を分離する。大腸菌のVT遺伝子の存在をPCRで，またVT産生性はELISA，EIAやラテックス凝集反応で調べることができる。抗菌薬投与後等で菌の分離ができない場合は，発症後1週間以後の患者血清であれば血中抗体（大腸菌LPSに対するIgM抗体）検査も可能である。

II 疫学的特徴

1. 発生状況 高頻度に分離されるEHECの血清型にはO157:H7，O26:H11，O111:H-，O121:H19，O103:H2，O91:H14があるが，その他の血清型も含めると50種以上が分離されている。報告される患者数は毎年3,000～4,000人に及ぶ。

最近（2011年，2012年）の国内事例では，O111菌によるユッケの汚染事件，O157菌による白菜の浅漬け汚染事件で死者が出た。また，ドイツおよびEUの広域に及ぶO104菌による事例では，50名近くの死者が出る大事件になった。EAggEC型の菌にVT遺伝子がバクテリオファージを介して運ばれ，新しいタイプの菌が出現した結果であった。疫学調査から，原因食材は汚染されたフェヌーグリークの種子と推定された。

2. 感染源 ウシ，ヒツジ，シカ等の反芻獣の大腸に棲息している。それらの腸内容物で汚染された食品（生肉，野菜等）や水を介して経口感染する。患者や保菌者の便からの二次感染もしばしば起きる。

3. 潜伏期 間2～14日（平均3～5日）

III 予防・発生時対策

本菌は50個程度の少数菌量で発症するため，二次感染しやすい。患者や保菌者の便から経口感染するので，便で汚染された衣類，寝具，おむつは加熱または消毒剤で十分に消毒をする。汚染される可能性がある食材は，加熱処理後に食することが重要である。排便後の手洗いも，石けんおよび流水を用い十分に行う。治療は腸炎に対しては安静と水分補給，経口摂取が不可能な重症患者には輸液を行う。HUS患者には，腹膜透析，腎透析等を通し腎臓機能の保全を行うことが重要である。痙攣重積や脳浮腫に対しては薬物による対症療法を行う。抗菌薬の使用に対しては議論のあるところであるが，現時点では抗菌薬は小児に対してはホスホマイシン，カナマイシン，ノルフロキサシン，成人ではニューキノロン，ホスホマイシンの経口投与が行われる。ただし，発症早期に3～5日間の使用とし，長期投与を避ける。アンピシリン，サルファ剤等の抗菌薬投与はHUSを増悪させるという報告もあるので，抗菌薬を投与する場合には経過を十分に観察する必要がある。一般に小児では抗菌薬と乳酸菌製剤の併用が広く行われている。

近年，食材の流通の広域化に伴い，同一汚染食材による広域集団発生が起こる傾向にある。早期発見により流行の遷延化を防ぎ，被害の拡大を最小限に食い止める必要がある。

腸チフスとパラチフス　ICD-10 A01

A　腸チフス　Typhoid fever（二類・学1）　ICD-10 A01.0

I　臨床的特徴

1. 症状　階段状上昇，稽留，弛張と続く特異な熱型（ただし解熱剤を使用すると弛張する），比較的徐脈，バラ疹，脾腫，便秘，時に下痢，鼓腸などの症状で特徴づけられる全身性感染症である。回腸のパイエル板に特有な病変を生じ，その潰瘍形成期（第３病週）に腸出血，腸穿孔が起こることがある（約10%）。重症例では意識障害，無欲状顔貌，難聴が見られることがある。現在は重症例が少なく，かつ抗菌薬が奏効するので，死亡例はほとんどない。ただし，発生数が減少したために診断が遅れがちである。GOT, GPT, LDHの中等度上昇と白血球減少をともなう不明熱例では，本症を鑑別診断する必要がある。しかし，病初期には白血球数は必ずしも減少しない。未治療の場合はもちろん，治療後にも再発・再排菌が数%見られる。

チフス菌は病初期ならびに有熱期間には末梢血ならびに骨髄血中に証明され，第2病週以後には便，時に尿中に出現する。尿中に排菌する場合には，尿中に白血球そのほかの病的所見をともなうのが常である。胆汁の菌陽性率が最も高い。

2. 病原体　チフス菌*Salmonella enterica* serovar Typhi。Viファージにより106型に分類される。

3. 検査　血液からの菌証明には，カルチャーボトルまたは胆汁増菌培地を用いる。

便からの分離にはSS寒天培地などの分離培地に直接塗沫すると同時に，セレナイト培地による増菌を試みる。尿についても，増菌してから分離培地に植える。

ウィダール反応は，抗体価の上昇が一般的に低く，診断的価値は低いため，国内では用いられない。値の著明な上昇が見られた場合のみ診断の参考になりうる。

Ⅱ　疫学的特徴

1. 発生状況　世界各地，日本を除くアジア（特にインド亜大陸），中東，東欧，中南米，アフリカの各地に蔓延している。わが国では昭和の初めから第2次世界大戦直後まで年間4万人前後の発生があったが，環境衛生の改善とともに減少し，1962年以降1000人以下，1990年以降はパラチフスと併せて100人程度，その70～80%は東南アジアなど海外での感染である。

国内事例は家族内や地域内で発生することが多かったが，最近では広域にわたる食品媒介性の発生が注目されている。このため，1999年には食品衛生法施行規則が改正され，食中毒病因物質に指定された。国内では耐性菌は少ないが，流行地ではクロラムフェニコール，アンピシリン，ストレプトマイシン，さらには現在の選択薬であるニューキノロン薬に対する耐性菌が出現している。わが国では2000年以降ニューキノロン薬低感受性菌の分離が急増，70～80%を占めている。

2. 感染源　チフス菌感染はヒトに限って起こる。したがって，病原巣はヒトであり，患者および保菌者の糞便と尿ならびにそれらで汚染された食品，水，手指が感染源となる。わが国ではほとんどの保菌者は胆道系保菌者であり，胆石または慢性胆囊炎を併発することが多く永続保菌者となる。腸チフス多発時代には中年以降の女性の占める割合が高かったが，現在ではまれとなった。尿中保菌者は例えばアフリカにおけるビルハルツ住血吸虫症患者のように，腎障害を有するものがなりやすい。

3. 伝播様式　患者および保菌者の便または尿によって汚染された水あるいは飲食物を介して経口感染する。患者または保菌者からの接触感染（hand to mouth）も起こりうる。ほかのサルモネラによる胃腸炎に比べてはるかに少ない菌量で発病するとされている。食物の中では，特にカキなどの貝類の生食，豆腐，サラダなどが原因食となった例が多いが，近年は原因不明例が多い。

4. 潜伏期　1～3週間。摂取菌量が大であれば潜伏期間は短縮し，数日でも発病しうる。

5. 感染期間　菌が排泄物中に出現する期間。患者の便は，未治療であれば第2病週以降回復期に至るまで感染性がある。適切な抗菌薬が投与されれば早期に感染性が失われる。発病3か月後も排菌する例が約10%あるといわれる。2～3%の患者が長期保菌者になるとされている。

6. ヒトの感受性　感受性は一般的であるが，無胃酸者やHIV感染者は感受性が高い。本症回復後は免疫を持つのが普通であるが，不顕性感染によってもある程度の免疫ができる。流行地では就学前および就学期の小児に多発する（5～19歳）。

Ⅲ 予防・発生時対策

A. 方針

国内ではほぼ制圧されており，三類感染症として食品媒介発生防止が最も重要である。環境衛生の継続，保菌者の監視および国民の衛生教育，流行地域への渡航者への情報提供などに重点をおく。

1. 食品衛生監視の強化。

2. 調理施設における衛生管理の徹底，大量調理施設衛生管理マニュアル（HACCP, 1997年3月厚生省）に準じる。

3. 病後回復者に対する手洗い等の衛生教育と指導の徹底。病原体を持たないことを確認する。

4. 保菌者に対する食品取扱禁止，治療，指導の徹底，食品取扱業務への就業禁止。

5. 流行地域に対する予防接種推奨。

B. 防疫

1. 1999年4月施行の感染症法では二類感染症に指定され患者，疑似患者および無症状保菌者を診断した医師は直ちに最寄りの保健所への届け出が義務付けられた。

症状があり，蔓延防止に必要と判断される場合は保健所長が第二種感染症指定医療機関への入院勧告を行っていた。

2. 病原体を保有しないと判断されるまで飲食物の製造，販売または飲食物に直接接触する業務への就業を禁止する。

3. 2007年4月の法改正により三類感染症に変更され，一般病院での診療が可能となった。

4. 有症状期には接触感染予防策をとる。下痢がなければ標準予防策でよい。

5. 以下のように，患者が病原体を持たないと確認されるまで便培養を繰り返す。発病後1か月以上経過していて，抗菌薬終了後48時間以上を経過した後に24時間以上の間隔をおいた連続3回の便培養がいずれも陰性である場合。1つでも陽性であれば連続3回陰性が確認されるまで1か月ごとに培養を繰り返す。

6. 在宅の保菌者に対しては，予防上必要な措置を行い，予防知識を与えるとともに十分な指導によって蔓延を防止する。

7. 保菌者が食品取扱い者の場合，食品取扱い業務への就業を禁止する。以下のように，病原体を持たないことの確認後就業を許可する。無症状病原体保有確認後1か月以上を経過した後に24時間以上の間隔をおいた連続3回の便培養がいずれも陰性である場合。抗菌薬を投与していた場合は終了後48時間以上を経過した後に24時間以上の間隔をおいた連続3回の便培養がいずれも陰性である場合。1つでも陽性であれば病後回復者の場合と同様に確認する。尿中保菌者にあっては，便培養における病原体の陰性化確認に加えて，尿培養でも便の場合と同様に病原体陰性化を確認する。

8. 家族内接触者が食品取扱者の場合は少なくとも24時間以上の間隔で2回連続陰性を確認するまで就業を禁止する。

9. ファージ型別検査のため分離菌株を国立感染症研究所に送付する。疫学調査により共通感染源を見いだし，適切な防疫対策を推進する。チフス菌のファージ型別が感染経路追求に重要である。

C. 流行時対策

散発患者についての疫学調査を十分に行い，流行を未然に防止することが重要である。海外渡航にともなう集団発生のほか，国内では汚染食品などを介する地域内あるいは広域集団発生の可能性が増大している。1999年12月の食品衛生法一部改正によりチフス菌，パラチフスA菌は食中毒病因物質に指定されている。食中毒が疑われる場合は最寄りの保健所に届け出る。

D. 国際的対策

流行地域への旅行者，特に地方に滞在する場合や現地住民と濃厚接触する場合にはワクチンを勧める。国内では腸チフスパラチフス混合ワクチンが予防接種法に指定された予防接種として長年実施されていたが，1976年予防接種法の改正により削除された。海外では発展途上国への旅行者を対象に任意のワクチン接種が行われている。変異株Ty21aを用いた経口弱毒生ワクチンは初回免疫には隔日に4回内服する。必要があれば5年ごとに追加接種する。チフス菌のVi抗原多糖体成分から作成された不活化ワクチン（ViCPS）は1回の筋肉注射で，必要があれば2年ごとに追加する。ViCPSには局所の副反応がある。いずれも50～80%の予防効果がある。Ty21a由来生ワクチンは抗菌薬やマラリア治療薬であるメフロキン服用中は接種すべきでない。

E. 治療方針

有症状患者に対しては抗菌薬治療が行われる。国内流行期にはクロラムフェニコール（CP），アンピシリン（ABPC）またはアモキシシリン（AMPC），ST合剤（ST）が使用された。その後ニューキノロン薬が第1選択となった。所定量を2週間経口投与する。近年ニューキノロン薬低感受性菌が急増，セフトリアキソン（CTRX）またはセフォタキシム（CTX），更にアジスロマイシン（AZM）が使用される。再発・再排菌があるので，定められた方法により病原体陰性化を確認する。中毒症状が著明な重症例に対するステロイド剤の短期間併用は有用である。胆道系保菌者の場合は根治手術がすすめられる。術後排菌例あるいは根治手術ができない例ではニューキノロン薬を2週間経口投与する。使用できない場合はABPCまたはSTを4～12週間投与する。結石保有例では無効のことが多い。

B　パラチフス　Paratyphoid fever（二類・学1）　ICD-10 A01.1-A01.4

I　臨床的特徴

1. 症状　腸チフスと臨床的には鑑別しがたい。

2. 病原体　*Salmonella enterica* subsp. *enterica* serovar Paratyphi A（*Salmonella enterica* serovar Paratyphi A；S. Paratyphi Aとも略して書く）。ファージ型別で6型に分けられる。その他のサルモネラでも腸チフス・パラチフス様症状が見られることがあるが，感染症法ではserovar Paratyphi Aのみを対象とする。

3. 検査　腸チフスと同じ。

II　疫学的特徴

腸チフスと同じ。ニューキノロン耐性菌の割合はチフス菌より高い。

III　予防・発生時対策

1985年11月4日付，厚生省保健医療局長通知により（健医発第1359号），伝染病予防法の対象となるパラチフスの起因菌はパラチフスA菌に限定され，パラチフスB菌，C菌による感染症はサルモネラ食中毒として取り扱うことになった。感染症法でも対象はパラチフスA菌のみである。その他は腸チフスと同じ。

チクングニア熱　Chikungunya fever　ICD-10 A92.0

I　臨床的特徴

1. 症状（含鑑別診断）　チクングニア熱を発症すると発熱，全身倦怠，リンパ節腫脹，頭痛，筋肉痛，一過性の発疹，亜急性の関節炎を呈する。また出血傾向（鼻出血・歯肉出血）や悪心・嘔吐をきたすこともある。関節炎は特に指関節，手根関節，趾関節，足関節に多発する。関節痛が数日から数ヶ月持続する場合，激しい関節痛および多発性腱滑膜炎を伴う慢性末梢性リウマチ様症状を呈し日常生活に困難を伴う。近年の流行の特徴は特に高齢者に死亡例が報告されていることであるが，これらの例では呼吸器不全，心代償不全，髄膜脳炎，劇症肝炎，腎不全等が報告されている。

2. 病原体 トガウイルス科アルファウイルス属に分類されるエンベロープを有する球状一本鎖（+）RNAウイルスである。チクングニアウイルスの扱いはBSL-3である。

3. 検査・診断 確定診断には病原体検査や血清学的検査が必須である。病原体検査としては急性期の血清，血漿を用いたウイルス分離あるいはウイルス遺伝子の検出が行われる。ウイルス分離は乳のみマウスの脳内接種，動物細胞および昆虫細胞等を用いて行う。ウイルス遺伝子の検出にはRT-PCR法，リアルタイムPCR法を用いる。血清学的検査としてIgM捕捉ELISA，中和試験，HI試験等による抗ウイルス抗体の検出が行われる。IgM 抗体捕足ELISAは感度・特異性が高い検査法であり，IgM抗体は発症後3～6ヶ月間検出可能である。中和抗体は感染5～7病日に上昇が認められるが，急性期（発病後5日以内）および回復期（発病後14日以上）のペア血清を用いた中和試験により4倍以上の抗体価上昇を確認すべきである。流行地からの帰国後リウマチ様症状，発疹などを認めた場合はこの疾患を疑うべきである。急性期および慢性期の関節炎は関節リウマチとの鑑別が困難である。また，デング熱との鑑別が必要である。媒介蚊を共有するためアジア，アフリカにおける分布域もほぼ一致する。その他の鑑別疾患として他のアルファウイルスによる感染症あるいはマラリア等の熱性疾患に留意する必要がある。

Ⅱ 疫学的特徴

1. 発生状況 チクングニアウイルスの分布地域はサハラ砂漠以南のアフリカ，南アジア，東南アジアの熱帯・亜熱帯地域である。近年，東アフリカ，インド洋諸島から南アジア，東南アジアにかけてチクングニアウイルスが再興しており，我が国を含む世界各国で輸入症例が報告されている。またイタリア，フランスではヒトスジシマカを媒介した温帯地域では初めての国内流行が報告された。

2. 感染源（病原巣を含む） チクングニアウイルスはネッタイシマカ*Aedes aegypti*およびヒトスジシマカ*Aedes albopictus*等のシマカ属のカによって媒介されるアルボウイルスである。ネッタイシマカは屋内の人工的な小さな容器でも繁殖することができ，熱帯地域の広い範囲に分布している。ヒトスジシマカは日本を含む世界の温帯から熱帯地域の広い範囲に生息している。

3. 伝播様式 都市部におけるチクングニア熱の流行ではネッタイシマカおよびヒトスジシマカが主な媒介蚊であり，ヒト - カ - ヒトの感染環が形成されている。アフリカの森林部では霊長類，げっ歯類等及びシマカ属のカよりチクングニアウイルスが分離されている。

4. 潜伏期 ヒトにおける潜伏期間は2～12日（通常3～7日）である。

5. 感染期間 発熱は2～7日間持続する。関節痛は急性症状が軽快した後も，数週間から数ヶ月間持続する場合がある。

6. ヒトの感受性 ヒトはチクングニアウイルスに感受性を有し急性期には高いウイルス血症を呈す。

Ⅲ　予防・発生時対策

A. 方針　ワクチンは実用化されていない。したがってチクングニアウイルスに感染するリスクを減らす主な手段はカの吸血を避けることである。

B. 防疫　媒介蚊による刺咬を避けるためには蚊の防除・駆除および繁殖を抑制すること，カとの接触を防ぐため肌の露出をさけること，ディート（DEET）等を含む忌避剤を適切に使用すること等が重要である。

C. 流行時対策　チクングニアウイルスの日本への侵入は現在まで認められていない。チクングニアウイルス侵淫地域からの帰国者または訪問者において関節痛あるいは筋肉痛を伴う発熱疾患が認められた場合は，デング熱・デング出血熱とともに本疾病を考慮にいれる必要がある。近年の流行では特に高齢者において重篤な症例が確認されているため高齢者は特に注意を要する。

D. 国際的対策　日本におけるチクングニア熱輸入患者の渡航先はインド，スリランカ，マレーシア，タイ，ミャンマー，インドネシア，フィリピン等と多岐にわたっている。チクングニアウイルスの自然界における動向にはヒト，カ，気候，環境等の要因が複雑に関わり，その流行状況の将来予測は困難である。各国の流行状況を把握し，媒介蚊対策を十分考慮することが重要である。

E. 治療方針　特異的治療法は確立されておらず，対症療法が中心である。感染により終生免疫が獲得されると考えられている。治療にあたってはデング熱あるいはマラリア等を鑑別することが重要である。また急性期においては患者を感染源とした流行をおこさせないため，患者の媒介蚊への接触をさけることが重要である。起床時の関節痛は体を動かすことにより改善することがあるが，激しい運動では症状が悪化する。抗炎症剤により関節痛は改善するが，顕著な効果が認められず回復に数ヶ月を要した症例も報告されている。

デング熱　Dengue fever（四類-全数）　ICD-10 A90

Ⅰ　臨床的特徴

1. 症状　通常悪寒戦慄を伴った高熱で発症する。発熱はときに二峰性を示す。また発熱の前後から激しい頭痛，眼窩痛，全身の関節痛や筋肉痛，前駆疹，眼結膜の充血，咽頭の発赤と痛みなどが現れる。悪心，食欲不振，嘔気，嘔吐，全身の倦怠感，腹痛，便秘を伴うこともある。第3～5病日には紅斑，丘疹性麻疹様発疹が躯幹から顔面や四肢に出現する場合があり，出血疹が下肢に点在することもある。頸部，腋窩，鼡径部などのリンパ節の腫れが約半数に認められる。症状は約1週間で消失し通常予後は良好であるが，成人では回復後倦怠感やうつ状態が認められることもある。

2. 病原体　フラビウイルス科フラビウイルス属に分類される一本鎖の(+) RNAウイルスであり，エンベロープを有する。デングウイルスの扱いはBSL-2である。デングウイルスには1～4型の4種類の型が存在し，1つの地域において複数の型のデングウイルスが同時期に存在していることが多い。どの型のデングウイルスによっても同様の病態が起こり，症状から感染したデングウイルスの型は推定できない。

3. 検査・診断　現在日本国内にはデングウイルスは常在していないため，デング熱の診断においては患者の渡航歴の確認が重要である。デング熱は発熱と頭痛，眼窩痛，筋肉痛，関節痛，発疹，出血症状，白血球減少のうち2つ以上の所見が認められ，実験室診断による陽性所見により確定される。実験室診断ではRT-PCR法によるウイルス遺伝子の検出，培養細胞を用いたウイルス分離を行う。型特異的プライマーを用いてウイルス遺伝子を検出すれば型別診断を行うことができる。一方血清診断としてIgM捕捉ELISA，急性期と回復期のペア血清を用いた特異的中和抗体価の上昇によって診断が可能である。また初感染であれば1～4型のウイルスそれぞれに対する中和抗体価を測定することにより型別診断も可能である。

鑑別診断として他のアルボウイルス感染症，特にチクングニア熱，その他に風疹，インフルエンザなどが挙げられる。

Ⅱ　疫学的特徴

1. 発生状況　デングウイルスは蚊によって媒介されるアルボウイルスであり，その分布域は主な媒介蚊であるネッタイシマカ*Aedes aegypti*およびヒトスジシマカ*Aedes albopictus*の存在する熱帯・亜熱帯地域である。デング熱は東南アジア，南アジア，中南米，カリブ海諸国，アフリカ，オーストラリア，中国，台湾など世界の広い地域で流行している。2014年東京都内の公園を中心とした国内感染発症例の流行的発生が生じた。

2. 感染源　ウイルスはヒト-カ-ヒトの感染環で維持される。

3. 伝播様式　感染者を吸血することにより感染したネッタイシマカおよびヒトスジシマカの刺咬による。

4. 潜伏期　3～15日，通常5～7日。

5. 感染期間　ヒトからヒトへ直接の感染はない。患者が蚊への感染源となるのは，発病前後から5病日である。ネッタイシマカは吸血後8～11日でウイルスの感染が可能となり，生涯ウイルスを保持する。

6. ヒトの感受性　ヒトはすべて感受性。同じ型のウイルスに対する免疫は永続的だが，異なる型に対する免疫は短期間で消失する。

Ⅲ 予防・発生時対策

A. 方針 現在デングウイルスに対するワクチンは治験中である。蚊の吸血を避けることが最も重要な予防法である。

B. 防疫 媒介蚊による刺咬を避けるためには蚊の防除・駆除および繁殖を抑制すること，蚊との接触を防ぐため肌の露出をさけること，防虫網を設置すること，N, N-diethyl-3-methylbenzamide (DEET：ディート) 等を含む忌避剤を適切に使用すること等が重要である。またDEETは濃度によりその有効性持続時間が異なるので，使用説明書に従い必要に応じて適宜塗布することが望ましい。

C. 流行時対策 媒介蚊の発生源の調査と適当な駆除法の実施と媒介蚊に刺されないための方策を実施する。

D. 国際的対策 輸入症例の早期診断，航空機や船舶における感染蚊の調査を行う。日本におけるデング熱輸入症例は毎年報告されており，その渡航先はアジア諸国から中南米，アフリカ諸国まで多岐にわたっている。デングウイルスの動向にはヒト，蚊，気候，環境等の要因が複雑に関わり，その流行状況の将来予測は困難であるが，各国の流行状況を把握し，媒介蚊対策を十分考慮することが重要である。

E. 治療方針 デング熱に対する特異的治療法は確立されていないため，対症療法が中心である。有熱期には安静にし，電解質溶液等により経口的に水分補給を行う。発汗，嘔吐，下痢などの症状に応じて輸液を行う。高熱が続く場合は解熱鎮痛剤を用いる。アスピリンや非ステロイド性抗炎症剤は，出血を助長するリスクがあり，またアスピリン（アセチルサリチル酸）はライ症候群を引きおこす可能性があるため禁忌とされている。

関節痛あるいは筋肉痛を伴う発熱疾患を示す熱帯・亜熱帯地域からの帰国者を診察した医師は本疾患とともにチクングニア熱も考慮にいれる必要がある。

デング出血熱 Dengue hemorrhagic fever ICD-10 A91

重症デング熱

Ⅰ 臨床的特徴

1. 症状（含鑑別診断） デング出血熱（DHF）はデング熱と同様に発症し経過するが，解熱時に急激に全身状態が悪化し，デング出血熱の特徴的な症状である出血傾向（点状出血，皮下出血，鼻出血，血便等），肝腫大，循環不全による諸症状（低血圧，頻脈，四肢寒冷，口周蒼白，あくび，呼吸数増加等）を伴う重篤な病態を示す。デング出血熱の病態発症機序は血管の脆弱性，透過性亢進，血漿漏出，循環血液量の減少と血液凝固系の異常である。患者は不安・興奮状態となり，四肢が冷たくなり，発汗がみられる。血漿漏出によりヘマトクリット値の上昇，胸水，腹水，肝臓の腫脹，AST，ALTの軽度上昇，補体の活性化によるC3減少，血小板減少（100,000 / mm3 以下），血液凝固時間延長がみられる。血漿漏出が進行し循環血液量が不足するとショックを示すことがあり，この病態はデングショック症候群（DSS：dengue shock syndrome）と呼ばれることもある。デングショック症候群においては速く弱い脈拍および脈圧の低下（20 mmHg 未満），低血圧，冷たく湿った皮膚，興奮状態を示す。デングショック症候群は適切な治療が行われないと死に至る疾患であるが，適切な処置により重症期を過ぎれば後遺症を残さず回復する。

2. 病原体　デングウイルスには4種の型（血清型とも呼ばれる）が存在する。一度ある型のデングウイルスに感染（初感染）すると同型のデングウイルスに対する終生防御免疫を獲得する。しかし，他の型に対する防御免疫は数カ月で消失するため，他の型のデングウイルスには感染し発症する。これが通常再感染と呼ばれる。デング出血熱の発症は初感染時に比べ再感染時に多いことが報告されている。

3. 検査　デング出血熱は①発熱または2～7日続いた発熱の病歴，②ターニケットテスト陽性，皮下出血，粘膜，消化管や注射部位その他からの出血，吐血，下血のうち少なくとも1つが認められ，③血小板減少（100,000 / mm3 以下）を示し，④標準値から20 %以上のヘマトクリット値の上昇，血漿漏出を示す所見（胸水あるいは腹水所見，低蛋白血症），ショック症状のうち1つが認められ，⑤実験室診断による陽性所見が得られた場合に確定診断される。実験室診断ではRT-PCR法によるウイルス遺伝子の検出，培養細胞によるウイルスの分離が可能である。一方，血清診断としてはIgM捕捉ELISAによるIgM抗体の検出を行う。急性期と回復期のペア血清を用いて特異的中和抗体価，HI抗体価の上昇によっても診断可能である。

II　疫学的特徴

1. 発生状況　デング出血熱は東南アジア，南アジア，中南米を中心として世界の熱帯・亜熱帯地域で発生している。年間5,000万人から1億人がデングウイルスに感染し，25～50万人がデング出血熱を発症していると推計されている。

2. 感染源（病原巣を含む）　デングウイルスはヒトにおいて高いウイルス血症を示し，ヒト-カ-ヒトの感染環を形成する。

3. 伝播様式　感染したネッタイシマカおよびヒトスジシマカの刺咬による。流行期中はこれらの媒介蚊からウイルスが分離できる。

4. 潜伏期　3～15日

5. 感染期間　ヒトからヒトへの感染はない。

6. ヒトの感受性　デングウイルス再感染時のデング出血熱の病態はデングウイルス初期感染に誘導される型交差抗体による抗体依存性感染増強によると説明されている。

再感染におけるデングウイルス感染は，デングウイルスの型が初感染時のデングウイルスの型と異なるため，初感染時に産生された型特異的中和抗体により中和されることはないが，初感染時に産生された型交叉性抗原に対する抗体と結合する。ウイルスは通常，型交叉性抗体に中和されない。ウイルス粒子と抗体の複合体は宿主細胞表面のFc受容体をもつ細胞群に効率よく取り込まれ，感染が成立する。このときのデングウイルスは通常の10～1,000倍の効率で感染する。その結果として宿主において血管透過性を亢進させる生理活性物質が増加し，全身の血漿漏出が起こり，デング出血熱を発症すると考えられている。一方，病原性に関与するウイルス遺伝子の研究も進められ，遺伝子の相異がウイルス株の増殖性や毒性に関与しデング出血熱の発症に結びつくという報告もある。

Ⅲ　予防・発生時対策

A. 方針

特異療法，急性の血管透過性の上昇による血漿低下からくる体液喪失ショックに対しては輸液を中心とした治療を行う。輸血は高度の出血によりヘマトクリット値が低下した時のみ適用する。アスピリン投与は禁忌である。

B. 防疫

デング熱と同じ。

C. 流行時対策

デング熱と同じ。

D. 国際的対策

デング熱と同じ。

E. 治療方針

発熱に対する処置はデング熱の治療に準ずる。デング出血熱に特徴的な血漿漏出に起因する諸症状に対しては輸液療法が主体となる。適切な輸液剤のほかに新鮮凍結血漿，膠質浸透剤などが必要となることもあり，バイタルサイン等とともにヘマトクリット値をモニターしながら投与する。ときには酸素投与や動脈血のpHの状況により重炭酸ナトリウムの投与も行われる。退院は解熱後24時間以上経過し，食欲や尿量が回復してヘマトクリット値が安定していること，ショックから回復して2日以上経過していること，呼吸抑制や腹水または胸水がないこと，血小板が50,000 / mm3 以上に回復していることなどを目安に判断する。

【参考】

・FORTH厚生労働省検疫所　デング熱のリスクのある国
http://www.forth.go.jp/useful/infectious/name/name33.html

伝染性紅斑（こうはん） Erythema infectiosum（五類-定点） ICD-10 B08.3
第5病 Fifth disease
ヒトパルボウイルスB19感染症 Human parvovirus B19 infection

I 臨床的特徴

1. 症状 典型は顔面の蝶形紅斑と体幹から手掌，足底にまで遠心性に広がる全身のレース模様の紅斑丘疹である。発疹は体幹部では病初期に一過性で，四肢では両側対称的に肩・肘周辺，前腕，膝周辺，足関節に近い下腿部に持続し，顔面とともに7～10日間で消退する。顔面の発疹は再発することがある。発疹出現時に皮膚の痒みをともなう。年長児や青年期では，発疹期に関節痛をともなう。発疹の発現前に軽度に発熱することがある。この時期がウイルス血症の最盛期で，この後抗体産生期を経て，紅斑が出現する。不顕性感染がある。成人では非典型が多い。非典型の場合，特に鑑別診断が必要で，ウイルス，細菌，肺炎マイコプラズマ等の感染症，蕁麻疹，薬疹，膠原病の発疹などを対象に鑑別する。免疫抑制状態や妊婦では紅斑が出現しなくても危険性が潜む。

伝染性紅斑にともなうか独立した病型に，熱性疾患，骨髄無形成（Mクリーゼ），血小板減少性または血管性紫斑病，血球貪食症候群，髄膜炎，脳炎・脳症，脊髄炎，神経炎，心筋炎，鬱血性心不全，肝障害，腎障害，慢性関節炎，妊婦の感染による胎児障害（貧血，発育遅滞，流産，死産，非免疫性胎児水腫），免疫抑制状態の患者では持続性貧血がある。

2. 病原体 ヒトパルボウイルスB19である。P式血液型のP抗原が受容体で，骨髄中の赤芽球前駆細胞（BFU-E，CFU-E），前期赤芽球で感染増殖する。

3. 検査 一般検査所見では末梢血の網赤血球の著減と回復期における著増が特徴的である。骨髄では赤芽球系細胞が著減する。パルボウイルスB19感染の急性期を判定するためのウイルス学的診断としてはB19 IgM抗体およびB19 DNAを検出する方法がある。IgM抗体を測定する方法としては，酵素抗体法（EIA）がある。B19 DNAを検出するPCR法は感度が高く，非特異反応もほとんどみられないため診断に有用である。Nested PCR法あるいはDNAの定量が可能なReal-time PCR法を用いると非常に高感度に検出可能であり，伝染性紅斑消失後も数ヶ月にわたり陽性を確認できる。EIA法によるIgM抗体測定とPCR法によるDNA検出の併用により，感染急性期の正確な診断が可能となる。パルボウイルスB19感染の既往の有無を確認するための方法としてB19 IgG抗体の測定がある。

Ⅱ　疫学的特徴

1. 発生状況　日本国内では1976年から1977年にかけて伝染性紅斑の全国的流行を認めた後，1981-1982年，1986-1987年，1991-1992年，1996-1997年，2001-2002年，2006-2007年と5年毎の周期的流行がみられている。全国的サーベイランスが開始された以降では，約2年間の流行期間のうち最初の1年で小ピークができ，秋から冬にかけていったん減少，その後翌年の夏から秋までに大ピークを作るパターンが認められる。1996年以降は，それ以前と比べて流行期と非流行期の差が小さくなる傾向がみられ，流行年ではない時期にも局地的な流行がみられるようになってきている。

2. 感染源　ウイルス血症の時期のヒトと，その時期に採血された輸血血液である。ウイルス血症の時期には咽頭や尿・糞便にウイルスが存在する。

3. 伝播様式　飛沫か接触による経気道感染が日常的な感染ルートと考えられている。汚染血液の輸注ルートもある。

4. 潜伏期　発熱期まで7～9日，発疹期まで約18日である。（先天性慢性）溶血性貧血患者における骨髄無形成発作（Aplastic crisis）は発疹出現以前の時期に出現する。

5. 感染期間　感染6～12日ころの発疹発現前が最も感染力が強い。発疹期はウイルス血症の消退期で感染性がないといわれているが，ウイルスが存在している例もあり感染性が皆無ではないと考えられる。骨髄無形成発症や免疫抑制状態の患者ではウイルスの排泄期間が長く，前者では発病後1か月に及ぶものがあり，後者では細胞性免疫機能の回復まで続く。院内感染源として注意を要する。

6. ヒトの感受性　B19ウイルスはヒトのみで普遍的である。一度感染すると終生免疫が獲得され，通常再感染することはない。極めてまれに先天的にP抗原を有しない人は，B19ウイルスに感受性がない。

Ⅲ　予防・発生時対策

A. 方針

家族内，同一クラス内の伝播を防ぐことは困難であるが，一般に接触の密度を減らすことが基本である。発疹患者とすでに接触してきた発疹発現前の人が感染源として最も注意を要する。血液のB19ウイルス汚染をチェックする。感受性のある妊婦，溶血性疾患患者，免疫抑制状態の患者には伝染性紅斑の発疹期でも接触を回避する。凝固因子血液製剤の安全対策が必要である。

B. 防疫

1. 届出　感染症発生動向調査事業の対象疾患である。登校・登園の禁止は感染阻止に効果がない。短期間の学級閉鎖の効果はない。

2. 隔離　必要としない。ただし，骨髄無形成発作（Aplastic crisis）の患者は妊婦，免疫不全者に感染させないよう別の部屋に移すなどする。

3. 消毒　入院中の骨髄無形成発作や免疫抑制状態の患者の持続感染の時，血液，鼻咽頭排泄物，尿，糞便について行う。オートクレーブ（120℃，20分）が確実である。

4. 予防接種　米国にてウイルス様粒子（VLP）にアジュバントを添加したワクチンが治験されたものの，副作用もあり実用化に至っていない。

C. 流行時対策

地域的に流行の周知を行う。病院に受診しない例も多いので，幼稚園，学校にも連絡する。ハイリスク者への注意，流行地供血者血液のスクリーニングを強化する。危険対象者にガンマグロブリンは有効とは考えられる。血液を扱う検査技師の感染に注意を促す。

D. 国際的対策

特にないが流行の情報に注意する。

E. 治療方針

伝染性紅斑には特にない。（先天性慢性）溶血性貧血患者における無形成発作の高度の貧血には濃厚赤血球輸注が必要となる。ガンマグロブリンも効果がある。妊婦の感染では，正常児が生まれることも多いので短絡的に中絶を考えるべきでない。胎児水腫の胎内に洗浄濃縮赤血球を輸注すると効果がみられたとの報告がある。

伝染性単核症（たんかく）　Infectious mononucleosis　ICD-10 B27.9
腺熱　Glandular fever
単球性アンギーナ　Monocytic angina

I　臨床的特徴

1. 症状　伝染性単核症は単球性アンギーナと呼ばれることもあったが，現在ではほとんど使われていない。また，腺熱は主に九州地方などで流行し，以前は伝染性単核症と同義とされてきたが，現在では腺熱リケッチア症を指す病名となっている。両者は臨床像がきわめて類似する。伝染性単核症の典型的症状は発熱，咽頭扁桃炎，頸部腋窩のリンパ節腫大，軽度の肝腫大と脾腫である。発症は倦怠感，疲れやすさ，咽頭痛に始まり徐々に主症状が発現する。主症状はおよそ2週間続き，約1か月で軽快する。時に発疹をともなう。発疹は孤立性の斑丘疹で出血性となることもある。黄疸はまれである。典型的症状は年長児から青年期に認められる。幼い時は非典型となり，発熱，リンパ節腫大，発疹が主徴で，発疹発現率が成人より高い。日本人は乳幼児期に感染を受けることが多く，不顕性感染や非典型例の方がはるかに多い。したがって，不定の熱性あるいは熱性発疹性疾患として鑑別すべき対象が多い。急性肝炎，アデノウイルス，風疹など多くのウイルス，細菌，リケッチア，トキソプラズマ感染症，白血病，悪性リンパ腫，原因不明性組織球増殖（特にLetterer-Siwe病），全身型の若年性関節リウマチなどが挙げられる。サイトメガロウイルス感染では臨床的に極めて類似した病像を示すことがあり，特にサイトメガロウイルス単核症と呼ばれる。

2. 病原体　EB（Epstein-Barr）ウイルスである。ヒトリンパ球B細胞を主に，T細胞，NK細胞にも感染する。初感染後末梢血のB細胞に潜伏持続感染し,細胞性免疫によって調節され,再活性化を反復し，無症状に経過させる。再活性化されるたびに唾液中に排泄される。伝染性単核症はその急性初感染症で，予後不良な慢性活動性EBウイルス感染症，シェーグレン症候群，免疫不全の個体のダンカン病，日和見リンパ腫，悪性腫瘍としてバーキットリンパ腫，ホジキン病，T/NKリンパ腫，上咽頭がんなどの原因となる。伝染性単核症は感染したB細胞の増殖そのものよりも，NK細胞およびウイルス特異的細胞障害性T細胞（CTL）の活性化およびサイトカインによる全身的炎症が病因と考えられる。

3. 検査　急性期の検査成績として，1）末梢血リンパ球50%以上あるいは5,000/μl以上，2）異型リンパ球10%以上あるいは1,000/μl以上，CD8+ DR+ 10%以上あるいは1,000/μl以上が診断基準となっている。また，血清学的所見にて，1）抗VCA-IgM陽性，2）ペア血清にて抗VCA-IgGの4倍の上昇，3）抗EA-IgGの一過性の上昇，4）抗VCA-IgG陽性でのちに抗EBNAが出現，5）すべての抗EBV抗体が陰性で，PCR法によるリンパ球中のEBV DNAが陽性，の1項目以上を満たすことも診断基準となっている。リケッチアによる腺熱との交差反応は認められない。

Ⅱ　疫学的特徴

1. 発生状況　欧米では青年期以降の疾患と認識されているが，日本では従来EBウイルスの初感染の年齢が欧米と比較して低いと言われてきた。しかし近年の検討によるとし次第に初感染の年齢が高くなり欧米に近づく傾向にあるとされている。発生は散発で流行は示さない。

2. 感染源　ヒトの唾液である。EBウイルスは成人既感染者の2-3割に排泄されているといわれる。人間社会にいるかぎり，日常的にEBウイルスの暴露を受けていることになる。

3. 伝播様式　親から子へ，また青年や成人同士のキスによって伝播する。このため，欧米では「kissing disease」と呼ばれている。子供同士または保育者の手を介して唾液のついた玩具などをなめる間接的な感染もある。輸血による感染もある。

4. 潜伏期　4～6週間とされる。

5. 感染期間　EBウイルス初感染時の急性期および回復期以降，潜伏後再活性化の時期である。

6. ヒトの感受性　EBウイルスに対する感受性は普遍的である。乳児期から感受性があり，よく感染を受け，感受性者は年齢とともに低下する。

Ⅲ　予防・発生時対策

A. 方針

不顕性のEBウイルス排泄者が多いので，人の社会でEBウイルスの感染を避けることは困難である。伝染性単核症の患者のみを考慮する意義は小さいが，患者の急性期の唾液や血液の接触を避ける。

B. 防疫

特にない。

C. 流行時対策

通常散発性である。

D. 国際的対策

特にない。

E. 治療方針

通常は保存的治療にて軽快する。肝機能上昇時に肝庇護剤が使用されることがあるが，エビデンスはない。細菌感染を合併したときには抗菌薬を使用するが，発疹出現の頻度を増加させるとされるペニシリン系は避ける。

痘そう（天然痘）Smallpox（一類-全数）　ICD-10 B03

Ⅰ　臨床的特徴

1. 症状　急激な発熱，頭痛，悪寒の症状を呈して発症する。第3～4病日ころには一時的に解熱傾向となる。これとほぼ同時に発疹が出現する。発疹は，口腔，咽頭粘膜にまず出現し，顔面，四肢，全身に出現する。発疹初期は，水痘との臨床鑑別が難しい。発疹は，紅斑→丘疹→水疱→膿疱→痂皮と規則正しく進行する。水疱性の発疹は初期には水痘の場合に類似しているが，天然痘では発疹はすべて同一ステージで進行するのが特徴的である。脳炎を併発することもある。痂皮が脱落して治癒する場合は2～3週間の経過をとり色素沈着や瘢痕を残す。このような典型的臨床経過をとらない出血型，融合型の場合は，極めて致死率が高い。天然痘には，古典的な大痘そう（死亡率30%）と19世紀後半にアメリカ大陸で出現した小痘そう（死亡率1%）がある。

2. 病原体　ポックスウイルス科のオルソポックスウイルス属の痘そうウイルス。現在，痘そうウイルスは，米国とロシアの研究施設の2か所にのみ保存されている。

3. 検査　水疱，膿疱，痂皮には多量のウイルスが含まれるため，これらからのウイルス分離，PCRによる遺伝子検出，電子顕微鏡によるウイルス検出，細胞塗抹を用いた蛍光抗体による抗原検出等が行われる。電顕，蛍光抗体法によるウイルス検出は，他のオルソポックスウイルスと区別できない。

Ⅱ　疫学的特徴

1. 発生状況　痘そうは，1967年から開始されたWHOの天然痘根絶計画により，1977年10月26日にソマリアで最後の自然感染による患者が確認されたのを最後に地球上から根絶された。2年間のサーベイランス後の1980年にWHOは根絶を宣言した。ヒトのウイルス感染症で根絶されたのは痘そうのみである。現在，バイオテロに痘そうウイルスが用いられる危険性が指摘されている。

2. 感染源　痘そうウイルスは，自然界ではヒトでのみ感染するため，患者のみが感染源となる。

3. 伝播様式　ウイルス排泄期の患者の呼気に由来する空気感染や飛沫感染，患者の水疱，膿疱，痂皮との接触，ウイルスに汚染したリネンとの接触。

4. 潜伏期　痘そうウイルスは，通常，飛沫感染により呼吸器系粘膜で感染が成立し，その後局所リンパ節で増殖後，全身へ広がる。初期症状が現れるまでの潜伏期は約12日間（7～17日）である。

5. 感染期間　潜伏期の感染者は感染源にならない。発熱後発疹1週までの患者の呼気が主な感染源となる。痂皮脱落までは感染源となるが，水疱，膿疱，痂皮からの感染のリスクは，前者と比べてはるかに低い。

6. ヒトの感受性　種痘を受けていない場合は極めて高く，不顕性感染はない。

Ⅲ　予防・発生時対策

A. 方針

種痘（痘そうワクチンの接種）は，最も歴史の古いワクチンで極めて有効なワクチンである。しかし，痘そうが根絶されたこと，副作用が強いこと等から，日本では1976年，米国では1972年以降は種痘の定期的な実施が廃止され，それに伴いワクチン製造も中止された。現在，日本には国家備蓄ワクチン（LC16m 8株等）がある。

B. 防疫

潜伏期間の感染者を判別することはできない。万一患者が発生した場合，患者の接触者に種痘する。痘そうウイルスに感染後4日目程度までは，種痘は有効であると考えられている。

C. 流行時対策

バイオテロ以外に患者が発生することはない。

D. 国際的対策

バイオテロ対策として痘そうワクチンの製造が再開されている。日本でも，副作用の低いワクチンの製造が再開されている。

E. 治療方針

対症療法のみ。Cidofovirが痘そうウイルスを含むオルソポックスウイルスに有効であることが，実験レベルでは確認されているが，投与例はない。

トキソプラズマ症 Toxoplasmosis ICD-10 B58

ヒトのみならず家畜や鳥類などの恒温動物に感染する人畜（獣）共通感染症である。ヒトにおいて本症は先天性トキソプラズマ症と後天性トキソプラズマ症に分類される。

I 臨床的特徴

1．症状 先天性トキソプラズマ症は妊婦の初感染によって胎児に経胎盤感染し，1）「流産・死産型」，2）胎内あるいは生下時に症状のある「顕性型」，3）生下時は不顕性で後に症状を呈する「成長期発症型」，4）胎児・新生児に感染波及のない場合にも感染胎盤の機能低下による子宮内発育不全に起因して出生後の発育に障害をきたす「非感染性先天性トキソプラズマ症」，に大別される。胎児への感染伝播率は妊婦の感染時期によって異なり，妊娠第1期（初期），第2期（中期），妊娠第3期（後期）の感染の伝播率は15%，30%，60%と漸増し，分娩近くは80%に達するとされている。但し，発症と病態には胎盤・胎児の防御免疫の成熟度が関わる。妊娠初期の感染では胎児への伝播率は低いが胎内死亡・流産を起こし易く，"重症の先天性トキソプラズマ症が出生するリスクが最も高いのは妊娠10-24週の母体感染である"ことが明らかにされた。妊娠後期の感染では伝播率は増加するが不顕性感染例が増加する。古典的3徴候（水頭症，網脈絡膜炎，脳内石灰化）が揃う症例は必ずしも多くなく，他に，小頭症，髄膜脳炎，肺炎，肝機能障害，心筋炎，皮膚紅斑，聴力障害，精神運動発達障害，など種々の症状を呈する。

後天性トキソプラズマ症は全て経口感染による。典型的日和見感染症であり，急性期に軽いリンパ節炎・リンパ節腫脹を示す例があるが，免疫能のあるヒトの多くのは不顕性感染である。但し，一度感染すると感染は終生継続し，慢性期には病原性の弱い休眠型シスト（多数の緩増虫体bradyzoiteを含む嚢子）にステージ変換して脳や筋肉内にシストとして存在する。エイズ指標疾患であり，エイズ・移植・免疫抑制剤療法・透析症例などの免疫抑制症例では急性増悪し，脳炎，肺炎，心筋炎，網脈絡膜炎などを起こし重篤となる。感染臓器の移植による医原病も注目されている。

2．病原体 トキソプラズマ（*Toxoplasma gondii*）は胞子虫類に属する細胞内寄生原虫で，終宿主であるネコ科動物の腸管で有性生殖を行い糞便中にオーシストが排出される。ヒトや家畜などの哺乳類，鳥類など，全ての恒温動物を中間宿主として無性生殖により増殖し，中間宿主では免疫能に応じて，病原性の強い急増虫体tachyzoiteと，病原性の弱いシスト（緩増虫体bradyzoite）の間で相互にステージを変える。

3．検査 1）確定診断（トキソプラズマの同定，あるいは，トキソプラズマ特異的遺伝子や抗原分子の同定），2）補助診断（免疫学的診断），3）画像診断を含む臨床診断，の三者により総合的に診断する。

1）確定診断

①**形態学的同定** 脳脊髄液中などに出現した急増虫体や，組織・細胞内のシストを形態学的に同定する。但し，イヌを終宿主とするネオスポーラとの形態学的鑑別は困難でその鑑別には遺伝子診断を要する。

②**遺伝子診断** PCRにより，末梢血や組織（液）中にトキソプラズマ特異的遺伝子（SAG1やB1遺伝子）が同定されれば，感染が活動期であることを意味し確定診断となる。トキソプラズマ初感染が疑われる妊婦は羊水検査を行う。但し，トキソプラズマ遺伝子が同定されない場合にも感染を否定することは出来ない点に注意。

③**マウス接種法** リンパ節，血液，脊髄液などをマウス腹腔内に注射してトキソプラズマを増殖させ，形態学的同定，接種マウスの抗体産生や組織PCRにより診断する。試験管内増殖法もある。

2）補助診断（免疫学的診断）

血清中の抗トキソプラズマ抗体測定にはELISAが一般的であり（Sabin-Feldman色素試験は高精度の抗体測定法であるが生きたトキソプラズマを用いることなどから一般的でない），日常診療には，最近の感染を疑わせる①IgMアイソタイプ抗体測定と②IgG抗体のavidity測定が有用である。一度の抗体測定値の高低で病態像を判断することは出来ない。IgM抗体は胎盤を通過しないため，新生児のIgM抗体が陽性であれば先天性トキソプラズマ症と診断する。

3）画像診断を含む臨床診断

先天性トキソプラズマ症は，画像診断（妊娠中の胎児超音波，新生児の頭部CT・MRIによる脳室拡大・石灰化），および，臨床所見（網脈絡膜炎などの眼所見，脳炎，肺炎，水頭症，小頭症，難聴，精神運動発達など）により総合的に診断する。

後天性トキソプラズマ症は，画像診断（頭部CT・MRIによる周辺浮腫を伴うリング状占拠性病変），および，臨床所見（脳炎，網脈絡膜炎，肺炎，神経・皮膚症状を含めた全身性症状）により総合的に診断する。

Ⅱ 疫学的特徴

1．発生状況 世界中で高い感染率を示す。一度感染すると終生感染が継続するため年齢とともに感染率は増加し，日本においても年齢×（0.1-1.0）%の感染率（例えば30歳では3-30%）を示す。最近の年間出生数は105-110万であるが，妊婦の初感染率と出生数から推定すると，年間900-9,000人（105-110万出産×初感染率（0.1-1.0）%×10/12）の妊婦が妊娠中に初感染すると推定される。経胎盤感染率は妊婦感染時期により異なるが40%と算定すると360-3,600人の先天性トキソプラズマ感染児が生まれ，顕性トキソプラズマ症の発症率を33%とすると，年間120-1,200人の顕性先天性トキソプラズマ症児の出生（思春期・成人までの発症例を含めて）が推定される。日本でも妊婦TORCH検診の徹底が必要である。また，エイズのみならず，骨髄移植・免疫抑制剤療法・透析症例など後天性トキソプラズマ症急性増悪が増加している。

2．感染源 ネコの糞便中のオーシスト，および，食肉中のシスト（緩増虫体）が主感染源（雑食性の豚肉感染が主であるが草食性家畜にも存在）。他に感染臓器の移植(医原病)。

3．伝播様式 後天性感染はオーシスト（砂場遊びなどの汚染土や汚染水）か加熱不十分な食肉中シストの経口感染。先天性感染は初感染妊婦から胎児への経胎盤感染。

4．潜伏期 日和見感染寄生虫であるため正確な潜伏期は判らないが，実験中の急増虫体の誤注射により感染2-3日からリンパ節腫脹・発熱がみられた症例報告がある。免疫抑制・免疫不全の際には感染者の生体防御能低下の状況により，シスト形成緩増虫体から病原性急増虫体にステージ変換し急性増悪する。妊婦の経口感染3-7日後には血流を介して胎盤に感染するが，胎盤から胎児への感染には数週間から数ケ月かかると考えられている。マウス（妊娠期間20日）の感染実験では感染10-14日後に症状を呈し感染2週間後から脳にシスト形成を始める。

5．感染期間 ネコは感染3-5日後から2-3週間糞便中にオーシストを排出する。中間宿主であるヒトや感染動物では脳や筋肉などにシストを形成し感染が終生継続する。

6．ヒトの感受性 ヒトの感染感受性には宿主防御免疫能（免疫不全・抑制，ストレス，妊娠など）の他にHLA遺伝子などによる遺伝子因子が関わる。トキソプラズマ症の病態像には，①トキソプラズマ側因子（I-Ⅲ型に分類され強毒性から弱毒性トキソプラズマまで種々，感染量，食肉中のステージ，など）と，②宿主側因子（ヒトの感受性と防御免疫能（妊婦では感染時期も））が関与する。

Ⅲ 予防・発症時対策

A. 方針

先天性トキソプラズマ症は妊婦の初感染によって胎盤から胎児に垂直感染する。但し，胎盤感染に至った後も胎盤自体に防御免疫能があることが判ってきており，早期診断・早期治療により感染を胎盤で食い止め予防することが重要である。妊娠の可能性のある女性は食肉摂取（肉中心部の70℃以上加熱が必要）に注意し，ネコの接触（砂場汚染など）を避け，手洗いを励行する。妊娠初期の検査で抗体陰性例は注意が必要であり，妊娠中にトキソプラズマ抗体が陽転した症例には直ちに化学療法を行う。

後天性トキソプラズマ症についても免疫不全・免疫抑制に備えて本症に対する啓蒙活動が必要である。

B. 防疫

最近は日本でも抵抗なく生肉摂取をするヒトが増加し，先天性トキソプラズマ症も後天性トキソプラズマ症も明らかに増加傾向にある。国産養豚肉のみならず輸入肉検査の徹底と，市販までの冷凍処理が必要（更なる詳細な検討が待たれるが，組織中シスト破壊には-20℃以下で24時間以上必要）。また，ペット愛好者にネコ，特に仔ネコの扱い（糞便による汚染）について啓発し，トキソプラズマ症流行国からの外国人の診察時には本症に留意。

C. 流行時対策

特別な防疫処置を要する突発的流行が起こる可能性は少ないと考えられるが，同一地域で特定期間内に複数のトキソプラズマ症発症を経験しているので，本症が経口感染症である点を念頭に置く必要がある。

D. 国際的対策

トキソプラズマ症が発展途上国のみでなく欧米や日本にもある先進国型寄生虫症であることを理解しておく。海外旅行者（特にハネムーンベビー懐妊妊婦）への啓発は大切である。移植臓器・輸入食肉の検査強化が重要。国際化社会におけるヒトと物の交流を考え本症に関する発展途上国を含めた啓発が必要である。

E. 治療指針

先天性トキソプラズマ症（初感染妊婦，顕性感染児）および後天性トキソプラズマ症（免疫抑制例の急性増悪）に対しては2種類の葉酸合成遮断薬（ピリメタミン＋スルファジアジン）を用い，骨髄抑制予防にロイコボリンを併用する（ピリメタミンは催奇性があり妊娠初期は禁忌，サルファ剤は核黄疸の副作用のため妊娠28週以降は禁忌）。初感染が疑われる妊婦の予防にはアセチルスピラマイシン3g/日を分娩まで継続。CD4陽性T細胞数が200/μL以下のエイズ症例の予防にはバクタ投与。サルファ剤過敏症では代替薬としてクリンダマイシンまたはアジスロマイシン使用。シストに対する根治療法は確立されていない。

突発性発疹 Exanthem subitum（五類-定点） ICD-10 B08.2

I 臨床的特徴

1. 症状

約3～4日間の有熱期の後，解熱とともに発疹が出現するという特徴的な臨床経過を示す。皮疹の最も典型的なものは風疹様の小丘疹だが，麻疹様の紅斑や斑状丘疹の形をとることもある。皮疹ははじめ顔面，体幹，またはその両方に出現し，その後他の部位へ広がっていく。大泉門膨隆もよく認められるが，熱性けいれんの頻度が他の発熱性疾患より高いことや，熱性けいれん患児髄液中からウイルスDNAが検出されることと合わせて考えると，ウイルスの中枢神経系への直接的な侵襲により頭蓋内圧が亢進している可能性が考えられている。重篤な合併症として脳炎/脳症があり，年間100例程度の発生が推測されている。後遺症として発達遅滞や麻痺等を残す場合がある。急性壊死性脳症や出血性ショック脳症症候群など様々な臨床病型を来すが，有熱期に熱性痙攣を来たした後一旦痙攣が消失，解熱後に再度痙攣の群発を伴うけいれん重積型脳症例の報告が増している。脳炎/脳症以外にも様々な合併症が報告されており，中には致死的な症例もある。しかしながら，一般に予後良好なself-limitedな疾患であることに変わりない。

2. 病原体

ヒトヘルペスウイルス，βウイルス亜科に属するhuman herpesvirus 6B (HHV-6B)の初感染によって起こる。

3. 検査

ウイルス分離，抗体測定，PCR法によるウイルスDNA検出が一般に実施されている。ウイルス分離は一部研究施設で実施可能。抗体測定は間接蛍光抗体法によるIgG抗体，IgM抗体価の測定が可能。PCR法によるウイルスDNA検出は感度が良い方法であるが，HHV-6Bが潜伏感染する末梢血単核球を含んだ検体を使用する場合には潜伏感染と活動性感染（初感染あるいは再活性化）の鑑別が困難である。定量的PCR法が実施可能であれば，両者の鑑別により有用な情報を得られる。ヒトの染色体にHHV-6Bゲノムが組み込まれている場合が稀にあり，そのような患者検体ではウイルスDNA量が異常高値を示す。抗体測定，PCR法はコマーシャルラボラトリーでも実施可能。いずれも保険未収載。

II 疫学的特徴

1. 発生状況

通年性に患者発生は見られる。特に流行期はない。以前は生後6カ月から1歳の乳児期後半が好発時期であったが，最近は1歳以降2から3歳にかけての突発疹患児が増加している。

2. 感染源

既感染者，特に両親からの家族内感染が多いと推測されている。

3. 伝播様式

既感染成人唾液を介した水平感染が主な感染経路である。垂直感染は稀と考えられおり，先天性サイトメガロウイルス感染症のような顕性胎内感染もない。宿主染色体にHHV-6Bゲノムが組み込まれていることがあり，その場合親から子へ遺伝的伝播が起こる。

4. 潜伏期

過去のヒトにおける感染実験，施設内流行時の観察研究から2週間程度と考えられている。

5. 感染期間

突発疹患児の急性期咽頭からはウイルスDNA排泄はない。回復期に入り唾液腺に潜伏感染したウイルスの排泄が認められるようになる。よって，既感染者は間欠的にウイルスを排泄している。排泄時期の同定は不可能。

6. ヒトの感受性

未感染者は全て感受性がある。

Ⅲ　予防・発生時対策

A. 方針

成人は一般的に既感染者であり特に感染防御対策の必要はない。また，健康成人は常に唾液からウイルスを排泄しており，突発疹患児の隔離も意味をなさない。未感染乳児の集団保育環境下では患児からの水平感染報告もある。

B. 防疫

不要

C. 流行時対策

不要

D. 国際的対策

不要

E. 治療方針

突発疹は基本的に予後良好で自然軽快するウイルス性発疹症であり，一般の突発疹患児に対して特異的治療は必要ない。脳炎/脳症についての治療ガイドラインは確立されておらず，現時点ではインフルエンザ脳症の治療ガイドラインに準じた治療を行うのが適切と考えられる。HHV-6Bは，サイトメガロウイルスと同様ウイルス特異的チミジンキナーゼを持たないためアシクロビルは無効である。有効な抗ウイルス剤としては，ガンシクロビルとホスカルネットが挙げられる。現在，臓器移植患者における本ウイルス再活性化に伴う辺縁系脳炎の際に投与されている。

トリコモナス症 Trichomoniasis ICD-10 A59

I 臨床的特徴

1. 症状 膣トリコモナスの感染は女性の多くの場合は膣炎として現れ，局部のかゆみ，灼熱感，膣粘膜の発赤，小出血，糜爛，排尿時不快感，帯下（白色～淡黄色，泡沫状）の増量などの症状が見られる。バルトリン腺，スキーン腺に侵入することもある。本症が不妊症に関係があるとの報告がある。カンジダなどの混合感染もしばしば見られる。男性の場合は前立腺，尿道などに寄生し，前立腺炎，尿道炎などの原因となりうるが，無症状で推移することが多い。

2. 病原体 ヒトに感染するトリコモナスには腸トリコモナス（T. hominis），口腔トリコモナス（T. gingivalis），および膣トリコモナス*Trichomonas vaginalis*があるが，前2者の病原性は否定的である。大きさは10～25μm×5～20μmの紡錘形をした嫌気性・微好気性の鞭毛虫であり，栄養型に分化するが嚢子形成はない。性行為による虫体の直接移行により感染が成立する。

3. 検査 診断は膣分泌物，前立腺，尿道分泌物を生理食塩液（室温～37℃）を含んだ綿球で摂取しスライドガラスに塗布後，直ちに鏡検し活発に運動している虫体を検出することによる。固定後染色を施してもよい。虫体検出が困難な場合は市販の培地を用いた培養法を併用する。一般にこれらの培地での増殖能率は高いので検出率はよい。PCRによる遺伝子診断も行われる。

II 疫学的特徴

1. 発生状況 本原虫は世界中広く分布し，淋病・クラミジア・B型肝炎など他の性行為感染症との混合感染が多い。わが国では性的に成熟した婦人の数%に感染があるものと推定されている。年齢的には20～40歳台に多く，風俗営業に従事する女性で高い感染率が報告されているが感染実態の多くは不明である。性交渉によって伝播するため，配偶者の一方が感染している場合は他方も感染していることが多い。

2. 感染源・伝播様式 トリコモナスは栄養型のみで嚢子形成をしない。伝播様式は性交の際の栄養型の直接移行による接触感染である。湯水にも抵抗性があり浴場での感染もありうる。

3. 潜伏期 感染しても無症状のまま推移する場合も多いが，通常潜伏期は2～3週間程度である。

4. ヒトの感受性 本来ヒトが最も好適な宿主であり，感受性は高い。

Ⅲ　予防・発生時対策

A. 予防方針・治療方針

他の性感染症予防に準じ，正しい予防知識，コンドームの使用の徹底などが大事である。治療に際しては必ず性交渉のパートナーも併せて行う必要がある。現在第一選択薬剤としてはメトロニダゾール，チニダゾールなどの5-ニトロイミダゾール製剤を内服させる。同時に膣錠としても併用すればさらに治癒率は高まる。薬剤耐性のトリコモナスによる治療抵抗例が散見される。

トリパノソーマ症　Trypanosomiasis　ICD-10 B56, B57

トリパノソーマ症にはアフリカトリパノソーマ症（African trypanosomiasis）とアメリカトリパノソーマ症（American trypanosomiasis）があり，前者は睡眠病（Sleeping sickness），後者はシャーガス病（Chagas' disease）ともいう。

アフリカトリパノソーマ症の病原体はガンビアトリパノソーマ*Trypanosoma brucei gambiense*とローデシアトリパノソーマ*T. b. rhodesiense*であり，前者は西～中部アフリカに，後者は東アフリカに分布しており，分布域が異なる。両者とも吸血性昆虫であるツェツェバエ（Tsetsefly, *Glossina* spp.）によって媒介され，形態的な両者の鑑別はほとんど不可能である。感染は媒介昆虫の刺咬時に唾液腺に存在するメタサイクリック型が注入されて成立する。一時減少傾向にあったが，地域によっては1970年代より明瞭な増加傾向に転じている。臨床的には刺咬部の硬結，次いで感染1～3日後に発熱，リンパ節腫脹，肝脾腫，心筋炎などを起こす。リンパ節腫脹は*T. b. gambiense*，心筋炎は*T. b.rhodesiense*感染時に多い。特に，前者で見られる後頸部のリンパ節腫脹をWinterbottom's sign と呼ぶ。中～後期には原虫が中枢神経系に侵入するため髄膜脳炎を起こし，頭痛，不眠，運動障害，手足のふるえ等に始まり，終局的には人格の変化，意識障害を起こし，昏睡状態となる。睡眠病という名はここから由来している。*T. b. gambiense*の感染は一般にはヒトの間だけで見られ，慢性の経過をとる。一方，*T. b. rhodesiense*は家畜など動物に普通は感染が起こり，時にヒトにも感染する。いわゆる人獣共通感染症（Zoonosis）であり，通常急性の経過をたどる。診断は血液，リンパ節穿刺液，脳脊髄液（CSF）から顕微鏡，PCR，抗原検出等により原虫を証明するか，*T. b. rhodesiense*では，これらの材料をハムスターなど，*T. b. gambiense*ではSCIDマウスなど感受性のある実験動物に注射して増殖を確認することもできる。通常行われるのは血液をマイクロヘマトクリット管で遠沈し，buffy coat鏡検する方法である。培養法，またカード凝集法（Card agglutination test for trypano somiasis），ELISA，螢光抗体法など血清学的診断も行われる。

治療に際してはまず中枢神経系への原虫の侵入をCSFからの原虫の検出や髄液中のタンパク質，細胞増多などで判定する。侵入前（感染初～中期）にはペンタミジン，スラミンを用いる。中枢神経系への侵入後はメラルソプロールなどの砒素剤を用いるが，副作用は極めて強い。*T. b. gambiense*には病期を問わずエフロニチンも使用され，治療効果は高い。

予防はツェツェバエによる刺咬を防ぐことであり，体の露出部分を少なくする，昆虫の忌避剤塗布などが対策となる。旅行する時には流行地に関して適切な知識はあらかじめ持っておくことが必要である。

アメリカトリパノソーマ症の病原体はクルーズトリパノソーマ*T. cruzi*であり，一部を除き，中南米全域に分布している。媒介昆虫はやはり吸血性であるサシガメ（*Triatoma*）であり，*Triatoma infestans*, *Rhodnius prolixus*, *Panstrongylus megistus*などがあるが，いずれも性質，地理的分布が異なり，シャーガス病の地理病理学的な差異の一因となっている。近年南米の南部（Southern Cone諸国）ではベクター対策が功を奏し，感染者数は明らかな減少を示している。米国などでは輸入感染としても問題となっている。我が国では，まれに中南米からの渡航者・移住者等に発症例が見られる。感染型であるメタサイクリック型はサシガメの終腸から糞便に出現した原虫が，吸血中に傷口や眼結膜から侵入することが感染の原因である。流行地では輸血による感染あるいは先天感染も重要な感染源となる。近年，サトウキビや果物ジュースに混入した原虫の摂食による集団感染が問題となった例があった。このような感染は激しい急性期症状をともなうことが多い。臨床的には刺咬部の硬結（Chagoma），および眼瞼，眼球結膜より原虫が侵入した際に起こる片側性の眼瞼浮腫（Romaña's sign）が初発症状で，次いで発熱，リンパ節腫脹，肝脾腫などで始まる。このような急性期症状の最も重要な症状は心筋炎と中枢神経症状である。小児の場合は急性期症状を伴うことが多く，心筋炎がしばしば致命の原因となる。急性期症状を耐過するといったん症状は消失し，その後不定期間を経て慢性期の症状が現れる。成人の場合は急性期の症状をともなわないか，軽症に経過し，慢性型として発症することが多い。慢性期の主症状は心筋破壊をともなう心筋炎および巨大結腸，巨大食道症である。

シャーガス病の診断は血液，また時にリンパ節穿刺液などからPCR等により原虫の検出を試みること，および流行地では体外診断法（Xenodiagnosis，未感染のサシガメに患者血液を吸血させ，2週後にサシガメ体内から*T. cruzi*を検出する）がしばしば行われる。虫体の血中への出現は急性期には特に小児では継続する。螢光抗体法などの血清学的診断法も用いられる。

治療にはベンズンダゾール・ニフルテモックスなどを投与するが，いずれも急性期にしか奏効しない。慢性期には主として対症療法を行う。

*T. cruzi*の感染はヒトのみならず動物の間に広く広がっている。イヌ，ネコ，アルマジロを初め保虫宿主は多岐にわたる。このことは本症の予防を考える上で重要である。

日本海裂頭条虫症 Diphyllobotiriasis ICD-10 B70

（にほんかいれっとうじょうちゅうしょう）

I 臨床的特徴

1. 症状 日本海裂頭条虫症は，体長数m（5～10m）に達する大型の条虫感染症である。虫体が長い割に症状は軽く，片節の排出をみて始めて気づく場合もある。一般には，腹部膨満感，下痢，便秘の繰り返しなどであるが，時に心窩部痛，下腹部痛，悪心などを認めることがある。このほかにも，嘔吐，体重減少，めまい，耳鳴り，動悸，息切れ等を訴えることがあるが，全てが本条虫に起因するかどうかは必ずしも明瞭ではない。北欧に分布する近縁種の広節裂頭条虫では，裂頭条虫性貧血とよばれる悪性の貧血が報告され，成虫がビタミンB12を奪うことに起因すると考えられていたが，最近では，海外でもわが国でも見られない。

2. 病原体 従来，日本産のものは欧州産の広節裂頭条虫（*Diphyllobothrium latum*）と同種とされてきたが，遺伝子レベルから生態学レベルにわたり種々の違いがあることが明らかとなり，現在は別種，日本海裂頭条虫（*Diphyllobothrium nihonkaiense*）とされている。終宿主は，ヒト，クマ，イヌなどの哺乳類で，糞便とともに排出された虫卵はコラキジウムに発育し，第1中間宿主であるケンミジンコに摂取されプロセルコイドまで発育する。これが，サクラマス，カラフトマス，サケなどの第2中間宿主に食べられると筋肉内に移行し，プレロセルコイドに発育する。ヒトなどの終宿主は，このプレロセルコイドを魚肉とともに生食して感染する。

3. 検査 排便時に肛門から虫体が自然排出したという患者の訴えにより発見されることが多い。排出された虫体，あるいは糞便中の虫卵を同定することにより診断する。最近の生鮮魚類の輸送技術の進歩やグルメブーム，自然食志向，輸入食用動物や輸入生鮮食品の増加等により，国内で感染したと思われる場合でも，広節裂頭条虫をはじめとした他の裂頭条虫類の可能性も否定できない。大複殖門条虫や他の海洋産裂頭条虫との鑑別が必要である。正確な種の同定のためには，*cox1*遺伝子等を対象とした分子生物学的な診断が望ましい。ホルマリン固定標本からのDNA抽出は困難なので，虫体の一部は必ずエタノール中で保存する。

II 疫学的特徴

1. 発生状況 日本海裂頭条虫症は北海道，東北，北陸などを中心に，全国各地で発生し，最近増加傾向を示している。この傾向は，生鮮食品の流通機構の発展とグルメ志向などの食生活の変化によって，中間宿主であるサケ・マスが多く出回るようになったことによる。現在，年間100例程度の新規患者が報告されている。

2. 感染源 ヒトへの感染源は，第2中間宿主であるサケ・マス類が重要である。従

な

来，主なヒトへの感染源はサクラマスとカラフトマスと考えられていたが，最近の調査結果ではサケも高い感染率を示している。摂食機会を考慮すると，ヒトへの感染源としてはむしろサケが重要と考えられる。

3. 潜伏期　ヒトが魚肉中のプレロセルコイドを摂食すると2～4週間で成虫となり，産卵を開始する。虫の成長に伴い種々の症状が現れるが，虫体の自然排出以外に特別な自覚症状のない例もある。

4. 感染期間　必ずしも自覚症状があるわけではないため感染時期の確定が難しく，成虫の寿命は明確になっていない。一般には，数年～十数年といわれているが，20年以上との説もある。

5. ヒトの感受性　普遍的で性，年齢を問わない。

Ⅲ　予防・発生時対策

A. 方針

本症の予防には，サケ・マス類の生食または不完全調理での摂食を慎むことが重要である。プレロセルコイドは抵抗力が強いので，完全に死滅させるためには高温処理，または－18℃で48時間以上の冷凍処理が必要といわれている。

B. 治療方針

プラジカンテルによる治療が第一選択となる。プラジカンテル投与後，塩類下剤を内服させ，一気に排便させる。条虫の治療は，頭節の排出を持って治癒と見なすため，全便を採取し，頭節の有無を確認する。頭節が確認できない場合は，1～2ヶ月後に検便をおこない，虫卵の有無を確認する。

ニパウイルス感染症　（四類-全数）

Ⅰ　臨床的特徴

1. 症状　発熱，頭痛，筋肉痛を伴うインフルエンザ様症状のほか，脳炎症状（眠気，失見当識，痙攣，昏睡）や呼吸器症状が見られる。致死率は，マレーシア／シンガポールの発生では約40%，バングラデシュ／インドの発生では平均約76%であった。不顕性感染や軽症例も多い。感染者の一部では遅延性，再発性の脳炎が認められる。

2. 病原体　ニパウイルス（NiV：Nipah virus）：パラミクソウイルス科ヘニパウイルス属に分類される。一本鎖の(－)鎖RNAをゲノムにもつ。同属に分類されるヘンドラウイルスとは抗原学的に交差する。

3. 検査 脳，肺，腎臓，脾臓，血液等からのウイルス分離（Vero細胞等に接種すると多核巨細胞を形成する。ウイルスが分離された場合，特異抗体によるウイルス中和試験，免疫染色，電子顕微鏡による形態観察等により同定する）やRT-PCRによる遺伝子検出，血清中の特異抗体検出（ELISA法やウイルス中和試験）が行われる。

II 疫学的特徴

1. 発生状況 1998～99年のマレーシア／シンガポールでの流行では265名の患者（105名が死亡）が発生した。2001年以降，バングラデシュ／インドではほぼ毎年のように発生しており，2001～2013年6月の累計では，感染者304名，死者232名にのぼる。

2. 感染源 自然宿主はオオコウモリである。マレー半島の流行では，まずオオコウモリから豚にウイルスが伝播し，豚で呼吸器症状の大流行が起こった。その後，豚が直接の感染源となり，養豚関係者を中心に感染が広がった。一方，バングラデシュ／インドでの流行は，オオコウモリからヒトに直接感染したと考えられている。同地域では，ヒト―ヒト感染（院内，家族間等）も報告されている。

3. 伝播様式 オオコウモリは，唾液，尿，子宮分泌液等にウイルスを排泄する。マレー半島の流行では，まずオオコウモリの体液を介して豚が経口的に感染し，続いて，呼吸器症状を呈する豚の飛沫からヒトに感染したと考えられている。一方，バングラデシュ／インドの発生では，オオコウモリの体液が混入したナツメヤシ樹液を殺菌処理せずに飲用したことで，ウイルスが伝播した可能性が高い。同地域で発生しているヒト―ヒト感染は，発症者の介護や葬儀の際に濃厚接触したことにより，飛沫・体液を介した伝播が起こったと考えられる。

4. 潜伏期 4日～2ヵ月（マレーシア），6～11日（バングラデシュ）

5. 感染期間 詳細は不明。

6. ヒトの感受性 不顕性感染や軽症例も多い。

III 予防・発生状況

A. 方針

ワクチンはないため，感染者・感染動物との接触を避けることでリスクを低減する。

B. 防疫

2003年より，感染症法に基づき，コウモリ類の輸入は禁止された。日本にはオオコウモリが琉球諸島，小笠原諸島に分布している。同地域を含め，国内ではこれまでにNiVの浸潤は報告されていないが，豚・ヒトの原因不明疾病の流行を適切に監視する必要がある。輸入感染症としての侵入リスクがあるため，流行地域への旅行者にはコウモリ類への接触を避けるよう注意喚起する。

C. 流行時対策

院内／家族間感染を防ぐため，適切な防護策をとる。家畜を介した感染の場合は，早急に家畜の移動制限を伴う拡散防止措置を行う。ウイルスは通常の消毒剤，石鹸等で不活化される。

D. 国際的対策

マレーシアでは100万頭以上の豚が殺処分されたほか，流行終息後に養豚場内に（オオコウモリの餌となる）果樹を植えないよう対策がとられている。バングラデシュでは未殺菌のナツメヤシ樹液を飲用しない，果実をよく洗うなどの食品媒介感染予防の指導がなされている。

E. 治療方針

対症療法のみ。リバビリンが有効である可能性があるが，治療効果に関しては明らかでない。

ネコひっかき病 Cat scratch disease ICD-10 A28.1

Ⅰ 臨床的特徴

1. 症状

ネコのひっかき傷や咬傷が原因となり，リンパ節腫大や発熱を主徴とする感染症である。受傷して数日～2週間後に受傷部位の皮膚に初期皮膚病巣と呼ばれる丘疹や膿疱が生じる。さらに数日～数週間後に所属リンパ節が腫大する。リンパ節腫大は疼痛を伴うことが多く，数週間～数か月にわたり持続する。感染症としての一般症状は軽く，発熱は数日で解熱することが多い。まれではあるが，脳症や肉芽腫性肝炎，視神経網膜炎，心内膜炎，血小板減少性紫斑病などの合併症の報告もある。一方，AIDSなどの免疫不全患者では，細菌性血管腫や肝臓紫斑病などの非定型的症状がみられる。

2. 病原体

グラム陰性桿菌である*Bartonella henselae*が主たる病原体である。

3. 検査

免疫蛍光抗体法（IFA）による*Bartonella henselae*抗体測定が診断に有効である。

Ⅱ 疫学的特徴

1. 発生状況

米国では，年間40,000例の発生が報告され，わが国でも増加傾向である。発生には季節性がみられ，7～12月に多い。また，寒冷地には少なく，温暖な地方に多い。

2. 感染源および伝搬様式

ネコノミからも*Bartonella henselae*が分離され，ネコノミが本菌のベクターと考えられている。ネコの口腔や爪に存在する菌がネコのひっかき傷や咬傷やから侵入して感染が成立する。

3. 潜伏期

受傷からリンパ節腫大までの潜伏期は4～50日（平均　18.9日）で2～3週間のことが多い。

4. 治療

軽傷例では自然に治癒する。重症例に対しては抗菌薬の投与により症状の軽減や病期の短縮が期待できる。難治例に対しては注射針による膿汁の吸引がリンパ節の縮小や疼痛の緩和に有効である。

Ⅲ　予防

最も効果的な予防法はネコによる外傷を避けることである。外傷を受けたときは傷口を消毒し，外傷がひどいときは抗菌薬の予防投与を行う。ペットの衛生状態にも注意し，特にネコノミ対策は重要である。

ノカルジア症　Nocardiosis　ICD-10 A43

Ⅰ　臨床的特徴

1. 症状　ヒトのノカルジア症は，小さな外傷部などから感染し皮膚および皮下組織に病変を作る皮膚ノカルジア症（Cutaneous nocardiosis），経気道的に肺に感染を起こす肺ノカルジア症（Pulmonary nocardiosis）と血行性に全身に播種した播種性ノカルジア症（Disseminated nocardiosis）に大別される。皮膚病変は，化膿性の疾患で菌腫を形成することもある。臨床症状は多様であり，感染部位および患者の免疫状態により異なる。肺ノカルジア症が多く，経過は急性，亜急性さらに慢性経過とさまざまであり，播種性に中枢性病変を認めることもあることから注意が必要である。

2. 病原体　グラム陽性の好気性の放線菌類に属するノカルジア（*Nocardia*）属は弱い抗酸性を示し，分枝した糸状菌様に観察される。日本で見られるノカルジア症の原因菌としては，*N. asteroides, N. brasiliensis, N. nova, N. farcinica, N. cyriacigeorgica, N. otitidiscavianm*および*N. transvalensis*などがある。皮膚感染では*N. brasiliensis*が主要な菌種であり，*N. asteroides*や*N. farcinica*等の菌種は肺および全身性の感染症の原因となりやすい。なお，近年*Nocardia*属菌は，多く新種が提唱されており，特に従来*N. asterodes*と同定していたものほとんどが新種となり，その約20%程度が*N. cyriacigeorgica*であり，*N. asterodes*と同定されるものは少数であるという報告がある。

しかし，これらの新しく提唱された種が，特徴的な臨床症状と関連しているかは，現時点では検討されていない。また，新しく提唱された新菌種の中でも*N. asiatica, N. beijingensis, N. niigatensis, N. inohanensis*および*N. yamanashiensis*等による感染例が本邦で報告されている。

3. 検査 ノカルジア属菌は，分類学的にグラム陽性の真正細菌に属する放線菌類である。生育の形態としては，菌種や培養条件によって異なってくるが，一般的に長い菌糸状の生育を示し，栄養菌糸に断裂が生じることが特徴である。培養期間が長くなると短桿菌状になる菌種も多い。これらの性状から他の細菌と区別が容易である。また，抗酸性染色法で弱い抗酸性（部分的な抗酸性）を示すことから他の細菌と区別できる。

ノカルジア属の分離は，ノカルジアが真正細菌であることから抗菌薬を含まない培地の利用が必要であり，サブロー寒天培地，ブレインハートインフュージョン寒天培地，血液寒天培地，2%小川培地等が多く用いられる。培養に関しては，37℃で1週間以上培養する必要があるため，ノカルジア症疑いであることを検査室に伝える必要がある。寒天培地上で生育したコロニーは，黄橙系の色を示す菌が多く，時間の経過にともない表面に白色の気菌糸を着生する菌も多い。また，寒天培地に食い込んで生育する菌も多く，土臭を放つことも特徴である。また，ミコール酸の成分の分析でも結核菌等の他の抗酸性菌と区別できる。

同定法は，一般にはカゼイン，アミノ酸，アデニン，キサンチン等の分解や糖の利用能の違いを利用した生理生化学的性状を用いた菌種の同定法が用いられているが，最終決定は16SrDNAの塩基配列の解析結果に基づいて行う。また，菌種に特異的な薬剤感受性を示す性質を利用した同定法も考案されている。なお，その疾患の感染様式や慢性・化膿性などの症状が放線菌症のみならず真菌症とも共通点が多いことから，医真菌分野でも取り扱われてきた。

II 疫学的特徴

1. 発生状況 糖尿病，アルコール依存症，臓器移植，HIV感染など様々な程度の免疫不全が危険因子と考えられる。特に皮膚感染では基礎疾患がない場合も少なくない。

2. 感染源 皮膚感染では，土壌に広く生育している菌が感染源と考えられている。肺感染では環境中の菌が経気道的感染すると推定されるが，免疫不全患者では気道に菌が定着する可能性が指摘されている。中枢を含む全身感染では，播種が原因と考えられる。

3. 伝播様式 原則として環境からの感染，あるいは定着した菌の内因性感染でありヒト-ヒト感染はない。院内での感染が疑われる例が報告されているが，原因は定かでない。

4. 潜伏期間 正確な情報はない。外傷があって数年経過した後の感染が報告されており，かなり長期間と考えられている。肺などでは数か月以内の感染と思われる。

5. 感染期間　治療が奏功すると数か月で治癒するが，数年間排菌する場合もある。特に免疫機能が低下した患者では治癒は困難である。

6. ヒトの感受性　一般に健常人への重篤な感染例は少なく，免疫能の減弱した患者や老人多い。小児での感染の報告もある。

Ⅲ　予防・発生時対策

A. 方針

ステロイド剤の投与者，がんの治療を受けている患者，臓器移植を受けた患者等リスクは高くなるので注意が必要である。

B. 防疫

抗菌薬の予防投与は，免疫不全者でも不要である。芽胞は産生されないので，通常の滅菌法で処置できる。予防接種はない。

C. 流行時対策

ある種のノカルジア（*N. farcinica*）では，地域的な流行があるとの報告もあるが，はっきりとはしていない。日和見感染症としての対策が必要である。

D. 国際的対策

国際的な取り組みはなされていない。*N. farcinica*, *N. brasiliensis*および*N. cyriacigeorgica*の全ゲノム解析が解析されている。また，ノカルジア属菌のType strainのゲノム解析が日本で進められている。

E. 治療方針

抗菌化学療法あるいは外科的治療を行う。従来からサルファ剤とミノサイクリンが用いられてきた。それ以外の薬剤を用いる場合は，菌種によって薬剤感受性が異なるので，種の同定と薬剤感受性の測定が必要である。フルオロキノロン，カルバペネム系（IPM），マクロライド系（EM）やアミノ配糖体系薬に感受性とされている。肺ノカルジア症や重症例ではアミカシンとカルバペネム系薬の併用が行われる。

肺　炎　Pneumonia

肺炎は，細菌，ウイルス，真菌，寄生虫などさまざまな病原微生物による肺実質の感染症である。

I 臨床的特徴

1. 症状 一般には上気道炎症状に引き続き，悪寒，発熱，咳嗽・喀痰，呼吸困難，時にチアノーゼを呈し，胸部エックス線撮影で肺野に異常陰影が認められれば肺炎を考える。肺炎が胸膜や横隔膜に波及すると胸痛や上腹部痛を訴える。新生児・未熟児や高齢者では発熱するとは限らず，むしろ低体温のこともあり，重症度と発熱とは必ずしも平行しない。下気道炎から肺炎への移行を把握するには呼吸促迫，つまり呼吸数の増加が重要であり，呼吸困難の所見として陥没呼吸（Retraction）が年少児では入院を必要とする指標になる。重症例ではチアノーゼ，意識障害も見られる。

2. 病原体 病原体は，年齢，基礎疾患，免疫能，抗菌薬前投与などの条件により，また市中肺炎であるか院内肺炎であるかにより異なる。

主たる病原微生物は，市中肺炎では，*Mycoplasma pneumoniae*，*Streptococcus pneumoniae*，*Haemophilus influenzae*，*Chlamydia pneumoniae*，*Chlamydia psittaci*，*Legionella pneumophila*，ウイルス，真菌，結核菌*Mycobacterium tuberculosis*などが挙げられる。起炎ウイルスにはRSウイルス，パラインフルエンザウイルス，アデノウイルス，インフルエンザウイルス，麻疹ウイルス，水痘・帯状疱疹ウイルスなどがある。新生児では*Escherichia. coli*，*Streptococcus agalactiae*，*Listeria monocytognesis*，*Staphylococcus aureus*，*Chlamydia trachomatis*なども考える。

院内肺炎とは入院後48時間以降に発症した肺炎と定義される。病原体検出に際しては，宿主側の免疫能，医療的介入による病原体の侵入，環境要因などを考慮する。腸内グラム陰性桿菌*Pseudomonas aeruginosa*などが病原微生物として考えられる。免疫能の低下した宿主では真菌（*Candida* spp., *Aspergillus* spp.など），*Pneumocystis carinii*，非定型抗酸菌などを考慮する。なお，日本においてもQ熱*Coxiella burnetti*によるものの報告もある。

3. 検査 臨床的に肺炎と診断された後に病原体の検索，画像検査，血液検査により評価を行う。

急性細菌性肺炎の病原体の検索には，喀痰の検査が一般的である。痰は常に上気道の常在菌により汚染されていると考え，その影響の除去と同時に品質評価を行う。痰の肉眼的品質評価にはMiller & Johnsの分類があり，肺炎病巣に由来する膿性痰であることを確認する。また，グラム染色による顕微鏡的品質評価にGeckler分類があり，肺炎病巣由来の検体であることを評価する。グラム染色はまた原因菌の推定が簡便，迅速に可能であり，初期診療における治療薬選択の指標となる。膿性痰の定量培養で10^7/*ml*以上検出される場合には，一般にそれを原因菌と考えられる。喀痰の洗浄培養で病原菌が優位に発育すればほぼ同様の意義があると考える。病巣からの検体の直接採取法として，経気管吸引法，気管内採痰法，気管支肺胞洗浄法，経気管支肺生検，経皮的肺吸引法などが挙げられるが，いずれも侵襲的でありその適応は限られる。肺炎には菌血症をともなう場合があり，その初期診断では血液培養は必須である。

また，*Streptococcus agalactiae*，*Streptococcus pneumoniae*，*Haemophilus influenzae* type b（Hib），は血清，髄液，尿中からの抗原検出が可能である。*S. pneumoniae*は鼻咽頭からの抗原検出も可能であるが，その病原性の意味づけには検討を要する。*Candida* spp., *Aspergillus* spp. も血液中からの抗原検出が可能である。*Legionella pneumophila*は尿中抗原検出が可能である。結核菌，非定型抗産菌，*Mycoplasma pneumoniae*，*Strepotococcus pneumoniae*，*Haemophilus influenzae*，*Legionella pneumophila*など多くの病原微生物で，DNA probe法，PCR法，LAMP法などによる臨床検体からの病原体特異的核酸の検出が可能となっている。その迅速性，感度などの点から臨床上の有用性が期待される。

急性期と2～3週後の回復期の血清において4倍以上の抗体価上昇が見られた場合，感染症の診断が可能となる。血清抗体の測定が行われる微生物としては，各ウイルス，*Mycoplasma pneumoniae*，*Chlamydia pneumoniae*，*Chlamydia psittaci*，*Legionella pneumophila*などがある。

一般検査では細菌性肺炎は白血球増多，好中球増多，核左方移動をともなうが，重症例ではかえって白血球減少を来すことがある。CRP陽性，赤血球沈降速度の亢進（40mm/h以上）が多く認められる。肺炎の重症度には血液ガスの検査成績が重要な指標となる。

胸部エックス線撮影により肺浸潤像が発見されるが，多くの病原微生物は局所的な病変をもたらす。多発性浸潤影を見た場合は血行性感染を考える。*P. carinii*, *Cytomegalovirns*などでは瀰漫性浸潤影を来す。無顆粒球症などにより患者が炎症反応を起こせない場合，胸部エックス線像は正常のことがある。また，横隔膜，鎖骨，心臓などにより胸部エックス線上陰影が隠されている場合，肺CTが有用である。

Ⅱ　疫学的特徴

1．発生状況　肺炎の発生は全国的に見られる。病原微生物は環境，渡航歴，動物への曝露，地域の流行状況などにより推定しうる。季節，地理的条件も原因に関与する因子である。インフルエンザウイルス，RSウイルスによるものは冬季に集中する。オウム病肺炎は鳥類飼育者・販売者・検疫官などに見られる。*Legionella pneumophila*は汚染された給水設備と関係する。

2．感染源，伝播様式　肺炎発症は，病原微生物の鼻咽頭への定着・吸引による機序が一般的である。経鼻胃チューブの挿入，意識障害による誤嚥を来しやすい場合は嚥下性肺炎を来す。結核，インフルエンザウイルスなどは飛沫核の肺胞への吸入により肺炎を起こす。肺外感染から菌血症に伴い肺炎を来す場合もある。

潜伏期，感染期間は各微生物によりさまざまである。

3．ヒトの感受性　ヒトの気道は，粘液性の被覆液，線毛運動，肺胞内の細胞性，液性免疫などにより病原微生物から防御されている。ウイルス感染による気道粘膜の障害，種々の要因による免疫状態の低下により肺炎を来す。感受性は各病原微生物のVirulenceにより，また宿主の状態により様々といえる。

Ⅲ　予防・発生時対策

A.　方針

環境要因として，乳幼児の集団保育，学童の集団生活は感染症の発症と伝播の中心となりうる。家族内感染にも留意が必要である。高齢者，免疫不全状態にある者も易感染の危険がある。ワクチンによる予防可能な疾患は，積極的なワクチン接種が必要である。麻疹，BCG，百日咳，水痘，インフルエンザウイルス，肺炎球菌，*H. influenzae* type bに対するワクチンが，肺炎と関連するもので日本においても接種可能である。高齢者にはインフルエンザワクチンと肺炎球菌ワクチンの接種が勧められる。麻疹も成人での発症が問題となっており，感受性者には積極的な対応が必要である。

B.　防疫，流行時対策

感染症問題は地球規模化し，新興感染症の多くは動物由来感染症である。この2点から防疫対策は重要である。世界各地で発生する感染症は日本においても発生しうると考えなければならない。

平成15年に見直された感染症法対象疾患には，肺炎と関連するものでは，一類に重症急性呼吸器症候群（病原体がSARSコロナウイルスであるものに限る。），四類にQ熱，レジオネラ症，高病原性鳥インフルエンザ。五類にインフルエンザ，クラミジア肺炎（オウム病を除く），百日咳，ペニシリン耐性肺炎球菌感染症，マイコプラズマ肺炎，麻疹（成人麻疹を含む。），メチシリン耐性黄色ブドウ球菌感染症，バンコマイシン耐性黄色ブドウ球菌感染症，RSウイルス感染症などが挙げられている。

C.　国際的対策

感染症別死亡推計の中で急性下気道感染症は最多の頻度である。ほとんどは発展途上国におけるものである。WHOではExpanded Programme on ImmunizationにおいてBCG，DPT，麻疹，ポリオ，B型肝炎，*H.influenzae* type bなどのワクチン接種を進めている。途上国医療においては，多呼吸，陥没呼吸，喀痰塗沫鏡検を利用した早期診断・治療が勧められている。日本においても近年，麻疹，Hibワクチンの普及によりこうした感染症の減少が認められている。

D.　治療方針

臨床症状，胸部レントゲンなどから肺炎の臨床診断を行い，重症度の判定を行う。同時に原因微生物を評価する。迅速診断可能なものも含めて，原因微生物が確定できれば各病原体に対する治療を行う。原因微生物が不明の場合，軽症・中等症で細菌性肺炎であればペニシリン系抗菌薬，非定型肺炎であればマクロライド系抗菌薬を投与する。重症肺炎球菌であれば入院加療を要し，フルオロキノロン，カルバペネム系抗菌薬，第三世代セフェム系抗菌薬などの経静脈的投与を行う。

市中肺炎に対する抗菌薬の投与期間は，通常3～7日間である。3日目に初期治療の有効性を判断する。7日目に治療の継続を判定する。抗菌薬投与が無効であった場合は，病原微生物の評価，投与薬剤の適応など微生物側，宿主側，薬剤の要因に分け順序立てて評価する。

なお，肺炎診療に関しては以下のガイドラインが上梓されている。日本呼吸器学会，「呼吸器感染症に関するガイドライン」成人市中肺炎診療ガイドライン（2007年），成人院内肺炎診療ガイドライン（2008年）。日本小児呼吸器学会・日本小児感染症学会，小児呼吸器感染症診療ガイドライン（2011年）。

A　細菌性肺炎　Bacterial pneumonia

A-1　肺炎球菌性肺炎　Pneumcoccal pneumonia　ICD-10 J13

I　臨床的特徴

1. 症状　上気道炎や中耳炎に続いて悪寒，戦慄とともに発熱する。咳嗽は乾性から湿性となり，呼吸は浅薄で促進，乳幼児では陥没呼吸を示し，年長児，成人では呼吸困難を訴える。2日後には粘性痰，一部血性痰，次第に膿性痰となり，サビ色の痰を喀出することもある。頻脈，傾眠，鼻翼呼吸を呈する。一部の症例では非常に急性の経過をとる。高齢者の場合，発病は時に不顕性である。胸部理学的所見は，初期には呼吸音減弱，捻髪音を時に聴き，経過によりCracklesを聴取する。右下葉の肺炎では右下腹部痛から虫垂炎を，右上葉では項部硬直から髄膜炎が疑われやすい。症状の範囲は幅広い。摘脾患者では重症化しやすく，AIDS患者には肺炎球菌感染症の頻度が高い。肺炎球菌性肺炎は乳児や老人では主要な死因の1つである。

2. 病原体　肺炎球菌*Streptococcus pneumoniae*，グラム陽性双球菌で莢膜を有する。Pneumolysin産生により血液寒天培地上でアルファ溶血を呈する。オプトヒン（Optochin）感受性，胆汁酸塩溶解性である。Mucoid colonyを示す株は強いVirulenceを有する。

莢膜多糖体の型特異性に基づいて現在90の血清型に分類されている。血清型分類は感染症起炎株の疫学的調査，耐性株分布の検討などに使用される。これは莢膜多糖体を抗原としたワクチン開発の基礎となる。

細胞壁合成を担う細胞膜酵素にPBP（Penicillin binding proteins）がある。この酵素はベータラクタム系抗菌薬の結合部位である。この変異により同薬剤への耐性を獲得する。マクロライド系抗菌薬への耐性機序は細菌の流出ポンプ機能に関連し，*ermB*の変異による。

3. 検査　血液，胸水，肺穿刺物から肺炎球菌を分離すれば確実である。本感染症は菌血症を高率に有するため，診断に血液培養は必須である。全身感染症の証明として，血清，胸水，濃縮尿から莢膜抗原を同定しうる。気道粘膜の感染としては，洗浄喀痰や気管支洗浄液から本菌を有意に証明すれば診断に役立つ。

抗菌薬感受性で主に問題となるのは，ベータラクタム系抗菌薬への感受性である。ベータラクタム系抗菌薬への感受性はペニシリンGに対するMICで判定される。2008年に改訂されたCLSI（Clinical and Laboratory Standards Institute）による基準では髄膜炎と髄膜炎以外では感受性基準が異なる。髄膜炎以外では，PCGのMIC≦2μg/m*l*が感受性　MIC=4μg/m*l*を中等度耐性　≧8μg/m*l*を耐性としている。このMIC値は特定のPBP変異とほぼ相関する。またこの耐性機序はペニシリン系抗菌薬のみならずセフェム系も含めたベータラクタム系抗菌薬への耐性であることに注意が必要である。なお，ペニシリン感受性は1μgオキサシリンディスクによってスクリーニング可能である。マクロライド系抗菌薬は適応ではない。バンコマイシン耐性株は現在まで報告されていない。高度耐性株に対しては選択薬剤の1つである。

胸部エックス線像では気管支肺炎像が小児や高齢者で区域性肺炎や大葉性肺炎よりも多い。病変部には濁音や小水泡音が認められる。患側の呼吸運動の遅れは胸膜腔への滲出物の貯留を示唆している。

Ⅱ　疫学的特徴

1．発生状況　すべての年齢で見られるが，特に乳児と高齢者に多い。免疫不全患者，HIV感染者，摘脾・無脾症患者では発生率と重症度の増加が見られる。インフルエンザに伴い肺炎球菌による二次感染が起こり，それによる高齢者の肺炎を重症化させる。

2．感染源　肺炎球菌は健康人の鼻咽頭に定着しており，長時間の密接な接触により感染する。密集した居住地域，乳幼児の集団保育は感染のリスクが高くなる。

3．伝播様式　鼻咽頭から侵入し，直接あるいは菌血症を通して肺炎を引き起こす。伝播はヒトからヒトへ呼吸器分泌物の飛沫感染によると考えられる。

4．潜伏期　感染の種類によるが短期間であり，1～3日と考えられる。

5．感染期間　呼吸器分泌物中に多量に肺炎球菌を含有しなくなるまで感染する可能性があると考えられるが，至適抗菌薬の投与によって喀痰中の肺炎球菌は48時間以内に減量～消失する。しかし，鼻咽頭には比較的長期間保留され，これを消滅させることは難しい。

6．ヒトの感受性　ウイルス感染が先行すると，気道粘膜の繊毛運動を抑制し，肺胞マクロファージ機能を減弱させて肺炎球菌二次感染を容易にする。生体防御力の面では2歳未満児で莢膜多糖体抗体の欠如が認められている。脾機能低下または脾摘出を受けた患者では電撃型の肺炎球菌感染症を引き起こすことがある。そのほか，アルコール中毒，大気汚染，慢性肺疾患，糖尿病，慢性血管障害，慢性腎不全，臓器移植，AIDS，その他の免疫不全症候群，白血球（顆粒球）減少も発症因子となる。

Ⅲ　予防・発生時対策

A．方針

密集した集団生活を避け，気道ウイルスや肺炎球菌感染症の機会を少なくする。肺炎球菌ワクチンを接種する。標準的予防策（Standard precautions）を施行する。

B. 防疫

平成15年に見直された感染症法対象疾患ではペニシリン耐性肺炎球菌感染症は新五類（定点）である。

現在日本では，7価肺炎球菌結合型ワクチンが接種可能となっている。対象年齢は2ヵ月以上9歳以下である。このワクチンの普及により肺炎を含めた侵襲性感染症の減少が期待される。また，以前より23価肺炎球菌莢膜ポリサッカライドワクチンが接種可能であったが，近年になりこのワクチン再接種も可能となった。65歳以上の高齢者など肺炎球菌感染症重症化の危険の高い群は5年以上開けての再接種が勧められている。将来は，含有する血清型を拡大した結合型ワクチンの普及，成人への結合型ワクチンの適応拡大，血清型に依存しない共通蛋白抗原を有するワクチン開発などが期待される。

接触者に対する抗菌薬の予防投与は行わない。

C. 治療方針

血液分離例，重症例は抗菌薬の経静脈的投与が原則である。ベータラクタム薬抗菌薬への感受性の低下を考えて，カルバペネム系抗菌薬を第一選択とするべきであろう。感受性が判明した時点でペニシリン系薬剤への変更を考慮する。なお，カルバペネム系薬剤への感受性が低下した株も散見されるので，注意が必要である。バンコマイシンは肺炎球菌に対して安定した抗菌力を示すので，選択薬剤の1つとして考えておくべきであろう。内服治療が可能な症例に対しては，ペニシリン系抗菌薬を第一選択と考える。比較的感受性のある第三世代セフェム系，ペネム系薬剤も選択可能であろう。反復感染例，高度耐性株による症例には，上記に準じた経静脈的投与による治療を考慮する。小児においては最近内服のカルバペネム系抗菌薬も使用可能となった。

A-2　ブドウ球菌性肺炎　Staphylococcal pneumonia　ICD-10 J15.2
（ブドウ球菌性肺炎　P.494参照）

I　臨床的特徴

1. 症状　上気道炎に続いて高熱，咳嗽をもって発症し，呼吸障害が速やかに進行して不機嫌，蒼白，苦悶状となる。乳児では呻吟性呼吸，胸廓陥没，鼻翼呼吸が高率に出現し短時間で中毒症状を呈し循環障害に陥る。重症感がある。乳児では約半数に嘔吐，下痢，腹部膨満が見られる。咳嗽は次第に湿性を帯びるが，喀痰は喀出し難いことが多い。病勢の急激な進行が特徴的である。胸部では呼吸音減弱，小水泡音を聴き，胸腔滲出物の貯留に伴って患側呼吸運動の遅れと濁音が認められる。

胸部エックス線検査では初期には異常所見を示さない例もあるが，数時間後には気管支肺炎像が出現し，気瘤，膿瘍，膿胸の合併も入院例の過半数に認められる。白血球増多，核左方移動をともなう好中球増多は肺炎の中でブドウ球菌によるものが最も著しい。しかし，白血球，ことに好中球減少例は予後不良である。

急速に進行し，気瘤，膿胸をともなう肺炎ではブドウ球菌による肺炎を疑う。鑑別診断にはエックス線上類似の所見が見られる肺炎（肺炎球菌，インフルエンザ菌，レンサ球菌性）が挙げられる。

2. 病原体　コアグラーゼ陽性ブドウ球菌*Staphylococcus aureus*。まれに未熟児や免疫不全のある患者や静脈内カテーテル留置者ではコアグラーゼ陰性ブドウ球菌*Staphylococcus epidermidis*が病原になることもある。メチシリン耐性黄色ブドウ球菌MRSA（methicillin-resistant *Staphylococcus ureus*）に注意する。

3. 検査　血液，胸水，洗浄喀痰から病原体の検出，コアグラーゼテスト，メチシリン耐性のテストを行う。

Ⅱ　疫学的特徴

小児の細菌性肺炎として原因菌の確定された肺炎の中ではブドウ球菌性肺炎が最も高頻度に見られる。2歳（ことに6か月）以下に多発する。肺炎の死亡率が低下した今日でも幼若乳児および老人のブドウ球菌性肺炎は致命的となりうる。季節差はない。

ヒトからヒトへの飛沫感染あるいは皮膚化膿巣から接触感染を通しての経気道感染である。肺内に多数の小膿瘍を形成し融合する。（ブドウ球菌感染症p.485参照）。

Ⅲ　予防・発生時対策

耐性菌，ことにメチシリン耐性黄色ブドウ球菌MRSA感染症患者は他の者に感染させないよう別の部屋などに移すなどして個別看護を行い，衣服，寝具，保育器の消毒，医師・看護職員の手洗いの徹底，保菌者検索などに努める。

治療方針としては，メチシリン感受性菌の場合には，ベータラクタマーゼ阻害剤とアンピシリンとの合剤（SBT/ABPC）が選択薬剤である。第1世代セフェム系薬のセファゾリンも選択可能であろう。MRSAによる感染症に対しては，バンコマイシン，テイコプラニンの点滴静注を考える。MRSAの分離例症例が感染症例とは限らないので，上記薬剤の使用にはその適応をよく考慮する必要がある（ブドウ球菌感染症p.485参照）。

A-3 インフルエンザ菌性肺炎

Haemophilus influenzae pneumonia ICD-10 J14

I 臨床的特徴

1. 症状 nontypeable *H. influenzae*による肺炎の急性期症状は，発熱，咳嗽（乾性から湿性へ），呼吸促迫，胸痛などである。慢性閉塞性肺疾患（COPD）急性増悪の原因菌である。*H. influenzae* type b（Hib）は小児に全身感染症として菌血症をともない，肺炎を来す。臨床症状は肺炎球菌によるものと類似するが，チアノーゼ，四肢冷感，意識障害をともなうこともある。胸膜炎の合併も時に見られ，肺外症状への注意も要する。

2. 病原体 *Haemophilus influenzae*は多様な形態を呈するグラム陰性短桿菌で発育にX，V因子を要する。この栄養要求性が菌の同定に使われる。培養にはチョコレート寒天培地を用いる。莢膜多糖体を有する。莢膜株と無莢膜株（Nontypeable）がある。莢膜株はa-f，6種類の血清型に分けられ，type b（Hib）の病原性が最も強い。type bは侵襲性，血行性の全身性病変を来す。無莢膜株は粘膜病変の原因菌である。

Hibは莢膜にPolyribitol ribose phosphate（PRP）を有する。このPRPとキャリア蛋白がHib conjugate vaccineの抗原となっている。

3. 検査 Hibは全身感染症として菌血症をともない，肺炎の初期診断にも血液培養が必須である。血清，濃縮尿からPRP抗原の検出が可能である。nontypeable *H. influenzae*は気道粘膜に侵襲性病変を来すが，元来上気道の常在菌であり，鼻咽頭から分離された際にはその病原性の評価は困難である。喀痰を採取し，Miller & Johnsの分類，Geckler分類により品質評価を行い，グラム染色所見を重視する。喀痰は定量培養か洗浄喀痰培養が望ましい。洗浄喀痰からの分離株は大部分が無莢膜型である。分離菌がtype bかそれ以外の株であるかは，ラテックス凝集法により簡便に判定可能である。分離菌の血清型別は，免疫血清により行われる。

抗菌薬感受性に関しては従来ベータラクタマーゼ産生のみが問題であった。この酵素の産生菌はペニシリン系抗菌薬に耐性であるが，ベータラクタマーゼ阻害剤との合剤，第三世代のセフェム系抗菌薬には感受性がある。しかし，近年ではベータラクタマーゼ非産生アンピシリン耐性（BLNAR beta lactamase negative ampicillin resistance）株の増加が問題となっている。この株は PBP（penicillin binding proteins）の変異による耐性機序を有し，ベータラクタマーゼ系抗菌薬全般への感受性が低下している。PBPの変異部位と各ベータラクタム系抗菌薬への感受性はほぼ相関する。PCR法による臨床検体からの細菌特異的核酸とPBPの変異の検出により細菌の存在とベータラクタム系抗菌薬への感受性を見ることが可能となっている。現在日本ではHibのベータラクタマーゼ産生率は20～30％程度，nontypeable *H. influenzae*ではベータラクタマーゼ産生率は10

～20％程度，BLNARは30～40％程度とも報告される。なお，CLSI（M100-S22）による感受性基準ではABPC（Ampicillin）に対するMIC≦1μg/mlが感受性　MIC＝2μg/mlを中等度耐性　≧4μg/mlを耐性としている。

胸部エックス線像も大葉性/区域性肺炎が過半数，ほかは気管支肺炎，間質性肺炎像を呈し，小児，ことに乳児では膿胸をともないやすい。気瘤は比較的まれである。

Ⅱ　疫学的特徴

Hib全身感染症はHib conjugate vaccineの普及により世界各地域で著明な減少が認められた。アメリカでは99％まで減少している。日本ではこのワクチンは導入されておらず，経年的に増加傾向とする報告もある。集団生活での浸淫，二次発症の潜在的な危険を考える。Nontypeable Hibは肺炎の病原体として肺炎球菌に次ぐ頻度である。抗菌薬感受性の変遷は世界各地域により異なり，日本においても各地域での観察が必要である。明らかな潜伏期間はない。

Ⅲ　予防・発生時対策

A.　方針

インフルエンザ菌性髄膜炎に準ずる。集団生活を避け，気道ウイルス感染症，インフルエンザウイルスによる下気道感染症の機会を少なくする。

B.　予防対策

Hib感染症患者の周囲には無症状保菌者が高率に存在する。家庭内，集団保育内での二次感染の危険は高くなる。リファンピシン内服により鼻咽頭保菌の除菌が可能である。米国では，Hib全身感染症が発症した場合，4歳以下の小児のいる家族，60日以内に2人以上Hib全身感染症が発生した保育施設内の職員・園児など予防内服の基準が挙げられている。日本においても二次発症の潜在的な危険は存在すると考えられ，そうした症例の発見と集積，検討が必要と考えられる。

Hib感染に対しては，莢膜のPRPとキャリア蛋白のConjugate vaccineが全世界で普及しており，Hib全身感染症の著明な減少と鼻咽頭保菌の減少が認められている。標準的予防策（Standard precautions）に加えて，抗菌薬投与後24時間までは飛沫感染予防策（Droplet precautions）による。

C.　特異療法

血液培養陽性例に対しては，全身感染症としての治療を要する。第三世代セフェム系薬（CTX，CTRXなど）の経静脈的投与が必要である。洗浄喀痰培養からの分離例には，ABPCの投与が原則であるが，ベータラクタマーゼ産生株に対してはSBT/ABPCの投与を考慮する。BLNARに対してはABPCの経静脈的投与で対応可能であるが，遷延例ではCTRXなどの投与を検討する。

B マイコプラズマ肺炎 *Mycoplasma pneumoniae* pneumonia, Mycoplasmal pneumonia（五類-定点） ICD-10 J15.7 原発性異型肺炎，原発性非定型肺炎 Primary atypical pneumonia

I 臨床的特徴

1. 症状 発病は亜急性で全身倦怠，発熱，頭痛，乾性咳嗽で始まる。体温は39℃以上に及ぶことが多く，半数は悪寒をともなう。鼻症状は少なく，咳嗽は乾性から次第に湿性になり，激しさを増す。発作性で頑固であり，発熱そのほかの症状が消失してからも咳嗽は数週間持続することがある。年長者は粘性，時に膿性の痰を喀出する。全身状態は比較的良好である。咽頭痛，嗄声，胸骨下痛，中耳炎をともなうこともある。胸膜炎を合併すると胸痛，高熱が見られる。多形性滲出性紅斑（Steven-Johnson症候群），心筋炎，心膜炎などの多様な肺外症状が見られる。胸部聴診所見は通常は軽微である。細菌二次感染および中枢神経合併症は比較的少ない。

当初，原発性非定型（異型）肺炎といわれた疾患は*Mycoplasma pneumoniae*のみならずクラミジア，各種ウイルスを病原とする症候群と考えられるに至った。鑑別診断には細菌性肺炎，ウイルス性肺炎，オウム病および初期結核がある。

2. 病原体 マイコプラズマ属の中でヒトに病原性を示し肺炎の原因になるのはほとんど*M. pneumoniae*である。細胞膜のみを有し細胞壁を欠く。細胞は多形性であり，こうした特徴がベータラクタム系薬剤への感受性の欠如，*in vitro*での培養が困難であることに関与している。

3. 検査 咽頭ぬぐい液や喀痰，穿刺液，血液から*M. pneumoniae*の分離を試みるが特別な培地を必要とし，通常1～4週間を要する。血清抗体価4倍以上の上昇または単独血清では補体結合反応（CF）64倍以上，間接血球凝集反応（IHA）320～640倍以上を陽性とする。寒冷凝集反応も過半数（50～90%）で陽性（512倍以上）を示すが，特異的ではない。血清IgM抗体の測定が早期診断に試みられている。IgM抗体は数か月間持続し，感染の存在は証明できるが現在の感染であることの確定はできない。PCR法LAMP法などによる核酸検出，DNAプローブ法が検討されている。迅速性，高感度であることから，培養困難で迅速診断を要する病原体の診断法としては有用である。臨床に広く普及することで多様な病原体の診断が可能となろう。乳児では抗体陰性例が多いので，特に病原体の検索が必要である。

胸部レントゲン像は網状顆粒状浸潤，間質性浸潤像を呈し，区域性ないし肺葉性に分布して，いわゆる異型肺炎像を示す。初期の浸潤像は臨床所見から想定されるよりもしばしば広範にわたっている。時に濃厚な硬変像や無気肺像が見られる。肺門リンパ節腫脹も小児では約3分の1に認められ，時に結核との鑑別が必要となる。胸水貯留が見られる例は20%以下である。胸部エックス線所見は1～16週間（平均4週間）で消失する。

血液検査では，白血球数はいくらか上昇，CRPは時に高値を示す。肝機能異常，溶血性貧血，凝固異常，血小板減少などの合併が見られることがある。

Ⅱ　疫学的特徴

1．発生状況　マイコプラズマ肺炎は世界的に散発ないし流行しており5～25歳に多発する。時に集団内，家族内での感染が問題となる。マイコプラズマ感染は全年齢に起こるが，肺炎を発症するのは5歳以上，主に学童，成人である。平成15年に見直された感染症法対象疾患では五類（定点）に含まれる。

2．感染源　，伝播様式ヒトからヒトへの鼻咽頭分泌物が飛沫感染を起こす。潜伏期は2～3週。発病1週間前から咽頭に検出される。感染力は発病時に最大で10日前後，持続例でも6週後には消失する。

*M. pneumoniae*感染症の臨床像は急性上下気道炎，肺炎など多様である。肺炎は感染者のおよそ3～30%に発症するとされる。感染後の免疫の持続は長期間ではない。

Ⅲ　予防・発生時対策

標準的予防策（Standard precautions）に加えて，有症状時は飛沫感染予防策（Droplet precautions）がとられる。

治療にはマクロライド系抗菌薬（エリスロマイシン，クラリスロマイシン，アジスロマイシン）を使用する。近年小児ではマクロライド系抗菌薬耐性株の増加が報告され，臨床上問題となっている。選択抗菌薬にMINO，DOXY，TFLXを加えることが検討されている。曝露者に対する抗菌薬予防投与は一般には勧められない。

C　ウイルス性肺炎　Viral pneumonia　ICD-10 J10-J12

Ⅰ　臨床的特徴

1．症状　一般的には緩徐な経過であり，鼻汁，嗄声，咳などの気道症状が数日前から見られる。家族内発症がよく見られる。発熱は細菌性肺炎に比べると低く，持続期間も短い。悪寒・倦怠感・関節痛なども軽い。咳は乾性，刺激性で痙攣性のこともあり，時に嘔吐，睡眠障害をともなう。喀痰は少ない。呼吸障害は乳幼児では陥没呼吸として認められ，鼻翼呼吸をともなうこともある。胸部所見は軽度から欠如している。粗い気管支音や喘鳴を聴くこともある。遅れてラ音も聴かれる。

肺病変の進行は遅く，1～2週で回復する。鑑別診断として肺炎マイコプラズマ肺炎，細菌性肺炎，まれにカリニ肺炎，過敏性肺臓炎などがある。まれではあるが原発性インフルエンザ肺炎，アデノウイルス肺炎など重篤化するものもあり，注意が必要である。細菌との混合感染も起こりうるので遷延する経過の際にはその評価を行なう。

2. 病原体　健康者の肺炎の原因ウイルスとしては，RSウイルス，パラインフルエンザウイルス1，2，3型，アデノウイルス4，7，11，21型，インフルエンザウイルスA，B型，エンテロウイルス，麻疹ウイルス，ライノウイルス，サイトメガロウイルス，単純ヘルペスウイルスなどが挙げられる。SARSコロナウイルスは重要な新興感染症である。

アデノウイルスは乳幼児に重症肺炎を引き起こす。インフルエンザウイルスは主に冬季に高齢者に肺炎を来し，細菌，主に肺炎球菌との重感染をともなう。RSウイルスは冬季乳幼児の肺炎を来しうる。高齢者でも重症肺炎の原因となりうる。免疫不全者においては，ヘルペスウイルス（サイトメガロウイルス，水痘・帯状疱疹ウイルス，単純ヘルペスウイルス，HHV-6），アデノウイルスが肺炎の原因となりうる。

3. 検査　呼吸器系の検体は，鼻咽頭ぬぐい液，痰，気管支洗浄液，気管吸引液などが適している。検体保存が2～3日以上になる際は－70℃に保存する。凍結融解の反復はウイルスを失活させるので避ける。ウイルス分離が病原体診断の基本である。これは，ウイルスと培養細胞形との関係を背景とした特有の細胞変性効果により診断される。細菌の二次感染に関して細菌学的検索も行う。血清抗体価の測定は急性感染の評価となる。迅速な抗原診断が可能なものには，RSウイルス，インフルエンザウイルス，アデノウイルスなどがある。PCR法による病原体ウイルス核酸の検出は，微量の検体で可能であり，迅速に高い感度で行いうる。現状ではその意義づけの問題が残るが，広く普及することで臨床的有用性への期待が持たれる。

一般的には，胸部エックス線所見は，肺門周囲に淡い軟らかな陰影を認め間質性肺炎像，時に肺葉性浸潤像を呈する。病初年少児では肺の過膨張がよく見られる。胸水貯留や気瘤はほとんど認められない。

II　疫学的特徴

急性ウイルス性呼吸器感染症は，ヒトの疾患中で最も頻度が高いものである。ウイルス性肺炎の診断には疫学的背景を考慮する。すなわち，春季のライノウイルス，春から夏のパラインフルエンザウイルス，夏から秋のアデノウイルス，秋のライノウイルス，冬季のインフルエンザウイルス，RSウイルスなどである。また，麻疹は2～7月に比較的多く，夏季には夏かぜとしてエンテロウイルス感染症が流行する。頻度が高いものは小児肺炎の病原としてのRSウイルスである。ライノウイルス，コロナウイルス，アデノウイルス，インフルエンザウイルス，エンテロウイルスなどはいずれも肺炎を来すことは比較的まれである。

Ⅲ　予防・発生時対策

本来ワクチンによる予防が可能な疾患に対しては，ワクチン接種を勧める。麻疹は人類から駆除可能な疾患とされ日本でもワクチンの普及により現在は発症はまれとなった。インフルエンザは現行ワクチンの普及とともに，より有効なワクチンの開発が待たれる。RSウイルス感染症の予防としては，ヒト化マウス単クローン抗体（パリビズマス）の投与が行われる。適応は未熟児出生等のハイリスク児に対してであり，流行期前に経時的投与を筋肉内注射により行う。インフルエンザの流行期にノイラミニダーゼ阻害剤を家族内感染，集団内感染に対して予防的に投与することは検討されている。抗菌薬の投与は細菌の重感染に対してのみ適応がある。適応のない抗菌薬の使用は，抗菌薬乱用の主要な原因である。

平成15年に見直された感染症法対象疾患には，ウイルス性肺炎と関連するものでは，一類に重症急性呼吸器症候群（病原体がSARSコロナウイルスであるものに限る），新五類にインフルエンザ，麻疹（成人麻疹を含む。），RSウイルス感染症などが挙げられている。

D　クラミジア肺炎　（五類-定点）　ICD-10 J16.0

肺炎クラミジア（*Chlamydophila pneumoniae*）感染症

Chlamydophila pneumoniae（*C. pneumoniae*）は，人を自然宿主とし，飛沫感染でヒトからヒトに伝播し，主として軽症の呼吸器感染症を起こす。急性上気道炎や急性気管支炎，肺炎さらに慢性気道感染症の急性増悪などの約5～10%に関与するとされ，一般的な呼吸器感染症の起炎菌として重要である。感染症法では，五類感染症の定点報告疾患として，感染症基幹病院から週単位で報告される。

Ⅰ　臨床的特徴

1. 病型と症状

病型は肺炎，上気道炎，副鼻腔炎，急性気管支炎，慢性閉塞性肺疾患の感染増悪，胸膜炎などである。年齢分布では60歳以上の高齢者に肺炎が多い傾向が認められる点がマイコプラズマ感染症と異なる。

初発症状は，咳嗽が高率に認められ，遷延傾向が見られることがある。38℃以上の高熱を呈する症例は細菌感染症やオウム病に比べ少ない。通常は軽症であるが高齢者や呼吸器系の基礎疾患を持つ例では遷延化や重症化することもある。

2. 検査所見

検査所見では，10,000/mm^{3}以上の白血球増多，++以上のCRP上昇，50mm/h以上の赤沈亢進が，肺炎例の約半数に認められるが，上気道炎や気管支炎ではこれら高度の炎症所見を呈する症例は低率である。

肺炎例の胸部エックス線陰影は特徴的でなく，いわゆる非定型肺炎の像を示す。

以上のように臨床像はマイコプラズマやウイルス，リケッチア，他のクラミジア感染症などを臨床所見のみから鑑別することは困難で，診断には特異的な検査を要する。

3. 診断

（オウム病の項を参照）確定診断には，患者咽頭からの分離培養が行われるが，細胞培養法のため，設備，技術，時間を要し，実際には一般検査室での実施は困難である。PCR法による*C. pneumoniae*特異DNAの検出が，感度，特異性に優れている。ただし市販のキットはなく，研究施設等での施行となる。

血清中の*C. pneumoniae*抗体価測定にはmicro-IF法が標準法とされるが，キットはなく，判定に熟練を要するため，研究施設等に依頼する必要がある。近年ELISA法抗体測定キットが保険適応されており，主に利用されている。過去の感染既往を示す抗体保有率が，健常成人で半数を超えるため，原則的には急性期と回復期のペア血清での有意な上昇やIgMの陽性の有無で急性感染の判断をする。

4. 治療

各種クラミジアに対する抗菌薬の最小発育阻止濃度（MIC）は，種ならびに株間でほとんど差は認めない（オウム病の項を参照）。テトラサイクリン系，マクロライド系，ニューキノロン系の抗菌薬が効果があり，β-ラクタム系抗菌薬，アミノ配糖体は無効である。

幼小児や妊婦ではマクロライド系抗菌薬を使用する。投与期間は，約2週間と長めの投与が望ましいと考えられている。短期間では再発や持続感染を起こす可能性がある。

5. 予後

全身症状は通常はオウム病に比べ軽く，予後は良好である。また自然治癒する例や自覚症状の乏しい例もかなりあると思われるが，その一方で宿主条件によってはまれに重症例がある。基礎疾患を有する例や高齢者では少数例ながら死亡例も報告されている。

6. 予防，流行時の対応

家族内感染や保育園，幼稚園内また中学校内での*C. pneumoniae*によるかぜ症候群の流行が報告されているが，若年者では重症化する例はまれである。ただし，高齢者の施設内で流行があった際に，重症化や死亡例が高率に認められたとする報告があり，高齢者や基礎疾患を有する施設での流行には注意を要する。

予防については，飛沫感染をする他の病原体と同様に，うがいや手洗いの励行とマスク等の予防策がとられる。流行が明らかになった場合でも，特に隔離は不用である。

Ⅱ　疫学的特徴

1．疫学調査

血清疫学調査によると，地域差はあるが全世界的に健常成人の約50％以上と高率に，*C. pneumoniae*抗体保有率（感染既往）が認められ，本邦での健常成人では60～70％とさらに高率である。年齢別のIgG抗体保有率は5歳未満では低率であり，学童期に急激に上昇する。本邦では欧米に比べ，より低年齢での急激な上昇が認められている。また*C. pneumoniae*感染症は地域性の流行や集団発生も各国より報告されている。本邦でも家庭，保育園，幼稚園，学校，職場，高齢者施設等での集団発生が報告されている。

2．感染様式

*C. pneumoniae*は，ヒトからヒトへ咳などによる飛沫感染で伝播する。インフルエンザなどと比べて，感染力はあまり強力でなく，感染から症状発現までの期間も長い。通常の曝露での潜伏期間は3～4週間と長く，接触が密接な者の間で小規模に緩徐に広がっていくものと推測されている。インフルエンザの流行のような爆発的な集団発生とはなりにくいため，気づかれにくい。

3．病原体

クラミジアは独特な増殖形態を有する偏性細胞寄生性の細菌である（*C. psittaci*の項を参照）。*C. pneumoniae*も基本的には他のクラミジアと同様であるが，封入体の破裂，細胞破壊を来すまでに約80時間を要し最も増殖が遅い。また基本小体の外膜の形態に2種類あり，ペリプラスマスペースの広い洋梨型とやや広い円形のものがあるが，病原性との関連性は特にない。有効な抗菌薬に対する耐性の報告もみられていない。

D-1　オウム病

（p.251参照）

D-2　トラコーマ・クラミジア肺炎

（p.254参照）

E　ニューモシスチス・カリニ肺炎　*Pneumocystis carinii* pneumonia

ICD-10 B59

Ⅰ　臨床的特徴

1．症状　ニューモシスティス肺炎は①HIV感染者，②非HIV感染者の免疫抑制状態（原発性免疫不全，抗癌療法患者，臓器移植患者，免疫抑制剤使用患者），③低栄養状態の乳児の3群に分けうる。強力な免疫抑制剤が開発されているこの数年では②非HIV群も非常に重要になっている。特に死亡率は①HIV感染者群では10～20%であるが②非HIV感染者群では35～50%と不良である。

臨床症状は①HIV感染者群と②非HIV群で大きく異なる。しかし診断上重要なのは免疫不全背景と画像診断である。

①HIV感染者群では，発熱（79～100%），咳嗽（95%），呼吸不全（95%）等が認められるが，印象としては肺炎というより「微熱とともに亜急性に進展する呼吸不全」である。週単位で呼吸不全が進行するため患者は呼吸困難の自覚が乏しく，主訴は咳嗽であることもある。呼吸不全は外来での階段歩行等の運動負荷で顕在化する場合もある。ニューモシスティス肺炎としての身体所見は重症時の呼吸数増加・努力様呼吸以外は殆どなく，胸部X線で重症肺炎でも聴診所見は正常である。しかしHIV関連の免疫不全が背景に存在するため口腔カンジタ症など他の日和見感染症が認められる場合がある。

②非HIV群での臨床症状は「急激に発症し急速に呼吸不全に至る重症肺炎」である。そのため急変時の胸部CTが診断にとって非常に重要である。

画像診断では，①HIV感染者群では初診時の胸部X線が正常の場合（0～39%）がある。初期には両側肺門部を中心に放射性陰影が広がり，肺胞に対応するスリガラス状陰影が基本である。診断は胸部CTが基本である。スリガラス陰影の“地図状の分布”が認められ，胸膜直下をspareする部分もあるが，典型的な間質性肺炎とはかなり異なる。罹患期間が長くなると硬化像も呈するが，最終的には嚢胞性変化，空洞性変化，肉芽種性変化など多様な所見を呈しうる。鑑別診断としては薬剤性肺臓炎，過敏性肺像炎，ウイルス性肺炎，肺胞蛋白症，肺胞出血，心不全などである。

2. 病原体　病原体は*Pneumocystis jirovecii*（以前は*Pneumocystis carinii*）であるがニューモシスティス肺炎はPCP（Pneumo Cystis Pneumonia）と略される。原虫に分類されていたが，ribosomal RNA配列から真菌に近いことが示されている。

3. 検査　診断上重要な事項は以下の4つである。(1)「患者背景として何らかの免疫不全が存在すること」の把握。免疫不全を察知して疑わなければ診断は難しい。(2)低酸素状態の把握。(3)画像診断。胸部CTは非常に有用で100%所見がある。両肺に分布するスリガラス陰影，胸膜直下のSparing，硬化像が特徴的である。(4)検体採取。可能な限り気管支肺胞洗浄液（状況によっては肺生検）を得ること。病原体を同定することが非常に重要である。気管支肺胞洗浄において嚢子または栄養体を検出することである。嚢子は径5～8μmで厚い細胞壁をもち，中に2～8個の嚢子内小体が見られる。嚢子はメテナミン銀染色，トルイジンブルー染色，Grocotto染色で細胞壁を染色する。Giemsa染色では栄養体を染色する。気管支肺胞洗浄液（BAL）での病原体の検出は，HIV感染者ではほぼ100%の検出率となるが，非HIV感染者では病原体量が少ない可能性があり検出率もHIV感染者ほど高くない。BAL（または痰）のPCR法は有用な情報となる。

Ⅱ 疫学的特徴

1. 発生状況 世界的に分布し不顕性感染は少なくない。小児での抗体保有率が80%を越えるという報告もある。健常な小児の大部分が3～4歳までに感染していると考えられる。細胞性免疫および液性免疫の低下がカリニ発症の宿主危険因子である。高リスク因子は，HIV感染，癌，臓器移植，免疫抑制剤使用，原発性免疫不全，栄養不良の未熟児などである。

2. 感染源 感染源がどこかは不明である。ラット，ウサギ，ウマ，ヒト等多くのほ乳類に感染するが，宿主特異性がある。

3. 伝播様式 ラットやマウスの感染実験やHIV感染者・腎移植者における同一病棟での集団発生等より，空気感染する可能性も考えられている。

4. 潜伏期 免疫が正常な場合の潜伏期間は不明である。免疫抑制状態確立後4～8週以上経て発症してくる。動物実験の結果からは潜伏期は4～8週と考えられる。

Ⅲ 予防・発生時対策

A. 予防・発生時対策

病原体は普遍的に存在すると考えられ，現状では曝露予防は難しい。免疫能の低下がなければ発症しないことより，免疫能低下を防ぐことが重要である。現実的には免疫能低下の危険因子が判明した場合に，発症予防を考慮する。HIV感染者では以下の場合に予防を開始する。(1)CD4陽性Tリンパ球数が200/μl未満，(2)口腔カンジタ症を合併，(3)2週間以上37.7℃以上が持続する場合，(4)HIV陽性の母親から生まれた乳児（生後4～6週以降で開始），(5)カリニ肺炎の既往あり。

ST合剤（Trimethoprim-sulfamethoxazole）による予防効果は最も高く，内服率が100%であればほぼ100%予防効果が認められる。ST合剤以外には，ペンタミジン吸入（点滴）やアトバコンを考える。

非HIV感染者の場合の予防に関する明らかなコンセンサスはない。(1)原発性免疫不全疾患，(2)重篤な蛋白低栄養，(3)臓器移植，(4)CD4陽性Tリンパ球数が200/μl未満の持続，(5)抗癌剤，(6)免疫抑制剤使用，がリスクである。免疫抑制剤では抗TNF-α抗体や抗CD52抗体とニューモシスティス肺炎との関連が認められている。プレドニゾン20mg（～40mg）以上を4週以上継続させる場合は予防を考慮するという考え方もある。

B. 治療方針

HIV感染者（重症または中等症以下），非HIV感染者（重症または中等症以下）と4通りのパターンがある。血液ガスにてPaO2＜70 TorrまたはA-aDO2＞35 Torrであれば重症と判断する。

第一選択薬はST合剤である。内服薬ではTrimethoprim換算で15mg/kg/日（分3）を投与する（本邦目安は9～12錠/日）。A-aDO2＞45 Torrでは点滴が推奨され，Trimethoprim換算で15～20mg/kg/日（分3）を投与する。

他の選択肢としてはペンタミジンやアトバコンがある。海外では他にTrimethoprimとDapsone併用やClindamycinとPrimaquine併用という選択肢がある。

ペンタミジンは4mg/kg/日で投与されるが，腎障害や高カリウム血症や低血糖や膵炎などの副作用も多く注意が必要である。

アトバコンは中等症以下の症例で推奨される。内服量は1500mg/日（分2）たが，食後と比較して空腹時ではAUCが60%低下する可能性があり，注意が必要である。

重症例はST合剤で治療開始するが，実際には約70%で薬物アレルギーや高カリウム血症や腎障害でST合剤の変更が必要となる。そのためペンタミジンやアトバコンへの変更が必要となるが，アトバコンは重症例では効果が劣るため注意が必要である。

HIV感染者では治療期間は21日間であり14日間では再発が多い。非HIV感染者では14日間が標準であるが，21日間治療を推奨する専門家もいる。

HIV感染者重症例ではプレドニゾンの併用が有用である。プレドニゾンは1日80mg5日間，40mg5日間，20mg11日間が目安である。非常に重篤な場合にはステロイド・パルスを考慮する場合もある。非HIV感染者ではプレドニゾン併用の適応は不確定であるが，重症時には併用する専門家が多い。

F　真菌性肺炎　Fungal pneumonia

ICD-10 B37.1 J17.2,（B38.0-B38.2, B39, B44.0-B44.1）

I　臨床的特徴

1. 症状　真菌が原因となる肺病変を本稿では便宜的に真菌性肺炎として記載する。症状は原因真菌により様々であり真菌全般に共通する特徴は無い。

2. 病原体　多くの病原真菌があるが，重篤な免疫不全宿主に発症する侵襲性アスペルギルス症，ムーコル症，ニューモシチス肺炎（PCP）などがある。深在性真菌症の頻度としては最も高いカンジダ症では，血行性播種による肺病変が希にみられるが経気管支的に吸引されるいわゆる肺炎は原則として無い。これらに対して，全身的な免疫不全が確認できない患者に発症する高病原性真菌が原因となる肺疾患にクリプトコックス症，ヒストプラスマ症，コクシジオイデス症，パラコクシジオイデス症などがある。

ほかに，肺に真菌が腐生する特殊な病態として慢性肺アスペルギルス症がある。背景因子として肺の空洞や，喫煙によるCOPD，肺気腫の患者にみられる。

3. 検査　痰や気管支肺胞洗浄液，生検検体などから検鏡，培養，病理組織学的検査，遺伝子検査等が行われる。クリプトコックス症や侵襲性アスペルギルス症では血清の抗原診断も使用される。

Ⅱ　疫学的特徴

1. 発生状況　造血幹細胞移植や固形臓器移植の患者では最大10%前後が肺真菌症を発症していると推計される。播種性クリプトコックス症は年間数百例，ヒストプラスマ症とコクシジオイデス症は年間数例程度が診断されている。

2. 感染源は環境でありヒト-ヒト感染は原則無いが，PCPではヒト-ヒト伝播の可能性が指摘されている。

3. 伝播様式　各論参照

4. 潜伏期　一般に不明

5. 感染期間　数日から年余に及ぶ例まで様々

6. ヒトの感受性　クリプトコックス属，ヒストプラスマ属，コクシジオイデス属などには感受性が高く人畜共通感染症でもある。アスペルギルス属やカンジダ属は健常者には原則として病気を起こさない。

Ⅲ　予防・発生時対策

A. 方針

原則として抗真菌薬予防投与は行わないが，造血幹細胞移植の患者や，エイズのPCP発症者では予防が行われる。

B. 防疫

一般に深在性真菌症のハイリスク患者では病原真菌が環境に多量に浮遊する状況は避ける。極めて重篤な免疫不全患者であれば低菌室での管理等を考慮する。

C. 流行時対策

環境調査

D. 国際的対策

特になし

E. 治療方針

重篤な免疫不全では経験的治療を実施し，一般には臨床診断がなされると原因真菌に応じて抗真菌薬の標的治療を行う。詳細は各論参照。

肺吸虫症（肺ジストマ症）Paragonimiasis　ICD-10 B66.4

I　臨床的特徴

人体寄生の主な肺吸虫（*Paragonimus* spp.）は7種類が報告されているが，わが国で人に感染するのはウェステルマン肺吸虫（*Paragonimus westermani*）と宮崎肺吸虫（*P. miyazakii*）の2種類である。ウェステルマン肺吸虫は，染色体を2組持つ2倍体型（2n＝22）と3組持つ3倍体型（3n＝33）の2型に分類される。また宮崎肺吸虫は最近の分子遺伝学的な解析により，中国原産のスクリアビン肺吸虫の亜種*P. skrjabini miyazakii*であるとの学説が有力となってきた（本稿では宮崎肺吸虫とする）。ウェステルマン肺吸虫（3倍体型）感染時の主症状は喀血，血痰，時に膿胸，自然気胸で，しばしば肺結核や肺腫瘍と間違われる。また成虫が脳内に迷入して脳肺吸虫症を起こし，癲癇や麻痺を来すこともある。一方，ウェステルマン肺吸虫（2倍体型）および宮崎肺吸虫は人体内で成虫にまで発育することはまれで，虫体が胸腔内を動き回り，胸水貯留と自然気胸を主症状とする。肺吸虫症の診断は検便および検痰で虫卵を証明することである。虫卵は卵蓋を有し，その大きさは，3倍体型のウェステルマン肺吸虫では85～100×40～57μmと大型，2倍体型のウェステルマン肺吸虫と宮崎肺吸虫では75～80×40～45μmとやや小型である。その他胸部エックス線で輪状影，結節影，浸潤影などの所見により診断されるが，断層撮影やCT，MRIによる画像診断を行えば虫嚢はより明瞭に判断される。気胸および胸水貯留像も認められる。脳肺吸虫の場合は頭部エックス線所見で石けん泡様石灰化像が認められる。また血清学的診断法も特異性が高く，大きな意義を持ち，血清および胸水による各種免疫反応により他種肺吸虫抗原よりも感染の原因となった肺吸虫の抗原を用いた場合に抗体価が高いことにより，原因種が診断される。脳肺吸虫症の場合には血清と同時に脳脊髄液を用いて同様な免疫反応を実施する。

II　疫学的特徴

成虫の大きさは体長10～12mm，体幅5～7mm，厚さ3～5mmである。通常は淡水産甲殻類（サワガニ，モクズガニ，ザリガニ）のメタセルカリア（被嚢幼虫）を摂取して感染するが，待機宿主であるイノシシ肉の生食により感染する例も多く見られる。メタセルカリアは熱に弱いので，カニ汁など熱処理したものから直接感染することはないが，調理不十分なカニを食べ感染することがある。例えば，アジア系外国人が日本でモクズガニやサワガニを食材とした出身地固有の料理を加熱なしで賞味し，肺吸虫に感染している。飲食を共にした日本人の感染例もあり，輸入食習慣に起因する新たな肺吸虫症の流行として注意の必要がある。人体寄生性の肺吸虫は，アジア，アフリカ，北米・中南米の諸国に広く分布する。これら世界各地にはヒロクチ肺吸虫やメキシコ肺吸虫などいくつかの別種が存在するが，いずれも川ガニから感染し，症状もウェステルマン肺吸虫症（3倍体型の感染）とほとんど同じである。

Ⅲ　治療・予防

治療はプラジカンテル（ビルトリシド®）75mg/kg/日を分3，3日間連用する。副作用は短期服用なので軽度であり問題となることはない。なお妊娠3か月未満の女性に対する投与は避け，服用後72時間以内の授乳は中止した方がよい。予防は淡水産甲殻類やイノシシ肉の生食をしないようにすることである。また，モクズガニの調理の際にまな板や包丁に飛散したメタセルカリアが漬物などを介して摂取され，肺吸虫に感染した例も報告されていたことから，調理に用いた器具はよく洗浄する必要がある。

破傷風（はしょうふう）　Tetanus（五類-全数）　ICD-10 A33. A34. A35

Ⅰ　臨床的特徴

1．症状と経過　破傷風は創傷部位で嫌気的発育をする破傷風菌の産生する神経毒による急性中毒疾患である。臨床的には全身の横紋筋の強直と自律神経系の失調などが特徴である。破傷風の症状は段階的に進展し，経過は次の4期に分けられる。

第1期　外傷後の発病例では，受傷後4～14日，平均7日ころから，口を開けにくい，噛むと顎が疲れる，首筋が張る，寝汗をかく，歯ぎしりなどの症状が出る。

第2期　開口障害が強くなる。歯間距離は1cm以下に狭くなる（牙関緊急，咬痙，trismus）。痙笑，発語障害，嚥下困難，呼吸困難，胸痛，腹痛，歩行障害などを訴える。

第3期　全身性痙攣が持続する期間で生命に最も危険な時期である。破傷風に特徴的な全身の横紋筋の有痛性の強直，後弓反張，腱反射亢進，病的反射（バビンスキー，足クロヌス，膝クロヌスなど）が見られる。患者は常に窒息の危険にさらされている。呼吸困難，排尿，排便の障害が強い。気管内分泌物や唾液の量も増えて呼吸困難を増強する。重症例で急激な血圧変動，頻脈，発汗などの自律神経失調症状が強い。第1～3期までが48時間以内の場合は予後不良とされる。

第4期　全身性の痙攣は見られないが，筋肉の強直，腱反射亢進は残っている。諸症状が次第に軽快していくこの時期には，筋肉の萎縮と無力がかなり強い。

外傷歴を尋ねる時には，土いじり，庭仕事，抜歯，痔の手術，人工妊娠中絶，麻薬・覚醒剤の注射，水虫，へその垢取りなども注意して確認する。

検査所見　血液検査では白血球は正常もしくは軽度上昇。脳脊髄液検査は正常で，強いて行う必要はない。

鑑別診断　開口障害については顎関節炎，扁桃炎，扁桃周囲炎，耳下腺炎などが，筋肉の強直については関節炎，硬皮症など，全身性痙攣については脳炎，脳卒中，てんかん，ヒステリー，狂犬病などが対象となる。しかし意識が清明でこれら3症状が揃う疾患は破傷風以外にはないので鑑別診断できる。

2. 病原体　破傷風菌*Clostridium tetani*。本菌はグラム陽性の偏性嫌気性桿菌で，芽胞形で世界中の土壌に広く分布する。栄養型菌が産生する毒素には，神経毒（Tetanus neurotoxin：tetanospasmin）と溶血毒（Tetanolysin）の2種があり，破傷風の主症状である強直性痙攣は神経毒による。

3. 検査　汚染された創傷の分泌物，異物，組織片の検鏡で芽胞を有する撥状グラム陽性桿菌を見ることがある。同材料を嫌気的に培養（増菌培養には脱気したクックトミート培地やチオグリコール酸培地を用いる）するが，菌分離できないことも多い。

Ⅱ　疫学的特徴

1. 発生状況　世界的には全破傷風死亡の多くを新生児破傷風死亡（2008年のWHO推計では5万9千例）が占めており，予防接種拡大計画（EPI）対象患者で，母体への免疫を含めた対策がとられており，1980年代に比べて92%減少している。

わが国では，2001年以降年間約100例の発症があり，野外活動が多い5～10月に多く，年齢では40歳以上の中高年に多発し，血清破傷風毒素抗体陰性者の年齢分布と一致する。

2. 分布と感染源　破傷風の感染源は創傷についた土，ほこりなどである。任意の場所から採取した土のサンプル中，30～70%から破傷風菌が分離できる。また乾燥した土1mgを用いても分離されることがある。動物の糞便からも分離される。極めてまれに消化管手術，人工妊娠中絶，抜歯，慢性湿疹，中耳炎から感染することがある。破傷風の原因になった傷のうち刺創は約25%を占め，創傷内に木片，竹片，砂利などが残ることが発病の好条件となる。一般外傷患者の治療前の創傷の2%から破傷風菌が分離されているが，治療が適切であれば破傷風にはならない。

3. 伝播様式　ヒト-ヒト伝播しないので隔離の必要はない。重症例は集中治療室で治療する。集団発生例はまれであるが，2011年3月の東日本大震災後に被災地で多くみられた。

4. 潜伏期　通常3～21日であるが，創傷の大小と汚染の程度，異物残存の有無，免疫状態などにより短縮あるいは延長する（1日～3か月：平均7日）。

5. 感染期間　ヒトからヒトへの感染はないが，壊死に陥った組織面には1か月以上破傷風菌が残存することがある。乾燥状態では芽胞は15年以上生存する。

6. ヒトの感受性　ヒト，モルモット，ウマは破傷風毒素に最も感受性の高い動物である。少ない毒素量でも発症するので発症・治療後の後天的免疫はできない（抗毒素抗体は上昇しない)。トキソイド注射によってのみ発症防止免疫ができる。

Ⅲ　予防・発生時対策

A. 方針

破傷風は能動免疫が非常に有効であり，致命率が高い疾患なので，ワクチンで予防すべきである。

B. 防疫

1. 能動免疫の実際　破傷風トキソイドによる能動免疫によって，破傷風に対する確実かつ持続的な免疫が得られる。接種に用いるワクチンは，沈降破傷風トキソイド（T），沈降精製ジフテリア・破傷風・百日咳混合ワクチン（DPT），および沈降ジフテリア・破傷風混合トキソイド（DT）がある。2012年11月から，DPTに不活化ポリオワクチン（IPV）を混合したDPT-IPVが使用され始めた。

破傷風の予防接種は，予防接種法の定期接種一類として，生後3ヶ月以上90ヶ月未満にDPT-IPV（またはDPT）0.5mlを4回（第1期初回は3～8週間隔で3回，6ヶ月以上の間隔を置いて1回追加）と11歳以上13歳未満（第2期）にDT0.1mlを接種する（予防接種要領参照)。定期接種年齢を越えて破傷風予防接種を受けていない者に対しては，沈降破傷風トキソイドを4～6週間間隔で2回0.5mlずつ皮下注射する。さらに6～12～18か月後に3回目0.5mlの注射を行う。その後は本人の職業を考慮して5～10年ごとに追加免疫を行う。妊婦は必要であれば妊娠5か月以後2回予防接種する。

2. 対象者　定期接種対象小児以外にも，任意接種として，土や家畜と接触する者，庭師，警察官，消防士，自衛隊員，その他全年齢層（特に40歳以上の主婦や高齢者）が挙げられる。

3. 外傷患者の破傷風予防　1）破傷風ワクチンを1回でも受けていないか，予防接種歴が不確実なものは非免疫者として扱う。破傷風が懸念される傷では，破傷風免疫ヒトグロブリン（TIG）を250～500単位筋注または静注（静注でできるものは限られる）し，外傷部位の早期，確実なデブリドマンを行う。外傷後半日以上経過したり広範な熱傷患者には1,000単位注射する。同時に破傷風トキソイドの接種を開始する。2）破傷風予防接種完了者では最後の注射から5年以内であれば，創傷のデブリドマンだけでおおむね十分であるが，それ以上経過した者にはトキソイドを0.5ml注射する。

4. 特異療法　破傷風は窒息を起こして死亡する疾患であり，通常内科的に用いうる薬剤では治療できない全身性痙攣をともなうので，救命救急センターや集中治療室で治療すべきである。疑わしい患者が入院したら早期診断を行い，外傷部位，特に縫合傷は抜糸して創傷を開放し，デブリドマンを入念に行う。TIGを3,000～6,000単位を筋注あるいは静注する(製品により静注可能なものは限られる)。広範囲の熱傷がなければTIGの追加注射の必要はない。ペニシリン系抗生剤も併用する。

患者は暗くて静かな部屋に入院させ，できるだけ聴，視，触覚刺激を避ける。鎮静（痙）剤としてはベンゾジアゼピン系薬剤（ジアゼパム等）やミダゾラムを用いる。これらの薬剤で治まらない痙攣に対しては早めに気管内挿管を行い，筋弛緩剤を使用しながら人工呼吸を行う。長期にわたる場合は気管切開する。自律神経失調による血圧変動などにも対応する。回復期にトキソイドによる能動免疫を行う。

5. 破傷風免疫ヒトグロブリン（TIG）を発病予防には通常250（～500）単位，治療には3,000～6,000単位注射する。用法用量では5,000単位（以上）と記載されている。小児も同様。

C. 流行時対策

通常流行の形をとることはないが，病院や診療所で異常発生した場合，滅菌の技術に落度があったか否か徹底的に調べる。新生児破傷風予防には妊婦をあらかじめ免疫しておく。破傷風は全数把握五類感染症に類型されているので，患者を診察した医師は7日以内に管轄する保健所長に届け出る（感染症法）。

D. 国際的対策

海外渡航をする人には破傷風予防接種が勧められる。

パラコクシジオイデス症　Paracoccidioidomycosis ICD10 B41

I　臨床的特徴

1. 症状　初感染時は多くが無症状であり，菌は長期間，肺内に潜伏していると考えられ，多くは緩徐に進行する。病型としては，慢性肺パラコクシジオイデス症，粘膜皮膚型パラコクシジオイデス症などがある。わが国では輸入真菌症として取り扱われている。大部分が来日中の日系ブラジル人などのように，感染地域に長期に滞在している居住者であり，短期間の旅行者が感染した例は現時点で報告がない。粘膜病変は口腔内に多く，病理組織学的検査に有用である。

2. 病原体　*Paracoccidioides brasiliensis*は，自然環境では菌糸形，感染した宿主内では酵母形となる二形性真菌である。他の輸入真菌症病原体同様，BSL3に分類されている。発育は極めて緩徐で，3～4週を必要とすることが多い。

3. 検査　喀痰，BALFなどの塗抹標本では特徴的な形態の酵母が認められることは少ない。病理組織検査の有用性は高く，特徴的な多極性発芽を伴う舵輪状の酵母が認められれば診断が確定する。検体としては，粘膜，リンパ節，肺などを用いる。培養は原因病原体の証拠として最も重要であるが，発育が遅いことやBSL3病原体としての取り扱いに注意が必要であることなどから，培養検査は臨床診断のための優先度としては高くない。本症を含め，輸入真菌症が疑われる症例では，国立感染症研究所や千葉大学真菌医学センターなどの専門施設に依頼すべきである。培養の検体としては，喀痰，BALFも用いられる。髄液の培養陽性率は極めて低い。血清診断として，抗体検出が用いられ，わが国でも特定の施設において測定が可能である。抗体検査は，病勢をある程度反映し，治療効果の判定にも用いられる。髄膜炎では髄液での抗体測定が有用である。抗原検出法は研究段階にある。1→3-β-D-グルカン測定についてのデータは十分ではないが，上昇しない例が多いようである。

II 疫学的特徴

1. 発生状況 2013年11月現在，本邦で22例が確認されている。

2. 感染源 本菌に汚染された土壌が感染源となり，胞子の吸入により経気道的に感染し，一次病巣を形成する。自然界ではアルマジロ等が保菌動物と考えられている。流行地，中南米（特にブラジル），南米（コロンビア，ベネズエラ，エクアドル，アルゼンチンなど）を中心に，メキシコからアルゼンチンまで広汎に散発的に感染の報告がある。

3. 伝播様式 原則として，ヒト－ヒト感染はない。

4. 潜伏期 他の輸入真菌症と比べて，平均10年あまりと極めて長いのが特徴である。流行地を離れて20年以上経過して発症する場合も珍しくない。また，多くは流行地に長期滞在した居住者である。

5. 感染期間 治療を行わない限り自然治癒はない。治療期間も長期（6ヶ月以上，ときに数年）に渡ることがほとんどである。

6. ヒトの感受性 短期間の滞在での発症例はないため，感染力はそれほど高くないと考えられているが，健常者にも発症するため，ヒトの感受性については不明な点が多い。90％以上が男性であり，明らかな性差がある。患者の多くは30～50歳であり，AIDSのような細胞性免疫不全者に多発する傾向は明らかでない。喫煙や飲酒も危険因子とされている。

III 予防・発生時対策

A. 方針，B. 妨疫，C. 流行時対策およびD. 国際的対策は特に行われていない。

E. 治療方針

経口イトラコナゾールが第一選択であり，100mg/日を6ヶ月間使用する。重症例では，アムホテリシンB（脂質製剤を含む）を4～8週用いる。再発率が高いため，治療終了後も長期にわたり定期的に経過を観察する。

バルトネラ症　Bartonellosis, Carrión's disease　ICD-10 A44

I　臨床的特徴

1. 症状　病型として発熱型（オロヤ熱Oroya fever）と発疹型（ペルーいぼVerruga peruana）の2つがある。両者を一括してカリオン病（Carrión's disease）と呼ぶ。オロヤ熱は発熱，全身倦怠感，溶血性貧血，筋肉痛，骨痛，黄疸，肝脾腫，リンパ節腫脹などをきたし，菌血症を起こす。治療しない場合の致死率は10～40%に及ぶ。ペルーいぼは皮膚に血管腫様の結節が多発する疾患で，皮膚病変は丘疹や，潰瘍あるいは小腫瘍を形成するものなど多彩であるが予後は良好である。

2. 病原体　*Bartonella bacilliformis*という偏性好気性の細菌で，0.25～0.5×1～3μmの多形性を示すグラム陰性菌である。ウサギ血液加寒天培地で増殖する。生体内では赤血球および血管内皮細胞に親和性を示し，それらの細胞内，および細胞表面に付着して増殖する。

3. 検査　オロヤ熱では血液塗抹標本のギムザ染色で赤血球内に細菌を証明する。病原体の分離は患者血液の培養によるが，2～3週間を要する。ペルーいぼでは皮膚病変部の病理組織標本で，毛細血管の新生と内皮細胞の増生がみられる。オロヤ熱とペルーいぼのいずれにおいても血清学的検査により抗体価の上昇がみられる。

II　疫学的特徴

1. 発生状況　発生地は南米のペルー，エクアドル，コロンビアにまたがるアンデス山地西側斜面で，標高600～3,000mの帯状をなす山岳地帯に限局する。発生地が限局する理由は本症の媒介動物（ベクター）の生息地がここに限られているためである。

2. 感染源　リザーバーはヒトで，病原体を保有するヒトの血液が感染源となる。流行地域には5%に及ぶ無症候性保菌者が存在するといわれている。

3. 伝播様式　ベクターとなる*Lulzomyia*属の吸血性スナバエ（サシチョウバエ）に刺されて感染する。

4. 潜伏期　2～5週間。

5. 感染期間　病原体は治癒後も数週間～数年間にわたり血中に存在して感染源となる。

6. ヒトの感受性　オロヤ熱は病原体に対する免疫がない人の初感染像であり，ペルーいぼは免疫が成立している人における再感染像，またはオロヤ熱の回復後にみられる再燃像であると考えられている。

Ⅲ　予防・発生時対策

A. 方針　感染はサシチョウバエの媒介によるものであり，本症の発生はその生息地域に限られるということが基本になる。

B. 防疫　流行地における予防対策として，旅行者はサシチョウバエによる刺咬を避けるよう注意する必要がある。

C. 国際的対策　基本的に本症は南米の限られた山岳地域のみに発生する疾患であるが，病原体保有者からの輸血により，ベクターが生息しない地域で患者が発生する可能性はある。

D. 治療方針　抗菌薬としてはアミノベンジルペニシリン，テトラサイクリン系薬剤，クロラムフェニコールなどが有効である。病原体そのものにも効力があるが，しばしば併発するサルモネラ属菌による敗血症を防止するためにも効果がある。

ハンセン病　Hansen's disease, Leprosy　ICD-10 A30

Ⅰ　臨床的特徴

1. 症状　ハンセン病は抗酸菌である *Mycobacterium leprae*（*M. leprae*，らい菌）による慢性感染症であり，皮膚，末梢神経などが主な病変部位である。ハンセン病に特徴的な症状として1）知覚（触覚・痛覚・温冷覚）障害を随伴した皮疹（斑・丘疹・結節など），2）末梢神経の肥厚および神経支配領域における知覚や運動障害がある。診断には上記1），2）および3）病変部におけるらい菌の検出（皮膚スメア検査，病理組織抗酸菌染色検査，PCR検査），4）病理組織検査，の4項目を総合して行う。宿主防御機構はT細胞が中心的役割を果たすらい菌特異的な細胞性免疫であり，抗体などの液性免疫反応は防御機能を示さないと考えられている。ハンセン病の病型分類には，Ridley-Jopling分類（R-J分類），世界保健機関（WHO：World Health Organization）分類［少菌型（paucibacillary：PB）と多菌型（multibacillary：MB）］や国際分類（The International Classification of Diseases：ICD）などがあるが，R-J分類とICD分類はほぼ同じである。

1）未定型群（I群，indeterminate group，A30.0）

発病初期に見られ，らい菌はほとんど存在せず（少菌型），宿主防御反応の程度により，自然治癒，類結核型，らい腫型，境界群などに移行する。1～数個の限局性低色素斑で，顔面，四肢伸側や臀部に好発し，非対称性に分布する。皮疹に一致して，軽度の知覚障害や発汗障害を認めることがある。

2）類結核型（TT型，tuberculoid type，A30.1）

らい菌に対する細胞性免疫応答が強く，病変部にらい菌はほとんど存在しない（少菌型）。通常，経過は良好で，安定している。1～数個の境界明瞭な斑（紅斑，色素脱失斑など）が主であり，非対称性に出現する。皮疹部の知覚・運動障害を生ずることが多い。

3）境界群（B群，borderline group）

TT型とLL型の中間に位置し，TT型に近いBT型（borderline tuberculoid，A30.2），LL型に近いBL型（borderline lepromatous，A30.4），BT型とBL型の中間であるBB型（A30.3）の3型に分かれる。皮膚病変や末梢神経障害の性状はTT型とLL型の中間で，多様性を示す。多くの場合，病変部にらい菌が存在する（多菌型）が，BT型では菌を検出しにくいこともある（多菌型/少菌型）。

4）らい腫型（LL型，lepromatous type，A30.5）

らい菌に対する細胞性免疫応答が弱く，そのため，多数のらい菌を病変部に認める（多菌型）。症状として斑，丘疹，結節（らい腫）などの皮疹が混在して対称性に多数生じ，進行性である。また，末梢神経症状として，知覚障害や運動障害，発汗障害が徐々に進行し，左右対称性である。

5）らい反応（lepra reaction）

ハンセン病は，通常，慢性に経過するが，時に急性症状を呈することがあり，「らい反応」と総称する。B群とLL型に発生する境界反応（1型らい反応，type 1 reaction, reversal reaction, borderline reaction）と，LL型とBL型に発生するらい性結節性紅斑［2型らい反応，type 2 reaction, erythema nodosum leprosum（ENL）］がある。境界反応では末梢神経障害や皮疹の新生・増悪などを来す。ENLでは末梢神経障害，虹彩毛様体炎，関節痛，発熱，精巣炎などを来すことがあるので迅速な処置が必要であり，さらに入院加療を要することもある。

6）鑑別診断

皮膚病変の鑑別診断として，黄色腫，サルコイドーシス，皮膚結核，梅毒，皮膚リーシュマニア症，尋常性乾癬，神経線維腫症，皮膚悪性リンパ腫，環状肉芽腫，尋常性白斑，脂漏性皮膚炎など，神経病変の鑑別診断として，アミロイドーシス，各種の知覚性ニューロパチー，また，四肢や関節変形の鑑別診断として，慢性関節リウマチなどがある。

2. 病原体　らい菌は抗酸菌の一種で，細胞内寄生性細菌である。1873年，ノルウェー人の医師G. A. Hansenがらい菌を発見した。しかし，試験管内培養に成功していない。らい菌ゲノムサイズは約3.3Mbで，機能を持つ遺伝子は約49.5%，偽遺伝子は約27%とされている。らい菌はグラム陽性抗酸性を示し，抗酸菌染色（Ziehl-Neelsen法やFite法）により赤染する。らい菌はマクロファージに貪食され，また，末梢神経のSchwann細胞に親和性が高く，これらの細胞内で増殖する。至適発育温度は33℃前後，病原性は極めて弱い。

3. 検査

1）細菌学的検査　皮膚や鼻粘膜擦過面からの組織液を抗酸菌染色し，光学顕微鏡的観察により，らい菌を検出する（皮膚スメア検査）。

2）病理組織学的検査　病変部と健常部を含めて生検し，各種組織染色および抗酸菌染色標本を光学的顕微鏡観察する。

3）特異的抗体検査　らい菌に特有なPhenolic glycolipidに対する血清抗体を検出する。この抗体はらい腫型や境界群ハンセン病に陽性であるが，類結核型では陰性であることが多い。

4）らい菌特異的遺伝子増幅検査　ポリメラーゼ連鎖反応PCR（Polymerase chain reaction）を利用し，らい菌特異的遺伝子を検出する。高感度検出法であるが，精度管理上（偽陽性，偽陰性），また，死菌・生菌の識別が困難などの問題がある。検体は生検組織などが用いられる。

Ⅱ　疫学的特徴

1. 発生状況　わが国におけるハンセン病療養所の入所者は約2,000人（2013年）であり，そのほとんどは治癒（らい菌陰性化）しているが，後遺症などのため入所している。入所者の高齢化が進み，平均年齢は約83歳である。わが国における新規発生患者は約4人前後（日本人：0～1人，外国人：2～5人程度）である。世界における年間新規発生患者は22万人（2011年）であり，患者の多い国々はインド，ブラジル，インドネシアなどである。

2. 感染源　らい菌は，従来，ヒトのみが保菌者と考えられてきたが，アルマジロやチンパンジーなども自然感染し，人獣共通感染症である。しかし，主な感染源は多数のらい菌が証明される未治療ハンセン病患者であると考えられている。

3. 感染様式　らい菌の主な感染様式は経気道とされているが，らい菌の病原性は極めて弱く，感染しても発病することはまれである。

4. 潜伏期　世代時間は11～13日と考えられている。潜伏期間は数年から数十年と考えられている。

5. 感染期間　感染性らい菌（生菌）が排出される限り感染性を有すると考えられる。しかし，多剤併用療法により，らい菌は早期に感染性を失活し，非感染性となる。

6. ヒトの感受性　男：女＝2：1であり，男性に多い。感染から発病に至る要因には種々の因子が関与している。最近，疾患感受性遺伝子としては，PARK2やPACRGなどが発症に関連性があると指摘されているが今後の解明が必要である。また，現在まで，ヒト免疫不全ウイルス（HIV）感染者におけるハンセン病の有病率はHIV非感染者と差異がなく，また，HIV感染によるハンセン病の病理変化も報告されていない。

Ⅲ　予防・発生時対策

1996年4月に「らい予防法の廃止に関する法律」，そして2009年4月には「ハンセン病問題の解決の促進に関する法律」が施行された。

A. 方針

1. 有効な予防方法が確立していないため，患者の早期発見と早期治療により，未治療期間を短縮し，活動性患者からの感染を最小限にする対策が必要である。

2. らい菌の病原性は低く，感染しても発病することはまれであることを理解させ，ハンセン病に対する偏見・差別を除く。

3. 治療は原則として，外来で行い，らい菌の感染力や病原性が低いことから，他の患者と区別する必要はない。病名，秘密保持，個人情報（プライバシー）の保護について十分配慮する。

B. 防疫

1. 予防接種や化学予防　確立された方法はない。

2. 接触者検診　家族などの接触者には検診を実施し，二次感染患者の早期発見に努める。

3. 消毒　診療に使用した器具は，一般感染症と同じ方法で消毒すれば十分である。未治療多菌型患者の感染性は高いが，健康成人では特に感染予防手投を必要としない。乳幼児，小児，免疫不全者では濃厚な接触を避ける。多剤併用療法により，感染性は早期に消失するので，化学療法を受けている患者には特別な処置を要しない。

C. 流行時対策

特になし。

D. 国際的対策

WHOは多くのNGOのグループと共に多剤併用療法（Multidrug therapy: MDT）と患者発見活動を含むあらゆる制圧手段の活動を継続・促進している。特に15歳未満の新規患者数の減少，女性患者の早期発見，障害をもつ新規患者数の減少，障害予防，障害の悪化防止などを精力的に実施している。

E. 治療方針

治療に際し，患者および家族に対して，医療従事者はハンセン病医療，患者の病状や病型，経過，治療計画や予後について十分な説明を行い，かつ，理解・納得・同意を得る（Informed consent)。疾患に対する偏見や差別の除去，効果的な治療薬の存在および規則的服用，治療期間，外来治療で治癒可能なことなどを説明し，理解させる。治療経過中に随伴する可能性のある状況，すなわち，末梢神経障害，病状の変化，らい反応などについても説明し，合併症・後遺症の防止，最終的には精神的，肉体的，かつ，社会的健康を回復することにある。治療内容は多剤併用療法（MDT)，反応性病変への対応，末梢神経病変の治療，合併症・後遺症の治療，リハビリテーションなどである。

1. 多剤併用療法（MDT）　確実な治癒と耐性菌出現を予防するため，原則として，MDTを行う。治療方針決定のため，WHO分類（多菌型：MB，少菌型：PB）が用いられる。MB（LL型，BL型，BB型，一部のBT型）は皮膚スメア検査で菌陽性，または，臨床的に皮疹数6以上，あるいは複数の神経障害を認める。PB（I群，TT型，一部のBT型）は皮膚スメア検査で菌陰性，または，皮疹数1～5，あるいは1か所の神経障害を認める。WHOの標準的なMDTとして，MBの場合，リファンピシン（RFP）600mg/月1回，ジアフェニルスルホン（DDS, ダプソン）100mg/連日服用，クロファジミン（CLF）50mg/連日服用，クロファジミン300mg/月1回服用，投与期間は12か月間で終了する。PBの場合，RFP 600mg/月1回，DDS 100mg/連日服用，投与期間は6か月間で終了する。なお日本ではMBでは2－3年間投与，PBではMBと同じ治療を6か月間実施することが多い。さらに，最近では薬剤耐性遺伝子変異検査も可能になり，RFP，DDS，キノロンの耐性検査が実施されている。

2. らい反応の治療　基本的にはらい反応のためにMDTを中止したり，変更する必要はない。炎症反応を抑制するために，クロファジミン，非ステロイド性抗炎症薬やステロイド薬を用いる。境界反応には，ステロイド薬やクロファジミンなどが用いられる。らい性結節性紅斑（ENL）には，ステロイド薬，クロファジミンやサリドマイドなどが用いられる。なお，サリドマイドは催奇形性を有しているため，使用には十二分に注意（日本では登録制である）するとともに妊婦には禁忌である。

3. 合併症・後遺症の治療　ハンセン病による機能障害や変形，あるいはその進展を防止することは，化学療法とともに重要である。四肢の末梢神経障害による手足の変形，筋萎縮に対して，理学療法や外科的療法を施行する。足底潰瘍は難治化しやすく，潰瘍部感染に対して外用抗菌薬療法，切開，腐敗組織除去術（デブリードマン）などを施行する。

4. リハビリテーション　身体的のみならず，精神的，社会的，職業的，そして経済的機能を回復することを目標として，総合的に進める。

F. ハンセン病の歴史と社会的な課題

ハンセン病は有史以来，全世界で偏見・差別されてきた病気である。外見，特に手足や顔面など，ヒトの目にさらされる部位に変形や障害がおきることがあるためである。患者を社会から排除する，隔離することなどが行われ，偏見・差別の歴史は現在まで続いている。近年では法律などで強制隔離政策を行う国もあったりして，人権問題にもなってきた。有効な治療薬が使用され治癒する病気になっても，偏見・差別は続いており，疾患の正しい知識，理解，病者に対する正しい理解が求められており，またこれらの啓発も必要である。

ハンタウイルス肺症候群（HPS：Hantavirus pulmonary syndrome）

（四類-全数）　　ICD-10 B33.4

I　臨床的特徴

ハンタウイルスは，心機能不全によらない肺浮腫を症状とするハンタウイルス肺症候群（HPS：hantavirus pulmonary syndrome）や腎症候性出血熱（HFRS：hemorrhagic fever withrenal syndrome）を引き起こす（腎症症候性出血熱の項参照）。

1993年に「Four corners」と呼ばれる米国南部のユタ，アリゾナ，ニューメキシコ，コロラド州で，発熱および急性呼吸窮迫症候群様症状を呈する疾患がアメリカ原住民の間で流行した。米国疾病予防センター特殊病原体部門の研究者を中心としたグループにより，その疾患がそれまで存在が確認されていなかった型のハンタウイルスに起因することが解明され，この疾患はHPSと命名された。

1．症状　HPSでは，3～7日間の発熱，悪寒，頭痛，肩・腰・大腿部の筋肉痛，悪心，嘔吐，下痢および眩暈が出現し，これらの非特異的症状に引き続いて，急激に呼吸不全症状とショック状態に進行する。肺末梢血管透過性亢進によって，肺間質および肺胞に両側性かつ広範な浮腫および胸水が生じる。2～4日間の気管内挿管による呼吸管理を要することが多い。致死率は約40％である。

2．病原体　ハンタウイルス（ブニヤウイルス科ハンタウイルス属）がHPSやHFRSの原因ウイルスである。シンノンブレウイルスを初めとするHPSの原因ウイルスは，いわゆる新世界ハンタウイルスに分類される。HPSの原因ハンタウイルスは，血清・遺伝子型の違いによってさらに細分される。それぞれの型のHPS原因ハンタウイルスの分布域，宿主などの特徴を表1（p.171参照）にまとめた。

3．検査　末梢血液検査で，幼弱芽胞をともなう白血球増多，免疫芽球（好塩基性細胞質，明瞭な核，高い核-細胞質比）の増多（10％以上），血小板減少，ヘマトクリット上昇が認められる。免疫組織化学的検査で死亡例の各臓器の血管内皮細胞にウイルス抗原が検出される。また，急性期から発症後十数日までの患者の単核球細胞やその他の臨床検体からも，RT-PCR法によりウイルス遺伝子が増幅される。しかし，気管支肺胞洗浄液からウイルス遺伝子は検出されない。ウイルス血症の明らかな期間は不明である。ウイルス学的には，血液や剖検時に採取された臓器からのウイルスの検出（分離，RT-PCR，感染病理学的抗原検出），ELISAや間接螢光抗体法による急性期と回復期におけるIgG抗体の有意な上昇の確認，IgM抗体の検出により診断する。HPS患者では，発症時すでに抗体が検出されうる程度に上昇している。

Ⅱ　疫学的特徴

1．発生状況　1993年にこの疾患観念が確立されて以降，米国では2004年3月までに363人の患者が報告され，その38％が死亡している。HPSは，米国にとどまる疾患ではなく，カナダでも確認され，さらにアルゼンチン，ボリビア，ブラジル，チリ，パラグアイ，パナマなどの中南米でも確認されている。HPSは，アメリカ大陸に広く存在する疾患である。

大雨の年には，食料が豊富に実りネズミの密度が高まり，そのような年にはヒトと感染ネズミとの接触機会が多くなる。HPS流行とネズミの密度とは相関があると考えられている。HPSは春と夏に多く，また，宿主ネズミの分布とHPS流行域は一致する。

2. 感染源 HPS原因ハンタウイルスの宿主は，それぞれの種のウイルスに特異的な齧歯類である（p.171表1参照）。感染宿主は，ウイルスを糞尿中に終生排出する。ハンタウイルス感染宿主である齧歯類（ネズミ）が感染源となる。

3. 伝播様式 ヒトはネズミの糞尿中に含まれるウイルスを経気道経路で吸入して感染する。ヒトからヒトへの感染はない。ただし，1996年にアルゼンチンで発生したHPS流行では，疫学的に考えてヒトからヒトへのハンタウイルス感染でしか説明がつかず，ヒトからヒトへの感染事例として報告されている。ただし，原則的にヒトからヒトへの感染はないか，あっても極めてまれと考えられる。

4. 潜伏期 9～33日間。

5. 感染期間 ヒトからヒトへの感染は，上記の1996年のアルゼンチンでのHPS事例以外では報告されていない。

6. ヒトの感受性 ヒトは一様に感受性がある。

Ⅲ 予防・発生時対策

A. 方針 HPSはわが国には存在しない感染症である。しかし，流行地でHPSの原因ウイルスに感染したヒトがわが国に入国し，発症する可能性もあり，しっかりとした診断体制を整えておくことが重要である。

B. 防疫 宿主となりうる動物の輸出入を管理することが必要である。

C. 予防 HFRSの項を参照する。ハンタウイルス感染ネズミと接触する機会を減らすことが，HPS予防に重要である。ハンタウイルスに感染する危険行為には，ネズミの捕獲および扱い，ネズミが住み着いている部屋の掃除やその部屋への侵入，ネズミの多い環境での生活が挙げられる。また，野外活動中に，ネズミが住み着いている部屋で活動するとハンタウイルスに感染することもある。つまり，ネズミが家や職場に営巣しないように衛生環境を改善し，感染ネズミからの分泌物や唾液がエアロゾール化しないように行動し，ハンタウイルスに感染する危険を回避するのが，現実的な感染予防法である。

D. 流行時対策 手洗い，手袋，マスク，ゴーグル，ガウンの装着などの標準予防策を講ずる。

E. 国際的対策 現在，応用可能なワクチンはない。

F. 治療方針 特異的治療法はなく，対症療法が基本である。HPSが疑われる患者は，可能な限り早期に高度医療施設に搬送する。特に肺浮腫，低酸素血症，低血圧に対する治療が早期に開始されることが重要である。循環管理のための肺動脈カテーテルを挿入し，緻密な呼吸循環管理を行う。

膜型人工肺（ECMO：extracorporeal membrane oxygenation,）は，重症肺浮腫による呼吸不全の治療に有用である。呼吸管理のほかに，循環管理も可能な静脈-動脈間ECMO（venoarterial ECMO）による治療で，循環動態の改善が期待できる。

ヒストプラスマ症　Histoplasmosis　ICD-10 B39
ダーリング病　Darling's disease
アメリカヒストプラスマ症　American histoplasmosis

I　臨床的特徴

1. 症状　ヒストプラスマ症（カプスラーツム型）は全身性真菌症の一つであり，別名「洞窟熱：Cave fever」ともよばれ，洞窟探検家にしばしば見られる深在性真菌症である。また，罹患部位，感染・発病からの時間的経過，感染パターンにより以下の病型に分類される。

1）急性肺ヒストプラスマ症

少量暴露であれば，ほとんどのものでは不顕性感染ないし軽症で自然に改善する。発病する場合，大量暴露では2~4週間後にインフルエンザ様症状（悪寒，発熱，筋肉痛，頭痛など）とともに発病し，胸部X線所見，胸部CT所見にてびまん性粒状影，結節影，肺門リンパ節腫大などが認められるようになる。

2）慢性肺ヒストプラスマ症

慢性空洞性肺ヒストプラスマ症ともよばれ，喫煙者に見られる慢性閉塞性肺疾患（COPD）やブラなどを基礎疾患として持つものに多く見られる。症状として咳嗽，喀痰，呼吸困難，微熱，体重減少などがみられ，胸部X線検査では浸潤影，空洞陰性や胸膜肥厚など肺結核に類似した所見が認められる。無治療では緩徐に進行し，最終的に呼吸不全に至る。

3）播種性ヒストプラスマ症

免疫能の低下したものに通常発病する。リスクとしてHIV感染（CD4<200/μL），超高齢，ステロイドや抗TNF-α製剤などの免疫抑制剤の使用などがあげられる。一般的には発熱，体重減少などが認められ，急性，急速進行性，致死性などの経過では，びまん性間質陰影や粒状網状陰影を伴う呼吸不全，ショック症状，凝固異常，多臓器不全を伴う。

2. 病原体　原因真菌は*Histoplasma*属菌である。*Histoplasma*属には*Histoplasma capsulatum var. capsulatum*, *H. capsulatum var. duboisii*, *H. farciminosum*があり，その各々による感染症はカプスラーツム型，ズボアジイ（アフリカ）型，ファルシミノーズム型ヒストプラスマ症とよばれ，最も一般的なものはカプスラーツム型である。*Histoplasma*属はバイオセーフティレベル3の病原体で，自然環境内では菌糸形，感染宿主内では酵母形を示す二形性真菌（Dimorphic fungus）であり，細胞内寄生菌である。

3. 検査　本症の診断法として，分離培養法，病理組織学的診断，抗原検出法，抗体測定法，遺伝子診断法があるが，病型や患者の免疫学的背景によって有用性が異なってくる。一般的に分離培養法の陽性率は低く，海外では抗原検出法（とくに尿中抗原）が有用とされている。また，近年では遺伝子診断法の有用性の報告も認められる。

Ⅱ 疫学的特徴

1. 発生状況 本症は，アメリカ大陸，ヨーロッパ，アフリカ，東南アジア，オーストラリアなどに広く見られており，特に米国東部および中央部（オハイオ，ミシシッピー川流域）は世界最大の流行地で，ヒストプラスミン反応陽性率（既感染率）が全住民の90%にも達することがある。わが国では2013年現在70数名の症例が把握されおり，ほとんどの症例はカプスラーツム型で，海外での感染を疑われているが，一部については国内感染例も考えられている。

2. 感染源 *Histoplasma*属菌は一般的に土壌中に生息しており，コウモリや鳥の糞などで活発に発育し，そこから空気中に散布された胞子を吸入することで経気道的にヒトに感染する。

3. 伝播様式 ヒトからヒトへの感染はないとされている。

4. 潜伏期 潜伏期は3~17日で，通常は10日程度といわれている。

5. 感染期間 潜伏感染も知られているが，正確な感染期間は不明である。

6. ヒトの感受性 免疫能が正常なものでは不顕性感染の形をとることが多く（一般的に感染者の95%は無症状であるとされている），発病に至るものは少ないが，免疫不全者とくにHIV感染者など細胞性免疫能が低下しているものでは重篤な病態になりやすい。

Ⅲ 予防・発生時対策

米国などの汚染地域では集団感染もしばしば報告されている。最大の予防法は本症の流行地への渡航を避ける事である。やむを得ない場合でも，コウモリや鳥の糞で汚染された土壌との接触を極力避ける。また，職業上これらの感染源との接触が想定される場合は，感染防止用のマスク等を着用することも推奨されている。免疫能が正常であれば感染しても発病することは少ないが，発病した場合は治療の対象となり，基本的に抗真菌薬（Itraconazole，Amphotericin B）が投与される。抛真菌薬の予防投与は免疫不全者などでは有効との報告もある。

鼻（び）疽（そ） Glanders（四類感染症） ICD-10 A24.0

1. 病原体と疾病の分布

鼻疽GlanderはBSL3の病原体である*Burkholderia mallei*によって起こる疾病。感染症法では病原体は三種病原体として保有が制限されている。類縁の*B. pseudomalleiha*（類鼻疽菌）は野生型で運動性があり，*B. mallei*（鼻疽菌）は運動性遺伝子を欠損し，馬などの野生動物に高度に寄生した病原体。

鼻疽は野生馬の減少とともに疾病頻度は減少しているが，中央アジアに散見される。疾病はわが国には常在しないことから，感染症法の疾病分類では四類感染症に区分されている。家畜伝染病予防法でも監視伝染病に指定されている。鼻疽の感染症例はほぼ馬，ロバなどの野生動物に限局し，世界的にも人感染は現在ではほとんど見られない。動物から人への伝播は極めてまれ。アジアの汚染地区では人だけでなく，羊，猫，山羊，犬，牛，馬，及び豚などの家畜，愛玩動物も感染する。

現在では鼻疽はほぼ中央アジアの馬などの野生動物の感染症に限定される。

2. 症状と兆候

ヒトの場合肺炎，膿胸あるいは肺に結節を形成する。

通常は暴露から感染症状が出るのは2～4週と考えられるが，発病が明確になるのに数年かかる事例もある。

3. 治療

初期治療は点滴による抗菌剤の静脈内投与が必須で，約二週間の集中投与が重要になる。その後経口投与による3～6か月の長期治療が必要。初期の静脈投与を怠ると治療に失敗し，疾病が慢性化する。

類鼻疽と同じく人の治療はCeftazidimeあるいはMeropenemの静脈注射を8時間ごとに10～14日間投与，つづいてTrimethoprim-sulfamethoxazole，あるいはDoxycyclineを一日2回を経口投与する。3～6か月の経口投与を推奨している。馬では発症があれば治療は行わず，摘発淘汰される。

患者からの感染はほとんどなく，治療にあたる医療スタッフは，患者からの直接の咳，エアゾルの吸引をさけるため，マスク，グローブ，ガウンを着用する通常の感染防止措置を取るだけでよい。

肥大吸虫症　Fasciolopsiasis　ICD-10 B66.5

I　臨床的特徴

通常ブタの小腸内に寄生している肥大吸虫（*Fasciolopsis buski*）はしばしばヒトにも感染する。17～75×8～20mmと大きな成虫が腸粘膜に吸着し，糜爛や潰瘍を形成するために症状として腹痛，下痢，血便などが見られる。診断は検便により130～140×80～85μmの小蓋を有する大形の虫卵を証明することであるが，肝蛭卵と類似しているので，その鑑別が重要である。

Ⅱ 疫学的特徴

流行地は中国，台湾，ベトナム，タイ，マレーシア，インドネシア，インドなどでわが国には常在しないが，旅行者による輸入例が散見される。糞便とともに排出された虫卵からミラシジウムが水中に遊出し，中間宿主であるヒラマキガイに入りセルカリアにまで発育する。このセルカリアが水中に出て水生植物などの表面に付着してメタセルカリアとなる。ヒトは菱の実などを食べてメタセルカリアを摂取して感染することが多い。

Ⅲ 治療・予防

治療はプラジカンテル（ビルトリシド®）75mg/kg/日を分3，1～2日間投与する。予防は菱の実の生食をしないようにすることと流行地での生水の飲用を避けることである。昔は東アジアや東南アジアで菱の実をチューインガムのように口に入れて噛む風習があったが，最近は見られなくなっている。

ヒトのオルフウイルス病 Human Orf disease ICD-10 B08.0
伝染性膿疱性皮膚炎 Contagious ecthyma

Ⅰ 臨床的特徴

1. 症状 手指，腕，顔面などに直径2～3cmに達する丘疹あるいは膿疱疹として発生する。孤在性の場合が多い。数週間の経過で多くは治癒する。細菌による二次感染で化膿性となる。局所リンパ節の腫脹をともなうこともあり，発熱も見られる。

2. 病原体 ポックスウイルス科のパラポックスウイルス属ヒツジの伝染性膿疱性皮膚炎ウイルスである。本ウイルスはほかのパラポックスウイルス，ウシの偽牛痘ウイルス（このウイルスはヒトの手指などに搾乳者結節を起こす），ウシの丘疹性口炎ウイルスと近似している。

3. 検査 病変部組織の電子顕微鏡によるウイルス粒子の証明，抗血清を用いるウイルス抗原の証明またはヒツジ胎児細胞，精巣細胞などでのウイルス分離。

Ⅱ　疫学的特徴

1. 発生状況　本ウイルスの分布は世界的と考えられ，牧羊の盛んな国ではヒツジに多発し，ヒツジ飼育者の職業病として著名である。ヒツジ，ヤギ，トナカイ，そのほか野生のヒツジなどにも感染があることが知られていて，主に一年以内の幼獣で症状が著しく，口唇，顔面，時に乳頭，蹄などに膿疱疹を作り，疣状塊となることもある。日本ではニホンカモシカに本ウイルスまたは酷似したウイルスによる同様の疾病の発生が知られている。ヒツジでは再感染が成立すると見られる。

2. 感染源　感染動物の病巣

3. 伝播様式　感染動物の病巣との直接，間接の接触により起こる。創傷のある皮膚から感染が成立すると見られる。

4. 潜伏期　3～6日

Ⅲ　予防・発生時対策

1. 特段の対策はない。感染動物への接触を避けることが肝要である。
2. 治療は特にしなくても通常数週間の経過で治癒する。

皮膚糸状菌症　Dermatophytosis　ICD-10 B35

白癬（はくせん）　Ringworm（Trichophytia）

輪癬（りんせん）　Tinea，黄癬　Favus，渦状癬　Tinea imblicata

皮膚糸状菌は，一群のケラチン好性真菌で皮膚・毛・爪などに寄生し，皮膚糸状菌症（白癬，黄癬，渦状癬）を生じる。ただし今日，黄癬，渦状癬は殆ど経験することは無くなったので，皮膚糸状菌症すなわち白癬（広義）と同義語として使用することが多い。皮膚糸状菌は白癬菌，小胞子菌，表皮菌の3菌属に分けられ，また，主たる宿主，生息環境によって，土壌好性菌，動物好性菌，ヒト好性菌の3群に分類され，感染経路などを考える場合には便利である。白癬は，菌が表皮角質層・毛・爪などのいわゆる「死んだ組織」に寄生する浅在性白癬と，菌が真皮内に侵入し炎症性肉芽腫内で増殖・発育する深在性白癬とに大別される。白癬の臨床病型は，菌種，病変部位，宿主の免疫状態などに影響され，一つの疾患が一つの白癬菌によって起こされるのではなく，数種の菌種が一つの疾患の原因となる。その病型の分類法もさまざまであるが，今日では病変の発生部位に従って分類するのが一般的である.すなわち頭部白癬，体部白癬，股部白癬，手白癬，足白癬，爪白癬，白癬性毛瘡，白癬性肉芽腫などがある。

I 臨床的特徴

1. 症状 頭部白癬（Tinea capitis）には，頭部浅在性白癬，ケルスス禿瘡がある。頭部浅在性白癬は，頭部に境界明瞭な類円形の粃糠様の鱗屑を伴った脱毛斑が出来る。病巣内の毛髪は根部が白く変色し切断し，病毛は容易に抜去できる。原因菌種により症状がやや異なる。ケルスス禿瘡は炎症症状が顕著となり，排膿，圧痛が増し，膿瘍は波動を触れる。局所リンパ節腫脹，発熱，悪感などの全身症状を伴うことが多い。白癬疹をしばしば合併する。同様の病変を男性のひげの部分に生じたものを白癬性毛瘡と呼ぶ。

体部白癬は，生毛部における白癬菌の感染で，典型的には環状の丘疹，鱗屑，紅斑を呈する。鼠径部に生じたものは股部白癬と呼ぶ。足白癬には，趾間の鱗屑，浸軟がみられる趾間型，足底を中心に小水疱が出現する小水疱型，踵を中心に過角化がみられる角質増殖型に分けられる。爪白癬は，爪の白濁や肥厚，変形がみられ，足白癬や手白癬が基礎にあることが多い。白癬性肉芽腫は，真皮ないし皮下組織に菌が侵入し，組織内で増殖，発育，肉芽腫性病変ないし膿瘍を形成する疾患で深在性白癬である。感染源は患者自身の表在性白癬病巣のことが多い。

2. 病原体 病型によって原因となる皮膚糸状菌の種が幾分異なる。頭部白癬の原因菌は*Microsporum canis*，*Trichophyton tonsrans*，*T. rubrum*など。動物から感染した*M. canis*，*T. mentagrophytes*，*T. verrucosum*などは体部白癬，股部白癬では*T. rubrum*が圧倒的に多いが，顔や四肢などの露出部では，ペットから感染した*T. mentagrophytes*，*M. canis*もみられる。足白癬，爪白癬の原因菌*T. rubrum*や*T. mentagrophytes*がほとんどである。

3. 検査 診断には直接鏡検，真菌培養が基本である。検査材料は頭部白癬の場合，鱗屑や病毛，体部白癬，股部白癬，足白癬などでは鱗屑や水疱蓋，爪白癬は白濁した爪を用いる。直接鏡検は，スライドグラスに試料を置き，カセイカリ液（カセイカリ10～20%，ジメチルスルフォキシド（DMSO）20%）を加え，10～20分後に顕微鏡のコントラストを強くして鏡検。菌糸状あるいは分節胞子状の菌体を確認する。培養には，サブロー培地（抗菌剤含有を用いると汚染しにくいが，*Aspergillus*属，*Fusarium*属，*Cryptococcus*属は発育抑制される）。最近は分子生物学的な手技も導入されている。ケルスス禿瘡，深在性白癬では，トリコフィチン反応が参考になる。深在性白癬では，皮膚生検，生検組織の真菌培養が必要である。

II 疫学的特徴

1. 発生状況 原因菌種は地域によって多少の差があるが全世界に存在し，特に温暖，多湿の地域に多い。小児の頭部白癬やケルスス禿瘡はわが国においては第二次世界大戦後激減したが，*M. anis*，*T. tonsurans*などによる頭部白癬，体部白癬の症例が時に小流行として見られている。足白癬，爪白癬は，一般的に初夏以降に増加，冬に軽快するが，角化型足白癬，爪白癬は一年を通じてみられる。年齢とともに罹患率が上昇する。深在性白癬の頻度は低い。

2. 感染源 伝播様式菌種によって本来宿主があり，*T. rubrum*，*T. mentagrophytes*，*T. tonsurans*などはヒト，*M. canis*はネコやイヌなど。また*M. gypseum*は土壌中に存在する。直接の接触，あるいは環境中から汚染によって感染する。汚染された環境として，患者が家族のいる家庭が挙げられる。

3. 潜伏期 感染時期が明らかな例では，体部白癬で数日から2週間などの報告があるが，一般にはっきりしない。足白癬などではほとんど無症状の時期がかなり長いと推測される。

4. 感染期間 患者では病巣の存在する期間。家庭内などで，菌が感染した皮膚や毛が感染源となるが，数カ月は感染力があると知られている。犬や猫では，特に成獣で無症状のままに菌を保有する例が多く，感染源となりうる。

5. ヒトの感受性 多少の個人差や菌種差はあるものの，状況によって容易に感染する。

Ⅲ 予防・発生時対策

A. 方針

家庭内では患者からの菌の排出と，排出された菌との接触を防ぐ。患者の治療が最優先であり，その上で消毒しないタオルや衣類，履物の共用を避ける。足はできるだけ清潔で，乾燥した状態に保つ。職場での検診，教育を進める。ペット，家畜の皮膚の健康状態に注意するとともに，これらとの密接な接触を避ける。

B. 防疫および治療

保健所への届出，患者の隔離や行動の制限などすべて不要。しかし国によっては頭部白癬などへの罹患が入国の支障になる可能性もある。予防接種はない。

頭部白癬，ケルスス禿瘡，白癬性毛瘡，角質増殖型足白癬に対しては，イトラコナゾール，テルビナフィンの内服。2～4週間。外用剤は不要。

体部白癬，股部白癬，趾間の白癬や小水疱型足白癬では外用剤が第一選択であるが，短期間（2～3週間）の内服剤も有用。

爪白癬に対してはテルビナフィン，イトラコナゾールの連続あるいはパルス療法。3～6ヶ月を要する。

深在性白癬に対しては，患者の免疫学的なバックグラウンドの検索。上記内服剤の使用。

C. 流行時対策

学校や施設などで，頭部白癬，体部白癬の流行が見られたときは，患者数や患者分布の確認。菌種の確定とともにその流行源の推定とそれに対する治療などの対策。帽子や履物などの消毒と，共用の禁止。患者とその家族への情報の配布と教育。

百日咳 Pertussis（Whooping cough）（五類-定点・学2） ICD-10 A37
パラ百日咳 Parapertussis

I 臨床的特徴

1. 症状 百日咳は特有な痙攣性咳嗽を主徴とする急性呼吸器感染症で，主病変は気管支上皮の炎症である。全経過は6～8週間，3期に分けられる。

1）カタル期（1～2週間）発病は潜行性で鼻汁・乾性咳嗽・結膜充血・流涙・微熱などを呈し，咳が次第に激しく刺激性になってくる。

2）痙咳（発作）期（2～4週間）激しい咳が頻発する。通常の鎮咳剤に反応せず連発性になり，顔を真赤にして咳き込む。この発作中は吸気する間がなく1呼気中に数回～十数回の反復性の咳（Staccato）をした後，吸気とともに空気が声門に吸引される時笛声が聞かれる。顔面浮腫状，前傾姿勢をとり舌を出している。嘔吐を伴い，粘稠性の透明な痰を喀出すると治まる。この発作は夜半に多い。その繰り返しをRepriseという。普通平熱で胸部所見は乏しい。顔面に出血斑や眼球結膜出血を見ることもある。疲労や体重減少も認められる。

3）回復期（2週間）発作性の痙咳や笛声，嘔吐は次第に軽くなるが，咳は軽い刺激によっても誘発され，数か月も続くことがある。

診断は臨床症状に加えて絶対的リンパ球増多をともなう著しい白血球増多（白血球数15,000以上，リンパ球70％以上）があれば強く疑われる。ただし，幼若乳児ではこの所見が認められるとは限らない。予防接種歴，感染者との接触歴も参考になる。CRPは陰性，赤血球沈降速度は亢進しない。胸部エックス線像では肺紋理増強，肺門周囲浸潤程度であるが，肺門を頂点として斜下方に広がり，横隔膜を底辺とする三角形の陰影の見られることもある。重感染があれば，これらの症状や所見は修飾される。百日咳罹患者のほとんどはワクチン未接種者である。乳児期での罹患は重症化しやすく死亡したり，脳症による重度の障害を残すこともある。

パラ百日咳は百日咳よりも軽症であるが，臨床的に区別し難い。学童期に見られる。百日咳の数％か。1～2週間の潜伏期の後，上気管炎または気管支炎の症状で発症し，咳嗽が増強する。しかし発作性咳嗽は2～3週間で程度も軽い。百日咳ワクチン完了者で百日咳様症状が認められれば疑ってみる。白血球増多・リンパ球増多も見られる。

百日咳は痙攣性ないし頑固な咳を特徴とする疾患との鑑別を要する。反復性，遷延性あるいはアレルギー性気管支炎，細気管支炎，肺炎，気管支喘息，気道異物，マイコプラズマ感染症などで，細菌検索，抗体価，血液像，胸部エックス線像などで区別する。

2. 病原体 百日咳菌*Bordetella pertussis*。グラム陰性桿菌，発育にはceplalexin加グリセリンじゃがいも血液培地（ボルデー・ジャング培地）又はシクロデキストリン固型寒天培地（CSM培地）が必要である。新しく発育した菌の抗原型は第Ⅰ相菌で，培養の経過中に第Ⅱ，Ⅲ，Ⅳ相菌を生ずる。百日咳菌には，

1. 百日咳毒素Pertussis toxin PT： 1）白血球増多因子leukocytosis promoting factor, LPF 2）ヒスタミン増感因子histamin sensitizing factor，HSF 3）インスリン活性化蛋白ilet activating protein
2. 繊維状血球凝集素 FHA（filamentous hemagglutinine）
3. 69KD外膜蛋白 69KD outer membrane protein, Pertactin
4. 易熱性毒素 heat-labile toxin
5. 易熱性凝集素 heat-labile agglutinogen
6. 内毒素 endotoxin

などが存在しこれらが百日咳の病態生理に関与している。

パラ百日咳*Bordetella parapertussis*。グラム陰性短期桿菌。ボルデー・ジャング培地のみならず普通寒天培地にも発育する。褐色色素を産生しベータ溶血を呈する。

百日咳とパラ百日咳とは菌の分離によってのみ鑑別可能である。

3. 検査

1）菌検査：鼻咽腔粘液，喀痰を採取後直ちに上記培地に接種して4日以上観察する。咳を平板培地に吹きつける方法Cough plateよりもこの方が優れている。菌はカタル期，痙咳初期に検出されるが，その後は検出されにくくなる。

2）血清抗体価：百日咳菌凝集素価が流行株（1，3型）に対してペア血清で4倍以上の凝集素価の上昇を示す場合には百日咳を疑う。百日咳菌抗体価は血清中の抗PT，抗FHA抗体をELISAによって測定する。

3）遺伝子検査法：百日咳菌の検査方法として，LAMP法（Loop-mediated isotheermal amplification）が高感度の遺伝子検査法として特異性が高い。パラ百日咳の検出は挿入配列（IS/001）を標的としたリアルタイムPCRが行われている。

Ⅱ 疫学的特徴

1. 発生状況 百日咳は世界的に見られ乳幼児に多発する。わが国では1950年（昭和25年）には120,000人以上の届出があったが，予防接種の普及とともに減少し幻の病気といわれるまでに至った。ところが1974年（昭和49年）のDPTワクチン接種事故を契機として予防接種の中止に伴い，79年には患者13,095人，死亡41人に達した。改良ワクチンによる接種再開後の届出患者数は，80年5,033人，85年938人，90年583人，92年391人と再び減少しているが，この後，百日咳患者の報告年齢は，年長児ならびに成人にシフトしており，2000年当時は未だ乳幼児が中心であったが，2010年には，小児科定点からの報告であるにもかかわらず，成人が50％以上を占める状況である。実数は届出数をかなり上回っていると考えられる。

2. 感染源 ヒト，患者の鼻咽腔や気道分泌物およびそれらに汚染された器物。

3. 伝播様式 患者からの飛沫感染や直接接触によって感染する。汚染されたばかり

の器物を介しても起こりうる。最近，年長児や親同士を介しても小児に伝播される。

4. 潜伏期 7～10日。まれに14日以上。

5. 感染期間 感染後7日ころからカタル期の初期に感染力は最大で，痙咳期になると次第に低下して20日後には濃厚に接触しない限り感染しなくなる。抗菌薬治療開始後は3日以内に感染性はほとんどなくなる。

6. ヒトの感受性 感染係数は85%程度で発症しやすい。母体からの経胎盤受動免疫はわずかに認められるものの，生後2か月には消失する。新生児百日咳は重症である。罹患後は長期間免疫が保持されて再罹患は滅多に起こらない。乳幼児期を過ぎると軽症になり，年長児や成人の症例も認められるが激しい咳だけが目立ち，非典型的経過のために見逃されることも少なくない。

Ⅲ 予防・発生時対策

A. 方針

乳児を持つ両親に百日咳の危険性，合併症の恐ろしさ，予防接種の有用性について教育する必要がある。百日咳は感染力が強く，いったん発症すると治療が困難である。乳児では重症で致命率も高いので予防すべき疾患である。予防接種の有効性は認められている。従来の全菌体ワクチンでは内毒素による副反応が問題であったが，感染防御のために菌体表面に存在するFHAとPTを含むコンポーネントワクチンAcellular vaccineがわが国で開発され，1981年（昭和56年）から改良ワクチンとして用いられ，安全性が認められている。

B. 防疫

1. 厚生労働省感染症発生動向調査の対象疾患として定点から報告されている。

2. 予防接種法に基づいて定期予防接種を行う。DPT3種混合ワクチンとして接種時期はジフテリア，破傷風とともに第1期に行う。1994年（平成6年）10月の予防接種法の改正で生後3か月から90か月までに接種することとなった。2012年11月からはDPT-IPV混合ワクチンの使用が可能となった。

C. 流行時対策

1. 患者の早期診断と病原菌検索 感染力はカタル期に最大であるが，この時期に診断することは難しい。患者を感受性者（特に乳幼児，中でもワクチン未接種者）に曝露しないようにする。

2. 接触者の発病の早期診断 接触者がワクチン未接種乳児のリスクファクター保有者か否かを速やかに調査する。患児から親同士の接触を経て他家族の小児に伝播されることもある。年長者では激しい咳だけが主症状であることに注意する。

3. 患者に接触した者にワクチン追加免疫を行う所（外国）もあるが，一般にはクラリスロマイシン予防内服を7～14日行う。内服5日後までは免疫のない小児との接触を避ける。抗菌薬は感染可能の時期を短縮するが，潜伏期またはカタル期初期に与えられない限り症状は軽減しない。

4. 一般の人々，特に乳幼児を持つ母親に百日咳の危険性を周知教育し，予防接種の必要性と正しい受け方を認識させる。

5. 予防接種未完了乳幼児は人の集まる場所を避ける。

D. 国際的対策

百日咳はWHOのEPI（拡大予防接種計画）の対象疾患である。EPIでは生後6週DPT第1回，10週DPT第2回，14週DPT第3回をポリオと同時接種する方式である。したがって海外渡航前に乳幼児は完全な基礎免疫が必要である。

E. 治療方針

抗菌薬は乳幼児が対象であるため主としてクラリスロマイシン内服が行われる。エリスロマイシン，セフジトレンピポキシルも適応である。経口抗菌薬の中でセファレキシンやセファクロルは無効である。静注用ではロイコマイシン，ピペラシリン，セフォペラゾン，ラタモキセフ，セフォタキシムが有用である。ただし，カタル期には有効であるが，痙咳期に入ると臨床効果は期待できず，経過も短縮できない。静注用ガンマグロブリンの使用は，含有される抗PT抗体の中和作用が期待できる。

パラ百日咳菌に対する最小発育阻止濃度MICは百日咳菌よりも高いが，アンピシリン，エリスロマイシン，テトラサイクリン，いずれも有効である。

ピンタ　Pinta（Carate）　ICD-10 A67

*Treponema pallidum Carateum*による皮膚限局，慢性，非性病性，トレポネーマ症。

中南米〔メキシコ，ベネズエラ，コロンビア，エクアドル，ペルー，ブラジルを含む〕の風土病といわれる。感染様式は，主として幼少期における皮膚・粘膜の直接接触といわれ，患者の初期病変，擦過傷，昆虫の刺傷などが媒介すると考えられている。症状は，3期に分類される。初期は，病原体に暴露された部位の多形紅斑様皮疹で時に浸潤を伴う。紅斑は拡大傾向や，衛星病変を伴うこともあり，皮疹が癒合・拡大すると圧痛を伴う。全身に皮疹が出現する全身皮疹期は数ヶ月から数年後で，斑状の色素脱失，色素沈着，紅斑になる。さらに2～5年後には，多様な灰色から青灰色の色素沈着斑，肘部・膝部・足関節部，手関節部，手背の脱色素斑，下腿・前腕・肘部・膝部・足関節部・掌蹠に過角化病変を生じる後期へ移行する。診断は，臨床症状と患者の出身地，病巣浸出液からの病原体の証明による。梅毒血清反応陽性。梅毒やフランベシアと同様にペニシリンが有効で，ペニシリンアレルギーにはテトラサイクリン，エリスロマイシンを使用する。

Bウイルス病　B virus disease（四類-全数）　ICD-10 B00.4

I　臨床的特徴

1. 症状　発熱，創傷部の水疱，しびれ，頭痛，神経麻痺，神経症状が出現する。アジア産マカク属サルに咬まれたり，引っかかれたりした後，発熱，頭痛，肺炎，神経症状が出現する。ときに傷口に水疱などの皮膚症状が見られることもある。サルによる創傷の後，皮膚の水疱，神経症状が出た場合にはBウイルス病を疑う。未治療では，発症から1日から3週間で，8割が脳炎を発症して死亡する。生存したとしても重篤な後遺症が残ることが多い。ただし，バラシクロビルやアシクロビルなどによる初期治療が導入されるようになってから，完全寛解例も見られる。

2. 病原体　ヘルペスウイルス属のBウイルス（*Cercopithecine herpesvirus 1*）が病原体である。遺伝子構造や構成蛋白の抗原性において，Bウイルスはヒトの単純ヘルペスウイルス1型や2型に類似し，エンベロープをもつDNAウイルスである。サルでは無症状若しくは口腔粘膜や皮膚に水疱をつくるだけの軽い疾病だが，ヒトでは発病すると重篤であることが多い。

3. 検査　確定診断は，皮膚病変部又は脳脊髄液を用いたPCRないしウイルス分離による。ウイルス抗原検出検査材料として，咽頭拭い液，脳脊髄液，咬傷部・擦過部位の生検組織が用いられる。ウイルス分離・同定による病源体の検出［ウイルス分離（少量培養のみBSL-3）による］やPCR法による病源体の遺伝子の検出が診断に必要である。

抗体検出による血清学的診断も有用である。血清ELISA法（ドットブロット法を含む）による抗体検出が有用であるが，単純ヘルペスウイルスとBウイルスは抗原性において交差するので，この診断法による確定診断は難しい。急性期と回復期における抗体価の有意な上昇を確認する必要がある。MRIでは，視床から上部脊髄にかけて異常所見を認める。脳脊髄液中の細胞増加，蛋白増加が認められる。

II　疫学的特徴

1. 発生状況　東南アジア産のマカク属サル（アカゲザルやカニクイザルなど）に蔓延している。多くのニホンザル，台湾ザルもBウイルスに感染していると考えられている。しかし，ヒトの発病例は極めて少なく，全世界でも50例以下である。また，理由はわからないが，Bウイルス病の発生は米国およびヨーロッパの研究所等に限られ，アジアでは報告されていない。

2. 感染源　東南アジア産のマカク属サル（アカゲザルやカニクイザルなど）が感染源となる。

3. 伝搬様式　マカク属サルに咬まれたり，解剖や実験で直接皮膚や粘膜にサルのだ液や培養細胞が付着したりして感染する。そのため，霊長類を用いる研究者，技術者，獣医師などが感染することが多い。眼粘膜にサルから排出物をかけられて発症した例も報告されている。

4. 潜伏期 3日～3週間（普通は1か月以内に発症）

5. 感染期間 Bウイルスによる脳脊髄炎で死亡した患者の中に，サルに接触したのが発症から1年以上遡る事例が報告されており，一度Bウイルスに感染したら，終生潜伏感染するものと考えられる。

6. ヒトへの感受性 ヒトは一様に感受性があるが，ヒトからヒトへと感染が拡大することはない。

Ⅲ 予防・発生時対応

A. 防疫 感染症法によると，Bウイルス病患者を診た場合には，最寄りの保健所に直ちに届出しなければならない。

B. 予防 多くは研究機関の動物実験室や動物ブリーダーにおいて飼育されているサルとの接触により感染する。接触予防策（マスク，グローブ，フェイスマスク，ガウン等の着用）が重要である。また，サルに咬まれないよう注意する。

C. 流行時対策 流行の形態は散発的な場合のみである。ヒト-ヒト感染は極めてまれであり，そのリスクは低い。

D. 国際的対策 SPFサルコロニーの形成の努力がなされているが，なかなかBウイルスをコロニーから排除することは困難である。研究機関の動物実験室等での感染予防マニュアル整備が求められる。感染予防教育，感染予防策の実施が重要である。

E. 治療方針 医療提供者は，Bウイルス患者の治療の際には必ず手袋，マスク，眼鏡等により粘膜を保護する。サルに咬まれた後は，直ちに（5分以内），15分以上よく洗浄することが感染予防上重要である。傷口は石けん又は消毒薬を用いて，目・粘膜は流水を用いて丹念に洗浄する。抗体検査のため，患者の急性期血清を確保する。咬んだサルのウイルス学的検査（抗体検査など）を要する場合もある。サルがBウイルスを排出していることが明らかで，傷が深く十分消毒できなかった場合には，予防投与を開始する。ウイルス検査が陽性の場合や，臨床症状（創傷周辺の掻痒，疼痛，しびれなど）が現れた場合には，治療のための抗ウイルス薬投与を開始する。陰性の場合は，Bウイルス抗体価を測定し，3週間以上症状が出現しないか注意して経過観察する。咬まれた後の発症予防及び治療には，アシクロビル，バラシクロビル（アシクロビルのプロドラッグ），ファミシクロビル，ガンシクロビルが用いられる。発症予防には曝露後2～3時間以内に下記の抗ウイルス剤を投与する。アシクロビル（10mg/kg 8時間ごと）を14日以上の期間投与する。神経症状のある時はガンシクロビル（5mg/kg 12時間ごと）を14日間投与する。抗ウイルス薬は可能な限り早期に投与開始する。Bウイルス感染が確認された患者では，治療終了後には，Bウイルスの再活性化予防のためにバラシクロビルやアシクロビルの経口投与を継続する。

フィラリア症 Filariasis ICD-10 B74

I 臨床的特徴

1. 症状 体各組織（リンパ節，皮下，腹腔，体腔など）に寄生する一群の線虫による感染症である。リンパ系寄生種としてはわが国にはかつてバンクロフト糸状虫とマレー糸状虫が分布した。いずれもリンパ節，リンパ管に寄生する。症状は成虫によるものが主体である。バンクロフト糸状虫症の初期の急性期症状として熱発作（クサフルイ Filarial fever），リンパ節炎，リンパ管炎が見られる。熱発作には気温，過労など何らかの誘因が認められる。また，身体各部の疼痛，異常感覚を伴う場合，広範な皮膚の丹毒様発赤が認められる場合もある。リンパ管炎，リンパ節炎で表在リンパ組織が寄生された時は局所の浮腫，腫脹，圧痛等を示す。深部リンパ組織では精索，陰嚢，後腹膜が侵されることが多く，精索炎などとして現れる。以上の急性期症状はいわばアレルギーによる諸症状であり，これが長年繰り返して起こるとリンパ管閉塞につながり，慢性期の特異な諸症状を呈する。すなわち，リンパ管瘤，リンパフィステルあるいは陰嚢水腫，乳糜尿等である。陰嚢水腫はリンパ管瘤がもととなって発症するが，フィラリア症の特徴的な症状の1つで，精巣組織間にリンパ液が貯留することによる。乳糜尿とは尿中に乳糜が混入したものをいうが，通常は乳白色で，血液を混じる場合もある。ミクロフィラリアも検出される。これらの病態は終局的には象皮病（Elephantiasis）に至って完成する。バンクロフト糸状虫症の場合は特に下肢，陰嚢に見られる。まれに上肢，乳房にも起こる。これは長年月のリンパうっ滞にともなう刺激によって上皮，皮下組織の癒着，皮下組織の増殖，次いで上皮の肥厚，組織沈着，色素脱失等を来し，これに細菌感染が合併することに由来する。一方，マレー糸状虫症においては基本的に病態はバンクロフト糸状虫症に類似しているが，症状は軽度で，また陰嚢水腫，乳糜尿は見られない。象皮病そのものも上下肢ともに侵されることはあるが，末端部に限局していることが多く，皮膚の変化も軽度である。

また，これらのフィラリアの肺動脈などへの異所寄生の例から熱帯好酸球症（Tropical eosinophilia）と呼ばれる病態が見つかることがある。末梢血中に高度の好酸球の増多が見られ，夜間に喘息様の呼吸困難を起こすのが特徴である。

2. 病原体 リンパ系寄生性フィラリアにはバンクロフト糸状虫 *Wuchereria bancrofti* およびマレー糸状虫 *Brugia malayi* がある。いずれも雌雄異体で，前者は雌が80～100×0.3mm，雄が40～45×0.1mm，後者は雌が55×0.2mm，雄が22～23×0.1mmと，後者の方が小さいが，いずれも糸状の特徴的な虫体である。

3. 検査 リンパ系フィラリア症診断のゴールドスタンダードは末梢血中から雌成虫より産出されたミクロフィラリア（Microfilaria）を同定することである。通常は午後10時～午前2時ころの間に採血し，厚層塗抹標本を作製し，溶血後ギームザ染色標本を作って観察する。しかしながら，ミクロフィラリアの検出率は潜伏期および象皮病形成期などでは低く，夜間採血には困難が伴うことから，血中の循環抗原を検出する迅速診断キットが賞用されている。この方法によれば昼間の採血でも検出可能である。

II 疫学的特徴

1. 発生状況 バンクロフト糸状虫症は熱帯，亜熱帯にかけて広く分布し，マレー糸状虫症と併せて1億2千万人の感染者が世界に存在している。わが国においては以前青森以南のほとんどの地域から報告されたが，現在は完全に消滅し，国内での新規感染はない。

2. 感染源 本来両種ともヒトの寄生虫であるため，流血中にミクロフィラリアを保有している保虫者が感染源となる。

3. 伝播様式 両種ともリンパ組織に寄生している成虫がミクロフィラリアを産生する（胎生）。ミクロフィラリアは流血中に出現するが，極めて特異な出現パターンを示す。すなわち，バンクロフト糸状虫の場合は午後10時～午前2時において末梢血のミクロフィラリアの密度がピークに達する。しかし，その後は減少し始め，午前8～9時にはまったく検出できなくなる。これを夜間定期出現性（Nocturnal periodicity）またはツルヌス（Turnus）という。南太平洋にはこのような定期出現性を示さない種もある。マレー糸状虫の場合も夜間に出現するが，バンクロフト糸状虫ほど厳密ではない。このような末梢血中のミクロフィラリアを媒介昆虫である蚊が吸血時に取り込むと，ミクロフィラリアは数時間以内に消化管から胸筋に移行し，そこで2回脱皮して，感染能力を有するフィラリア型の幼虫となる。この幼虫は最終的に蚊の吻の基部に集まり，吸血時に吻の先端から刺咬部付近の皮膚に脱出し，傷口から侵入し感染が成立する。わが国での媒介蚊としてはバンクロフト糸状虫にはアカイエカ，コガタアカイエカ，トウゴウヤブカ，シナハマダラカ，世界的にはネッタイイエカが重要である。マレー糸状虫にはヌマカおよびハマダラカ属，ヤブカ属のあるものが主なものである。流行地によって主要な媒介蚊がそれぞれ異なることに注意する必要がある。

4. 潜伏期 バンクロフト糸状虫の場合，感染幼虫侵入からミクロフィラリアが末梢血中に出現するまで3か月～1年かかると推定されるが，発症に至るまでには通常繰り返し感染に曝露されることが必要で，多くは数年以上かかるとみてよい。マレー糸状虫も同様。

5. 感染期間 成虫の人体内での生存期間は通常極めて長く，数年以上は生存する。したがって，感染者はこの期間ミクロフィラリアが産生されるので他への感染源となる。ただし，ヒトからヒトへの直接伝播はない。

6. ヒトの感受性 高い。ただし，人種等により差異は少し見られる。マレー糸状虫の場合は，ネコなどにも感染が見られる。

Ⅲ　予防・発生時対策

A. 方針

まず流行地においてはミクロフィラリア保有者の確実な発見と，その集団治療を行い，新しい感染源を減らすことおよび媒介蚊の防除対策を並行して行うのがよい。蚊の同定に際しても慎重に調査した上で，主要な媒介種を決定し，その習性に応じて定期的に殺虫剤の散布などの対策をとる。しかし，蚊対策はあくまで副次的であまり採用されない。集団治療にはジエチルカルバマジンを用いてきた。2000年には世界保健機関により地球規模でのリンパ系フィラリア根絶プロジェクト発足記念式が実施された。この計画ではオンコセルカ症が流行するアフリカではアイバメクチンとアルベンダゾール，その他地域ではジエチルカルバマジン（DEC）とアルベンダゾールの組み合わせを年一度，流行地全住民（乳児を除く）に集団投薬することが決まった。全世界での本症を2020年までに根絶しようという目標である。

B. 治療

現在はDECを第一選択薬剤として用いている。発熱，めまい，頭痛などの副作用があるが，ステロイドの併用などで対処可能。乳糜尿のケースには安静を保ち，食事も高脂肪食を控えるなどの注意を払う。外科的には腎周囲リンパ管遮断術が有効である。抗菌薬も有効で，これはフィラリアの共生細菌*Wolbacia*の死滅による殺虫体作用の結果である。

風（ふう）　疹（しん）　Rubella（German measles）（五類-全数・学2）　ICD-10 B06

A　風疹

Ⅰ　臨床的特徴

紅い発疹，リンパ節の腫脹および軽い発熱を主症状とする古典的なウイルス性発疹症で，妊娠初期に感染すると白内障，心疾患，難聴などの先天異常児（先天性風疹症候群CRS：congenital rubella syndrome）が出生する。

1. 症状　風疹の臨床症状は特有の発疹，リンパ節の腫脹および発熱が3主症状である。前駆症状は一般に軽く，特にほとんどの小児は前駆症状を欠く。発疹は顔，耳の後ろなどに現れ，速やかに頸部，軀幹，四肢へと広がり，この順に消失する。四肢に

表　風疹届出のために必要な要件

ア　検査診断例
　届出に必要な臨床症状の1つ以上を満たし，かつ，届出に必要な病原体診断のいずれかを満たすもの。
イ　臨床診断例
　届出に必要な臨床症状の3つすべてを満たすもの。

届出に必要な臨床症状

ア　全身性の小紅斑や紅色丘疹
イ　発熱
ウ　リンパ節腫脹

届出に必要な病原体診断

検査方法	検査材料
分離・同定による病原体の検出	咽頭拭い液，血液，髄液髄液，尿
検体から直接のPCR法による病原体の遺伝子の検出	
抗体の検出（IgM抗体の検出，ペア血清での抗体陽転又は抗体価の有意の上昇）	血清

発疹が現れるころに顔面，頸部などの発疹は消え始め，3日前後で消失するので三日はしかの別名がある（突発性発疹など他の発疹性疾患との混同を避けるためこの病名は用いない方がよい）。発疹はバラ紅色の斑丘疹で，麻疹の発疹よりやや小さく，より孤立性で融合することが少ない。色素沈着や落屑はない。発疹の消退期にかゆみをともなう。リンパ節腫脹は発疹の現れる数日前より認められ，発疹期に最も著明で3～6週で消失，発熱は一般に軽度，40～60％は無熱に経過する。発熱は発疹と相前後し2～3日で下熱，結膜の充血を見る。

1）血液像　白血球減少，核左方移動，比較的リンパ球増加，異型リンパ球の出現を認め，多いものでは10％以上を占める。2～3週で回復する。

2）合併症　関節炎（成人，特に女性に多い），脳炎（4,000～6,000例に1例），血小板減少性紫斑病（3,000例に1例），極めてまれに溶血性貧血を起こす。妊婦が妊娠初期の3～4か月の間に風疹に感染すると先天性風疹症候群の子供が生まれることがある（先天性風疹症候群p.482参照）。

先天性風疹症候群の症状

(1) 新生児期の症状　生後1週の間に一過性の症状を見る。低出生体重，血小板減少性紫斑病，肝脾腫，肝炎，溶血性質血，骨端発育および泉門膨隆など。

(2) 永久的障害　白内障，心疾患（動脈管開存，肺動脈狭窄など），難聴が3大主症状であり，風疹網膜症（視機能は正常），発育障害，精神運動発達遅滞などがある。

(3) 遅発性の障害　糖尿病，亜急性硬化性全脳炎（SSPE）様の脳障害などがまれに幼児期以後に出現する。

妊娠中の風疹罹患の時期と胎児のリスクは妊娠第1三半期で20％，妊娠の週別には妊娠4週まで50％以上，妊娠5～8週35％，妊娠9～12週15％，妊娠13～16週8％，妊娠20週までは頻度は低いがリスクはある。妊娠初期の2か月間の罹患は白内障，心疾患，難聴の2つ以上の重複障害を持ち，妊娠第3か月以降の罹患は聴力障害のみのものが多い。妊婦の不顕性感染でも先天異常児は出生する。

3）診断・鑑別診断　斑状丘疹性の紅色点状発疹が顔に現れ，速やかに軀幹，四肢に広がり，ほぼ3日間で消える特有の発疹，これに先立つリンパ節腫脹，血液像が主要な特徴である。流行期の診断は比較的容易。散発例の診断は実験室診断の裏づけが必要。風疹と同じような性状を持つほかの赤い発疹を呈する疾患は多く，鑑別が難しいことが多いので，確認のためにはウイルス血清学的診断が必要である。

⑴ 麻疹　潜伏期は10〜11日。カタル期のコプリック斑と急性のカタル症状，呼吸器症状に次いで発疹が出現する。発疹がやや大きく，融合性が見られ，発疹消退後に色素沈着を残すことが特色である。確定診断はウイルスおよび血清学的診断による。

⑵ しょう紅熱　潜伏期2〜5日。粟粒大の発疹が全身性に出現し融合する。口唇周囲には通常見られない。咽頭および扁桃の発赤腫脹と，苺舌が現れる。白血球数，特に好中球好酸球の増多も参考になる。咽頭よりしばしばA群溶連菌が証明され，回復期にはASO値が上昇する。

⑶ 伝染性紅斑　発疹は顔面にリンゴ様の発疹（一名リンゴ病）または蝶のような形の紅斑と，四肢の紅斑が地図状・レース状になるのが特徴である。

⑷ 突発性発疹　発疹の性状は似ているが，年齢が乳児で，高い熱が約3日続き，下熱と相前後して発疹が軀幹を中心に出現する。

⑸ 伝染性単核症　斑状および斑状丘疹性の発疹が本症の約20%に出現する。肝脾腫や全身リンパ節腫脹と異形リンパ球の多数の出現をともなう単核球の増多が著明。EBウイルス抗体検査，ポール・バンネル反応が参考になる。

⑹ そのほかの感染症　各種のエンテロウイルスによる発疹症で風疹類似の発疹を呈するものがあり紛らわしいが，これらはウイルスおよび血清学的に鑑別される。

2. 病原体　風疹ウイルス。

3. 検査

1）ウイルス学的検査　患者の咽頭ぬぐい液を材料にPCR法で遺伝子検査（またはウイルス分離）を行う。先天性風疹症候群の場合には胎児組織や出生児の尿や摘出水晶体も検体となりうる。

2）赤血球凝集阻止（HI）試験が基本で，急性期（発病後3日以内）と回復期（発病後1〜4週）のペア血清で抗体の陽転または有意上昇を確認する。酵素抗体法（EIA）で特異IgM抗体も発症後4日目頃からHI抗体の上昇とほぼ一致して上昇する。

風疹IgM抗体は数か月間は陽性が持続する。単一血清でHI抗体高値の場合に，IgM抗体が高い場合には比較的最近の感染が疑われるが，疑陽性や弱陽性の場合には非特異的反応の可能性もあるので解釈に注意する。

Ⅱ　疫学的特徴

1. 発生状況　風疹ワクチンは1977年に女子中学生を対象に定期接種が始まった。1994年の予防接種法改正により幼児の全員接種に移行し，中学生男女には経過措置による接種が行われた。2006年から第1期（12か月～24か月未満）と第2期（小学校入学前の1年）に，麻疹風疹混合（MR）ワクチンの2回接種に移行した。さらに2008年から2012年まで第3期（中学校1年生）と第4期（高校3年生相当年齢）を5年間限定で定期接種とし，2回目のキャッチアップ接種を行い，麻疹と先天性風疹症候群の排除を目指した。

全国的な流行はなくなっていたが，2011年頃より海外からの持ち込み例を発端とした地域流行が見られ，2012年～2013年に流行が拡大した。抗体陽性率が比較的低い20歳～40歳代の男性が流行の中心で，女性の約3倍報告が多い。

2. 感染源　感染源は，感染したヒトの鼻咽頭分泌物が主である。

先天性風疹症候群の患児は咽頭，尿から生後数か月はウイルスを排泄するので，感染源となる。新生児室などでは注意が必要である。

3. 伝播様式　患者の鼻咽頭分泌物中に風疹ウイルスが含まれ，患者との接触による飛沫，汚染した器物を介して伝染する。

4. 潜伏期　14～21日，通常16日。

5. 感染期間　発疹出現前および後のそれぞれ1週に風疹ウイルスは排泄される。学校保健安全法による登校停止期間は発疹消失までである。先天性風疹症候群患児のウイルス排泄期間は生後数か月であるが，患児によっては1年以上感染源となることがある。

6. ヒトの感受性　母親が風疹抗体陽性の子供は母体からの受動免疫により，生後4～6か月間は発症しない。母子免疫のない子供は感染機会があれば新生児期でも感染罹患する。1回感染すると，通常再発症はない，いわゆる終生免疫を獲得する。

Ⅲ　予防・発生時対策

風疹流行と先天性風疹症候群の予防のため，第1期（12か月～24か月未満）と第2期（小学校入学前の1年）に，麻疹風疹混合（MR）ワクチンを2回接種する。被接種者の95％以上が抗体陽転する。副反応は軽微で，数％以下に発熱や発疹が見られる。極めてまれに血小板減少性紫斑病が見られる。成人では一過性の関節炎が見られることがある。

定期接種年齢以外でも，未接種，未り患者，特に医療，教育，福祉関係者や，定期予防接種対象でなかった年齢層の男性は抗体陰性者が多いので特に接種が勧められる。また，妊婦健診で風疹抗体陰性または弱陽性（16倍以下）の場合でも，出産後にワクチン接種が望まれる。

風疹ワクチン接種は妊娠中は禁忌で，接種前1か月，接種後2か月は避妊する。誤って妊娠中にワクチンを接種した場合でも胎児への影響はないとされている（米国のRA/27株風疹ワクチンのデータ）。

感染症法による五類全数報告疾患である。流行時にはPCR法や血清学的診断により診断を確定し，学校，保育園，幼稚園，事業所などの情報を収集し，感受性者への対策を講じる。妊婦は患者との接触を避ける。

治療 風疹は一般に軽症で地全治癒するが，関節炎，血小板減少性紫斑病，脳炎などに対する治療を行う。

妊婦の風疹感染が疑われた場合には，真の感染の有無と胎児のリスクを正確に判断し，無用の人工妊娠中絶を避けるため，全国9地区15病院に相談窓口を設けている（国立感染症研究所感染症情報センターHP参照）。

B 先天性風疹症候群 Congenital rubella syndrome ICD-10 P35.0
（五類-全数）

I 臨床的特徴

妊婦の風疹ウイルス感染による，胎芽，胎児の感染，すなわち，先天感染（子宮内感染，胎内感染または経胎盤感染）による先天異常を先天性風疹症候群（CRS：congenital rubella syndrome）と称する。本症候群の病因は風疹ウイルスの胎内における慢性持続感染であり，この持続感染が器官形成の胎芽期に奇形（白内障，心疾患，難聴：3主症状），胎児期に子宮内発育遅延，さらに新生児期に急性症状を起こす。

1．症状

1）新生児期の症状 生後1週の間に一過性の症状が出現する。低出生体重であることが多く，血小板減少性紫斑病，肝脾腫，肝炎，溶血性貧血，骨端発育障害および泉

表 先天性風疹症候群の報告基準

届出に必要な要件（以下のア及びイの両方を満たすもの）

ア 届出のために必要な臨床症状

（ア）CRS典型例；「(1) から1項目と (2) から1項目以上」

（イ）その他；「(1) 若しくは (2) から1項目以上」

(1) 白内障又は先天性緑内障，先天性心疾患，難聴，色素性網膜症
(2) 紫斑，脾腫，小頭症，精神発達遅滞，髄膜脳炎，X線透過性の骨病変，生後24時間以内に出現した黄疸

イ 病原体診断又は抗体検査の方法

（ア）以下のいずれか1つを満たし，出生後の風しん感染を除外できるもの

検査方法	検査材料
分離・同定による病原体の検出	咽頭拭い液，唾液，尿
PCR法による病原体の遺伝子の検出	
IgM抗体の検出	血清
赤血球凝集阻止抗体価が移行抗体の推移から予想される値を高く越えて持続（出生児の赤血球凝集阻止抗体価が，月あたり1/2の低下率で低下していない。）	

門膨隆などが出現する。

2）永久的障害　白内障，心疾患（動脈管開存・肺動脈狭窄など）および難聴が本症候群の3大症状であり，その他に風疹網膜症（視機能正常），小頭症，髄膜炎，精神運動発達遅滞などの中枢神経症状が認められる。

3）遅発性の障害　糖尿病，亜急性硬化性全脳炎（SSPE）様の脳障害などがまれに幼児期以後に出現する。

4）妊婦の感染時期とリスクおよび症状

先天性風疹症候群の発生頻度と症状は，妊婦が風疹に罹患した妊娠時期により異なる。その頻度は妊娠第Ⅰ三半期の風疹罹患により20%，妊娠週数別では，妊娠4週まで50%以上，5～8週35%，9～12週15%，13～16週8%，以後20週までは頻度はさらに低くなるが本症候群は出生する。

妊娠8週までの罹患では白内障，心疾患，難聴などの重複障害を持つものが多く，それ以降20週までの罹患では聴力障害のみのものが多い。妊娠の後半の風疹罹患では胎児に感染は起こっても，先天異常は出現しない。

5）診断・鑑別診断

（1）妊婦の風疹感染の診断は臨床および疫学的診断とともに風疹抗体検査で確認する必要がある（風疹の項p.479参照）。

（2）先天性風疹症候群の診断　臨床診断：母親の風疹の罹患，風疹患者との接触の既往，および患児の臨床症状（新生児期の一過性症状および永久的障害）により臨床診断が可能である。本症候群は実験室的診断による確認が可能であり，これを行う。

（3）鑑別診断　風疹以外の周産期感染症

〔TORCH症候群（Toxoplasma, Others, Rubella, Cytomegalovirus, Herpes simplex virusの頭字語）〕すなわち，先天性トキソプラズマ症，先天梅毒，先天性サイトメガロウイルス感染症，新生児単純ヘルペスウイルス感染症などと鑑別を要する。TORCH症候群の新生児の一過性症状は共通，類似のものが多いが，白内障，心疾患，難聴，風疹網膜症は風疹に特異的である。TORCH病原のそれぞれの病原の実験室的診断により鑑別が可能である。

2. 病原体　風疹ウイルス。

3. 検査

1）妊婦の検査は風疹の項（p.479参照）

2）先天性風疹症候群

（1）ウイルス分離　咽頭，尿，髄液および胎児組織，剖検材料，白内障手術により摘出された水晶体から風疹ウイルスが分離される。そして，風疹ウイルス遺伝子が検出される。

（2）血清反応　新生児期の血清中の風疹IgM抗体の検出（酵素抗体法ELISA），乳児期の風疹HI抗体価の経過の観察（抗体価が下降しない，または生後6か月以降の風疹HI抗体が証明される）により診断が可能である。

Ⅱ 疫学的特徴

1. 発生状況 先天性風疹症候群の発生は風疹の流行とその規模に密接な関係がある。1964年米国の風疹大流行で2万人以上，1965年沖縄の大流行で400人以上，および日本本土の1960年代後半，1970年代後半，1981-82年，1987-88年風疹流行で600人以上の本症候群が出生している。全国規模の風疹流行は1993年以後なくなったので本症候群の発生数も著減している。2004年の小流行で10例の先天性風疹症候群児が報告された。2011年にひき続き，2012年，2013年と地域流行がおこり，CRS児が報告された。海外の流行性が国内に持ち込まれて広がった。成人男性が流行の主体となった。

2. 感染源・伝播様式ほか（風疹の項p.479参照）。なお，先天性風疹症候群の患児は生後数か月間は鼻咽腔や尿からウイルスを排泄するので，感染源となる。

Ⅲ 予防・発生時対策

A. 方針

1. 風疹流行と先天性風疹症候群の予防のため，第1期（12か月〜24か月未満）と第2期（小学校入学前の1年）に，麻疹風疹混合（MR）ワクチンを2回接種する。被接種者の95％以上が抗体陽転する。副反応は軽微で，数％以下に発熱や発疹が見られる。極めてまれに血小板減少性紫斑病が見られる。成人では一過性の関節炎が見られることがある。

定期接種年齢以外でも，未接種，未り患者，特に医療，教育，福祉関係者や，定期予防接種対象でなかった年齢層の男性は抗体陰性者が多いので特に接種が勧められる。また，妊婦健診で風疹抗体陰性または弱陽性（16倍以下）の場合でも，出産後にワクチン接種が望まれる。

風疹ワクチン接種は妊娠中は禁忌で，接種前1か月，接種後2か月は避妊する。誤って妊娠中にワクチンを接種した場合でも胎児への影響はないとされている（米国のRA/27株風疹ワクチンのデータ）。

2. 妊婦の再感染 自然感染およびワクチンで風疹の免疫を獲得しても，いずれも再感染は起こりうる。再感染は通常不顕性となる。また，妊婦の再感染は胎児に障害を起こさないとされていたが，極めてまれではあるが，先天性風疹症候群の発生が報告されている。妊婦は免疫の如何にかかわらず，風疹患者との接触は避けるべきである。

3. ヒトガンマグロブリンの妊婦への投与による先天性風疹症候群の予防効果は確認されていない。

B. 防疫

1. 届出 感染症予防法による，全数把握五類感染症である。

2. 妊婦および妊娠の可能性ある女性は各自風疹ワクチンの接種歴，風疹抗体の有無，風疹流行に留意し，風疹患者および先天性風疹症候群患児との接触を避けるように心掛ける。

3. 妊婦の風疹感染が疑われた場合には，真の感染の有無と胎児のリスクを正確に判断し，無用の人工妊娠中絶を避けるため，全国9地区15病院に相談窓口を設けている(国立感染症研究所感染症情報センターHP参照)。

4. 治療　白内障は手術，先天性心疾患も手術適応のあるものは手術を行う。難聴は補聴器装用と，聴覚障害児教育を行う。

ブドウ球菌感染症　Staphylococcal disease　ICD-10 A49.0

病原性ブドウ球菌の侵入と増殖によりもたらされる疾患であり組織破壊性が強い。主に化膿性の病変を起こすが，皮膚の化膿から致死性の高い敗血症や毒素性ショック症候群まで，全身の臓器組織に病変を起こす。産生される毒素による病態があり，ブドウ球菌感染症は菌の侵襲による病態と病像は多彩である。1998年に，病態は毒素性ショック症候群と同じである新生児疾患が多発することが見いだされ，新生児TSS様発疹症として報告された。未熟児でこの疾患にかかると重症化する傾向がある。

免疫学的に異常のないヒトに対して病原性を発揮するのは，ほとんどがコアグラーゼ陽性の黄色ブドウ球菌*Staphylococcus aureus*特にメチシリン耐性黄色ブドウ球菌（*methicillin-resistant S. aureus*, MRSA）であり，表皮ブドウ球菌*Staphylococcus epidermidis*などのコアグラーゼ陰性ブドウ球菌は一般的には健常者には感染症を起こさない。しかし最近になって，健常者にも感染をおこすMRSA，すなわち市中感染型MRSA（community-associated MRSA : CA-MRSA）が出現・増加し問題となっている。

黄色ブドウ球菌だけでなく，コアグラーゼ陰性ブドウ球菌も感染防御能の劣った患者や，中心静脈カテーテル挿入患者，腹膜還流患者，脳室・心房・腹膜シャント術患者，心疾患患者など解剖学的異常や医療器具挿入患者では起炎菌になりうる。また，頻度は低いが，中耳炎，尿路感染症を起こすことがある。

黄色ブドウ球菌はヒトの鼻咽頭に常在することがあり，皮膚からもしばしば分離され，腋窩，外陰部などにも定着している場合がある。表皮ブドウ球菌は皮膚に常在し，鼻咽頭からもよく分離される。

ブドウ球菌感染症に対する検疫の制度はない。黄色ブドウ球菌の5型，8型夾膜多糖体に対するワクチン（Staph VAX）が検討されている。

A　一般社会におけるブドウ球菌感染症

Staphylococcal disease in the community　ICD-10

I　臨床的特徴

1. 症状

皮膚・皮下組織の病変：膿痂疹，毛嚢炎，癤，癰，蜂巣炎，皮下膿瘍などの化膿性病変を起こす。局所の発赤，腫脹，熱感，疼痛などが見られ，病変が深部に及ぶ場合には全身の発熱，倦怠感，頭痛，食思不振なども見られることがある。

眼科，耳鼻科的疾患；結膜炎，麦粒腫，眼窩蜂巣炎，中耳炎，乳様突起炎などを起こす。

全身性疾患：肺炎，膿胸，肺膿瘍，骨・関節炎，腸炎などを起こす。腸炎は抗菌剤投与に伴い菌交代性に起こることが多い。また原発性に敗血症，髄膜炎，脳膿瘍なども起こすことがあるが，深い刺創などの感染にともなう二次的菌血症によることがある。

毒素による病変：表皮剥脱毒素（Exfoliative toxin）によるブドウ球菌性熱傷様皮膚症候群（SSSS：staphylococcal scalded skin syndrome）が重要である。感染病巣で産生された毒素が全身皮膚に作用して熱傷様の皮膚の剥脱が見られる場合と、皮膚感染により局所的に表皮の剥脱が生じる水疱性膿痂疹（とびひ）が重要である。その他に、腸管毒素による食中毒、毒素性ショック症候群毒素による全身反応性疾患がみられることがある。

2. 病原体　免疫学的に異常のないヒトに対して病原性を発揮するのは，主に黄色ブドウ球菌である。表皮ブドウ球菌などのゴアグラーゼ陰性ブドウ球菌は通常は健常者には感染症を起こさない。従来，市中感染からメチシリン耐性黄色ブドウ球菌（MRSA）が分離されることはまれであったが，近年は世界中で増加している。

3. 検査　病変部から得られる膿，血液，髄液などを培養し菌を分離する。分離した菌についてはコアグラーゼ試験を行う。疫学的にはファージ型別，コアグラーゼ型別，遺伝子型別を行う。

II　疫学的特徴

1. 発生状況　世界的に存在する。個人的衛生水準の低い人口密集地に多い。好発年齢は小児で気温の高い地域に多く，病原性の強い菌株により繰り返し感染することが多い。

2. 感染源　ヒトで健康保菌者，感染病巣などが感染源となりうる。

3. 伝播様式　自己感染が約30%に見られる。健康保菌者，感染患者との接触感染が多く，汚染された器具や物品，医療従事者の手を介した感染も多い。塵埃や飛沫による空気感染はまれである。

4. 潜伏期　一定しない。

5. 感染期間　開放性に排膿のある期間中，保菌者では保菌期間中。この間自己感染も起こりうる。

6. ヒトの感受性　免疫機構についてはよく分かっていないが，新生児・乳児，慢性疾患患者は感染しやすい。老人，消耗性疾患患者，また糖尿病，無ガンマグロブリン血症，無顆粒球症，好中球機能異常症，腫瘍，熱傷などのある患者では特に易感染性である。ステロイド，抗がん剤使用患者も易感染性である。

Ⅲ　予防・発生時対策

A. 方針

1. 個人の衛生教育，特に手洗いの重要性を教える。

2. 小児，家族内の初発患者を直ちに治療する。

B. 防疫

標準予防策と接触予防策が基準となる。

1. 隔離　一般社会では実際的ではない。感染患者は乳児や消耗性疾患患者との接触を避ける。開放性病巣は被覆する。

2. 消毒　開放性病巣の被覆物，膿での汚染物品はビニール袋に入れ焼却処分する。

3. 接触者の調査　開放性病巣の有無を調査する。

C. 流行時対策

1. 患者，特に開放病巣のある患者の病巣の被覆と適切な治療。

2. 一地域における黄色ブドウ球菌感染症の流行，あるいは散発的発生に注意する。このような場合，特定の感染源となるような患者あるいは保菌者が存在することがある。

D. 国際的対策

特別なものはない。

E. 治療方針

深部皮膚感染症，全身性疾患には抗菌薬療法を行う。黄色ブドウ球菌のほとんどはペニシリナーゼ産生菌であり，その治療にはクロキサシリンのようなペニシリナーゼ耐性ペニシリンや，セファロチン，セファゾリンなどの第一世代セファロスポリン剤を使用する。MRSAではバンコマイシン，テイコプラニン，アルベカシン，リネゾリド，ダプトマイシンなどの投与が必要である。

膿瘍を形成した場合には抗菌薬療法だけで治癒させることは難しく，切開し，排膿を十分に行うことが重要である。膿胸の場合にも持続吸引排膿を十分に行う必要がある。

ブドウ球菌性熱傷様皮膚症候群患者に対しては，皮膚への抗菌薬軟膏の塗布は行わない。水疱性膿痂疹に対しては皮膚を覆い，経口でフルクロキサシリンあるいはセファロスポリン剤を投与する。SSSS病では非経口的にクロキサシリンなどを投与し，皮膚の保護に努める。

結膜炎には有効な抗菌薬の点眼を行う。麦粒腫は切開排膿する。中耳炎には有効な抗菌薬の内服投与，乳様突起炎には非経口投与を行う。

B　小児科病棟や新生児病棟におけるブドウ球菌感染症

Staphylococcal disease in pediatric and neonatal wards　ICD-10

Ⅰ　臨床的特徴

1. 症状　新生児・乳児は臍炎，膿痂疹，皮下膿瘍，蜂巣炎などの化膿性皮膚疾患，上顎洞骨髄炎，眼窩蜂巣炎，SSSSなどを起こしやすい。皮膚の化膿性疾患は全身のどこの部位にも生じうるが，起こりやすい部位はおむつの当たっている部位や腋窩など摩擦を受けやすい部位であり，背部から背中一面にわたる皮下膿瘍形成が見られることもある。敗血症などは基礎疾患のある小児に見られることが多い。病原菌の多くは黄色ブドウ球菌であり，MRSAの頻度が高い。

1990年代中期ころより，新生児病棟に新生児のTSS（新生児TSS様発疹症，NTED：neonatal TSS-1ike exanthematous disease）と呼ばれる新しい疾患の多発が見いだされるようになった（後述）。生後2～3日に始まる発熱，皮膚発疹，血小板減少を特徴とし，正常分娩児は重症化することなく，ほぼ自然回復するが，未熟児の場合は患児は重症化し，死亡率も高いので注意が必要である。

2. 病原体　黄色ブドウ球菌については，「A　一般社会における黄色ブドウ球菌感染症」と同じであるが，多剤耐性の病院株（例えばファージ80/81や型別不能株）やMRSA，また表皮剝脱毒素産生株などによることが多い。NTEDの病原菌はほぼすべてMRSAであり，今日スーパー抗原として分類される毒素性ショック症候群毒素（TSST-1）を産する。発症機序はTSST-1によるT細胞の過剰活性化によって起こる。

表皮ブドウ球菌などのコアグラーゼ陰性ブドウ球菌は，新生児・未熟児など感染防御能の劣った患者や，中心静脈カテーテル挿入患者，腹膜還流患者，脳室・心房・腹膜シャント術患者，心疾患患者など，解剖学的異常や医療器具挿入患者では，菌血症・敗血症，髄膜炎，心内膜炎などの起炎菌になりうる。

3. 検査　「A一般社会におけるブドウ球菌感染症」と同じ。

Ⅱ　疫学的特徴

1. 発生状況　世界的であり，院内感染が問題である。

2. 感染源 「A 一般社会におけるブドウ球菌感染症」と同じ。

3. 伝播様式 接触感染が主体である。飛沫感染もありうる。

4. 潜伏期 通常4～10日であるが，病原菌の定着後数か月を経て起こることもある。

5. 感染期間 「A 一般社会におけるブドウ球菌感染症」と同じ。

6. ヒトの感受性 新生児・乳児は感染しやすく重篤になりやすい。慢性肉芽腫症患者，高IgE症候群などの免疫不全患者では，黄色ブドウ球菌に特異的に感染しやすく重篤になる。また小児外科患者など基礎疾患のある患者では，カテーテルの留置，ブドウ球菌に無効な抗菌薬投与などにともなって黄色ブドウ球菌菌血症が起こり，敗血症や臓器感染症に至ることが多い。

Ⅲ 予防・発生時対策

A. 方針

1. 無菌操作を厳密に行い，患者に接触するたびに手洗いを行う。

2. 新生児室では患者をいくつかの部屋に分けての収容や，母子同室制の導入は多発の危険性を少なくできる。

3. 新生児の皮膚・臍のケア 新生児，特に低出生体重児ではドライスキンケアなどをとり入れ，清拭をする時は皮膚を傷つけないように注意する。臍はイソジンなどで消毒し，サルチル酸末をまぶすなどして乾燥させる。

B. 防疫

接触感染予防策と標準予防策が基本となる。

1. 隔離 それまで黄色ブドウ球菌感染症患者がいなかった病棟に新たに発生した黄色ブドウ球菌感染症患者は他の者に感染させないよう患者を別の部屋に移すなどするか，あるいはそれに準じた扱いをする。患者を別の部屋などに移すことができない場合にはバリアナーシングを十分に行う。

2. 病室勤務の医療スタッフに黄色ブドウ球菌による感染病巣がある時は的確な治療をし，被覆などの処置を厳密に行うとともに，基礎疾患のある患者や新生児のケアは避ける。

3. 消毒 黄色ブドウ球菌で汚染された可能性のある医療器具，器材は，すべて高圧蒸気，乾熱，ガスなどで滅菌するか，焼却処分する。汚染されたシーツなどのリネン類，衣類，タオルなどは熱が加わる形で洗濯する。

C. 流行時対策

1. 同時期に小児病室，特に新生児室における化膿性皮膚疾患の複数症例の発症は，院内流行の端緒となりうるので厳重に監視する。患者，母親などのすべての感染病巣の培養を行い，分離された菌株について薬剤感受性パターンや遺伝子型などの疫学的検討を加え流行株存在の有無を確認し，流行と判断された時は以下の対策を講ずる。また，分離された菌は保存する。

2. 小児病室で流行が発生した場合，感染患者は別の部屋などに移し，全患者が退院するまで接触者を含めて監視する。新しく入院する患者に対しては，事前にベッド，マットレス，リネン，保育器，器具などは消毒あるいは滅菌したものを使用する。

3. 病棟勤務者については流行株による化膿巣の有無を調べ，培養陽性者は可能であれば直接患者に接する勤務を避ける。また，感染巣に対して治療を行う。可能であれば鼻前庭の培養試験を行い，流行株の保菌状態を調べ，保菌者はムピロシン軟膏の局所塗布で除菌を試みる。

4. 看護手技が適正かどうかを再検討する。厳重な無菌操作や手洗いを励行する。感染患者や監視状態にある患者を扱う看護者とそうでない看護者を分ける。

5. 陰股部など汚染されやすい部位では部分的なクロルヘキシジン浴を考慮する。

D. 治療方針

一般的な治療は，「A 一般社会におけるブドウ球菌感染症」と同じ。

医療器具に関連した感染ではそれを除去することが基本である。

C　内科および外科病棟におけるブドウ球菌感染症　ICD-10

Staphylococcal disease in medical and surgical wards

I　臨床的特徴

1. 症状　内科患者では癤，癰などの皮膚感染症や，静脈炎，骨髄炎，肺炎，心内膜炎，敗血症などがヒト感受性の項に挙げるような患者で認められる。外科患者での創傷感染は院内感染として最も頻度の高いものであり，入院中の外科回復期患者には常にその危険性がある。複雑で長時間を要する手術ではブドウ球菌の感染を受ける機会は増し，心臓手術患者では心内膜炎が起こりうる。また人工弁，ペースメーカー，人工関節などの埋め込み手術では，本菌の感染により摘除せざるを得ない場合がある。

抗菌薬の繁用，特に不必要な予防投与や長期にわたる投与がメチシリン耐性菌も含め多剤耐性菌を選択し，それによる菌交代性感染症を増加させている。黄色ブドウ球菌性腸炎は重篤であり，抗菌薬投与による菌交代性感染症として発生することが多い。外科病棟患者ではメチシリン耐性菌による菌交代性腸炎も認められる。

2. 病原体　黄色ブドウ球菌については，「A　一般社会におけるブドウ球菌感染症」と同じ。

表皮ブドウ球菌などのコアグラーゼ陰性ブドウ球菌は，中心静脈カテーテル挿入患者，腹膜還流患者，脳室・心房・腹膜シャント術患者，心疾患患者など解剖学的異常や医療器具挿入患者では，菌血症，敗血症，髄膜炎，感染性心内膜炎などの起炎菌になりうる。

3. 検査　「A　一般社会におけるブドウ球菌感染症」と同じ。

Ⅱ 疫学的特徴

1. 発生状況 世界的である。一般病棟に入院中の患者に発生する院内感染による敗血症は，散発性あるいは流行性に認められる。手術後の創傷感染は院内感染の典型的なものである。また院内感染患者が退院して，病院菌を一般社会に蔓延させる可能性がある。

2. 感染源，伝播様式，潜伏期，感染期間は，「A 一般社会におけるブドウ球菌感染症」と同じ。

3. ヒトの感受性 糖尿病，腎疾患，肝疾患などの慢性疾患患者や消耗性疾患患者，ステロイドや免疫抑制剤投与中の患者，手術後特に長期入院が必要な大手術患者は感染を受けやすい。またカテーテル留置患者では菌血症が起こり，敗血症や臓器感染症に至ることがある。そのほかについては，「A 一般社会におけるブドウ球菌感染症」と同じ。

Ⅲ 予防・発生時対策

A. 方針

1. 無菌操作の励行と，院内感染防止対策組織による監視を行う。

2. 医師に対して，抗菌薬の適正使用についての教育を行う。特に長期にわたる予防投与を戒める必要がある。

3. クロキサシリン，第一世代セファロスポリン剤，ニューキノロン，ST合剤，バンコマイシン，ティコプラニン，アルベカシン，リネゾリド，ダプトマイシンなど，有効な薬剤を準備する。

4. 動・静脈カテーテルを留置する場合には，1週間以内に部位を変えることが望ましい。

B. 防疫

接触予防策と標準予防策が基本である。

1. 創傷からの排膿や肺炎患者の喀痰から黄色ブドウ球菌が分離される場合には，患者を他の者に感染させないよう別の部屋に移すなどするか，それができない場合はバリアナーシングを十分に行う。また開放性の病巣は被覆する。

2. 消毒 「B 小児科病棟や新生児病棟におけるブドウ球菌感染症」と同じ。

3. 接触者および感染源の調査 多発する場合には調査が必要である。

C. 流行時対策

1. 疫学的に関係のある2人以上の患者が発生した時は調査する。

2. そのほかは，「B 小児科病棟や新生児病棟におけるブドウ球菌感染症」参照。

D. 国際的対策

特にない。

E. 治療方針

膿瘍形成，創傷感染などでは適切なドレナージが必要である。
分離菌の薬剤感受性試験を行い，その結果に従い適合抗菌薬を投与する。

D　毒素性ショック症候群と新生児TSS様発疹症　ICD-10 A48.3

Toxic shock syndrome（TSS）and
Neonatal TSS-like exanthematous disease（NTED）

I　臨床的特徴

毒素性ショック症候群（TSS：toxic shock syndrome）は1978年に北米で見出された致死性の高い黄色ブドウ球菌による毒素性感染症である。1980年前後には生理用の膣タンポンによる局所感染を契機とする発症例が多発した。そして1992年以降にわが国において発熱，発疹，血小板減少を示す新生児疾患が見いだされた。この疾患は，1998年によって，TSSと同じ発症機序による新生児感染症であることが見いだされ（N. Takahashi et al. Lancet 351：1614，1998），新生児TSS様発疹症（NTED：neonatal TSS-like exanthematous disease）として登録された。

1．症状

1）毒素性ショック症候群（TSS）

急性の全身性疾患で，発熱（38.9℃以上），発疹（瀰漫性斑状紅皮症，1～2週後の特に手掌・足底の落鑼），低血圧（成人で最高血圧90mmHg以下，16歳未満の小児では正常最高血圧の5パーセンタイル未満あるいは起立性失神）のほか，以下に挙げる多臓器障害を認める。消化器症状（嘔吐，腹痛，下痢），筋肉症状（筋肉痛，血清CPK-正常の2倍を超える高値），粘膜症状（口腔・咽頭，結膜，膣の充血），腎臓障害（尿素窒素あるいは血清クレアチニン値は正常の2倍を超える高値，あるいは，尿路感染症をともなわない白血球尿），肝臓障害（総ビリルビン，血清GOT，GTPは正常の2倍を超える高値），造血器障害（血小板数10万/mm^3以下），中枢神経系障害（発熱・低血圧がない状態で，局所神経症状を伴わない見当識あるいは意識の低下）。

黄色ブドウ球菌以外の敗血症，髄膜炎，咽頭炎，レプトスピラ症などは否定されなければならない。鑑別診断すべき疾患としてほかに川崎病，猩紅熱が挙げられる。

米国では1980年代初めに月経中の女性の膣タンポン使用にともなう本症が多発したが，タンポンの規制により減少した。今日米国でも日本でも小児，成人男性，月経とは無関係な女性の本症が散発的に発生している。

TSSは重篤で死の転帰をとる場合も多く，ショックをともなう全身性疾患の診療に当たっては本症を念頭におくことが必用である。

2）新生児TSS様発疹症（NTED）

発熱（生後2ないし3日後に38℃以上の発熱で，多くは1日のみ），全身性の発疹（瀰漫性紅斑状皮疹で，正常分娩児では生後3～5日に出現し，2～3日間続き，未熟児では2～6日間続く），血小板の減少やCRPの上昇を主徴とする。未熟児では発熱は見られないことが多い。ショックや落屑は見られない。正常分娩児では，MRSAの感染よりも臍部や咽頭への菌の定着によることが多いので，ほとんどの症例で特に抗生剤の投与なくても自然治癒する。未熟児の患児では，菌の定着を越えて感染によると思われ，重症化することが多く死亡例も見られる。多くのウイルス性疾患と鑑別が必要である。

2. 病原菌と発症機序

1）病原菌と毒素　今日，多くの病院では多剤耐性のメチシリン耐性黄色ブドウ球菌（MRSA）が蔓延しており，主にこのMRSAがTSSやNTEDの発症に関与している。黄色ブドウ球菌が産生する毒素TSS toxin-1（TSS-1）が代表的な原因毒素である。そのほかの腸管毒素（staphylococcal enterotoxins A-H，SEA-SEHら）もTSSやNTEDの原因毒素になりうるが，実際にはTSST-1を選択的に産生するMRSAによる感染が多いので，多くの場合はTSST-1が発症に関与しているようである。NTEDではMRSAは感染よりも臍部や咽頭らにcolonizeして，口や皮膚からの毒素の吸収によると考えられる。

2）発症機序　今日，TSST-1やSEA-SEHらの蛋白毒素はスーパー抗原という新しいT細胞活性化抗原として分類されている。スーパー抗原とはMHCクラスⅡに結合して，T細胞レセプターに特定のV β 鎖を示すT細胞（それぞれのスーパー抗原応答性は全体の5～20%のT細胞を占める。TSST-1応答性T細胞はV $\beta 2^+$ T細胞であり約10%である）を一括して活性化する抗原と定義される。TSSやNTED患者では感染したり定着したMRSAが産生したTSST-1によりT細胞が過剰に活性され，病的反応は過剰に産生されたインターフェロン・ガンマ，腫瘍壊死因子，インターロイキン2ら各種サイトカインによる生理的機能の破壊に起因する。

3. 検査

TSSの場合は一般社会におけるブドウ球菌感染症に準じるが，NTEDの場合は咽頭や臍の緒の周りで菌の検出と薬剤耐性の検査が必要である。両疾患とも早期確定診断として，フローサイトメーターを用いて末梢辺T細胞中のV $\beta 2^+$ T細胞の増加を解析することが大切と思われる。

4. 治療

1）TSS　重篤で死の転帰をとる場合も多く，MRSAが起因菌の場合はバンコマイシン，テイコプラニン，アルベカシン，リネゾリド，ダプトマイシンの投与が必要である。

2）NTED　ほとんどの正常分娩児では自然治癒するが，未熟児の患児では，バンコマイシン，テイコプラニン，アルベカシンの投与が必要な場合がある。

Ⅱ　疫学的特徴

今日成人のTSSの報告はあまり多くないが，基礎疾患のある患者や外科的手術を受けた患者を中心に少なくない数の発症はあると考えられる。NTEDについては，多くの新生児病棟においてその発症が認められている。未熟児における発症も認められている。外国においてはまだ報告がないが，次第に明らかになると思われる。

Ⅲ　予防・発生時対策

「一般社会におけるブドウ球菌感染症」と基本的に同じであるが，病院ではMRSA保菌者が多く存在しているので，基礎疾患のある入院患者や外科的手術を受けた患者に対しては感染予防が大切である。特に新生児病棟でのMRSA除菌対策が急務である。

E　ブドウ球菌性肺炎　Staphylococcal pneumonia　ICD-10 J15.2

（ブドウ球菌性肺炎P.435参照）

Ⅰ　臨床的特徴

1. 症状　ブドウ球菌性肺炎に特徴的な症状はない。黄色ブドウ球菌による呼吸器感染症としては従来は膿胸がよく知られていたが，近年のメチシリン耐性黄色ブドウ球菌（MRSA）は肺炎の形で発症するものが多い。

2. 病原体　黄色ブドウ球菌がほとんどであるが，免疫不全患者などではコアグラーゼ陰性ブドウ球菌が起因菌となる場合がある。MRSAでは緑膿菌，真菌などとの混合感染の場合が多い。

3. 検査　喀痰からの病原体の検出。近年はPCRなどの迅速診断が試みられている。ブドウ球菌は鼻腔の常在菌であり，また上気道に保菌している場合も多く，病原体の検出が即，起因菌決定とならぬことに注意が必要である。

Ⅱ　疫学的特徴

小児，高齢者ではブドウ球菌性肺炎の頻度は高い。季節差はない。接触感染により，上気道に定着したが菌が下気道へ落ち込み，発症すると考えられる。飛沫感染の可能性は少ない。1970年代後半から世界中に広がったMRSA感染症は院内感染の形をとることが多く，そのコントロールが深刻な問題となっている。最近では院外発症のMRSA感染症も増加している。

Ⅲ　予防・発生時対策

接触予防策，標準予防策が基本となる。

病院内発症の耐性菌，特にMRSA肺炎患者の場合は飛沫が飛び散るため，別の部屋などに移すなどすることが望ましい。実働的な院内感染対策が必要である。MRSAでは国，大陸を越えた広がりを見せており，分子疫学的解析のネットワーク体制による監視が望まれる。

Ⅳ　治療

ブドウ球菌の多くはペニシリナーゼを産生するため，治療にはペニシリナーゼ耐性ペニシリン（クロキサシリンなど），セファロンチン，セファゾリンなどが用いられる。

MRSAに対しては，バンコマイシン，テイコプラニン，アルベカシン，リネゾリドを使用する。

ブラストミセス症　Blastomycosis　ICD-10 B40

Ⅰ　臨床的特徴

1. 症状　約半数は不顕性感染と言われている。病型は，急性肺ブラストミセス症，慢性肺ブラストミセス症，播種性ブラストミセス症などがある。急性の場合，発熱などの肺炎の症状を呈し，細菌性肺炎との鑑別は困難である。また，一旦治癒したように見えても数ヶ月後に肺外病変で再発する例も知られる。免疫低下患者では急速に呼吸不全が進行することがある。慢性の場合，慢性の湿性咳嗽，血痰，息切れ，微熱，盗汗，体重減少などが出現し，結核や間質性肺炎などとの鑑別を要する。肺外病変は，25～40%に生じ，皮膚軟部組織，骨，関節，泌尿生殖器，中枢神経系の他，副腎，肝臓，脾臓，消化管，眼などの報告がある。皮膚病変は肺外病変の70%を占める。健常者における中枢神経播種は稀であるが，AIDS等の免疫低下患者では比較的多い。

2. 病原体　*Blastomyces dermatitidis*は，二形性真菌で，他の輸入真菌症と同様，BSL3である。発育は極めて緩徐であり，25～30℃の好気性環境下で4～8週間程度培養する必要がある。

3. 検査　確定診断には菌学的・病理学的検査が必要である。血清診断の精度は低い。生検検体の塗抹標本，病理組織標本では，厚い細胞壁を有し，二重輪郭を呈する様々な大きさの球形の酵母が見られる。典型的な像は，出芽している母細胞と娘細胞との付着面が広く，単出芽性であるが，パラコクシジオイデス症やヒストプラスマ症との鑑別が困難な場合もある。培養は極めて重要であるが，BSL3病原体であることを念頭にいれ，本症を含め，輸入真菌症が疑われる症例では，国立感染症研究所や千葉大学真菌医学センターなどの専門施設に依頼すべきである。

Ⅱ　疫学的特徴

1. 発生状況　現在まで本邦でのブラストミセス症の報告は確認されていない。

2. 感染源　汚染土壌中の分生子の吸入により経気道的に侵入する。また，感染動物による咬傷が原因となる皮膚ブラストミセス症も報告されている。流行地は五大湖周辺，オハイオ州，ミシシッピー川，セントローレンス海路流域に位置する米国・カナダの地域である。また，南米，ヨーロッパ，アフリカ，インドなどでも散発的な報告が見られている。本症はヒトだけでなく，イヌ，ネコ，ウマなどの家畜，および野生動物のヤマアラシ，シカ，オオカミ，コウモリ，ビーバーなどが感染もしくは保菌していることが確認されている。河川周辺でのキャンピング等で感染した例が多い。

3. 伝播様式　原則として，ヒト－ヒト感染はない。

4. 潜伏期　4～6週間

5. 感染期間　軽症の場合，約半数は自然治癒すると言われているが，自然軽快する症例でも症状の消失までに1週間～12週間，罹病期間は数週間～数年にわたることがある。

6. ヒトの感受性　米国CDCの報告によると，約半数は，不顕性感染であるが，健常者にも発症しうる。流行地域への居住歴，渡航歴が危険因子となるが，AIDS，造血幹細胞移植，血液疾患患者，ステロイド使用などは播種性病変や重症化の危険が高く，致死率も高い。

Ⅲ　予防・発生時対策

A. 方針，B. 防疫，C. 流行時対策およびD. 国際的対策は特になされていない。

E. 治療方針

最もエビデンスレベルが高いのが，イトラコナゾールであり，軽症で，中枢神経病変がない場合，第一選択となる。また，十分な臨床データはないが，ボリコナゾールも効果の期待できる薬剤の一つである。重症例や骨，脳などへの播種症例にはアムホテリシンB（脂質製剤も含む）を用いる。

フランベシア Frambesia, (英語yaws；フランス語 pian) 熱帯非梅毒性トレポネーマ症 Tropical non-Venereal treponematoses

ICD-10 A66

I 臨床的特徴

トレポネーマによっておこる慢性感染症で，皮膚，骨，軟骨が侵される。

1. 症状 世界保健機関（WHO）はフランベジアの病期を初期（感染性がある時期）と晩期（感染性のない時期）の2つに分けているが，一般的には初期を二分した三つの病期で説明される。なお，初期患者の大多数は小児である。

第1期 皮膚潰瘍形成期

潜伏期が過ぎた後，トレポネーマの侵入した部位（四肢など）に紅色丘疹が発生する。これがすぐ潰瘍となり，その周辺に小形皮疹が多発する。この潰瘍は徐々に周辺皮疹を吸収しながら数cmの大きさになる。潰瘍の表面は膜や痂皮で覆われており，無痛性であるが掻痒感を伴う。ここからトレポネーマが証明される。潰瘍は約3週間で萎縮性瘢痕を残して自然治癒する。随伴症状として発熱，所属リンパ節腫脹などがみられる。

第2期 皮膚腫瘤形成期

第1期の皮疹が消失した頃，または持続している間に第2期が始まる。滲出性の乳頭腫が第1期潰瘍の周辺に発生するが，全身に多発することも稀ではない。この第2期の腫瘤は熱帯イチゴ種とも呼ばれる。手掌や足底にできると有痛性になることが多い。この腫瘤からもトレポネーマが証明される。第2期の腫瘤は6か月から3年以内に色素沈着や瘢痕を残して治癒する。

第3期 晩期

無治療患者の10%くらいが最初の感染から約5年後に第3期症状を呈する。潰瘍形成や骨破壊などで皮膚，骨，関節に病変がおこる。足底に掌蹠角皮症を生ずるのが特徴的で，重度になると歩行が困難になる。また，鼻中隔軟骨の破壊が骨から硬口蓋，咽頭にまでおよび，容貌に変化をきたすこともある。さらに，骨・関節部には皮下結節を生じ，骨の硬直や変形も著しくなる。なお，梅毒とは異なり，晩期に中枢神経系や心血管系の病変は生じない。

鑑別診断：その症状が多彩であるので多くの皮膚疾患との鑑別を要する。特に梅毒と皮膚リーシュマニア症との鑑別が重要である。なお梅毒の第1期疹は性感染症のため成人の陰部に多いが，フランベシアでは小児の四肢などに出やすい。

2. 病原体 梅毒トレポネーマの亜種であるフランベシア・トレポネーマ *Treponema pertenue*

3. 検査 第1期または第2期皮疹の分泌物による暗視野法または螢光抗体法による

トレポネーマの証明。感染6週以後は，梅毒血清反応（ガラス板法，緒方法，TPHA，FTA-ABS）が陽性となる。

Ⅱ 疫学的特徴

1. 発生状況 フランベジアの患者は世界中の熱帯地域に見られたが，ペニシリンの発見以後，消失した地域が多い。ブラジルでは，1950年代に撲滅宣言を出しており，インドも最近になり撲滅されている。1995年のWHOの推計では有病率が250万人とされているが，患者数はさらに減少しているものと推定される。最近，WHOが行った調査では，フランベジアの流行が確認されているのはアフリカ（ベナン，カメルーン，中央アフリカ，コンゴ共和国，コンゴ民主共和国，コートジボアール，ガーナ，トーゴ），東南アジア（インドネシア，東チモール），南太平洋（パプアニューギニア，ソロモン，バヌアツ）のみである。

2. 感染源 本トレポネーマ保有者。

3. 伝播様式 患者の第1期および第2期病変との直接接触によって感染する。性行為感染はないとされている。

4. 潜伏期 9日から90日（平均21日）。

5. 感染期間 第2期（感染後3～4年）までの患者が感染源となる。

6. ヒトの感受性 抵抗性があるとは考えにくい。

Ⅲ 予防・発生時対策

A. 方針

衛生教育による衛生思想の向上。患者ならびに接触者の把握と管理。過密な環境や，個々の衛生状態が不十分な状況では，フランベジアの感染拡大が助長される。

B. 防疫

第1期や第2期の患者の病変部との直接接触は避ける。

C. 治療方針

治療にはペニシリンの投与が行われていたが，最近はアジスロマイシンの単回経口投与による有効性が証明され，第一選択薬となっている。アジスロマイシンのフランベジア治療のための投与量は30mg/kg（最大2g）である。なお，ペニシリンを使用する場合は，成人で120万単位，小児で60万単位を10～20日間，連続投与する。

ブルセラ症　Brucellosis（四類-全数）　ICD-10 A23
波状熱　Undulant fever，マルタ熱　Malta fever，地中海熱　Mediterranean fever

I　臨床的特徴

1．症状　古典的には，マルタ熱，地中海熱として知られ，1日のなかで高熱と平熱を繰り返す波状熱を特徴とする。急性発症する場合と徐々に発症する場合とがある。悪寒戦慄と発汗，全身倦怠感，体重減少に加え，病変が泌尿・生殖器，骨・関節，肝脾，肺・胸膜，心血管，神経・眼など多臓器に生じるため，臨床症状は多彩である。経過が長い症例では，結核，慢性疲労症候群と誤診される可能性がある。

2．病原体　ブルセラ菌属はグラム陰性短桿状菌に属し，6菌種のうち*Brucella melitensis*，*B. abortus*，*B. suis*，*B. canis*の4菌種がヒトに対して病原性をもつ。診断には渡航歴，職業歴（酪農，食肉解体，乳製品輸入販売）の聴取が重要である。

3．検査　血液培養での菌の分離同定が有用であるが，特殊な条件下で7日以上の培養期間が必要である。リンパ節や骨髄も検査材料となる。感染力が強く，材料はバイオセーフティ・レベル3に準拠して取り扱う必要がある。試験管凝集試験，補体結合試験による血清診断が決め手となるが，専門機関でのみ実施可能である。

II　疫学的特徴

1．発生状況　好発地域は，中近東，南ヨーロッパの一部，中南米である。日本での発症は極めてまれである。

2．感染源　ヒツジ，ウシ，ブタ，イヌ等より感染する人獣共通感染症である。

3．伝播様式　感染動物の臓器，血液尿，乳，胎盤，流産胎仔との接触，または未殺菌の乳や乳製品の摂取。実験室感染の危険性も高い。ヒトからヒトへは感染しない。

4．潜伏期　通常1〜3週間であるが，数か月後に発症することがある。

5．感染期間　1〜2週から数か月と様々である。

6．ヒトの感受性　病原性をもつ4菌種のなかで*B. melitensis*が最も重症化しやすい。

III　予防・発生時対策

A. 方針

ブルセラ症は四類感染症に分類され，診断後直ちに保健所への届け出義務がある。

B. 防疫

感染動物の検疫，汚染食品摂取の防止が重要である。海外ではワクチンが製造されている。

C. 流行時対策

日本国内での流行の危険性はない。

D. 国際的対策

汚染地域への旅行予定者に対して啓発を行う。

E. 治療方針

結核菌のように貪食細胞内で寄生性増殖するため，セフェム系薬は無効である。耐性化防止のため，2種類以上の抗菌薬を最低45日間投与する。単剤投与は高率（約20%）に耐性菌を生み出す。有効薬剤は，テトラサイクリン，ストレプトマイシン，リファンピシン，ニューキノロン等である。ステロイド薬は原則として禁忌であるが，髄膜炎，血小板減少，DICを合併した場合には有効である。心内膜炎には弁置換術，腹部急性化膿性炎症遷延化には摘脾術が行われる。

フレボトームス熱 Phlebotomus fever ICD-10 A93.8

スナバエ熱 Sandfly fever，パパタシ熱 Pappataci fever

I 臨床的特徴

1. 症状 通常突然の高熱をもって始まり，前頭部頭痛をともなう。サシチョウバエの一種である*Phlebotomus pappataci*に刺された皮膚にかゆみのある小丘疹ができ，5日ほど持続する。項部硬直があって，眼球後部の疼痛，特に眼球を圧した時，または頭部を動かした時の疼痛が特徴的である。インフルエンザに似て，手，足，背部の筋肉痛や硬直がある。顔面は紅潮し，眼球結膜に充血が著しい。高熱は通常3日くらいで下降するが，時に8日も続くことがある。軽度の白血球減少がある。死亡例はない。

2. 病原体 アルボウイルスのブニヤウイルス科のフレボウイルス属が原因で，ヒト症例からは8種の抗原を異にする株が見いだされているが，そのうち2種がヒトに病原性を示す。

3. 検査 ペア血清を用いた中和抗体または血球凝集抑制抗体の証明。

II 疫学的特徴

1. 発生状況 ヨーロッパおよびアフリカ・中東の特に地中海沿岸部，アラビア半島，西南アジア，インドで媒介昆虫の棲息する地域に流行する。季節的には，4月から10月にかけてしばしば集団的に発生する。

2. 感染源 ヒトの感染源はサシチョウバエの刺咬による。保虫宿主はなくヒトからヒトへと伝播する。

3. 伝播様式 サシチョウバエは小形の吸血性の双翅目の昆虫であり，夜間ヒトを吸血する。ウイルスは，サシチョウバエの中で経卵感染して次代に継代されているという。

4. 潜伏期 6日以内，通常3～4日。

5. 感染期間 発病後2日間，ウイルスは患者の血液中に存在し，この血液を吸ったサシチョウバエは，7日後にはウイルスを媒介するようになる。いったんウイルスを持ったサンチョウバエは生涯保持し続ける。軍隊など免疫を有していない集団が流行地に入ると集団で感染を起こすことが知られている。

6. ヒトの感受性 普遍的，常在地域の住民は免疫されている。

Ⅲ　予防・発生時対策

A. 方針

媒介昆虫対策，殺虫剤の使用，忌避剤の使用。媒介昆虫は小さいので通常の防虫網を通過する。

B. 防疫

患者が急性期にサシチョウバエに刺されないようにする。サシチョウバエ駆除を目的とした環境衛生対策。特異療法はない。

C. 流行時対策

AおよびBと同様。

糞線虫症（ふんせんちゅう） Strongyloidiasis　ICD-10 B78

Ⅰ　臨床的特徴

1. 症状 糞線虫によって惹起される腸管寄生虫感染症であり，軽度の消化器症状（下痢，便秘，腹鳴，悪心など）と全身倦怠感が見られるが，日常生活を支障なく過ごしている場合が多い。しかし，高齢，低栄養，重篤な基礎疾患やその治療による免疫抑制状態では，過剰の自家感染が起こりF型幼虫が腸管内の細菌を体内へ持ち込むために，敗血症，化膿性髄膜炎，細菌性肺炎などの重篤な合併症（播種性糞線虫症）が見られる。また，消化管内の過剰感染では消化器症状と栄養障害が見られる。

2. 病原体 糞線虫類全体では52種が記載されているが，ヒトの糞線虫のほとんどは

*Strongyloides stercoralis*によって起こる。

3. 検査 臨床的には上記の臨床症状と後述する疫学的事項により糞線虫感染症を疑う。末梢血の好酸球増多，IgE増多が見られるが，特異的ではないので，確定診断は糞便からの虫体の検出が必要である。血清抗体価測定は感染の既往を知る疫学的利用価値はあるが，現時点の感染を知るための診断的価値はない。

糞線虫の検出は普通寒天培地を用いる培養法（寒天平板法）が簡便であり感度・特異度も優れている。

II 疫学的特徴

1. 発生状況 本症は熱帯・亜熱帯に見られるが，世界的では約3500万人の感染者がいると推定されている。わが国の保虫者は沖縄・奄美地方あるいは九州南西部に限られる。他の地域での患者はこれらの浸淫地の出身者がほとんどである。

沖縄県における普通寒天平板法による調査では，成人T細胞白血病（ATL）の病因ウイルス（HTLV-I）抗体陽性者では，糞線虫の感染率は高く，駆虫に抵抗性である。

2. 感染源と伝播様式 経皮感染と自家感染がある。糞線虫は特異な生活環を持ち，有性生殖を行う自由世代と小腸上部に寄生した雌成虫による単為生殖（寄生世代）に分けられる。感染経路は自由世代のフィラリア型幼虫の人糞で汚染された土壌からの経皮感染であるが，いったん感染したら小腸上部に寄生した寄生世代雌の単為生殖による産卵～孵化（フィラリア型幼虫）により大腸粘膜や肛門周囲の皮膚から再び体内へ侵入する。

この特異な自家感染という感染形態により感染は永久的に持続し，自然治癒は極めてまれとされている。人から人への伝播はほとんど見られない。

3. 潜伏期 経皮感染から糞便へ幼虫が排泄されるまでの期間は約2週間とされる。

4. ヒトの感受性 普遍的であるが，細胞性免疫能が低下した状態では感受性が高まるとされる。免疫抑制剤使用者，HTLV-I抗体保有者はハイリスクグループである。

III 予防・発生時対策

A. 予防

肥料として生の人糞を用いない。素足で田畑に入らない。感染者の排泄物を素手で扱わない。特に高齢者収容施設での排泄物処理には注意を要する。感染者が多ければ集団駆虫も必要。

B. 治療

イベルメクチンが第1選択薬である。糞線虫の自家感染とライフサイクルを考慮して，2クール行う。しかし，免疫不全状態や過剰感染，播種性糞線虫症の場合は，3～4クール以上の治療が必要な場合がある。臨床的に薬剤耐性は見られていない。

1）イベルメクチン

200μg/kg/日　食事の1時間前に服用。2週間後に再度同量を服用する。

駆虫効果に優れる。副作用は，悪心・嘔吐が2%に見られたにすぎない。肝酵素の軽度上昇が8%に見られた。長期駆虫効果，安全性に優れた薬剤である。

ペスト　Pest（Plague）（一類・検・学1）　ICD-10 A20
黒死病　Black death

I　臨床的特徴

1. 症状　リンパ節炎，敗血症および小出血斑を皮膚に生じ，重症例では高熱に加えて中毒症状，意識障害，ショックなどをともなう急性細菌感染症である。臨床的に3型に大別される。

1）腺ペスト：普通に見られる型（ヒトペストの80～90%を占める）であり，ペスト菌感染ネズミに吸着した蚤に刺された後，感染部位の所属リンパ節が疼痛をともなう腫脹を来す。菌が血流中に二次的に侵入し，髄膜そのほかの部位に感染を引き起こす。時に二次的に肺炎を併発するが，原発性肺ペストの感染源になりうる。

2）敗血症ペスト：約10%を占め，局所症状はないまま，敗血症症状を急激に起こす。

3）肺ペスト：腺ペスト末期や敗血症ペストの経過中に肺炎を併発し，肺ペストを起こす。肺ペスト患者からのペスト菌のエアゾールを吸い込んだ場合に発症することもある。極めて伝染力が強く，重篤な症状を呈する。血痰をともなう肺炎像を呈し，喀痰中にペスト菌を証明することにより診断できる。

四肢末端，鼻の先端などの小出血斑は暗紫色に変色する。かつてはこのような状態のまま多くのヒトが死亡したために，黒死病（Black death）と呼ばれた。

2. 病原体　ペスト菌 *Yersinia pestis*。

3. 検査　腺ペストの診断は腫脹しているリンパ節の穿刺液，敗血症を併発している場合は血液または脳脊髄液より，また肺ペストの診断は喀痰中より，それぞれペスト菌を直接塗布，Wayson染色後の検鏡または培養により証明する。抗Fraction I（F1抗原）抗体を用いた蛍光抗体法は特異性が高く，特に散発例の診断に役立つ。*Y. pestis*特異DNAプローブによるPCR検査も有用である。

II　疫学的特徴

1. 発生状況　わが国では，1926年横浜市で発生した8例を最後に，現在まで患者の発生も輸入例もない。世界的には，2006年のWHO報国では，全事例の90%以上がアフリカで発生し，コンゴ，マダガスカル，モザンビーク，ウガンダ，タンザニアに多い。次いで中央アジアのカザクスタン，ウズベキスタン，モンゴルである。アメリカ大陸では，ブラジル，ボリビア，ペルー，エクアドル，米国で発生している。インドでは1994年に大きな流行があったが，2002年にもヒマラヤ地区で肺ペストが発生した。

2. 感染源　腺ペストの感染源は感染ノミである。肺ペストは患者の喀痰および喀出される飛沫が感染源となる。病原巣としては，野生齧歯類，野うさぎ，飼い猫，犬，肉食動物，野生動物の肉によるペスト菌の保有である。

3. 伝播様式　感染ネズミ等を吸血したノミ，特に*Xenopsylla cheopis*の胃の中でペスト菌は増殖し，ヒトを吸血する際にノミは菌を吐き出し感染を起こさせる。ヒトノミ*Pulex irritans*によるヒトからヒトへの伝播もありうる。感染動物の膿から直接感染する場合もありうる。肺ペストは飛沫感染による。

4. 潜伏期　腺ペストは2～6日，肺ペストは2～4日，それより短い場合もありうる。

5. 感染期間　腺ペストはヒトからヒトへは感染しない。感染ノミは適当な温度と湿度の下では，数日，数週，時に数か月間感染性を保つ。ノミの食道がペスト菌によって閉塞された状態のいわゆる“blocked”fleas（ブロックされたノミ）の時が最も感染力の高い状態であるが，その寿命は短く3～4日である。肺ペストのヒト-ヒト伝播は，気象および社会環境によって左右されるが，特に非衛生的な，かつ密集した生活環境において強く現れる。

6. ヒトの感受性　ヒトの感受性は普遍的であるが，流行地においても軽症に経過する軽症ペスト（Pestis minor）が少なからず見られる。症状の軽重に影響を与える宿主条件があることは否定できないが不明である。

Ⅲ　予防・発生時対策

A.　方針

現在ペストはわが国に常在しないが，国外から侵入するおそれのある地域においては，状況に応じネズミ駆除に努めること。またいったん国内で発生した場合は，菌が定着することのないよう早期絶滅を図り，徹底的防疫を実施しなければならない。

1.　港湾施設。ことに外航船の出入りする港では，常時ネズミとノミの調査を行う。

2.　建築物の防鼠処置および繁殖個所や隠棲個所（特にドックや倉庫内）の除去。

3.　船舶などの定期的燻蒸法によるネズミの駆除。これは特に検疫港で行う。

B.　防疫

1.　患者の届出　「感染症法」によるとペストは一類感染症に分類され，診断した医師は，直ちにその患者の氏名，年齢，性別，その他厚生労働省令で定める事項を最寄りの保健所長を経由して都道府県知事に届けなければならない。

2.　隔離　ペスト患者，疑似症患者は，原則として第一種感染症指定医療機関に入院させる。

3.　交通の制限または遮断　蔓延を防止する緊急の必要があると認める場合であって，

消毒により対処が難しい時は，法令で定める基準に従い，72時間以内の制限を定めて行う。

4. 消毒・駆除　発生を予防し，またその蔓延を防止するために必要があると認める場合には，病原体に汚染された場所または汚染された疑いがある場所等の消毒およびねずみ族，昆虫等の駆除を行う。

5. 予防接種　1976年（昭和51年）6月に改正公布された予防接種法（法律第69号）によると，ペストは同法の対象疾病より削除された。ただし，緊急の必要がある場合，政令で定めることにより臨時の予防接種として行いうる。また，発熱症状が出現した時は，直ちに特異療法を開始すること。なお，予防接種の効果については必ずしも十分でないので，流行時その周辺地区の人々に対しては抗菌薬の予防投与が必要となる場合もある。

6. 特異療法　ストレプトマイシン，テトラサイクリン，ニューキノロン剤を早期に投与すると極めて効果的である。肺ペストの場合も，発病後8～24時間内に治療を開始すれば予後はよいが，それより遅れると効果が期待できない。抗菌薬によく反応して症状好転した例がしばしば5～6日目に再び発熱することがある。ほかの細菌汚染による二次肺炎のような合併症を考えて，喀痰の塗沫および培養検査をする必要がある。

C. 流行時対策

1. すべての死亡者を検査し，必要な時は死体解剖や実験室検査を行う。医療機関との密接な連携が必要である。

2. 発生地区を中心とした周辺の広い範囲にわたり徹底的ノミ駆除を行う。

3. 発生地区および周辺の鼠族駆除の実施。

4. 現場作業者の殺虫剤散布の徹底。なお，忌避剤（リペレント）を毎日皮膚に用いることは有効な手段である。

5. 必要な場合，抗菌薬の予防内服を考える。

D. 国際的対策

1. ペスト非常在地域に発生した際は，WHOへ直ちに報告。また齧歯類の間に新たなペストが発見され，または再燃した場合もWHOに直ちに報告する。

2. 国際保健規則に従って，船舶，航空機そのほかの交通機関の検疫業務を行う。

3. すべての船舶は，原則としてネズミの棲息があってはならない。

4. 港および空港の建物内のネズミの検査と6か月ごとに殺虫剤の散布，ネズミの駆除に努める。

5. 現在，入国者に対して予防接種を要求している国はない。

【参考】

・FORTH厚生労働省検疫所　ペスト発生地域
http://www.forth.go.jp/useful/infectious/name/name37.html

ヘルペス性角膜炎　Herpetic keratitis　ICD-10 B00.5

Ⅰ　臨床的特徴

1. 症状　主に片眼性で視力障害，充血，流涙，異物感を訴える。知覚神経が侵されるため強い眼痛は少ない。実質型の方が上皮型に比較して，視力低下が重篤である。

2. 病原体　単純ヘルペスウイルスの感染による角膜炎である。病因ウイルスは通常は1型であるが，ごくまれに2型によることもある。

3. 検査　上皮型病変の診断は樹枝状の形態的特徴からなされることが多い（前眼部細隙灯検査）。確定診断としては病巣擦過物を用いてウイルス分離を行う。蛍光抗体法やPCR法は確定診断にはならない。実質型病変の診断は上皮型病変の既往，実質型病変の特徴（円板状角膜炎と壊死性角膜炎）を前眼部細隙灯検査で得たり，ヘルペス感染による角膜の知覚低下などを参考とする。実質型の場合，ウイルスDNAは眼局所に存在するが，感染性ウイルスは存在しないといわれている。

Ⅱ　疫学的特徴

1. 発生状況　現在，視力を損なう角膜感染症の中で頻度と難治性ということで最も重要視されている。主として幼児に見られる結膜炎をともなう初感染型とこれをともなわない成人の再発型とがあり，後者の方が一般的である。

2. 感染源と伝播様式　幼児期に大部分の人は初感染あるいは不顕性感染として結膜炎に罹患し，その後単純ヘルペスウイルスは三叉神経節あるいは上頸部交感神経節に潜伏感染状態に入る。大部分の人はこの状態のままであるが，一部分の人の場合，成人になって，感冒，発熱，ストレスなどが誘因となり，神経節レベルでウイルスが活性化して，軸索流に乗り，角膜炎（通常，上皮型として）を発症する。発症時に抗ウイルス薬を投与するのであるが，投与後，ウイルスは再び神経節に潜伏感染状態に入り，次回の活性化に向け待機するといわれている。このような状態を何度か繰り返すと上皮型から実質型に病変は移行し，治療が困難となる。

成人のヒトからヒトへの感染はないが，口唇ヘルペスに罹患している場合，幼児の眼部周囲への接吻は避けるべきである。近年，初感染の成人例が増加している感がある。

Ⅲ　予防・発生時対策

A. 方針

鎮静期の場合，困難ではあるが，できるだけ規則的な生活を送ることが推奨される。

感冒，発熱，できればストレスを避けることが重要である。

B. 治療方針

上皮型病変にはアシクロビル眼軟膏の点入（1日5回）を行う。実質型病変にはアシクロビル眼軟膏のみでは無効であり，抗炎症薬としてステロイド点眼が併用される。しかし，元来，ステロイドは本症を重篤化させる作用があり，抗ヘルペス薬との併用とはいえども症例ごとに所見に注意しつつ慎重に行い，必要最低限にとどめる。強い瘢痕性混濁を残したものに対しては角膜移植を行う。

鞭虫症（べんちゅう） Trichuriasis, Whipworm disease ICD-10 B79

I 臨床的特徴

1. 症状 鞭虫は主に盲腸に寄生する。少数寄生ではほとんど無症状だが，多数寄生すると腹痛，下痢，異食症などが見られる。末梢血好酸球増多症がしばしば認められるが，15%を越えるような高度の好酸球増多症はまれである。小児に多数寄生した場合，盲腸のみならず大腸全体に炎症がおよび，長期間粘血便が持続し，貧血，発育遅延が見られることがある。このような病態を鞭虫赤痢症候群（Trichuris dysentery syndrome）とよぶ。

2. 病原体 鞭虫（*Trichuris trichiura*）は主に盲腸に寄生する線虫で，成虫の体長は雌4～5cm，雄3～4cm。虫体前半部分が非常に細く鞭のような形態をしており，この部分を盲腸粘膜に浅く埋没させて寄生する。

3. 検査 検便により鞭虫卵を検出する。鞭虫と回虫の混合感染も多く見られる。排卵数が多くないので集卵法を用いることが望ましい。

II 疫学的特徴

1. 発生状況 世界に5億人前後の感染者がいると推定されている。鞭虫卵は回虫卵よりも乾燥に弱いので，温暖で湿潤な地域に寄生率が高い傾向がある。日本国内での感染は現在まれであるが，一部の心身障害者施設などで集団感染を生じた事例が報告されている。

2. 感染源・伝播様式 盲腸内に寄生する雌成虫から産下された虫卵は便とともに体外に出る。外界の暖かく湿潤な環境下では卵殻内で卵割が進行し，約2～4週後に卵殻内に幼虫が形成される。これを幼虫形成卵と称する。幼虫形成卵を含む土や幼虫形成卵に汚染された野菜などを経口摂取することによってヒトに感染する。排便後数日以内の便中に見いだされる幼虫未形成の卵は，ヒトに摂取されても感染は成立しない。

3. 潜伏期，感染期間，ヒトの感受性　鞭虫の幼虫形成卵が経口摂取されると，幼虫が盲腸に到達し，約3か月で成虫にまで発育する。成虫の人体内における寿命は長くて7-10年。ヒトの感受性は高く，流行地においては10歳くらいまでに8割程度のヒトに感染し，その後終生感染を繰り返えす。再感染に対する強い抵抗性は生じない。

Ⅲ　予防・発生時対策

A. 予防

鞭虫の感染様式は回虫とほぼ同じである。したがって人糞を肥料として用いている地域では野菜の水洗いを十分にすること，糞便の適切な処理などが重要である。施設内で集団感染が生じた場合は集団検査と駆虫を行うとともに，感染ルートを明らかにし感染源対策を行う。

B. 治療方針

治療にはメベンダゾールを用いる。回虫，鉤虫，蟯虫に有効なパモ酸ピランテルは，鞭虫に対しては無効。

ヘンドラウイルス感染症

Ⅰ　臨床的特徴

1. 症状　発熱，頭痛，筋肉痛を伴うインフルエンザ様症状のほか，呼吸器症状や脳炎症状が見られる。感染者の一部では再発性の脳炎が認められる。2013年6月までの発生では，致死率は約57%であった。

2. 病原体　ヘンドラウイルス（Hendra virus: HeV）：パラミクソウイルス科ヘニパウイルス属に分類される。一本鎖の(－)鎖RNAをゲノムにもつ。同属に分類されるニパウイルス（NiV）とは抗原学的に交差する。

3. 検査　検査：脳，肺，腎臓，脾臓，血液等からのウイルス分離（Vero細胞等に接種すると多核巨細胞を形成する。ウイルスが分離された場合，特異抗体によるウイルス中和試験，免疫染色，電子顕微鏡による形態観察等により同定する）やRT-PCRによる遺伝子検出，血清中の特異抗体検出（ELISA法やウイルス中和試験）が行われる。

Ⅱ 疫学的特徴

1. 発生状況 これまでの発生は豪州の北東部（Queensland州，New South Wales州）に限局しており，1994年の初発以来，2013年6月までの累計では，感染者7名，死者4名にのぼる。一方，馬のHeV感染症は，94-99年までは3事例のみであったが，2004年以降はほぼ毎年のように報告されており，とくに2011年には18事例の大流行となった。

2. 感染源 自然宿主はオオコウモリである。これまでの発生では，まずオオコウモリから馬にウイルスが伝播し，呼吸器症状／神経症状を呈した馬を直接の感染源として，治療・介護にあたった獣医療関係者，飼養者が感染した。これまでに，オオコウモリからヒトへの直接感染，およびヒト―ヒト感染は報告されていない。

3. 伝播様式 オオコウモリは，唾液，尿，子宮分泌液等にウイルスを排泄する。これまでの発生では，まずオオコウモリの体液を介して馬が経口的に感染し，続いて呼吸器症状・神経症状を発症した馬の飛沫や体液を介してヒトに伝播したと考えられている。

4. 潜伏期 5～21日。

5. 感染期間 患者からの二次感染は報告されていない。

6. ヒトの感受性 不顕性感染も報告されている。

Ⅲ 予防・発生状況

A. 方針

ヒト用ワクチンはないため，感染者・感染動物との接触を避けることでリスクを低減する。2012年より，豪州で馬用ワクチンが認可されたことから，適宜接種することで馬の感染予防を行うことが，ヒトの感染リスク低減につながると考えられる。

B. 防疫

2003年より，感染症法に基づき，コウモリ類の輸入は禁止された。日本にはオオコウモリが琉球諸島，小笠原諸島に分布している。同地域を含め，国内ではこれまでにHeVの浸潤は報告されていないが，馬・ヒトの原因不明疾病の流行を適切に監視する必要がある。輸入感染症としての侵入リスクがあるため，流行地域への旅行者にはコウモリ類への接触を避けるよう注意喚起する。

C. 流行時対策

これまでにヒト―ヒト感染の報告はないが，近縁のNiVでは報告されていることから，院内／家族間感染を防ぐため，適切な防護策をとる。家畜を介した感染の場合は，早急に家畜の移動制限を伴う拡散防止措置を行う。ウイルスは通常の消毒剤，石鹸等で不活化される。

D. 国際的対策

発症動物・抗体陽性動物は殺処分される。豪州では，馬牧場内に（オオコウモリの餌となる）果樹を植えないよう指導されている。

E. 治療方針

対症療法のみ。リバビリンが有効である可能性があるが，治療効果に関しては明らかでない。豪州で感染が確認された患者に対して，研究段階にある抗HeV-G蛋白質モノクローナル抗体が投与された例があるが，治療効果は明らかでない。

放線菌症（アクチノミセス症）Actinomycosis　ICD-10 A42

I　臨床的特徴

1. 症状　本症の好発部位は口腔，顔頚部で症例の50-60%を占め，無痛性の進行性化膿性病変としてみられる。また腹部および胸部にも好発し慢性の経過をとる。症状は板状硬結の形成と腫瘤状の腫脹を特徴とし，肉芽は徐々に隣接する組織に拡大し多発小膿瘍を形成する。膿瘍中心部が自壊し多発性の瘻孔を形成する。凄孔からケシ粒大の黄緑色の硬い顆粒，すなわち菌塊（硫黄顆粒sulfur granule）を含んだ分泌物が排出され，瘻孔は容易に閉鎖しない。他の合併感染がない限り疼痛なく，限局している限り全身状態も良好である。しかし胸部や腹部が侵された場合には，高熱その他の全身ならびに局所症状をともなう。なお，結核・悪性腫瘍・慢性虫垂炎などとの鑑別を要する。確実な診断は原因菌を分離培養してから行わなければならないが，純培養は難しい。

2. 病原体　嫌気性のグラム陽性桿菌の*Actinomyces israelii*が主たる病原体である。ヒトに病原性があることが報告されている他の主な*Actinomyces*属の菌種としては，*A. europaeus, A. graevenitzii, A. gerencseriae, A. lingnae, A. meyeri, A. naeslundii, A. neuii, A. odontolyticus, A. radingae, A. turicensis*および*A.viscosus*等がある。眼科領域で問題となる涙小管炎の原因菌も放線菌であることが多い。特に*A. israelii*および*Propionibacterium propionicus*（以前は，*Arachnia propionica*。培養性状は*A. israelii*に酷似している)が，その主要な原因菌である。*A. bovis*によるヒトへ感染は，免疫不全患者における原発性皮膚放線菌症の報告がある。

3. 検査　特異な菌塊を検出するために膿腫を穿刺するか，瘻孔に試験管を当て直接膿汁を採取，あるいはガーゼに付着した検体を鏡検する。棍棒状菌が放射状に配列している菌塊を見いだすことができる場合がある。培養は，血液培地やブレインハートインフュージョン寒天培地を用い嫌気培養を行う。1週間程度の培養で，目視が観察可能なコロニーをえる。ブレインハートインフュージョン寒天培地で37℃，18から24時間程度培養すると*Actinomyces*属菌に特徴的に分枝した菌糸状発育（Spider form colony, クモ状コロニー）が観察できる。この形態は*A. israelii*などの菌種に特徴的な所見である。長期間の培養では，短桿菌状となり菌糸状の形態の観察は困難となる。純培養は難しい。一部の菌種は偏性嫌気性であるが，多くの菌種は通性嫌気性であり，*A. israelii* などの菌種では血液寒天培地を用いCO_2インキュベータ中で培養すると生育する。

なお，いくつかの同定キットが販売されているので利用するのが良いが，最終的な種の確定には16SrDNAの塩基配列の解析が必要である。

Ⅱ　疫学的特徴

1. 発生状況　患者の多くは10～50代で，男性は女性の2～3倍であると考えられている。比較的まれな病気であるが世界中でみられる。ウシ，ウマ，ブタも羅漢する。

2. 感染源　菌は，口腔内，特にう歯の中やその周囲，歯垢中，さらには粘膜に存在し，大腸や膣にも定着する。健康人から摘出された扁桃では，約20%の割合で*A. israelii*が証明されるという。しかし，*A. humlferus*を除いて，土壌などの自然環境からの検出は報告されていないことなどから，放線菌症は内因性感染症であるとされている。

3. 伝播様式　本菌は，ヒトや動物の粘膜の細菌叢として常在し，歯周囲，う歯，抜歯などの未処置ないし炎症のある障害部から顎部の組織へと侵入する。口腔内の本菌が誤嚥等により気道に吸入された場合に呼吸器感染症として，腸管の粘膜障害があれば嚥下された場合に腹部の放線菌症を発症することがある。また，子宮内避妊器具（IUD）の長期留置に伴う放線菌症の報告もある。

4. 潜伏期　不定。口腔内の常在菌と考えられている。炎症，外傷や医療行為による粘膜障害部位から組織に侵入してからは数日ないし数か月と考えられる。

5. 感染期間　いつ*A. israelii*等が常在細菌叢となるか分からないが，体内のこれらの菌によって発病する。

6. ヒトの感受性　もともとヒトの感受性は低く，また罹患しても免疫は成立しない。

Ⅲ　予防・発生時対策

A.　方針

口腔内を清潔に保持することが重要である。疾病や医療行為に伴う感染を防ぐ方法はない。

B.　防疫

汚染物は適宜に消毒すること。予防接種はない。疾病の自然治癒はないと考えられている。

C.　流行時対策

散発的疾患であるので特にない。

D.　国際的対策　特にない。

E.　治療方針　発症すれば一般に長期にわたる大量のペニシリン投与が効果的である。

また，アンピシリン，ペニシリンG，セフトリアキソン，クリンダマイシン，ドキシサイクリン，エリスロマイシンなどが選択されている。短期間の不十分な治療では再発する。

ボツリヌス症　Botulism（四類-全数）　ICD-10 A05.1

ボツリヌス症は，ボツリヌス菌（*Clostridium botulinum*）をおもな原因菌とし，菌の産生するボツリヌス神経毒素によって引き起こされる。

国内の分類は，発症機序の違いから(1)ボツリヌス食中毒（食餌性ボツリヌス症）：Food borne botulism，(2)乳児ボツリヌス症：Infant botulism，(3)創傷ボツリヌス症：Wound botulismおよび(4)成人腸管定着ボツリヌス症：Child and adult botulism from intestinal colonizationの四つの病型と(5)その他原因不明を設けている。しかし，最近のCDCの分類では上述の(1)(2)(3)の3分類（http://emergency.cdc.gov/agent/botulism/factsheet.asp），または2つを追加した5分類がある。5分類については五つ目のカテゴリーでは，"Iatrogenic botulism can occur from accidental overdose of botulinum toxin)"と表し，近年医薬品として適応になった治療用ボツリヌス毒素製剤の事故を入れ，医療現場での過投与での事故が散発していることをしめしている（http://www.cdc.gov/nczved/divisions/dfbmd/diseases/botulism/）。

感染症法におけるボツリヌス関係の分類，届出基準は，「ボツリヌス症」として，現在までに報告または発生が想定されるボツリヌス症のすべてを四類感染症として，全数把握する疾患として取り扱うこととなっている。これらの病型は，菌の増殖する場所が「食品」の場合は(1)の「食中毒型」もしくは(5)の「その他原因不明」が想定される。また，菌が生体内で増殖することによりおこるボツリヌス症は，(2)の「乳児型」，(3)の「創傷型」，(4)の「成人腸管定着型」および(5)の「その他原因不明」として区分される。

ボツリヌス食中毒は，食品衛生法（第7条）では患者の届出を医師に求め，食品衛生法施行令（第6条，第7条）および食品衛生法施行規則（第26条）では保健所による調査，報告を義務づけていた。また，乳児ボツリヌス症は，「感染症の予防及び感染症の患者に対する医療に関する法律」で全数把握の四類感染症として分類され，医師による届出が義務づけられていた。2004年の法改正で，すべてのボツリヌス症については，全数を把握する目的で上述した四つの病型に属さないと判断された場合は，(5)の「その他原因不明」として分類，届出を可能としている。一方，感染症法と食品衛生法の両者に該当，分類される食中毒型および乳児ボツリヌス症は両者の届け先に報告される場合があり，疾病数の統計に混乱をきたす恐れがある。

(1) ボツリヌス食中毒は，食品中で増殖したボツリヌス菌が産生したボツリヌス毒素を食品とともに経口的に摂取することによっておこる。

(2) 乳児ボツリヌス症は，ボツリヌス菌（芽胞）を経口的に摂取した後，乳児の腸管内でボツリヌス菌が増殖して産生された毒素が腸管から吸収された結果，発症するものである。

(3) 創傷ボツリヌス症および (4) 成人腸管定着ボツリヌス症，ともに，ボツリヌス菌が皮下や筋肉および経口的に侵入した後，生体内で増殖した菌が産生した毒素によりおこるものである。

I　臨床的特徴

1. 症状　ボツリヌス菌の産生する神経毒素（Neurotoxin）による弛緩性神経麻痺を主訴とする。食中毒の場合は，嘔吐，吐き気，立ちくらみ，口の渇きのほかに，大半の場合は初期症状として，視力低下，弱視，複視，眼瞼下垂，瞳孔散大，対光反射遅延などの眼症状が観察される。さらに発語障害，燕下困難，呼吸困難などの麻痺症状，重症では横隔膜筋麻痺による呼吸不全がおこる。乳児ボツリヌス症の場合は，出生後順調に発育していた乳児が便秘傾向を示す。典型的な例では，便秘状態が数日続き，吸乳力の低下，鳴き声が弱くなり，頭頸部や四肢の脱力，全身筋肉の緊張の低下が観察される。特に，顔面は無表情となり（能面顔），頸部筋肉の弛緩により頭部を支えられなくなる。

2. 病原体　主にボツリヌス菌（*Clostridium botulinum*）が産生する毒素による。ボツリヌス菌は産生する毒素の免疫学的な違いによりA～Gの7型に分類される。これらの菌は，生物学，化学的性状の違いにより，Ⅰ～Ⅳ群に分けられる。Ⅰ群はタンパク分解性のA，BおよびF型菌，Ⅱ群はタンパク非分解性のB，EおよびF型菌，Ⅲ群はタンパク非分解性のCおよびD型菌，Ⅳ群はタンパク分解性のG型菌である。各々の菌が産生する毒素の作用は，各々の毒素に対する特異的抗血清により中和される。報告されているヒトの食中毒の原因菌は，A，B，EおよびF型菌である。乳児ボツリヌス症の原因菌としては，現在までにA，B，C，E，F及びG型菌の報告がある。この中でE型毒素を産生する*C.butyricum*，F型毒素を産生する*C.baratii*がボツリヌス菌以外の食中毒および乳児ボツリヌス症の原因菌として知られている。

3. 検査　検体中からボツリヌス毒素を証明すること，および検体中からボツリヌス菌を検出・分離・同定することが重要である。ボツリヌス食中毒と乳児ボツリヌス症の検査対象物は，患者の便や血清，嘔吐物，喫食した残りの食品などである。創傷性ボツリヌス症では，患者の血清，感染局所の組織片や滲出液，注射薬物乱用者の薬物（ブラックタールヘロイン等）があげられる。患者から採取した材料中のボツリヌス毒素または菌を証明することが最も重要である。

一般的な毒素の検査法は，マウスを用いた毒性試験で約10pgのボツリヌス毒素を検出でき，さらに各毒素型に対する抗毒素血清を用いた中和試験により，毒素の型が決定される。試料中にボツリヌス毒素が存在している場合は，試料注射後のマウスは特有の弛緩性麻痺症状を呈する。ボツリヌス症が疑われる場合，ボツリヌス毒素の検出と共にボツリヌス菌の分離が試みられる。通常，食品，糞便等の試料をクックドミート培地（CCM）で増菌培養し，さらに嫌気条件下で卵黄加寒天平板培地での分離培養をおこなう。CCM培養上清は上述の中和試験により毒素型を含む確認試験を行なう。PCR法による毒素遺伝子の検出は補助的に用いられている。上記の結果を総合して実験室診断（検査）を行なうが，毒素が検出されても菌が検出されない場合も多く，この点に注意して検査に臨むことが必要である。

Ⅱ 疫学的特徴

1．発生状況 食中毒は国内外で散発的にあるいは集団的に発生報告がある。我が国ではA，BおよびE型毒素による散発事例が多く，1980年以降，過去30年間の大半はE型毒素による。1980年以降の集団発生例（1事例で5人以上の患者）は，1984年の青森（6名），1995年の北海道（6名），の事例はE型毒素による“いずし”であった。1984年の熊本産の“からしレンコン”による14都道府県で患者36名（死者11名）はA型毒素による事例である。また，1998年の東京の事例（18名）は，瓶詰めグリーンオリーブを原因食としたB型毒素による事例である。また，最近はE型毒素以外の散発症例も多く，1993年に秋田県（患者4名）で缶詰の里芋で，1996年に千葉県（患者1名）で原因不明で，1999年にも千葉県（患者1名）でレトルト食品を原因としたA型毒素による発生報告がある。その後，2007年に岩手県で「いずし」を原因食品としたE型事例（患者1名），2012年に鳥取県で「あずきばっとう」を原因食品としたA型事例（患者2名）が発生している。また，2011年広島県，2012年熊本県で，成人のボツリヌス症が発生しているが，原因は特定されていない。

乳児ボツリヌス症は，米国では1976年に最初の患者が確認されて以降，年間の報告数はおよそ100例で，20症例前後の食中毒による患者数を上回っている。国内では，1986年に千葉県でハチミツを原因食としたA型菌による患者が最初に報告されて以来，2012年までに31例の患者報告がある。報告されたすべての患者のうち，10例は1986～1987年までの2年間に報告された。そのうち，すべての報告でハチミツの摂取歴があり，2例を除いてはA型菌と毒素が証明された。1990年以降の報告例では，ハチミツの投与歴がなく，またA型以外のC型またはB型菌・毒素が証明されている。

国内では，創傷性ボツリヌス症の報告はないが，米国カルフォルニア州を中心に，ブラックタールヘロイン等に混入したボツリヌス菌芽胞が体内に入った結果発症したと思われる事例が4,5症例報告されている。また，成人腸管定着ボツリヌス症は，成人の腸管内に取り込まれた菌が，正常菌層の破綻など何らかの条件が整った際に増殖し，産生した毒素により中毒をもたらすものである。国内では2008年に栃木県で83歳の男性原因不明のボツリヌス症に罹患している。この事例では，便中から菌が長期間検出されており，この型に該当する可能性も考えられる。

2. 感染源　国内の食中毒は，東北，北海道で昔から報告のある“イズシ”が古典的な感染源として知られている。この地区の湖沼，海岸の土壌からはE型菌が分離されるため，汚染した魚を食材とした保存食中で産生したE型毒素によると考えられる。近年では，海外から輸入した食材，食品にボツリヌス菌芽胞が汚染していて，感染源となっていることが疑われている報告例も多い。海外でも国内と同様に家庭で製造した保存食品が感染源となっている例が多い。

乳児ボツリヌス症は，国内の土壌から分離報告のないAまたはB型菌によるものが多い。すべての事例で感染源が明らかではないが，海外からの輸入食品，食材（ハチミツ等）が感染源として疑われているものがある。

創傷ボツリヌス症は，土壌中の芽胞が創傷時に直接体内に侵入するか，芽胞が混入した注射用薬物が感染源となっている。

3. 伝播様式　食中毒は，食品にボツリヌス菌（芽胞）が混入し，増殖した菌が産生したボツリヌス毒素を食品とともに経口的に摂取することによっておこる。国内の発生例で「からしレンコン」の事例では，汚染した製品が数多く市販品として販売されたため，同時期に広範囲で多数の患者が発症した。通常，数人の散発または集団発生がおこる。ボツリヌス菌は偏性嫌気性菌であり，酸素の存在下では増殖しないため，酸素を避けた保存方法，缶詰等が原因食となる可能性が高い。また，毒素は易熱性タンパクであるために，加熱処理により失活する。

乳児ボツリヌス症は，芽胞の混入したハチミツ，野菜ジュース，コーンシロップ等を乳児期に喫食したためにおこる。

4. 潜伏期　食中毒素の場合は，摂取した毒素の量により違いがあるが，通常，数時間から3日程度で，大半は12～36時間で発症する。乳児ボツリヌス症は，原因食品が特定されていない場合も多く，正確に把握できていない。創傷性ボツリヌス症は，混入した菌数，創傷部位の嫌気条件，等が大きく影響すると考えられる。

5. 感染期間　食中毒は感染でないが，発症期間は摂取した毒素量と治療方法により異なる。一般に数日から数週間である。乳児ボツリヌス症は，菌が腸管内で増殖するので，糞便中に多量の毒素（数万マウス致死量）と菌（便1g当たり数百万）が排泄され，長い場合は1ヶ月以上検出される。

6. ヒトの感受性　食中毒は，毒素型，食品の汚染度（毒素量）で異なり，普遍的である。乳児ボツリヌス症は，国内発症例の約90%は生後2～6ヶ月である。離乳食を摂取する以前は，腸内細菌叢が未完成であるため感染リスクが高いと考えられている。毒素の感受性は，毒素型（A，B等），毒素サイズ（M，L，LL型），投与経路（経粘膜，経口等）により異なる。

Ⅲ　予防・発生時対策

A. 方針

食中毒の予防は，過去に発生例のある保存食品を作る場合は，菌の汚染を防ぎ，嫌気条件で保存せず，食品の加熱は適切に行う。近年，東北地方でのボツリヌス食中毒の発生が減少した理由に，主な原因食であった“イズシ”を「作らない」「食べない」「他人にあげない」の「3“ない”運動」が効を制しているとの情報もある。

乳児ボツリヌス症は，原因食と報告のあるハチミツ等の食品には，芽胞として菌が混入する。芽胞は耐熱性であり通常の加熱処理は死滅しないことが多いために，菌の混入が心配されるものは乳児に与えないことが重要である。1986年に国内最初の患者が確認され，当時の厚生省は，「1歳以下の乳児にハチミツを与えないように」，各都道府県に課長通知を出している。

創傷ボツリヌス症では，創部は解放性に必要であればデブリドーマンをおこない，患部を清潔にまた嫌気条件にしないことにより，感染のリスクを抑える。

B. 防疫

1. 届出　食中毒の場合は感染症新法改正後の新四類感染症としての届け出だけでなく，食品衛生法第7条に基づいても，診断した医師は直ちに最寄りの保健所長に届け出る義務がある。
2. 消毒　患者の排泄物や汚染物は消毒後，廃棄する。
3. 隔離　必要なし。乳児ボツリヌス症患者の便は菌・毒素の混入の危険性があるため取り扱いは注意を要する。
4. 行動制限　必要なし。
5. 接触者および発生源の調査　食中毒では，疑似あるいは真性患者であれば，集団発生の恐れを念頭に調査が必要である。また，原因食の疑いがある食品は，残留食品とともに他のロットについても検査が必要である。

C. 流行時対策

国内の食中毒は，E型菌は北海道，東北地方の海岸や湖沼から分離報告例があるが，A，B型菌は国内では非常に稀である。しかし，近年，輸入食材を原因食とするA，B型菌による発生例が見られる。食中毒では，汚染食品が広範囲に市販された場合や，同一の汚染食品を不特定多数が喫食したことが推定される場合は，中毒の危険情報をテレビ，ラジオ等を使った報道による警告が必要になる。

D. 国内および国際的な菌・毒素の管理

ボツリヌス菌と毒素は，バイオテロ等に使われる可能性から，国内においては，感染症法に定める特定病原体二種に指定されている。菌および0.1mg以上の毒素の所持には厚生労働大臣の許可が必要である。検査施設において所持の許可を得ていない場合には，検査終了後3日以内の滅菌・不活化あるいはすみやかに譲渡することが義務づけられている。

また，国際的には，経産省の輸出貿易管理令において輸出入禁止品となっており，米国のバイオテロ以降，国際間の移動は非常に厳しく管理されている。輸入には厚生労働大臣の許可も必要である。

E. 治療方針

いずれの病型でも呼吸管理（気道確保）が重要であり，ICUにおける緊急対処法を整えることが必要であるとされている。食中毒においては，治療用ボツリヌスウマ抗毒素による早期の抗毒素療法が効果的との報告がある。国内では，E型またはA B E およびF型を混合した多価ウマ抗毒素が国内で製造され，国家備蓄品として管理されている。患者発生時の抗毒素の供給体制の概要は，患者・医療機関（供給依頼書）→都道府県（供給申請書）→厚生労働省（出荷指示）→全国6ヶ所の保管場所（抗毒素製剤の出庫）→都道府県，医療機関の順となる。しかし，重篤患者が発生し緊急に対応する必要がある場合は，事務処理を後回しにして，直接医療機関から保管場所に供給依頼して抗毒素を入手することも可能である。

乳児ボツリヌス症では，死亡率が低いこと，生後間もない乳児に異種のタンパクであるウマ血清を接種することを避けて，上記ウマ抗毒素製剤を使用することは稀である。米国ではBabyBIGと呼ばれるA型とB型に対する抗ボツリヌスヒト免疫グロブリン製剤を開発し，これを用いた治療成績として入院期間の短縮などの効果が認められている。また，腸管内のボツリヌス菌に対しては，抗生物質の投与による除菌が行なわれることがあるが，その是非については検討の余地が残されている。

麻疹（ましん） Measles（Morbilli，Rubeola）（五類-全数・学2）　ICD-10 B05

I　臨床的特徴

麻疹は一般に「はしか」と称され，代表的な急性ウイルス性発疹症である。強い感染力と高い発症率を持ち，発熱，カタル症状，紅斑状丘疹を主徴とする。

1. 症状　臨床の経過はカタル期，発疹期，回復期の3つの時期に分けられる。

カタル期　2～3日の発熱とともに咳，鼻汁，くしゃみ，眼瞼結膜の充血，眼脂が見られ羞明を訴える。第3病日ころ，頬の粘膜の大臼歯対面付近に相当する部分を中心に，やや隆起した紅暈に囲まれた白色の小斑点（Koplik斑）が数個～多数出現し，発疹出現後急速に消失する。このKoplik斑は麻疹診断上特異的で早期診断に役立つ。

発疹期　カタル期の発熱がやや下降した後，再び高熱となり，カタル症状はさらに激しくなる。麻疹特有の発疹が耳介後部，頸部，顔面，体幹，上肢，下肢の順に全身に出現する。麻疹の発疹は紅色斑状丘疹で，一部は融合し，大小不同の斑紋となるが，健康皮膚面を残す。高熱は発疹出現後3～4日持続する。

回復期　発熱は分利性に下降し，発疹も退色する。色素沈着を皮膚に残し，糠様の落屑を見る。全身状態も回復し7～9日の全経過で治癒する。

異常経過

1）重症出血性麻疹　高熱，痙攣，譫妄または昏迷・昏睡状態，呼吸困難，皮膚および粘膜に広範に融合した出血斑が出現する。しばしば致命的である。

2）麻疹の内攻　麻疹の発疹が急に消退し，一般状態が悪化し，呼吸困難，チアノーゼを呈する状態（肺炎を合併し心不全による循環障害が加わったもの）。

3）修飾麻疹　潜伏期間中のガンマグロブリン投与または母子免疫の存続する期間の感染による軽症の麻疹。麻疹生ワクチン接種後に免疫力が低下し，軽症の麻疹に罹患することがあり，これも修飾麻疹とよぶ。臨床症状は軽症で，発疹も少ないが，感染源にはなり得る。

4）異型麻疹　麻疹不活化ワクチン接種後の麻疹罹患による高熱，異常な発疹（蕁麻疹様斑丘疹，出血性紫斑，水疱形成，四肢に多く，体幹に少ない），肺炎併発，手足の浮腫，筋肉痛など重い非定型的症状。現在では不活化ワクチンを使用していないので，過去の病気である。

合併症

1）頻度の多い合併症　中耳炎，肺炎，喉頭炎（クループ）がある。肺炎は多くは細菌の二次感染による。発熱の持続または再発熱，呼吸困難，チアノーゼが出現する。巨細胞性肺炎は免疫不全状態の小児に見られる致命的な間質性肺炎である。成人の麻疹では，ウイルス性肺炎を合併する頻度が高い。

2）神経系合併症　発疹出現後3～7日に発症。高熱，頭痛，嘔吐，嗜眠，痙攣，昏睡などが出現。髄液は細胞増多，蛋白量・糖量ともに正常または軽度の増加。約15%が死亡。25%に後遺症を見る。脳炎の合併は1～2/1,000例である。亜急性硬化性全脳炎（SSPE：subacute sclerosing panencephalitis）は麻疹約10万人に1人の割合に発生。遅発性脳炎で，麻疹罹患数年後（平均5～6年）に異常行動，性格変化，知能低下で発症し，特有なミオクロニー発作が出現。錐体路・錐体外路症状を示し，昏睡，除脳硬直状態となり一般に6～12か月で死亡するが，数年以上生存する場合もある。

3）その他の合併症　紫斑病（血小板減少性および非血小板減少性），Tリンパ球減少による免疫状態の悪化のために結核の増悪・活動化が見られる。ビタミンA欠乏による角膜潰瘍が見られることがある。

血液像は白血球減少，好酸球の減少または消失，比較的リンパ球増加が見られる。白血球数の増加は細菌感染の合併を考える。

診断・鑑別診断　カタル症状とKoplik斑による早期診断が可能。特有の発疹が出現すれば診断は容易。臨床上鑑別を要する他の疾患はしょう紅熱，風疹，突発性発疹，エコーウイルス感染症，コクサッキーウイルス感染症，川崎病などである。しょう紅熱は麻疹ほどカタル症状が強くない。最近はしょう紅熱と診断せずに，A群β溶血性連鎖球菌感染症と診断して治療することが多い。風疹は麻疹ほどカタル症状は強くなく，頸部などのリンパ節腫脹が特徴的である。近年は成人男性に多い。突発性発疹もカタル症状は著明でなく，38～39℃程度の熱が3～4日続き，下熱と同時に全身に麻疹様または風疹様の斑状丘疹が出現する。川崎病はカタル症状は著明ではなく，白血球数の増加，炎症反応の高値など，急性期の血液検査所見が異なる。

麻疹による死亡数は，麻疹含有生ワクチンの2回接種により，減少の一途をたどりつつある。

2. 病原体　麻疹ウイルス。日本で分離された麻疹ウイルスの遺伝子型は2001年にはD5型（沖縄はD3型）がほとんどで，中国や韓国の分離株の主流であるH1型は東京と川崎で分離されたのみであったが，2002～2003年になって全国各地でH1型が分離された。2007～2008年の流行ではD5型が中心の流行であったが，2010年5月の患者を最後にD5型の麻疹ウイルスは検出されていない。現在は，D9，G3，D4，D8，B3型の麻疹ウイルスが海外から持ち込まれている。しかしこれらの株に対する現行ワクチン（遺伝子型A）の有効性には変化なく，予防対策上問題はない。

3. 検査　血液，結膜および鼻咽頭のぬぐい液，尿から細胞培養法でウイルス分離が可能である。急性期と回復期のペア血清の麻疹ウイルスの赤血球凝集阻止試験，補体結合反応，中和試験などにより麻疹ウイルス抗体価を測定し，4倍以上の有意の抗体上昇により実験室診断が可能である。最近はPA法（ゼラチン粒子凝集法）やEIA法が用いられており，血清抗体価の測定が容易になっている。

PA法による感受性調査（感染症流行予測調査事業による）では，わが国の1歳児での抗体保有率は2000年の調査では52%，2歳で79%であったのに対し，2002年の調査では1歳で73%，2歳で90%と増加した。これは2001年から始めた「1歳になったらすぐ麻疹ワクチン接種を」のキャンペーンの効果と思われる。その後2006年度から2回接種が導入され，2007年に認められた10～20代を中心とした全国流行により，2008～2012年度の5年間に限って，中学1年生と高校3年生相当年齢の者に2回目の定期接種が行われた。その成果により，2012年度の感受性調査では，2歳以上のすべての年齢層で95%以上の抗体保有率が得られるようになった。同じ方法で調査した0歳児の抗体保有率は移行抗体の消失が早くなっていることが確認されている。

Ⅱ　疫学的特徴

1. 発生状況　不顕性感染が極めて少なく，ワクチン未接種であれば95%以上のものが一生に一度は罹る。わが国ではかつては2年から4年に1回大きな流行があり，乳幼児期にほとんどが感染していた。これは感受性者に対する感染力が強いので，一度流行があると多くの乳幼児が感染して抗体を獲得するため，その翌年は流行が起こらないことが多いためである。また，大都市では常在性で，比較的流行規模が小さく約1年おきに流行していたが，小規模の自治体では流行の間隔はより長くなり，そして大きな流行になる傾向があった。

わが国は，麻疹の定期予防接種が1978年（昭和53年）から開始され，その結果，患者数は著しく減少したが，未罹患，未接種者が次第に蓄積して1984年（昭和59年）には全国的な流行を起こし，年間報告数は定点当たり57.77人を数えた。その後，91年（平成3年）には7年ぶりの流行があり，28.68人となった。91年（平成3年）の流行の特徴は年長児の罹患であった。以後定点あたり報告数10人以下が続いていたが，2001年（平成13年）に定点あたり報告数11.2人の大規模な全国流行が発生した。この年は成人も多く発症し，全国の麻疹患者数は28.6万人に達していたと推計されている。2002年（平成14年）以降，減少傾向にあった。2006年度から1歳と小学校入学前1年間の2回接種制度が始まっていたが，2006年（平成18年）に始まった麻疹の地域流行は，2007年（平成19年）には全国流行となった。この年の流行は10～20代が中心であったことから，多数の大学が麻疹による休校となり，麻疹含有ワクチンの不足，麻疹抗体測定用キットの不足など，社会的な混乱に発展した。そこで厚生労働省は，2007年（平成19年）12月28日に麻疹に関する特定感染症予防指針を告示し，2012年度までにわが国から麻疹を排除し，その状態を維持することを目標にすると宣言した。2008年からサーベイランスの強化を目的に，麻疹を風疹とともに五類感染症全数把握疾患に指定し，2008年度から5年間の時限措置で10代への免疫強化を目的に，中1と高3相当年齢の者に，原則，弱毒生麻疹風疹混合（MR：measles-rubella）ワクチンによる2回目の定期接種を導入した。

麻疹の発生は冬から春に多く，わが国では5月にピークになり7月以後は低下することが多い。

罹患年齢は次第に変化しており，2001年の流行では麻疹含有ワクチン未接種麻疹未罹患の0～2歳が中心の流行で，ワクチン未接種あるいは1回接種の若年成人も多く発症した。この流行を受けて1歳になったらすぐのワクチン接種勧奨が始まり，その後1～2歳の割合は減少した。2007～2008年の流行では，ワクチン未接種あるいは1回接種の10～20代が流行の中心となり，ワクチン未接種の0～1歳児も多く発症した。その後，前述した麻疹に関する特定感染症予防指針の成果により，患者数は激減し，2008年には11,000人を超えていた患者報告数は，2012年は年間報告数293人（暫定値）まで減少し，麻疹排除に近い状態となっている。2012年に改訂された麻疹に関する特定感染症予防指針では（2013年4月施行），2015年度までにわが国から麻疹を排除し，世界保健機関（WHO）の認定も受けて，その状態を維持することが目標に掲げられた。

2. 感染源　患者の鼻腔や咽喉頭からの分泌物である。鼻・咽頭からの分泌物は，カタル期および発疹出現後3日は感染源となりうる。

3. 伝播様式　感染症の中で最も感染力の強いものの1つである。主として感染者からの飛沫または直接接触による感染。鼻や咽頭からの分泌物に汚染して間もない器物によって，間接接触感染も起こる。飛沫核（空気感染）も起こるため，同じ空間にいるだけで感染する。

4. 潜伏期　感染からカタル期の発熱までの潜伏期は10～11日，発疹発現までは約14日である。潜伏期にガンマグロブリンを注射すると潜伏期が延長することがある。

5. 感染期間　発疹出現4日前から出現後5日までの期間である。カタル期が最も感染力が強い。学校保健安全法による第２種学校感染症に指定されており，出席停止は解熱後3日を経過するまでである。

6. ヒトの感受性　麻疹ウイルスに対する抗体のないすべてのヒトに感受性がある。一度罹ると通常，いわゆる終生免疫を獲得する。本症に罹患したことのある母親から生まれた乳児は，通常生後6～10か月までは受動免疫（母子免疫）を有し，典型的な麻疹にならないことが多く，発症しても修飾麻疹となる。

Ⅲ　予防・発生時対策

A. 方針

弱毒生麻疹ワクチン（以下，麻疹ワクチン）あるいはMRワクチンにより予防が可能である。世界中が麻疹排除（Elimination）に向けて努力をしている。麻疹排除には2回の予防接種率がそれぞれ95%以上になることが必要とされている。

B. 予防対策

1. 2008年から，麻疹は感染症法に基づく五類感染症全数把握疾患である。その後の迅速な対策に資するため，すべての医師に対して，麻疹と診断した場合は，最寄りの保健所に，診断後できる限り24時間以内に届出を行うことが義務づけられている。

2. 麻疹排除を達成するためには迅速な対応が必要である。2010年以降は，全例の検査診断が求められている。検査診断の方法には，次にあげる3つの方法がある。1つの方法のみで診断するのではなく，これらの方法を組み合わせて，総合的に診断することが重要である。

① 麻疹と臨床診断した時点で保健所に届出を行い，保健所を通して地方衛生研究所に臨床検体（血液，咽頭ぬぐい液，尿）を搬入し，PCR法による麻疹ウイルス遺伝子の検出あるいは麻疹ウイルス分離を行う。発疹出現後8日以降になると，麻疹であっても検出されない場合があることから，発疹出現後7日以内の検査が大切である。

② 民間の検査センター等で麻疹ウイルスに対する抗体測定を実施する。発疹出現後3日以内の検査では麻疹であっても，麻疹特異的IgM抗体価が陽性になっていない場合があることから，発疹出現後4～28日の間に測定する。麻疹以外の疾患で麻疹特異的IgM抗体価が弱陽性になる問題が指摘されていたが，2014年以降は，特異性が改善されたIgM抗体測定キットが販売される予定である。

③ 急性期と回復期のペア血清で麻疹特異的IgG抗体価の陽転あるいは有意上昇を確認する方法である。なお，この方法は早期診断・早期対策に繋げることが難しいという難点がある。また，修飾麻疹の場合は，急性期から高い抗体価となっているため，有意上昇は確認できない。抗体価の解釈には注意が必要である。

3. 主治医は患者の治療と経過の観察を行い，同一家族内，集団内（学校や職場）の接触者，特に感受性者に対して発症を防止するために必要な指示を与える必要がある（MRワクチン，麻疹ワクチンまたはガンマグロブリンの投与）。保健所は積極的疫学調査を行って，迅速な感染拡大予防策を実施する。

特に母親がワクチン世代に入り生後6か月までに移行抗体が消失する例が増加してきている。もし周りで麻疹の患者発生があった場合は，緊急避難的に生後6～11か月児に麻疹ワクチンの接種が行われる場合がある。その場合であっても，1歳になったらすぐにMRワクチンの定期接種を受けることが大切である。

4. 1978年（昭和53年）から，生後12～72か月未満の間に1回の定期接種が始まった。1989年（平成元年）4月から麻疹ワクチンの定期接種の際に，弱毒生麻疹おたふくかぜ風疹混合（MMR：measles-mumps-rubella）ワクチンを選択しても良いことになったが，おたふくかぜワクチン株による無菌性髄膜炎の多発により1993年（平成5年）4月にMMRワクチンの接種は中止になった。

その後，1994年（平成6年）年の予防接種法改正により，1995年（平成7年）4月から，義務接種は努力義務接種に変更となり，接種年齢も生後12〜90か月未満に1回に変更となった。

麻疹含有ワクチンの初回接種後5〜14日（特に7〜12日）に，被接種者の20%程度に37.5℃以上，数%に38〜39℃の発熱が見られることがある。まれに熱性痙攣を起こすことがある。発熱期間は1〜2日程度である。同時期に10%弱に発疹を見ることがあるが，これらの臨床症状は軽くほとんど問題にならない。被接種者からワクチン株である遺伝子型Aの麻疹ウイルス遺伝子が検出されることがあるが，被接種者からの二次感染は起こらないとされている。2回目の接種後は，発熱も発疹も極めて稀であり，接種当日に接種した部位の局所反応が数%程度みられるのみである。

米国でもわが国でも麻疹ワクチン接種によって亜急性硬化性全脳炎（SSPE）の発生が減少した。SSPEはワクチン接種後100万人に一人の割合で発生するという報告もあるが，近年は，麻疹含有ワクチンによるSSPEの発生はないとの論文もある。

「1歳のお誕生日のプレゼントにしましょう」というキャンペーンの成果により，近年は多くが1歳になってすぐMRワクチンの接種を行うようになった。初回のワクチン接種は生後12〜15か月の間に接種するのを原則とする。わが国では2種類の弱毒生ワクチン（麻疹ワクチンとMRワクチン）が用いられているが，原則，MRワクチンを使用することになっている。どれを使用しても，1回の接種で感受性小児の95%以上に免疫を与える。免疫の持続は良好で自然感染を防止してきたが，5%未満のPrimary vaccine failureの存在と，接種後年数の経過と共に免疫が減衰して発症するSecondary vaccine failureの存在が注目されるようになり，2006年度から原則，1歳児と小学校入学前1年間の幼児に対して，MRワクチンによる2回接種制度が始まった。

接種不適当者（禁忌）は活動性の結核のあるもの（非活動性ならば禁忌にはならない。米国では化学療法を行っていれば接種を行っても差し支えないとしている），妊婦，白血病，リンパ腫，先天性免疫異常のあるもの，免疫抑制療法で治療中の患者などである。これらの患者に麻疹の予防を必要とする時はガンマグロブリンを用いる。また，接種前に明らかな発熱（37.5℃以上）を呈している者，重篤な急性疾患にかかっていることが明らかな者，本剤の成分によってアナフィラキシーを呈したことが明らかな者，その他，予防接種を行うことが不適当な状態にある者は接種禁忌である。

また，接種を行う前に輸血やガンマグロブリンの注射を受けた者では，ワクチン株が中和され効果がないことがあるので約3か月間接種を延期する。ただし川崎病，血小板減少性紫斑病等で大量のガンマグロブリン投与を受けた場合には最低6か月，事情が許せば11か月以上後に生ワクチン接種を行う。

5. 特異療法　なし。すべて対症的に行う。細菌感染の合併症には抗菌薬を使用する。

C. 流行時対策

1. 感染症法に基づく感染症発生動向調査により，全数報告が行われているので，その情報より患者発生状況を把握すること。

2. 麻疹にかかっている者，その疑いがある者，麻疹を発症するおそれのある者は学校保健安全法に基づいて出席停止である。解熱後3日を経過するまでは出席停止となり，欠席扱いにはならない。大人は，特に法律上の規則はないが，周りへの感染拡大予防が重要であることから，解熱後3日を経過するまでは，勤務を休むよう指導することが大切である。

3. 保育所または学校，職場等で1人でも患者発生があった場合には，感染拡大を予防するために，迅速な対策が必要である。麻疹含有ワクチンを2回接種していない者で，接種不適当者に該当しない者については，曝露後48時間以内の緊急ワクチン接種が奨められる。ワクチン接種が禁忌の場合は，ガンマグロブリン（1回15～50mg/kg）を筋肉内注射する。ガンマグロブリンは曝露後6日まで有効とされる。

ただし，緊急対策を実施しても，確実に予防できるとは限らないことから，麻疹ウイルスに曝露される前に，ワクチンを2回受けておくことが最も大切である。

マズラ菌症 Maduromycosis ICD-10 B47.0
マズラ足 Madura foot, 足菌腫 Mycetoma pedis

放線菌，真菌による限局性慢性感染症で細菌性菌腫と真菌性菌腫に大別される。足や下腿の皮下組織の膿瘍・瘻孔・排膿を主症状とし，膿瘍内に菌塊（顆粒）を形成するのが特徴。進行は緩徐だが，進行すると骨破壊に及ぶ。初期は無痛，進行後も疼痛は軽度。

感染源は，菌を含む土壌や腐敗植物などで，外傷時に侵入すると考えられている。熱帯地方の農業従事者に多い。原因菌は，中央アメリカ・メキシコでは*Nocardia* sppが多く，その他の地域では*Madurella mycetinatus*，*Streptomyces somaliensis*が多い。

診断は，菌の証明で，病期診断にはMRIが有効。

治療は，病変の切除と抗菌剤投与。真菌性菌腫ではアムホテリシンB，テルビナフィン，イトラコナゾールなど，細菌性菌腫ではストレプトマイシンとジアフェニルスルフォンまたはST合剤の併用用法や，リファンピシン，アミカシンなどが使用されている。

マラリア　Malaria（四類-全数）　ICD-10 B50-B54

I　臨床的特徴

1. 症状　マラリアの病理，症状の主役を担っているのはマラリア原虫生活環のうち赤血球内ステージの分裂・増殖である。発熱に先立つ前駆症状として全身倦怠感，頭痛，関節および筋肉痛，悪心，食欲不振などの非特異的な症状が見られる。マラリアの主要症状である熱発作は赤血球内原虫分裂に一致し繰り返される。原虫集団が必ずしも同期して分裂しないため，不定期に上がり下がりする発熱となることが多い。ついで貧血および脾腫または脾領域の圧痛が認められる。これらは通常の臨床経過として「合併症を伴わないマラリア」と称される。この段階で治療が行われない場合，マラリアの自然経過は熱発作の寛解，反復を繰り返すうちに免疫が形成されて行き，原虫血症に対する臨床症状の出現閾値の上昇と原虫数の減少が起こり，数週間から数ヶ月を経てついには無症状期に入る。しかし，熱帯熱マラリアの場合には，初期の治療が遅れると「重篤な合併症を伴ったマラリア」に進展し，ついには死亡に至ることがある。この場合の合併症としては急性脳症状，急性腎不全，肺水腫，黄疸，高度の貧血，低血糖，乳酸アシドーシス，心不全，DIC，ショックなど様々な臓器障害が含まれる。また小児，妊婦では重症化しやすい。この熱帯熱マラリア重症化には原虫感染赤血球が脳，肝，腎などの臓器中小血管内皮細胞や胎盤絨網上皮細胞等に接着し分裂増殖する現象（Sequestration）が引き金となると考えられている。なお三日熱および卵型マラリアでは肝臓で感染後すぐに分裂しない休眠型が残存し，数カ月あるいは数年を経たあとで分裂を開始して症状を起こすことがある（マラリアの再発）。これは主として熱帯熱および四日熱の場合に見られる流血中に微量に残存する原虫が一定の期間を経て増殖してくる再燃と区別される。なお生殖母体（ガメとサイト）は症状を起こさないが，流行地ではこれが伝播サイクルの続く原因となる。

2. 病原体　マラリアはハマダラカ属蚊によって媒介される原虫性疾患である。人間に感染するマラリア原虫には熱帯熱マラリア（*Plasmodium falciparum*, Pf），三日熱マラリア（*P. vivax*, Pv），四日熱マラリア（*P. malariae*, Pm）および卵型マラリア（*P. ovale*, Po）の4種ある。このうちPfは脳性マラリア等の合併症による重症化および世界に蔓延する原虫薬剤耐性ゆえに最も重要である。Pv，Poでは肝休眠体が存在し，初感染から数年後に再発をおこすことがある。これら4種は自然界では人のみに感染する。しかし最近東南アジアの森林に生息するサルのマラリア原虫である（P. knowlesi, Pk）が人にも感染していることが報告され，第5の人マラリアと呼ばれている。Pkは形態がPmに類似し，これまで見逃されてきたと考えられる。Pkによる死亡例も出ている。

3. 検査

ギムザ染色法：マラリア原虫検査の基本であり，血液塗抹厚層法と薄層法がある。前者は被験者指頭血をスライドに円状に塗抹し，乾燥後（固定しない！）3%ギムザ液で30分ないしは10%で10分染色する。薄層法はスライド上に薄層塗抹を引きメタノール固定後同様に染色する。リン酸緩衝液pHは7.2〜7.4に調整する。染色済み検体は光学顕微鏡下10x100倍で油浸系を用い鏡検する。検査の要点は①マラリア原虫の有無，②陽性ならば原虫種，③更に原虫数の3点である。①の目的では厚層法が有効である。②も厚層法で診断できるが熟練を要し，薄層法で確認する。③は厚層法では白血球，薄層法では赤血球に対して数える。マラリア原虫検査の詳細は寄生虫学書などにゆずるが，本検査は研修医・当直医も周知しとくべき基本的な手技である。

関連検査法

迅速診断法（RDT：Rapid Diagnostic Test）：国内未承認であるが個人輸入で入手可能なものとして，顕微鏡を必要としない試験紙（Dipstick）を用いた迅速診断法がある。原理は免疫クロマトグラフィー法により血中原虫由来可溶性抗原をモノクローナル抗体により検出するもので，15分位で結果が得られる。検出される抗原としてHistidine-rich protein II（HPR-II）およびParasite lactate dehydrogenase（pLDH）がある。ギムザ法を標準としたこれらのテストの感度・特異度はPfに対しては90%以上と報告されている。種の鑑別はPf以外では完全ではない。また原虫数は評価できない。さらにHPR-II法では治療後原虫が消滅しても7〜14日間陽性となる等の限界がある。しかし顕微鏡が不要なのは大きな利点あり，マラリア感染のスクリーニングとして使用法が検討されている。

Kawamoto法：アクリジン・オレンジ染色した検体を特殊干渉フィルターを装着した通常顕微鏡で鏡検し原虫からの蛍光を検出するもので，既に簡易システムが製品化されている。ギムザ法より原虫検出が容易となり検査時間が短縮される。

PCR法：原虫DNAに対してPlasmodium特異的およびPf, Pv, Pm, Poそれぞれに特異的なプライマーを用い，nested PCRを行う。Pkについても確定できる。検出感度は高く，通常血液1µLあたりギムザ染色法が40原虫くらいなのに対して，PCR法は1原虫まで検出できる。ギムザ法結果（陰性，種診断）の確認として実施する。特に混合感染検出には有効である。

血清診断法：マラリア原虫特異的IgG抗体が初感染治療後6〜8ヶ月存在するので，蛍光抗体法やELISA法により過去の感染がわかる。主として疫学的な目的で用いられる。

II　疫学的特徴

1．発生状況　現在マラリア伝播は概ね熱帯に集中するが，第2次世界大戦頃までは日本，北米，欧州などでもマラリアの伝搬が起こっていた。これら多くの温帯地域の状況は，かつてマラリアを媒介していた蚊は依然として存在するがそれによる伝播は停止している，いわば「休火山」のようなものである。本邦ではハマダラカを介したマラリア伝播は1960年以降認められなくなっているが，韓国ではこのような状況が1993年に一人の兵士のマラリア感染から変わり，最近でも年間約2千人のマラリア患者発生が継続している。この背景として北朝鮮における年間数十万人のマラリア患者発生がある。中国でもマラリア流行が雲南省や海南省で続いている。流行地で感染し日本国内で発症する輸入マラリア患者報告数は年間約100人であり死亡例も報告されている。

Snowら（2005年）は世界全体をカバーする独自モデルを用いて，22億人が熱帯熱マラリアの脅威にさらされており，そのうち年間約5億人（アフリカ70%，東南アジア25%）が臨床的な発症をみると推定した。この数字は従来のWHO推定値よりも，全体で50%，アフリカ以外では200%高い。また小児における重症病型として100万人の脳性マラリア，400万人の重症貧血が含まれる。マラリア死は多くが家庭で起こっており，実態を正確に把握することはきわめて難しいと認識されるが，その数は世界全体で今なお年間100万人に上ると推定され，サハラ以南アフリカの小児に集中する。WHOは近年の5歳以下小児死亡は年間1,060万人でその原因は肺炎（19%），下痢（18%），マラリア（8%），新生児肺炎・敗血症（10%），早期出産（10%），出生時無呼吸（8%）よりなると推定した。小児死亡の計55%は感染症により，その中でマラリアは重要な位置を占めている。

2. 感染源　マラリア原虫はハマダラカ属蚊と人間の間を数週間かけて周期的に行き来しており，その間にマラリアという病気を人間に起こす。上述のとおり，人間に感染するマラリア原虫は熱帯熱マラリア（*Plasmodium falciparum*），三日熱マラリア（*P. vivax*），四日熱マラリア（*P. malariae*）それに卵型マラリア（*P. ovale*）の4種に最近*P. knowfesi*が加えられた。蚊の役割は単なる注射器と違い，原虫が一定の発育，増殖する場を提供している。生活環において原虫は最終的に蚊の唾液腺に潜む（スポロゾイト）。マラリア感染は，伝搬者である雌のハマダラカの刺咬によりこのスポロゾイトが唾液とともに人間の体内に注入されることによる。

3. 伝播様式　媒介蚊に注入されたスポロゾイトは直ちに肝細胞に移行しそこで分裂し多数のメロゾイトを形成する（赤外型シゾゴニー）。この肝細胞での発育に要する期間は原虫種によるが約1～2週間とされる。この期間は無症状であり潜伏期の前半を形成する。このメロゾイトは血流に入り赤血球に侵入し，幼若栄養体（輪状体），成熟栄養体を経て，分裂体を形成する。これが再び分裂し，形成されたメロゾイトが他の赤血球に侵入する（赤内型シゾゴニー）。この赤内型の発育分裂の周期はPf, Pv, Poでは48時間，Pmでは72時間である。これが繰り返され，原虫数が臨床的閾値を超えると感染者は発熱等の症状をもってマラリアを発症する。肝から放出されたメロゾイトの一部は赤内型シゾゴニーに向かわず，雌雄ガメトサイトに分化する。蚊の吸血によりその中腸内に取り込まれた雌雄ガメトサイトは受精し融合体となる。さらに運動性のあるオーキネートとなり中腸壁に侵入し，漿膜下にオーシストを形成する。その内部で発育した多数のスポロゾイトが唾液腺に集まり，再び蚊の吸血により人体内に注入されるのを待つ事になる。この蚊体内で原虫発育に有する時間（Sporogonic cycle）は気温に依存し1～3週間であり，PvのほうがPfより短い。気温が下がるとこの時間は延長されていき，それが蚊の寿命（約3～4週間）を超えるとマラリア伝播が停止する。比較的短いSporogonic cycleが，かつて多くの温帯地域でPvが伝播されていた背景にある。なおPv, Poでは肝臓に休眠型であるヒプノゾイトが残存し，それらが数カ月あるいは数年を経たあとで分裂を開始して赤内型が出てくる事がある（再発Relapse)。これは主としてPf, Pmの場合に見られる流血中に微量に残存する赤内型が一定の期間を経て増殖してくる再燃（Recrudescence）と区別される。以上が自然感染の生活環の概要であるが，その他の感染経路として注射器等により赤内型が直接人体血流中に入る事による輸血マラリア，極めて希に経胎盤感染による先天性マラリアがある。更に上述のごとく東南アジアではサル類のマラリアP. knowlesi（Pk）が人間に感染することがある。

4. 潜伏期　蚊からの伝播による自然感染の潜伏期は，熱帯熱マラリアで12日，三日熱マラリアで15日，卵形マラリアで17日，四日熱マラリアで28日である。肝休眠体が存在する三日熱マラリアおよび卵形マラリアでは初感染から数か月，数年を経て発症することがある。

5. 感染期間　媒介蚊に対する感染期間は，患者血中に生殖母体がみられる期間であり，熱帯熱マラリアでは抗マラリア薬による治療が奏功してからも血液中に2か月くらいまで生殖母体が残存することがある。その他3種のマラリアではクロロキン治療により栄養体とともに生殖母体も消失する。

6. 人の感受性　マラリア流行地住民は常に感染にさらされながら，必ずしも適切な治療を受けることなく生活している。人類とマラリア原虫の長期にわたる共存の結果，人類は様々なマラリア抵抗性をBalanced polymorphismとして選択していて様々な赤血球異常症（HbS，G6PD欠損症，タラセミア，Duffy negative血液型等）として見出されている（マラリア仮説)。これら先天的免疫の防御メカニズムは必ずしも明らかではないが，Pv原虫は赤血球侵入に際してDuffy血液型抗原が赤血球表面に出ていることを必要とする。熱帯アフリカにおいてPvが少ないのは，住民の多くがDuffy negativeであるためのと説明されている。その他いくつかのサイトカイン多型がマラリア抵抗性として選択されていることが知られている。妊婦において，原虫は胎盤を通過せず通常胎児は感染から守られる。ただしこの防御は完全ではない。新生児は母体から移行した受動的な免疫によって保護されるが，これは数カ月ほどで次第に消滅する。その後，感染により獲得される免疫が未熟な5歳以下の小児は重症ないし合併症を伴ったマラリア（重症貧血，脳性マラリア）に進展し死に至る危険性をはらむ。特にマラリアに関連した重度の貧血はアフリカの小児の主要な死因である。しかし再感染を繰り返す内に重症化を抑える免疫が最初に形成されていき，通常学童期までに原虫血症はあっても重症マラリアは抑えられる様になる。更に成長すると自覚症状の出現は無くなり無症候性原虫保有者になる。さらに成人では原虫血症も抑制されていく。なおこの獲得免疫は感染が続く環境においてのみ維持されると考えられる。妊婦では，一時的な免疫不全の状態が生じマラリア重症化，死産が起こると考えられている。

Ⅲ 予防・発生時対策

A. 方針

マラリアに対する人類の世界規模での挑戦は，1955年WHOがマラリア根絶計画を年次総会において採択したことに始まる。当時はDDT室内残留噴霧による蚊の撲滅，およびクロロキンによる患者治療によりマラリア原虫を地球上から根絶させうると考えられた。これは天然痘根絶計画が開始される以前のことであった。その後天然痘は実際に根絶が達成されたのに対して，「マラリア根絶」は頓挫した。その主たる理由としては当事国の組織の弱さ，住民不参加などの管理的理由が挙げられている。1978年にはプライマリーヘルスケア（PHC）の概念が取り込まれ，短期に根絶が達成されなくても，段階的に可能な範囲でマラリアを減らしていくという「マラリア制圧」の考え方が定着したが，世界におけるマラリア流行状況の改善はみられなかった。1993年のアムステルダムにおけるマラリアサミットで，マラリア対策戦略の方向性について見直しが行われた。そこで最初に掲げられているのはマラリア死を防ぐための特に流行地僻地における早期治療体制確立である。伝播を断つための媒介蚊対策は維持可能であればという条件付きに後退している。これは1955年の根絶計画からみると大きな方針転換と言える。また直ちにマラリア感染を根絶する手段を人類は依然として持っていないことを確認したともみられる。

マラリア状況を悪化させる背景要因として，地球温暖化問題，戦争をはじめとする社会的混乱，マラリアとHIVの生物学的および社会経済学的干渉，媒介蚊の殺虫剤耐性が議論されてきたが，特に重要であると考えられるのが薬剤耐性熱帯熱マラリア原虫の拡散である。極めて多面的な問題を含むマラリアに対してWHO等国際社会は，過去のマラリア根絶計画における失敗をふまえ，Roll Back Malariaなどの新たな複数のイニシアチブを立ち上げてきた。近年では，マラリアを貧困の病（Disease of poverty）とする考え方が強調されてきている。米国の経済学者であるSachsはマラリアの悪性循環（Pernicious circle）を指摘した。世界規模でみると一人当たりGDP（Per-capita gross domestic product）とマラリア患者分布の間に顕著な相関が見られ，マラリアが貧困がもたらし，貧困がさらにマラリアをもたらす。その背景としてマラリアが開発を阻害する仕組みとして，妊娠率，人口増加，貯蓄と投資，労働力，出席率，未熟児死亡，医療費などに対する影響が寄与すると分析されている。例えば，高度マラリア流行地では，親は子供の死亡を見越して子供を作ろうとする。このことが高出産・高死亡の環境をも生み出し，個人および国家レベルの経済的に大きな負担となり，教育，労働などへの弊害となる。国連ミレニアム計画の推進者であるSachsは，これらの状況を打破するため富裕国から貧困国へのインフラや人材に対する投資を増大させることが緊急の課題だと訴えた。近年ではGlobal Fund等によるマラリア流行国に対する資金投入による薬剤処理蚊帳やアルテミシニン等治療薬などの対策法強化により，マラリア患者数減少がアフリカを含む様々な流行国で報告されてきている。マラリア流行99カ国のうち39カ国ではマラリア撲滅に対する政策的取組が始まっていることは特筆すべきである。

B. 防疫

マラリア感染を完全に防ぐ方法はない。ワクチンも開発されていない状況で，予防の基本は蚊の刺咬を防ぐことである。この点で重要なハマダラカの行動特性は日没直後から夜明けまでの夜間吸血性ということである。個人レベルでは夜間長袖長ズボンの着用，虫よけスプレーの使用，宿泊施設においては網戸などが破れてないかを確認し蚊取り線香をたく，場合によっては蚊帳の使用などを状況に応じ励行することが重要である。それでもマラリア感染の危険が高いと判断される状況においては，抗マラリア剤の予防内服が考慮される。これは健康な旅行者が将来の危険を見越して行う特殊な薬剤服用法であり，副作用が問題となる。実際予防内服を行うか否かはマラリア感染と副作用のリスクが釣り合うかが判断の基準となる。感染リスクは個々の旅行者の日程に基づいて評価する必要がある（容易でない！）。旅行者の予防内服ガイドラインについてはいくつかの機関により提供されている 。

WHOはマラリア流行地妊婦の間歇的予防治療（IPTp: intermittent preventive therapy in pregnancy）を推奨している。これは定期的な予防内服の代わりに，妊娠期間中2ないし3回SP剤の治療量を投与するものである。特に高度流行地域初回妊娠における貧血および低体重児出産を予防することを目的とする。

C. 流行時対策

現在，わが国の自然・社会環境において，マラリアが流行が再興する可能性は非常に小さい。しかし海外からの感染者や感染媒介蚊による単発感染例は発生しうるかもしれない。マラリアは四類感染症に分類されており，医師はマラリア患者を診断したときは保健所を経由し都道府県知事にただちに届けなければならない。日常医療に携わるものにとって重要なことは，海外渡航歴のある発熱患者に遭遇したときにマラリアを疑い適切な処置が速やかにとれるよう準備しておくことである。免疫のない邦人にとってマラリアは死に至る可能性のある急性疾患であるが，早期であれば以下に挙げる適切な化学療法により根治できる。

D. 治療方針

治療の進め方

感染機会があり発熱等症状を呈している患者に対しては，速やかに抗マラリア剤治療を開始する。血液検査は初回陰性でも，繰り返し行う。治療方針に関して重要なことは，合併症のないマラリア（UM：uncomplicated malaria）として内服剤で治療すればよいか，重症および合併症を伴うマラリア（SCM：severe and complicated malaria）として厳格な患者管理の基に静注剤等による治療に踏み切るかを判断することである。頻回の嘔吐，あらゆるレベルの意識障害，全身痙攣があれば後者として治療を開始する。

治療薬の選択にあたっては薬剤耐性Pfを念頭に置いて進める。PfのChloroquine耐性は，現在では中米や中近東の一部の国を除いてほぼ世界中に広まった。PfのFansidar耐性も相当報告されている。更にQuinineやMefloquineに対しても多剤耐性のPfがインドシナ半島では報告されている。PvのChloroquine耐性も東南アジア・南西太平洋地域で報告されてきている。最近，Artemisininに対するPfの早期原虫クリアランス時間の遅延がカンボジア等で報告されてきている。

以下抗マラリア化学療法の具体的な処方例を挙げる。本著での用法・容量は通常成人を基本とする。小児，妊産婦，基礎疾患を有する場合は専門医の助言のもとに治療の適正化を図る必要がある。

1. UMに対する治療法

1）クロロキン錠（塩基150mg）：塩基として初回4錠，6，24，48時間後にそれぞれ2錠ずつ，計10錠。非熱帯熱マラリア急性期治療の第1選択薬。クロロキン耐性Pvが疑われる症例は，以下塩酸キニーネ，マラロン，メフロキン等で治療する。ときに胃腸障害，眩暈，羞明，掻痒感を呈するが一過性。安全性は比較的高く妊婦や小児への投与も可能。

2）ファンシダール錠（スルファドキシン500mg＋ピリメサミン25mg）：3錠1回の単回投与。非耐性Pf治療の選択薬。まれにStevens-Johnson症候群などの重篤なアレルギー反応を発現。生後2カ月以内の乳児，サルファ剤アレルギー患者への投与は禁忌。

2. 薬剤耐性マラリアに対する治療法

原虫薬剤耐性の程度を考慮する。治療開始後48時間以内に症状の改善が見られない場合，1週間後依然として血中原虫陽性である場合，または一旦治癒したが原虫の再燃をみた場合は，2次選択薬にて再治療する。再燃期間は選択薬剤の半減期によるがクロロキンでは通常は28日以内。Pf症例では，クロロキン/ファンシダール耐性を想定し，最初から以下薬剤で治療を開始することが多い。

1）　塩酸キニーネ末：1.5～1.8 g 分3，7日間。ビブラマイシン錠（100mg）：2錠　分2，7日間。2剤を併用。ときに胃腸障害，頭痛，眩暈，耳鳴，低血糖。β-遮断薬，Ca2＋拮抗薬，ジギタリス製剤などの効果を増強するのでこれらを使用中の患者では注意が必要。メフロキン内服中の者では心毒性が増強される。妊婦においては本剤投与で低血糖が発現しやすいので慎重投与。

2）　メフロキン錠（塩基として250mg）：初回3錠，耐性が予想される場合さらに6～8時間後に2錠内服。けいれんや精神疾患既往がある場合は禁忌。

3）　マラロン錠（アトバコン250mg/プログアニール100mg）：4錠　分1（食事とともに服用），3日間。

4）　ACT錠（Artemisinin-based combination therapy）（例えばアーテメター20mg/ルメファントリン120mgの合剤）　1回4錠　初回，8，24，36，48，60時間後（計6回）。

3. SCM症例に対する治療法

以下の抗マラリア剤による治療に加えて，発熱に対する処置や，全身痙攣，低血糖，高度貧血，乳酸アシドーシスなどの合併症に対する管理を十分に行う。

1）　キニーネ注（グルコン酸キニーネ）　1回量としてキニーネ塩基8.3mg/kgを5％ブドウ糖液あるいは生理食塩水200～500mLに希釈し，4時間かけて点滴静注。8～12時間ごとに症状改善するまで繰り返すが，4～5回で中止できることが多い。初回のみLoading doseとして16.6mg/kgを考慮。その後，上述のキニーネ経口薬にスイッチし，注射薬と合わせて計7日間投与。同時にビブラマイシン錠を併用。

2） アルテミシニン座薬（アーテスネート200mg） 初日2個　分2，2～5日目各1個 分1。その後上述メファキン錠を投与。

4. Pv，Po症例に対する根治療法

肝臓休眠体（ヒプノゾイト）に対して再発抑止の為。

1） Primaquine錠（塩基7.5mg）：塩基として15～30mg　分1，14日間 あるいは45mg 週1　8週間を上記クロロキンに引き続き投与。G6PD欠損症においては本剤投与により血管内溶血を引き起こすことがあることに留意し，褐色尿（Hb尿）等の 症状が認められたらただちに投与を中止する。妊婦には禁忌。

なお国内で承認されている抗マラリア薬は上記のうち，塩酸キニーネ，ファンシダール，メファキンの3種類のみである。ほかの抗マラリア薬入手方法については「熱帯病治療薬研究班」の下記ホームページを参照のこと。

http://www.med.miyazaki-u.ac.jp/parasitology/orphan/index.html

【参考】

・FORTH厚生労働省検疫所　マラリアのリスクのある国
　http://www.forth.go.jp/useful/infectious/name/name39.html

マルネッフェイ型ペニシリウム症 *Penicillium marneffei* infection，penicillosis marneffei

ICD-10 B48.4

I 臨床的特徴

1. 症状 胞子（分生子）の吸引による経気道感染から発症すると考えられているが肺病変（網状粒状影，浸潤影など）が確認されない例が多い。全身播種を起こすと，播種性ヒストプラスマ症と類似した症状，発熱，体重減少，リンパ節腫大，肝脾腫，貧血を示す。エイズ患者では中心壊死性の丘疹，結節が全身に多発する。

2. 病原体 *Penicillium marneffei*は，バイオセーフティーレベル3（BSL3）に分類される温度依存性の二形性真菌である。東南アジア諸国，特に中国ベトナム国境山岳地帯，タイ，マレーシアに分布する。本菌種は室温で菌糸形の発育をし，その速度は中等度である。室温では初め白色から黄色，綿毛状で分生子を産生するにつれて集落表面は青緑色になる。ポテト・デキストロース寒天培地上で発育させると，特徴的なポートワイン様の紅い色素を急速に培地に放出するため，寒天培地の色の変化で容易に鑑別できる。顕微鏡的には分生子柄頂端に生じた複数の枝が散開性に広がり，その先端には4-5個のメツラをつけ，メツラはピン形のフィアライドを複数つける。分生子は球形から亜球形，直径は2-3μm，表面は平滑である。1%グルコース添加ブレインハートインフュージョン寒天培地を用いて35℃で培養すると，膜様，灰白色の酵母様集落を形成する。これらの酵母様細胞は1細胞性で，出芽ではなく分裂により増殖する。

3. 検査　培養検査は一般に用いられている真菌分離用培地を用いる。皮膚，血液，骨髄，喀痰，肺胞洗浄液，リンパ節から分離される。病理組織学的には細胞内寄生性で酵母様細胞は楕円形，円筒形であり，長軸方向に伸長して隔壁が生じ，分裂して増殖する。同じく細胞内寄生性で寄生形がよく似ているが，流行地を同じくするヒストプラスマ症の原因菌*Histoplasma capsulatum*は出芽で増殖する点で鑑別される。血清診断法は確立されていない。

Ⅱ　疫学的特徴

1. 発生状況　本邦では流行地への渡航歴あるいは居住歴を持つエイズ患者での感染例が報告されている。臓器移植やステロイド投与などは危険因子となる。

2. 感染源　自然界ではコタケネズミ（Bamboo rat）が自然宿主であり，コタケネズミの棲息地はマルネッフェイ型ペニシリウム疾の風土病的流行地域と考えられる。一般的に感染は分生子の吸入により起こる。創傷感染もある。日本国内自然環境には生息しないと考えられることから，わが国では輸入真菌症として取り扱われている。

3. 伝播様式　環境からの一次感染のみであり，ヒトーヒト感染はないと考えられている。

4. 潜伏期　不明。

5. 感染期間　診断後数か月。

6. ヒトの感受性　健常人も感染することが知られているが，ヒストプラスマ症同様に細胞性免疫能が低下した患者に感染例が多い。エイズ患者の多いタイ北部地方では，クリプトコックス症よりもマルネッフェイ製ペニシリウム症の方が高い感染率を示す。

Ⅲ　予防・発生時対策

A. 方針

方針　流行地のエイズ患者は予防的に抗真菌剤が投与されている。分生子の吸入による経気道的感染だと考えられるので，流行地で自然動植物と近接するような場所を訪れる際は，外出を避ける，マスクを着用する，などが有効であると考えられる。危険因子を持つ場合は，流行地訪問を避ける。

B. 防疫，C. 流行時対策，およびD. 国際的対策は特になされていない。

E. 治療方針

第一選択薬はアンホテリシンB（0.6-1.0mg/kg/day）であり，軽症あるいは軽快時にはイトラコナゾール（400 mg/day）の投与が推奨されている。治療開始が遅れると予後不良である。In vitroの感受性試験結果から，フルコナゾール，ボリコナゾールが有効である可能性はある。AIDS患者は治療終了後6か月以内に50%近くが再発するので，イトラコナゾール（200 mg/day）による維持療法が推奨される。

マンソン孤虫症（こちゅう） Sparganosis mansoni

I　臨床的特徴

1. 症状　マンソン裂頭条虫の幼虫（プレロセルコイド）による幼虫移行症（Larva migrans）である。皮下組織などにプレロセルコイドが寄生することにより，多くは移動性の腫脹又は腫瘤が出現する。臨床的には，そけい部，胸壁，腹壁などの皮下移動性腫瘤，脳，心臓，肺，尿道，眼球，腸間膜など種々の内臓組織に寄生し，寄生部位に対応して重篤な症状を起こす。腫瘤は，比較的急に現れ，また急に消退し，再び別の場所に現れたりする。遊走性限局性皮膚腫脹ないし腫瘤が見られる場合，本症ならびに顎口虫症を疑うことが大切である。

2. 病原体　裂頭条虫類のプレロセルコイドに起因する幼虫移行症で，その虫の種名がわからない場合を孤虫症と称する。マンソン孤虫症も長い間幼虫型しか知られておらず母虫は不明であったが，現在では成虫はマンソン裂頭条虫（*Spirometra erinaceieuropaei*）であることが明らかになっている。成虫はイヌ，ネコ，キツネなどを終宿主とし，小腸に寄生している。糞便とともに排出された虫卵はコラキジウムに発育し，第1中間宿主であるケンミジンコに摂取されプロセルコイドまで発育する。これを摂取したカエルなどの両生類，爬虫類，鳥類，哺乳類が第2中間宿主となり，約20日でプレロセルコイドとなる。これらの動物は待機宿主にもなりうる。

3. 検査　皮下腫瘤部を切開すると幼虫を採取することができる。捕りだした幼虫を生理食塩水中に入れると緩慢に運動する。正確な種の同定のためには，摘出した虫体からDNAを抽出し，*cox1*遺伝子等を対象とした分子生物学的な診断を実施することが望ましい。腫瘤をホルマリン等で固定し病理組織学的に同症を推定することは可能だが，組織標本からの正確な同定は不可能なので，病巣の安易なホルマリン固定は実施すべきでない。可能な限り，腫瘤から幼虫を採取することが望ましい。採取した幼虫は，遺伝子検査のため，虫体の一部をエタノール中で保存する。

II　疫学的特徴

1. 発生状況　マンソン裂頭条虫は世界中に広く分布しているが，ヒトの症例のほとんどは東南アジア諸国から報告されている。我が国では全国各地にみられ，毎年数例から十数例の患者が報告されている。

2. 感染源 プレロセルコイドをもった第2中間宿主および待機宿主を生食または不完全調理で食べることにより感染する。感染源となる食品は，カエル，ヘビ，イノシシ，ニワトリ，ブタなどの肉である。トリのささみの刺身から感染する例も多い。ヒトは第2中間宿主にもなり得るので，井戸水などに含まれるプロセルコイドを保有するケンミジンコを飲みこんで感染することもある。

3. 潜伏期 典型例では，感染後約1週目に全身倦怠感と発熱，2週目にCRPなどの各種炎症性マーカーが陽性となり 皮下にプレロセルコイドの出現が見られるとされているが，自覚症状を欠くことも多く，潜伏期は不定である。

4. 感染期間 体内におけるプレロセルコイドの生存期間については諸説あるが，20年近くに及ぶとの報告もある。

5. ヒトの感受性 ヒトがプロセルコイドを保有するケンミジンコを摂食すると，ヒトの体内にプレロセルコイドが形成される。また，プレロセルコイドを保有したヘビ，カエル等を摂食すると，プレロセルコイドがそのまま寄生し，どちらの場合もマンソン孤虫症という幼虫移行症を発症する。すなわち，ヒトはマンソン裂頭条虫の第2中間宿主であり，待機宿主ということになる。ヒトへの感受性は，普遍的で性，年齢を問わない。また，ヒトは希に終宿主となることがあり，我が国でも十数例の成虫寄生例が報告されている。

Ⅲ 予防・発生時対策

A. 方針

患者の半数は発症前に摂食した感染源と考えられるものを記憶していないが，感染源の記憶を持っていたものの60%以上は，ヘビならびにカエルを食べていたことを記憶している。予防には，カエル，ヘビ，トリ，イノシシなどの肉を生食しないことが肝要である。また，ピクニックなどで不潔な野外の生水を飲用しないことも重要である。

B. 治療方針

虫体を外科的に摘出する。内臓や脳等，手術が困難な場所に寄生した場合は，プラジカンテルによる内服治療を試みる。

無鉤条虫症(むこうじょうちゅう)，アジア条虫症，有鉤条虫症(ゆうこうじょうちゅう) Taeniasis ICD-10 B68.1, B68.0
有鉤囊尾虫症(ゆうこうのうびちゅう) Cysticercosis ICD-10 B69

I 臨床的特徴

1．症状 無鉤条虫症・アジア条虫症・有鉤条虫症Taeniasisは，体長3～6m（無鉤条虫，アジア条虫）または1～4m（有鉤条虫）にも達する大型の条虫の成虫が，小腸に寄生することによって起こる条虫感染症である。虫体が大きい割に症状は軽く，無症状，あるいは片節排出時の肛門不快感と，まれに腹痛，悪心，食欲不振，倦怠感，体重減少などの種々の消化器症状および頭痛，不眠，めまいなどの神経症状が観察されている。一方，有鉤条虫の幼虫（システィセルクス：*Cysticercus*）がヒトに寄生した場合，重篤な臨床症状を呈する。この幼虫の寄生部位は皮下，心筋，筋肉，脳，眼球などであるが，脳寄生の場合がもっとも重篤となる。すなわち，脳腫瘍様の症状を呈し，寄生部位によって，てんかん，痙攣，麻痺，視力障害，意識障害，精神障害など種々の中枢神経系の症状が現れる。皮下，筋肉寄生では無痛性腫瘤として認められることが多いが，中枢神経系寄生と合併することが多いので注意を要する。眼球寄生では，緑内障，網膜炎，虹彩毛様体炎など重い症状を呈す。心臓寄生は通常は多数寄生時にみられるが，多くは心囊炎などの病型をとる。

2．病原体 Taeniasisの病原体は，無鉤条虫（*Taenia saginata*），アジア条虫（*Taenia asiatica*），有鉤条虫（*Taenia solium*）の成虫である。有鉤囊虫症は，有鉤条虫の幼虫である有鉤囊虫（*Cysticercus cellulosae*）の組織内寄生による。

3．検査 無鉤条虫とアジア条虫の受胎片節（Gravid proglottids）は筋肉質で活発な運動性を有しており，糞便とともに排出された片節は，糞塊上で活発に動いている。また，患者の意志に関係なく肛門から自然に排出される（自発的に出てくる）ことが多いため，患者が受胎片節の排泄に気づきその片節を持って受診する場合も多い。有鉤条虫の受胎片節は筋層が薄く，運動も不活発なため，肉眼的にもある程度は区別できる。無鉤条虫・アジア条虫の場合，受胎片節の子宮は20本以上に分枝しているのに対し，有鉤条虫では15本以下の分枝なので，受胎片節の形態を検査すれば鑑別は可能である。また，駆虫によって頭節が得られれば，鉤の有無によって鑑別できる。ただし，無鉤条虫とアジア条は形態的に区別することはできない。

テニア属条虫の子宮には産卵口がなく虫卵が能動的に腸管内に生み出されることはないため，「虫卵検査では検出できない」と記述されている教科書も多い。しかし，切れた受胎片節が腸管内を移動する際，多数の虫卵を排出するため，多くの場合糞便検査によって虫卵を検出することが可能である。ただし，テニア科条虫の虫卵は互いに類似しており，ヒト寄生の種にかぎらず虫卵の形態から種を鑑別することはできない。近年，multiplex PCR法やLAMP法などの分子遺伝学的な手法を用いた簡便かつ高感度な鑑別法が開発されている。これらの方法を用いれば，有鉤条虫のみならず無鉤条虫とアジア条虫の鑑別も可能である。ホルマリン固定標本からのDNA抽出は困難なので，虫卵および虫体の一部は必ずエタノール中で保存する。腸管内に寄生した条虫成虫に対する抗体応答は非常に弱く，免疫学的診断法は確立されていない。

有鉤嚢虫症の検査は，まず成虫の有無，あるいはその既往症の有無を確認し，臨床症状，エックス線所見，CT，MRIなどを参考にして行う。近年，特異性の高い抗原を用いたELISA法やWestern blot法などの免疫学的診断法が開発されており，リコンビナント抗原を用いた簡易診断キットも市販されている。

II　疫学的特徴

1. 発生状況　無鉤条虫の中間宿主はウシで，牛肉を食べて感染するので，Beef tapewormと呼ばれている。アジア条虫と有鉤条虫の中間宿主はブタで，前者は肝臓を中心とした内臓に，後者は筋肉に嚢虫が寄生している。無鉤条虫と有鉤条虫は全世界的に，アジア条虫は東南アジアに限局して流行しているが，その流行は，宗教，あるいは食習慣（豚肉食，牛肉食等）と密接に関連している。無鉤条虫と有鉤条虫は，過去にはわが国にも定着していたと考えられるが，現在では来日した外国人や海外で感染したと思われる輸入感染症が主体である。一方で，まれに国内で感染したと思われる例もあり，2008年から2010年にかけて，関東地方でアジア条虫症の集団感染が認められた。アジア条虫の嚢虫に汚染されたブタの内臓が流通経路に乗ったことが原因と考えられているが，詳細は不明である。なお，アフリカや中南米の一部の地域では，有鉤嚢虫症の感染患者が多く，重要な寄生虫疾患として認識されている。

2. 感染源　無鉤条虫の成虫はヒトの小腸に寄生しており，虫卵は受胎片節あるいは糞便とともに外界に排出される。虫卵が牧草などを汚染し，これを中間宿主であるウシが食べると，小腸で虫卵内の六鉤幼虫が遊出し，腸壁に進入，その後血行性，リンパ行性に全身の筋肉に移行して，約2ヶ月で球形（5～8mm）の無鉤嚢虫（*Cycticercus bovis*）になる。寄生部位としては，腰筋，臀筋，内・外翼状筋などに多い。ヒトは，生あるいは加熱不十分な筋肉とともにこの嚢虫を経口摂取すると感染し，嚢虫は小腸に至って成熟する。アジア条虫・有鉤条虫の場合もほぼ同様の生活環をとるが，両種の中間宿主はブタであり，アジア条虫の嚢虫（*Cysiticercus viserotrphica*）は肝臓を中心とした内臓に，有鉤条虫の嚢虫（*C. cellulosae*）は無鉤条虫と同様に筋肉に寄生する。したがって，両種のヒト寄生は，生あるいは加熱不十分のブタの摂食に起因する。

人体有鉤嚢虫症の場合，ヒトがいわば中間宿主的存在となっているので，ブタ同様虫卵に汚染された食物，飲用水など経口摂取することによって感染する。また，すでに腸管内に有鉤条虫成虫の寄生がみられる場合は，自家感染（Autoinfection）が起こるとされている。すなわち，腸管内で受胎片節から遊離した虫卵から六鉤幼虫が孵化し，腸壁に進入して全身各所に移行するというものである。ただし，自家感染には異説もあり，糞便とともに排出された虫卵や肛門周囲の虫卵が保虫者自身の手指について経口摂取されているだけと考えている研究者も多い。いずれにしても，成虫が寄生していると人体有鉤嚢虫の数は次第に増加していく。

3. 潜伏期　3種とも，中間宿主内の嚢虫摂取後，成虫が片節を排出するまで，2〜3ヶ月を要するので，潜伏期もこの程度と考えてよい。人体有鉤嚢虫症の場合，ヒトでの発育史が不明なため正確な情報はないが，ブタの場合，虫卵摂取後3〜4ヶ月で嚢虫が形成されるので，潜伏期は数ヶ月と考えられる。

4. 感染期間　これらの条虫の成虫が腸内に寄生している間を感染可能期間とみてよい。感染期間は非常に長く，無鉤条虫では20〜30年以上も受胎片節の排出が続いたとの記録がある。

5. ヒトの感受性　普遍的で性，年齢を問わない。

Ⅲ　予防・発生時対策

A. 方針

ウシ，ブタなどの中間宿主の感染が起こらないようにする。すなわち，ウシの食べる牧草の肥料として人糞を使用しないこと，およびブタにヒトの人糞を与えないことなどが必要である。また，飼育環境を清浄にたもつため，飼育者や見学者の検査を徹底し，飼育場所に感染者を近づけないことも重要である。洪水により牧草地が汚染され無鉤条虫の集団感染が起こったとの報告もあり，流行地では水洗トイレ等の衛生設備を設置することが望ましい。現在，わが国では生活環の成立は確認されていないが，前述のアジア条虫の流行の例があるので，輸入牛・輸入ブタにかぎらず食肉検査を徹底するとともに，予備知識の普及が必要である。牛肉，豚肉，ブタの内臓は完全に火を通して食することが重要である。テニア症・嚢虫症は，ヒトの食習慣に密接に関連しているため，流行地での撲滅は極めて難しい。海外旅行で流行地を訪れた際は，郷土料理（生食）に注意するとともに，土壌，ダスト，水からの感染に注意する。無鉤条虫については，-10℃で10日以上冷凍した肉は一応安全とされているが，内部まで完全に冷凍されている保証がないため，凍結による不活化は確実ではない。

B. 治療方針

テニア症を疑った場合はまず虫種の同定をしてから治療することが重要である。分子生物学的な手法を用いた診断が，簡便で精度も高い。腸管に寄生している成虫が，無鉤条虫あるいはアジア条虫の場合は，プラジカンテルの経口投与が第一選択となる。有鉤条虫の場合，虫体を破壊する作用のあるプラジカンテルを用いると虫卵は殺滅されないので上述の自家感染を起こす可能性が指摘されている。そのため，有鉤条虫症の治療には造影剤を用いたガストログラフィンが推奨されている。しかし，欧米ではプラジカンテルの経口投与を勧めている。有鉤嚢虫症の場合，嚢虫が形成される部位，嚢虫の生死により，様々な症状が見られる。脳有鉤嚢虫症患者に痙攣が認められる場合，ステロイドと抗痙攣薬を投与し，炎症と症状を緩和する。嚢虫が生きている場合には，抗寄生虫薬としてのアルベンダゾール，プラジカンテルが有効と考えられている。これらの薬剤を投与した場合，変性した虫体周囲の炎症反応を緩和するため，ステロイド剤を併用する。嚢虫がすでに死亡し石灰化している場合には，抗寄生虫薬投与の有効性はない。

ムーコル症，接合菌症 Mucormycosis ICD-10 B46

I 臨床的特徴

1. 症状 一般的に，糖尿病性ケトアシドーシスや，血液悪性疾患・臓器移植・骨髄移植・急性移植片対宿主病（GVHD），ステロイド・免疫抑制剤投与，多発外傷，手術後，火傷といった免疫能の低い易感染性宿主に発病する。免疫不全症例に合併した場合，予後は極めて不良である。鼻脳型ムーコル症では副鼻腔から眼窩・顔面・鼻腔・脳などを侵し黒色鼻汁，顔面痛や意識障害がみられることがある。肺ムーコル症では胞子の吸入で感染し，最終的に肺梗塞や空洞形成を伴う壊死性病巣を形成し発熱や胸部異常陰影を呈する。外傷や熱傷，糖尿病患者に好発する皮膚ムーコル症では，感染局所に膿疱・潰瘍・膿瘍・壊死などの病態を呈するが，予後は比較的良い。これらの病型から全身に播種することも稀に認められる。

2. 病原体 主要なものとして，*Rhizopus*属，*Mucor*属，*Rhizomucor*属，*Cunninghamella*属，*Absidia*属の出現頻度が高い。一般的に発育が速く，コロニーは白色～灰色・茶色の綿状集落である。菌糸は，他の糸状菌より太く（5～20μm），隔壁がほとんど観察できない。

3. 検査 鼻腔分泌物，掻爬組織片，喀痰，肺胞洗浄液，肺生検組織などの臨床検体からの菌の分離培養・病理組織診断・遺伝子診断などを行う。病理組織所見では無色で幅広く，細胞壁が薄く，隔壁が乏しいリボン状の菌糸を有し，T字型の分岐菌糸が観察されることがムーコル属の特徴であるとされている。環境由来の汚染菌との区別が必要である。

II 疫学的特徴

1. 発生状況 剖検例を対象とした真菌症発生頻度の病理組織学的調査では，アスペルギルス症，カンジダ症，クリプトコックス症に継いで第4位に挙げられている。

2. 感染源 建設現場や風の強い時などに空中を浮遊しているほか，空調機器，水回りなど，自然界に広く生息している。

3. 伝播様式 環境汚染源から空気感染する場合もある。ヒト－ヒト感染は確認されていない。

4. **潜伏期** 不明。
5. **感染期間** 不明。急速に進行する例が多い。
6. **ヒトの感受性** 免疫低下状態にあるときに発症する。

Ⅲ 予防・発生時対策

A. 方針
病院内での居住空間，空調等の清掃が必要である。
B. 防疫
予防ワクチンはない。一般に抗真菌薬による予防は行わないが，移植患者等においてはアムホテリシンB製剤の予防投与が行われる場合もある。
C. 流行時対策
施設内で同一菌種によるアウトブレイクがあれば，感染源の調査と除去が行われる。
D. 国際的対策
特に行われていない。
E. 治療方針
抗真菌薬の第一選択はアムホテリシンB製剤の投与である。状況に応じて根治的な外科的切除が考慮される。

メジナ虫症 Dracunculosis ICD-10 B72

Guinea worm diseaseまたはDracontiasisともいう。腹腔あるいは深部組織に寄生する雌成虫は70～100cmに達する大型の線虫（雄は3～4cm）による感染症。症状は成虫（雌）が腹腔あるいは深部組織から皮下に幼虫産出のため移行（90%は下肢）していく際に起こる。この際に成虫は皮下に水疱を形成するが，その直前に発疹，発熱，悪心，嘔吐，下痢などのアレルギーによる症状を認める。水疱形成は掻痒感と灼熱感をともない，水疱は最終的に破れる。この後上記の症状は消退するが，水疱崩壊は初期の小潰瘍形成に進む。次第に潰瘍は拡大するが，この部分が水に触れると雌成虫が外に露出し，子宮から幼虫が水中に放出される。この皮膚潰瘍は時に二次的な感染を併発し，敗血症，皮膚膿瘍，破傷風などの原因となりうる。病原体はメジナ虫（*Dracunculus medinensis*）であり，別名Guinea wormともいう。

本症の診断は流行地での特徴的な症状を見れば比較的容易である。潰瘍部を塩水に浸し，遊出する幼虫を検出してもよいし，成虫を見いだすことも可能。

分布は西～中央アフリカ，中近東全域，インドに至る広大な地域である。しかし

WHOやグローバル2000などの機関の主導で撲滅計画が各国で進められていて，1980年代には世界中で1000万人を超えていた感染者数は現在10万人台に減少した。わが国でもごく少数の感染例が報告されている。ヒトへの感染は中間宿主ケンミジンコによってラブジチス型幼虫が摂取され発育した結果，形成された感染幼虫を経口摂取することによって起こる。多くはケンミジンコによって汚染された水を飲用するためである。小腸で中間宿主から遊離した幼虫は腹腔内に侵入し，腸管膜，腹筋を通過して皮下深部組織で成熟する。これに10～14か月を要する。

予防には汚染された水の生での飲用をしないことであるが，流行地では水資源が十分でない所が多く，種々の目的に限られた池，湖などを使うため感染が拡大しやすい。感染者と共用の水との直接の接触にも注意する必要がある。水を濾過あるいは煮沸すれば安全である。上水道の整備も必要。治療にはサイアベンダゾール，メベンダゾールなどの投与が試みられているが，その効果は判然としない。潰瘍部から雌成虫をゆっくりと除去するのがよい。

毛細虫症　Capillariasis　ICD-10 B81.1

従来毛頭虫と呼ばれていたが，最近毛細虫と改められた。毛細虫症には肝毛細虫症Hepatic capillariasisと腸毛細虫症Intestinal capillariasis（またはフィリピン毛細虫症Capillariasis philippinensis）がある。

I　臨床的特徴

肝毛細虫症は成虫が肝実質内に寄生して産卵するため肝障害が中心で，症状としては発熱，肝腫大，脾腫，貧血などが見られ，最終的には肝硬変となる。ヒトの症例では糞便内に虫卵が排出されないので，肝生検あるいは剖検により虫体あるいは虫卵を証明して診断する。

腸毛細虫症は虫体が小腸，大腸の粘膜内に寄生するため，症状は激しい水様性下痢で，栄養失調，浮腫などを来し重症となる。自家感染もあるので注意が必要である。診断は下痢便中の成虫，幼虫，虫卵を検出することによりなされる。

II　疫学的特徴

肝毛細虫（*Capillaria hepatica*）は本来ネズミの肝臓に寄生しており，虫卵がそのまま外界に排出されることがないためヒトへの感染はまれで，わが国での既報5例を含めて世界で約40例が報告されているのみである。ヒトへの感染はネズミが死んで肝臓が自然に破壊されて虫卵が外界に散布されるか，あるいはネコなどに食べられて消化された肝臓内の虫卵がネコなどの糞便とともに外界に排出されて土壌に混入するかしたものを誤って摂取することにより成立する。

フィリピン毛細虫（*Capillaria philippinensis*）の発育史はまだ明らかではないが，本来は鳥の寄生虫で，淡水魚から感染するのではないかと推測されている。フィリピンのルソン島北部ではこれまでに1,300例以上と多発しており，そのうち約10%が死亡している。わが国では6例が確認され，タイでも約100例が報告されており，その他エジプトやイランからも報告がある。

Ⅲ　治療・予防

肝毛細虫症の治療法は明らかではない。予防は特に小児では土遊びをした後によく手を洗う習慣をつけることである。

腸毛細虫症の治療はチアベンダゾール（ミンテゾール®）を25mg/kg/日，分2，4週間連用し，その後10mg/kg/日，2週間投与するか，メベンダゾール（メベンダゾール100®）を5～7mg/kg/日，分2または分4，20日間連用する。最近はアルベンダゾール(エスカゾール®）を10～15mg/kg/日，分2，1～4週間連用することも試みられている。発育史が不明なので予防法は明らかではない。

野兎病（やと）　Tularemia（四類-全数）　ICD-10 A21

Ⅰ　臨床的特徴

1．症状

多くの場合，悪寒，戦慄，頭痛，筋肉痛，関節痛などの非特異的な感冒様症状で発症し，39～40℃の発熱に前後して病原菌の侵入部位に関連した局所表在リンパ節の腫脹と疼痛が出現する。リンパ節は周囲炎を起こして相互に癒着，融合し，一塊となって膿瘍化することが多いが，多数の孤立したリンパ節として認められることもある。自発痛よりも圧痛が顕著に多い。熱は4，5日でいったん解熱した後に再び弛張熱となって長く続く。病原体の侵入部位と菌株の毒力によって多彩な臨床像を呈し，複数の病型に分類されている。

1）リンパ節型：わが国で最も多く見られる型で，手の指からの感染にともなう肘や腋窩のリンパ節腫脹が多い。

2）潰瘍リンパ節型：病原菌の侵入部位に小膿瘍や潰瘍の形成をともなう以外はリンパ節型に等しい。

3）眼リンパ節型：結膜に多発性の小膿疱と小潰瘍を伴い，眼瞼浮腫，流涙などの激しい結膜炎症状を呈し，耳前部や頸部のリンパ節が腫脹する。

4）鼻リンパ節型：鼻ジフテリア様の鼻粘膜の痂皮形成とともに，顎下，頸部リンパ節が腫脹する。

5）扁桃リンパ節型：膿苔，膿疱を伴った扁桃腫脹と嚥下痛が認められ，顎下，頸部リンパ節が腫脹する。

6）チフス型（これまではチフス様型または類チフス型と呼ばれてきた）：リンパ節腫脹が認められずに発熱を主症状とする。

7）胃型：急性腹症として手術された1例のみが知られる。

各病型の経過中，3週目ころに一過性に蕁麻疹様，多形浸出性紅斑などの多彩な皮疹（野兎病疹）が現れることがある。

北アメリカに分布する強毒力の野兎病菌亜種による感染においては，肺炎をともなう強い全身波及型の症状を呈する場合があり，適切な抗生剤が投与されない時の致命率は5%程度とされている。

鑑別すべき類似疾患としては結核，ネコひっかき病，ペスト，ブルセラ症，つつが虫病などがある。野兎病菌と同属の*Francisella novicida*と*Francisella philomiragia*による疾患にも注意を要する。

2. 病原体　野兎病菌（*Francisella tularensis*）はグラム陰性の通常は小短桿菌であるが，球菌や長桿菌，時には鞭毛様突起が出現するなどの多形性を示す。生化学的性状を中心とした差異によって，次の3亜種（subsp.）に分類されている。

1）subsp. *tularensis*は北アメリカにのみ分布し強い毒力を有する。野兎病の死亡例の多くはこの亜種の感染による。以前はtype AあるいはBiovar nearcticaと呼ばれていた。

2）subsp. *holarctica*は北アメリカからユーラシアにわたる野兎病発生地域の広い範囲に分布し毒力は弱く死亡例はまれである。かつてtype BあるいはBiovar palaearcticaと呼ばれていた。この亜種はさらにI Ery^s，II Ery^rおよびJaponicaの3つのBiovarに区分され，日本にはこのうちI Ery^sとjaponicaが分布する。日本での死亡例はない。

3）subsp. *mediaasiatica*は中央アジアの一部地域に分布し毒力は比較的弱い。

これらの亜種は毒力に強弱の差はあるもののいずれもヒトに対して病原性を示す。これらは通常の血清反応による区別はできない。北アメリカに分布する*Francisella novicida*を野兎病菌の亜種と見なすこともある。

3. 検査　特異的検査としては，患者からの病原体分離と血清中の抗体検出の2つが主に実施されている。分離は通常，腫脹リンパ節の膿汁を野兎病菌用の培地に直接接種する方法とマウス腹腔に接種してからその心血，肝，脾を培地に接種する方法があり，後者が雑菌汚染を回避するには適している。野兎病菌は臨床検査に通常用いられる培地にはほとんど増殖しない。いくつかの専用培地が考案されているが，最も簡易なものとしては市販のユーゴン寒天培地（“EUGON AGAR” DIFCO製）に8%に全血（ヒトまたは動物）を添加したユーゴン血液寒天培地がある。なお使用する培地はペニシリンGを500単位/mlに添加して用いると雑菌汚染をかなり防ぐことができる。培養は37℃で数日間続ける。抗体の検出はホルマリン死菌を抗原とした菌凝集反応・試験管法が標準診断法である。術式はウィダール法に準じる。凝集素は発病から2週間目ころから出現し，4～6週目に最高値（高い例では1：640）を示し，その後も長期間維持される。急性期と回復期の各血清について検査を行い，凝集価の上昇をもって確定するが，単一血清の場合には1：40以上を現症と判断する。野兎病菌と交差血清反応が見られる他菌種がいくつか知られているが，菌凝集反応においてはブルセラ菌との交差反応が強いことがあるので，疑わしい場合にはブルセラ菌凝集反応あるいは吸収試験を併用する。病理組織像は病日の経過に沿って，発病2週間以内の膿瘍型，5週までの膿瘍肉芽腫型，6週以降の肉芽腫型と規則的に推移するが，特異的な像ではなく結核に酷似する。発病初期であれば抗血清を用いた免疫染色（酵素抗体法，螢光抗体法）によって組織内に野兎病菌を証明できる。最近では，病巣部位検体からのPCR法による野兎病菌DNA断片の検出も実施されるようになった。

II 疫学的特徴

1. 発生状況 野兎病は北アメリカからヨーロッパに至るほぼ北緯30度以北の北半球に広く発生が知られる。発生の季節性は地域ごとの状況によって異なる。保菌鳥獣類との接触による感染は，概して狩猟期に当たる冬期に多いが，必ずしも狩猟関係者のみが感染しているわけではなく，この期間には感染死亡した鳥獣の死体が雪上に残されるために発見が容易になり，ヒトとの接触の機会が多くなることによるようである。マダニ類や吸血性昆虫類による感染はこれらの動物の行動が活発な季節に発生することになる。日本における発生地は，東北地方全域と関東地方の一部が多発地で，東北と関東以外にも，北海道，静岡，新潟（佐渡を含む），長野，愛知，京都，和歌山および福岡からの発生が知られている。

2. 感染源 野兎病菌の自然感染例は，これまでに哺乳類の約110種，鳥類の約30種，節足動物の約100種などから記録されているように，さまざまな種類の動物が感染源となりうる。日本においては，病名が示すようにノウサギが主要な感染源で，患者の90%以上がこれによるものであり，他に菌が分離あるいは感染源となった動物としては，野生鳥獣類ではツキノワグマ，ユキウサギ，ニホンリス，ムササビ，ヒミズ，ヤマドリ，キジおよびカラスが，飼育動物ではイヌ，ネコ，カイウサギおよびニワトリが，それに一部のマダニ類と昆虫類が知られている。最近では，ペットとして国外から持ち込まれた動物が野外で繁殖している事例が各地で見受けられるが，これらの中には原産地で野兎病菌の維持サイクルにかかわっていて，保菌者となっている種類（たとえばアライグマやプレリードッグ）もあるので，今後はこれら外来種についても注意を要する。

3. 感染様式 保菌鳥獣類からの感染の多くは剝皮や調理の際に，菌を含んだ血液や臓器に触れることによって起こっている。まれには動物に咬まれることによる感染もある。間接的には，保菌動物の調理に使用された後に十分に消毒されなかった器具で調理された他の食材の料理（魚の刺身や野菜サラダなどの生もの）による経口感染がある。吸血性節足動物（アブ，蚊，ダニ類）による感染は刺咬以外にも，ペットのマダニ除去の際に虫体を潰して体液が目に飛び込んだり指が汚染されることによるものがある。国外においては保菌動物の死体が紛れ込んだ干し草の粉塵吸入による感染例や保菌野鼠の排尿によって汚染された小川の水からの感染例もある。ヒトからヒトへの感染例，すなわち患者が感染源となる確実な例は知られていない。

4. 潜伏期　感染から3日をピークとした1週間以内が多い。中には2週間以上や1か月以上に及ぶ症例もある。

5. 感染期間　保菌動物の肉を冷凍保存した場合，肉の中の菌は長期間感染力を維持する。吸血性昆虫類のアブ類と蚊類は，感染動物からの吸血時に菌に汚染された口器によって物理的に菌を媒介するが，実験的に調べられた感染力の維持期間は数週間～数か月間とされる。マダニ類では，菌は虫体内で生存し続けるために，種類によっては数年間も菌の感染力が維持される。マダニ類における野兎病菌の垂直感染は経期的には起こるが，経卵感染については否定的な研究成績が多い。

6. ヒトの感受性　年齢，性別，人種などによる感受性の違いはないとされている。一度感染すると終生免疫が獲得されるとされてきたが，再感染もまれにはあるらしい。

Ⅲ　予防・発生時対策

A. 方針

1. 野兎病菌の感染力は極めて強く，粘膜部分や小さなひっかき傷，指のささくれはもとより健康な皮膚からも菌は侵入できる。発生地域では動物の死体に素手では触れない。保菌動物を取り扱う時にはゴム手袋を着用する。誤って素手で触れてしまった場合にはすばやく石けんを使って水で洗い流すか，消毒用エタノールに手を浸す。あるいは十分にエタノールをしみ込ませたアルコール綿で拭く。エタノール消毒によって菌は瞬時に死滅する。

2. 吸血性節足動物の活動する季節に発生地域に立ち入る時には，これらの虫の刺咬を避ける工夫（防虫ネット，防虫スプレー）をする。国内では，マダニ類については実用化されている忌避剤はない。

3. 生ワクチンRV株が旧ソ連では大きな流行パターンをとる地域において広く使用され効果を上げてきた。このワクチン株は米国で改良が加えられ，現在ではLVS株として用いられている。実験関係者などのハイリスクグループに対しては接種の価値がある。

4. 短期間の予防であれば期間中の抗生剤（たとえばテトラサイクリン）の内服も有効であろう。

B. 防疫

菌の感染力が強いことから，野兎病が疑われる検査材料はバイオセーフティレベル2の取り扱いが望ましく，また野兎病菌の培養にはレベル3が要求される。しかし，ヒトからヒトへの感染はないので患者の隔離はまったく必要ない。

C. 発生時対策

感染源を確定し，動物の場合は焼却あるいはオートクレーブ滅菌する。菌によって汚染された壁や床などはエタノールかフェノールを十分に噴霧して消毒，汚染された器具類はオートクレーブか煮沸消毒する。

D. 国際的対策

野兎病の発生地は世界中に存在するので海外での感染の機会も十分に考えられる。ヒトの場合には患者自体は感染源とはならないものの，菌が感染したペットが国外から持ち込まれた場合，国内で発病・死亡した個体はもちろん，長期間にわたって菌を含んだ尿を排泄し続ける動物の種類では一見して健康に見える個体でも感染源となりうる。特に海外の野生動物が大規模にペットとして国内に輸入されていることに対しては，十分な検疫体制の確立が望まれる。また野兎病とペストが混在する地域に立ち入って発病した患者については，両疾患の症状が類似するので鑑別に注意を要する。

E. 治療

ストレプトマイシン1日1回1g（またはゲンタマイシン1日1回40～60mg）の筋注と同時にテトラサイクリン1gを分4/日（またはミノサイクリン200mgを分2/日）の経口投与を2週間続ける。症状が残ればテトラサイクリン系を半量にした内服を1～2か月間続ける。汎用されているセフェム系とペニシリン系の抗生剤は野兎病の治療には無効である。膿瘍化したリンパ節は太い注射針で，3，4日ごとに穿刺，排膿してストレプトマイシン0.1～0.2gを1m*l*の生理食塩水に溶解して注入する。多くは2，3回で膿瘍は消退する。キノロン系抗生剤（シプロフロキサシンなど）も有効性が確認され，国外では適用例が見られるようになってきた。腫脹リンパ節の切開は不適であるが，誤って切開したり自潰した場合には1～2週間の抗生剤療法の後に切開線を広げて十分に掻爬あるいはリンパ節廓清術を行う。慢性化した場合の腫脹リンパ節は抗生剤のみでの治療は難しいのでリンパ節廓清術を行う。

溶血性レンサ球菌感染症　Hemolytic streptococcal infection　ICD-10 A49.1

一般に，血液寒天培地上でベータ溶血を示す溶血性レンサ球菌は菌体細胞壁C-多糖体の抗原性の相違によりA-V（IとJを欠く）の20のグループ（群）に分かれ，このうちA 群レンサ球菌はさらに細胞壁表層に存在するM蛋白の抗原性の相違から80以上のタイプ（型）に分類されている（M型別）。また，M蛋白とは別に，細胞壁に存在する

T蛋白の抗原性の相違によってもタイピングが行われる（T型別）。これらの分類は血清学的な方法に基づくものであるが，生化学的性状を主体とした分類から，A群レンサ球菌の正式な菌種名は*Streptococcus pyogenes*（*S. pyogenes*，化膿レンサ球菌）と呼ばれる。ヒトに感染症を起こす菌としてはA群レンサ球菌が大多数を占め，時にB，C，G群レンサ球菌によることもある。

A群レンサ球菌の感染を基盤として発症する疾患は多彩であり，その病型は大きく3つに分類される。

1）急性局所性ないしは急性限局性化膿症（咽頭炎，扁桃炎などの上気道炎，肺炎，中耳炎，膿痂疹，産褥熱など）。

2）毒素性疾患（しょう紅熱，丹毒）。

3）続発症ないしは二次疾患（レンサ球菌感染後急性糸球体腎炎，リウマチ熱ないしはリウマチ性心疾患）

19世紀から20世紀前半においては猩紅熱を初め，A群レンサ球菌による感染症は重篤を極め，しばしば敗血症をともない，高い死亡率（60%）を示していた。また，糸球体腎炎やリウマチ熱の発生頻度も高かったが，1950～1960年代に入ると，抗生剤の出現とその効果的な使用法の確立，社会経済状態の改善などにより，特に先進国では猩紅熱の軽症化とともに，その発生頻度も低下し，糸球体腎炎やリウマチ熱も激減した。しかし1980年代後半になって，米国内で突然リウマチ熱が多発するとともに，それとは別にA群レンサ球菌感染により，軟部組織炎をともない，敗血症性ショックを来す疾患が報告された。その後，カナダ，欧州から，さらに1990年代に入ると，わが国からも同様な症例が報告された。本疾患はSTSS（Streptococcal toxic shock syndrome）と呼称され，わが国では劇症型A群レンサ球菌感染症と呼ばれている。

なお，都道府県等の衛生研究所，各地保健所がわが国におけるA，B，C，G群レンサ球菌の検出状況を報告しており，また，溶血性レンサ球菌による上気道炎に関しても，厚生労働省の感染症法に基づいたサーベイランスの対象疾患となっており，定点医療機関からその患者数が報告されている。

ベータ溶血性レンサ球菌はペニシリン感受性であるが，テトラサイクリンやエリスロマイシンなどのマクロライド系抗菌薬に耐性を示すものもあるので，使用に当たっては注意する必要がある。

発展途上国では依然として糸球体腎炎やリウマチ熱が多く，特にA群レンサ球菌による上気道感染から，これら重篤な疾患が起こることがあるので，その予防のためにワクチンの研究，開発が強く望まれている。

A　A群溶血性レンサ球菌咽頭炎　Group A hemolytic Streptococcal pharyngitis（Streptococcal sore throat），（猩紅熱 Scarlet fever）（五類-定点）　ICD-10 J02.0　ICD-10 A38

I　臨床的特徴

1. 症状　A群溶血性レンサ球菌咽頭炎（以下レンサ球菌咽頭炎）では発熱（38.5℃以上），咽頭痛ないし扁桃痛が強く，悪心，嘔吐を伴い，ときに腹痛を訴える。咽頭，扁桃粘膜の発赤は著名で，咽頭に小出血斑，扁桃表面に点状の滲出物を認める。頸部リンパ節の腫脹が高頻度に見られる。他の上気道炎に比べ，咳や鼻汁は軽度である。また，診断の上では年齢が3歳以上で，秋から冬にかけて多いことなども参考になろう。

猩紅熱の臨床症状は，かかる咽頭炎の発症からやや遅れて，まず頸部，前胸部に点状小丘疹様の発赤が出現し，次第に軀幹，四肢に広がる。顔面では口唇周囲に発赤を認めず，蒼白に見える（口囲蒼白）。舌乳頭の腫脹により苺舌を呈し，皮膚掻痒感がある。発疹の持続は2～4日で最高に達し，体温の下降とともに消退し始め，皮膚からの落屑が始まり，治癒する。時に，治癒1～2週後に続発症として，糸球体腎炎やリウマチ熱が起こることがある。

近年，理由は必ずしも明らかでないが，抗菌薬の早期使用などにより，猩紅熱は軽症化し，典型的な猩紅熱を見ることが少なく，発疹が出現しても，極めて軽度であることが多い。以前のように重篤な症状を呈することが少なくなってきたために，レンサ球菌咽頭炎とともに，猩紅熱も一括して“溶連菌感染症”として臨床的には取り扱われることが多い。

鑑別すべき疾患としては，ウイルス感染や他の細菌（インフルエンザ桿菌，肺炎レンサ球菌，黄色ブドウ球菌など）による咽頭炎，扁桃炎があり，また，発疹性疾患としての鑑別には薬疹，風疹や麻疹などのウイルス性感染症，川崎病などがある。

2. 病原体　レンサ球菌による上気道炎は，ほとんどA群レンサ球菌の感染によるが，まれにB，C，G群のレンサ球菌によっても起こる。

猩紅熱はA群レンサ球菌の産生する発赤毒素［Erythrogenic toxinまたはDick toxin，最近では発熱毒素（SPE：streptococcal pyrogenic exotoxin）と呼ばれることが多い］によって起こると想定されているが，この毒素が発赤を初め，しょう紅熱の病態の成立にいかにかかわっているかは必ずしも明らかでない。なお，発赤毒素には抗原性を異にする3種類の毒素（SPE-A，-B，-C）が区別され，SPE-AとSPE-Cにはスーパー抗原活性のあることが明らかにされている。また，培養上清からSPE-F（MF），SME-Zが同定され，これらもスーパー抗原活性を持ち，さらに全塩基配列が報告され，そのゲノムデータベースからSPE-G, SPE-H, SPE-I, SPE-J, SPE-K, SPE-L, SPE-M, SMEZ-2などの新規の蛋白が同定され，いずれもスーパー抗原活性を持つことが明らかにされている。

このデータベースからなお機能不明の遺伝子が多数存在していることが指摘されており，その発現する蛋白の機能を明らかにすることにより，新たな代謝物質や菌体表層物質の存在とその性状がさらに明らかとなろう。

3. 検査　病巣（咽頭，扁桃など）からの菌の分離・同定と血清診断とがある。滅菌綿棒で病巣部を擦過し，これを血液寒天培地に塗布し，18～24時間培養後，ベータ溶血を示すコロニーを釣菌し，グラム染色等により顕微鏡下で形態を観察するとともに，抗血清を用いて血清学的に群別（市販キットがある）を行う。A群レンサ球菌と同定されれば，さらにMないしはT型別を行う。わが国ではT型別（市販キットがある）が用いられている。M型別については，一部の研究機関に依頼しなければならない。現在，M抗原とT抗原との関連性は，完全ではないものの，かなり相関し，わが国ではA群レンサ球菌の疫学的な研究にT型別が使用されている。菌量が少ない場合には液体培地で増菌してから分離する。レンサ球菌の生化学的性状に基づいての同定法として，いくつかの検査用キッドが市販され，菌体を分離後，比較的迅速に同定が可能となっている。また，病巣を擦過した綿棒から直接A群レンサ球菌を証明するためのキットも市販されている。綿棒に付着した菌からC-多糖体を抽出し，これと抗C-多糖体抗体の結合した担体とを反応させ，凝集反応により判定するもので，10分程度の時間で同定が可能であり（迅速診断），最近ではイムノクロマト法による迅速キットも市販され，早期に適切な抗生剤の選択が可能となる。病巣からの菌の証明ができない場合には，血清学的診断が有効となろう。この場合には急性期と回復期のペア血清を用いて，抗体の推移を見る必要がある。検査としては抗streptolysin-O抗体ASO（anti-streptolysin-O），抗ストレプトキナーゼ抗体ASK（Antistreptokinase）を測定する。一般にはASOの測定が繁用されるが，菌の中にはストレプトリジンO（SLO）の産生の悪いものもあり，皮膚感染の場合では，組織リピッド成分がSLOの溶血活性を阻害するとともに，SLOの産生も抑制することから，ASOの上昇はさほど期待できないので，他の抗体の測定が必要となろう。敗血症が疑われる場合には血液培養が行われる。

Ⅱ　疫学的特徴

1. 発生状況　温帯地域ではA群レンサ球菌による上気道炎（溶連菌感染症と呼ばれることが多い）は普遍的な疾患であり，亜熱帯でも見られるが，熱帯地域ではまれである。しかし，かかる地域でのヒトにもASOは検出されるので，これらの地域で不顕性感染が成立している可能性はあろう。本菌による上気道炎は秋～冬～春にかけて多発するが，最近では1年を通じて認められている。T型別から1，4，12，25，28ないしはB3264型の菌が上気道炎患者や保菌者から日本において多く分離されている。

猩紅熱はかつて，法定伝染病として届出が義務づけられていたが，本症が軽症化とともに，減少したこともあり，最近では溶連菌感染症として診断することが多くなり，猩紅熱としての届出数は年間数百人以下で推移している。1999年に施行された「感染症の予防および感染症の患者に対する医療に関する法律（感染症法）」の中ではレンサ

表　STSS診断基準

第Ⅰ項：A群レンサ球菌の検出。 A. 通常無菌部（血液，脳脊髄液，胸水，腹水，生検標本および手術創など）から分離検出。 B. 正常でも菌の棲息する部（咽頭，痰，腟，皮膚表面など）から分離検出。 第Ⅱ項：臨床所見。 A. 血圧低下。成人では収縮期圧が90mmHg以下。小児では各年齢の正規分布で下側確率が5%以下の血圧低下。 B. 以下の2項目以上に及ぶ多臓器不全。 1. 腎不全。成人ではクレアチニン値が2mg/d*l*以上，または各年齢の正常上限値よりも2倍以上の増加。腎不全の既往がある場合は従来値の2倍以上の増加。 2. 血液凝固障害。血小板が10万/mm^3以下に低下，またはDICの徴候として凝固時間の延長，フィブリノーゲン量の減少およびFDPの増加。 3. 肝障害。SGOT，SGPTまたは総ビリルビン値が各年齢の正常上限よりも2倍以上に増加。肝障害の既往がある場合は従来の2倍以上の増加。 4. ARDS。急激に発症するびまん性肺浸潤および低酸素血症を呈するARDS。ただし心不全，または急激に発症した全身性の浮腫，もしくは低アルブミン血症にともなう胸水または腹水がないこと。 5. 落屑をともなう全身性紅斑性皮膚発疹。 6. 軟部組織壊死。筋膜炎，筋炎および壊疽を含む。

＊：Ⅰ項AとⅡ項AおよびBが満たされればSTSSと診断される。

球菌性咽頭炎は四類感染症に属していたが，2003年11月に類型が改正された同法では五類感染症となり，定点把握疾患としての患者発生報告および病原体サーベイランスの対象疾患となっている。この法律の中では猩紅熱という病名は消えて，A群溶血性レンサ球菌性咽頭炎として一括して取り扱われている。これら2つの疾患は臨床的にも“溶連菌感染症”として診断されることが多い。

2. 感染源　急性期，回復期の患者の咽頭などの病巣部からの分泌物ないしは排泄物，またはそれらに汚染された器物，塵埃など。

3. 伝播様式　主に飛沫感染。時に食品を介しての経口感染により，集団的に発熱，咽頭発赤，咽頭痛などが発生することがある。

4. 潜伏期　1～3日

5. 感染期間　特別な合併症がない場合には，潜伏期と臨床症状の存在期間を含めて約10日間前後は感染させる可能性があるといわれている。2週以降ではほとんど感染性はなくなる。適切な抗菌薬（ペニシリン系薬剤など）を早期に使用することにより1～2日以内に感染性は消失する。本菌に対しては健常保菌者が存在（健常小児の咽頭から15～20%程度検出）し，この保菌者からの感染も起こる。

6. ヒトの感受性 本菌に対してはほとんどのヒトに感受性がある。顕性ないしは不顕性感染を起こした菌に対し，感染防御抗体（抗M蛋白抗体）が産生されるが，この抗体は型特異的であり，他の菌型の感染に対しては防御効果はない。産生された抗体は数年は持続すると考えられている。しかし，近年では早期に抗生剤が使用されるので，型特異的抗体の産生が十分でなく，同型菌による再感染がしばしば起こる。“溶連菌感染症”は学童に多く発症するが，この年代では感染の機会が多いことと，いまだ抗体が十分でないことが原因であろうと考えられている。猩紅熱の発症に関与すると考えられているSPE-A，-B，-Cの発熱毒素は菌株により，その産生は一様でない。AとCはスーパー抗原としての活性を持ち，BはCysteine proteinaseとして働く。わが国では，A群レンサ球菌の型特異的感染防御抗体ならびにSPE-A，-B，-Cに対する抗体の健常者の保有状況に関する疫学的検討はほとんどなされていない。

Ⅲ 予防対策

A. 方針

患者の早期発見と早期治療が重要である。治療には抗菌薬が有効であるので，これを早期に選択するために，菌同定のための迅速診断法を普及させ，また，流行菌型の把握と薬剤感受性を検討するために，疫学的な検査体制を整備しておくことが必要である。

B. 防疫

感染症法では，五類定点把握疾患として週単位で報告され，その実体把握が行われる。法律上，隔離，消毒する必要はない。“溶連菌感染症”では菌が飛沫により，感染するので，ヒトとの接触は避け，患者の分泌物からの汚染にも注意する。なお，A群レンサ球菌特異的ファージ（C1ファージ）由来のLysinを用い，咽頭などに定着している時点で殺菌し，感染ないしはその拡大を予防しようとする検討が現在なされている。

C. 流行時対策

本感染症の流行時には，感染源の特定，その流行の規模の把握，患者，家族ならびに周辺のヒト，保菌者からの菌検索を行う。予防のためのワクチンはない。現在，A群レンサ球菌のM蛋白成分を用いて，感染防御抗体誘導のためのワクチンの開発，研究が試みられている。

D. 国際的対策

各国で流行菌型の比較，研究がなされている。わが国では国立感染症研究所，細菌第一部が，菌の分離，同定，菌株の保存・管理，疫学調査等を地方衛生研究所の協力の下に行っている。

E. 治療方針

ペニシリン系薬剤が第一選択剤となる。エリスロマイシンも有効であるが，マクロライド系抗菌薬に対して耐性を有する菌も存在するので，使用に当たっては注意を要する。

付：劇症型溶血性レンサ球菌感染症
【STSS（Streptococcal toxic shock syndrome）】

臨床的には発熱，咽頭痛などのかぜ症状から始まることが多いが，打撲，外傷，術後手術創からの感染，妊娠中ないしは分娩後の発症もある，多くは38℃以上の発熱，四肢の筋肉痛を訴え，血圧が低下し，時に嘔吐，下痢などの消化器症状を呈することもある。心拍数が増加するとともに，軟部組織は壊死し，播種性血管内凝固症（DIC）を起こし，急速に多臓器不全が起こる。感染症法は五類全数把握疾患として，診断から7日以内に最寄りの保健所に届出ることになっている。

1993年，米国のCDCを中心としてSTSSの診断基準が提案された（表）。それによれば生体の通常無菌部からA群レンサ球菌が検出され，収縮期血圧が90mmHg以下に低下し，かつ腎不全，肝不全，血小板減少を含むDIC，急性呼吸窮迫症候群（ARDS），皮膚疹，軟部組織の壊死などのうち2項目以上を合併した時，STSSと診断しえるとしている。症状の進行は非常に速く，早期に適切な治療を施さないと急速に死の転機をとり，致命率も30％以上と極めて高い。発症年齢は小児から高齢者におよび，男女差は認められていない。しかし，わが国における5年間の本症の疫学調査では，致命率は全体で35.5％，性別では男性が女性に比べ約21％と多く，年齢では男性60～64歳，女性75～79歳が最も多い。菌は軟部組織を初めとする病巣部，血液などから検出される。血清型としてはT1型が分離されることが多く，全体として約半数を占め，T12，T28，TB3264型なども比較的よく分離される。また，B群，C群，G群レンサ球菌の分離された症例も報告されている。

A群レンサ球菌の感染により起こるSTSSの成立機構は明らかでない。代謝物質や菌体細胞壁表層成分には，さまざまな生物学的，免疫学的活性物質が存在しているので，ある特殊な物質で起こると考えるよりは，これら物質の持つ活性の総和として，その病態成立を理解する必要があろう。また，ゲノムの研究から未知の代謝物質や菌体成分が存在している可能性もあり，これらもまた考慮しておく必要があろう。一方，患者はSTSSに罹患するまでは健常者として普通の日常生活を送っている人が多いが，中には悪性腫瘍，動脈硬化，糖尿病，アルコール依存者，麻薬常習者，肥満などの基礎疾患を持った人からの発症もあり，また健常者であってもSTSSに罹患し，死亡後の病理解剖所見から，初めて基礎疾患の存在を認めた症例もあることから，STSSの成立には宿主側の要因として基礎疾患の存在もまた考慮しておく必要がある。そして顕性ないしは不顕性感染を介してのA群レンサ球菌に対する宿主の免疫状態も問題となろう。わが国では，A群レンサ球菌の菌体代謝物質や菌体成分に対する健常者の抗体保有状況に関する疫学的調査はほとんどなされていない。またSTSS患者の罹患時の抗体保有状態も明らかでない。現在，二次感染としての，あるいは家族内感染からの発症はまれである。

菌は病巣，血液から迅速に分離，同定する。治療にはクリンダマイシン，ペニシリン系抗菌薬等の早期大量投与が推奨される。また免疫グロブリンも使用される。外科的には壊死病巣部のデブリートメントも必要であろう。咽頭炎以外に症状がなくとも，A群レンサ球菌が検出されれば，よく経過を観察することが必要である。

B　丹　毒　Erysipelas　ICD-10 A46

本症は，A群レンサ球菌感染に基づく，皮膚の蜂窩織炎である。あらゆる年齢層が罹患し，以前は患者も多かったが，最近では減少している。時にC群レンサ球菌によっても起こる。

局所の疼痛をともなう境界明瞭な浮腫性紅斑が拡大していき，紅斑辺縁部は隆起し，硬結を触れる。発熱，全身倦怠感をともなう。所属リンパ節の腫脹も認める。身体のあらゆる部位に起こるが，好発部位は顔面と下肢で，特に成人では顔面に，幼児では軀幹に多い。炎症の拡大にともない，中央部が落屑する。再発を繰り返しやすい（習慣性丹毒，再発性丹毒）。

鑑別すべき疾患としては，他の菌による蜂窩織炎（例えば*Staphylococcus aureus*や*Haemophilus influenzae*, type Bによるものなど），虫刺され，骨髄炎，壊死性筋膜炎，皮膚筋炎，接触性皮膚炎などがある。

病変部位からの菌の検出率は約40%程度であり，血清学的診断も重要となる。菌の侵入門戸は鼻腔，外耳道，咽頭のほか，下肢の趾間糜爛部位，小外傷部位など。感染源は患者，保菌者の鼻，咽頭，化膿巣からの分泌物，それに汚染された物からの直接的，間接的な接触感染。潜伏期は2～5日。

治療はペニシリン系抗菌薬が第一選択剤であり，再発予防のために症状消退後も10日から14日間程度の服用が必要である。

C　レンサ球菌性産褥（さんじょくねつ）熱　Streptococcal puerperal fever　ICD-10 O85

産褥期の性器創傷面にレンサ球菌感染が起こり，分娩後24時間から10日間の間に38℃以上の発熱が2日以上続く。発熱とともに局所ないしは全身症状をともなう。子宮内膜に限局した炎症（子宮内膜炎）が筋層炎，付属器炎，傍結合織炎，骨盤腹膜炎へと進展し，ついには敗血症を起こし，菌は血行性に全身に至る。時に下腿静脈に血栓を生じることがある。過去においては妊産婦死亡原因として重要な疾患であったが，今日では本症は激減した。

発熱，下腹部痛，子宮の圧痛と悪露，創傷部からの分泌物や膿汁などを認める。悪露，分泌物，膿汁からの菌の検出率は50%以下であることが多い。

誘因としては1）妊娠中毒，貧血，糖尿病などの栄養障害や代謝異常，2）慢性頸管炎，3）妊娠末期の性交，4）医療担当者の頻回の内診，5）前早期破水，6）遷延分娩，7）分娩時の子宮内胎児モニタリング，8）帝王切開，吸引分娩，胎盤用手剥離などの産科的手術，9）会陰裂傷，頸管裂傷，10）悪露滞留，などが挙げられる。

感染源は妊婦の自家感染あるいは介護者，医療関係者から伝播される。したがって，予防には分娩前後の衛生管理，産科的処置を可能な限り無菌的に行う必要がある。

D　リウマチ熱　Rheumatic fever　ICD-10 I00-I02

I　臨床的特徴

1．症状　A群レンサ球菌による上気道感染（先行感染）後，2週間前後の潜伏期を経て，発熱，関節痛，全身倦怠，顔面蒼白，腹痛などが初発症状として認められ，時に鼻出血も見られ，腹痛は急性虫垂炎と誤ることがある。舞踏病は少ない。症例によっては先行感染が気づかれない場合も多く，また初発症状を明確に示さない不顕性発症例も多く認められているので，注意する必要がある。

リウマチ熱の基本的な病像は，1）心炎であり，心雑音，心拡大，さらには心膜炎などから心機能障害を起こす。他に局所的な所見としては，2）多関節炎，3）舞踏病，4）輪郭状紅斑，5）皮下結節がある。後遺症としては心炎から弁膜症を来すことがあるが，多関節炎や舞踏病などは後遺症を残すことはない。急性症状は2～6週間ほどで消退していき，2～5か月でその活動性も消退し，慢性，進行的でない。しかし，リウマチ熱の既往歴がないにもかかわらず，リウマチ性弁膜症を来す場合もあり，これは不顕性発症リウマチ性心炎によるものと考えられている。

リウマチ熱の診断には過大ないしは過小診断を避ける目的でJonesの診断基準（1965年）が用いられている。これは大症状と小症状からなり，大症状としてリウマチ熱に特徴的な上記の病像1）から5）を挙げ，非特異的な以下の所見を小症状とした。臨床症状：1）リウマチ熱またはリウマチ性心疾患の既往，2）関節痛，3）発熱。検査所見：1）急性期反応（赤沈促進，CRP陽性，白血球増多），2）PR間隔の延長。さらにこれに加えて，先行する溶血性レンサ球菌の感染を支持する証拠（ASOまたは他のレンサ球菌に対する抗体の上昇，あるいはA群レンサ球菌の咽頭培養陽性など）を必要とする。大症状が2つあるか，または大症状1つに小症状が2つあり，かつ先行するA群レンサ球菌感染の証明があれば，リウマチ熱である可能性が高く，その証明がない場合には診断は疑わしいとされている。

鑑別すべき疾患として，慢性関節リウマチ，若年性関節リウマチ，淋菌性関節炎，化膿性骨髄炎，全身性エリテマトーデスとその他の膠原病，血清病，感染性心内膜炎，敗血症，急性白血病などがある。

2. 病原体　本症はA群レンサ球菌感染の続発症として起こる，非化膿性の炎症である。A 群レンサ球菌細胞壁のM蛋白分子と心筋蛋白（ミオシンやトロポミオシンなど）とに共通なエピトープが存在すること，細胞壁C多糖体と心弁膜の糖蛋白間に共通抗原が存在すること，またA群レンサ球菌細胞膜成分と心筋とに共通抗原の存在することが知られており，免疫学的交差反応から，その発病機構を理解しようとする考えがある。本症患者の血清中には上記の心抗原と反応する抗体が検出されている。しかし，その発病機構の詳細はなお明らかでない。

3. 検査　1）咽頭からのA群レンサ球菌の証明：培養，迅速診断キットによる。実際には咽頭からの菌培養，証明は容易ではない。リウマチ熱を起こす型特異的な菌の存在は否定的であり，むしろ菌株特異的であろうと考えられている。M蛋白のC-末端領域に存在する相同部位（Conserved region）内に菌株間でアミノ酸配列を一部異にするものがあり，その相違によってA群レンサ球菌は大きくCⅠとCⅡの2つのクラスに分類されている。リウマチ熱患者から分離される菌株（Rheumatogenic strain）のM蛋白はCⅠとしての性状を持つといわれている。2）A群レンサ球菌抗体の上昇：ASO，ASKなどの菌体代謝物質に対する抗体の測定，抗C-多糖体抗体などの菌体成分に対する抗体の測定を行う。弁膜症にて長期の経過をとる場合には抗C-多糖体抗体価が高い価を持続するといわれている。その他赤沈，CRPが参考になる。RAテストの値は低い。

Ⅱ　疫学的特徴

1. 発生状況　家屋密集地域，多人数家族，貧困，低栄養，低医療レベルなど社会経済的条件の悪い発展途上国ではいまだに本症の罹患率は高く，欧米やわが国のように社会経済的要因が向上し，抗菌薬も早期に使用できるような先進国では激減した。

また激減化の理由の1つに菌の性状の変化も挙げられている。学童心臓検診のデータから，その発症は児童生徒の0.01%以下であることが報告されている。発症年齢のピークは10歳付近で，6歳から15歳の間で多発し，4歳以下ではまれであるが，成人においても発症する。特に性差は認められていない。季節的には秋から冬にかけて発症することが多く，レンサ球菌咽頭炎の好発季節と一致する。

1985年に米国のいくつかの州で突然リウマチ熱が流行した。これらの例は1世帯当りの居住面積が少ない家庭であったが，社会経済的条件の悪い階層から発症したものではない。分離菌株がM18型のムコイド型であったことが注目されたが，この流行に関しての明確な説明はなされていない。

2. 感染源　A群溶血性レンサ球菌咽頭炎の項を参照。

3. 伝播様式　A群溶血性レンサ球菌咽頭炎の項を参照。

4. 潜伏期　A群レンサ球菌の先行感染後，2〜4週（平均20日前後）。

5. 感染期間 リウマチ熱自体は感染しないが，先行感染に関してはA群溶血性レンサ球菌咽頭炎の項を参照。

6. ヒトの感受性 リウマチ熱の発症に家族集簇性は必ずしも観察されていないが，リウマチ熱既往者は再発しやすい傾向にある。リウマチ熱の発症に遺伝的素因のあることが推定され，組織適合抗原（MHC）との関連性について，いくつかの報告はあるが，なお明確でない。また，ある種のB細胞アロ抗原がリウマチ熱患者に高頻度に検出されるとの報告もある。

Ⅲ 予防対策

一次予防としてはリウマチ熱を発症させないことであり，A群レンサ球菌感染症の早期診断と治療が挙げられる。診断がつけば直ちに経口ペニシリンによる治療を行う。二次予防はリウマチ熱罹患症例に対する再発予防の実施である。基本的にはA群レンサ球菌の感染を予防することによって，再発を防ごうとするものである。WHOではペニシリンGの3～4週に1回の筋注法を推奨している。わが国では注射による疼痛とペニシリンアレルギーを考慮して，経口ペニシリンの持続投与による再発防止法が実施されている。

発症すれば入院し，安静を保つ。抗菌薬としてはペニシリンが選択される。本剤を10～14日間経口投与し，菌を完全に消退せしめる。ペニシリンアレルギーがあれば，マクロライド系抗生剤が使用される。心炎があれば副腎皮質ホルモンを，心炎がない場合にはアスピリンを投与する。リウマチ熱は再発しやすいので，その予防のためには年余にわたってペニシリン系薬剤を投与する。本症は早期に診断し，適切な治療を行い，再発予防法を実施して，弁膜症の進展を防がなければならない。

E レンサ球菌感染後急性糸球体腎炎 APSGN（Acute post-streptococcal glomerulonephritis），（流行性腎炎 Infectious nephritis）

ICD-10 N00

Ⅰ 臨床的特徴

1. 症状 A群レンサ球菌感染による咽頭炎，扁桃炎などの上気道炎や皮膚感染症（膿痂疹）などの感染を基盤として起こる続発症（二次症）である。先行感染後，2週前後の潜伏期を経て，微熱，頭痛，悪心，嘔吐，腹痛，全身倦怠感など多彩な自覚症状を訴え，血尿，浮腫，乏尿，蛋白尿，高血圧，高窒素血症などを来す。APSGNのほとんどは自然治癒し，慢性腎炎に移行する症例はまれであるが警戒は必要である。

鑑別すべき疾患としては，特発性急速進行性糸球体腎炎，IgA腎症，特発性ネフローゼ症候群，全身性エリテマトーデス，溶血性尿毒性症候群，家族性腎炎（Alport症候群），血管性紫斑病性腎炎などがある。

2. 病原体 上気道炎感染に続発する場合はM1, 6, 12, 15型が，皮膚感染による場合はM49, 53, 55, 56, 57型がよく分離され，APSGNを惹起する菌には型特異的な催腎炎起因菌があるといわれていたが，今日では型特異的であるより，むしろ菌株特異的とあると考えられている。その発病機構に関しては抗原-抗体複合体（Immune complex）に補体が参加して起こる，いわゆる免疫複合体病と考えられているが，この複合体を構成する菌体由来の抗原物質に関してはいまだ明らかにされていない。

3. 検査 咽頭などの先行感染部位からのA群レンサ球菌の証明。上記の尿所見，高血圧，血清補体価（CH50）の低下。菌体代謝物質に対する抗体（ASOなど）の測定などが参考となる。

Ⅱ 疫学的特徴

1. 発生状況 衛生環境，生活環境の改善，早期の受診，適切な治療などの医療環境の改善などにより，APSGNもリウマチ熱と同様に先進国では激減したが，まだ発展途上国では多い。本症はあらゆる年齢層で発病するが，特に小児に多く見られ，5～10歳が最も多い。成人では20歳代に多いが，60歳以上にも見られ，この場合は肺鬱血による呼吸障害などをともないやすいといわれている。季節的にはレンサ球菌咽頭炎が起こりやすい，秋から冬に多く発症するが，膿痂疹などの皮膚感染症に起因する場合，APSGNは夏から初秋にかけて発症する。

本症が集団的，季節的に流行したことがあることから，流行性腎炎と呼ばれることがあり，わが国でも1955年から1956年にかけて全国的にAPSGNが流行した。

2. 感染源 上気道，皮膚などの感染巣から。

3. 伝播様式 上気道における先行感染に関してはA群溶血性レンサ球菌咽頭炎の項を参照。皮膚感染では直接的，間接的接触感染による。

4. 潜伏期 A群レンサ球菌による先行感染後，2週前後で発病。

5. 感染期間 APSGN自体は感染性疾患ではない。先行感染についてはA群溶血性レンサ球菌咽頭炎の項を参照。

6. ヒトの感受性 成人に比べ，小児が罹患しやすい。APSGNに罹患しやすい宿主側の要因に関連して，HLAのいくつかのハプロタイプと本症の発症とに相関を認めるとの報告がある一方で，HLAとAPSGNの疾患感受性との間に有意な相関を認めないとの報告もあり，一定の結論は得られていない。

Ⅲ　予防対策

基本的にはリウマチ熱と同様である。一次予防としては先行レンサ球菌感染の早期発見と早期治療により，続発症としての本症を予防する。皮膚感染では皮膚の清潔など個人の衛生教育，栄養状態，生活環境に注意する。APSGNでは再発が少ないので，リウマチ熱のように抗生剤の長期の予防投与は行われていない。本症はまれに遷延することがあるが，この場合には病巣感染を疑い，扁桃摘出が行われることもある。

学校保健安全法では健康診断項目に尿蛋白検査が入っており，潜在する本症を含めて腎疾患の早期発見に努めている。

ほとんどの症例が自然治癒するが，急性期においては高血圧，浮腫，乏尿の管理を十分にして，安静，保温，食餌療法に注意する。尿所見が改善されるまでは安静にする。血圧高く，乏尿，浮腫があれば入院させる。一般に予後は良好である。

F　B群レンサ球菌感染症　Group B streptococcal infection　ICD-10 A49.1

Ⅰ　臨床的特徴

1．症状　B群レンサ球菌（GBS）は咽頭，腟，尿などからしばしば検出される。新生児GBS感染症が母子感染症として重要である。膣内，膣前庭，外陰部に存在するGBSが分娩時に新生児が感染すると髄膜炎や敗血症など重篤な感染症を起こす。

子宮内あるいは産道で感染を受け，出生時ないしはその直後の比較的早期（生後6日以内）に発症する早発型（Early onset neonatal infection）と生後7日以降3か月ころまでに発症する遅発型（Late onset neonatal infection）の2病型に分かれている。また，長期破水，母体の発熱，遷延分娩などによる羊水を介しての羊水感染型，急激に敗血症性ショックに陥る急速進行敗血症型，それに髄膜炎症状を呈する髄膜炎型の3つに分類した報告もある。

早期産児や低出生体重児が早発型をとることが多く，敗血症，肺炎，髄膜炎などの病型をとる。いずれの病型においてもチアノーゼ，多呼吸，呻吟，陥没呼吸などの呼吸窮迫症状を呈するが，これらの症状はGBSに特異的ではなく，新生児呼吸窮迫症候群との鑑別は困難である。血液，髄液，咽頭，胃液，便，尿などからの培養を含めて，各種の検査を必要となる。遅発型では髄膜炎と敗血症が主要な病型となる。発熱，嘔吐，痙攣などの髄膜炎症状を呈す。早発型は死亡率が高く，40%から50%。遅発型で約15%といわれている。

鑑別すべき疾患としては上記の新生児呼吸窮迫症候群（RDS）があり，胸部レントゲン写真や臨床所見からの鑑別は困難なことが多い。

2. 病原体 B群レンサ球菌*Streptococcus agalactiae*による感染症である。この菌は血液寒天培地上で発育するが，培地表面の集落周辺部に形成された溶血環はα'（αプライム，溶血環内に変化を受けない赤血球凝集を中等度に残す）を示す。この培養平板を2～3日間室温で放置しても溶血環はα'のままで変化しない。菌体表層の多糖体抗原の抗原性の相違によりGBSは他の群のレンサ球菌と区別されるが，それとは別に莢膜多糖体と蛋白の抗原性の相違から，GBSはさらに血清学的に型分類されている。型特異的の莢膜多糖体抗原を型抗原とし，蛋白抗原を付加的抗原とする。型表示にはこの型抗原を優先とし，蛋白抗原を斜線により分けて表示する。そして型抗原を欠く菌株はNTと表記する。現在，Ⅰa，Ⅰb，Ⅱ，Ⅲ，Ⅳ，Ⅴ，Ⅵ（NT6），Ⅶ（7271），Ⅷ（JM9），Ⅸの10の莢膜多糖体抗原が，c，R，Xとして3の蛋白抗原が知られている。c抗原はⅠb型を示すすべての菌株とⅠa型を示す一部の菌株などに存在し，このc抗原の存在を示す時には，Ⅰb/c，Ⅱ/c，NT/cとして表記される。これまでにⅢ，Ⅰa，Ⅰb，Ⅱ型菌が患者からよく分離されているが，最近，わが国ではⅥ（NT6）型とⅧ（JM9）型が高頻度に分離されている。

3. 検査 血液，髄液，気管内吸引物，母体の腟粘膜ないしは粘液などの臨床材料の培養によるGBSの検出。菌の同定，群および型分類の同定用のキットが市販されている。

Ⅱ 疫学的特徴

1. 発生状況 B群レンサ球菌はウシの乳房炎の原因菌であったが，1960年代より新生児の重篤な感染症の起因菌として注目されるようになった。その発症率は米国では出産1,000に対し0.73，わが国では0.1～0.12であり，米国に比べて低い。妊婦のB群レンサ球菌保菌者は8.7～21.7。従来，Ⅲ型やⅠa型がよく分離されていたが，最近の調査によると，分離菌の血清型別ではⅥ型，Ⅷ型，Ⅰb型の順で多い。

2. 感染源 本菌が婦人の膣に常在していても，一般には無症状であるが，これが分娩時に垂直感染により新生児に感染する。院内などの環境汚染が感染源（水平感染）となることもある。児の排泄物や吐物も感染源となりうる。

3. 伝播様式 直接ないし間接接触感染である。感染様式としては上記の垂直感染と，同室者，医療従事者などによる院内感染あるいは家族からの水平感染がある。

4. 潜伏期 早発型は生後1～6日内で発症するところから，潜伏期は1～3日程度と思われる。

5. 感染期間 患児から菌が証明される期間は感染可能。

6. ヒトの感受性 常在菌として存在しているので，感受性はおそらく普遍的なものと思われる。莢膜多糖体抗原や蛋白抗原に対する抗体は不顕性感染によって十分に産生されないことが多い。

Ⅲ　予防対策

A. 方針

妊婦の8.7～21.7%がこの菌の保菌者と見られているので，妊娠後期における妊婦の菌検索が重要となる。保菌妊婦の長期破水や羊水感染因子に対する対応，早産，低体重出産などに対する児への対応が重要である。

保菌妊婦の産道からの菌の除去のための抗生剤の投与，あるいは分娩中の抗生剤の非経口投与などが検討されている。保菌妊婦の型特異的抗体の産生は十分でないが，型特異的精製多糖体抗原によるワクチン接種により，抗体を効率よく産生させ，経胎盤的に児へ抗体を移行させるための予防法も検討されている。

B. 防疫

保菌妊婦ならびに患児に対する適切な対応と治療。関係者の個人的衛生。ワクチンは実験段階では検討されているが，実際にはまだヒトに用いられていない。

C. 流行時対策

本症の集団発生例はないが，施設内での菌の定着（Colonization）が観察されているので，疫学的調査は行われるべきであろう。

D. 国際的対策

WHOの指導の下，国際的規模でB群レンサ球菌の疫学調査が行われている。

E. 治療方針

B群レンサ球菌の検出された妊婦に対してはアンピシリンなどのペニシリン系薬剤が第一選択剤である。新生児のB群レンサ球菌感染症に対してはアンピシリンとゲンタマイシンのようなアミノグリコシド系の抗菌薬の併用療法が行われる。

幼虫移行症　Larva migrans　ICD-10 B76.9

幼虫移行症は，ヒト以外の動物を固有宿主とする寄生虫が非固有宿主であるヒトに感染し，幼虫が内臓，皮内，皮下組織などを移動することによって生じる疾患群である。日本で見られる主な幼虫移行症にはアニサキス症，顎口虫症，広東住血線虫症，トキソカラ症，ブタ回虫症，イヌ糸状虫症，旋尾線虫症，マンソン孤虫症などがある。アニサキス症，顎口虫症，広東住血線虫症については，別項を参照。

A トキソカラ症 Toxocariasis ICD-10 B77.9
ブタ回虫症，アライグマ回虫症

I 臨床的特徴

1．症状 トキソカラ症は内臓トキソカラ症と眼トキソカラ症および脊髄炎型の3病型が知られている。

内臓トキソカラ症の典型的症状は，高度の末梢血好酸球増多症，肺野異常陰影や胸膜炎。眼トキソカラ症はイヌ回虫幼虫が眼内や眼周辺に侵入するために生じる病態で，眼底や，その周辺部に白色隆起性または滲出性網脈絡膜病変が生じ視力が低下する。脊髄炎型では手足のしびれ・脱力がみられる。ブタ回虫症の病態もトキソカラ症に類似し，高度の末梢血好酸球増多症，高IgE血症，肺，肝，神経系の病変などが見られる。アライグマ回虫症は髄膜脳炎や網膜炎を生じ，死亡率も高い。

2．病原体 イヌ回虫*Toxocara canis*，ネコ回虫*T. cati*，ブタ回虫*Ascaris suum*，アライグマ回虫*Baylisascaris procyonis*の幼虫が病因となる。イヌ回虫症とネコ回虫症の鑑別は困難なことからまとめてトキソカラ症として扱う。人体内を移行している幼虫はイヌ回虫の場合，体長400μm，体幅20μm前後で，それ以上には発育しない。

3．検査 血清診断を行う。神経系症状を有する場合は脳脊髄液，眼症状を有する場合は眼内液の抗体価も参考となる。生検によって幼虫を見いだすことはきわめてまれである。

II 疫学的特徴

1．発生状況 トキソカラ症は日本を含め世界で散発的に発生が見られる。欧米では主に小児に見られる疾患とされてきたが，実際には成人や老人にも発生を見る。わが国では成人の疾患であり男性に多い。ブタ回虫症は1994年以降，養豚の盛んな南九州で患者発生が確認されている。アライグマ回虫症は北米からの報告が中心で，今のところ日本から人体感染の報告はないが，今後注意を要する。

2．感染源・伝播様式 イヌにおけるイヌ回虫保有率は成犬よりも子犬に高い。子犬の糞便中に排泄されたイヌ回虫卵は，適当な温・湿度下で約1月で幼虫包蔵卵に発育する。イヌ回虫幼虫包蔵卵を含む土や塵埃を誤って経口摂取することによってヒトに感染することがある。ブタ回虫症やアライグマ回虫症も，糞便とともに排出され土壌内に含まれた虫卵を偶発的にヒトが経口摂取して感染する可能性が大きい。しかしながら，むしろトキソカラ症は地鶏や牛がイヌ回虫またはネコ回虫の幼虫に感染し，幼虫を保有する鶏肉や牛のレバーをヒトが生食することによって感染する食品由来寄生虫症として認識した方がよい。

3. 潜伏期，感染期間，ヒトの感受性 潜伏期間は症例により大きく異なるが，多数感染の場合は数日から1週間内に症状が発現する可能性がある。ヒト体内におけるイヌ回虫幼虫の寿命は，実験感染したサルで9年間幼虫が生存していたとの報告もあり，相当長期間生存が可能と考えられる。

Ⅲ 予防・発生時対策

A. 予防

飼育犬は獣医師にイヌ回虫検査を依頼し陽性であれば駆虫する。子供が土，砂などを口に入れないよう注意する。イヌの出入りの多い公園，保育所，幼稚園などでは砂場の砂を清潔に保つなどの注意が必要。

トリや牛の刺身，特にレバ刺しの類は感染のおそれがあるので，十分に加熱したものか，いったん凍結したものを摂取する。なお，牛の生肉，生レバの喫食は禁止されている。

B. 治療方針

トキソカラ，ブタ回虫症ともに化学療法薬としてアルベンダゾール（Albendazole）が使用される。

B イヌ糸状虫症 Dirofilariasis ICD-10 B74.8

Ⅰ 臨床的特徴

1. 症状 肺イヌ糸状虫症と肺外イヌ糸状虫症の2病型がある。肺イヌ糸状虫症は肺血管にイヌ糸状虫の幼虫または幼若成虫が塞栓し小範囲の梗塞が生じるもの。咳嗽，胸痛などの症状を示すこともあるが多くは無症状で，胸部エックス線検査で偶然銭形陰影が見いだされ，肺部分切除を行った結果，その病理組織標本内に虫体が発見されることが多い。肺外イヌ糸状虫症は皮下腫瘤や皮膚爬行症を生じる。

2. 病原体，検査 イヌを終宿主とするイヌ糸状虫*Dirofilaria immitis*の幼虫が蚊を介してヒトに感染する。まれにアライグマやクマの糸状虫の幼虫，幼若成虫がヒトの皮下組織で見いだされることもある。切除し診断を確定する。血清診断が参考となる。

Ⅱ 疫学的特徴

1. 発生状況 日本を含め世界で散発的に発生している。

2. 感染源・伝播様式 イヌ糸状虫は蚊が媒介者である。イヌ糸状虫の幼虫を保有する蚊（アカイエカ，コガタアカイエカ，トウゴウヤブカ，ヒトスジシマカ，シナハマダラカ等）に刺されることによりヒトに感染する。

3. 潜伏期，感染期間　潜伏期間は必ずしも明らかでない。ヒトに感染すると幼若成虫にまでは発育しうるが，いずれ死滅する。

Ⅲ　予防・発生時対策

A. 予防

飼育犬は獣医師にイヌ糸状虫の検査を依頼し陽性であれば治療する。

B. 治療方針

典型的な画像を示し複数の血清診断法で強陽性を示すなど，イヌ糸状虫症とほぼ確診できた場合は経過観察だけでもよいが，摘出すれば確実である。

C　旋尾線虫症　Spirurin type X larva infection　ICD-10 B75

Ⅰ　臨床的特徴

1. 症状　腸閉塞，腹膜炎を生じる病型と皮膚爬行症を生じる病型とがある。多くの例はホタルイカ生食後に発症している。腸閉塞・腹膜炎型の場合，生ホタルイカの摂取後数日以内に強い腹痛，嘔気，嘔吐で発症し，麻痺性腸閉塞を生じる。末梢血好酸球は発症当初はほとんど正常だが，1～2週後に軽度-中等度の増加を見ることが多い。保存的療法で症状が軽快する例が多い。皮膚爬行症を生じる場合は，ホタルイカ生食数日後から，主に軀幹に線状爬行疹が現れ，これは1日数cmずつ移動する。線状爬行疹の生じる前に腹部症状を示す例もある。

2. 病原体，検査　旋尾線虫type X幼虫が病原体で，その体長は5～10mm，体幅約0.1mm。ホタルイカのほか，スルメイカ，ハタハタ，スケソウダラなどの魚介類からも見いだされている。診断は血清診断による。皮膚爬行症を示す例では生検して虫体の摘出を試みる。なお旋尾線虫type Xの自然界での生活史は不明で，その成虫と終宿主も明らかにされていない。

Ⅱ　疫学的特徴

1. 発生状況　現在のところ日本のみから報告されており，北陸地方での発生が多い。ホタルイカの漁獲期に当たる4，5月に発生が多い。

2. 感染源・伝播様式　90%以上の症例でホタルイカ生食後に発症しているが，ホタルイカ以外の魚介類からの感染もありうると推測される。

3. 潜伏期，感染期間　ホタルイカ生食後数日以内に発症する。旋尾線虫幼虫はヒト体内では成長せず，いずれ死滅する。

Ⅲ　予防・発生時対策

A. 予防

ホタルイカの生食を避ける。旋尾線虫幼虫は60℃以上で速やかに死滅し，－32℃1時間の冷凍保存で死滅する。長期保存された塩辛などは比較的安全とされる。

B. 治療方針

ホタルイカ生食後に腸閉塞症状を生じた場合は，まず保存的療法を試みる。皮膚爬行症に対しては生検により虫体摘出を試みる。化学療法の効果は不明。

D　マンソン孤虫症　マンソン幼裂頭条虫症　Sparganosis　ICD-10 B65 1
（マンソン孤虫症　P.533参照）

Ⅰ　臨床的特徴

1. 症状　マンソン裂頭条虫の幼虫がヒトに感染し体内を移行することによって，主に腹壁，胸壁などに小豆大から鶏卵大の移動性皮下腫瘤が生じる。これは急に現れ，消退し，また別の場所に現れたりすることが多いが，移動性を示さない例もある。皮下組織以外に頭蓋内や内臓からの発見例もある。不規則な発熱，全身倦怠感，好酸球増多症，高CRP値を示すことがある。

2. 病原体　イヌやネコの腸管に寄生しているマンソン裂頭条虫の虫卵は第一中間宿主のケンミジンコ，第2中間宿主の両生類，爬虫類，鳥類などに取り込まれ幼虫に発育する。このマンソン裂頭条虫の幼虫がヒトに感染し組織内に移行する。ヒト体内から摘出される幼虫は乳白色調，比較的太いヒモ状で，体節は見られない。体長は10～20cmのものが多い。

3. 検査　皮下腫瘤の場合生検を行う。内臓移行が疑われる時は血清診断を試みる。

Ⅱ　疫学的特徴

1. 発生状況，感染源，伝播様式　日本を含め世界中で散発している。第2中間宿主のヘビ，カエル，ニワトリなどの肉をヒトが生食することにより感染する。第1中間宿主のケンミジンコを含む水を飲むことによっても感染する。

2. 潜伏期，感染期間　上記摂取後，早い場合は1，2週間で症状が発現する。感染期間は長い例では10年以上に及ぶ。

Ⅲ　予防・発生時対策

A. 予防

ヘビ，ニワトリ，カエルなどを生食しない。

B. 治療方針

皮下腫瘤の場合は虫体を摘出する。抗条虫作用のあるプラジカンテルの有効性は確立していないが，摘出不能例には試みる価値はある。

横川吸虫症　Metagonimiasis　ICD-10 B66.8
異形吸虫症　Heterophyiasis

Ⅰ　臨床的特徴

横川吸虫*Metagonimus yokogawai*および有害異形吸虫*Heterophyes nocens*と亜種の異形吸虫*H. heterophyes*の感染による疾患で，いずれも1～2mm大の小形の吸虫感染症である。わが国のMetagonimus属では，横川吸虫の他に高橋吸虫*M. takahashii*と宮田吸虫*M. miyatai*の人体寄生が知られる。横川吸虫症は少数寄生の場合は無症状であるが，多数寄生で腹痛，下痢，粘血便が見られ，時に蛋白漏出性胃腸症を呈することもある。異形吸虫症も同様に多数寄生で腹痛，下痢が見られ，有害異形吸虫症では腸粘膜への侵入性が強いために虫卵がリンパ流や血流によって全身の諸臓器に運ばれて塞栓を起こし，重症化することもある。診断はいずれも厚層塗抹法または遠心沈殿法による検便で28～32×15～18μmの小さな虫卵を検出することである。最重要鑑別対象である肝吸虫のほか，異形吸虫科同士の鑑別にもPCR法による遺伝子鑑別が有用である。

Ⅱ　疫学的特徴

横川吸虫のメタセルカリアが寄生している第二中間宿主はアユ，シラウオ，ウグイなどで，“鮎のせごし”など淡水魚を生食する習慣のあるわが国では各地に広く分布するが，台湾，中国，韓国，東南アジアなどにも見られる。ボラ，ハゼ，メナダなどの汽水産の魚類を第二中間宿主とする有害異形吸虫は東京湾以西，太平洋沿岸や瀬戸内海沿岸に分布する。同じくボラなどの汽水産魚を第二中間宿主とする異形吸虫はエジプトのナイル河口付近に広く分布し，わが国でもエジプトで感染して帰国後に検出された輸入症例が報告されている。

Ⅲ 治療・予防

治療はいずれもプラジカンテル（ビルトリシド®）50mg/kgを早朝空腹時に単回服用し，2時間後に塩類下剤を投与するか，50mg/kg/日を分3，1～2日間投与する。予防は中間宿主である淡水魚や汽水魚の生食をしないことと調理の際にメタセルカリアが飛散しないように心がけることである。

ライム病 Lyme disease（四類-全数） ICD-10 A69.2

Ⅰ 臨床的特徴

1. 症状 本症はボレリア感染による疾患であり，臨床的には特異的な皮膚病変である遊走性紅斑が特徴である。本症の病期は3期に分けられ，マダニ刺咬傷後約1か月以内の第1期は遊走性紅斑を呈する時期であり，多くはマダニの刺傷部位に始まる紅斑または丘疹が急速に輪状病変を形成し，遠心性に拡大する。感冒様症状を随伴することもある。数週～数か月後に見られる第2期には髄膜炎，顔面神経麻痺，関節炎，不整脈など多彩な症状がある。第3期に見られる晩期徴候は発症後年余にわたり関節，皮膚，神経の慢性症状が継続する。

2. 病原体 *Borrelia burgdorferi*で，現在では3種の遺伝子型が報告され，それぞれの遺伝子型による病変は異なる。

3. 検査 臨床材料からボレリアの分離は困難である。螢光抗体法またはEIAなどにより，病原ボレリアに対する抗体価を測定し，確定診断には免疫ブロット法を利用する。

Ⅱ 疫学的特徴

1. 発生状況 早春から初夏にかけて多発する。米国CDCによれば米国では現在最も多い節足動物媒介感染症であり，2010年には2万例以上の報告がある。ヨーロッパでは毎年数千例の新しい発症がある。日本では1987年（昭和62年）に第1例が報告された後，北海道を中心に散発的な発生がある。

2. 感染源 病原体*Borrelia burgdorferi*を保菌するマダニIxodesの刺傷による。本症は人獣共通感染症では野ネズミ，シカなどの野生動物も感染しており，保菌宿主として役割を果たす。

3. 伝播様式　マダニの刺傷による節足動物伝播である。

4. 潜伏期　マダニによる刺傷後3～32日の幅がある。

5. 感染期間　ボレリアはヒトの体内で数年間生存しており，マダニへの感染能力を有する。ただし，ヒトからヒトへの感染はない。

6. 感受性　すべての年齢層に感受性がある。ボレリアを有するマダニとの接触機会さえあれば発症する。

Ⅲ　予防・発生時対策

現在のところ野外でのマダニ防疫対策はない。流行のシーズン中に森林に入るときにはマダニに咬着されないように長袖，長ズボンを着用し，必要に応じてリペレントを利用する。治療には小児に対してはペニシリンまたはエリスロマイシン，成人にはペニシリン，テトラサイクリンを投与する。

リッサウイルス感染症　Lyssavirus Infection（四類-全教）　ICD-10 A82.9

Ⅰ　臨床的特徴

1. 症状　リッサウイルス感染症と古典的な狂犬病（狂犬病ウイルスによる感染症）を臨床的に区別することは難しくリッサウイルスによる感染症を広義に狂犬病（Rabies）と総称するが，狂犬病ウイルス以外のリッサウイルス（狂犬病類似ウイルス，Rabies-related viruses）による感染症をリッサウイルス感染症と呼んでいる。狂犬病ウイルス以外のリッサウイルスに感染したヒトは，狂犬病で見られるように発熱，食欲不振，倦怠感，感染（咬傷）を受けた四肢の疼痛や掻痒感，咽頭痛，知覚過敏といった症状の後に，興奮性の亢進，嚥下困難，発声困難，筋痙縮，さらには恐水症状や精神撹乱などの中枢神経症状を示すようになる。病態は急性かつ進行性で痙攣や攻撃的な神経症状が強く持続性となり，四肢の弛緩，脱力と反射の減弱が増強して最後には昏睡状態となって呼吸停止とともに死亡する。ヒトでの標準的な潜伏期間は狂犬病ウイルスと同様に20日から90日であり，咬傷部位や数によって期間は異なると考えられる。また，発症後5日から5週間で死亡している（1ヶ月前後が多い）。なお，ラゴスコウモリウイルスによるヒトの発症例はないが狂犬病様の症状を示したネコとイヌからウイルスが分離されている。また，モコラウイルスに感染したネコとイヌが狂犬病様の症状を示して死亡したという報告もある。

2. 病原体 リッサウイルスはラブドウイルス科リッサウイルス属（Rhabdoviridae family, Lyssavirus genus）に分類されるマイナス鎖の1本鎖RNAをゲノム（核酸）にもつRNA型ウイルスであり，成熟ウイルス粒子はゲノムRNAと少なくとも5つのウイルス蛋白（N，P，M，G，L）から構成されている。いずれも狂犬病ウイルスと同じように「弾丸様」の形態をとり宿主の神経組織に高い親和性を持つ。現在，遺伝子型（Genotype）によって7種類に分類されており，狂犬病ウイルス（Rabies virus）を1型，ラゴスコウモリウイルス（Lagos bat virus）を2型，モコラウイルス（Mokola virus）を3型，ドゥベンヘイグウイルス（Duvenhage virus）を4型，ヨーロッパコウモリリッサウイルス1と2（European bat lyssavirus 1 & 2；EBLV-1とEBLV-2）を5型と6型，オーストラリアコウモリリッサウイルスABLV（Australian bat lyssavirus）を7型としている。また，分子系統解析により大きく系統Ⅰ（遺伝子型：1，4，5，6，7）と系統Ⅱ（遺伝子型：2，3）に分けられている。

3. 検査 発症までの潜伏期間は，血液・尿・唾液・脳脊髄液等においてウイルスは検出されず同様に抗体の産生も見られない。ウイルス検査は狂犬病に準じて行われる。患者の角膜塗抹標本，頸部皮下毛根部の神経組織，唾液腺などを利用した抗原検出，唾液，髄液などの生検材料から抽出されたRNAを利用した遺伝子検出，マウス神経芽腫細胞や乳のみマウスへの接種試験によるウイルス分離を行い，最終的にウイルスの遺伝子配列を解析して遺伝子型を特定する。

Ⅱ 疫学的特徴

1. 発生状況 ヒトのリッサウイルス感染症は稀であり，ラゴスコウモリウイルス以外の上記リッサウイルスによってこれまでに10名が狂犬病と同様の症状を示して死亡している。これ以外に，モコラウイルスに感染して発症した1名が回復している。原因ウイルスの自然界における分布については不明な点が多いが，そのほとんどがコウモリを自然宿主にしていると考えられている。これまでに，ラゴスコウモリウイルス，モコラウイルス，ドゥベンヘイグウイルスはいずれもアフリカ大陸で最初に分離されており，EBLV-1およびEBLV-2とABLVはそれぞれヨーロッパ大陸とオーストラリア大陸で分離されている。近年，中央アジア（Kyrgizstan，Tajikistan，Krasnodar region），シベリア（Irkutsk）に生息するコウモリから新しいリッサウイルスが分離されているが未分類である。また，東南アジアでは，フィリピン，タイ，カンボジアに生息しているコウモリの血清からリッサウイルスに対する中和抗体が検出されているがウイルスの分離報告はまだない。現在，日本では狂犬病と同様にリッサウイルス感染症の発生もコウモリからリッサウイルスが分離された報告もない。

2. 感染源 ラゴスコウモリウイルスは，これまでに南アフリカ，ジンバブエ，中央アフリカ共和国，セネガル，エチオピアに生息する数種類のアフリカ産オオコウモリで見つかっているが，1956年にナイジェリアのラゴス島でストローオオコウモリ（straw-colored fruit bat，rousset paillee，Naigerian fruit bats; Eidolon helvum）で分離されたのが最初である。モコラウイルスは，1968年にナイジェリアのトガリネズミで初めて分離されて以降，南アフリカ，カメルーン，ジンバブエ，中央アフリカ共和国，エチオピアでも見つかっており，トガリネズミ（Crocidura shrews）や他の齧歯類が自然宿主と考えられている。ドゥベンヘイグウイルスは南アフリカ，ジンバブエ，ケニアのコウモリから分離されている。EBLV-1とEBLV-2はそれぞれコウライクビワコウモリ（Eptesicus serotinus）とヌマホオヒゲコウモリ（Myotis dasycneme）などから分離されており，EBLV-1は主に東ヨーロッパ，EBLV-2は主に西ヨーロッパのコウモリに分布している。EBLV-1はこれまでに600匹以上のコウモリから分離されている。ABLVは数種類のオーストラリア産オオコウモリと食中コウモリから分離されている。

3. 伝播様式 自然界で流行を維持している自然宿主（モコラウイルス以外はコウモリと考えられている）の唾液中に排泄されたウイルスが，咬傷や傷口をなめたり粘膜への接触を介して感染が成立する。コウモリの生息する洞窟ではウイルスに感染したコウモリの尿中に排出されたウイルスによって空気感染が成立する可能性が指摘されている。

4. 潜伏期 ヒトの標準的な潜伏期間は狂犬病ウイルスと同様に20日～90日であり，咬傷部位や数によって期間は異なると考えられる。オーストラリアで1998年にABLVの感染で死亡した37歳の女性は潜伏期が長くコウモリによる咬傷をうけてから27ヶ月後に発症している。コウモリにおけるリッサウイルスの潜伏期は明らかでない。

5. 感染期間 リッサウイルスに感染したヒトは発症後5日から5週間で死亡している（1ヶ月前後が多い)。1968年に，ナイジェリアでモコラウイルスに感染した3.5歳の少女が急性の発熱と痙攣を起こした後に短期間で回復した報告が1例ある。コウモリにおける感染期間は不明である。

6. ヒトの感受性 モコラウイルスに感染したヒトの事例はこれまでに少なくとも2名ありいずれもナイジェリアである（1例は死亡，1例は回復)。ドゥベンヘイグウイルスに感染して死亡したヒトは3名が報告されており，南アフリカで1970年と2006年にそれぞれ1名，2007年にケニアで感染した1名がオランダで発症後に死亡している。EBLV-1については1977年にウクライナで1名，1985年にロシアで1名が死亡している。1985年にはフィンランドで死亡したスイス人からEBLV-2が分離されている。また，英国では2002年にコウモリに咬まれたコウモリ研究者1名がEBLV-2に感染して死亡している。オーストラリアでは，ABLVに感染したヒトが1996年，1998年，2013年に1名ずつ死亡している。ロシア極東において2007年にイルクーツクウイルス（IRKV）によって1名が死亡している。現在，ラゴスコウモリウイルスとこれ以外の新しく見つかったリッサウイルスに感染したヒトの事例は報告されていない。

Ⅲ 予防・発生時対策

A. 予防の方針 感染源対策が重要である。リッサウイルスの分布している海外渡航地では感染源となりうるコウモリ等の野生動物との直接接触を避ける。また，コウモリの調査等を行う場合にはマスク，手袋，帽子，ゴーグル，長袖作業服などの個人防護措置と作業者の手洗いやうがいの徹底が大切である。現在，感染源動物対策としてコウモリの輸入が禁止されている。これまでに，わが国に生息するコウモリからリッサウイルスは分離されていないが，海外からの持ち込みや侵入に対する監視とともに感染源対策として国内でモニタリング調査を行うことは大切である。

B．発生時の対応　リッサウイルス感染症は臨床症状から狂犬病と区別することが困難であるため狂犬病の疑われた事例として初期対応が行なわれる。したがって，初期対応では患者の海外渡航歴および地域，感染源と考えられるコウモリ等との接触履歴といった疫学的情報が重要になる。実験室内検査で狂犬病ウイルス以外のリッサウイルスが特定されて初めてリッサウイルス感染症と確定診断される。

C．ヒトの治療と予防法　基本的に狂犬病のそれに準じる。現在，リッサウイルス感染症を発病したヒトに対して有効な治療方法はなくリッサウイルスの予防を目的としたワクチンやイムノグロブリンも現在のところない。狂犬病ワクチンはABLV感染に対しては発症予防が可能であり，ラゴスコウモリ，ドゥベンヘイグ，EBLV-1およびEBLV-2ウイルスに対しては部分的な交差反応による予防効果が見られる。モコラウイルスの感染に対しては現在使用されているワクチンとの交差反応は見られないため予防効果はないと考えられている。しかしながら，リッサウイルス感染症が報告されている欧米ではリッサウイルスの研究者や検査を行なう専門家，コウモリを取り扱う研究者，コウモリの展示施設や野生動物保護の関係者に対して発症予防のための狂犬病ワクチン接種が推奨されている。

リーシュマニア症　Leishmaniasis　　ICD-10 B55

人体寄生性鞭毛虫であるリーシュマニア属原虫*Leishmania* spp.による感染症で，原因種，疫学，病態など多様である。病型には内臓リーシュマニア症（Visceral leishmaniasis），皮膚リーシュマニア症（Cutaneous leishmaniasis）および粘膜皮膚リーシュマニア症（Mucocutaneous leishmaniasis）の3つがある。起因原虫はこれらの病型に対応して分類されたが，現在はゲノム，遺伝子レベルでの種の構造が解明されている。いずれもわが国には存在せず輸入熱帯病としてのみまれに見られる。

I　臨床的特徴

1．症状　内臓リーシュマニア症（別名カラアザールkala-azar）は数か月の潜伏期を経て発症，初発症状は高熱，肝脾腫，次いで下痢，肺炎，貧血などを示す。検査所見として特徴的なのは白血球減少，末期には血小板も減少する。一方単球系の細胞は増加する。経過は慢性で，進行すると栄養不良から悪疫質に至り，他の感染症等により死亡する。これらの症状はリーシュマニア原虫が内臓，主として細網内皮系のマクロファージ等に寄生することによる。

皮膚リーシュマニア症は旧世界型，新世界型に分けられる。前者は東洋瘤腫（Oriental sore），後者は地域によって病型，原因となる原虫も異なるが，チクレロ潰瘍などと呼ばれる。リーシュアニアが主に皮膚のマクロファージに寄生することによる。旧世界型は主に皮膚の露出部に結節や皮膚潰瘍を作るが，農村型と都市型があり，前者では四肢，後者では顔面に主に病変を生ずる。これは媒介昆虫（後述）の習性の差による。また，潰瘍化する時期に2種のタイプの間で差異がある。この旧世界型は放置しても通常瘢痕を残して自然治癒する。一方，新世界型は四肢，顔面に潰瘍等を形成するタイプと耳介に病変を形成するタイプがある。前者は中南米に広く分布し，後者はメキシコを主体に中米でゴム採取人の耳に見られる（チクレロ潰瘍）。これら新世界型は一般的に病変は拡大・融合傾向を示し，自然治癒することは少なく，化学療法剤の投与などを必要とする。

粘膜皮膚リーシュマニア症は中南米にのみ見られる。ブラジルではこれをエスプンディア（Espundia）と呼ぶ。初発病変は四肢などの皮膚症状から始まるが，リーシュマニアが転移し鼻腔，口腔周辺に病変を形成し，周囲の組織を破壊し，鼻中隔欠損あるいは口唇部，口蓋部の欠損などの変形症状を呈するに至る。

リーシュマニア症はまた種々の合併症を伴うことが知られている。

更に，内臓リーシュマニア症の治療が不充分だった後に皮膚症状を呈する場合があり，これをPKDL（post-kala-azar dermal leishmaniasis）と呼ぶ。主にインドなどに見られる。

また，エチオピア，中米～南米北部では，汎発性皮膚リーシュマニア症（Diffuse cutaneous leishmaniasis）と呼ばれる悪性の汎発性病態を示すことがある。

2. 病原体　人体寄生性のリーシュマニア原虫には以下のようなものがある。

内臓リーシュマニア症　主に*Leishmania donovani* complexによる。

この中には代表的な*L. donovani*，*L. chagasi*，*L. infantum*の3種が含まれる。

皮膚リーシュマニア症

(1) 旧世界型　*L. tropica* complexまたは*L. major* complexによる。前者には*L. tropica, L. aethiopica*などが，後者は*L. major*，他が含まれる。

(2) 新世界型　*L. mexicana* complexと*L. braziliensis* complexによる。前者には*L. mexicana, L. amazonensis*，*L. venezuelensis*など3種以上が，後者には*L. braziliensis*，*L. panamensis*，*L. guyanensis*および*L. peruviana*，その他数種が含まれる。

(3) 粘膜皮膚リーシュマニア症*L. braziliensis complex*のうちの*L. braziliensis*によることが多い。

3. 検査　内臓リーシュマニア症の場合には骨髄あるいは脾臓の生検標本からギムザ染色標本を作り，鏡検によりリーシュマニア原虫を見いだすか，PCRにより核酸を検出し診断する。また，種々の免疫学的検査も行われる。皮膚リーシュマニア症の場合は潰瘍の周辺部の組織材料から同様ギムザ染色標本を作り，原虫を見いだす。免疫学的検査を併用してもよい。

Ⅱ 疫学的特徴

1. 発生状況 内臓リーシュマニア症は新旧両大陸の熱帯，亜熱帯地方に広く分布している。アジアではインド，中国などに見られる。皮膚リーシュマニア症のうち旧世界型はアフリカ（エチオピア，ケニア）から中近東，地中海沿岸，ロシア，インド辺りに分布している。新世界型はメキシコからブラジルに至る地域にある。粘膜皮膚リーシュマニア症は南米のみ，コロンビア，ベネズエラからブラジル，ペルー，バラグアイにかけて分布している。

2. 感染源 一般にリーシュマニア症の場合は種々な動物が保虫宿主として人体への感染に重要な役目を果たしている。内臓リーシュマニア症の場合はインドを流行域とするL. donovani（ドノバンリーシュマニア）はヒトだけが宿主となっているが，他の種の多くではイヌが保虫宿主となっている。旧世界皮膚リーシュマニア症では自然宿主の多くはイヌ，スナネズミであり，ヒトとの間に伝播が起こる。一方，新世界皮膚リーシュマニア症では齧歯類が主な保虫宿主となっている。中南米の粘膜皮膚リーシュマニア症の場合はやはり齧歯類が保虫宿主となっている。

3. 伝播様式 媒介動物はサシチョウバエ（Sandfly）で*Phlebotomus*属，*Lutzomyia*属のものが大部分を占める。このハエは体長2～3mmの小さなものであるが，吸血性で人体を吸血する際にその体内で増殖した感染形（Promastigote）が注入されて感染する。

4. 潜伏期 内臓リーシュマニア症の場合は数週～数か月とやや不定であるが，多くは1～2か月とされる。皮膚リーシュマニア症の場合は旧世界型，新世界型とも2～8週間程度，粘膜皮膚リーシュマニア症では不定である。

5. 感染期間 内臓リーシュマニア症の場合は虫体が流血中に存在する急性期（有熱期）は感染源となる。皮膚リーシュマニア症，粘膜皮膚リーシュマニア症の場合は，局所病変が活動性で治癒傾向が見られない時期は感染源となる可能性がある。

Ⅲ 予防・発生時対策

A. 基本方針

流行地ではサシチョウバエの刺咬を防止するため，できるだけ体の露出部分を少なくするとともに忌避剤の塗布が必要である。また，サシチョウバエは残留性のある殺虫剤に対しては高い感受性があり，かつ飛行距離が限定されており，物体の表面に長時間とどまるため，適当な殺虫剤を家屋の周囲，内部などに噴霧するとよい。また，家畜が保虫宿主として重要な位置を占める場合は家畜舎の周囲への殺虫剤散布も実行すべきである。

B. 防疫

保虫宿主，特に野犬などで皮膚にリーシュマニア症を疑わせる病変のあるものは適切に治療，処置して他への伝播を防止する。サシチョウバエの棲息場所，産卵場所となるゴミ置場，家畜小屋などの適当な殺虫剤散布を行う。

C. 治療

5価のアンチモン剤であるペントスタム（Pentostam, sodium stibogluconate）が第一選択薬剤であり，わが国では厚生労働省熱帯病治療薬研究班を通して入手できる。ペントスタンが無効な場合や，副作用が強い場合には，第2選択薬としてアムビゾーム（Impavido）が用いられる。

リケッチア症　Rickettsial diseases　ICD-10 A79.9

リケッチアは，細胞内寄生性の細菌であり，元来ある種の節足動物の内寄生体として存在している。たまたまヒトがこれらのリケッチアを保有する節足動物に吸着されることによって感染を受け，これによって起こる急性熱性疾患をリケッチア症という。

現在の分類では，リケッチア科は，発疹チフス群と紅斑熱群に分けられ，紅斑熱群には，わが国で代表的なリケッチア症である日本紅斑熱の*Rickettsia japonica*と，つつが虫病の病原体*Orientia tsutsugamushi*がある。かつてリケッチアに分類されていたQ熱の病原体の*Coxella burnetii*と塹壕熱や猫ひっかき病の病原体*Bartonella*は，それぞれ別の独立した科に分類されている。これまで多くの患者が発生し問題になるのは，つつが虫病と日本紅斑熱であったが，近年の疫学調査や診断法の発展とともに，わが国には多様なリケッチア症が存在することがわかってきた。最近*Rickettsia japonica*以外の紅斑熱群リケッチアが複数国内に存在し患者が出ていることが明らかとなり，またリケッチア目エーリキア科の*Anaplasma*によるヒトアナプラズマ症も患者が確認されている。さらに海外で流行している発疹チフスや地中海紅斑熱等も，輸入感染症例として相次いで報告されており，今後は発熱，発疹等でリケッチア症を疑う際には，従来のつつが虫病と日本紅斑熱に加えて国内新規リケッチア症の可能性や，海外渡航歴等にも留意する必要がある。

A　チフス群リケッチア感染症　ICD-10 A75

A-1　発疹チフス　Epidemic typhus（Typhus fever）（四類-全数）　ICD-10 A75.0
流行性シラミ媒介性チフス　Epidemic louse-borne typhus

I　臨床的特徴

1. 症状　発熱，頭痛，悪寒，脱力感，手足の疼痛をともなって，突然に発症する。熱は39～40℃に急上昇する。発疹は発熱後2～5日に体幹に初発し，第5～6病日で全身に広がるが，顔面，手掌，足底に出現することは少ない。大きさは粟粒大より小豆大までの小斑で，不整円形，辺縁は不規則で，融合することはまれである。発疹は初め指圧により消失するが，数日後には出血により消失しなくなり，暗紫色の点状出血斑となる。患者は明らかな毒血症を呈するが，発熱からおよそ2週間後に急速に解熱する。重症例の半数に精神神経症状が出現する。すなわち有熱期の第5病日頃から意識の混濁，うわごとを発し，第2週目ごろから興奮発揚し，幻覚，錯覚を生じ，最後には狂躁状態に至ることもある。腸チフスと異なり頻脈を示す。治療しない場合の致死率は年齢によって異なるが10～40％である。発疹のない軽症例は小児および部分的な免疫がある人で見られる。

また，初感染後潜伏感染し，数年後に再発することがあるが（Brill-Zinsser病），シラミは関係しない。過度のストレスによる免疫低下，あるいは低栄養状態が再発の原因とされる。軽症で致死率も低いが，新たな感染源となる。

鑑別診断を行うには，特異的な実験室診断ならびに疫学的検討が重要である。

1）軽症の発疹チフスは発疹熱との鑑別が困難である。

2）腸チフスおよびパラチフスでは，発病は一般に緩除である。熱型と脈拍に注意する。また，発疹の現れ方が異なる。

3）つつが虫病では体のどこかに「刺し口」があり，その所属リンパ節の有痛性腫脹が見られる。

2. 病原体　発疹チフスリケッチア*Rickettsia prowazekii*である。患者の血液を吸血したコロモジラミ*Pediculus humanus corporis*の糞便内のリケッチアは，60℃の蒸気で20秒で死滅するが，室温では2週間以上～300日間も毒力を保有する。米国ではムササビの一種（*Gluacoys volanis*）が*R. prowazekii*を保有しており，ヒトへの感染が血清学的に示されている。

3. 検査　血清学的および分子生物学的検査で診断されることが多い。ワイル・フェリックス反応は感度および特異性が低く，ほとんど用いられなくなった。OX19およびOX2が陽性となるがBrill-Zinsser病では通常陰性を示す。血清診断には一般に間接蛍光抗体法が用いられるが，発疹熱との鑑別は，相互のリケッチア抗原による血清の吸収試験を行わない限り困難である。そのほか，CF法やEIA法が用いられる。抗体は通常，感染2週後に陽性となる。Brill-Zinsser病の場合は最初からIgG抗体が陽性である。PCRなどの遺伝子診断も用いられる。リケッチアの分離にはレベル3以上の実験室が必要とされるため一般的でない。

II　疫学的特徴

1. 発生状況　地理的には寒冷地に，寒冷な気候に判って発生した。貧困，戦争，飢餓などの衛生的状態の悪化が発生要因となる。わが国では，1957年（昭和32年）に1人の患者が報告されて以降発生はないが，世界的に見ると1990年以降もヨーロッパ，アジア，アフリカ，中南米の一部で散発している。流行はないものの，難民キャンプやホームレスでの抗体保有状況や移民などのBrill-Zinsser病の発生が2000年前後にもあり，健康保菌者の存在は無視できない。米国ではムササビと，それに寄生するシラミ，ノミの間に感染サイクルが報告されているが，人への病原性は不明のままである。

2. 感染源　病原巣はヒトであるが，直接の感染源は発熱患者の血液を吸血したコロモジラミである。シラミは感染後およそ2週間で死亡するが，一部のヒトが潜伏感染によって病原体を維持する役目を果たす。米国におけるムササビの感染源としての役割は明確ではない。

3. 伝播様式　感染コロモジラミはその糞便中にリケッチアを排泄する。シラミは通常吸血時に排便することから，刺し口，あるいはひっかき傷などに，糞便やつぶしたシラミを擦り込むことによってヒトは感染する。シラミの糞便で汚染された塵埃による経気道感染もありうる。ムササビからの感染は寄生するシラミによると推定されているが，確証はない。ヒトは一度かかると通常長期間の免疫が得られる。

4. 潜伏期　7～14日で通常は約1週間である。

5. 感染期間　発熱中および平熱化してからも2～3日間は，吸血するシラミにリケッチアが移行するとされている。感染シラミは吸血後2～6日以内に，糞便中にリケッチアを排泄する。リケッチアは死亡したシラミの体内でも数週間生残している。

III　予防・発生時対策

A. 方針

一般にはシラミの媒介なしに直接ヒトからヒトへ伝播することはないので，シラミ対策が第一である。

1. ピレスロイド系殺虫剤を適当な間隔をおいて衣服や身体に散布する。
2. 頻回に入浴したり，衣服を洗濯できる設備を作るなど，衛生環境の改善を行う。

B. 防疫

1. 患者の届出　現在わが国に常在しない疾患であり，診断は慎重に行う必要がある。
2. 隔離　患者，衣服，居住地および家族，接触者について適切なシラミ駆除を行えば，通常隔離の必要はない。

3. 消毒　患者，接触者の衣服や寝具に対し，適当なピレスロイド系殺虫剤を用い，または熱湯で消毒する。コロモジラミは低温には強い抵抗性を示すが，一般に70℃の熱気を30分通せば根絶しうる。

4. 予防接種　海外には不活化ワクチン，弱毒生ワクチンがあるが，一般には使用されていない。

C. 治療方針

早期にテトラサイクリン系薬（ミノサイクリン，ドキシサイクリン）を投与する。解熱後，半量にして10～14日間使用し，再発を防ぐ。

A-2　発疹熱　Murine typhus（Endemic typhus）　ICD-10 A75.2
地方病性ノミ媒介性チフス　Endemic flea-borne typhus

I　臨床的特徴

1. 症状　発熱や発疹は発疹チフスと似ているが，症状は軽い場合が多い。発熱は40℃前後に達し，1週間前後稽留した後に大部分は解熱する。発症前に頭痛，筋肉痛，関節痛，悪心，倦怠感などの前駆症状が現れる。精神神経症状を呈することは少ない。発疹の数も少なく，持続期間も短い。発疹は斑状の丘疹となるが，出血斑となることはまれで，解熱前に消失する。本病疾患の致命率は，有効な抗菌薬（テトラサイクリン系薬）が普及していない時代でも2%前後であった。現在では，有効な抗菌薬治療を行えば死亡する危険はなく，致死率は1%以下である。臨床症状だけで本疾患と診断することは困難で，特異的実験室診断と平行して疫学的検討が重要である。発疹チフスと異なることは，着衣にシラミの繁殖をともなわないこと，発生が散発的であることである。

鑑別すべき疾患の主なものは次のとおりである。

1）発疹チフス　症状は一般に重く，発疹は出血性のことが多い。シラミに媒介され，冬に多いことから，疫学的検討で区別される。しかし，発疹チフスの初期には発疹熱に類似することもある。血清学的反応では，特異抗原を用いた螢光抗体法で区別される。ワイル・フェリックス反応（OX19）では区別できない。

2）つつが虫病　ツツガムシによる刺し口，その所属リンパ節の腫脹などで区別されることもあるが，刺し口を見落とせば，発熱，発疹などの症状だけでは区別がつきにくい。つつが虫病は，血清学的に特異抗原を用いた酵素抗体法や螢光抗体法によって鑑別できる。また，ワイル・フェリックス反応（OXK）で区別できることもあるが，陽性に出ないつつが虫病症例も多い。

2. 病原体 発疹熱リケッチア *Rickettsia typhi* である。

3. 検査 血清学的および分子生物学的検査が主体となる。ワイル・フェリックス反応ではOX19およびOX2が陽性となり，発疹チフスとの鑑別はできない。一般に間接蛍光抗体法が用いられるが，発疹チフスとの鑑別には吸収試験を行う必要がある。そのほかCF法やEIA法が用いられる。血液あるいは組織を用いて，遺伝子診断も可能である。リケッチアの分離にはレベル3以上の実験室が必要とされる。

II 疫学的特徴

1. 発生状況 世界中でヒトとネズミが同居している所ではどこでも発生しうる。発生は散発的である。わが国でも2000年頃まで発生が散発し，近年は輸入例が散見される。

2. 感染源 自然界ではネズミ-ネズミノミ-ネズミのサイクルで維持されており，ネズミ（クマネズミ，ドブネズミ）およびネズミノミが病原巣である。感染したネズミはリケッチア血症を起こすが無症状である。そのほか，ネコ-ネコノミ-フクロネズミのサイクルも米国で報告されており，ネコノミがヒトへの感染を媒介する。

3. 伝播様式 ヒトは感染ネズミノミの排泄物による傷口の汚染，あるいは排泄物で汚染された塵埃を吸引することにより感染する。

4. 潜伏期 6～15日で通常は12日である。

5. 感染期間 ヒトは感染源とはならない。ノミは一度感染すると，終生（1年以上）リケッチアを保有する。

III 予防・発生時対策

A. 方針

ネズミおよびネズミノミの駆除を行う。

B. 防疫

同上。

C. 治療方針

テトラサイクリン系薬，またはクロラムフェニコール系薬を早期に使用すれば，急速に治癒する。

B 紅斑熱群リケッチア感染症

SFGR（Spotted fever group rickettsiosis） ICD-10 A77

世界の各地域には，各種のマダニによって媒介されるそれぞれ異なるSFGRが存在している。わが国ではこの群に属するリケッチア感染症は存在しないものと思われていたが，1984年（昭和59年）に徳島県で日本紅斑熱が発見された。その後，日本紅斑熱は四国，九州，中国地方などの西日本南部で発生が確認され，2012年では沖縄県から青森県まで33都府県で報告されるなど拡大傾向にあり，日本中どこでも遭遇しうる感染症である。また外国で感染し帰国後にSFGRを発病した症例もあるので，輸入感染症としての注意も必要である。日本紅斑熱の病原体は*Rickettsia japonica*であるが，近年遺伝子レベルの解析が可能となり，希ではあるが，ヨーロッパに共通する*Rickettsia helvetica*や中国東北部と極東ロシアの*Rickettsia heilongjiangensis*の混在，さらには日本でマダニから分離されていた*R. tamurae*のヒト病原性が指摘されている。

リケッチア症は，現在，感染症に汎用されている抗生物質の多くが全く無効であり重症化することがあるので，早期診断と適切な抗菌薬の選択が肝要である。

B-1 日本紅斑熱 Japanese spotted fever（四類-全数） ICD-10 A77.8a

I 臨床的特徴

1. 症状 野外活動中に病原体を保有するマダニに刺咬された後，2～10日目ごろから頭痛，発熱，全身倦怠感をもって急激に発病する。他覚的所見としては，高熱，紅斑，刺し口が三徴候。急性期には39～40℃の弛張熱が多く，悪寒戦慄を伴う。重症例では40℃以上の高熱が稽留する。高熱とともに，手足，手掌，顔面に，辺縁が不整形の紅斑が多数出現する。掻痒感，疼痛が無いのが特徴。発疹は速やかに全身に拡がるが手足などの末梢部に多く，発症後3～4日頃からは次第に出血性となり1週～10日目位をピークとし2週間ほどで消失する。マダニの刺咬部位には「刺し口」が見られるが，つつが虫病の際に見られるよりも，中心黒色部が小さい例が多いので注意深い観察が必要である。リンパ節腫脹が見られないことが多い。臨床検査では本症に特有の検査所見はないが，CRP陽性，白血球数減少，血小板数減少，肝機能異常などを呈する。血管内凝固症候群（DIC）を起こし重症化しやすい。また，急性感染性電撃性紫斑病なども誘発することが報告されている。鑑別診断で最も問題となるものは，臨床所見が酷似するつつが虫病である。立ち入り場所，発病の時期，発疹の経過，「刺し口」の性状など詳細に観察すれば，つつが虫病と区別することは可能であるが，確実な鑑別は特異抗体の検出などの実験室診断によらなければならない。治療はテトラサイクリン系抗生剤が第一選択薬となる。日本紅斑熱では1日の最高体温が39℃以上の重症例ではニューキノロン剤との併用療法が有効である（つつが虫病には無効）。熱性疾患に汎用されているセフェム系，アミノ配糖体系，ペニシリン系抗剤は全く無効である。

2. 病原体 紅斑熱群リケッチアの一種で*Rickettsia japonica*と呼ばれるリケッチアで1992年に新種記載された。

3. 検査 リケッチアの分離は，未治療の患者の血液を各種培養細胞やマウス（免疫抑制処理個体やヌードマウス）に接種することによって行われる。しかし，少なくとも10日以上の日数を要するので，特異的血清診断の方が確実迅速である。培養細胞で増殖させた国内の分離株か，外国のSFGRリケッチアを抗原とした間接免疫ペルオキシダーゼ反応（IP）や間接蛍光抗体法（IF）が普及し，各県の衛生研究所でも可能になりつつある。SFGRリケッチアは共通抗原性が強いので，血清診断にはいずれの種類を抗原としても抗体価の相違は少ない。ワイル・フェリックス（W－F）反応ではOX2またはOX19に対する抗体価が上昇するが，本法は非特異的反応であるので解釈には注意を要する。近年，PCR法とシーケンスを併用によるDNA診断や特異的モノクロナール抗体を用いた免疫染色法が可能となり，血液，刺し口のかさぶた，皮膚生検を材料とした迅速診断法として普及しつつある。

II 疫学的特徴

1. 発生状況 1984年（昭和59年）5～7月に，つつが虫病様症状で発病した3人の徳島県阿南市在住の農家の主婦がW－FのOX2価の上昇が見られたものの，IP反応でつつが虫病が否定された。改めて行われた特異的血清診断でわが国にもSFGRが存在することが初めて確認され，日本紅斑熱と命名された。日本紅斑熱の発生地域は当初西日本の太平洋沿いに多かったが，近年拡大傾向にあり，2012年までに南は沖縄県から北は青森県まで発生が確認されている（九州，四国，中国地方：全ての県，近畿地方：兵庫，大阪，京都，和歌山，三重，中部地方：福井，長野，静岡，愛知，関東地方：東京，神奈川，千葉，埼玉，東北地方：福島，宮城，青森，の33都府県から報告されている）。

発生数は，1984年以来，年間患者発生数は10～20例であったが，感染症法により届出義務が生じた1999年以降からは，年間40例前後となり，その後も増加傾向にあり，2011年には過去最高の178例が報告されるなど四類感染症の中では発生数の多い感染症である。2010～2012年の3年間で年間10例以上の報告があったのは，鹿児島，熊本，広島，愛媛，徳島，高知，和歌山，三重であった。発生地域に旅行し，都会に帰宅後に発病し重篤化した症例なども報告されており，非発生地域であっても注意を要する。

また特異的血清診断法が保険診療で認められていないことから確定診断に至らない潜在症例もあるものと考えられる。

日本紅斑熱は，つつが虫病に比して重症化しやすく2001年には治療の遅れによる死亡例が報告された。近年の症例の蓄積とともに日本紅斑熱は，早期治療がなされても5％前後死亡することが報告されており，決して軽症（mild）な疾患ではないとの認識が必要である。

2. 感染源　既知のSFGRから類推して，日本紅斑熱においても病原リケッチアは代々経卵垂直伝播によりマダニ類の体内で受け継がれているものと思われる。病原リケッチアを保有したマダニがヒトを刺咬することにより感染が成立する。日本紅斑熱を媒介するマダニは複数種が示唆されていて，これまで2属5種から*R. japonica*が分離されている。このうちキチマダニ，ヤマアラシチマダニ，フタトゲチマダニはヒト嗜好性が強く日本紅斑熱の主要な媒介種である。

3. 潜伏期　2～10日と推定される。

4. 感染時期　ヒトからヒトへの伝染は起こらない。患者発生は4月～11月までに90％以上が報告されている。好発時期はマダニの活動時期とヒトとの接触機会が地方により異なり，夏に多い地方や春先と秋に多い地方などがあるので，対応においてはその地方の感染情報を把握しておく必要がある。

Ⅲ　予防・発生時対策

予防策として殺虫剤の散布などによるマダニの駆除は実際的ではない。一般的予防策として野外活動の際は，1）皮膚の露出部を少なくする，2）衣服の上からダニ忌避剤をスプレーする，3）帰宅後入浴時などに注意深く付着ダニの除去を行う。現在までにワクチン等は開発されていない。

日本紅斑熱は発病初期においても重症例が散見されるが，とくに治療が遅れた場合には重症化しやすい。人も物もグローバルに動く時代にあっては，第一線の医師や住民に対する啓発が今後さらに重要となる。また，特異的血清診断がどこでもできるよう診断体制の確立など行政的な対応も必要である。発生時対策としては，原因不明の高熱と発疹のある症例では，本症の存在を念頭におき，確定診断の結果を待たずにテトラサイクリン系抗生剤を早期に投与する，重症例ではニューキノロン剤との併用療法を行うことが肝要である。

B-2　ロッキー山紅斑熱　Rocky mountain spotted fever（四類-全数）

ICD-10 A77.0

アメリカ大陸の代表的なリケッチア症で，その名のようにロッキー山麓地方でその発生が知られたが，広く南北アメリカ大陸に分布し，最近では米国では東部から中西部の南部諸州に多く，カナダ，メキシコ，パナマ，コスタリカ，コロンビア，ブラジルでも発生が知られている。また，ニューヨーク市内の公園で感染した症例も報告されており，都会地であっても注意が喚起されている。米国では届け出伝染病に指定されており，発生数は1994〜2003年の10年間で平均650例（365〜1104），2004〜2012年の9年間では平均2000例以上（1393〜3776）と多発傾向にある。発生時期は，通年で起こりうるが，6〜7月に50％以上が発生している。ピークシーズンはその地域のVectorの動向による。

RMSFは，わが国でも2007年の感染症法改正にて四類感染症に指定されたが，現在のところ発生報告はない。

臨床症状は，古典的には高熱，発疹，ダニ刺咬の既往とされるが，ダニによる明らかな曝露既往は1/3程度とされている。典型的にはマダニ刺咬後2〜14日の潜伏期を経て，中等度から高度の発熱で急激に発症し，無治療では2〜3週間持続する。強い全身倦怠感，筋肉痛，頭痛，悪寒戦慄を伴う。小さなスポット状の紅斑は2〜5病日頃から手掌・足底を含む四肢末梢部に出現し，速やかに全身に広がる。特徴的な点状出血や皮下出血性の発疹は6病日くらいから出現する。しかし，10％〜15％ではまったく発疹が見られない“spotless”の症例があり，治療の遅れや誤診の原因となっている。また，小児では激しい腹痛を伴うこともあり感染性胃腸炎との鑑別も重要である。発疹の性状から川崎病も鑑別すべき疾患とされている。一般臨床検査では，血小板減少，低ナトリウム血症，肝機能障害などがしばしば認められる。血清学的な確定診断はEIAとIFAテストで特異抗体を検出する。治療はドキシサイクリンが第一選択薬。本症は疾患の認識と早期治療が予後を左右する。小児や高齢者で死亡の危険が高くなる。死亡率は1940年代までは30％以上であったが，最近では2〜5％。

病原体は*Rickettsia rickettsii*で，南西部では森林マダニ*Dermacentor andersoni*，東部ではアメリカイヌマダニ*D.variabilis*，そのほか*Lone Star tick*，*Amblyomma americanum*によって媒介される。ラテンアメリカでは，*A. cajennense*が感染源である。リケッチアはマダニのコロニーで代々伝播して病原巣となる。

最近，*Rickettsia pakari*による紅斑熱群リケッチア感染症が報告（2004年）され，症状は比較的軽症（mild）でEscharがあるとされている。RMSFの報告例に混在している可能性が指摘されている。

予防法としてのマダニ予防対策は日本紅斑熱の項参照。ヒトからヒトへは感染しないので患者の隔離や接触者対策は必要ない。

B-3　その他の紅斑熱群リケッチア症

SFGRは，*R. japonica*，*R. rickettsii*による感染症の他に，*R. conorii*，*R. siberica*，*R.*

australis, *R. honei*, *R. africae*, *R. felis*, *R. slovaca*, *R. helvetica*, *R. akari*などによる感染症が知られている。

1）ブートン熱Boutonneuse feverまたは，地中海紅斑熱Mediterranean spotted fever ICD-10-A77.1

ヨーロッパ，アフリカ大陸，中近東地区およびインドなどに発生する熱病で，病原体は*Rickettsia conorii*である。クリイロコイタマダニ*Rhipicephalus sanguineus*が媒介する。

2）北アジアマダニ媒介性リケッチア症North Asian tick-borne rickettsiosis ICD-10-A77.2

東部，中央，西シベリア各地および極東地域，中央アジアなどで発生するリケッチア症。病原体は*R.siberica*でカクマダニ，チマダニ属のマダニが媒介する。

3）クインズランドマダニチフスQeensland tick typhus ICD-10-A77.3

オーストラリアのクインズランドに発生するリケッチア症で，病原体は*R. australis*。各種の有袋類がリケッチア保有動物であり，Ixodes holocyclusにより人が感染する。8～9月の雨期に多い。

これら3種のリケッチア症はそれぞれ特有のマダニによって媒介される。潜伏期は5～7日で，発熱，全身倦怠感，頭痛，結膜充血を伴って発病する。マダニの吸着部の皮膚に黒いボタンのように見える「刺し口」様変化を認める。各種リケッチアは同一群内のリケッチア間には共通抗原性が強く，通常の血清学的検査では区別し難い。しかし，マウスの毒素中和試験では区別し得るとされ，また最近の精密な抗原分析法では相違が認められる。

臨床的にはこれら3疾患はロッキー山紅斑熱に比して軽症（mild）な経過を辿るとされていた。しかし，近年の診断法の進歩に伴い，発生数の増加，死亡例の確認ができるようになり，病原体の多様性さらには病原性の変化なども指摘されている。MSFは，死亡率3.2%～32%と中等度（moderate）～重症（severe）の再興感染症と認識すべきである。

ドキシサイクリン，クロラムフェニコールが有効。ワクチンは存在しない。

B-4 リケッチア痘 Rickettsial pox（Vesicular rickettsiosis） ICD-10 A79.1

1946年（昭和21年）ニューヨーク市内において，特異な水疱性発疹を生ずる熱性疾患が発生したが，患者から今までに記載のない一種のリケッチアが分離され，この病気をその発疹の症状からRickettsial poxと名づけた。

本症は野生のハツカネズミに寄生するワクモ科の一種のダニ*Allodermanyssus sanguineus*によって伝播される。病原体は*Rickettsia akari*である。刺された部位はまず水疱になり，約1週間後に黒い痂皮を持った潰瘍（刺し口）に変わる。そのころから39～40℃に発熱し1週間くらいで解熱する。頭痛や筋肉痛などの臨床症状が現れてから数日後に丘疹を生じ，これが水疱性となる。

ヒトからヒトへは伝播しない。患者の血清反応はワイル・フェリックス反応ではOX19，OX2，OXKいずれも陰性であるが，このリケッチアは紅斑熱群リケッチア（SFGR）と共通抗原性を持っている。

本症は初めニューヨーク市内で発見されたが，その後米国北部に広く分布しているばかりでなく，アフリカやウクライナや東南アジアおよび韓国など，世界中に分布している事が判明した。わが国では，1988年神奈川県の一男性がアフリカから帰国後に発病し，血清診断でSFGRと確認されたが，発疹の性状から本病と推定された。

C　つつが虫病　Tsutsugamushi disease, Scrub typhus（mite-borne typhus）

ICD-10 A75.3

I　臨床的特徴

1．症状　典型的な症例では39℃以上の高熱を伴って発症し，皮膚に特徴的なダニの刺し口が見られ，その後数日で体幹部を中心に発疹が見られるようになる。発熱，刺し口，発疹は，主要3徴候と呼ばれ，ほとんどの患者に見られる。それぞれの特徴をまとめると，発熱：段階的に上昇し，3～4日で40℃以上になることもある。自然経過では，1～2週間弛張する。発疹：顔面，体幹に多く四肢に少ない傾向にある。重症例では，出血性になることもある。刺し口：有毒ツツガムシと呼ばれる病原体を保有したツツガムシの吸着部位である。本症を疑う決め手となることが多い。刺し口の形状は，水泡状，潰瘍状あるいは膿疱状，痂皮状と変化する。発見される際には，黒色痂皮状であることが多い。部位は，下肢など暴露されやすい所や胸部，腹部，陰部など皮膚が柔軟なところに多い。陰部や頭髪の中などは，発見しづらいので注意が必要である。なお，無毒なツツガムシに刺されても発病せず，刺し口も数日で消滅する。

また，患者のほとんどは倦怠感，頭痛を訴え，患者の半数には刺し口近傍の所属リンパ節あるいは全身のリンパ節の腫脹が見られる。臨床検査では，CRP強陽性，ASTおよびASLなどの肝酵素の上昇がほとんどの患者に見られる。また，治療が遅れた患者などでは播種性血管内凝固症候群（DIC）を起こし致死率が高くなる。白血球および血小板数は，典型例では病初から減少することが多い。わが国に存在する紅斑熱群リケッチア症の日本紅斑熱との臨床的鑑別は一般に困難である。

2．病原体　起因菌はリケッチアの一種の*Orientia tsutsugamushi*（つつが虫病リケッチア）であり，大きさはおよそ$0.5 \times 2.5 \mu m$であり，大腸菌などの一般細菌より小さい。また，他のリケッチアと同様に人工培地では増殖できない偏性細胞内寄生細菌である。

血清学的型別として，Kato，KarpおよびGilliamは標準型と呼ばれ，その他にもKuroki，KawasakiおよびShimokoshiなどの新しい型も報告されている。

3. 検査　患者の確定診断は，主に間接蛍光抗体法および免疫ペルオキシダーゼ法による血清診断により行われている。診断用抗原には，Kato，KarpおよびGilliamの標準型に加えて，Kuroki，Kawasaki，ShimokoshiおよびMiyakojima型などを併用することが望ましく，地方衛生研究所および国立感染症研究所などで行われている。これは，ある特定の型だけに抗体が上昇する場合があり（つまり，血清学的な交差反応が株間でほとんど見られない場合があるため），流行地域等に合わせて新しい型も使用しないと，診断できない症例があるためである。また，類症鑑別として日本紅斑熱の起因菌*Rickettsia japonica*（日本紅斑熱リケッチア）抗原の併用が望ましい。標準型3株については，民間検査機関でも検査を行っている。判定は，ペア血清でIgMおよびIgG抗体価の少なくともどちらかが4倍以上上昇した場合を陽性とすることが推奨される。シングル血清での診断では，急性期血清でのIgM抗体の有意な上昇などにより判定するが，抗体価が低い場合には，臨床所見と合わせて総合的に診断するなど，慎重さが必要である。また，ワイル・フェリックス反応ではOXK陽性となるが，特異性および感度ともに，間接蛍光抗体法および免疫ペルオキシダーゼ法より劣るので，結果の取り扱いには注意が必要である。

病原体診断は，血清診断と合わせて行うことが望ましく，主にPCR法によるDNA検出が行われている。検査材料には，刺し口の痂皮および抗凝固剤（EDTA）加全血などが用いられる。特に，刺し口の痂皮からの検出は感度が高いことが報告されているので（Lee SH, et al. J Clin Microbiol 44. 2006），刺し口が見つかった場合は，可能な限り痂皮をパンチ生検などにより採材するとよい。刺し口が見つからない場合や将来的に病原体の分離を行う際には，全血（バフィーコート）からの検出を行う。一般的に，抗菌薬投与後では全血からの検出が難しくなる。いくつかのDNA検出法が報告されているが，古屋らの報告によるnested PCR法（Furuya Y, *et al* J Clin Microbiol 31, 1993）では検出だけでなく，血清型別が可能である。

病原体の分離は，マウスや培養細胞を用いて行われるが，P3実験施設が必要であり，また判定に日数がかかるので診断には実用的ではない。

II　疫学的特徴

1. 発生状況　世界ではアジアおよび東南アジアを中心に，北は極東ロシア，西はパキスタン，インド，南はインドネシア，オーストラリア北部まで発生が見られる。わが国では，輸入例も報告されているが，古くから発生が知られ，かつては山形県，秋田県，新潟県などで夏季に河川敷で発生する風土病であった。これは，アカツツガム（*Leptotrobidium akamushi*）により媒介され，古典型つつつが虫病と呼ばれている。古典型は1960年代後半になり，患者数が激減し消滅するかのように見えた。しかし1980年ころより，タテツツガムシ（*L. scutellare*）およびフトゲツツガムシ（*L. pallidum*）により媒介される新型つつが虫病が出現し，北海道，沖縄など一部の地域を除いて全国で発生が見られるようになり，患者数が急増した。2008年，沖縄県の宮古島で，主に南方に生息するデリーツツガムシ（*L. deliense*）によって媒介されたと推測される症例が報告され，発生がないのは北海道だけとなった。

感染症発生動向調査によると，2006年417人（1人），2007年382人（2人），2008年442人（1人），2009年465人（1人），2010年407人（1人）の患者が報告されている（括弧内は死亡者数）。このように，毎年死亡例も報告され，依然として命を脅かす疾病であることが伺える。

地域別の特徴をまとめると，東北および北陸地方ではフトゲツツガムシによる媒介が主であり，年間に秋～初冬および春～初夏の2つの発生ピークがある。これは，フトゲが秋～初冬に孵化し，さらに寒冷な気候に抵抗性であるのでその一部が越冬し，融雪とともに活動を再開するためである。関東以南～九州ではタテツツガムシによる媒介が主であり，秋～初冬に集中して患者の発生が見られる。これは，タテツツガムシが秋～初冬に孵化するためである。また，タテツツガムシは越冬しないため，春～初夏に発生は見られない。

このように，全国でみると，年間に春～初夏および秋～初冬の二つの発生ピークが見られる。その年の気候や地域によって，差がみられる。また，古典型ツツガムシ病の原因となったアカツツガムシは，一時は消滅したと推測され，夏期に発生ピークは見られなかった。しかし，2008年秋田県で，夏期（8月）に，15年ぶりに患者が発生し，感染推定地周辺でアカツツガムシが捕獲された。今後も発生する可能性がある。

2. 感染源　ツツガムシリケッチアを保有する有毒ダニが唯一の感染源である。沖縄をのぞく地域では，アカ，タテおよびフトゲツツガムシの3種類が重要である。これらのダニのうち0.1～3%がリケッチアをもつ保有する有毒ダニである。また，沖縄では，デリーツツガムシが重要である。

リケッチアはダニからダニへ継卵感染により受け継がれ，リケッチアを持たないダニが感染動物に吸着しても，リケッチアを獲得することは極めてまれであるといわれている。したがって，自然界で齧歯類などの動物はヒトへの感染巣としてではなく，むしろダニのライフサイクルを完成させるための役割を担っている。

3. 伝播様式　有毒ダニの幼虫（larvae）吸着により感染する。ツツガムシは，一世代に一度だけ，卵から孵化した後の幼虫期に，哺乳動物に吸着し組織液を吸う。その後の若虫（nymph），成虫（adult）では，土壌中で昆虫の卵などを摂食し生活する。ヒトは，農作業や森林作業など野外での長時間の作業中に，吸着され感染することが多い。吸着時間は，1～2日で，リケッチアのダニから動物（ヒト）への移行にはおよそ6時間以上が必要なことが明らかにされている。ツツガムシの幼虫は0.2mm程の大きさで，組織液を吸ったあとの満腹幼虫でさえ0.5mm程しかなく，皮膚に吸着していても極めて発見しづらい。また，ヒトは刺されても，痛みやかゆみを感じないので，ほとんど気づくことはない（ただし，アカツツガムシではチクッとした痛みを伴うことがある）。

4. 潜伏期 5～14日（通常およそ1週間）。

5. 感染期間 感染期間は，上記のダニの活動期間と一致する。リケッチアは，乾燥，熱などに弱く，媒介には必ずダニを必要とする。したがって，患者血液の輸血等の特殊な状況を除いて，ヒトからヒトへの感染はなく，患者の隔離および消毒なども必要ない。

6. ヒトの感受性 ヒトの感染・発症のしやすさは，年齢および性別で差がない。しかし，感染のリスクは，有毒ダニに曝露される機会が多いと高くなるため，長時間の野外作業する人に患者が多い。こういった背景から，わが国では，農作業や森林作業中に感染する人が多い。また，患者の多くは中高年者である。これは，こういった職業に就いている人に中高年者が多いためである。

Ⅲ 予防・発生時対策

A. 方針

予防には，ツツガムシの吸着を防ぐことが重要である。しかし，ツツガムシの生態や棲息状況から見て，ツツガムシを根絶することや吸着を完全に阻止することは不可能である。したがって，万が一発症した際には「早期診断・早期治療」が極めて重要であり，医師はもとより行政担当者や一般住民に対するつつが虫病に関する啓発が極めて大切である。

B. 防疫

1. つつが虫病は感染症法第四類全数把握疾患であるので，症状や所見からつつが虫病が疑われ，かつ，検査（血清診断，病原体診断）により，つつが虫病患者と診断した場合には，医師は直ちに最寄りの保健所に届け出なければならない。これは，発生地における流行を迅速に把握し，予防および対策に生かすために重要であり，医療体制を整える上でも必要である。ただし，ヒトからヒトへの感染は起こらないので，患者の隔離，消毒などの対策は必要ない。

2. 有毒ツツガムシの常在地には立ち入らない。

3. 汚染地域にやむをえず立ち入る際には，ダニに吸着されないような服装をすること，作業後には入浴し吸着したダニを洗い流すことなどが効果がある。また，ダニの吸着を完全には防げないが，市販の忌避剤（虫除け薬）も有効である。

4. 有効なワクチンはなく，テトラサイクリン系の抗菌薬の予防投与も現実的でない。

C. 流行時の対策

1. 常在地においては住民に，発生時期，汚染地域，症状，予防策などつつが虫病の知識を周知させることが必要である。発症し，つつが虫病が疑われる際には，速やかに近くの医療機関を受診し，適切な治療を受けることが重要である。

2. 適正な治療が遅れれば，死に至ることがあるので，特に常在地の医師に対しては，症状，発生時期，汚染地域などの知識を周知させ，早期診断および早期治療を徹底させることが重要である。また，旅行など汚染地域に出かけ感染し，帰宅後発症し非常在地域の近医を受診するような場合もあるので，広く医療機関での周知が必要である。

D. 国際的対策

アジアを中心に広く存在するので，輸入感染症としても認識することが重要である。現地の発生状況などの情報から，野外活動の際には，一般的なダニ媒介性疾患に対する予防策をとることが推奨される。万が一発症した際には，つつが虫病を疑ってみる必要がある。

E. 治療方針

早期診断および早期治療が極めて重要である。すなわち，患者の行動歴（常在地に行ったことがあるかなど），主要3徴候，検査所見からつつが虫病が疑われたら，実験室診断による確定診断を待たずに治療を開始する。治療には，早期に適切な抗菌薬を投与することが重要である。第一選択薬はテトラサイクリン系抗菌薬であり，使用できない場合はクロラムフェニコールを用いる。ベータラクタム系抗菌薬は無効である.特にテトラサイクリン系の抗菌薬は著効を示し，一般的に投与後，急速に（およそ1日）で解熱する。また，症状や検査所見が軽快しても，再燃を防ぐため7～10日間は投与を続ける必要がある。

わが国には春～秋に発生の多い日本紅斑熱が存在することなどから，年間を通して，本症を含むダニ媒介性のリケッチア症を常に疑うことが早期治療に結びつくため重要である。また，ヒトの移動に伴い，汚染地域で感染し帰宅後発症する例もあり，常在地だけではなく広く全国の医療機関に周知することが必要である。

D Q 熱 Q fever（四類-全数） ICD-10 A78

I 臨床的特徴

1. 症状 Q熱はもともとQuery fever（解らない熱性疾患）ということで名づけられた病気で，1937年にオーストラリアで初めて報告された世界中に見られる感染症である。ヒトが感染した時には不顕性感染のほかに急性または慢性の病像を呈する。

急性感染における発病時の病像はインフルエンザに類似し，突然の高熱，頭痛，筋肉痛などで始まり，高熱が1～2週間程度続き，エックス線所見で肺炎像を呈することもある。また，肝機能障害をともなうことも多い。多くは3週間程度で自然に回復するが，ときには回復に数か月を要することもある。慢性感染は基礎疾患として心弁膜病変もつ人における心内膜炎が大多数を占めるが，骨髄炎，肝炎など種々の病像を呈することもある。

鑑別診断としては，オウム病，クラミジア肺炎，マイコプラズマ肺炎などが挙げられる。

2. 病原体 *Coxiella burnetii*。*C. burnetii*は0.2～0.4×0.4～1.0μmの短桿菌状ないし桿菌状の形態をとる。従来人工培地では発育しないとされていたが，最近人工培地での培養に成功したとの報告がなされている。本菌は熱や消毒剤に強い抵抗性を示し，ベクターの介在なしに感染が伝播される。以前はリケッチア科に分類されていたが，現在はレジオネラ属に近い菌としてレジオネラ目コクシエラ科コクシエラ属に分類されている。

3. 検査 菌体はヒメネス（Giménez）染色により赤染される。また，特異抗体を用いた螢光抗体法で同定できる。病原分離は患者血液をマウス，モルモット，または発育鶏卵卵黄嚢，あるいは培養細胞へ接種することにより行われるが，いずれの場合もバイオハザード対策に十分な注意を要する（バイオセーフティレベル3)。

血清診断は主に螢光抗体法かELISA法が用いられる。ワイル・フェリックス反応はすべて陰性である。主に血液を検体としたPCR法による遺伝子診断も有用性が高い。

Ⅱ 疫学的特徴

1. 発生状況 Q熱は世界各地で発生の報告がある。主にヨーロッパから中近東，アジア，アフリカ諸国，南北アメリカ大陸およびオーストラリアなどで家畜，特にウシやヒツジの繁殖障害の問題や，食肉取扱業者の間での急性，あるいは慢性の疾患の1つとして重要視されている。また，最近は都市部でペットからの感染例も見られている。わが国での初確認は，1988年（昭和63年）カナダでヒツジ胎子を取り扱っていた医学研究者が帰国後に発病した例で，病原体が分離され抗体上昇も確認されている。その後多くの抗体陽性者が確認されており，症例の報告もなされている。

2. 感染源 ヒトの感染は感染動物の排泄物などで汚染された塵埃中の病原体や，汚染した非殺菌牛乳などが主な感染源となっている。家畜（ウシ，ヤギ，ヒツジ）からの感染例が多いが，最近はネコからの感染例も報告されている。

3. 伝播様式 病原体は世界中に存在し，しかも広い宿主域を持っている。すなわち，マダニ類，齧歯類，鳥類，野生動物あるいは家畜など多種の動物生体内で増殖する。野生動物や家畜の間ではマダニに刺されるか，塵埃の吸入によって感染が起こる。また病原体は感染動物の胎盤や羊水中に存在するので，ヒトの感染はそれらに汚染された塵埃の吸入や非殺菌牛乳の飲用などによる。ヒトではダニによる感染はほとんどない。

4. 潜伏期 2～4週間。

5. 感染期間 ヒトからヒトへの感染はほとんど起こらないが，病原体の外界における抵抗性が強いことに注意が必要である。汚染された牛舎の土壌中で150日以上にわたり生残したとの報告がある。

Ⅲ 予防・発生時対策

A. 方針

世界中に存在している病気体であり，日本国内でも病原の存在が確認されている。したがって，輸入感染症としてだけでなく，国内での発生動向の把握も重要である。

B. 防疫

輸入家畜の検疫，あるいは輸入畜産物の監視が必要である。また病原診断の体制作りも強化される必要がある。予防対策として，欧米ではハイリスクの人および家畜に対してワクチンが試みられている。

C. 治療方針

急性感染のときはテトラサイクリン系を第一選択薬とし，マクロライド系，ニューキノロン系なども有効である。しかし，慢性感染の際にはあまり効果がなく，2年間にわたる化学療法によっても菌は陰性化しないことが多いという。

E 塹壕熱（ざんごうねつ） Trench fever, Quintan fever ICD-10 A79.0

Ⅰ 臨床的特徴

1. 症状 発病は急激な頭痛，全身倦怠感，関節痛，特に下腿痛などで始まり，発熱が起こる。しかしその発熱は一過性で5日前後でいったん治まるが，2～3週間から6週間程度の無熱期間を経て発熱を3～8回繰り返すことがある。五日熱（Quintan fever）の名前はこのことに由来する。このような典型的な経過を取らず，1週間以内の短期間の発熱のみの場合もある。

2. 病原体 *Bartonella quintana*（旧名*Rochalimaea quintana*）で小型のグラム陰性桿菌である。発疹チフスと同様，ヒトのコロモジラミによって媒介される。この菌はかつてはリケッチア目に含められていたが，無細胞培地で培養することができることや16SrRNA塩基配列の特徴などから，現在はリケッチア目から除外されスフィンゴモナド目バルトネラ科バルトネラ属として分類されている。

3. 検査 患者の血液を血液寒天培地に塗布し，10%CO_2の環境で培養すると約2週間で微小なコロニーを形成する。また培養細胞によっても増殖させうる。血清学的診断は特異抗体の検出により行われる。血液を検体とするPCRによるDNA診断法も開発されている。

Ⅱ　疫学的特徴

1. 発生状況　第1次世界大戦中にヨーロッパの戦場で流行した疾患であり，不潔な環境でシラミのはびこる集団などで発生する。局地的にはポーランド，旧ソ連，メキシコ，ボリビア，エチオピア，北アフリカなどでも見られた。第2次世界大戦後激減したが，最近，先進諸国の都市部における路上生活者やコロモジラミから*B. quintana*が検出されたとの報告があり，再興感染症としての注意が必要である。

2. 感染源と伝播様式　ベクターはヒトのコロモジラミ。この菌の保有動物（リザーバー）はヒトであり，シラミのはびこるような環境で，ヒト-シラミ-ヒトの形で伝播している。ヒトからヒトへの直接伝播はない。吸血によってシラミの消化管内に入った病原体はその中で増殖し，糞便の中に排泄され微小な傷口などから感染するか，またはシラミの口吻を通してヒトに注入される。卵巣を通しての伝達はなく，シラミ体内の病原はその寿命期間の5週間しか存続しない。

3. 潜伏期　5～20日。

4. 感染期間　症状が終息しても病原体は消失せず，潜伏感染の形をとって体内を巡り，年余にわたって持続する。

Ⅲ　予防・発生時対策

テトラサイクリン，エリスロマイシンまたはクロラムフェニコールが有効である。予防はシラミの駆除に尽きる。

なお，*B. quintana*は*B. henselae*とともに心内膜炎，細菌性血管腫症，不明熱などの原因となることが知られている。

リステリア症　Listeriosis　　ICD-10 A32

Ⅰ　臨床的特徴

1. 症状　ヒトのリステリア症の病型は髄膜炎が最も多く次いで敗血症である。このほかに胎児敗血症性肉芽腫症，髄膜脳炎などがあり，心筋炎，肝などの肉芽腫様病変，限局性の膿瘍，膿疱性の皮膚病変なども報告されている。リステリア感染による髄膜炎は臨床症状も髄液の検査成績も一般的な細菌感染による典型的な化膿性髄膜炎と同様であり患者は発熱，髄膜の刺激症状としての頭痛，嘔吐，項部強直，意識障害などを示す。敗血症の臨床症状も一般的な細菌感染による敗血症と特に変わるところはない。胎児敗血症では妊娠中の母親から子宮内の胎児にリステリアの垂直感染がおこり，胎児が全身感染をおこした結果，流産や早産となる。胎児は出生後短時日のうちに死亡することが多く，母親では分娩出産前に38～39℃の発熱を一過性に認めることが多い。髄膜炎も敗血症も一般的な細菌感染によるものと臨床的には鑑別が難しく，髄液の検査所見にも特徴的なことがない。したがって，リステリア症の確定診断には，患者の髄液や血液からリステリアを検出することが必須である。

2. 病原体 ヒトに病原性を示すリステリアは*Listeria monocytogenes*と*Listeria ivanovii*の2菌種であるが，通常ヒトのリステリア症は*Listeria monocytogenes*によって発症するので，ここでは*Listeria monocytogenes*をリステリアと記述する。

リステリアはグラム陽性の短桿菌（0.4～0.5μ（マイクロ）m x 0.5～2μm）であり，30℃以下の培養では1～4本の鞭毛を発現して運動性を示す。やや弱いベータ溶血を示し，主な生化学性状としてはカタラーゼ活性やVoges-Proskauer反応が陽性でオキシダーゼが陰性である。菌は低温（4℃）でもゆっくり発育増殖できる特徴を持つ。なお，動物に接種すると単球増多（Monocytosis）を起こすことが菌種名（Monocytogenes）の由来である。ただしヒトの症例では，単球増多は必発の症状ではない。

3. 検査 髄膜炎や敗血症患者の髄液や血液を材料にして細菌検査を実施する。これまでに，羊水，胎盤，胎便，悪露，胃洗浄液，他の感染部位から菌が分離されてリステリア症と診断された報告がある。特に取り扱いの難しい菌ではないので，他のグラム陽性菌との鑑別に注意して丹念に検査を行えば必ず検出できる。リステリアは菌体と鞭毛の抗原構造に基づき16の血清型に分類されており患者からは通常1/2a型，1/2b型，4b型の菌が分離される（まれに1/2c型）。現在，国内ではリステリアの型別用診断血清が市販されている。この他，分離菌の診断，同定や型別については，PCR法，パルスフィールド電気泳動法，RAPD法などを用いた遺伝子診断，菌体DNAの遺伝子多様性の解析方法が普及してきている。

II 疫学的特徴

1. 発生状況 わが国のリステリア症は1958年に報告された山形（髄膜炎）と北海道（胎児敗血症性肉芽腫症）の2例が最初である。患者の発生はすべての都道府県でみられるが，東京，北海道，神奈川，福岡，愛知，大阪，新潟からの報告が多い。患者から分離されるリステリアのほとんどは4b型と1/2b型の血清型である。国内では毎年散発的にリステリア症の発生が報告されてきているが，特に1980年から1987年にかけて症例数の増加がみられ1982年のピーク時には62例であった。細菌性髄膜炎患者の半数近くは病原体名が記載されていない（IASR Vol. 23 p.31～32: 2002年2月号）が，2001年までに報告された症例数の累計は796症例をこえており，2003年度の厚生科学研究班で後ろ向きアンケート調査が行われて1996～2002年のリステリア症罹患率は0.65/100万人と推定された（Epidemiol Infect 132: 769～772, 2004年）。この値は，欧米で1997年に報告されている発生数（米国：2518件（推定），4.8件/100万人；フランス：242件

（実数），5.4件/100万人）に比較して低値であった。近年の状況は明らかでなかったが，2008～2011年に血液または髄液から*L. monocytogenes* が分離された厚生労働省院内感染対策サーベイランス（JANIS）参加医療機関の細菌検査データを利用した全医療機関の病床規模群別病床数に占めるリステリア症の割合が算出されて，4年間の罹患患者合計は307例，病床規模に応じた補正を行い算出された罹患率は1.06～1.57/100万人，4年間の平均年間罹患率は1.40/100万人，罹患患者数の年齢分布は65歳以上の高齢者が236人（77.6%）と多く，高齢者では性別による患者数の差は認められないと報告された（IASR Vol. 33 p.247～248: 2012年9月号）。国内で分離されたヒト由来のリステリアの多くは欧米で大きな流行をみたリステリアと同じ型であることが報告されている。これまでに，国内の健康人の糞便からも1.1～1.5%の割合でリステリアが検出されているが，リステリア症は全数把握感染症でないため国内の正確な患者数を把握できていない。

2. 感染源・伝播様式 欧米では牛乳，チーズ，野菜（コールスロー），パテ，食肉，薫製食品（ニジマス）などの食品を原因としたリステリア症の集団発生が多数報告されている。国内では，ウシ，ヒツジ，ヤギ等でリステリア症が報告されるとともに，食肉（ウシ，ブタ，ニワトリ），魚介類，輸入ナチュラルチーズなどからリステリアが分離されている。このことから，感染源として食品，家畜，家禽等に注意を要するが，これまでに感染源や感染経路がはっきり証明されたヒトのリステリア症例がないためいずれも散発例としての報告にとどまっている。胎児敗血症の症例においては，不顕性感染の母親から胎児へ垂直感染したという報告がある。なお，分娩後1週間をこえた新生児のリステリア症では母子感染ではなく食品や環境からの感染（院内感染等）が主と考えられている。

3. 潜伏期と感染期間 リステリアの潜伏期間は平均して3週間と推定されている。一般に，汚染源との接触から3～70日の後に発症がみられ，潜伏期間は多様性を示す。このため，リステリア症の集団発生では患者報告の時間と場所の分布が極めて広いことが特徴である。欧米では2ヶ月から数年にわたる集団発生例が報告されている。リステリアに感染した患者は菌体を糞便中に数カ月排菌し，感染した新生児を出産した母親の場合は菌体が膣の分泌物中と尿中に7～10日間排菌されると報告されている。

4. ヒトの感受性 リステリア症は，妊婦，胎児・新生児，高齢者，免疫機能の低下した患者等のハイリスクグループにおいてしばしば発症する。特に，胎児と新生児の感受性が最も高い。一般に，子供と若年層ではリステリアに対する感受性は低いが，40代以降，特に免疫系の機能不全をともなう患者（糖尿病，悪性腫瘍，臓器移植，AIDSなど）や高齢者で感受性が高くなる。国内における患者の年齢分布は新生児，乳幼児が全体の半数をしめ，残りの半数が成人である。全体の致命率は30%であるが，成人の症例では白血病，糖尿病，悪性腫瘍などの重篤な基礎疾患をもち免疫機能の低下した場合が多く致命率は42%と高い。

Ⅲ 予防対策

現在，リステリア症の治療には第一選択剤としてアミノベンジルペニシリンが用いられ，優れた治療効果を挙げている。ほかにゲンタマイシン，テトラサイクリン，ミノサイクリン，ピペラジンなどを併用している報告もある。なお，セフェム系薬剤は無効である。国内で分離されたリステリア症患者由来菌株において，薬剤感受性第三世代のβ-Lactamase安定性セファロスポリン類及びセフェム系薬剤に対して菌種特異的に耐性を示すことが報告されている。また，ウシ，ブタの腸内容物，枝肉などからもオキシテトラサイクリン，クロロテトラサイクリン，タイロシンタイレート，エリスロマイシン，クロラムフェニコール耐性のリステリアが分離されている。

従来ヒトのリステリア症は人獣共通感染症としてペットからの感染が重視されていたが，現在はヒトの保菌および食品を介しての感染がより重要である。胎児や早期新生児の感染は一種の母子感染の様式をとるものと考えられているが，妊婦の泌尿器系における保菌状況と感染経路の実態は明らかではない。国内における高齢者や免疫機能の低下している患者への感染源，感染経路も依然不明であり，健康者の保菌状況と食品の低温流通過程における汚染状況の把握が感染防御と汚染防止に重要と考えられる。

リフトバレー熱 （四類感染症）

Ⅰ 臨床的特徴

1. **症状** 初期症状は，発熱，疲労，頭痛，筋肉痛等のインフルエンザ様症状で，数日後に1%程度が重症化し，肝機能障害，DIC，腎機能障害を伴う出血熱症状を呈する。網膜炎，髄膜脳炎を呈することもある。一方，羊，牛，水牛，ラクダなども発熱，結膜充血，鼻汁，肝炎，流産などを呈し，致死率は成羊，成牛で10-30%，仔羊，仔牛では90%以上と重要な人獣共通感染症である。
2. **病原体** ブニヤウイルス科のフレボウイルス属のリフトバレー熱ウイルス
3. **検査** ELISA法や蛍光抗体法によるIgM抗体検出やIgG抗体上昇の検出，中和抗体の検出，血液中のウイルス分離，RT-PCR法による遺伝子検出等が行われる。

Ⅱ 疫学的特徴

1. **発生状況** 1931年にケニアのリフトバレーで羊の感染症として発見された。その後，ヒト患者も同定されサハラ以南とエジプトなどのアフリカ北部で患者が発生している。近年では，1993年から1995年にエジプトで，1997年から1998年にかけてケニア，ソマリア，タンザニアで，2006年から2007年にはケニヤで大流行した。また，2000年には中東のサウジアラビア，イエメンで初めて大流行した。蚊の大発生と大流行は関連していて，ダム建設や大雨による洪水などにより蚊が大発生すると大規模な流行が起きる。

2. 感染源 主にウイルスを保有する*Aedes*属の蚊の吸血により感染する。また，ウイルス血症を呈した動物の血液や組織との接触による感染もある。患者からの二次感染のリスクはあるがこれまで報告されていない。

3. 伝播様式 主に*Aedes*属の蚊が宿主で経卵伝播で維持される。*Culex*属，*Anopheles*属の蚊もウイルスを保有する。また，羊，牛等の感受性動物と蚊の間でも維持される。ヒトへの感染はウイルス保有蚊による吸血によるが，感染動物との接触による感染もある。患者からの二次感染はない。

4. 潜伏期 ヒトでの潜伏期間は2～6日で，無症状から重症まで幅広い症状を呈する。

5. 感染期間 重症化すると完治まで数週間かかることがある。失明等の後遺症が知られている。

Ⅲ 予防・発生時対策

A. 方針

承認されたワクチンはない。軽症例では特別な治療を要さないが重症例では対症療法を行う。流行地での動物用ワクチンまたは不活化ワクチンの家畜への接種が理論上は有効と考えられる。蚊のコントロールや蚊の忌避剤なども有効と考えられる。患者からの感染リスクを低減するため，医療従事者は標準予防策を行う。

B. 防疫

流行地からの家畜の輸入は行われていないが，野生動物の輸入においてリフトバレー熱の防疫は行われていない。

C. 流行時対策

日本では輸入症例以外に患者発生は考えにくい。

D. 国際的対策

特になし。

E. 治療方針

特異的治療法はないため，治療は対症療法による。リバビリンが実験レベルではウイルス増殖を阻害するが，患者への治療効果は不明である。

流行性角結膜炎 Epidemic keratoconjunctivitis

（五類-定点・学3） ICD-10 B30.0

I 臨床的特徴

1. 症状 結膜の充血と浮腫，眼瞼の腫脹，眼脂をともなう急性角結膜炎。瞼結膜に濾胞を生じ耳前リンパ節が腫脹して圧痛がある。発病7～10日ごろから角膜実質の表層に点状の混濁（点状上皮下角膜混濁）が起こる。幼児では軽い発熱，頭痛，食欲不振をともなうことがあり，瞼結膜に偽膜を見る。結膜炎期間は2～4週。点状上皮下角膜混濁は大多数において半年以内に消えるが，長期にわたるものが数%ある。混濁が瞳孔領を侵すと視力が障害される。

急性細菌性結膜炎，急性出血性結膜炎，クラミジア結膜炎などとの鑑別が必要である。

2. 病原体 アデノウイルス，特に8型，19型，37型。時に4型によるものもある。最近では53型，54型，56型などの新型も報告されている。

3. 検査 結膜のぬぐい液，擦過材料からのウイルス分離PCR法，免疫クロマトグラフィ法や酵素抗体法による抗原検出。血清抗体上昇の証明。免疫クロマトグロフィ法は5～10分で判定できる。

II 疫学的特徴

1. 発生状況 全世界に分布しており散発的な発生と，職場，学校などでの集団発生とがある。わが国でのサーベイランスでは7，8月に発生のピークがある。

2. 感染源 患者の眼の分泌物。

3. 伝播様式 分泌物との直接接触および汚染された器物を介する感染がある。診療行為による伝播のための院内感染もある。プールでの発生もあるが，プール結膜炎としては咽頭結膜熱がはるかに多い。

4. 潜伏期 7～12日，時に2週程度と長い例もある。

5. 感染期間 結膜からウイルス検査陽性は発病約2週まで，陽性率は初めの1週に高い。

6. ヒトの感受性 おそらくすべての人に感受性がある。罹患すると同じ血清型のウイルスには免疫ができる。

III 予防・発生時対策

A. 方針

1. 個人衛生についての教育，共通のタオル，洗面具の使用禁止など。

2. 眼科医，医療従事者は厳重な手洗いと，器具の滅菌に注意する。

B. 防疫

1. 届出　厚生労働省感染症発生動向調査の対象疾患であり，全国眼科定点から届出がなされる。

2. 学校保健安全法では患者は治るまで登校禁止が定められている。

3. 患者には必ず別のタオル，洗面器を使用させ，眼科では患者をほかの患者と接触させないように治療する。

4. 眼をふいた綿・ティッシュペーパーなどは紙袋に集めて焼却，汚染されたガーゼ，器具などは滅菌する。煮沸滅菌が容易でよい。

5. 特異療法はない。小児，免疫能低下者では混合感染による細菌性角膜潰瘍に注意する。

C. 流行時対策

1. 眼科医に伝播防止に対する注意を喚起し，患者および一般市民に衛生教育を行う。

2. プールの閉鎖の検討，公衆浴場に対し注意する。

流行性耳下腺炎（おたふくかぜ）Epidemic Parotitis（Mumps）

（五類-定点）　ICD-10 B26

I　臨床的特徴

1. 症状　ムンプスウイルスによる全身性感染症。飛沫感染後，鼻粘膜や上気道粘膜上皮で増殖したウイルスは，所属リンパ節でさらに増殖し，ウイルス血症により全身臓器に運ばれ，親和性の高い臓器でウイルスが増殖し，症状を引き起こす。全体の顕性感染率は70%であるが，年齢が小さいほど不顕性感染率が高く，4歳を越えると顕性感染率は90%である。

1）唾液腺炎　急に（時に軽い全身倦怠感や食欲不振などの前駆症状の後）始まる，2日以上持続する唾液腺の瀰漫性有通性腫脹。耳下腺が最も多く腫脹し，顎下腺や舌下腺も腫脹する。多くは2，3日以内に反対側の耳下腺が腫脹するが，時に7～10日間遅れて反対側の耳下腺が腫脹することがある。70%は両側耳下腺が腫脹する。自発痛，圧痛があり，酸味の強いものを食べたときや咀嚼時に痛みが増強する。約半数に発熱を認める。耳下腺の腫脹期間は数日から10日間であり，年長児ほど腫脹期間は長くなる。

2）神経合併症　ムンプスウイルスは本邦のウイルス性髄膜炎の最多原因。頭痛，嘔吐，項部硬直などの典型的な髄膜刺激症状を呈する例から持続する発熱だけの例まである。髄膜刺激症状がなくてもムンプス例の50%に髄液細胞数の増多を認めるという報告がある。髄膜炎の症状を伴うのは数%から10%である。極めてまれであるが，ムンプス流行時には，耳下腺腫脹を伴わずにムンプスウイルスによる無菌性髄膜炎を発症する例がある。ムンプス髄膜炎の予後は良好である。その他の神経合併症として，脳炎（0.02～0.3%，予後は必ずしも良くない）と難聴がある。難聴の頻度はムンプス400～1,000例に対して1例である。難聴はほとんどが片側性である。ムンプス難聴は回復が困難である。これらの神経合併症は耳下腺腫脹時期だけでなく，回復期にも発症する。

3）他の臓器の合併症　ときに腎腫大を認める。思春期以降の男性では約25%に睾丸炎を合併する。80%は片側性であり，精子の数は減少するが不妊症になるのは極めてまれである。思春期以降の女性では乳腺炎（約30%）や卵巣炎（約5%）を合併する。腹痛が強い時は膵炎の合併を考慮する。甲状腺炎や関節炎もまれに合併する。

4）妊婦の感染　第Ⅰ三半期にムンプスに罹患すると27%が自然流産する。しかし，ウイルス学的に証明されたムンプスウイルスが関連する先天異常は報告されていない。

鑑別を要する疾患に化膿性耳下腺炎（唾液腺開口部から膿排泄），反復性耳下腺炎（超音波検査でapple tree所見），唾石による唾液腺腫脹，急性リンパ節炎などがある。エンテロウイルスなど他のウイルスによる耳下腺炎や髄膜炎との鑑別は実験室診断による。

2. 病原体　パラミクソウイルス科ルブラウイルス属に属するムンプスウイルス

3. 検査

1）ウイルス分離　耳下腺腫脹早期の唾液，咽頭拭い液，尿や，髄膜炎発症早期の髄液から比較的容易にウイルスが分離できる。唾液や咽頭拭い液は生理食塩水に浮遊させ，乾燥しないようにする。サンプル採取後4℃で移送し，速やかに感受性のある細胞（Vero細胞など）に接種する。サンプルの長期保存が必要なときは－70℃以下で保存する。

2）ウイルス遺伝子検出　RT-PCR法，LAMP法によりウイルス遺伝子を検出する。

3）血清診断　急性感染症の診断には，急性期血清を用いて酵素免疫法（EIA）でIgM抗体を検出するか，急性期と回復期（少なくとも1週間以上の間隔をあけて）のペア血清を用いて抗体価の有意上昇を確認する。赤血球凝集抑制法（HI）か中和法（NT）では4倍以上の上昇，EIA-IgGでは2倍以上の上昇が有意上昇である。感染の既往やワクチンによる免疫の有無を確認するには，EIA-IgGかNTで抗体価を測定する。

Ⅱ　疫学的特徴

1. 発生状況　本邦では3～4年周期で流行が見られており，冬から春にかけて多発する。0歳児の発症は少なく，3～6歳が発症者の60%を占めている。

2. 感染源　自然感染経路はヒトからヒトだけである。

3. 伝播様式　飛沫感染，または唾液との直接接触により感染。

4. 潜伏期間　12～25日間，通常は16～18日間

5. 感染期間　ウイルス排出期間は発症数日前から症状出現9日後までであるが，主たる感染期間は発症2日前から症状出現5日後頃までである。反対側の耳下腺が7～10日遅れて腫脹した時も唾液にウイルスを排出している。発症者だけではなく不顕性感染者もウイルスを排出し，感染源となる。

6. ヒトの感受性　性別，人種などに差は認められない。一度ムンプスウイルスに感染すれば，臨床症状の軽重に関係なく終生免疫を獲得する。ムンプスワクチン接種後，ときにムンプスウイルスに感染して発症することもあるが，多くは二次性免疫不全によるものであり，軽症に経過する。ムンプス流行時に認める自然感染後やワクチン後の急性耳下腺腫脹はムンプスウイルスによる可能性が高いが，非流行時に認める急性耳下腺腫脹のほとんどはムンプス以外が原因である。

Ⅲ　予防・発生時対策

A. 方針　弱毒生ワクチンであるムンプスワクチンを接種する。発症予防のためには2回接種が勧められる。特異的治療法はない。ガンマグロブリンによる発症予防や症状軽症化は期待されない。ムンプスワクチンの緊急接種も効果は限定的である。

B. 防疫

1）届出　感染症法第五類定点把握疾患であり小児科定点から報告される。

2）隔離　耳下腺腫脹などの主要症状が発現した後5日を経過し，かつ全身状態が良好となるまでは集団生活から分離する。

3）ワクチン接種　弱毒生ワクチンを接種する。ワクチンの有効率は75～95%。ワクチン接種3週頃に3%に軽度の耳下腺腫脹が見られ，2,000～20,000接種に1人の割合で無菌性髄膜炎を合併するが，いずれも予後良好である。難聴，脳炎，睾丸炎の合併は極めてまれである。

C. 流行時対策　ムンプスウイルスは唾液腺腫脹前から唾液中に排出され，潜伏期間も長いため，園や学校での流行時に休園・休校措置を行っても流行抑制効果は期待されない。発症者と接触後に行う緊急接種の効果は限定的であるが，流行時に接種を希望する者にワクチン接種を行うと流行規模は縮小し，流行は早期に終息する。

D. 国際的対策　先進国では定期接種としてムンプスワクチン2回接種を行っている。

E. 治療方針　特異療法はなく，対症的に治療する。

類鼻疽（るいびそ） Melioidosis （四類-全数）

ICD-10 A24.1, A24.4

1．病原体と疾病の分布

類鼻疽MelioidosisはBSL3の*Bukholderia pseudomallei*によって起きる疾病で感染症法では四類感染症に，病原体は三種病原体に指定されている。

分類学的には*Burkholderia mallei*と同一種に分類できるほど近い関係になる。*B. pseudomalleiha*（類鼻疽菌）は野生型で運動性があり，*B. mallei*（鼻疽菌）は運動性遺伝子を欠損し，馬などの野生動物に高度に寄生した病原体。両病原体は感染力，疾病の重篤性とバイオテロに利用される危険性から病原体の保有は国により制限され届け出が必要になっている。類鼻疽菌はアジア，オーストラリアの赤道から亜熱帯の土壌，水田等に多く分布し，疾病もこの地域に多く分布している。特にタイ，マレーシア，シンガポール，北部オーストラリアからの報告が多い。疾病はわが国には常在しないことから，感染症法では四類感染症に区分されている。上記アジアでの流行地では健常者の感染もある糖尿病，慢性肝炎，腎臓疾患，癌やHIV患者，慢性肺疾患である気管支拡張症，肺線維症など慢性疾患は危険因子とされ，これらの疾病を有する患者の罹患が流行地では多く，難治性の肺炎，骨髄炎，内臓の膿瘍などの感染が多い。わが国では類鼻疽患者はアジアの汚染地区に長期滞在し，帰国後感染が判明するケースがまれにみられる。典型的にはエアゾルの吸引による肺炎，皮膚の傷口から感染する皮膚感染症が多い。人から人への伝播は極めてまれ。アジアの汚染地区の感染は人だけでなく，羊，猫，山羊，犬，牛，馬，及び豚などの家畜，愛玩動物も感染する。

2．症状と兆候

感染局所の腫脹に始まり，発熱，局所の潰瘍化，膿瘍が起こる。放置すれば潰瘍部分の拡大に皮膚の修復が間に合わず，皮下組織の露出，骨の露出にまで至ることがある。

通常は暴露から感染症状が出るのは2～4週と考えられるが，発病が明確になるのに数年かかる事例もある。

吸引によって起きる肺炎は通常の肺炎症状である咳，胸部痛，高熱に加え，頭痛，食欲不振がみられ，大量吸引による肺炎は一日で症状が出るが初期投薬に失敗すれば感染が長期化する。

発熱，頭痛，呼吸逼迫，腹部不快感，関節痛，筋肉の圧痛，見当識障害がある場合は血液から類鼻疽菌が分離される場合は血流への感染があり，さらに播種性になった場合は，筋肉痛や関節痛，胃痛，胸部痛，及び痙攣がみられるようになる。

3. 治療

初期治療は点滴による抗菌剤の静脈内投与が必須で，約二週間の集中投与が重要になる。その後経口投与による3〜6か月の長期治療が必要。初期の静脈投与を怠ると治療に失敗し，疾病が慢性化する。

米国CDCではCeftazidimeあるいはMeropenemの静脈注射を8時間ごとに10〜14日間投与，つづいてTrimethoprim-sulfamethoxazole，あるいはDoxycyclineを一日2回を経口投与する。3〜6か月の経口投与を推奨している。

4. 予防

流行地で土壌や水への接触を避ける。特に慢性疾患（糖尿病，腎疾患，肺線維症，気管支拡張症，慢性肝炎，HIV）は危険因子である。流行地で農業に従事する人はブーツをはくなどして直接，土壌や水田の水に接触することを避ける。

患者からの感染はほとんどなく，治療にあたる医療スタッフは，患者からの直接の咳，エアゾルの吸引をさけるため，マスク，グローブ，ガウンを着用する通常の感染防止措置を取るだけでよい。

ヒトのワクチンは国内では承認されていないが，弱毒株，死菌，及び組換えワクチンが研究室レベルで開発され，動物の治験が実施されている。

5. 予後

抗生物質による初期治療が成功すれば回復する。劇症例でも50%は回復する。疾病全体の致死率は40%

レジオネラ症 Legionellosis，Legionnaire's disease（四類-全数） ICD-10 A48.1

I 臨床的特徴

1. 症状 レジオネラ症は*Legionella pneumophila*を代表とする細菌感染症であるが，肺炎を主徴とするPneumonia typeと肺炎がみられないPontiac fever typeがある。臨床現場で本症と診断されるのはPneumonia typeが殆どであり，本症の最も重要な病態である。

肺炎型の臨床症状では肺炎球菌性肺炎などとの区別は困難である。全身倦怠感，頭痛，食欲不振，筋肉痛などの非特異的な症状に始まり，乾性咳（膿性あるいは赤褐色調の痰喀出を伴うこともある），高熱，悪寒，頭痛などがみられるようになる。本症では，消化器症状（下痢）や中枢神経症状（昏迷），比較的徐脈がみられることがある。

検査所見では強度の炎症所見を反映して，白血球増多，好中球核左方移動，赤沈値亢進，CRP強陽性，LDH，CPK，アルドラーゼ値の上昇，低ナトリウム血症，低リン血症，などがみとめられる。また，急性腎障害および急性肝障害を合併する頻度が高い。胸部エックス線所見では，陰影の主体は肺胞性陰影であり，急激に進展する。胸水貯留の頻度が高い。胸部CTでは非区域性に分布するConsolidation像が主体であり，周囲にすりガラス様陰影を認める。早期に低酸素血症，低炭酸ガス血症，呼吸性アルカローシスを呈する。

臨床経過は急激に進行することが多く，有効な抗菌薬投与がなされない場合には死亡に至る例が少なくない。主な死因は呼吸不全，多臓器不全，播種性血管内凝固症候群（DIC）による。

報告例の多くは市中感染であり，市中肺炎全体の2～5%を占めるとされる。一方，院内発症事例も報告されているが，その頻度は施設や報告によって大きく異なる。欧米では冷却塔水や給湯系を感染源とした集団感染事例が多く報告されている。わが国では循環式入浴施設での集団感染事例が発生している。

肺炎がみとめられず，発熱および頭痛を主徴とするPontiac fever typeは無治療で改善する予後良好な病態であり，散発発生例では本症の診断は困難である。主に集団発生事例で血清学的に診断がなされている。

2. 病原体　グラム陰性桿菌であるが，臨床検体中の菌はグラム染色では確認できない。臨床検体中の菌を確認するにはヒメネス染色あるいは渡銀染色が必要である。ブドウ糖非発酵性であり，鞭毛を有する好気性菌である。通常の細菌培地には発育せず，微量の鉄とシステインを発育因子として要求する。発育至適温度は35～36℃であり，発育至適pHは6.9前後である。
本菌は環境中では主にアメーバに共生しており，ヒト生体内ではマクロファージ等の食細胞に貪食されても殺菌に抵抗し，その細胞内で増殖する。

3. 検査　確定診断は1）本菌の分離，2）血清抗体価上昇，3）蛍光色素標識特異抗体による検体中菌体の検出，4）尿中抗原の検出，あるいは5）PCRによる遺伝子診断，によってなされている。

菌の発育培地はB-CYEα（buffered charcoal yeast extract supplemented with 1% α-ketoglutarate）が最も優れている。ただし，レジオネラ属菌は発育が遅く，初代分離には通常4～5日間を要するので，他菌が培地上に発育すると本菌が検出できなくなる。このような雑菌の汚染が強い場合には抗微生物薬を複数添加した選択培地を使用する。

血清抗体価測定には間接蛍光抗体法（IFA）が一般的である。単一血清の場合には1：256倍以上，対血清であれば4倍以上の上昇で，かつ1：128倍以上を陽性と判定する。対血清での判定が望ましい。このほか，微量凝集法，ELISA，などによる血清診断の報告がなされている。

検体中の本菌を特異的に染色して検出する方法は早期診断に適しており，特異的抗血清を用いた直接蛍光抗体法（DFA）が用いられる。喀痰，気管支洗浄液，気管内採痰，肺組織，などが検体として用いられる。好中球やマクロファージに貪食された桿菌（時に小桿菌様）が観察されれば陽性と判断する。

尿中抗原検出も迅速に実施することができ，早期診断に適している。尿中の可溶性抗原（ポリ多糖が主）を免疫クロマトグラフィあるいはEIAにて検出する。前者が15分程度にて判定可能であり，簡便かつ実用性に優れている。本邦でも保険承認され広く使用されている。ただし，現在市販されているキットでは*Legionella pneumophila* SG1以外の菌検出ができない。尿中抗原検査は発症初期には偽陰性となることがあり，また治癒後も陽性が持続するので治癒判定には用いることができないこと，などに留意する。

PCR法は感度および特異性に優れている。レジオネラ属菌全体を検出することも可能であるが，検査手技がやや煩雑であり汎用性に課題がある。

Ⅱ　疫学的特徴

1．発生状況　世界中でみられる。集団発生事例と散発例が知られている。我が国の市中肺炎入院症例の1.5%～3.9%を占めている。欧米の市中肺炎に占めるレジオネラ症の頻度は0.5%～10%と幅広く報告されているが，これらは診断技術の違いや地域的流行の差異を反映している可能性がある。

わが国においては1999年より感染症法による届け出件数は毎年増加傾向にある。平成22年には726例，平成23年には797例のレジオネラ症発生報告がある。散発的事例および集団発生事例が報告されている。わが国で最も大きな集団発生は平成14年宮崎県で発生したもので295例が発症し（うち確定症例46例），7例の死亡例が確認されている。循環式入浴施設が感染源と判明し，施設閉鎖などの緊急対策が実施された。

レジオネラ症の起炎菌では*L. pneumophila* serogroup 1が最も多く，*L. pneumophila* serogroup 2～6，*L. longbeachae*，*L. micdadei*，*L. bozemanii*，などが検出されている。

2．感染源　本菌は土壌細菌であり，土壌，河川，湖，などの自然環境に広く存在する。ヒトの生活環境の中でも冷却塔水，給水・給湯系，浴槽およびその関連設備などに定着し，感染源となりうる。

3．伝搬様式　本菌を含むエアロゾルや土埃を吸入することにより発症する。汚染水の誤嚥による発症も報告されている。空調や給水系・給湯系が本菌に汚染されて感染源となった報告が多い。

4．潜伏期　Pneumonia typeでは2～10日間，Pontiac fever typeでは1～2日間とされている。

5．感染期間　ヒトからヒトへの伝播はない。感染源は上述のように広く自然環境や生活環境にあるので，常に感染機会は存在する。夏季に多いとされるが，一年を通して発生がみられる。院内発症では季節的変動はない。

6．ヒトの感受性　この菌に低濃度で曝露されても発病率は低いと推定される。高濃度感染源への曝露や，宿主の感染防御能の低下がハイリスク要因となる。高齢者，大酒家，喫煙者，慢性呼吸器疾患，糖尿病，免疫抑制剤使用中の患者，臓器移植患者，

表1. 感染因子の点数

1. エアロゾルの要因（1～3点）	
1）給湯水，浴槽水，修景用水，など	……1点
2）冷却塔水，など	……2点
3）加湿器，シャワー水，渦流浴槽水，打たせ湯，など	……3点
2. 環境の因子（1～4点）	
1）通常環境	……1点
2）人口密度が高い場所 エアロゾルが集中的に流れ込みやすい場所	……2点
3）閉鎖環境，設備の老朽化，など	……3点
4）人工呼吸器，ネブライザー，など	……4点
3. 宿主側の要因（1～4点）	
1）健常人	……1点
2）喫煙者，慢性呼吸器疾患患者	……2点
3）高齢者，新生児，乳児，など	……3点
4）臓器移植患者，白血球減少患者，など	……4点

表2. 感染危険因子の具体的な点数化の例

対象水	病院	老人施設	特定建築物	営業用
給湯水	4～6	4～5	3～4	
冷却塔冷却水	5～8	5～7	3～5	
修景水	5～8	5～7	3～5	
渦流浴・温泉	6～9	6～8	3～5	5～8
加湿器	7～11	7～9	6～8	

表3. 感染危険因子の点数化（スコア）と対応

1. 細菌検査の回数

スコア

スコア3以下	：常に，設備の維持管理に心がけ，必要に応じて（施設に関連したと考えられる発熱患者や肺炎患者の発生が疑われた場合など）細菌検査を実施する。
4～5	：1年以内に1回以上，設備の稼働初期に細菌検査を定期的に実施する。
6～7	：1年以内に2回以上，設備の稼働初期および稼働期間中に細菌検査を定期的に実施する。
8以上	：1年以内に3回以上，設備の稼働初期および稼働期間中に細菌検査を定期的に実施する。

などがハイリスクグループである。

Ⅲ 予防・発生時対策

A. 方針

冷却塔水はレジオネラ症の発見当時の感染源として注目され，わが国の冷却塔の60%以上から本菌群が検出されているので，感染源として最重要視されていたが，本菌は自然界に広く分布しているので，真の感染源は不明のことも少なくない。その他の感染源の重要性も明らかになってきている。したがって，全ての冷却塔を消毒する必要はないと考えられる。しかし，人が多数集まるビルやホテル，病院などでは清掃を頻回に行うことが望ましい。

諸外国では給湯系やシャワーが感染源とする本症の発生事例が報告されている。国内の調査でも，シャワーヘッドや給湯系へのレジオネラ属菌定着が報告されている。さらに，わが国では循環式浴槽を感染源とする事例がみられ，また大規模浴場施設を中心とした集団発生が報告された。

1999年発行された厚生労働省監修，新版レジオネラ症防止指針（ビル管理教育センター編）では，感染因子を点数化し，レジオネラ症の感染源対策実施の目安として提示している（表1，表2，表3）。

1. レジオネラが検出されたときの対応

1）人がエアロゾルを直接吸引する可能性が低い人工環境水であっても，10^2CFU/100mL以上のレジオネラが検出された場合には，直ちに菌数を減少させるため，清掃，消毒等の対策を講じる。また，対策実施後は検出菌数が検出限界以下（10 CFU/100mL未満）であることを確認する。

2）浴槽水，シャワー水等，人が直接エアロゾルを吸引するおそれがあるものは，レジオネラの菌数の目標値を10 CFU/100mL未満とする。レジオネラが検出された場合には，直ちに菌数を減少させるため，清掃，消毒等の対策を講じる。また，対策実施後は検出菌数が検出限界以下（10 CFU/100mL未満）であることを確認する。

2. 給水設備におけるレジオネラ防止対策

水道水は塩素による消毒が義務づけられていることから，水道水におけるレジオネラ汚染の可能性は低い。しかしながら，簡易専用水道に該当しない一部の小規模の貯留槽などのうち維持管理が適正に行われていないために，水道水の滞留による残留塩素の消失や水温の上昇，あるいは藻類等の微生物による著しい汚染がみられる給水系統では注意が必要である。

設計・施行および維持管理に関するレジオネラ防止対策の基本となる考え方は以下のとおり。

・外部からのレジオネラ属菌の侵入防止
・できるだけ水温を20℃以下に維持
・機器および配管内におけるスケール，スラッジ，藻類などの発生防止

・死水域の発生防止
・エアロゾルを発生する機器の使用を避ける

また，「中央管理方式の空気調和設備等の維持管理および清掃等に係る技術上の基準」（昭和57年厚生省告示第194号）に基づき貯水槽の清掃を行う必要がある。その際，作業者のレジオネラ汚染を防止する観点から，マスク等の防護対策をとって作業することが必要である。

さらに，建築物における衛生的環境の確保に関する法律（以下，「ビル管理法」という）に基づく水質検査項目を検査するとともに，感染危険因子の点数に対応したレジオネラ属菌の検査を行う必要がある。

3. 給湯設備におけるレジオネラ防止対策

わが国のホテルや病院などの給湯設備では給湯温度を60℃以上と高く保持し，使用時に給水と混合することにより温度を下げるため，レジオネラ汚染の問題はないと考えられていたが，実際には安全上の問題などより給湯温度を下げて使用する場合があるため，レジオネラ汚染が発生しうる状況にある。

設計・施工に関するレジオネラ防止対策の基本となる考え方は給水設備に準じるが，特に循環式の中央式給湯設備のばあいには，給湯温度に留意する必要がある。

維持管理については給湯温度の適切な管理，給湯設備内における給湯水の滞留防止を念頭に維持管理をする。また，厚生労働省告示に準じて清掃を実施するほか，貯水槽の清掃のみならず，配管やシャワーヘッド等の適切な清掃等が必要である。

4. 冷却塔水におけるレジオネラ防止対策

建築物の冷却塔水は空調用冷凍機の冷却に用いられる。6～9月までの冷却塔の水温が15～34℃程度になり，また有機物等が濃縮されるため，レジオネラの増殖に好適な場所となる。冷却塔は増殖した菌を空中に飛散させるため，レジオネラ症防止の観点から最も注意を払わなければならない建築設備の一つである。

5. 循環式浴槽におけるレジオネラ防止対策

循環式浴槽とは浴槽水を循環させ，その循環経路に粗大汚濁物を除去する装置（プレフィルタまたはヘアキャッチャ）を設けるとともに，ろ材を充填したろ過器を設置して浴槽水を浄化し，水の消費量と排出量を抑制するものである。

循環式浴槽では，湯が閉鎖系内を循環しているため，これらの微生物が生物浄化方式のろ材表面およびその内部，浴槽，管理内の内壁に定着し，各種微生物が入浴者の体表等に由来する有機物質を栄養源として増殖する。

平成10年頃より，循環式浴槽を感染源とするレジオネラ症の単発事例，集団発生事例が次々に報告された。このため，汚染と感染を防止するため，循環式浴槽の使用にあたって，以下の点に留意して設計，設置，および維持管理を行う必要がある。

・設定段階から適切な衛生管理が可能になるよう配慮。
・製造者等はシステム全体の安全性に関する管理マニュアルを作成し，維持管理者に提示。
・浴槽水をシャワー，打たせ湯などに使用しない。

・気泡ジェット等のエアロゾル発生器具の使用を避ける。
・塩素剤による浴槽水の消毒を行う場合には，遊離残留塩素濃度を0.2～0.4mg/Lに1日2時間以上保つ。
・浴槽の換水は，衛生管理の水準を保つように定期的に行うことが望ましい。
・浴槽の全換水を行う時は，塩素剤による洗浄・消毒を行った後に，浴槽の清掃を実施する。ろ過器を設置した浴槽の場合には，ろ過装置，配管も含めた洗浄，消毒を行う。
・浴槽内部，ろ過器等の毛髪，あかおよび生物膜の有無を定期的に点検，除去する。
・レジオネラ属菌の検査を感染危険因子の点数を目安に定期的に実施する。

なお，家庭で使用される循環式浴槽（いわゆる24時間風呂）についても，上記を踏まえ維持管理等を行う必要がある。

B. 流行時対策

感染源の特定を行い，新たな曝露者の発生を防止する。患者が発生した場所の感染危険因子の再確認と改善を行う。感染源の清掃，消毒を実施する。レジオネラ属菌の消毒方法は，塩素処理，高温加熱処理，オゾンや銀イオンを用いた消毒殺菌，などが知られている。詳細は厚生労働省　新版レジオネラ症防止指針（1999年，ビル管理教育センター編）を参照されたい。

C. 国際的対策

海外旅行者に本症の発症がみられる場合があるので注意が必要である。
わが国では，感染症法において四類感染症（全数報告）に分類され，本症を診断した医師は直ちに届け出る義務がある。

D. 治療方針

早期の適切な抗菌薬治療開始が重要である。有効抗菌薬は，キノロン系，マクロライド系，アザライド系，リファンピシン，である。特に静注用キノロンが第一選択薬となる。テトラサイクリン系，ST合剤の抗菌力はやや劣る。βラクタム系（ペニシリン系，セフェム系，カルバペネム系，モノバクタム系，など）やアミノ配糖体は臨床的に無効である。

βラクタム系薬の治療に反応しない肺炎において本症が疑われる場合には，種々の診断検査をすすめながら，上記の有効抗菌薬を十分量使用開始することを考慮する。

レプトスピラ症　Leptospirosis（四類-全数）　ICD-10 A27
ワイル病　Weil's disease

I　臨床的特徴

1．症状　レプトスピラ症は急性熱性疾患であり，患者の多くは感冒様症状のみで軽快する軽症型であるが，5～10%は黄疸，出血，腎障害を伴う重症型に発展する。ワイル病は，最も重篤なレプトスピラ症の病型である。

初発症状は，悪寒，発熱，頭痛，全身倦怠感，眼球結膜充血，筋肉痛などを主徴とする。これらのうち眼球結膜の充血は最も特徴があり，第2～3病日には著明となり，早期診断の重要な指標となる。

第4～5病日になると，軽症型では発熱や無菌性髄膜炎症状を主徴とするが，重症型では黄疸と出血傾向があらわれる。

第2病週に入ると，体温は徐々に解熱傾向を示すが，重症型では黄疸が急速に増強し，第9～11病日で最高に達する。出血は，皮下出血，口腔内出血，鼻出血，吐血，喀血などがみられる。また重症例では，腎不全，心不全，意識障害，痙攣，しゃっくりなどの神経症状，悪心，嘔吐，腹痛・鼓腸などの消化器症状がみられる。

第3病週から回復期に入るが，重症例では回復に2～3か月を要することがある。

臨床所見のうち発病初期からみられる重要な所見は，蛋白尿，赤血球沈降速度の亢進，白血球増加などである。高度の黄疸を示す重症例でも，重篤な肝機能障害所見を示さないことは，ウイルス肝炎との鑑別に重要である。腎障害により，血液のクレアチニン，尿素窒素は増加し，血小板の減少がみられる。髄液は，細胞数と蛋白の軽度ないし中等度の増加が見られるが，糖と塩素イオンは正常範囲にとどまる。病原性レプトスピラは血液より少し遅れて髄液にも出現し，第7～8病日まで認められる。

2．病原体　レプトスピラは，スピロヘータ目レプトスピラ科に属するグラム陰性細菌で，現在20種が報告されている。このうちヒトに病原性を示すと考えられているのは14種である。レプトスピラは，免疫学的性状により250以上の血清型に分類される。わが国では，*Leptospira interrogans* 血清型Australis, Autumnalis, Bataviae, Canicola, Copenhageni, Hebdomadis, Icterohaemorrhagiae, Kremastos, Pyrogenes, Rachmati, *L. borgpetersenii* 血清型Javanicaが存在する。また血清型未同定の *L. interrogans, L. borgpetersenii, L. kirschneri* の存在も確認されている。

3．検査

1）病原体診断　暗視野顕微鏡による検出法（顕微鏡法），コルトフ培地などを用いる培養法，PCRによるDNA検出がある。材料は，患者では抗菌薬投与以前の感染初期の血液，髄液，尿（第2病週の尿が使われることもある）を用いる。剖検材料では腎を，また保菌動物では尿または腎を用いる。

2）血清診断　ペア血清を用いた顕微鏡下凝集試験法（MAT）が確定診断には必要である。

Ⅱ　疫学的特徴

1. 発生状況　1970年代前半までは毎年50～250名の死亡者が報告されていたが，その後は農作業の機械化や水田の乾田化，流行地でのワクチン接種，衛生環境の向上により死亡者数は著しく減少した。現在は年間約20の確定例があり（2003年11月～2012年8月：210例，うち国外感染は13例），確定例の約半数は沖縄県での感染であるが，それ以外は地域的な偏りは顕著ではない。現在でも従来型の農作業による感染が多いが，最近は河川のレクリエーションによる散発・集発事例が特に沖縄県で多く報告されている。また都市部では家屋内でのドブネズミ尿との接触によるレプトスピラ症が発生している。

日本国内での患者数が減少する一方で，レプトスピラ症は，全世界的に発生のみられる感染症であり，特に南アジアや東南アジア，中南米などの熱帯地域では深刻な問題となっている。農村部での農作業，またインフラ設備の未整備な都市部では，大雨とそれに続く洪水の後に大規模な集団発生が起きている。また，河川や湖でのトライアスロンなどの競技大会でレプトスピラ症の集団発生も報告されている。

2. 感染源　病原性レプトスピラは，げっ歯類を中心に多くの野生動物や，ウシやブタ，イヌの腎臓に定着・増殖し，尿中に排出される。したがって，保菌動物の尿，また尿に汚染された水や土壌が感染源となる。

3. 伝播様式　保菌動物の尿で汚染された水や土壌，あるいは尿との接触によって，経皮・経粘膜的に感染する。

4. 潜伏期　2～30日，通常5～14日。

5. 感染期間　ヒトはレプトスピラを長期間保菌することはないが，尿や母乳を介した夫婦間や親子間の感染例がある。

6. ヒトの感受性　国内では血清型Copenhageni およびIcterohaemorrhagiaeが，ワイル病の起因血清型として古くから知られているが，これら以外の血清型も重症型レプトスピラ症を引き起こすことがある。ワイル病では，適切な治療が行われない場合の致命率は20～30%におよぶ。

Ⅲ　予防・発生時対策

A. 方針

1. 防護具の着用
2. レプトスピラ保菌動物の対策
3. 感染経路の遮断
4. 感染の危険性が高いヒトへの抗菌薬の予防投与

B. 防疫

1. 感染源対策　レプトスピラ保菌動物となるネズミの駆除や野犬の取り締まり，衛生環境の改善などが重要である。家畜については，導入・移動の際に感染の有無を検査して，レプトスピラの侵入，動物間でのレプトスピラの蔓延を防ぐことが大切である。動物の腎臓に定着したレプトスピラは，ストレプトマイシンやドキシサイクリンにより除菌できることが報告されている。またイヌやブタではワクチンがある（ワクチンの効果については下記B.2.を参照）。

2. 感受性者対策　感染予防のためには，感染源との接触機会を少なくすることが重要である。そのためにも，作業時のグローブやブーツ，また動物と接触する場合はゴーグルを着用する。海外ではヒト用ワクチンが製造されているが，レプトスピラに対する免疫は血清型に特異的であるとされており，ワクチンに含まれていない血清型の感染に対する予防効果は不明である。また，流行地への短期の感染ハイリスク渡航者には，ドキシサイクリンの予防効果が報告されているが，腹痛や吐き気などの軽度な副作用を起こしやすくなるとの報告がある。

C. 流行時対策

感染源を調査してその原因の除去に努める。そのためには汚染地域を確定し，汚染の原因である保菌動物を調査し，その駆除や治療，また作業方法や作業環境の改善，感染予防などの啓発を行う。

D. 国際的対策

病原性レプトスピラには230以上の血清型が存在し，各地域で流行血清型は異なっている。海外流行地域では，不用意に感染の危険性が高いところ（水田，河川，湖など）に立ち入らないことが重要である。

E. 治療方針

ワイル病では，早期に適切な治療を行わない場合の致命率は20～30%にも及ぶ。

1. 抗菌薬療法　抗菌薬による治療は5病日までの早期の開始が望ましいとされている。重症の場合はペニシリンが，重症以外はドキシサイクリンが推奨されている。一方，ペニシリン，ドキシサイクリン，セファロスポリン（セフトリアキソンおよびセフォタキシム），アジスロマイシンでは，その治療効果に差はない（ペニシリンと同等の効果がある）との報告もある。

2. そのほかの治療　脱水と血圧低下に対しては，適正量の輸液と強心・利尿剤の使用によって血圧の回復を図る。急性腎不全や呼吸不全には，透析や人工呼吸管理などの適切な対症療法を行う必要がある。

ロア糸状虫症 Loiasis ICD-10 B74.3

熱帯アフリカに分布するフィラリア症の一種。成虫はヒトの皮下組織に移動性の浮腫（Calabar swelling），腫瘤を形成する。また成虫および産出された幼虫（ミクロフィラリア）は眼瞼や眼球結膜に現れ，浮腫や疼痛を起こすことがあるが，失明に至ることはない。病原体はロア糸状虫*Loa loa*で，別名African eye wormという。成虫は前記のように主に皮下組織に寄生，ミクロフィラリアを産生する。ミクロフィラリアは血流に入るが，主に昼間に末梢血に出現する（昼間定期出現性）。媒介動物はアブ（Horsefly）で*Chrysops dimidiata*や*C. silacea*などが重要。熱帯アフリカ（中央～西アフリカ）では感染率が10～20%に達する地域もあり，ザイール，コンゴ，アンゴラ，ガボン，中央アフリカなどに分布している。診断は末梢血中に出現するミクロフィラリアを形態学的に検査して行う。特徴的な臨床症状，血清学的方法および末梢血中の好酸球増多も補助手段となりうる。バンクロフト糸状虫など他の人体寄生フィラリアとはミクロフィラリアによって鑑別できる。治療には眼の結膜下に出現した虫体を外科的に摘出するか，ジエチルカルバマジンを投与する。本剤はミクロフィラリアに対して有効とされるが，ジエチルカルバマジンで死滅したミクロフィラリアに原因するアレルギーによる髄膜脳炎が時に見られる。予防には現在有効な対策は確立されていない。流行地では衣服などに注意して媒介動物であるアブの刺咬を防ぐ以外にない。

<参考資料>

法令等掲載URL一覧

○感染症の予防及び感染症の患者に対する医療に関する法律
（厚生労働省　平成26年6月13日法律第69号）
http://www.mhlw.go.jp/bunya/kenkou/kekkaku-kansenshou11/01.html
○感染症の予防及び感染症の患者に対する医療に関する法律施行令
（厚生労働省　平成26年7月16日政令第257号）
http://www.mhlw.go.jp/bunya/kenkou/kekkaku-kansenshou11/01.html
○感染症の予防及び感染症の患者に対する医療に関する法律施行規則
（厚生労働省　平成26年9月9日厚生労働省令第103号）
http://www.mhlw.go.jp/bunya/kenkou/kekkaku-kansenshou11/01.html
○感染症の予防の総合的な推進を図るための基本的な指針
（厚生労働省　平成11年4月1日厚生省告示第115号）
http://wwwhourei.mhlw.go.jp/hourei/
○感染症流行予測調査
（国立感染症研究所「感染症流行予測調査」）
http://www.nih.go.jp/niid/ja/yosoku-index.html
○インフルエンザに関する特定感染症予防指針
（厚生労働省　平成11年12月21日厚生省告示第247号）
http://wwwhourei.mhlw.go.jp/hourei/
○後天性免疫不全症候群に関する特定感染症予防指針
（厚生労働省　平成24年1月19日厚生労働省告示第21号）
http://www.mhlw.go.jp/stf/seisakunitsuite/bunya/kenkou_iryou/kenkou/kekkaku-kansenshou/aids/index.html
○性感染症に関する特定感染症予防指針
（厚生労働省　平成12年2月2日厚生省告示第15号）
http://www.mhlw.go.jp/stf/seisakunitsuite/bunya/kenkou_iryou/kenkou/kekkaku-kansenshou/seikansenshou/index.html
○感染症報告数・死亡数
・報告数（国立感染症研究所「感染症発生動向調査　週報」）
http://idsc.nih.go.jp/idwr/index.html
・死亡数　（厚生労働省「平成25年（2013）人口動態統計（確定数）の概況」第7表）
http://www.mhlw.go.jp/toukei/saikin/hw/jinkou/kakutei13/
○新型インフルエンザ等対策特別措置法
（厚生労働省　平成26年6月18日法律第72号）
http://law.e-gov.go.jp/htmldata/H24/H24HO031.html
○新型インフルエンザ等対策特別措置法施行令

（厚生労働省　平成26年7月30日政令第269号）
http://law.e-gov.go.jp/htmldata/H25/H25SE122.html
○新型インフルエンザ等対策政府行動計画の概要
（内閣官房「新型インフルエンザ等対策政府行動計画等」）
http://www.cas.go.jp/jp/seisaku/ful/keikaku.html
○新型インフルエンザ等対策ガイドラインの概要
（内閣官房「新型インフルエンザ等対策政府行動計画等」）
http://www.cas.go.jp/jp/seisaku/ful/keikaku.html
○麻しんに関する特定感染症予防指針
（厚生労働省　平成25年3月30日厚生労働省告示第126号）
http://www.mhlw.go.jp/stf/seisakunitsuite/bunya/kenkou_iryou/kenkou/kekkaku-kansenshou/kekkaku-kansenshou21/index.html
○結核に関する特定感染症予防指針
（厚生労働省　平成1 生労働省告示第72号）
http://www.mhlw.go.jp/stf/seisakunitsuite/bunya/kenkou_iryou/kenkou/kekkaku-kansenshou03/
○予防接種法
（厚生労働省　平成25年12月13日法律第103号）
http://law.e-gov.go.jp/htmldata/S23/S23HO068.html
○狂犬病予防法
（厚生労働省　平成26年6月13日法律第69号）
http://law.e-gov.go.jp/htmldata/S25/S25HO247.html
○検疫法
（厚生労働省　平成26年6月13日法律第69号）
http://law.e-gov.go.jp/htmldata/S26/S26HO201.html
○肝炎対策基本法
（厚生労働省　平成21年12月4日法律第97号）
http://www.mhlw.go.jp/bunya/kenkou/kekkaku-kansenshou09/hourei.html
○肝炎対策の推進に関する基本的な指針
（厚生労働省　平成23年5月16日厚生労働省告示第160号）
http://www.mhlw.go.jp/bunya/kenkou/kekkaku-kansenshou09/hourei.html
○国際保健規則（仮訳）本編及び附録
（厚生労働省　国際保健規則（2005）（仮訳））
http://www.mhlw.go.jp/bunya/kokusaigyomu/kokusaihoken_j.html

○感染症指定医療機関について

（概　要）

厚生労働大臣又は都道府県知事は、新感染症、一類感染症及び二類感染症の患者の医療を担当する感染症指定医療機関（一定の基準に合致する感染症指定病床を有する医療機関）を指定する。

特定感染症指定医療機関

・厚生労働大臣が指定
・全国に数箇所
・新感染症の患者の入院医療を担当できる基準に合致する病床を有する

第一種感染症指定医療機関

・都道府県知事が指定
・原則として都道府県域毎に１箇所
・一類感染症の患者の入院医療を担当できる基準に合致する病床を有する

第二種感染症指定医療機関

・都道府県知事が指定
・原則として２次医療圏域毎に１箇所
・二類感染症の患者の入院医療を担当できる基準に合致する病床を有する

結核指定医療機関

・都道府県知事が指定
・結核の患者の通院医療を担当できる医療機関

（参考）感染症指定医療機関と感染症類型の関係

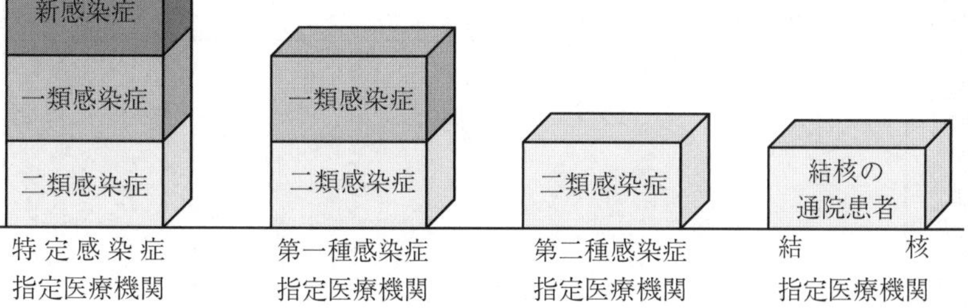

感染症に対する主な措置等

措置内容	医師から保健所への届出 感染症の発生の原因等の調査	病原体を媒介するねずみ、昆虫等の駆除 汚染された場所の消毒	就業制限 健康診断受診の勧告・実施	入院の勧告・措置	検疫法に基づく隔離等 建物の立入制限・封鎖 交通の制限
一類感染症 エボラ出血熱、ペスト、ラッサ熱　等	■	■	■	■	■
二類感染症 結核、SARS、鳥インフルエンザ（H5N1、H7N9）等	■	■	■	■	
三類感染症 コレラ、細菌性赤痢、腸チフス等	■	■	■		
四類感染症 狂犬病、マラリア、デング熱　等	■	■			
五類感染症 インフルエンザ、性器クラミジア感染症、梅毒等	■				

注：新たに人から人に伝染する能力を有することとなったウイルスを病原体とするインフルエンザ等である「新型インフルエンザ等感染症」については、上記全ての措置を講じることができる。

病原体等の適正管理について

国が所持を把握

〔所持等の禁止〕《一種病原体等》

○エボラウイルス
○クリミア・コンゴ出血熱ウイルス
○痘そうウイルス
○南米出血熱ウイルス
○マールブルグウイルス
○ラッサウイルス

（以上6）

↓

○国又は政令で定める法人のみ所持（施設を特定）、輸入、譲渡し及び譲受けが可能
○運搬の届出（公安委）
○発散行為の処罰

＋

〔所持等の許可〕《二種病原体等》

○SARSコロナウイルス
○炭疽菌
○野兎病菌
○ペスト菌
○ボツリヌス菌
○ボツリヌス毒素

（以上6）

↓

○試験研究等の目的で厚生労働大臣の許可を受けた場合に、所持、輸入、譲渡し及び譲受けが可能
○運搬の届出（公安委）

＋

〔所持等の届出〕《三種病原体等》

○Q熱コクシエラ、○狂犬病ウイルス
○多剤耐性結核菌

政令で定めるもの

○コクシジオイデス真菌、○サル痘ウイルス、○腎症候性出血熱ウイルス、○西部ウマ脳炎ウイルス、○ダニ媒介脳炎ウイルス、○オムスク出血熱ウイルス
○キャサヌル森林病ウイルス、○東部ウマ脳炎ウイルス、○ニパウイルス
○日本紅斑熱リケッチア
○発しんチフスリケッチア
○ハンタウイルス肺症候群ウイルス
○Bウイルス、○鼻疽菌、○ブルセラ属菌、
○MERSコロナウイルス、○ベネズエラウマ脳炎ウイルス、○ヘンドラウイルス、
○SFTSウイルス、○リフトバレーウイルス、
○類鼻疽菌、○ロッキー山紅斑熱リケッチア

（以上25）

↓

○病原体等の種類等について厚生労働大臣へ事後届出（7日以内）
○運搬の届出（公安委）

＋

〔基準の遵守〕《四種病原体等》

○インフルエンザウイルス（血清亜型が政令で定めるもの（H2N2, H5N1, H7N7, H7N9）で新型インフルエンザ等感染症の病原体を除く）
○新型インフルエンザ等感染症の病原体
○黄熱ウイルス
○クリプトスポリジウム
○結核菌（多剤耐性結核菌を除く）
○コレラ菌
○志賀毒素
○赤痢菌属
○チフス菌
○腸管出血性大腸菌
○パラチフスA菌
○ポリオウイルス

政令で定めるもの

○ウエストナイルウイルス
○オウム病クラミジア
○デングウイルス
○日本脳炎ウイルス

（以上16）

↓

○病原体等に応じた施設基準、保管、使用、運搬、滅菌等の基準（厚生労働省令）の遵守
○厚生労働大臣等による報告徴収、立入検査
○厚生労働大臣による改善命令
○改善命令違反等に対する罰則

○伝染病患者・死者数

[旧法定・旧指定伝染病]

疾病年次		コレラ		赤痢		腸チフス		パラチフス		痘そう		発疹チフス		しょう紅熱		ジフテリア		流行性脳脊髄膜炎		日本脳炎		ポリオ		ラッサ熱		腸管出血性大腸菌感染症		合計	
		患者	死者	患者	死者	患者	死者	患者	死者	患者	死者	患者	死者	患者	死者	患者	死者	患者	死者	患者	死者	患者	死者	患者	死者	患者	死者	患者	死者
1946	昭和21	1,245	560	88,214	13,409	44,658	5,446	9,154	466	17,954	3,029	32,366	3,351	2,208	100	49,864	3,825	1,436	455	201	99	0	0	・	・	・	・	247,300	30,740
1950	25	0	0	49,780	11,968	4,883	630	1,711	80	5	2	928	68	5,149	33	12,621	1,182	1,193	367	5,196	2,430	3,212	775	・	・	・	・	84,678	17,535
1955	30	0	0	80,654	6,042	1,939	105	590	13	1	0	0	0	13,486	62	15,557	913	630	161	3,699	1,373	1,314	314	・	・	・	・	117,870	8,983
1960	35	0	0	93,971	2,048	1,572	39	319	6	0	0	0	0	8,786	22	14,921	497	526	112	1,607	650	5,606	317	・	・	・	・	127,308	3,691
1965	40	0	0	48,621	270	789	9	71	1	0	0	0	0	10,735	14	2,159	39	214	50	1,179	658	76	28	・	・	・	・	63,844	1,069
1970	45	0	0	9,996	51	211	3	50	0	0	0	0	0	7,774	3	596	6	72	18	145	167	8	11	・	・	・	・	18,852	259
1975	50	0	0	1,498	6	524	1	81	1	0	0	0	0	7,518	2	139	5	33	10	21	25	4	3	・	・	・	・	9,818	53
1976	51	0	0	727	6	372	3	74	2	0	0	0	0	5,314	1	145	2	33	11	7	19	0	0	・	・	・	・	6,672	44
1977	52	29	1	737	11	346	4	77	0	0	0	0	0	3,933	0	122	2	42	13	4	9	0	0	・	・	・	・	5,290	40
1978	53	34	1	1,037	4	385	1	123	1	0	0	0	0	3,733	0	69	0	28	6	75	49	0	0	・	・	・	・	5,484	62
1979	54	11	0	1,313	5	391	2	135	0	0	0	0	0	4,437	0	104	1	25	2	61	42	0	0	・	・	・	・	6,477	52
1980	55	22	0	951	0	294	1	123	2	0	0	0	0	2,804	0	66	1	24	3	28	20	2	0	0	0	・	・	4,314	27
1981	56	19	0	1,021	1	292	3	185	0	0	0	0	0	1,586	1	47	0	25	2	21	10	2	0	0	0	・	・	3,198	17
1982	57	15	0	1,260	4	247	2	201	0	0	0	0	0	908	1	30	0	18	2	25	8	1	0	0	0	・	・	2,705	17
1983	58	35	0	1,658	3	288	0	167	0	0	0	0	0	749	0	20	0	15	2	26	9	0	0	0	0	・	・	2,958	14
1984	59	55	0	997	3	196	1	142	0	0	0	0	0	640	0	15	0	25	4	32	6	0	0	0	0	・	・	2,102	14
1985	60	34	0	1,128	6	211	0	141	0	0	0	0	0	368	0	10	0	27	1	40	8	1	0	0	0	・	・	1,960	15
1986	61	26	0	1,303	4	184	0	37	0	0	0	0	0	319	0	9	0	22	1	28	6	0	0	0	0	・	・	1,928	11
1987	62	34	0	1,275	3	145	0	27	0	0	0	0	0	222	0	7	1	21	1	44	7	2	0	1	0	・	・	1,778	12
1988	63	33	0	1,046	3	111	0	32	0	0	0	0	0	185	0	9	0	9	1	31	5	0	0	0	0	・	・	1,456	9
1989	平成元	95	0	924	4	105	0	65	0	0	0	0	0	96	0	4	0	10	0	32	7	0	0	0	0	・	・	1,331	11
1990	2	73	0	920	5	120	2	26	0	0	0	0	0	29	0	5	0	12	2	55	10	0	0	0	0	・	・	1,240	19
1991	3	90	0	1,120	3	106	1	25	0	0	0	0	0	22	0	2	0	10	0	14	3	0	0	0	0	・	・	1,389	7
1992	4	48	0	1,124	3	71	0	29	0	0	0	0	0	31	0	4	0	11	1	4	1	0	0	0	0	・	・	1,322	5
1993	5	92	0	1,120	3	129	0	46	0	0	0	0	0	23	0	5	1	7	0	8	0	3	0	0	0	・	・	1,433	4
1994	6	90	0	1,042	1	71	1	49	0	0	0	0	0	6	0	1	0	6	0	6	1	1	0	0	0	・	・	1,272	3
1995	7	306	1	1,062	4	64	0	75	0	0	0	0	0	5	0	1	0	3	0	4	2	1	0	0	0	・	・	1,521	7
1996	8	40	0	1,218	6	81	0	32	0	0	0	0	0	4	0	1	0	4	0	6	0	0	0	0	0	1,287	3	2,673	9
1997	9	89	0	1,301	3	79	0	37	0	0	0	0	0	3	0	1	0	5	0	6	1	0	0	0	0	1,941	2	3,462	6
1998	10	61	0	1,749	2	61	0	54	0	0	0	0	0	0	0	3	0	6	1	4	0	0	0	0	0	2,077	5	4,015	8

(注) ・ペストについては，患者・死者ともなし。
・昭和47年から沖縄県分含む。
・パラチフスについては，「パラチフスA」のみを対象とした。
・コレラについては，昭和63年10月1日より「CT(+)」のみを対象とした。

(資料) ・昭和21年は，患者数，死者数とも厚生省「衛生統計」により，昭和22年以降の患者数は，厚生省「伝染病統計」，死者数は，厚生省「人口動態統計」による。
・患者数は，真症のみで，死者数は，疑似・保菌も含む。
・ラッサ熱は，昭和55年からの統計である。

和文索引

エ

オ

カ

キ

サ

シ

欧文索引

感染症予防必携

定価　本体　5,000円（税別）

1999年3月31日　第1版発行
2005年1月20日　第2版発行
2015年6月15日　第3版発行

編集者代表　岡部　信彦

発 行 者　篠崎　英夫
発 行 所　日本公衆衛生協会
〒160-0022　東京都新宿区新宿1丁目29番8号
TEL 03-3352-4281（代）　FAX 03-3352-4605
http://www.jpha.or.jp/

印刷　大和綜合印刷株式会社

Printed in Japan ISBN978-4-8192-0241-1　¥5,000

別 刷

感染症予防必携

第3版

ジカ熱　Zika virus

平成28年3月

日本公衆衛生協会

ジカ熱

Ⅰ　臨床的特徴

1．症状（含鑑別診断）

潜伏期間は通常は数日程度（3～12日くらい）で，感染者のほとんどは不顕性感染である。発症した場合には，軽度の発熱・発疹・筋肉痛／関節痛・結膜炎・倦怠感・頭痛などを呈するが，同じ蚊媒介性ウイルス感染症であるデング熱よりも一般に軽症であり，通常2～7日程度で自然回復する。重症化や死亡はまれである。近年の流行では，ジカウイルス感染症とGuillain-Barré syndrome（GBS）や胎内感染による小頭症との関連が疑われている。

2．病原体

フライビウイルス科フラビウイルス属に分類される一本鎖の(+) RNAウイルスであり，エンベロープを有する。血清型は単一である。実験室でのジカウイルスの取り扱いはBSL-2である。

3．検査・診断

現在日本国内にはジカウイルスは常在していないため，ジカ熱の診断においては患者の渡航歴の確認が重要である。診断は，発症1週間以内の血清・尿などを検体としてRT-PCRもしくはウイルス分離を行う（有症状期の血液中からウイルスが検出される）。血清診断は，IgM捕捉ELISA，急性期と回復期のペア血清を用いた特異的中和抗体価の上昇によって診断が可能であるが，デング・ウエストナイル・黄熱ウイルスなどと抗体に関し交差反応があることに留意しなくてはいけない。

特異的治療法はないが，通常治療を要するほどでもない。アスピリンや非ステロイド系鎮痛剤（NSAIDs）は，デング等との鑑別が困難であるところから，確定診断されたもの以外は使用しないほうが無難である。ワクチンはない。

Ⅱ　疫学的特徴

1．発生状況

ジカウイルスは蚊によって媒介されるアルボウイルスである。媒介蚊はヤブカ（Aedes）属の*Ae. aegypti*（ネッタイシマカ），*Ae. Africanus*などで，日本に常在している*Ae. albopictus*（ヒトスジシマカ）もジカウイルスを媒介することがシンガポールなどで証明されている。

2．感染源

ジカウイルスはネッタイシマカ*Ae. aegypli*およびヒトスジシマカ *Ae. albopictus*等のシマカ属のカによって媒介されるアルボウイルスである。ネッタイシマカは屋内の人工的な小さな容器でも繁殖することができ，熱帯地域の広い範囲に分布している。ヒトスジシマカは日本を含む世界の温帯から熱帯地域の広い範囲に生息している。都市部では，ウイルスはヒト_カ_ヒトの感染環で維持される。

3．伝播様式

都市部におけるジカ熱の流行ではネッタイシマカが主な媒介蚊であり，ヒト_カ_ヒトの感染環が形成されている。アフリカの森林部では霊長類及びシマカ属の蚊によりジカウイルスが分離されている。ヒトへの基本的な感染経路は，感染者を吸血することにより感染したネッタイシマカおよびヒトスジシマカの刺咬による。

4．潜伏期

通常3～12日。

5．感染期間

感染を受けたヒトがいつまでウイルスを保有するか詳細は不明であるが，一般的に有症状期間の患者はウイルス血症を呈し，ウイルス血症を呈した患者を吸血した蚊は感染蚊となりうる。

6．ヒトの感受性

すべてにエビデンスがあるわけではないが子宮内感染の可能性が問題となっており，先天奇形により死亡した胎児組織よりウイルスが検知されたとの報告，小頭症児の羊水からZIKAVのRNAが検知されたなどの報告がある。性的接触からの感染があったとする報告もあり，米国CDCからは性感染症としての注意が発せられている。ウイルス血症がある以上，血液との直接接触，輸血・臓器組織移植にあたっては，病原体への暴露に注意を払う必要がある。

Ⅲ　予防・発生時対策

A．方針

蚊の吸血を避けることが最も重要な予防法である。

B．防疫

媒介蚊による刺咬を避けるためには蚊の防除・駆除および繁殖を抑制すること，蚊との接触を防ぐため肌の露出をさけること，防虫網を設置すること，N,N-dienthy-3-methylbenzamide（DEET：ディート）等を含む忌避剤を適切に使用すること等が重要である。またDEETは濃度によりその有効性持続期間が異なるので，使用説明書に従い必要に応じて適宜塗布することが望ましい。

C．流行時対策

媒介蚊の発生源の調査と適当な駆除法の実施と媒介蚊に刺されないための方策を実施する。

D．国際的対策

WHOは，ZIKVの流行に対して2016.2 Public Health Emergency of Internal Concern（PHEIC：国際的に懸念される公衆衛生上の緊急事態）を宣言し，国際的対応を求めている。国内においては，輸入症例の早期診断，航空機や船舶における感染蚊の調査を行う。ジカウイルスの動向にはヒト，蚊，気候，環境等の要因が複雑に関わり，その流行状況の将来予測は困難であるが，各国の流行状況を把握し，媒介蚊対策を十分実施することが重要である。

E. 治療方針

ジカ熱に対する特異的治療法は確立されていないため，対症療法が中心である。関節痛あるいは筋肉痛を伴う発熱疾患を示す熱帯・亜熱帯地域からの帰国者を診察した医師は本症とともにデング熱あるいはチクングニア熱，マラリアなどの可能性も考慮にいれる必要がある。